# 新版
# 歯科矯正学事典

監修・編集

特定非営利活動法人 日本ベッグ矯正歯科学会 理事長
## 亀田 晃

クインテッセンス出版株式会社　2018
QUINTESSENCE PUBLISHING

Berlin, Barcelona, Chicago, Istanbul, London, Milan, Moscow, New Delhi, Paris, Prague, São Paulo, Seoul, Singapore, Tokyo, Warsaw

# 新版 歯科矯正学事典の出版にあたって

　本書の企画は古く，1980年代に書林が，その後クインテッセンス出版，永末書店と企画の出版社が変わるとともに，各大学による執筆分担も難航し，ようやく1993年にクインテッセンス出版から正式に企画が再現され，1996年7月に歯科矯正学事典（監修・編集：亀田　晃，執筆：遠藤敏哉，近江裕三，岡　健治，亀田　晃，亀田　剛，近　美帆子，桜田明宏，長谷川雅子，長谷川　優，比佐進吉，堀井和宏，前田　隆，松本秀彦，峰岸孝安，村上一志，横田展也，吉田　満，和島武毅）として出版された．

　その後，2005年7月には改訂増補版（監修：亀田　晃，編集：亀田　剛，執筆：亀田　晃，亀田　剛，小菅直樹，吉田　満）が出版されたが，この改訂増補版の出版から12年が経過した．その間に矯正歯科のグローバル的普及が，いわゆる新興発展国を中心に進行し，それに伴い従来の矯正歯科治療での教科書的norms（規範）に対する捉え方，考え方や価値観もさまざまとなり，グローバル化を余儀なくされてきて現在に至っている．

　また，日本を含め欧米を中心とした矯正歯科治療先進国では，同じ医療行為であっても，アンチエイジングを考慮した医療を目指すことが求められ，従来からのマニュアルどおりの矯正歯科治療に対して，「果たして医療としてアンチエイジングを考慮した矯正歯科治療になっているのであろうか」「矯正歯科治療によりかえってエイジングをまねいているのではないか」との疑問が2004年頃から（その始まりは1997年発行の米国矯正歯科学会誌であったが…），エビデンスを提示して問題提起されてきた．

　いわゆる"マニュアルどおり"の診断に基づいた抜歯矯正治療による骨量の減少，骨の過剰な吸収によるフェネストレーションやデヒィシェンス，ブラックトライアングルの招来，歯根吸収，歯肉の退縮（リセッション），抜歯矯正治療による口腔周囲のしわの招来や老け顔など"矯正歯科治療における副作用"に関する研究や調査検証が，今では盛んとなり，その対策や予防法が患者中心の"生体に優しい矯正歯科治療"としてようやく確立され始めている．また矯正歯科治療による形態的・機能的回復という面でも形態的不正は機能的不正を伴っているとの考えから形態的に理想的改善を行えば，機能的に理想的改善を生じるはずであるとの従来の考えは，咬合のアンチエイジングの観点から再検討される時期にきている．

　今日の矯正歯科治療は過去の矯正歯科治療の反省から個々の患者の健康（矯正学的・内面的審美性：インナービューテイ）のうえに立った個々の患者の審美（外見的審美性：アウタービューテイ）の確立を迫られ，歯科矯正学を含めて矯正歯科治療は個々の患者中心の"医療としての矯正歯科治療"としての成熟期をようやくむかえ始めている．そこで，これまでの歯科矯正学事典の項目を見直し，新版としての新たな項目の追加，修正を行うとともに現在の矯正歯科学においてその役割を終えた項目を削除し，現下の矯正歯科学を取り巻く環境に適応した歯科矯正学の事典としてアップトゥデイトなものとした．

　この時期に新版歯科矯正学事典を出版できることは監修者，執筆者にとって喜びであり，また非常に意義深く，歯科矯正学に寄与するところが大きいと自負している．

　最後になったが，本事典の出版に際し，歯科矯正学事典および改訂増補版上梓時の執筆者，クインテッセンス出版株式会社の佐々木一高会長，北峯康充社長ならびに編集を担当された第2書籍編集部の大塚康臣氏に深く感謝する．

2017年11月吉日

監修・編集者　亀田　晃

# 執 筆 者
(五十音順)

特定非営利活動法人 日本ベッグ矯正歯科学会 理事長
歯学博士
## 亀田　晃

日本歯科大学新潟生命歯学部歯科矯正学講座 講師
博士(歯学)
## 亀田　剛

医療法人社団審美会 理事長
歯学博士
## 小谷田　仁

# 監修・編集

## 亀田　晃

# 凡　例

○ 項目について
1. 歯科矯正学に関する用語を中心に，関連分野からも幅広く収録した．
2. 項目には欧文を付記したが，原則として英語を用いた．また，欧文として確立されていない項目に関しては無理に訳すことを避け，欧文を省略した．

○ 項目の配列について
1. 項目はすべて現代かなづかいの表記に従い，五十音順に配列した．濁音，半濁音，促音，拗音も普通音として配列した．
2. 外国語は原則として片かなづかいで表記し，長音の場合は，のばす音が繰り返される音を読み配列した．例：アーチワイヤーは「ああちわいやあ」と読む．
3. 略号は五十音読みにしてそのまま配列した．なお，n，Nなど読みが同一の場合は，小文字のものを先に配列した．

○ 索引について
1. 索引は索引と欧文索引に分けた．
2. 索引は本書に掲載されている項目と重要と思われる用語を収録し，その項目の最初の文字が和文，欧文，数字，カッコ書きであっても最初の文字を五十音順読みにして配列した(例：「S－N平面」「10°Tピン」「(遅発性)骨形成不全症」は，それぞれ「えすえぬへいめん」「じゆうどていぴん」「ちはつせいこつけいせいふぜんしよう」と読み，「あ」行の「え」，「さ」行の「し」，「た」行の「ち」に収録した：前項「項目の配列について」参照)．
3. 欧文索引は本書に掲載されている項目と重要と思われる用語を収録し，アルファベット順に配列した．

○ 解説および記号について
1. 解説文の用字用語は現代かなづかい，常用漢字を原則としたが，専門用語などについては，一部常用漢字以外も用いた．
2. 同義語は見出し項目の後に〔　　〕で示した．
3. 解説文のない見出し項目において，＝の記号は同義語を示し，⇨の記号は指示された項目中にその解説があることを示す．
4. 解説文末尾の⇨で指示された項目は，より理解を深めるために，その項目を参照することが望ましいことを示す．
5. 解説文中で，右肩に＊を付す用語は，項目として収録されており，それを参照することが望ましいことを示す．

## アーチシェイピングプライヤー
### arch shaping pliers

亀田によって1988年に製作されたもので.014″〜.020″までの比較的細いワイヤー，レクタンギュラーアーチワイヤーやリボンアーチワイヤーの屈曲に適したプライヤーである．主にオフセットやアーチフォームの屈曲に用いられ，細いワイヤーであればカッターの部分で切ることができる．ビークの先端は一方が円錐型で先細になっていて中間は幅の広いカーブになり，さらに後方にはカッターがついている．もう一方のビークの先端は四角錐型で内面には溝がついていて，この溝がmolar offset(1.6mm)の量と一致して作られている．中間では反対側の曲面を包み込むような形態をしており，屈曲に際して屈曲面がスムーズになるよう工夫されている．
⇨ライトワイヤープライヤー

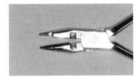

## アーチシンメトリーチャート
### arch symmetry chart

上顎および下顎のアイデアルアーチの屈曲のためラウンドワイヤーおよびレクタンギュラーアーチワイヤーなどの正しいアーチフォームを作製するためのチャートである．アイデアルアーチワイヤーのアーチフォームの左右対称性をチェックするのに用いられることが多い．⇨アーチフォーメーションカード

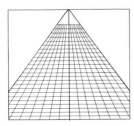 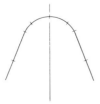

## アーチトーキングプライヤーキット
### arch torquing pliers kit

アーチワイヤーの個々の歯の部分にラビアル，またはリンガルトークを与えるためにプライヤーとキーが一式になったものである．その方法はアーチワイヤーの内側からトルク(トーク)の必要な部位をプライヤーで挟み，アーチワイヤーの外側からキーを入れ，キーを上方または下方にツイストする．

## アーチフォーマー
### arch former　＝アーチフォーミングタレット

## アーチフォーミングタレット
### arch forming turret〔エッジワイズトルキングタレット，アーチフォーマー〕

円柱状の金属の棒に複数の溝が刻み込まれており，ワイヤーを一定のサイズ，形に屈曲することができる．エッジワイズトルキングタレット，アーチフォーマーともいわれている．このタレットの溝に直線のワイヤーを指で押しつけるようにしながらアイデアルアーチフォームを作ることができる．またアーチフォーミングタレットは屈曲するワイヤーの種類(丸，角，太さ)，トルクの有無とその程度(0°〜16°)によって数種類がある．ワイヤーの太さは.016″〜.022″までを曲げることができる．角ワイヤーを曲げるタレットの溝は.018″と.022″がある．

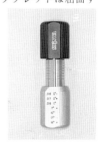

## アーチフォーム
### arch form　⇨アイデアルアーチ(フォーム)

## アーチフォーメーションカード
### arch formation card

上顎および下顎のアイデアルアーチを屈曲するためのカードである．ワイヤーをアーチガイドライン上に置き，ラテラルインセット，ケナインオフセット，プレモラーオフセット，モラーオフセットを屈曲し，犬歯間幅と大臼歯間幅を調整して個性化をはかる．次に上顎および下顎のアーチワイヤーを調和(co-ordination)させる．このカードによる屈曲法は1963年，ブーン(Boone,

G.N.)が発表した方法で，ボンウィル－ホーレー(Bonwill－Hawley)法と同様，既製のアーチワイヤーが市販される前は多くの矯正歯科臨床医が使用していた．⇨アーチシンメトリーチャート，ボンウィル－ホーレーグラフ

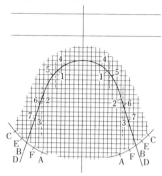

1，2，3を内側に，4，5，6，7を外側に記録する．下顎の犬歯間幅と大臼歯間幅は左右の点線，下顎および上顎のアーチワイヤーの末端は3と7で示す．

## アーチブランク　arch blank　＝アーチワイヤー

## アーチレングスディスクレパンシー
arch length discrepancy

矯正歯科治療における抜歯部位の選定基準の因子のうちの1つとして広く用いられている．一側の第一大臼歯の近心面から他側の第一大臼歯の近心面間において歯が排列できる歯槽基底部の長さであるアベイラブルスペース*（アベイラブルアーチレングス，実際のスペース）と，片側の第二小臼歯から対側の第二小臼歯までの歯冠近遠心幅径の総和であるリクワイアードスペース*（リクワイアードアーチレングス）との差をいう．ツイード(Tweed, 1962)はアーチレングスディスクレパンシーを計測し，これにツイードの三角を用いたセファログラムコレクションを下顎歯列弓だけで行い，トータルディスクレパンシーを算出して，抜歯，非抜歯の判定（抜歯基準*）を行った．また，亀田(1983)は頭部X線規格側貌写真と口腔内模型を連動させたアーチレングスディスクレパンシーの計測法を提唱し，クワドダイアグノーシスシステム(QDS)として小臼歯の抜歯部位の選定を行っている．⇨クワドダイアグノーシスシステム(QDS)，ポステリアディスクレパンシー，IER，ストリッピング

## アーチワイヤー　arch wire〔アーチブランク〕

矯正力を発揮させるために，種々の形態に屈曲された矯正用ワイヤーの総称で，ブラケットやバッカルチューブに装着して使用する．アーチワイヤーを部分的に使用するものをセクショナルアーチワイヤー*とよぶ．

【分類】①ワイヤーの断面形態：大別して角線（レクタンギュラーワイヤー*），円線（ラウンドワイヤー*）があり，その他前歯部が角線で臼歯部が円線のコンビネーションワイヤー*，数本のワイヤーを束ねたツイステッドワイヤー*やコアックスワイヤー*，ユニバーサル装置に使用するフラットワイヤーなどがある．②ワイヤーの材料：ステンレススチール，コバルト系合金，ニッケルチタン合金などがある．③ワイヤーの作用：一般に歯を積極的に移動するためのアクティブファンクションを有するワイヤー（アクティブアーチ）と移動した歯を止めるためのパッシブファンクションを有するワイヤー（パッシブアーチ）があるが角の形状記憶合金線の応用とともにアクティブアーチとパッシブアーチの両方の作用を持つものもある(.016″×.016″ Ni-Tiワイヤー，.018″×.018″ Ni-Tiワイヤー，.016″×.022″，.020″×.020″ Ni-Tiワイヤー)．④形態および用途：治療の各段階に応じて特殊な形態を付与したものをアイディアルアーチ*とよび，テクニックや用途などにより種々のアーチワイヤーが存在する．

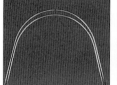 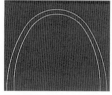

アイデアルアーチワイヤータイプのもの．　　オルソフォーム，ナチュラルフォーム（第二大臼歯部まで）のものを示す．

## アーティキュラーレ　articulare〔Ar〕

頭部X線規格側貌写真における計測点*の1つで，下顎関節突起後縁と外頭蓋底の交点である．なお，通常Arと略記する．⇨下顎枝後縁平面

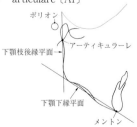

**Ro** rotundum
　頭部X線規格正貌写真*上における計測点*の1つで，解剖学的に認められる点である．すなわち正円孔(foramen rotundum)の最内側部の影像である．右側の点をRo，左側の点をRo'とする．

**Rof** roof of orbit
　頭部X線規格正貌写真*上における計測点*の1つで，解剖学的基準点で，眼窩上縁に接線を引いて得られた点である．右側の点をRof，左側の点をRof'とする．

**Rom**
　頭部X線規格正貌写真*上における計測点*の1つで，左右のRo*つまりRo，Ro'を結んだ直線距離の中点である．

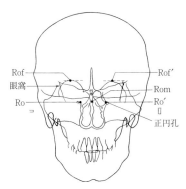

頭部X線規格正貌写真の透写図．

**IER** Interproximal Enamel Reduction
【隣接面相互間のエナメル質の削除】
　IERとはInterproximal Enamel Reductionの略であり歯の移動に際して移動空隙を作るためや歯の形態修正やそれによる後戻り防止のために，隣接面エナメル質の一部を削除し形態修正をすることをいう．ストリッピングの1種である．
　削除量は歯槽間の骨の健康に害を与えない程度(エナメル質の50%まで)であり，専用の削除器具(手動もあるが，コントラ用オーソファイルが便利で効率が良い)がある．一般的に近遠心合計で削除量の目安は上顎で，中切歯0.3mm，犬歯0.5mm，小臼歯0.5mm，大臼歯0.6mmで，下顎では中切歯0.2mm，犬歯0.4mm，小臼歯0.5mm，大臼歯0.6mmである．

**IERを利用した非抜歯矯正治療** non-extraction orthodontic treatment with use of interproximal enamel reduction(IER)
　不正咬合の治療目標を設定した場合に歯と顎の大きさにディスクレパンシーが大きく存在する場合は歯の数を減らすという妥協的手段(抜歯)で矯正治療が行われ治療目標が達成されるが，ディスクレパンシー*が中程度である場合は，抜歯矯正治療による皮質骨の破壊・抜歯に伴う骨吸収量を抑制するために，歯の隣接面のエナメル質を半分程度を限界として削除(IER)することによって空隙を作り出し，適切な歯の移動により治療目標を達成させる矯正治療法のことである．
　最近は矯正治療により患者の持つ矯正学的インナービューテイをエイジングさせないとの考えから，矯正治療法の多様化と患者の要望の多様化から，そしてそれに伴う治療目標の多様化などで非抜歯矯正治療は当然の傾向である．
　キーワードはその矯正治療が①ミニマムペイシェントコンプライアンスとミニマムドクターコンプライアンスを両立させたものであるか，②インナービューテイを考慮した矯正治療であるか．である．すると生体にやさしくて，シンプルなものが良いことになる("the easiest way"で"the best way"を追求すべきである)．
【非抜歯で排列の場合のストリッピング(IER：隣接面間エナメル質一部除去)の長所】
1．非抜歯による矯正治療では，抜歯による矯正治療に比較して骨吸収量が少なくてすむ．
2．非抜歯矯正治療は歯列の連続性を無理なく保持できる．
3．非抜歯矯正治療では，歯を取り巻くバイオロジックスプリント*のバランスの崩れを最小限に抑えることができる．したがって，患者のインナービューテイを必要以上にエイジングさせないですむ．
【方法】
1．治療前でいきなりのストリッピングは，ストリップスを捻転歯などに術者が入れやすいように挿入しての使用となる傾向があるので，歯冠近遠心幅径の減少に寄与することが少なく，後に歯の隣接面の形態が，かえって悪化し，後戻りの原因を作り出すことがある．
2．そのため，ある程度，前・臼歯部の叢生などを排列してから，ストリッピング*(若年者では，デンタルX線でcrestal boneの吸収に注意し

可能なかぎりエナメル質の厚さの半分まで)すると，広い接触面を作り出せ，歯冠近遠心幅径を確実に小さくでき，また，歯間三角をより小さくすることができる．

3．隣接面ストリッピング(IER)に使用する器材には古くから使用されている手動用と最近の傾向としてコントラ用に装着して用いる電動用があり，確実な削除量が得られ，かつ歯肉組織に損傷の少ない商品名"オーソファイル"が一般的に使用されている．この電動式オーソファイルは術者の使用するコントラのメーカー別に販売されているので便利である(右下図)．

1) ストリッピングの時期：レベリング後1～2か月で行う．
2) ストリッピングの部位：犬歯・小臼歯・切歯・第一大臼歯近遠心面(場合によっては)
3) ストリッピングの量：エナメル質の厚さの50％：各歯面につき0.3～0.5mm　⇨IER
4) ストリッピングで得られるスペース：症例の歯の形態，エナメル質の量により異なるが最大で7.6mm(下顎：除く第一大臼歯)10mm(上顎：除く第一大臼歯)である(エナメル質の厚さによる)．日本人ではクワドダイアグノーシスシステム(QDS)で上顎7mm，下顎5mmのALDの解消が可能である(白人の70～75％)．また，第二大臼歯の萌出誘導のためにも第一大臼歯遠心面，第二大臼歯近心面のストリッピング(IER)は有効である．
5) Screwdriver状の歯(近遠心幅径が切端に行くに従い狭くなる)，円形の小臼歯では禁忌である．

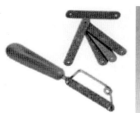 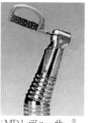

ストリッピングに使用する器材(左：MDレデューサー®，右：電動式オーソファイル®)

【臼歯部を含めて形態修正やストリッピングにより隣接面う蝕の発生の問題】
1．隣接面にステップを付けないこと．
2．エナメル質の50％以内の削除量(デンタルX線で確認)とすること．
3．削除部位を中心に0.05％NaF(ミラノール)や硝酸カリウム(シュミテクト)などによる擦り込みを毎日患者が電動ブラシで行うことを守れば，隣接面の自動研磨により蝕の心配はない(作用機序は下図)(Zachrissonほかの研究，2011)．

$Ca_5(PO_4)_3(OH):HP$
⬇ ・硝酸カリウム
・NaF水溶液で研磨
$CaHPO_4$ ・$2H_2O$(Brushite)ができる
⬇
$Ca_5(PO_4)_3(F):FAP$となる

NaF(ミラノール®)や硝酸カリウム(シュミテクト®)による知覚過敏への作用機序(亀田，1978)．

**IML**　inter molar lingual　⇨歯列弓の分析(計測)

**IMC**　inter molar central　⇨歯列弓の分析(計測)

**IMPA**

頭部X線規格側貌写真の分析法であるツイード法*の分析項目の1つで，下顎切歯軸と下顎下縁平面とのなす角である．ダウンズ法の下顎下縁平面に対する下顎切歯傾斜角に相当する．ツイード法では下顎中切歯の位置の重要性を強調し，個々の症例に対し下顎の位置(FMA)に応じた下顎中切歯の位置(FMIA)を設定する．IMPAの平均値は白人で86.93°であり，76°～99°の範囲に存在する(Tweed)．日本人では95.50°±3.06°である(Iwasawaら)．⇨ツイードの三角

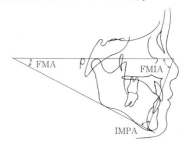

**ICL**　intercanine lingual　⇨歯列弓の分析(計測)

**アイデアルアーチ(フォーム)**　ideal arch(form)

上顎および下顎の歯列弓の理想的な形態をアイデアルアーチという．矯正治療で歯の移動を行う場合，この考え方を目標にアーチワイヤーが屈曲され，滑らかな連続性の弧をなす歯列弓に排列さ

れる．使用するブラケットや歯の移動の仕方により多少異なるが，基本的に上下顎とも側切歯から側切歯までは円弧の一部，犬歯部は小さな円弧の一部(犬歯の補償カーブ)，第一小臼歯以降は二等辺三角形の一辺の直線を結ぶ多少ふくらみをもったなだらかなカーブとし，犬歯部に1/2mmのケナインオフセット\*，大臼歯部にモラーオフセット\*などを付与する．また，必要に応じてアンカレッジベンドやバイトオープニングベンドが付与される(ベッグ法)．エッジワイズ法では，上顎では側切歯にラテラルインセット，犬歯および第一大臼歯にオフセット，下顎では犬歯にラウンドケナインオフセットまたはケナインオフセット，第一小臼歯にプレモラーオフセット，第一大臼歯にモラーオフセットが付与され，第二大臼歯には上下顎ともトゥインが与えられる．上下顎のアイデアルアーチを屈曲した後，これらを十分にコーディネーションさせることが重要であり，また患者の海綿骨の溝\*(trough of cancellous alveolar bone)からはずれないように屈曲すべきである．

**Id** infradentale ＝インフラデンターレ

## IPL
inter premolar lingual ⇨歯列弓の分析(計測)

## アイレット eyelet
歯を回転させる効率を上げるため，バンド近遠心寄りに溶接して小環状となる金属である．エッジワイズ装置のシングルブラケットの場合，歯を回転させる効率は悪いためアイレットを用いることがある．この装置は初期のベッグ法においても使用されていた．アイレットはアーチワイヤーと結紮して歯軸の近遠心方向の移動を行いやすいように通常ブラケットの近心でバンドの切縁寄りに，遠心で歯頸部よりに溶接する．現在，バンド使用の減少でアイレットの使用頻度も少ない．

## アイレットクラスプ eyelet clasp
床矯正装置の維持装置として1971年にヘイボーン(Heiborn, M.O.)とバージェット(Burgett, R.)が発表したサークルループの形態を利用したクラスプである．サークルループを歯の最大豊隆部直下に位置させ維持を求めるクラスプで1歯を保持する単式，2歯を保持する複式，連続した数歯を保持する連続式など多様なバリエーションがあり通

常連続式として用いられる．
【長所】①鋭い屈曲がないので弾力のある硬いワイヤーで作製でき破損が少ない．②クラスプワイヤーが歯肉から離れているため，ワイヤーが変形しても歯肉を傷つけるようなことは少ない．③作製が容易である．④歯の萌出を妨げない．⑤側方歯にバイトブロックを用いる場合にクラスプが臼歯の咬合面を避けられるので臨床操作上都合が良い．
【短所】①アダムスのクラスプなどに比べ保持力が強固でない．②4歯以上の保持には長すぎて適さない．

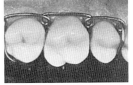

## アウタービューテイ outer beauty
⇨矯正歯科におけるアウタービューテイ
矯正歯科におけるインナービューテイ，矯正歯科医の責務，インナービューテイ，内面的審美性．

## アキシスオルビタールプレーン
axis orbital plane ＝フランクフルト平面

## アキシスオルビタールプレーンインジケーター
axis orbital plane indicator
後方基準点および前方基準点で設定される基準平面を指示する器具．スチュアート咬合器ではフェイスボウトランスファーやパントグラフ描記の際に用い，後方基準点として左右のヒンジポイント2点を指示するヒンジアキシスポインターと，前方基準点として眼窩下点または鼻柱側面の第三基準点を指示する1点からなり，このポインター上にのせるアキシスオルビタールインジケーターフレームと一緒に使用する．

**悪習慣** abnormal habit ＝不良習癖

## アクチバトール
activator〔アクチベーター，FKO(FKOA)〕
アンドレーゼン(Andresen, V.)とホイップル(Häupl, K.)によって1936年に考案された装置で，彼らが推奨した機能的顎矯正法\*(functional jaw orthopedics)というテクニックから生まれたもので，アクチベーター，FKO，FKOAともよばれる．本装置は本来，正常な筋機能が正しい上下顎

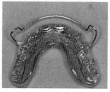 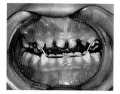 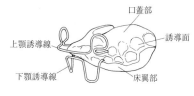

アクチバトール. 顎間誘導線を示す. アクチバトールの各部の名称.

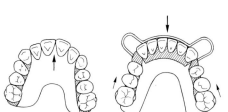 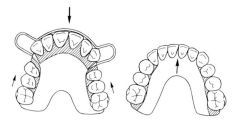

誘導面形成法(下顎前突). 誘導面形成法(上顎前突).

関係ならびに歯や歯槽骨の正しい発達を起こさせるという考えに基づき考案され，装置を媒体とした咀嚼筋の機能を活性化させ，歯および顎骨に間歇的矯正力を作用させることにより歯の移動と下顎骨の移動および顎関節部の骨改造を期待する．この機能の活性化はいわゆる構成咬合\*の採得により得られる．本装置の原型になった装置はピエール・ロバン(Piere Robin)のモノブロック\*(Monobloc)であり，また根本理論となった顎全体での移動はキングスレイ(Kingsley, N.W.)の咬合斜面板による斜面理論である．

1. **基本構造**：本装置の構造は大きく分けて金属線よりなる誘導線と，合成樹脂によりなる床により構成される．

1) 誘導線：誘導線は他の矯正線とは異なり弾力を必要とせず主に筋の機能力を直接歯に伝えたり(動的作用)，遠ざけたりする(静的作用)役目を有する．

(1) 動的作用：唇側線が上下顎の前歯唇面に接触している場合は，接触歯は筋機能を直接受けて舌側に形成された誘導面にそって舌側に移動する．

(2) 静的作用：唇側線が上下顎前歯の唇面に接触していない場合は，治療上障害となる筋の機能力を排除するためのもので，口唇や頬筋を圧排し前歯の唇側移動や臼歯の頬側移動に間接的に働く．

(3) 誘導線の種類

① 上顎唇側誘導線：主に上顎前突症で動的作用，下顎前突症では静的作用として用いる．

② 下顎唇側誘導線：主に上顎前突症で静的作用，下顎前突症では動的作用として用いる．

③ 顎間誘導線：主に下顎前突症における動的作用として用いる．

2) 床部：床部は合成樹脂性の一塊構造であり口蓋部(舌側部)，床翼部，誘導部(咬面部)を有する構造をなす．

(1) 口蓋部：上顎に相当する部位をいい，口蓋の3分の1程度を覆う．

(2) 床翼部：下顎の床部を歯槽部にまで延長した部位をいう．

(3) 誘導面：口蓋部，床翼部の舌側面に相当し，歯と接触する部分を個々の歯が歯槽性移動が行いやすいように形成した面をいう．また，誘導面の形成にあたり削除する床の部分をとくに咬面部とよんでいる．誘導面を形成することにより，臼歯部では歯が誘導面に接触し水平圧迫が起き削除面に沿った垂直的な誘導が起こる．

① 下顎前突に対する誘導面形成の概念：構成咬合により作られた強制的環境変化に対し，下顎は元の不正な位置に戻ろうとする．それにつれて本装置は下顎と同様に前進し上顎の前歯の舌側に強くあたり，機能的矯正力が生じて唇側への移動が始まる．その際，上顎の犬歯，小臼歯，大臼歯の舌面が誘導面に陥合した状態では移動しない．そこで，上顎歯誘導面の遠心部分を削合することにより装置の移動をはかり上顎前歯の唇側移動が起きる．また，上顎を固定として考えた場合，下顎の

前進に伴い下顎前歯には誘導線（とくに顎間誘導線）の水平部が接し，下顎前歯の舌側への移動が起き，このとき下顎前歯の舌側面の誘導面と上顎と同様に下顎の犬歯以後の誘導面の近心部を削合することにより下顎前歯の舌側移動が起きる．同時に咬面部では歯の形態に合わせ装置がスムーズに移動を起こすような削合，平滑化をはかり機能的矯正力の一助をなす（飯塚，1964年）．
②上顎前突に対する誘導面形成の概念：本装置の下顎前突の治療と同様に構成咬合で得られた強制的環境の変化により機能矯正力を及ぼさせる．その際誘導面の形成は次のとおりである．下顎が元の不正な位置に戻る力に合わせ装置は後方に移動する．その際，上顎前歯は唇側誘導線水平部に接し舌側への移動を起こす．そのため上顎前歯の舌側の誘導面は削合する．同時に下顎前歯は唇側移動および圧下が起きる．さらに，下顎前突症例の誘導面と同様に，犬歯部および犬歯以後の臼歯部の上顎は近心部，下顎は遠心部の誘導面の削合を行う．また咬面部を削合することにより，歯の挺出および頬側移動により正しい咬頭嵌合が得られる．
3）補助装置
(1)小誘導線，犬歯誘導線：補助的に付加する線で，前歯の近遠心的移動，回転，保隙装置として用いる．
1）拡大ネジ：主に床の口蓋部に置き，臼歯部に交叉咬合を有する症例に用いる．
2．使用方法：本装置は，在宅時またはとくに睡眠中が有効であり最低10時間以上の使用が必要である．
3．適応症
1）上顎前突における適応症
(1)アングルⅠ級の症例で，上顎前歯の唇側転位または唇側傾斜で歯列狭窄を伴うもの．
(2)アングルⅡ級1類
2）下顎前突における適応症
(1)アングルⅠ級の症例で，上顎前歯の舌側転位または前歯の唇側転位を伴うもの．
(2)アングルⅢ級，ただし構成咬合採得可能なもの．
3）アングルⅡ級2類
4）交叉咬合
5）過蓋咬合
6）その他の応用法
(1)保定(2)保隙(3)顎骨骨折(4)歯ぎしり
4．禁忌症

1）構成咬合が不可能なアングルⅢ級
2）装置使用不可能なもの：口呼吸や鼻的疾患など装置挿入不可能なもの
3）上下顎骨発育過程に大きなズレ(discrepancy)のある場合
4）叢生
5）上下顎前突
6）捻転
5．派生装置：アンドレーゼンとホイップルによって考案されたアクチバトールは臨床で長い間使用されているが，その中で何度も改良を受けさらに発展した．その代表的な装置には次のような物がある．
1）ヘーレンのアクチベーター
(Heren's activator)
2）シュワルツのボウアクチベーター
(A. M. Schwarz's bow activator)
3）シュウマッハのアクチベーター
(Schmuth's activator)
4）カルヴェスキーのアクチベーター
(Karwetzky's activator)

**アクチベーター**　activator　＝アクチバトール

**アクチュアルシンフィージス**
actual symphysis　⇨側貌，オトガイ（頤），エフェクティブシンフィージス

**アクティブアーチ**　active arch
⇨アーチワイヤー

**アクティブファンクション**
active function　⇨アーチワイヤー

**アクティブプレート**　active plate
　矯正装置自体が発揮する矯正力を利用して歯の移動を行う，いわゆる床矯正装置*の総称である．現在のアクティブプレートの基礎は，1881年に発表されたコフィンの拡大床によって形づけられた．しかし，その後一時アングル(Angle, E.H.)の固定式矯正装置が支配的なものになり，ホーレーの保定床のみが現在まで多用される以外は頻用される機会は少なくなった．1929年ノード(Nord, C.F.L.)の発表した多数歯をひとまとめにして移動するスクリュースプリットプレート(screw split plate)の発表以来，アクティブプレートが一

部で再燃する引き金となり，1936年のティシュラー(Tischler, M.)の多くの洗練されたアクティブプレートの発表と，シュワルツ(Schwarz, A.M.)の床矯正装置に関する教科書の出版により発達を遂げ，現在でもなお臨床で応用される結果となった．

【基本構造】
1．床(base plate)
1）目的
①装置の基礎をなし作動部の保持を行う．
②固定源として働く．
③作動部として働く：拡大ネジまたはコフィンの断線との併用．
2．クラスプ(clasp)
1）目的：床の固定
2）種類
①シュワルツのアロークラスプ(arrow clasp)，②三角クラスプ(triangular clasp)，③ボールクラスプ(ball clasp)，④アローピンクラスプ(arrow pin clasp)，⑤単式アイレットクラスプ(simple eyelet clasp)，⑥複式アイレットクラスプ(double eyelet clasp)，⑦連続アイレットクラスプ(continuous eyelet clasp)，⑧アダムスのクラスプ(Adam's clasp)，⑨デュウジングスのクラスプ(Duyzing's clasp)，⑩サーカムフレンシャルクラスプ(circumferential clasp)，⑪Cクラスプ(C Clasp)，⑫その他
3．作動部(active element)
1）目的：移動歯に矯正力を供給する．
2）種類
①唇側線：唇側線は床装置全体を定位置に保持するとともに1歯1歯を保定するという受動的な作用と，歯を移動させる力を発揮する作動部としての能動的機能の2つの働きを有する．唇側線は使用目的に応じて0.6〜0.9mm線の金属線を使い分けるが，前者は太いワイヤーを用い，後者は細い弾力性の線を必要に応じて屈曲を与え使用する．
②スプリング：歯の移動に用いられるスプリングは，スプリングの両端を固定する連続スプリング(closed or continuous spring)とスプリングの一端のみを固定する単式および複式スプリング(free-end spring)とがある．スプリングは0.5〜1.2mm線を使用目的に応じて使い分けループを作ることで歯の移動をつかさどる．
③拡大ネジ：アクティブプレートの床の部分に埋め込むことにより，1歯1歯の移動から歯列弓の拡大まで多種多用に用いられる．
④ゴム：可撤式装置と併用するゴムは，1歯または数歯の移動を行う動力として，また顎間固定の動力として用いられる．

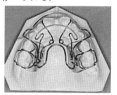

**アグリダックリングステージ**
ugly duckling stage ＝みにくいあひるの子の時期

**アクロメガリー** acromegaly ＝末端肥大症

**アタッチメント** attachment
　矯正装置の1つで，主線を維持して矯正力を歯に伝達するためのブラケットやバッカルチューブと，結紮線や矯正用ゴムの維持部となるフック類などがある．ブラケット*は主線を維持するためのアタッチメントで，バンドに鑞着したり，歯に直接接着したりして使用する．またブラケットとしての所要性質は，主線維持に対し変形しないような強固な材質であること，主線をよく把握し維持しやすい形であること，主線を結紮しやすい形であることである．材質はNi-Cr合金やステンレススチールのものが主であるが，Co-Cr合金系，セラミックス，またファインセラミックスなどがある．材料形態は接着様式により鑞着用，電気溶接用と接着用がある．ブラケットは矯正治療術式の違いにより，エッジワイズブラケット(edgewise bracket)，ベッグブラケット(Begg bracket)，チャンネルブラケット(channel bracket)，またリンガルブラケット(lingual bracket)などがある．バッカルチューブ(頰面管)はアーチワイヤーエンドの維持のために大臼歯の頰側に付加される金属管で，鑞着用，電気溶接用とダイレクトボンディング用とがある．形態は，丸型と角型の組み合わせにより，単独のもの(シングル)，1：1のもの(ダブル)，1：2のもの(トリプル)などがある．所要性質は，主線維持に対し変形しないような強固な材質であること，主線をよく把握し維持しやすい形であること，主線を結紮しやすい形であることなどである．そのほかのアタッチメントとして，リンガルアタッチメ

ント(リンガルボタン,リンガルクリート,モラーフック,S.T.ロック,リンガルシースなど),バッカルアタッチメント(スライディングフック,サージカルフック,クリンパブルフック,リトラクションキャップ,モービルロックストップ,RMロックなど)などがある. ⇨矯正用材料

## アダムスの鉗子 Adams' universal pliers

アダムス(Adams, C.P.)が考案した線屈曲用の鉗子で,可撤式矯正装置の製作に際してループの作製以外のすべての線屈曲の場合に使用できる.

【特徴】
1) ヒンジ(関節部)からビーク(嘴部)の先端までは短く,23mmが最適である.
2) ビークの先端は双方とも四角錐形の形状で,先端を閉じたときの角度は正確に50°である.
3) 鉗子を閉じたとき,ビークの先端は接触し,ヒンジに向かって最大0.6mmの空隙があり,ビーク先端が1.0mm開いたときにビークの内面は平行になる.

## アダムスのクラスプ Adams' clasp

シュワルツ(Schwarz, A.M.)のアローヘッドクラスプ*をアダムス(Adams, C.P.)が改良したクラスプである. 2つのアローヘッドの部分で保持し歯頸部のアンダーカットに維持され,ブリッジの部分で双方のアローヘッドが連結され床矯正装置の維持装置として多く用いられているクラスプの一種である.

【長所】①アローヘッドの維持が強いため床矯正装置の固定として利用しやすく,弾力線などの矯正力の抵抗源としても十分である.②ブリッジの部分が歯面から離れ接触部がきわめて少なく清潔に保たれ,う蝕の発生を防ぐことができる.③萌出不十分な歯にも利用できる.④クラスプに鉤やチューブが取り付け可能で,顎間固定法の抵抗源として利用でき,顎外固定装置や唇側弧線装置と併用でき,応用範囲が広い.

【短所】①製作が複雑である.②異物感がある.③保持力が強いため,歯を挺出させる危険性がある.

## 圧下 depression, intrusion

圧下とは歯の根尖方向への移動をいうが,咬合力が加わる方向への移動であるため移動様式の中では最も困難といわれる. 圧下には直接的圧下(direct depression)と間接的圧下(indirect depression)がある. 直接的圧下は直接歯軸の方向に矯正力を作用させるものであるため,この達成には咬合圧を受けとめる組織構造(歯根膜線維)の抵抗を上回る強い矯正力を必要とし,根尖部付近に矯正力が集中することによって歯根吸収など

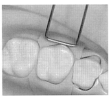
0.7mm線で底辺を作る.

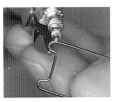
底辺角を屈曲する.

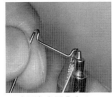
底辺角を屈曲する.

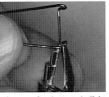
小ループのなるべく頂点に近い所で折り返す.

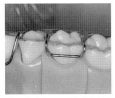
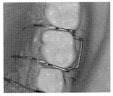
2つの小ループ(やじり)が頬側から歯を抱くようにする.

バイトオープニングベンドと弱いⅡ級ゴムの作用により,間接的圧下が行われる(動的治療開始時).

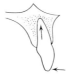
まず圧下が起こり,次に歯とともに歯槽突起の傾斜が起こる(StageⅠ終了時).

治療前後の重ね合わせ.

の不快事項を招きやすいといわれる．間接的圧下は複数の方向より加えられる矯正力（装置，エラスティック，筋の機能力など）の相乗作用によって海綿骨の溝*の中で最終的に圧下を達成するものである．たとえばベッグ法（KBテクニック*）で行われているメインアーチワイヤーに付与されたバイトオープニングベンドと顎間Ⅱ級ゴムの組み合わせはワイヤーによる圧下力に顎間Ⅱ級ゴムの発生する矯正力，さらに口腔周囲筋の機能力が付加されて効率的な間接的圧下を実現するものである．間接的圧下は直接的圧下と異なり比較的弱い矯正力どおしが組合わされるものであるため，歯に対する為害作用は少ない．圧下に関しては，最近では形状記憶合金（Ni-Ti）応用のcurve of Spee（上顎），reverse curve of Spee（下顎）のワイヤー（.016″×.016″，.018″×.018″，.016″×.022″，.020″×.020″）が市販されており，これによって容易に確実に圧下が行われるようになった．
⇨ウルトラライトフォース，バイトオープニングベンド，カーブオブスピーワイヤー

## アッカーマン・プロフィットの分類
Ackerman-Proffit's classification

アッカーマン（Ackerman）およびプロフィット（Proffit）は，アングル（Angle）の分類法が矢状方向のみの基準しか有していないことに気づき，総括的に不正咬合を分類，図示する方法を考案した．すなわち，左右，前後，上下方向について歯の排列状態，側貌，歯列弓，アングルの分類，咬合の深さの5つの特徴形質によりそれらの相互関係を評価した分類法である．これはベン（Venn）の図形を用いてグループ1からグループ9まで分け，構成したものである．排列度や対称の程度は，すべての歯列について共通であるためグループ1とした．これからは叢生，空隙歯列などが考えられる．顔面の側貌は多くの不正咬合により影響を受けるのでグループ2とした．これからは口唇がオトガイ部や鼻に対して凹型，直線型あるいは凸型などがわかる．3つの次元すなわち左右，前後，上下方向についてはグループ3～9とした．左右方向の面からの歯列弓の特徴を評価するのはグループ3で歯槽性あるいは骨格性かを記録する．前後方向，矢状面での関係を評価するのはグループ4でアングルの分類法が用いられ不正咬合が歯槽性か骨格性のものなのかを記録する．患者や歯列を上下的な次元で観察し，上下的問題を扱うのがグループ5であり，これには前歯部開咬，前歯部過蓋咬合，臼歯部の開咬などが考えられる．ここでも歯槽性あるいは骨格性のものかを決める．グループの重なり合いは，ベンの図形の中央にみられるグループ6～9で隣接するグループや包括するグループの形質特徴が含まれており，さらに細かい内容を観察する．グループ9では不正咬合をもっと厳しく観察するものですべてのグループ（歯列の排列状態，側貌，左右，前後，上下的な関係）の規準とかかわり合いをもっている．⇨不正咬合の分類

## 圧迫習癖　pressure habits
吸唇癖*，咬唇癖*，吸指癖*，舌癖*のほか，歯や歯列弓に対して異常な圧迫を及ぼすすべての習癖を包括して圧迫習癖という．

## アップライティング　uprighting
近遠心的に傾斜した歯を歯冠に回転中心をおいて近遠心的に整直させることをいう．アップライティングは傾斜歯の整直や抜歯空隙の閉鎖に伴う歯の傾斜整直をはかり，術後の安定を得ることを目的としている．アップライティングの作用方法はワイヤーの屈曲（アンカレッジベンド，チップバックベンド，セカンドオーダーベンド，各種ループなど），スプリング（アップライティングスプリング，オープンコイルスプリングなど）などにより行う．また，アップライティングは歯根の整直とともに歯冠を歯根と反対方向に移動させる作用があるので，歯冠の位置を保持し，歯根を移動する必要がある．

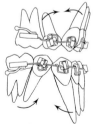
アップライティングスプリングピンによるアップライティング．

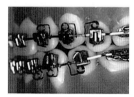
ミニスプリングによるアップライティング．

## アップライティングスプリングピン
uprighting sprlngs pins

歯根の近遠心的な整直を行うための付加物であ

る．従来，アップライティングスプリングピンと作用も効果も同じアップライティングスプリングが用いられてきた．アップライティングスプリングの使用にあたってはアーチワイヤーとブラケットをリガチャーワイヤーで結紮したり，リンガルロックピンを使用しなければならず操作が複雑であった．そのためアップライティングスプリングとリンガルロックピンの作用を組み合わせて作製されたのがスプリングピンである．スプリングピンは.014″のライトワイヤーによって作られ，シングルとダブルがある．ダブルスプリングピンはBarrer, H.G.により開発され左右のスプリングピンを1つにまとめたもので，歯間幅によって調整が必要となってくる．第一小臼歯抜歯症例の歯のアップライティングには犬歯と小臼歯にダブルスプリングピンを，側切歯にシングルスプリングピンを用い，第二小臼歯抜歯症例では犬歯，小臼歯，側切歯にシングルスプリングピンを使用する．また最近では.010″, .012″のライトワイヤーより作られているミニスプリング*がよく用いられている．

1. ブラケットに挿入．

2. テイルを曲げる．

3. アームをアーチワイヤーにかける．

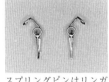

スプリングピンはリンガルロックピンとアップライティングスプリングを組み合わせた構造である．

### アデノイド　adenoid〔咽頭扁桃肥大，腺様増殖症〕

咽頭の鼻部相当粘膜に存在する腺様組織(リンパ球)の増殖(腺様増殖症)による咽頭扁桃の肥大をいう．この肥大は6～7歳ごろに最大となり12～13歳ごろから退行縮小していくため，多くは学童期の小児に認められる．肥大による咽頭部の狭窄が著しい場合は，鼻呼吸を困難として代償的に口呼吸*に移行し，開咬状態の常習化により種々の不正咬合の原因となることがある．

【診査】アデノイド(咽頭扁桃の肥大)は肉眼で直接観察することが困難であるが，頭部X線規格側貌写真によって確認できる．

【治療】口呼吸の原因となる肥大が認められた場合は耳鼻咽喉科との対診が必要である．扁桃摘出に関して耳鼻咽喉科医の間でも意見の統一がなされておらず，矯正学的あるいは筋機能療法の立場から考えて扁桃摘出が望ましいと思われる場合は耳鼻咽喉科医と対診し治療方針を決定する．また，扁桃摘出手術を受け，エアウェイが確保されても患者の多くは習慣的な口呼吸の癖を残しているため筋機能療法などの治療が必要である．

⇨扁桃肥大，呼吸障害性症候群

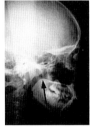
正常の気道を呈している．

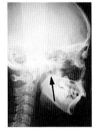
アデノイドにより気道が狭くなっている．

### アトキンソン　Atkinson, Spencer. R.

アトキンソン(1886－1970)は，個体の自然の成長を妨げず，そして生理的な歯の移動に類似した歯の移動様式を持つ装置を考案することを目的として，解剖学的分野，とくに成長と発育についての研究を行い，その結果としてユニバーサル装置*を考案した．本装置は歴史的で，現在はほとんど使用されていない．

### 後戻り　relapse〔リラップス，再発〕

動的矯正治療後の保定期間中あるいは保定終了後に治療前の不正な咬合状態近くに戻ることを矯正歯科領域では後戻りという．しかし，後戻りではなく再発という表現が正しい．一般に後戻り(再発)は動的矯正治療終了後，多くの場合多かれ少なかれ認められるものである．とくに患者が術者の指示どおりに保定装置を使用しなかった場合は患者の自己責任であり，再発は必ず起きると考えるべきである．後戻り(再発)には主として歯槽性の後戻り*(再発)と骨格性の後戻り*(再発)がある．その原因としてオーバーコレクション*の不足，不良習癖の残留，口腔周囲筋の影響，不適切な咬合ならびに歯の形態，不適切な保定，顎骨の

成長発育などがあげられる．後戻り(再発)の防止方法*として，長期保定，早期治療，機能的問題の解決(不良習癖の除去)，顎骨の成長抑制，外科的処置，オーバーコレクション，永久固定，ストリッピング*，リシェイピング*，セプトトミーなどがあげられる．

### 後戻り(再発)の防止方法　prevention of relapse

後戻り*(再発)の防止方法として，長期保定，早期治療，機能的問題の解決(不良習癖の除去)，顎骨の成長抑制，外科的処置，オーバーコレクション*，永久固定，ストリッピング*，リシェイピング*，さらに，必要に応じてセプトトミー*などがあげられる．一番基本的な防止法は保定装置の適切な使用は90％以上患者の自己責任の範囲であることを患者に告知し，患者に指示どおり保定装置を使用させることである．

1) 長期保定：捻転，転位などの個々の歯の位置異常があったり，動的処置が非常に困難であったりした場合，長期保定が必要である．
2) 早期治療*：顎の成長発育を利用したり，機能的な問題があったりする場合，早期治療を行う．とくに捻転歯では歯根未完成のうちに治療を行うことが奨められている．
3) 不良習癖の除去：弄唇癖，弄舌癖などの不良習癖は保定装置除去前に完全に排除するべきである．
4) 顎骨の成長抑制：顎発育によって満足すべき保定が行えなかったり，自然保定が得られたかのようにみえてもその後に起こる顎発育によって再発が起こったりして，再び不正咬合になることがある．顎の発育は直線的に変化するものではなく，発育の波があるばかりか，個人差も大きいので継続的な観察が必要である．
5) 外科的処置：矯正治療のみによって不正咬合を十分に改善できない場合には，矯正の動的治療とともに外科的処置を併用して不正咬合を改善させる方法がある．たとえば下顎前突の顎切除などである．
6) オーバーコレクション*(行き過ぎ矯正)：過蓋咬合，開咬では正常被蓋以上にオーバーバイトを減少あるいは増加させ，オーバーコレクションさせておくことが必要である．
7) 永久固定：動的処置後，長期の保定を行っても後戻りの傾向が存在すると考えられる場合，永久的に補綴的処置(永久保定)を行う．
8) ストリッピング*，リシェイピング(stripping, reshaping)：後戻りは咬合が歯牙素材の組み合わせによりできあがっているので，歯牙素材そのものの形態が原因となることがある．したがって分厚すぎる切歯の辺縁隆線をポイントで削除したり，隣接面のエナメル質をメタルストリップス，MD-reducer, tooth separator, 電動式オーソファイルをコントラ装着で削除し，平坦な面にしたりして，後戻りを防止する．
9) セプトトミー(septotomy)：セプトトミーとは歯頸部の周囲線維(環状靭帯)切断のことをいう．捻転歯などの動的処置後，器械的保定装置のみでは安定した自然保定が得られないと判断した場合，セプトトミーにより安定した結果が得られるといわれていたが，現在では歯周疾患の誘因となるという問題からあまり行われていない．

### アピカルベース　apical base　=歯槽基底

### アピカルベースリレイションシップ
apical base relationship　= ANB

### アベイラブルアーチレングス
available arch length　=アベイラブルスペース

### アベイラブルスペース　available space
〔アベイラブルアーチレングス，有効歯列弓長〕
アーチレングスディスクレパンシー*を求めるために必要な1つの計測項目であり，一側の第一大臼歯の近心面から他側の第一大臼歯の近心面までの歯列弓上の利用できる長さをいう．従来，アベイラブルスペースは臨床経験に基づき模型上で計測されていたが，現在は亀田(1983)が推奨するように頭部X線規格側貌写真と口腔内模型とを連動させて行う計測法が確立されている．
【頭部X線規格側貌写真と口腔内模型を連動させたアベイラブルスペースの計測法】
1) 頭部X線規格側貌写真透写図上で下顎切歯の治療目標(たとえば下顎切歯歯軸傾斜角L1 to Md; 85°)である予測線を根尖を通るように描く．
2) 次いで，下顎の咬合平面上で下顎切歯切縁から予測の切縁までの距離を計側する．これが下顎のセファログラムコレクションの値である．ただし，予測切縁が下顎切歯切縁より唇側であれば(＋)，舌側であれば(－)とする．
3) 同様に上顎切歯の治療目標(たとえば上顎切歯歯軸傾斜角U 1 to SN; 97°)である予測線を描

き，上顎のセファログラムコレクションの値を求める．
4）その後，セファログラムコレクション＊の値を0.9倍し，模型上での上下顎の切歯のそれぞれの移動距離を求める．切歯の移動した位置と左右側第一大臼歯の近心隣接面の3点を通るアイデアルアーチの長さを計測し，アベイラブルスペース（上下顎別々）とする．
⇨リクワイアードスペース，抜歯基準（亀田の），抜歯基準（ツイードの），クワドダイアグノーシスシステム（QDS）

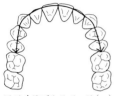 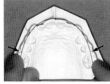

アベイラブルスペース（↔）

## アペール症候群
Apert's syndrome〔エイパート症候群〕
　頭蓋および顔面の骨の形成異常と手趾の合指を伴う症候群で，常染色体優性遺伝に基づく先天的異常疾患である．病因は遺伝説のほか，性細胞の突然変異説も報告されており，両親が高齢の場合に発現率が高いとされる．口腔内症状は著しい反対咬合やV字型歯列弓が認められ，口蓋裂を伴うことも多い．また，顎関節異常による下顎の運動障害を認める例もある．

## アラーレ　alale〔al〕
　顔面規格写真上での写真分析法＊に用いられる計測点＊の1つで，鼻翼の側方外出点である．なお，通常alと略記する．

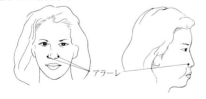

## アルブライト症候群　Albright's syndrome
　線維性骨異形成症，不規則な皮膚の色素沈着（典型的なものはカフェオレ斑とよばれる），女性の性的早熟を三主徴とする症候群である．女性に多くみられ，症状はとくに下肢骨などの長管骨に生じ　次いで頭蓋骨，肋骨，顎骨などが侵される．X線像ではすりガラス状不透過像を示す．治療法として有効なものはないが，病的骨折には治癒能力がほぼ正常に保たれているため，病巣の掻爬，骨片の移植が行われたり変形に対しては骨切除術が行われる．

## アレキサンダー　Alexander, Wick
　アレキサンダーは1958年にテキサス工科大学より文学士号を受けた．歯科における経歴としては，1962年にテキサス大学歯学部でD.D.S.を，1964年にM.S.D.をそれぞれ取得した．1964年にテキサス州アーリントンにて矯正歯科専門医として開業した．アレキサンダーは，今日普及している矯正臨床テクニックを可及的にシンプルな装置を用いて質の高い治療成果を提供することを目的としてVari-Simplex-Discipline（VSD）を1978年に開発した．これは，すべての歯のブラケット類にトルク，アンギュレーション，オフセットをあらかじめ組み込んだものでワイヤーベンディングはほとんど不要となり，期待どおりの治療成果が短い診療時間で得られるテクニックである．またアメリカ矯正専門試験委員会（American Board of Orthodontics）の認定医であり，広く世界各地で講演を行っている．

## アローピンクラスプ　arrow pin clasp
　歯間鼓形空隙に維持を求めるためにクラスプの先端をアロー（鏃，矢尻）の形態としたクラスプである．ボールクラスプとともに既製のクラスプが市販され床矯正装置など維持装置に多く使用される．
【長所】①歯を強固に保持できる．②歯肉など歯周組織への悪影響が少ない．③破損した場合にも簡単に作製できる．④既製品が市販されている．
【短所】①可撤式矯正装置などの維持装置として使用した場合，装置の脱着が困難である．②変形しやすい．

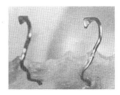 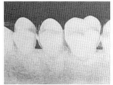

## アローヘッドクラスプ
arrow head clasp ＝シュワルツのクラスプ

## アンカレッジカーブ　anchorage curve

ベッグ法で用いるアンカレッジベンド*の形態をなだらかなカーブへ変更したもので、その主な作用は大臼歯の固定である。従来、ベッグ法では大臼歯の固定のためアンカレッジベンドがワイヤーに屈曲されてきた。しかし、バッカルチューブ内でアンカレッジベンドを付与したワイヤーの移動量が大きいと、アンカレッジベンドがバッカルチューブ内に入り込み、ワイヤーが拘束される。この対策として、ベッグ(Begg, P.R., 1977)らはアンカレッジベンドを滑らかなカーブとして大臼歯の固定を行いながら拘束を防ぎ、効率の良い歯の移動を行うため、アンカレッジカーブをラウンドワイヤーに付与することを考案した。しかし、ラウンドワイヤーにアンカレッジカーブの組み合わせはバッカルチューブ内でアーチワイヤーが拘束されないという長所を有するが、治療途中での大臼歯の固定の程度の判定が難しく、臨床的に固定くずれを起こしやすいという短所がある。そのため、亀田(1986)はバッカルチューブの内径とワイヤーの太さの差が小さいリボンアーチワイヤー(レクタンギュラーワイヤー)の場合にのみアンカレッジカーブを付与することを推奨している。つまり、アンカレッジベンドの形態をカーブに変更すると、ワイヤーがチューブ内を移動しやすく、大臼歯の固定という作用意義を失うことなく歯の移動が可能となる。

## アンカレッジベンド　anchorage bend

ベッグ法では、固定歯となる大臼歯の近心傾斜や近心移動を防ぎ、上下顎前歯とくに犬歯の圧下(Ⅱ級ゴムの作用と合わさって)を行い、咬合挙上(bite opening)を達成するため、アーチワイヤーに大臼歯近心部で付与する屈曲をとくにアンカレッジベンド(固定のための屈曲)という。アンカレッジベンドは固定歯である大臼歯と第二小臼歯との中間付近に屈曲し、大臼歯のチューブ近心端からアンカレッジベンドまでの距離が長くなると圧下力は小さくなる。アンカレッジベンドの角度が小さいときには固定大臼歯の近心移動を防ぐ作用のみを有し、角度が大きくなるにつれて、上下顎前歯、とくに犬歯の圧下作用が加わってくる。また、ラウンドワイヤーでラウンドチューブの場合、アンカレッジベンドにより固定大臼歯に頬舌的に回転(多くはディストバッカルローテーション)を生ずるので注意が必要であり、そのため大臼歯にはリボンアーチ(レクタンギュラー)ワイヤータイプのチューブを用いるようになっている。現在では大臼歯部にアンカレッジベンドを付与するとともに犬歯遠心部にバイトオープニングベン

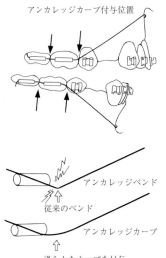

チューブとアンカレッジベンドおよびアンカレッジカーブ.

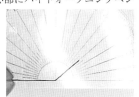
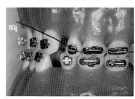

アンカレッジベンドは第二小臼歯、第一大臼歯の中間に付与する。角度は.016″ワイヤーのときは、maximum 40°, moderate 30°, minimum 20°である。

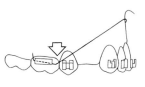

アンカレッジベンドの一般的目安

| アンカレッジベント＼アーチワイヤーの種類 | .016″ | .018″ | .022″×.016″<br>(.020″×.020″)<br>.018″×.018″ |
|---|---|---|---|
| maximum anchorage case | 40° | 30° | 5° |
| moderate anchorage case | 30° | 20° | 3° |
| minimum anchorage case | 20° | 10° | 3° |

ドを付与するのでアンカレッジベンドの持つ役割も多少変化してきている(KBテクニック*)．したがって，アンカレッジベンドは，主として大臼歯の固定と犬歯の圧下作用を期待するものであり，上顎切歯の圧下に対しては補助的役割しか持たないと考えられている．⇨アンカレッジカーブ，ハンモック効果，固定効果

## アングル　Angle, E.H.

アングル(1855－1930)は，米国ペンシルバニアに生まれ，1878年に同地の歯科大学を卒業した．その後1887年に最初の研究論文を発表したが，のちに不朽の名著といわれた教科書(「Malocclusion of the Teeth」7th Ed. Philadelphia, 1907)のオリジナルもこの年に発表された．また，1895年にノースウェスタン大学矯正学教授に迎えられるが，3年後にはセントルイスに，さらにワシントン大学にと転じている．彼のアングル矯正歯科医学校は，セントルイス時代の1900年に設立され1930年まで続けられている．また，アングル後援のもとに1901年には米国矯正歯科学会(現在の米国矯正歯科医協会)を創立させた．彼は現在でも非常に普遍的に用いられている不正咬合の分類(アングルの不正咬合の分類*)を紹介したのみならず，数多くの装置を考案した．すなわち，歯列弓拡大線装置いわゆる拡大弧線装置，釘管装置，紐状装置(現在のベッグ法のブラケットの原型)，エッジワイズ装置(現在のエッジワイズブラケットの原型)などである．また，矯正治療の一部分として抜歯を行うことに対する彼の強い反論は抜歯に対する警告となった反面，必要抜歯を支持する人々から強い非難を受けた．この点に関してはCase, C.S.との論争は有名である．そして，機械に対する天才的な感覚は，現在使用されている優秀な装置のいくつかを生み出すことになった．おどろくべきこ とは，ワイヤーの屈曲を軽減するためバンドにブラケットを傾斜させて鑞着するという，現代のストレートワイヤーの考え方を，ブラケットを傾けてバンドに鑞着することにより，すでに1927年に行っていたことである．
⇨アングルスクール，ベッグ

## アングルスクール　Angle school

Angle school(1900～1930年)はアングルによって矯正治療を専門的に教育する学校として1900年にSt.Louisに開設された．その後セントルイスからニューヨーク，コネチカット州のニューロンドン，そしてカリフォルニア州のパサデナと場所を変えた．在籍者は30年で198名(185名が卒業し，8名は女性，6名はカナダ人，そのほか27名が15か国から参加した)．アングルの直弟子でその後の矯正治療に多大の貢献をしたのはベッグ(Begg, R.R., 1924, 1925年在籍)，Brordie, A.G.(1927年在籍)，Tweed, C.H.(1927年在籍)である．

アングルの直弟子のなかで歯科医師でない人が1名いた．しかも日本人の石井房次郎氏(Fred Ishii：1925年在籍：S.S.White, Tokyo)であり，Begg, P.R.と2人でエッジワイズブラケットの開発作製と世界で初めてアングルに代わって，その臨床応用に寄与したことはあまり知られていない．

## アングルの鉗子　Angle's pliers

比較的細い矯正用弾力線(0.6mmまで)の屈曲に用いる鉗子である．舌側弧線装置や床矯正装置などの補助弾線の屈曲にも用いられる．鉗子の先端は片側が円錐形を，他側は四角錐形である．円錐形側ではワイヤーを鈍角に屈曲したり，ループやスプリングを屈曲するときに用い，四角錐形側ではワイヤーを鋭角に屈曲するときに用いる．

## アングルの(不正咬合の)分類
Angle's classification(of malocclusion)

アングル(Angle, E.H.)が1899年に発表した不正咬合の分類法*で，その短所のいくつかが指摘されながらもきわめて簡明で，分類に何らの装置も必要としないことが長所であり，今日依然として全世界の矯正家の間で広く用いられている．元来，永久歯列期の不正咬合の分類に用いられたもので，上顎第一大臼歯の位置は常に正常な位置にあると考えられ，"上顎第一大臼歯の位置不変説"

という仮説に基づいている．この仮説は上顎第一大臼歯が位置的に異常の少ない乳歯列の後方に萌出するためたてたものである．また，上顎第一大臼歯は永久歯の中で早く萌出し，大きさも大きく，咬合に重要な役割を果たすことから"咬合の鍵"とよばれている．アングルは主として上下顎の臼歯の近遠心的咬合関係によって分類し，とくに上顎第一大臼歯を基準とし，半咬頭以上のずれを目安として次のように分類している．

【アングルの不正咬合の分類】
第Ⅰ級（Class Ⅰ）：上顎第一大臼歯に対する下顎第一大臼歯が正常な近遠心的咬合関係にあり，他の部位に不正を伴うもの（中性咬合）．
第Ⅱ級（Class Ⅱ）：下顎第一大臼歯が上顎第一大臼歯に対し正常より遠心に咬合するもの（下顎遠心咬合）．
第1類（Division 1）：両側性の下顎遠心咬合で上顎前歯が前突しているもの．口呼吸であることが普通である．
Subdivision：片側性の下顎遠心咬合で上顎前歯の前突を有し口呼吸者であることが普通である．
第2類（Division 2）：両側性の下顎遠心咬合で，上顎前歯が後退しているもの．正常な鼻呼吸者．
Subdivision：片側性の下顎遠心咬合で，上顎前歯が後退しているもの．正常な鼻呼吸者．
第Ⅲ級（Class Ⅲ）：下顎第一大臼歯が上顎第一大臼歯に対して正常より近心に咬合するもの（下顎近心咬合）．
Subdivision：片側性の下顎近心咬合．

【長所】
1) きわめて簡単である．
2) 特別な装置を必要としない．
3) 世界的に認められ，普遍的地位を確立．

【短所】
1) 上顎歯列弓を分類の基礎として，上顎歯列弓の位置そのものの異常を認めていない．
2) 上顎第一大臼歯の位置が不変であるとし，変異を認めていない．
3) 上下歯列弓の近遠心的関係だけで分類し，垂直的・側方的な位置関係に触れていない．したがって，過蓋咬合・開咬・交叉咬合などというような不正は分類の中に入っていない．
4) 上下歯列弓が頭蓋の中でどういう位置を占めているかという観察が見逃されている．

**鞍状歯列弓**　saddle shaped arch
不正咬合*の歯列弓形態の不正*の1つで，下顎の劣成長か著しい第一大臼歯の近心転位により，小臼歯の舌側転位または傾斜が起こり，下顎歯列弓が鞍のような形にみえるところからこのようによばれる．

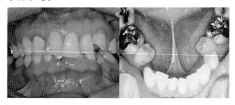

**アンチティップ**　anti-tip
⇨セカンドオーダーベンド　second order bend

**アンチティップベンド**　anti-tip bend
⇨セカンドオーダーベンド　second order bend

**アンチフラックス**　anti-flux
鑞着する金属の表面を被覆し，鑞合金の流れを防ぎ，鑞着後は除去が可能で母材の金属と合金の性質に影響しない材料．鑞合金の流れを防ぐ部分に塗布する．グラファイト，酸化鉄，酸化チタン，マグネシア，ボロンナイトライトなどがある．

**アンチモンソンカーブ**　anti-Monson curve
モンソンの球面説*から導かれた下方に向かう凸型調節彎曲であるモンソンカーブ*とは逆の上方へ向かった凸面を形成する咬合彎曲である．ア

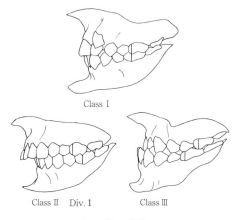

アングルの分類．

ンチモンソンカーブは，咬耗咬合により彎曲が平坦となり，さらに咬耗を受けると生じてくる．マーフィーの咬耗の7段階によると上顎は舌側咬頭が摩耗し，下顎は頬側咬頭が咬耗することによりアンチモンソンカーブとなっていく．矯正治療において歯のレベリングを行うことはいい換えれば咬合彎曲を平坦にすることとなる．
⇨咬合のダイナミックプロセス，咬耗

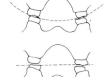

咬耗によるモンソンカーブの変化．

## アンテリアバンドストレッチャー
anterior band stretcher

シームレスバンドの前歯用バンドが歯より小さい場合，バンドを広げるために用いるための器具である．この器具の先端は2つに分かれていて前歯の外形に合わせて長楕円形をしてる．また先端は3段階に分かれてサイズによって調整できるようになっている．先端の根元にはネジがありこのネジを回すことによって先端が開きバンドが拡大されるようになっている．

## アンテリオールチークポイント
anterior cheek point〔acp〕

顔面写真上での写真分析法*に用いられる計測点*の1つで，頬外形線の最突出点である．なお，通常acpと略記する．

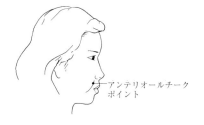

## アンテリオールレシオ　anterior ratio

Boltonによるトゥースサイズレシオ*(tooth size ratio)の分析の1つで，上顎と下顎の6前歯群の歯冠近遠心幅径の総和の比率をいう(P.331のトゥースサイズレシオの図参照)．

1）計測方法

石膏模型上で，上下顎左右中切歯から犬歯まで歯冠近遠心幅径をキャリパスで計測する．

2）計算方法

$$\frac{\text{下顎6歯の歯冠近遠心幅径の総和(mm)}}{\text{上顎6歯の歯冠近遠心幅径の総和(mm)}} \times 100\%$$

グラフの横軸上に下顎の近遠心幅径の和，縦軸上に上顎の近遠心幅径の和をプロットし，その交点がアンテリオールレシオの値であり，正常な場合は78.09±2.19%である．これらの数値が平均値を中心に標準偏差内に入っていればオーバージェット，オーバーバイトが適正で，犬歯の咬合関係のⅠ級化を確立することができ，良好な咬合状態になりうる歯の素材をもっていることになる．もし上端にある細い線よりも上方にプロットされた場合は，下顎6前歯の近遠心幅径の総和に比べ上顎6前歯の近遠心幅径の総和が大きすぎるか，あるいは上顎のそれに比して下顎のそれが小さすぎるかのいずれかである．下端の細い線より下方にプロットされた場合は，下顎6前歯の近遠心幅径の総和に比して上顎6前歯のそれが小さすぎるか，上顎6前歯のそれに比して下顎6前歯のそれが大きすぎるかのいずれかである．アンテリオールレシオの分析値が平均値±1S.D.の内に存在しない場合，オーバージェット，オーバーバイトを適正にするためには犬歯咬合関係のⅠ級化を確立するためにストリッピング*(stripping)を行う必要がある．このストリッピングの量をトゥースサイズレシオの分析値より決定することができる．また，下顎切歯が先天性欠如により3本しかない症例の治療方針を決定するには本分析法がとくに有効である．つまり，前歯部に補綴的処置(ブリッジ)を併用する場合その確保すべき空隙量を求めることができ，3本切歯で排列する場合歯の形態修正に必要なストリッピング量を検討するのに有用である．⇨オーバーオールレシオ，スリーインサイザース，戦略的抜歯法，ボルトンの歯冠近遠心幅径調和の分析

## アンドリュース　Andrews, L.F.

アンドリュースは，従来のスタンダードエッジワイズ法あるいはベッグ法などの治療術式の簡素化を目的としてストレートワイヤーテクニックを開発した．マルチブラケット装置はエッジワイズ法，ベッグ法など，臨床の中で確立された治療法となっている．しかし矯正歯科医にとってワイ

ヤーベンディングは日常煩わしく，時間的な問題や，また手で屈曲されるため，角線を交換するときに前回と完全に一致した屈曲を与えることがかなり困難であり，アーチワイヤーを交換するたびに歯を揺さぶる(ジグリング)ことになる．このような理由からアンドリュースらにより，従来，矯正力の伝達が目的であったブラケット側に，本来ワイヤーベンディングで与えていた歯の三次元的な解剖学的情報を組み込む治療法が開発された．すなわち，移動されるべき歯の三次元的な情報ブラケットの形状に記憶させることになり，治療の効率化を可能にしたものである．通常，各歯種のトルクおよびティップは下記のとおりである．

| 上　　顎 | | 下　　顎 | |
|---|---|---|---|
| Central Wide | | Central | |
| 　Torque | $+7°$ | 　Torque | $-1°$ |
| 　Tip | $+5°$ | 　Tip | $+2°$ |
| 　Rotation | $0°$ | 　Rotation | $0°$ |
| Central Narrow | | Lateral | |
| 　Torque | $+7°$ | 　Torque | $-1°$ |
| 　Tip | $+5°$ | 　Tip | $+2°$ |
| 　Rotation | $0°$ | 　Rotation | $0°$ |
| Lateral | | Universal Anterior | |
| 　Torque | $+3°$ | 　Torque | $-1°$ |
| 　Tip | $+9°$ | 　Tip | $0°$ |
| 　Rotation | $0°$ | 　Rotation | $0°$ |
| Cuspid | | Cuspid | |
| 　Torque | $-7°$ | 　Torque | $-11°$ |
| 　Tip | $+11°$ | 　Tip | $+5°$ |
| 　Rotation | $0°$ | 　Rotation | $0°$ |
| First Bicuspid | | First Bicuspid | |
| 　Torque | $-7°$ | 　Torque | $-17°$ |
| 　Tip | $+2°$ | 　Tip | $+2°$ |
| 　Rotation | $0°$ | 　Rotation | $0°$ |
| Second Bicuspid | | Second Bicuspid | |
| 　Torque | $-7°$ | 　Torque | $-22°$ |
| 　Tip | $+2°$ | 　Tip | $+2°$ |
| 　Rotation | $+0°$ | 　Rotation | $0°$ |

ex　ektokanthion　＝エクトカンション

en　entokanthion　＝エントカンション

**EOA**　elastic open activator
＝エラスティックオープンアクチベーター

**Eチェーン**　E-chain　＝エラスティックチェーン

**イービーエム**　EBM
　Evidence-Based Medicineの略称で根拠に基づく医療．患者の問題によって行動を起こし，その結果自分自身の患者に対する医療行為を変えていこうという医師自身の行動変容のプロセスがEBMであるとされている．具体的には個別の患者の問題を一般化し根拠を求めるのに適切な形にし，そうして得られた根拠を吟味し，その結果をまた患者に適用することであるとされている．

**Eライン**　E-line　＝エステティックライン

**E－リンクス**　E-Links
　ゴム製のエラストメリックの一種で，両端にはリングがついている．これは個々の歯の捻転の除去，あるいは歯間空隙の閉鎖に用いられる．サイズは♯001～♯010までがあり，♯005～♯010には一端に把持しやすいようにタブがついている．E－リンクスはリングをブラケット，リンガルボタン，フックなどに装着し，犬歯間の保持，抜歯空隙の閉鎖，離間空隙の閉鎖と埋伏歯の牽引に使用される．犬歯間保持に用いる場合には上顎には♯010を，下顎には♯009を用いる．

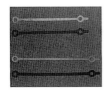 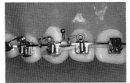

**育成医療**
medical aid for children with potential disability
　育成医療は児童福祉法に基づく制度であり，同法20条の規定により療育指定保健所を経由し，都道府県知事等により必要と認められた18歳末満の身体に障害のある児童に対して生活の能力を得るために必要な医療の供給を行うものである．従来，口蓋裂の手術にかかわる「口腔に関する医療」は育成（更生）医療の対象としていたが，術後においてもなお，音声，言語機能障害を伴うものがみられ，口蓋裂に対する一貫した治療を行うためには歯科矯正も関係のある実情に鑑み，昭和57年4月1日より「歯科矯正に関する医療」が育成（更生）医療の種類に加えられた．担当する医師の条件としては，歯科矯正について大学専門教室およびこれに準ずる専門的な病院において一定年数以上研究，診療に従事したもので，日本矯正歯科学会，日本口蓋裂学会，日本耳鼻咽喉学会，音声言語学会，形成外科学会，日本口腔外科学会のいずれかの学会に加入していることであり，医療機関の条件としては，矯正歯科を標榜していることと，頭部X線規格撮影装置およびパントモ撮影装置の設備を有していることである．平成8年4月1日からは，歯科矯正に関する育成（更生）医療指定医は，必要な診療機器が具備されていれば，外科手術を前提とした術前，術後矯正治療も保険請求できるようになった（届出許可制）．⇨更生医療

**維持装置**　lock
　主に固定式矯正装置\*，たとえばリンガルアーチやホールディングアーチを口腔内に維持する装置で，通常は必要に応じて術者により着脱が可能である構造をしている．維持装置の構造は，固定歯に直接密着維持する維持帯環，主線と固定歯に維持された維持帯環との間を連結する部分で維持帯環側の維持管と，主線部側の脚部からなる．その基本的構造を日本で一般的に知られている高橋新次郎により考案されたS.T.ロック\*の構造で示す．
1）維持帯環：矯正装置を口腔内に維持，あるいは矯正力を伝達するため固定歯歯冠に密着するように作られた金属性バンドをいう．バンドには帯状のステンレス板(0.08～0.15mm)を，歯に合わせて絞りながら作るものと，プリフォームドバンドとよばれる既製のものとがある．維持環には，維持される矯正装置の種類に応じて着脱に必要な維持装置を鑞着または電気溶接できる．

2）維持管：維持帯環に鑞着または電気溶接された主線の保持部分でダブルチューブのものが一般的に使われる．このほか，回転防止のために半円線シャフトを受ける半円型をした維持管もある．
3）脚部：主線の端末部に屈曲または鑞着によりつけられた部位で維持管内に入り込むことにより維持力を得る部位をいう．
4）維持弾線：主線に鑞着され，確実に口腔内に矯正装置を保持するとともに口腔内での脱落の防止の役目を有する． ⇨舌側弧線装置

**異常嚥下癖** abnormal swallowing habit

　嚥下時に行われる口腔習癖の1つである．正常な嚥下時には上下顎の歯は咬合接触し，咬筋や側頭筋などの活動は認められるが口唇を中心とした諸筋はほとんど関与しないのが普通である．ところが異常嚥下癖があると嚥下時に上下顎前歯間から舌が突出するために咬合接触が起こらず，このとき咀嚼筋の活動は認められない．そして口腔周囲筋とくに口輪筋やオトガイ筋が強く収縮する．このため舌によって前歯は前方へ強く圧迫され，上顎前歯あるいは上下顎前歯の前突，開咬などを招き，発音障害などを引き起こすことがある．しかしながら，異常嚥下癖によってこのような不正咬合が導かれるのか，それとも先に不正咬合が存在するために，正常な嚥下が行えず代償的に異常嚥下に移行するのか因果関係は明らかでない．また，矯正治療を行う場合，嚥下の行動型が，適応型の嚥下行動（形態優先）か非適応型の嚥下行動（機能優先）であるかが臨床上の診断において大変重要である．
【原因】①乳児期における不適当なゴム乳首の使用，②鼻咽喉疾患，③幼児型嚥下＊の残留，④吸指癖＊による開咬などが考えられる．
【治療法】筋機能療法やパラタルクライブあるいはリンガルクライブなどの不良習癖除去（防止）装置が用いられるが，いずれにしても患者の動機づけ（患者の癖を personal habit として一旦認め，これを変えさせる）が非常に大切であり，これによって治療結果が左右される．

**異常習癖** abnormal habit ＝不良習癖

**異所萌出** ectopic eruption

　正常とは異なる場所に歯が萌出した場合をいう．顎骨の発育と歯の大きさの不調和，歯胚の位置異常，乳歯の晩期残存，先行乳歯の外傷，あるいは濾胞性歯嚢胞などの因子によって歯の萌出経路が阻害された場合には，歯の萌出場所が異なる．ことに上顎第一大臼歯の萌出時に第二乳臼歯歯根を吸収し，場合によっては乳臼歯を脱落させ，正常よりも近心に萌出することがある．異所萌出のよくみられる歯は，上顎中切歯，下顎第二小臼歯，犬歯および第一大臼歯である．このうち，上顎第一小臼歯の異所萌出は，上顎の歯槽基底の大きさの不調和に起因する場合が多い．

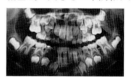 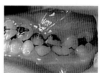

上顎左側第一大臼歯の萌出に際して第二乳臼歯の遠心部が吸収し，第二乳臼歯は脱落寸前である．第一大臼歯は近心傾斜し，かつ正常よりもかなり近心位に萌出してきている．

**一次口蓋** primary palate〔原始口蓋〕

　口蓋は口腔の天井にあたる部分で，主要な部分は二次口蓋から形成される．一次（原始）口蓋は初期の胚にみられ，原始鼻腔と口窩の前方部を隔てており，膜性骨化により前上顎骨を形成する．したがって口蓋の発生は胎生5週頃，内側鼻突起から生ずる前顎部由来の一次口蓋と，胎生8週頃には上顎突起から生ずる口蓋突起の癒合した二次口蓋とから完成されることになる．また，一次口蓋の癒合不全をきたすと口蓋裂となる． ⇨頭部の成長発育，口蓋裂

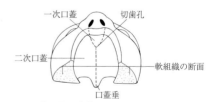

(Langman.J著：沢野十蔵訳；ラングマン人体発生学，1987．第5版．医歯薬出版，東京より引用改変)

**一腕鉤** simple clasp ＝単純鉤

**Ⅰ級症候群** class Ⅰ syndrome

　アングル(Angle)は不正咬合を上下顎第一大臼歯の近遠心位置関係から，Ⅰ級，Ⅱ級およびⅢ級

と分類した．これに対して，モイヤース（Moyers）はアングルのいう I 級不正咬合に対し，I 級症候群という用語を用いた．I 級症候群は，大臼歯と正常な骨格の関係により特徴づけられている．側貌は直線型（ストレート）であり，不正の生じている部分は歯槽性である．叢生，開咬および過蓋咬合などの場合は，I 級不正咬合の代表的なものである．⇨アングルの不正咬合の分類，II 級症候群，III 級症候群

**一般型** general type ⇨臓器発育曲線

**一般的原因** general causes ＝全身的原因

**移転** transversion, transposition

不正咬合*の個々の歯の位置不正*の 1 つで，歯列弓内で隣接する歯がその位置の順序を交換しているものをいう．最もよくみられるものは，上顎の犬歯と第一小臼歯の移転で，次に多いのが上顎側切歯と犬歯の移転である．これらの多くは片側性に現れるが，まれに両側性のものがある．

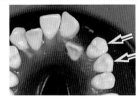

3 と 4 の移転．

**遺伝** heredity

遺伝とは親より子に遺伝因子が移動することによって起こる現象をいう．従来，不正咬合には遺伝的要素が存在するとされるが，何らかの環境的要因も関与していると考えられている．どのような不正咬合がいかなる遺伝形式をとるかはまだ明らかにはされていない．遺伝的な影響を受けやす

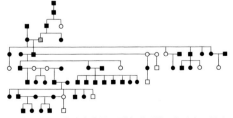

ハプスブルグ家の家系図．正方形は男，丸は女で黒く塗られたのが下顎前突の現れた個体（藤田，1955 より引用）．

いとされる不正咬合は下顎前突，上顎前突，下顎前歯部叢生，正中離開などがある．影響されやすい形質は歯の大きさ，形態，歯列弓の形態，舌の大きさなどがある．しかし，環境的要因による影響も考慮すると，確たるものであるとはいい難い．矯正歯科領域では遺伝する傾向の強い不正咬合に骨格性下顎前突がある．このような遺伝あるいは家族的に現れる不正は治療が困難であり，環境的要因にある症例は比較的治療が容易であると考えられる．

**遺伝性オパール様象牙質**

hereditary opalescent dentin ＝象牙質形成不全症

**遺伝的原因** hereditary factors

不正咬合の原因は遺伝的原因と環境的原因*に大別される．遺伝的原因とは精子細胞と卵子細胞の結合すなわち受胎時にすでに決定されるいわゆる遺伝子の作用によるものである．従来，不正咬合には遺伝的要素が存在するとされてはいるが，不正咬合が起こるためには何らかの環境的要因もここに関与しているものと考えられるため，どのような不正咬合がいかなる遺伝形式をとるかは未だ明らかにされてはいない．一般的に遺伝的原因による不正咬合は次のようなものがある．

①先天的な欠陥，②顔面の左右非対称，③顎の異常な大小，④歯の異常な大小，⑤歯数の減少または歯の欠如，⑥歯の形態の変化，⑦口蓋裂および兎唇，⑧正中離開，⑨過蓋咬合，⑩叢生および捻転，⑪下顎突出，⑫下顎の後退．

**イニオン** inion

後頭骨の，左右の上項線（またはその延長線）が，正中矢状面上で交わる点である．外後頭隆起上に一致する．頭蓋計測においては，外後頭隆起の最後方突出点を後方の計測点とする．脳頭蓋の計測においては，ナジオン・イニオン線やグラベラ・イニオン線が水平面の基準線として，また，ナジオン・イニオン・バジオンによって構成される面が正中矢状面となる．イニオン高（直立位における床面からイニオンまでの高さ），イニオン座高（座面よりイニオンまでの高さ），脊柱高（イニオンより尾骨先端までの投影距離），頭矢状弧長（イニオンよりナジオンまたはグラベルまでの弧長，オフリオンより正中矢状面上をイニオンまでの弧長），カロッテ高（正中矢状面上でのナジオン・イ

ニオン線またはグラベラ・イニオン線から頭骨までの最大距離），正中矢状後頭上鱗弧長（ラムダよりイニオンまでの弧線長），正中矢状後頭下鱗弧長（オピスチオンよりイニオンまでの弧線長），正中矢状後頭上鱗弦長（ラムダよりイニオンまでの直線距離），正中矢状後頭下鱗弦長（オピスチオンよりイニオンまでの直線距離），ラムダ・イニオン角，オピスチオン・イニオン角，イニオン・オピスチオン・頭骨底角，後頭屈曲角，カロッテ基底角などが身体の計測項目として用いられる．

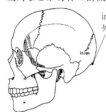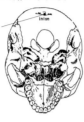

## イヤーロッド　ear rod〔耳桿〕

頭部X線規格写真*の撮影において，被写体である頭部を固定するために左右の外耳孔に挿入されて用いられる棒状の頭部X線規格写真撮影装置の一部のことをいい，耳桿ともいわれる．X線の中心線がイヤーロッド中心を通過するようになっている．また，イヤーロッドの陰影の最上縁点はポリオン（Po）といい，頭部X線規格側貌写真*分析における計測点の1つである．なお，イヤーロッドが外耳孔に深く挿入されていないとポリオンの位置が下方に変化してくるので注意を要する．
⇨頭部X線規格斜方写真，頭部X線規格正貌写真

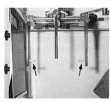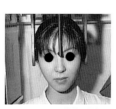

イヤーロッド．　　イヤーロッド装着所見．

## 医療としての矯正歯科治療　orthodontic treatment as medical inner-beauty aspect

矯正治療は医療なので健康（インナービューテイ*）と美（アウタービューテイ*）の両立が必須条件であることを言葉のうえでは誰もが理解しているが．美については曲がりなりにもエビデンスはあるが，健康については残念ながらエビデンスはあるといえるのか疑問がある．

現実は"終わり（外面上の仕上がり）良ければ，すべて良し"でアウタービューテイ（見てくれ：審美）最優先で"臭いもの（矯正治療の副作用といわれるもの：インナービューテイに関係するもの）"に蓋をしてきた．

もともと医療における必然性は下図のごとく4〜5段階になり矯正歯科治療で扱う患者の多くは①②③まで曲がりなりにも日常の正常状態のものであり，一部②③，または③を正常に回復させる必要のある患者である．

医療における必然性（患者の関心は種々異なるが）
─ ⑤美（みてくれの審美：アウタービューテイ）
─ ④内面的審美（インナービューテイ）
③通常の形態回復に関連するもの
②日常の機能回復に関連するもの
①生命維持に関連するもの

そのため，基本的に①②③を満足させ，④の患者のもとから持つ内面的審美性を阻害しないで，⑤の"みてくれの審美"を患者の要望に合わせて，④の範囲内で達成させる必要がある．

その際，とくに"みた目の審美"を重視する場合は，審美医療に関する鉄則（塩谷信幸，2013），すなわち①"患者が迷ったらやらない"．②治療に関しては自分で迷ったら"やり足りない"ほうへ舵を切ること．③絶対に"やりすぎ"のほうに舵を切らないこと．④"やり足りない治療"は"足すことができる"が，やりすぎた場合の失敗は"もとに戻せない"．が非常に参考になる．

## 印象採得　impression taking

印象採得とは，印象材を用いて対象物である歯，粘膜の陰型を得る操作をいう．患者の口腔内に適合した既製トレーを選択するかまたは個人トレーを作製し，その上に適量の印象材を盛り口腔内に挿入し，十分な印象材の硬化を待って口腔外に取り出す．印象材の種類は，弾性印象材としてアルギン酸塩印象材，寒天印象材，チオコールラバーベース印象材，シリコーンラバーベース印象材があり，非弾性印象材としてモデリングコンパウンド，石膏，亜鉛華ユージノールペーストなどがあ

る．これらの材料はそれぞれ性質に長所短所があり，その特性と目的によって選択し単独または併用して使用される．平行模型，顎態模型のための印象採得はアルギン酸塩印象材により行い，バンドの装着された矯正装置製作用の模型のための印象採得はモデリングコンパウンドにより行う．矯正臨床において石膏模型の製作は基本であり，きわめて重要な部門である．すなわち，診断はもちろんのことアーチワイヤーの設計，屈曲に際してもこの口腔模型*が基本となる．よって，印象採得はとくに入念に行われなければならない．矯正臨床における印象採得は可及的に深くかつ鮮明に行い，上顎では歯肉頬移行部，上唇小帯，頬小帯，上顎結節後方まで明確に印象採得されていなければならず，下顎では歯肉頬移行部，下唇小帯，頬小帯，舌小帯が明確に採得されている必要がある．

## インターブラケットスパン　inter-bracket span

矯正治療において歯に装着されたブラケットの端から隣接するブラケットの端までの距離をいい，歯列の状態，ブラケットの種類などによって変化する．インターブラケットスパンが長いと，歯に対して矯正学的に最も適切な持続的な矯正力が加えられ，ワイヤーの装着が容易に行える．

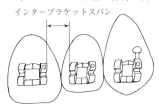

## インターブラケットスパンの大小と骨吸収量やブラックトライアングル生成の関係
interaction of inter-bracket span, bone resorption and black triangle

治療開始時からレベリング終了までのインターブラケットスパンの大小は歯の移動効率と骨吸収量とブラックトライアングルの生成に関係する．つまり，矯正治療開始時インターブラケットスパンが小さいとレベリングに要する期間は短くなり歯の移動効率は良い．

しかし，このことは骨吸収量が多いということを意味することになり，下顎切歯部など歯の幅に比べてブラケット幅の大きい場合インターブラケットスパンは小さくなり，叢生の除去に際して歯の植立している歯槽突起が狭く長い場合，皮質骨に触れやすく歯根吸収*，歯頸部歯肉の退縮やブラックトライアングル*など歯周関係のトラブルを引き起こしやすい．

また，SWA（ストレートワイヤー）ブラケットの場合はトルクとアンギュレーションがあらかじめ付与されているので2方向同時（唇舌的と近遠心的）の骨吸収が起こることになるため過剰な骨吸収量となりやすく，海綿骨の溝*が狭い日本人ではSWAブラケットの使用でブラックトライアングルの発現率は高くなり，治療後，骨の成長がほとんどない成人矯正では，患者の持つ矯正学的インナービューティ（歯周環境の健康状態）をエイジングさせることで，治療後，歯周関連のトラブルになりやすく注意が必要である．

## インターメディエートツインブラケット
intermediate twin bracket　⇨矯正用材料，エッジワイズブラケット

## インターラビアルギャップ　interlabial gap
上下口唇間の垂直的な距離．安静時に計測するもので，2〜3mmが審美的とされている．

## インダイレクトボンディング法
indirect bonding technique〔間接接着法〕

ブラケット類を石膏模型上にて歯面に適合させ位置決めした後，テンプレートやトレーを用いてエナメル質に接着する方法をインダイレクトボンディング法という．トランスファー用トレーは寸法精度が良く容易に固定が可能でブラケット類が脱落することなく外すことのできるものでなければならない．通常，短時間硬化型のシリコーンラバーが用いられている．犬歯と切歯では直視下でダイレクトボンディングを行いやすいが，小臼歯や大臼歯ではアタッチメントの位置を直視下で確認することが困難であることからインダイレクトボンディングが好んで用いられた．しかし，インダイレクトボンディングは，技工操作などが複雑で時間もかかることから，近年ダイレクトボンディング法*による接着が行われている．

【手順】①口腔内模型の作製．②模型上でのブラケット類のポジショニング（位置決め）．③ブラケット類の仮着．④コアーの作製．⑤ブラケット類の口腔内への接着．

【長所】①ダイレクトボンディング法と比較して，

ブラケット類の位置決めが石膏模型上で歯軸方向, 傾斜角度などを立体的に観察しながら操作できることから, 正確に行える. ②ブラケットベースを模型の歯面に正確に適合させることができ, 接着剤の性能を最大限に発揮させることができる. ③模型上において, ブラケットと対合歯との咬合関係をチェックできる. ④チェアータイムを短縮することができる.
【短所】技工操作が複雑で, 長時間要する. ブラケットの脱落時に正確な位置に再接着が難しい.
⇨ボンディング法

**咽頭扁桃肥大** adenoid ＝アデノイド

**インナービューテイ** inner beauty ⇨アウタービューテイ, 矯正歯科におけるアウタービューテイ, 矯正歯科におけるインナービューテイ

**インフラデンターレ** infradentale〔Id, 下歯槽点〕
　下顎骨唇側歯槽縁の左右中切歯間で正中矢状面と交叉する点である. 頭部X線規格側貌写真では下顎歯槽突起の最前方上点で下歯槽縁の中切歯間を通る正中矢状面の点である. インフラデンターレとポゴニオン*(Pog)との間の最深点がB点*である. なお, 通常Idと略記する.

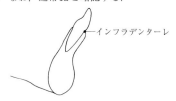

**インレーバー** inlay bar ⇨インレーループ

**インレーループ** inlay loop
　半固定式の保隙装置*の一種で, クラウンループ*と同様に片側の1歯のみの中間歯欠損に応用される装置である. 本装置は, 乳歯列期の第一乳臼歯の早期喪失に用いられることがほとんどであり, なおかつ支台歯となる乳歯に咬合面から欠損側に及ぶう蝕が認められるときに, Ⅱ級インレーの隣接面部にループを鑞着し保隙をはかる構造をしている. また, ループの代わりにバーを鑞着したものをインレーバーとよんでいる. しかし, 本装置はバンドやクラウンに比較すると維持力が極端に小さく, 応用されるケースは少ない.

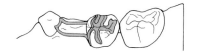

## ヴァーチャル・トリートメント・オブジェクティブ　virtual treatment objective

略してVTOとも言われる．治療計画の構築や患者への説明に用いられるもので，歯をどう動かすか，とくに外科手術を伴う場合などの側貌の変化などについての検討に有効である．オクルゾグラムと併用されることが多い．VTOの構築は治療計画の構築の上で大きな役割を担うが，その一方で必ずしも治療の結果と合致しないケースが多く見られるので注意が必要である．

## ウィグル法
wiggle method　＝ヘルマンの成長分析法

## ヴィッツ法　Wits analysis

頭部X線規格側貌写真の分析法の１つである．この分析法のみで顎顔面形態や矯正診断に用いることはできない．しかし，平均値の不正咬合の顎顔面形態と異なり，N点に偏位があったり，S-N平面と機能的咬合平面*のなす角度が大きかったりしてANBの値が疑わしい場合に有効であるとされている．A点およびB点から機能的咬合平面に垂線を引き，この交点をAOおよびBOとする．このAO-BO間の距離を計測する．AOがBOより後方にある場合はマイナス．AOがBOより前方にある場合はプラスとなる．日本人正常咬合者の平均値は男性$-1.49\pm2.71$mm，女性$-2.35\pm2.33$mmである（粥川）．

## ウイラーの正常咬合の条件
Wheeler's articles of normal occlusion

正常咬合*は中心咬合が解剖学的に上下顎や左右側の位置的関係が正常である場合であるが，永久歯列における正常咬合についてウイラー（Wheeler, 1968）は次の諸条件をあげている（次頁の図参照）．
1）歯の排列（歯列弓）
2）調節彎曲
3）歯軸曲線
4）各種平面に対する歯の傾斜角度
5）歯冠1/3の機能的形態（切歯および咬合面）
6）中心咬合における上下顎歯の対向関係
7）中心咬合における上下顎歯の咬合接触関係
8）偏心咬合時における歯の対咬接触関係
⇨正常咬合の成立と保持されるための条件

## ウォーターバス　water bath

寒天印象材の軟化保持，各種コンパウンドやワックス類の軟化，タイポドントにおけるワックスの軟化などさまざまな用途に用いられ，30〜70℃の範囲で正確に水温を保持できる水槽のことをいう．水槽，加熱装置，温度調節器，材料運搬用トレー．温度調節にはサーモスタットを使用しているが，サミスターICを使用した機種もあり正確な温度調節が可能である．タイポドントを用いて矯正における歯の移動のシミュレーションに使用するときは50〜52℃がよい．

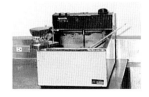

## ウルトラライトフォース　ultra light force

ベッグはストレー（Storey）らの差動矯正力の考えに基づき矯正力*の大きさを弱い力*（light force），中程度の力*（moderate force），強い力*（heavy force）に使い分けてベッグ法に導入した．ホーセーバー（Hocevar），亀田（1984）は矯正

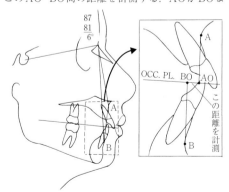

AO-BO間距離を測定する．AOがBOより前方にある場合をプラス．後方にある場合をマイナスとする（Jacobson, A.：The "Wits" appraisal of jaw disharmony. Am J Orthod, 67：125-136, 1975より引用改変）．

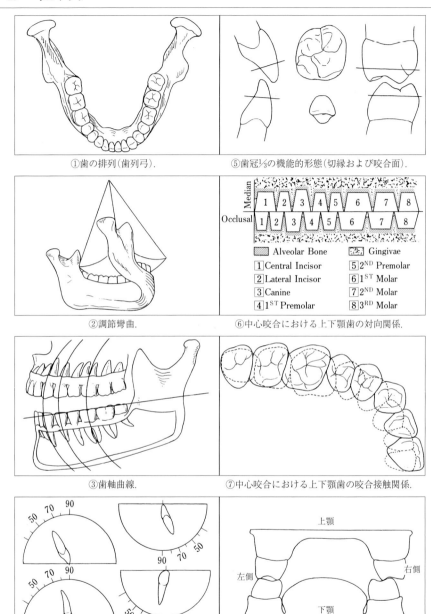

ウイラーの正常咬合の条件(Wheeler, R. C.：A textbook of dental anatomy and physiology(4th ed.). 365-426, W. B. Saunders Co., Philadelphia. London, 1968より引用改変).

力に対する歯根の歯頸部周囲と根尖部周囲との支持組織の局所反応の相違から非常に弱い力(ultra light force, very gentle light force)を主張した．非常に弱い力の顎間Ⅱ級ゴムを用いると上顎切歯が歯槽骨内で根尖を中心に回転移動し(これをcontrolled tippingという．次頁の図参照)，歯根尖の移動距離が小さく，またエラスティックの水平分力が小さいので上顎前歯の圧下と舌側移動を歯槽突起の変形とともに行える．このことにより

ライトフォースの顎間Ⅱ級ゴムによってみられたA点の突出(uncontrolled tipping 次頁別図といわれる)，それを改善するためのトルク不足や結果として生じるガミーフェイス，歯根が唇側の皮質骨に触れることによる歯根吸収などの問題点が解消された．

⇨力の大きさ，ライトフォース，弱い力，KBテクニック，KBTマルチブラケットシステム．

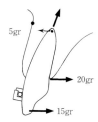

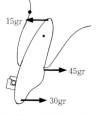

ウルトラライトフォースとバイトオープニングベンドにより，上顎中切歯歯根はより海綿骨の溝の広い部分に圧下され，オーバージェットよりもオーバーバイトの減少が先行する．

歯の圧下が終了して，従来の強さのⅡ級ゴムを用いても根尖は海綿骨の溝の広い部分で回転するのでA点は増加せずにそのままの状態となる．

ライトフォースのⅡ級ゴムは歯の回転中心が根尖側1/3にあるので，歯の移動を行うと根尖は唇側に位置づけられる．さらに皮質骨に触れた根尖は，A点を増加させるように唇側へ移動する．この結果，ガミーフェイスを呈する．

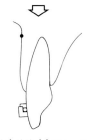

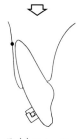

ウルトラライトフォース

ライトフォース

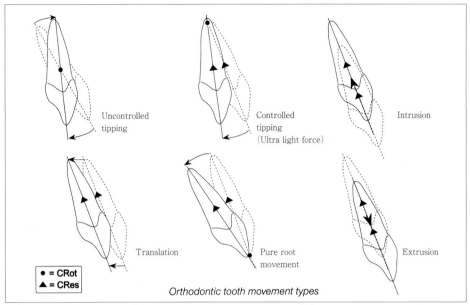

Glossery of Orthodontic Terms (John Daska-logianakis, DDS, M & C, ect.) (Quintessence Publishing Co, Inc 2000) より引用一部改変.

**永久歯咬合** permanent occlusion ⇨永久歯列期

**永久歯咬合期における治療**
treatment of permanent dentition

　永久歯咬合期では各症例ごとの主訴，診断，治療目標を適確に把握し，各種の装置を適正に使用して治療を行う必要がある．
1）個々の歯，または数歯にわたる位置不正
①正中離開：原因の除去（正中過剰歯の抜歯，上唇小帯の切除など）を行い，舌側弧線装置，床矯正装置，マルチブラケット装置などを使用して空隙の閉鎖をはかる．
②捻転歯：マルチブラケット装置，舌側弧線装置，床矯正装置などを用いる．
③埋伏歯：埋伏歯が牽引可能な場合，埋伏歯の開窓を行い，マルチブラケット装置や舌側弧線装置を用いて牽引を行う．牽引が不可能な場合は埋伏歯を抜歯して，残りのスペースをマルチブラケット装置により閉鎖する．
2）習癖にかかわる不正咬合：原因となる不良習癖の除去を行う．
①吸唇癖，咬唇癖：リップバンパーなどを用いる．
②弄舌癖，舌前突癖，異常嚥下癖：タングガード，タングクリブを使用し，また舌訓練法を積極的に行う．
③吸指癖，咬爪癖：サムガード（指サック）や包帯などで指を覆う，または薬物などを指に塗布する．
④口呼吸：習慣的口呼吸患者には鼻呼吸の訓練を行い，病的または器質的な患者は耳鼻科医に相談する．
3）上顎前突（図1）
①骨格性上顎前突：上顎骨が過成長の上顎前突では，上顎切歯の圧下とそれに伴う上顎大臼歯遠心の移動や上顎顎外固定装置（ヘッドギア）を用いて上顎の成長抑制，臼歯の遠心移動を行い，上顎の狭窄を伴うものには拡大装置を使用する．また下顎が劣成長の上顎前突では，咬合斜面板，機能的矯正装置などを用い，下顎の成長促進をはかる．いずれの症例においても，成長完了後は一般的には小臼歯抜歯を伴うマルチブラケット装置が用いられる．また，上下顎骨の不調和が極端に大きい症例では外科的矯正治療が併用される場合もある．
②歯槽性上顎前突：マルチブラケット装置，床矯正装置などを用いて上顎前歯の舌側移動をはかる．歯と歯槽基底の不調和（ディスクレパンシー）がある場合は，小臼歯の必要抜歯が行われることが多い．
③機能性上顎前突：早期接触や咬頭干渉など構造的原因によるものは，咬合調整により形態的改善を行う．不良習癖などによる筋機能異常には，機能的矯正装置，リップバンパー，オーラルスクリーン，タングガード，タングクリブなどを用いて機能の正常化をはかる．
4）下顎前突（図2）
①骨格性下顎前突：一般的には小臼歯または大臼歯の抜歯を伴うマルチブラケット装置による治療を行う．下顎の成長抑制，成長方向の誘導，下顎の遠心移動の期待できる症例ではオトガイ帽装置，上顎骨の劣成長や狭窄を伴う症例には上顎前方牽引装置，上顎拡大装置を併用する．歯の移動のみでは被蓋改善の困難なものは外科的矯正治療の適応となる．
②歯槽性下顎前突：上下顎前歯1歯または2歯のみの転位によるものは，舌側弧線装置や床矯正装置を使用する．また前歯部全体の被蓋の改善には，マルチブラケット装置，双線弧線装置，機能的矯正装置などが用いられ，症例によっては小臼歯の必要抜歯が必要になる．
③機能性下顎前突：中心咬合位において第一大臼歯の咬合関係がアングルⅢ級であっても，下顎がアングルⅠ級の状態まで後退が可能で，閉口時に切歯部に早期接触があり，そのために下顎が前方へ誘導されて下顎近心咬合となる機能的不正咬合は機能性下顎前突であり，マルチブラケット装置，機能的矯正装置，顎間固定装置などによる早期接触部の矯正治療が必要である．
5）犬歯低位唇側転位：非抜歯または抜歯症例としてマルチブラケット装置による治療を行う．
6）上下顎前突（図3）：一般的には，骨格性上下顎前突，歯槽性上下顎前突ともに小臼歯の必要抜歯を行い，マルチブラケット装置により治療を行う．また不良習癖などの機能的原因によるものは，習癖の防止をはかる．
7）過蓋咬合：マルチブラケット装置，咬合挙上板，咬合斜面板により，前歯部の圧下と臼歯部の挺出をはかる．

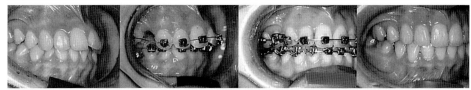
図1 上顎前突の治療.

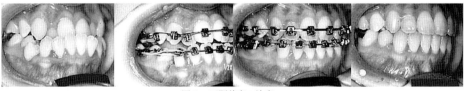
図2 下顎前突の治療.

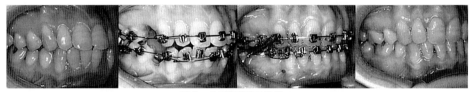
図3 上下顎前突の治療.

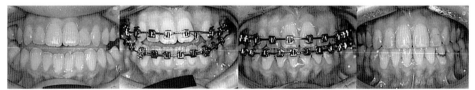
図4 開咬の治療.

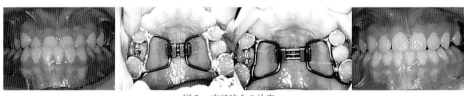
図5 交叉咬合の治療.

8) 開咬(図4)：症例によっては，小臼歯または大臼歯の必要抜歯を行い，マルチブラケット装置によりパーティカルディメンジョンの改善をはかる．付加的にオトガイ帽装置が併用されることがある．また不良習癖などの機能的原因によるものは習癖の除去を行う．さらに，骨格的な不正が大きい場合には外科的矯正治療の適応となる．

9) 交叉咬合(図5)：歯槽部のみの拡大で改善可能な場合には，コフィンの拡大床，クワードヘリックス拡大装置などを，また上顎骨自体の拡大を必要とする場合には拡大ネジを使用して治療を行い，最終的にはマルチブラケット装置の適用を考慮する．また骨格的な不正が大きく顎変形を呈する症例は，外科的矯正治療の適応となる．

## 永久歯の早期喪失　early loss of permanent tooth

永久歯には乳歯のような喪失の目安となる時期がないことから厳密な定義を困難とするむきもあるが，通常，臨床でこの表現を用いるのは，第一大臼歯萌出より第三大臼歯萌出に至るまでの間に喪失された場合である．

【原因】う蝕が最も多く，ほかに外傷，腫瘍性病変による場合がある．喪失を受けた歯列の時期，歯種などの条件によっても異なるが，思春期性成長のピークを経過し，咬合や顎位の安定をみた症例では，おおむね程度の差こそあれ経時的な隣接歯の喪失部への傾斜，後方歯の緩慢な近心移動，対合歯の挺出といった不快事項に終わる．これに対して，成長発育途上にあって，とりわけ側方歯群交換期のように顎位の不安定な時期にあるような場合には，後方歯の迅速な近心移動により永久歯の萌出空隙の極端な不足や顎の偏位をまねく可能性があり，とくに第一大臼歯の喪失に至っては，咬合高径の減少により将来の過蓋咬合の大きな原因となりうる．

【処置】側方歯群交換期の症例では乳義歯，舌側弧線装置などによる適切な水平的（近心的）あるいは垂直的な補償による咬合誘導がはかられ，一方，成長のピークを経過した症例にあってはマルチブラケット装置によって対処されるのが通常である．

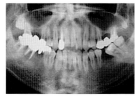

患者年齢：20歳．性別：男性．既往歴：高校生時にう蝕が原因で $\frac{6|6}{6|6}$ の早期喪失．現病歴：$\overline{6|}$ の近心傾斜を伴い，咬合痛および咀嚼障害を認める．

## 永久歯の萌出遅延

retarded eruption of the permanent tooth

永久歯が平均的な萌出時期より遅く萌出する場合をいう．萌出遅延なのか埋伏なのかの鑑別診断をつけることが大切である．萌出遅延の原因には次のようなものがある．
1）全身的原因：①鎖骨頭蓋異骨症，②ビタミン欠乏症，③内分泌異常などがある．
2）局所的原因：①萌出すべきスペースの欠如，②萌出すべき歯槽部の不足，③過剰歯による萌出部位の占拠，④乳歯の晩期残存，⑤歯牙の位置が最初から不正の位置にある，⑥歯性囊胞形成性疾患などがある．

永久歯の萌出遅延では，その原因が何であるかをよく究明したうえで，その原因の除去につとめる．その原因を究明することで，内在していたほかの関連疾患を見いだすこともまれではない．

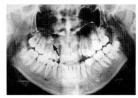

患者年齢：15歳3か月．性別：女性．上顎右側第二小臼歯の萌出遅延を示す．萌出遅延は放置すると埋伏歯に変化することが多い．

## 永久歯列期　permanent dentition

無歯期，乳歯列期，混合歯列期に次いで来る．一般的には第一大臼歯の萌出から始まり第二大臼歯の萌出により完了する．16歳までには第三大臼歯を除いたすべての永久歯の根尖までの石灰化が完了する．シャワーとマスラー（Schour & Masslar, 1941）による永久歯の歯胚形成，石灰化開始時期，歯冠完成時期，萌出時期，歯根完成時期は「歯の成長発育」の表を参照のこと．

永久歯の望ましい萌出順序はロー（Lo）とモイヤース（Moyers, 1973）によれば次のようである．
上顎：6 → 1 → 2 → 4 → 5 → 3 → 7
　　　（6 → 1 → 2 → 4 → 3 → 5 → 7）
下顎：6 → 1 → 2 → 3 → 4 → 5 → 7
　　　（6 → 1 → 2 → 4 → 3 → 5 → 7）

第一大臼歯の萌出様式は上顎と下顎で異なる．上顎第一大臼歯の歯胚は最初咬合面を遠心または頰側に向けているが，次第に近心へ向きを変えて直前歯の遠心面に沿い萌出を開始する．下顎第一大臼歯の歯胚は，最初近心に傾斜しているが萌出につれて整直してくる．この上顎と下顎との大臼歯の萌出様式の違いは，正常咬合をめざして咬合誘導を行う上で重要である．また，永久歯列が萌出を完成しても歯の位置や形態は咀嚼や嚥下などの機能的運動により位置も形も変化する．機能面と形態面との調和がとれたときはじめて安定した咬合が得られる．安定した咬合が得られるまでにみられる歯の位置および形態的変化を次に述べる．
1）歯は咬合圧の前方分圧により近心に移動する．

2）歯は垂直方向に挺出する．
3）咬頭の高さは咬耗*により変化し隣接面の摩耗により歯の形が変わる．
4）臼歯の生理的移動がみられる．

また，第三大臼歯は退化傾向が強いため欠如したり矮小化したり正常に萌出することは非常に少ない．とくに下顎の場合は近心傾斜，半埋伏になりやすい．第三大臼歯の萌出時期は17〜20歳頃である．永久歯列における正常咬合の解剖学的かつ典型的な特長として次の事項があげられる．

1）歯の対咬関係：下顎中切歯と上顎第三大臼歯は1歯対1歯の関係であり，ほかの部位は1歯対2歯の関係となる．
2）上顎と下顎の歯の被蓋関係：上顎の歯は下顎の歯を覆っており，前歯部では上顎が下顎の1/3〜1/4を覆っている．

**永久歯列の正常咬合**
normal occlusion of permanent dentition

永久歯列の正常咬合を解剖学的に観察すると以下の典型的な特徴がある．

1）歯の対咬関係：1歯対2歯の関係を示す．ただし，下顎中切歯と上顎第三大臼歯は1歯対1歯の関係である．
2）上下顎歯の被蓋関係：上顎の歯は下顎の歯を被蓋する．上顎前歯は下顎前歯の1/3〜1/4を被蓋し，臼歯部では上顎臼歯の頬側咬頭が下顎臼歯の頬側咬頭を被蓋する．
3）歯と歯の接触関係：歯面接触，咬頭と窩との接触，隆線と歯間鼓形空隙との接触，隆線と溝との接触など歯の形態の相違によって種々の接触関係を生ずる．
4）歯の傾斜や被蓋の深さによってスピーの彎曲（調節彎曲）が生じる．この彎曲の度合いは正常咬合を形成するうえで重要である．

以上のような所見を正常咬合は具備しているが，Wheelerは正常咬合の条件を次のようにあげている．歯の排列（歯列弓），調節彎曲，歯軸曲線，各種平面に対する傾斜角度，歯冠1/3の機能的形態（切縁および咬合面），中心咬合における上下顎の対向関係，中心咬合における上下顎歯の咬合接触関係，偏心咬合時における歯の対咬接触関係の8つの条件である．さらに，正常咬合を考える上で，HellmanおよびFrielは中心咬合時の歯の接触関係を分類し，それぞれの接触部位の個数を求め理想的な咬合状態を説明した．⇨ヘルマンおよびフリールの説，スピーの彎曲と正常咬合

**永久変形**　permanent deformation

荷重－たわみ線図*において，荷重が弾性限度（弾性限）を越えてさらに増大するとたわみは著しく増加して曲線状になる．この部分までワイヤーに荷重を加えると荷重を除いても，もとに戻らず変形した状態になる．これを永久変形という．

**永久保定**　permanent retention

動的矯正治療終了後，長期間にわたって保定装置*を使用しても歯列の安定を得ることができない場合において，固定式保定装置を用いて永久的に保定*することを永久保定という．永久保定としては，補綴的手段による固定，すなわちピンレッジ，舌面連続ピンインレー，ブリッジ，舌面板などによる固定などがある．口蓋裂の場合，歯周病により歯槽骨が著しく吸収している場合，成人矯正治療の治療後そして上顎前歯前傾などのMTMを行った場合など，その後に行われる補綴的処置も永久保定となる．最近では補綴処置にたよらず接着性で舌面に既製品の板を連続して接着するBond-A-Splintも市販され保定に多く用いられている．

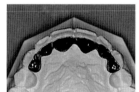

永久保定として前歯の前傾の矯正治療後に用いられる接着性舌面板を示す．

**H角**　H angle　⇨ホールダウェイライン

**Hライン**　H-line　＝ホールダウェイライン

**エイパート症候群**
Apert's syndrome　＝アペール症候群

**A**　point A　＝A点

**Ar**　articulare　＝アーティキュラーレ

**ARI**　頭部X線規格正貌写真*上における計測点*の1つで，後頭蓋底の影像の外側と下顎骨上行枝

の影像の内側縁との交点で，解剖学的基準点ではなく，X線写真上に認められる点である．比較的判読しにくい点である．右側の点をARI，左側の点をARI′とする．

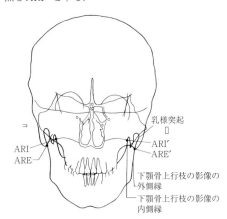

頭部X線規格正貌写真の透写図．

## ARE
頭部X線規格正貌写真*上における計測点*の1つで，乳様突起の外縁影像と下顎骨上行枝の影像の外側縁との交点であり，解剖学的基準点ではなく，X線写真上に認められる点である．右側の点をARE，左側の点をARE′とする（上図参照）．

## ANS　anterior nasal spine　＝前鼻棘

## ANB　〔ABディファレンス（AB difference），アピカルベースリレイションシップ〕
頭部X線規格側貌写真の分析法であるノースウエスタン法*の分析項目の1つで，上顎歯槽基底に対する下顎歯槽基底の前後的な位置関係を示す．SNA*とSNB*の角度の差（ABディファレンス）をANBといい，アピカルベースリレイションシップともいう．この値の大小である程度顎態が評価できる．ANBの平均値は白人で2.04°（Graber）であり，日本人の正常咬合者では3.53°±2.35°であり，一般に白人と比較して大きい傾向を示す．

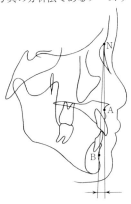

**al**　alale　＝アラーレ

**acp**　anterior cheek point
＝アンテリオールチークポイント

## A点　point A〔A〕
頭部X線規格側貌写真の分析に用いる計測点*の1つで，上顎歯底骨の前方限界を表示する点である．前鼻棘*（ANS）と上顎中切歯間歯槽突起最先端点（プロスチオン*）とのあいだの顎間縫線の最深部の点をいう．この点の位置は切歯歯根の移動によってしばしば変位するといわれており，このことを留意してA点の位置評価を行う必要がある．なお，通常Aと略記する．

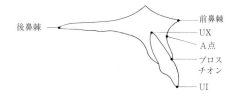

**ABディファレンス**　AB difference　＝ ANB

## A-B平面角　A-B plane angle
頭部X線規格側貌写真の分析法であるダウンズ法の分析項目の1つである．A点（A）およびB点（B）を結ぶ直線と顔面平面がなす角である．上下顎歯槽基底部のそれぞれの関係と側貌に対する上下顎歯槽基底部の突出程度を表す．上顎突出度の平均値は白人で−4.6°±3.67°であり（Downs），日本人では−5.9°±2.99°である．

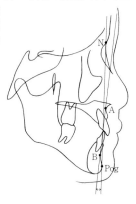

## エクトカンション　ektokanthion〔ex〕

顔面写真上での写真分析法\*に用いられる計測点\*の1つで，眼裂外角における上下眼瞼縁の交点である．なお，通常exと略記する．

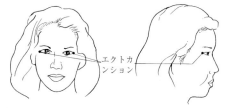

- **S** sella ＝セラ
- **ss** concavity of upper lip ＝サブスピナーレ
- **sn** subnasale ＝サブナザーレ

## SNA

頭部X線規格側貌写真の分析法であるノースウエスタン法の分析項目の1つである．S-N平面に対する上顎歯槽基底の前後的位置関係を表す．SNAが大きいと上顎歯槽基底は前方位を示す．日本人の上顎前突の場合SNAが大きくなることは少なく，むしろSNB\*が小さい場合が多い．SNAの平均値は白人の成人正常咬合者で82.01°±3.89°であり（Graber），日本人では82.08°±2.66°である．SNAとSNBの角度の差をANB\*といい，上下顎基底骨の相対的な前後関係を表す．

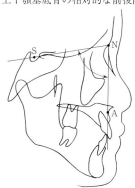

## SNB

頭部X線規格側貌写真の分析法であるノースウエスタン法の分析項目の1つである．S-N平面に対する下顎歯槽基底の前後的位置関係を表す．下顎歯槽基底が前方にある下顎過成長ではSNBが大きい値を示す．SNBの平均値は白人の成人正常咬合者で79.97°±3.60°であり（Graber），日本人では78.55°±2.75°である．SNA\*とSNBの角度の差をANB\*といい，上下顎基底骨の相対的な前後関係を表す．

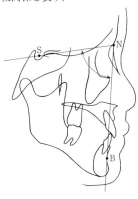

## SNP

頭部X線規格側貌写真の分析で用いられる骨格型の分析項目である．S-N平面に対するオトガイ部の前後的位置関係を示す．S-N平面とナジオン（N）とポゴニオン（Pog）を結ぶ直線がなす角度である．骨格性下顎前突では大きな値を示すが，ハイアングルケースの上顎前突では標準値より小さい値を示すことが多い．日本人の平均値は79.47°±3.58°である．

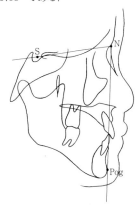

## S-N平面　S-N plane

頭部X線規格側貌写真\*の基準平面の1つである．セラ（S）と前頭鼻骨縫合のナジオン（N）を結ぶ直線である．セラは蝶形骨トルコ鞍の中心であり，患者において直接観察することができない

短所を持つ.しかし,頭部X線規格側貌写真上でS-N平面はフランクフルト平面に比較すると設定誤差はかなり少なく比較的容易に決定できることや前頭蓋底が上顎や口蓋との関連が強く,重ね合わせの基準線としても用いることができることから基準平面として使用される.顔の成長発育を評価するためにはフランクフルト平面よりもS-N平面のほうが適している.S-N平面は頭部X線規格側貌写真の分析法であるノースウエスタン法*とスタイナー法*の基準平面である.

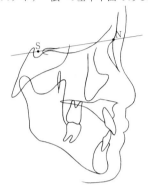

### S-N法(頭部X線規格側貌写真の重ね合わせの)
super imposition on S-N plane

頭部X線規格側貌写真の重ね合わせ法*の1つである.ブロディー(Brodie)が頭蓋顔面の成長発育の研究のために考案した方法である.頭部X線規格側貌写真のトレース図について,セラを原点としてS-N平面を重ね合わせて評価を行う.

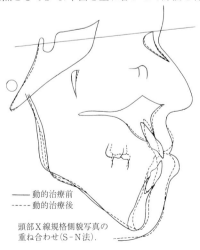

――― 動的治療前
----- 動的治療後

頭部X線規格側貌写真の重ね合わせ(S-N法).

**sm** submentale =サブメンターレ

**sto** stomion =ストミオン

### S.T.ロック  S. T. lock

高橋新次郎*によって1931年に考案された維持装置で,考案者のイニシャルをとってS.T.式とよばれている.本装置はリンガルアーチやホールディングアーチなどの維持装置として,通常大臼歯バンドの舌側に鑞着して用いられる.リンガルアーチなど主線を脚部と鑞着することにより,主線は確実に口腔内に保持されるとともに,維持弾線をはずすことによって,主線や補助弾線の調整を口腔外で行うことができる.

【基本構造】
1)維持管:維持帯環(バンド)に鑞着または電気溶接された主線の保持部分で,ダブルチューブのものが一般的に使われる.
2)維持弾線:主線に鑞着され,確実に口腔内に矯正装置を保持するとともに口腔内での脱落防止の役目を有する.
3)脚部:主線の末端部を屈曲または鑞着によりつけられた部位で,維持管内に入ることにより維持力を得る部位をいう.

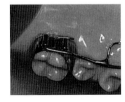
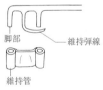

脚部 / 維持弾線 / 維持管

### エステティックライン  esthetic line〔Eライン〕

軟組織側貌,とくに口唇の位置の審美的評価をする際に用いられる基準線の1つで,リケッツ(Ricketts)により提唱された.頭部X線規格側貌写真上において鼻尖とオトガイ部前端を結んだ線をいう.日本人の調和のとれた側貌はこの直線に対して下口唇が軽く触れ,上口唇が2～3mm後方に位置するといわれている.また,白人正常咬合者では下口唇がエステティックラインの後方にあり,9歳時で約-2mm,成人では-4mmである(リケッツ).なお,E-ライン(E-line)と略称される.⇒軟組織側貌の分析,計測点(軟組織側貌の分析の),ホールダウェイライン,スタイナーライン

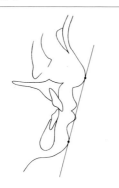

**S点** sella ＝セラ

**Sライン** S-line ＝スタイナーライン

**Xi** ＝Xiポイント

**Xiポイント** Xi point〔Xi〕
　頭部X線規格側貌写真*上の計測点*の1つで，リケッツ(Ricketts)の分析において用いられる作図上の点である．PTV平面(pterygoid root vertical plane；Ptポイント*を通り，フランクフルト平面*に対し，垂直な平面)に対して下顎枝前縁の最も近い点をR1，フランクフルト平面に対してR1と同じ高さに相当する下顎枝後縁点をR2，下顎切痕の最も深い点をR3，PTV平面に対して前後的にR3と同じ位置に存在する下顎枝下縁の点をR4とする．この4点によってフランクフルト平面とPTV平面に平行な長方形を作り，それぞれの対角線の交点をXiポイントとする．リケッツの分析法*ではXiからPmポイント*までの距離は下顎体軸長を表す．なお，通常Xiと略記する．

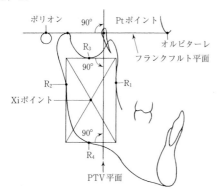

**X線検査** X-ray examination
　X線検査は矯正診断における形態的検査の一種であり，1歯2歯のみではなく顎骨も含めて全歯について行う必要がある．
　1．歯，顎のX線写真：主に全顎のデンタルX線写真とパノラマX線写真を用いるが，必要に応じてオクルーザルX線写真などを追加撮影する．
　1）デンタルX線写真*：通常10枚法あるいは14枚法で撮影する．
【観察の要点】①歯数の過不足(過剰歯，欠如歯の有無)，②混合歯列弓期の歯の交換の様相(後継永久歯の萌出状況と歯根の形成状態，乳歯歯根の吸収状態)，③未萌出歯の埋伏状態(方向や位置)，④歯根の形態や吸収の有無，⑤硬組織疾患の既往歴やその処置の判読，⑥歯槽骨の状態(吸収の有無，緻密性)，⑦歯根膜腔の肥厚状態，骨性癒着(アンキローシス)の有無．
　2）パノラマX線写真*：パントモ型とパノレックス型の2種類があり，通常パントモ型X線写真が用いられている．
【観察の要点】①口蓋裂症例の顎骨および歯の状態，②歯数の過不足(過剰歯，欠如歯，埋伏歯の有無)，③歯の形態異常，④歯の交換の様相(後継永久歯の萌出状況と歯根の形成状態，乳歯歯根の吸収状態，萌出路の異常)，⑤第三大臼歯の有無および萌出方向，⑥骨性癒着，⑦歯槽骨の状態(吸収の有無，緻密性)，⑧顎関節の形態．
　3）オクルーザルX線写真*
【観察の要点】①デンタルX線写真では位置づけの困難な埋伏歯や過剰歯，②口蓋裂症例での破裂の位置やその周辺の歯や骨の状態，③急速拡大の治療効果の判定．
　2．頭部X線規格写真*：幾何学的に一定の規格のもとで撮影された頭部のX線写真のことである．これには頭部X線規格側貌写真，頭部X線規格正貌写真，頭部X線規格斜貌写真がある．
【観察の要点】①脳頭蓋の形態，②頭蓋底部を基準として顎骨の位置関係，③頭蓋底部を基準としての歯の位置および傾斜，④上下顎骨の形態および相互関係，⑤顎骨を基準として歯の位置および傾斜，⑥上下顎の歯の相互関係，⑦顎顔面の軟組織および口唇の形態，⑧鼻咽喉の疾患および気道の狭窄，⑨顎骨と舌骨および脊柱との位置関係．
　3．その他のX線写真
　1）顎関節のX線写真*：顎関節癒着症，顎の過形成や減形成，その他の顎関節症にはパルマ法や

シュラー法などにより顎関節のX線写真を撮影し，その形態，位置，動きなどについて検査する．
2）断層X線写真：埋伏歯などの位置や方向の確認，顎矯正手術の際の上顎骨や下顎骨の形態の把握，顎関節の形態の精密な検査に撮影する．
3）手根骨のX線写真＊：骨の形成状態を調べることによって個体の生理的な成長発育を判断する．最も一般的なのは，手根骨（リストボーン）のX線写真によって，骨核の出現，大きさ，形態を調べる方法である．拇指尺側種指骨（セサモイドボーン）は，ビヨルク（Bjork）によれば全身的な成長のスパートより約1年早く出現するという．
4）オトガイ下顎頂方向X線写真＊：顎矯正手術などで下顎骨の形態や相互位置関係について検討する．

### X線コンピュータ断層撮影法
computed tomography〔CT〕
　断層撮影において，X線管球と検出器が人体の各断面を回転走査し，得られたX線吸収値をコンピュータを用いてデジタル処理し，マトリックス化された断面上の一画素の吸収値（CT値）として再構成を行い，グレースケールにより画像化するものをいう．装置は第一世代から改良が重ねられ，すでに第四世代から第五世代へといえるタイプが開発されている．最新型の装置では高速スキャンが可能となり，スキャン時間が1秒以内に短縮され，回転CT（ヘリカルスキャン）によって検査時間の短縮化と三次元画像構成が有利となった．さらに新しいCTの開発が期待されている．歯科矯正領域では，歯，歯槽骨ならびに顎関節などの口腔周囲構造の位置や形態の解剖学的な検討にCBCTとして3Dで用いられているが，とくに埋伏歯の位置や方向の確認また骨性癒着の診断および顎変形症，歯根吸収の有無，歯槽突起の幅径フェネストレーション，デヒィシェンスの有無などの三次元的検討において有効である．⇨X線検査，断層撮影法

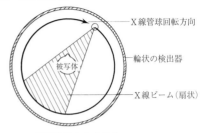

第四世代の走査方式．

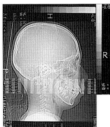

スキャノグラム（設定した断層を示す）．

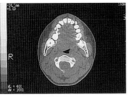

上顎骨断層像．

下顎骨断層像．

### エッジワイズアーチ（ワイヤー）
edgewise arch（wire）　⇨アーチワイヤー，レクタンギュラーワイヤー

### エッジワイズトルキングタレット
edgewise torquing turret　＝アーチフォーミングタレット

### エッジワイズバッカルチューブ
edgewise buccal tube
　エッジワイズ法で用いられる，バッカルチューブ＊である．チューブの断面は，長方形で.016″×.020″，.018″×.025″，.022″×.028″のサイズがある．種類はシングルバッカルチューブ，コンビネーションバッカルチューブ，トリプルバッカルチューブなどがある．シングルバッカルチューブにはエラスティックをかけるためのフックが付いているものがあり，左右側の区別がある．ダブルバッカルチューブは顎外固定装置を使用す

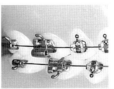

コンビネーションバッカルチューブ．

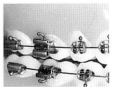

トリプルバッカルチューブ．

るためにシングルバッカルチューブの先端寄りにフェイスボウを挿入する丸い管が付いている。ダブルバッカルチューブの内径は.045″と.051″のものがあり、エラスティックをかけるフックが付いているものがあり左右の区別がある。ダブルレクタンギュラーバッカルチューブはセクショナルアーチワイヤー(sectional arch wire)などを使用するための同じ大きさのチューブが付いたものである。

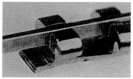

スタンダードエッジワイズで使用されているオリジナルツインブラケット(サイズは.018″×.025″、.022″×.028″).

### エッジワイズブラケット　edgewise bracket

エッジワイズ法の特徴である歯体移動やトルキング(torquing)がより効果的に行われるために、角線(rectangular wire)を入れる溝(slot)を方形とし、オープンフェイスとなっている。エッジワイズブラケットはリボンアーチワイヤーブラケットスロットを90°回転させて、オープンフェースとして、1926年アングル(Angle, E.H.)が初めて発表し、実際の製作と臨床応用は直弟子のBeggとFred Ishiiが行った。その後No. 447ブラケットが開発された。No. 447ブラケットは金合金で作られており、軟ブラケット(soft bracket)に分類される。過度の力を加えるとブラケットは広がり、強すぎる力が歯に加わらないようにされた。このブラケットの幅は.050″である。しかしNo. 447ブラケットはあまりにも軟らかすぎたため、その形態と組成を変えてNo. 452ブラケット(シングルブラケット)が開発された。このブラケットは硬ブラケット(hard bracket)と分類された。これらのブラケットからさらに改良を重ね、数多くのブラケットがある。現在ではNo. 452標準.050″ブラケットのほかにNo. 452-Aブラケット(ワイドブラケット)、ツイン(サイアミーズ)ブラケット、トリプルブラケット、ブルサードブラケット、プラスティックブラケット、ピンブラケット、多目的ブラケット、自動ロックブラケット、アンドリューのブラケットなどがある。

1) No. 452-Aブラケット(ワイドブラケット)：シングルブラケットの1つで、No. 452-AブラケットはNo. 452標準.050″ブラケットの基底部を.10″に広げたブラケットである。これは近遠心幅径の大きい大臼歯をコントロールするのに考案されたブラケットである。

2) ツイン(サイアミーズ)ブラケット：No. 452-Aブラケットのように近遠心幅径を広げるという概念に基づいて改良されたのがツイン(サイア

single width bracket

rotation bracket

junior twin bracket

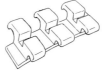
triple bracket

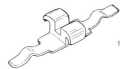
single bracket with eyelets

ミーズ)ブラケットである。これは2個のブラケットを同一基底面に間隔をあけて並べたブラケットである。ツインブラケットは歯の近遠心幅径の大小によってブラケットの幅を選択できるために幅広く利用されている。ツインブラケットには幅のサイズによって.080″がジュニアツインブラケット(junior twin bracket)またはナローツインブラケット(narrow twin bracket)、.135″がスタンダードツインブラケット(standard twin bracket)またはワイドツインブラケット(wide twin bracket)および.018″がエクストラツインブラケット(extrawide twin bracket)に区別されている。またインターメディエートツインブラケット(intermediate twin bracket)はジュニアツインブラケットとスタンダードツインブラケットの中間の大きさのものとして使われている。

3）トリプルブラケット：3個のブラケットを同一基底面に，間隔をあけて並べたブラケットである．

4）ローテーションブラケット：シングルブラケットの近心と遠心に回転アーム(rotation arms)という付加物をつけたものである．シングルブラケットの短所は歯の回転がコントロールできないことであるため，シングルブラケットに回転アームをつけることによってこの短所を補う工夫がされている．ローテーションブラケットにはスタイナースプリングローテーションブラケット，ルイスローテーションブラケット，ウィングブラケット，ルイスガルウィングブラケット(かもめ翼，傾斜予防タイプ)がある．

5）ブルサードブラケット：アングルによって作られ，シングルブラケットの基底面に垂直方向の溝を加えたことにより，付加物を使わないで回転モーメントを得ることが可能になった．この方法は回転テコ(rotating lever)を垂直溝に挿入することによって歯の捻転の改善が行われる．またこの溝は歯を直立させる効果も有し，ブルサード補助スプリングを垂直溝に挿入することによって行われる．

6）審美ブラケット：矯正装置を審美的にしようとする考えより歯の色をしたプラスチックまたはセラミックス製のブラケットが考案された．審美ブラケットは金属製のブラケットと形態的に似ているが，エッジワイズ法で行うトルクの作用が十分に発揮できないという弱点がある．またプラスチックブラケットは環境ホルモンの溶出も報告されている．

7）ピンブラケット：アーチワイヤーとブラケットの結合に結紮線ではなく，ロックピンを使用するブラケットのことで，オリジナルユニバーサルブラケットとWブラケットの2種類がある．とくにエッジワイズ法では長所はなくあまり利用されていない．

8）多目的ブラケット：通常ブラケットは単独で使用するものであるがチューブと結合して使われることがある．ワイドブラケットやツインブラケットを角チューブや円チューブと結合したもの，ブラケットの溝にチューブがついているものなどがある．

9）自動ロックブラケット：このブラケットは結紮線を使用しないでワイヤーを固定する．ワイヤーはスライドピン，フォードロック，スナップリング，エッジロックによって固定される．自動ロックブラケットの装置にはマッコイ(McCoy)のオープンチューブ装置，ジョンソンのツインワイヤー装置，エッジロックブラケットがある．最近のリガチャーレスブラケット*もこれに属する．

10）アンドリュースのブラケット：ストレートワイヤー法で用いられるブラケットで，各歯に適切なトルクと傾斜角の溝がついている．

エッジワイズブラケットには以上のようなブラケットがある．これらのブラケットには溝の大きさに種類があり.022″×.028″, .019″×.025″, .018″×.022″などである．⇨KBTブラケット，KBTマルチブラケットシステム

**エッジワイズ法** edewise technique

エッジワイズ法とは，マルチブラケット法*の代表的な治療法の1つである．アングル(Angle, E.H.)は1899～1907年に歯弓拡大線装置，1912年に釘管装置，1916年に紐状装置を発表し，その後1926～1929年にかけて新紐状装置を発表した．これが現在のエッジワイズ法(装置)の基礎となるものである．その後ストラング(Strang, R.H.W.)をはじめとする後継者たちによって今日のエッジワイズ法が確立された．そのなかには，アングルの非抜歯論に疑問をもち，抜歯論を立証したツイード(Tweed, C.H.)やブル(Bull, H.L.)らが含まれている．現在エッジワイズ法には，いくつもの治療法がみられるが，これらはいずれも独自のフィロソフィーをもち，固定に対する考え方，歯の移動法，矯正力の選択，ブラケットの種類などによって確立されたものである．しかし共通する点は，長方形の溝をもったエッジワイズブラケットにエッジワイズアーチワイヤーを結紮し，歯の三次元的な移動を行い，理想的なアーチフォームに完成させることである．本法における教科書的な方法としては，ツイード法*，ブル法*，ノースウエスタン法*などがあげられるが，日常の臨床では原法を行っている矯正医はきわめて少なく，Ni-Tiワイヤーを用いたかなり多くの変法が使用されているのが実状である．
⇨KBTマルチブラケットシステム，ストレートワイヤー法

**エッジワイズ用のバイパスループ**
edgewise type bypass loops
⇨バイパスループ

## エッチング法　etching method

歯質とレジンとの接着力を高める目的で行う歯面の前処理法である．接着は機械的結合または化学的結合によって引き起こされるが，エッチング法は機械的結合（投錨効果，嵌合効果）を利用したものである．通常，歯科矯正領域においてエッチング法はエナメル質に対する酸エッチングをいう．エッチング法の研究は，ブオーノコア（Buonocore, 1955年）が85wt％のリン酸でエナメル質を処理し即硬性アクリルレジンをエナメル質に接着できるようにしたことに始まる．従来リン酸の種類，濃度，エッチング時間などの研究により，35〜40％の正リン酸の60秒間処理が臨床的には最適とされている．主にリン酸の接着に及ぼす研究としてボーウェン（Bowen, 1973年）やエッチングパターンの3型を示したシルバーストーン（Silverstone, 1975年）によって，歯科臨床の各分野に導入されるようになってきた．なお，リン酸より脱灰量の少ないエッチング剤としてクエン酸をはじめとする各種有機酸やEDTAなどの研究も行われたが現在使用されていない．酸エッチング法における酸処理後のエナメル質表面は凹凸状を呈し，エナメル質表面のぬれを高め，この凹凸にレジンが浸入する投錨効果によって保持力を高める．なお，酸エッチング法により，耐酸性の強い最表層エナメル質を喪失するので，矯正治療期間中，後のエナメル質の歯質強化が問題となる．また，近年各種レーザー装置を利用したレーザーエッチング法の研究も盛んに進められている．レーザーエッチングは，酸エッチングと比較すると操作が簡便であるという長所はあるが，耐酸性の強い最表層エナメル質の喪失などのエッチング法における短所は解消されず，前処理での墨による歯質の着色残存あるいはレーザー装置による照射時の音の大きさ，生じる熱に対する対策，レーザー照射エネルギーも研究者によってさまざまな見解があり将来有望であるが未だ研究段階である．

【酸エッチング法の手順】①エナメル質表面を研磨，水洗，乾燥する．②エナメル質表面へ液状あるいはゲル状の正リン酸を塗布する．③60秒経過後に約30秒の水洗および乾燥する．

【レーザーエッチング法の手順】①エナメル質表面を研磨，水洗，乾燥する．②乾燥したエナメル質表面へ墨を塗布する．③レーザー照射装置（Nd-YAGレーザー，アルゴンレーザーなど）を用い中等度の照射エネルギーで処理する．

## エドワーズ症候群　Edward's syndrome

18番染色体のトリソミーによる先天的異常である．

【症状】知的障害，発育遅延，後頭部突出，短小胸骨，心室中隔欠損，小下顎症，低位の奇形耳，屈曲した指，時には口唇口蓋裂など，多数の奇形と重度の発育障害を伴い90％が1年以内に死亡するといわれる．

【治療】対症療法を主体とし，形成手術を行い，全身的治療はない．咬合障害がある場合には矯正治療が必要である．

## エナメル質形成不全　enamel hypoplasia

〔エナメル質減形成，エナメル質の形成障害〕

エナメル質形成不全とはエナメル質の石灰化の不良や休止により，正常なエナメル質の形成が障害されることをいう．大部分は乳幼児期の疾病罹患によるものが多く，小児の疾病時期にエナメル質形成細胞の正常機能が低下したり中止したりすることによって起こる．

【症状】軽度の場合は歯冠表面に粗造あるいは白斑の形成不全部が認められる．重症の場合はエナメル質の表面に凹窩，溝，不規則な欠損などが生じる．また，エナメル質がまったく形成されないことがあり，エナメル質減形成により実質欠損が現れたものはターナーの歯＊とよばれている．

【原因】
1）局所的原因：①外傷，②炎症（乳歯の根尖性歯周炎，顎骨骨髄炎），③電離放射線．
2）全身的原因：①一般的な栄養障害，②ビタミン欠乏または過剰，③内分泌障害，④先天性梅毒，⑤無機物（フッ素，カルシウム），⑥遺伝，⑦その他．

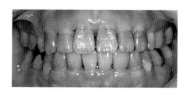

### エナメル質減形成
enamel hypoplasia　＝エナメル質形成不全

### エナメル質の形成障害
enamel hypoplasia　＝エナメル質形成不全

## エナメル質の歯質強化
improvement of enamel crystallinity

　歯質を構成するアパタイト結晶を結晶学的に安定することにより耐溶解性や抗う蝕性を向上させることをいう．歯質の無機質相を構成するアパタイトは異種イオンの置換やCaの欠落による格子不整が多く存在し，化学的に不安定な状態にある．また，表層エナメル質は解剖学的にもエナメル小孔の存在などう蝕病巣の起点となる構造を多数有する．これらの状態に対して人為的に化学的または物理的反応を利用して格子不整を修復したり，表面構造を修復したりすることは，結晶を安定化しエナメル質の歯質強化となる．エナメル質の歯質強化として現在一般的に行われている手法はフッ素の適応(NaFの洗口，フッ化物の塗布など)による格子不整の修復である．その他，ハードレーザーを用い歯質強化を行う手法や，歯質表面にアパタイト様物質を成長させる試みも実験的に行われている．矯正領域におけるエナメル質の歯質強化の意義は矯正治療中，治療後に生ずる可能性の高い歯質の白濁，脱灰を未然に防止することである．つまり，矯正治療において矯正装置装着による不潔域の増大や，ボンディング法の前処置である酸エッチング処置による表層エナメル質の矯正治療中，治療後に歯質の白濁，脱灰を惹起する危険性がある．この予防対策としてフッ化物応用によるエナメル質の歯質強化や，フッ素徐放性矯正用光重合型接着材の応用が現在行われている．

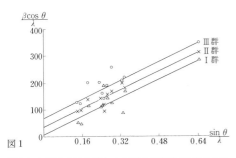

図1

図1および表1はⅠ群からⅢ群のX線回折法による結晶性の評価(Hallの解析法)と格子定数の精密測定を行った結果である．フッ素を作用させたⅠ群とⅡ群では明らかにフッ素の取り込みによるエナメル質の結晶性の向上が確認された．

表1　結晶子の大きさ，格子不整および格子定数

| | | Ⅰ群 | Ⅱ群 | Ⅲ群 |
|---|---|---|---|---|
| 結晶子の大きさ(Å) | | >$10^4$ | 3000 | 2400 |
| 格　子　不　整 | | 0.004 | 0.004 | 0.004 |
| 格子定数(Å) | a軸 | 9.42 | 9.45 | 9.47 |
| | c軸 | 6.89 | 6.89 | 6.89 |

## n
nasion　=ナジオン(軟組織上の，顔面写真上の)

**N**　nasion　=ナジオン

## Ni-Tiワイヤーのアクティブファンクションとパッシブファンクション
active passive function of Ni-Ti archwires

　Ni-Tiワイヤーは自在なアクティブファンクション*と適度のパッシブファンクション*を持つ．

　.016″×.018″丸，.016″×.016″角は主としてアクティブファンクションでありパッシブファンクションの作用はわずかである．そのため，ゴムの使用(とくに顎間ゴム)はできる限り避ける．

　.016″×.022″角，.018″×.018″角，.020″×.020″角では，アクティブファンクションが少なくなり，パッシブファンクションが主となるが，ステンレス角ワイヤーほどの歯・歯列の保持力は持っていない．

　またNi-Tiのアクティブファンクションは前歯部において唇舌的に歯の位置を変えたり，垂直的レベリングによる開咬の改善，捻転の改善，歯軸の回転などの能力は，優れているが，歯根面積の大きな大臼歯部の頬舌的位置を改善する能力は劣る．

　Ni-Tiのパッシブファンクションは角線で期待できる．.016″×.016″，.016″×.022″，.018″×.018″，.020″×.020″と太くなるにつれて大きくなるが，歯根面積の大きな大臼歯部の頬舌的位置の保持能力は期待できない．そのため歯根面積の大きな大臼歯部に対しては，Ni-Tiワイヤーはアクティブファンクション，パッシブファンクションともに不十分なため，歯列弓の形態(狭めたり，拡大したり)を改善する場合はステンレス角ワイヤーになってから行うべきである．また顎内水平ゴムなどで3mm以上の抜歯空隙を閉鎖する場合はNi-Tiワイヤーは角であってもゆがみやすく，いわゆる"ローラーコースター現象*"を起こしやすいので注意が必要である．

## 【Ni-Tiワイヤーを用いた開咬の改善法】

Ni Tiワイヤーはそれ自体がバイトクロージングの作用があるので，咬合を閉鎖したい症例では，主としてメインアーチワイヤーとして使用される．

### 【手順】

1．まずレギュラータイプのNi-Tiワイヤー(.016″)で2～3か月間(7～7まで)レベリングし，次に.016″×.016″角，.018″×.018″角と3～4か月ごとにグレードアップして，Ni-Tiワイヤーのレベリングでどの程度オープンバイトが減少するかを見極める．

2．次に，ボックスタイプ，またはバーティカルタイプのゴムを用いて，さらにオーバーバイト増加をはかる．

3．さらに，オーバーバイトの増加を必要とするときは，スピーカーブの角のNi-Ti ワイヤーを上顎はリバースに下顎はスピーカーブに3か月程度使用する(KBTブラケット*を使用しているときは，スロットが2個付属しているので，使用していない一方のスロットに.016″のスピーカーブのNi-Tiワイヤーでバイトをクローズするように付加することもできる)．

4．使用する期間は3～4か月を限度とする．その理由は，装着して2か月目位までは，切歯の挺出が起こり，3か月位から小臼歯部の圧下が起こり始める．装着4か月で小臼歯部に開咬を生じてくる．

5．小臼歯部が開咬となる前に，.016″×.022″，.018″×.018″，.020″×.020″のレギュラータイプのNi-Tiワイヤーに交換してバイトの維持をしておく．

6．Ni-Tiワイヤーでのバイトのコントロールは，その方向づけを確実にするためには，角線とすることが原則である．

## 【Ni-Tiワイヤーの効果的使用法】(臨床上の工夫，注意点)

1．Ni-Tiワイヤーは角であっても，その断面は，丸味を帯びている．

2．Ni-Tiワイヤーは角線の場合，ブラケットとの間の摩擦に関して，角線の太さの違いによる有意差はない．

3．そのため，Ni-Tiワイヤーの場合，可能ならば，早期により太い角線(.016″×.022″，.018″×.018″，.020″×.020″)とし歯列を早めにそのパッシブファンクションでスタビライズしたほうが，抜歯空隙の閉鎖(閉鎖に関して第 二 小臼歯にバイパスループも不要)も安全確実となり，結果として閉鎖に要する時間も短くなる．またトラブルの防止にもつながる．

4．Ni-Tiワイヤーは前歯の叢生，捻転の除去などのアクティブファンクションの能力は，優れているが臼歯部を正しい位置に保持するパッシブファンクションの能力はステンレス角線と比較して，かなり劣る．

5．そのため，ステージⅡの抜歯空隙の閉鎖までは，ステンレス角と比較して，摩擦のより少ない太い角の.016″×.022″または.020″×.020″Ni-Tiワイヤーの使用で短期間に空隙の閉鎖ができるが，プレステージⅢからは，ステンレス角線を用いてアーチフォームを整え，さらに，スタビライズすることが望ましい．

6．ブラケットポジショニングに関しても，Ni-Tiワイヤーのときには，多少不備があっても目立たないが，ステンレス角線になると明確な角線なので，ブラケットとの間の摩擦は大きくなり部分的にポジショニングの不備が目立ち，開咬が急に部分的に生じることがある．

7．ブラケットポジショニングの不備は，Ni-Tiワイヤーの時期に改善しておくことが大切である．とくに，バッカルチューブの位置，犬歯ブラケットの位置など．

8．Ni-Tiワイヤーの場合，角線であっても，その断面が丸味を帯びているので，そして口腔内温度変化により弾性が変化するので，トルクは，マイルドに作用するが，ステンレス角線になるとトルクがしっかりと効いてくるので，歯根吸収を避けるためには，ステージⅠの早い時期にNi-Ti角ワイヤーとし，ステージⅡ期間中も，マイルドなトルクにより歯根膜線維をできるだけ柔軟にしておき，硝子様変性を起こしにくくしておく必要がある(トルクでの工夫)．このことは，多くの矯正歯科医がまだ気がついていないが，歯根吸収の減少には，使用ブラケットの種類と同様，きわめて重要なことである．

9．スピーカーブ付きのNi-Tiワイヤーは正中部にずれ防止のディンプルの付与されていないものを使用したほうが良い．理由は，ディンプル前後で装着後この部位のワイヤーが変形しやすく，上顎前歯部が急に"へ"の字型になったりする．

10．標準型の歯列弓や歯槽弓を持つ症例の場合は，最初から最後までNi-Tiワイヤーを順にグレードアップすることで，Ni-Tiワイヤーのみで矯正治療を終了させることもある．

11. しかし，多くの症例では，歯列の形態修正や大臼歯部の交叉咬合の改善などをステンレス角線に頼る必要がある．

12. Ni-Ti角ワイヤーはステンレス角ワイヤーに比較して，歯根吸収は非常に少ない．これは，非常に重要な長所である．

13. Ni-Ti角ワイヤーで，しかもスライデイングメカニックスで矯正治療を進めていくことは，ただ容易な方法というだけでなく，ミニマムペイシェントコンプライアンスであり，ミニマムドクターコンプライアンスでもある最先端の方法であり，また患者のインナービューテイを保全する方法でもある．さらなる改良や試みが行われていくものと思われる．⇨生体にやさしい矯正治療

【既製のNi-Tiワイヤーで狭窄歯列の改善を目指した症例】

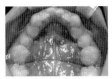
治療前の下顎の狭窄歯列弓．

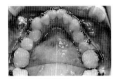
動的治療開始時での.016″レギュラータイプのNi-Tiワイヤー装着．

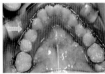
6か月後，Ni-Ti角のグレードアップでも歯列の形態は改善が難しい．

使用した.018″×.018″ Ni-Tiのアーチフォーム．

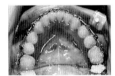
7か月後，ステンレス角ワイヤーで歯列弓の形態の修正を開始．

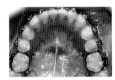
11か月後(ステンレス装着4か月後)，良好に改善された．

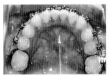
13か月後(ステンレス装着6か月後)，さらに安定化．

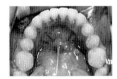
動的治療終了時の状態．

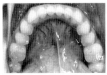

治療後3年(治療前の狭窄歯列弓に後戻りの傾向もない)．

## NF

頭部X線規格正貌写真*上における計測点*の1つで，骨鼻腔底影像の内縁彎曲の最下点であり，比較的設定しにくい点である．右側の点をNF*，左側の点をNF′とする(下図参照)．また，頭部X線規格側貌写真の基準計測平面の1つである口蓋平面*(palatal plane, nasal floor)をNFと略すこともある．

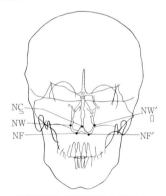
頭部X線規格正貌写真の透写図．

**no**　tip of nose　＝鼻尖

## NC

頭部X線規格正貌写真*上における計測点*の1つで，左右のNF*を結んだ底辺において，しかも鼻稜部の骨影像上内接する正三角形の頂点である．比較的設定しにくい点である(上図参照)．

## NW

頭部X線規格正貌写真*上における計測点*の1つで，下鼻道外側骨壁影像の内縁でPo*垂線から最も離れた点であり，比較的設定しにくい点である．右側の点をNW，左側の点をNW′とする(上図参照)．

**N点** nasion ＝ナジオン

**NB to Pog(mm)**
　エフェクティブシンフィージスともいわれ，側貌の良悪を端的に示す硬組織の計測項目である．
⇨側貌，オトガイ(頤)，エフェクティブシンフィージス，アクチュアルシンフィージス

**FH－SN角** Frankfort horizontal plane-SN angle
　頭部X線規格側貌写真においてフランクフルト平面とS－N平面のなす角度である．正常咬合者の場合は通常前開き(＋)であり，アングルⅠ級の不正咬合患者の平均値は5.05°±3.36°であり，アングルⅡ級の不正咬合患者の平均値は4.19°±2.89°，アングルⅢ級の不正咬合患者の平均値は2.50°±2.79°である(岩沢ら)．著しい骨格性下顎前突や開咬を伴う下顎前突の患者では，これが平行か前方で閉鎖するもの(－)が多くみられ，他の症例との比較や同一症例でも成長発育を判断する場合はS－N平面ばかりでなくフランクフルト平面での判断を行う必要がある．

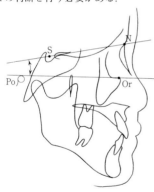

**エフェクティブシンフィージス**
　effective symphysis　⇨側貌，NB to Pog(mm)，オトガイ(頤)，アクチュアルシンフィージス

**FMIA**
　頭部X線規格側貌写真の分析法であるツイード法*の分析項目の1つで，下顎切歯軸とフランクフルト平面のなす角度である．FMIAの平均値は白人で68.20°であり，56°～80°の範囲に存在する(Tweed)．日本人では57.22°±3.90°である(Iwasawaら)．⇨ツイードの三角

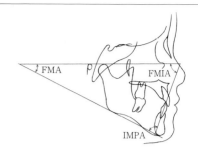

**FMA**
　頭部X線規格側貌写真の分析法であるツイード法の分析項目の1つで，下顎下縁平面とフランクフルト平面のなす角度である．ダウンズ法の下顎下縁平面角(フランクフルト平面に対する)と同一である．FMAの大きさは治療後の予後に影響する．一般的にFMAが平均値±2/3S.D.の範囲内に入っていれば下顎は標準的な付着のしかたをしているといえ，－2/3S.D.を下回っていればロウアングルケース*であり，＋2/3S.D.以上であればハイアングルケース*であるとされる．上顎前突でハイアングルケースの場合には，比較的オトガイ部が後退している側貌の良くない場合が多い．また，下顎前突でハイアングルケースのものは顔の幅径に比較して高さ(長さ)が長く，かつ顔面の非対称が顕著であり，とくに下顔面(鼻から下)が長いものに多い．上顎前突でロウアングルケースのものはいわゆる"アゴあり"タイプの上顎前突が多いとされる．ハイアングルケースでは咬合挙上*が比較的容易に起こりやすい．またハイアングルの下顎前突では治療中にオーバーバイトが小さくなりやすく，治療が困難な症例であるといえる．また，上顎前突，下顎前突ともに側貌*が不良で，予後が悪くなりやすい．FMAの平均値は白人で24.57°で，15～36°の範囲に存在するとされ(Tweed)．日本人では27.28°±3.13°であるとされている(Iwasawaら)．(前項図参照)
⇨ロウアングルケース，ハイアングルケース，下顎下縁平面傾斜角

**FMリングレット**
FM ringlet　⇨エラスティックチェーン

**FKO(FKOA)**　＝アクチバトール

**Me**　menton〔メントン(頭部X線規格側貌写真

の），オトガイ下点（頭部X線規格側貌写真の）〕

頭部X線規格側貌写真上の計測点＊の1つである（P. 447のメントン参照）。また，頭部X線規格正貌写真上における計測点の1つでもあり，オトガイの外形の最下点である。

## MRI　磁気共鳴撮像(法)
MRI magnetic resonance imaging

生体を構成する水素の原子核($^1$H)と核磁気共鳴現象を利用して生体の断面画像を合成する。矯正歯科領域においては関節円板を含めた顎関節や顎変形症などの軟組織画像診断に用いられる。

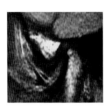

顆頭前方に転位した関節円板がバイコンケイブの陰影像として観察される。

## MEAW　multiloop edgewize arch wire
〔ミューテクニック〕

キム（Kim, Y.H.）によって考案された.016″×.022″サイズのワイヤーを用い，側切歯遠心部より後方のすべての歯の接触部にホリゾンタルループを屈曲したアーチワイヤーである。このアーチワイヤーを用いた治療方法をミューテクニックとよぶ。MEAWには連続的にティップバックベンドが付与され，小臼歯から大臼歯にかけての歯を一斉に整直し，咬合高径を積極的にコントロールすることが可能である。MEAWは多数のループを屈曲するため屈曲操作の難易度が高く繁雑となるが，歯に弱い矯正力を持続的に与えることが可能となり歯を独立して移動できる。また，すべての歯が同時に移動するので治療期間が短縮できるなどの長所がある。MEAWの治療効果は以下のとおりである。

1）臼歯部の整直，咬頭干渉の除去，咬合平面の変化などに伴って顎外力などの整形力を用いずに下顎位が自然に生理的な位置に誘導される。
2）MEAWに組み込まれたホリゾンタルループによって，歯に弱い持続的な矯正力が作用し歯が整直される。
3）MEAWと垂直ゴムは歯を整直させると同時に歯ごとに咬頭嵌合に向かうように作用し，安定したセントリックストップが確立される。
4）歯の整直，圧下，挺出などの組み合わせにより機能的な咬合平面を調節することができる。
5）.016″×.022″ワイヤーに組み込まれたトルクの効果がホリゾンタルループの作用で持続的に発揮される。
6）すべての歯の移動が一斉に，かつ持続的に進行するので短期間で治療目標が達成される。

しかし，ループが多すぎ屈曲が複雑で口腔内が不潔となりやすいので，現在ではあまり使用されていない。輪ゴムの力により矯正するのでゴムをかけない患者は要注意で，重篤なトラブルを生じやすいので注意が必要である。

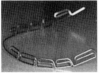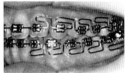

MEAWで用いるマルチプルループを示す。

## MHW

頭部X線規格正貌写真＊上における計測点＊の1つで，最大頭幅を表す点である。つまり，側頭鱗の上縁部でPo＊垂線あるいはLo＊垂線より最も離れた点間の幅径である。右側の点をMHW，左側の点をMHW′とする（下図参照）。

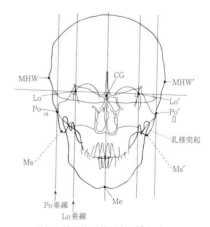

頭部X線規格正貌写真の透写図。

## Ms　mastoidale

頭部X線規格正貌写真＊上における計測点＊の1つで，乳様突起の外形上で最下点を示す。右側の点をMs，左側の点をMs′とする（上図参照）。

## Mx

頭部X線規格正貌写真*上における計測点*の1つで,計測点Zm*とCMo*を結んだ直線からの上顎骨の影像の最深部の点である.右側の点をMx,左側の点をMx'とする.左右のMx,Mx'点間の距離は上顎歯槽基底部幅を表す(下図参照).

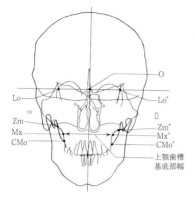

頭部X線規格正貌写真の透写図.

## Mo

molare〔モラーレ(頭部X線規格側貌写真の)〕

頭部X線規格側貌写真上の計測点*の1つである.また,頭部X線規格正貌写真上における計測点の1つでもあり,X線写真上で最外側部にある上下顎の大臼歯の影像の交点の外側部もMoといい,比較的判読しやすい点である.右側の点をMo,左側の点をMo'とする.さらに,頭部X線規格正貌写真上において,上顎中切歯の切端の近遠心的幅径の中点から計測点Moに引いた線と基準線Lo-Lo'線(顔面頭蓋の幅径を計測する場合の基準線で上顔幅を示す線)とのなす角度を∠Moという(下・右上図参照).

⇨モラーレ,咬合平面

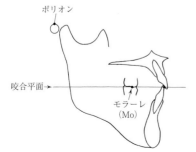

頭部X線規格側貌写真の透写図.

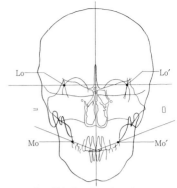

頭部X線規格正貌写真の透写図.

## MOAW  modified offset arch wire

.016″×.022″ワイヤーを用い,犬歯の近遠心にホリゾンタルループあるいはホリゾンタルとバーティカルのコンビネーションループを屈曲したアーチワイヤーである.このアーチワイヤーは前歯部のバーティカルエラスティックとともに使用する.犬歯遠心部のパーティカルループはこの部分に叢生が多く,かつエラスティックを装着するためのフックとするために屈曲する.MOAWにはティップバックベンドが付与され大臼歯を圧下しながら整直する作用がある.すなわちMOAWは主に大臼歯のコントロールを行うのに使用される.また,大臼歯部のオフセットを頰面管近心端より2~3mm後方に屈曲すると大臼歯を遠心移動しながら垂直的にコントロールすることが可能である.前歯部のバーティカルエラスティックは大臼歯の圧下を補助し,さらにティップバックベンドによって前歯部が唇側傾斜することを防止する.

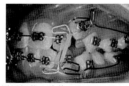

左側犬歯低位唇側転移の改善のためにバーティカルエラスティックが併用されている.

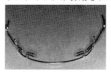
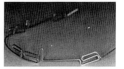

**MKG** mandibular kinesiograph
＝マンディブラーキネジオグラフ

**MTM** minor tooth movement
〔局所的歯牙移動，局所的矯正治療〕
　歯の小移動，局所的歯牙移動，局所的矯正治療などとよばれている．同義的に用いられる限局矯正治療(limited tooth movement)とは本質的に区別されていたが，米国矯正歯科学会がlimited orthodontic treatmentと記載し，いわゆるMTMもこれに含まれることになった(AAO., The Bulletin Vol. 14 No. 1, 1996). MTMは本格矯正治療(corrective orthodontics = major tooth movement)に対する言葉で，1歯から数歯を対象に，わずかな距離を移動して空隙を作製または閉鎖することによって，歯の近遠心的あるいは唇舌的な傾斜，挺出，捻転を改善する方法である．
1．MTMと本格矯正治療との比較
1）不正咬合の種類についての比較：本格矯正治療は歯槽型および骨格型の不正咬合が対象であるのに対し，MTMは歯槽型の不正咬合に対してのみ行われる．
2）移動の形式についての比較：本格矯正治療は傾斜移動，歯体移動，圧下，および歯列弓の移動を行うのに対して，MTMでは主に歯の傾斜移動を利用する．
3）使用する装置による比較：本格的矯正治療ではベッグ法，エッジワイズ法などの固定式矯正装置を用いる．MTMでは本格矯正治療で用いた固定式矯正装置を局所応用する．まれに可撤式矯正装置を用いたりする．
4）期間による比較：MTMの治療期間は本格的矯正治療に比べてかなり短縮され，一般的に6か月くらいであるといわれている．
5）歯科医師の技術の程度による比較：本格矯正治療を行う場合には正式な訓練と臨床指導を受けていることが必要である．MTMを行う際にも多少の特別な訓練を受けている必要がある．ただし，局所的に治療を終了させることができなかった場合を想定して本格矯正治療を行える技量を持つべきである．
2．MTMの治療目標
　本格的矯正治療によって求められる治療目標は理想的咬合状態への改善であり，かなり高度で精密な矯正治療技術を要求される．MTMによる治療目標は主として歯の小移動によってある程度の咬合の改善をはかることにある．どちらも目標とするところは歯および歯列をとりまく環境の改善と，整備による歯および歯列の安定化である．
3．MTMの基本的な歯の移動様式(Module)
　MTMは次の歯の移動様式の組み合わせで行われることが多い．すなわち，それぞれのModuleを習得することにより自動的に効率の良いMTMが行えることになる．
Module 1：離開空隙の閉鎖法*
Module 2：空隙を作る方法*
Module 3：叢生を改善する方法*
Module 4：前歯の前傾症例の改善法*
Module 5：捻転歯の改善法*
Module 6：臼歯部歯軸の近心傾斜の整直法*
Module 7：牽引誘導法*
4．MTMの治療手順
1st step：歯の垂直的ならびに水平的なレベリングを行う段階
2nd step：レベリングされた状態をより太いワイヤーで確実に保持し空隙の閉鎖を行う段階
3rd step：付加物を用いての歯軸の整直を行う段階
5．MTMの注意事項
1）後方歯群の近心移動を行わない．
2）抜歯空隙の閉鎖は原則的に行わない．
3）ただし叢生，捻転の除去により空隙が消失する場合は例外である．
4）前歯の圧下による咬合挙上を行わない．
5）矯正治療後の咬合調整を十分に行う．
6）治療期間は6～7か月になるようにする．

**MPD症候群** MPD syndrome, myofascial pain dysfunction syndrome
　咀嚼筋障害を主徴候とした症候群．顎関節症Ⅰ型．顎関節症の中で顎関節に器質的変化を認めず，顎関節よりも咀嚼筋に機能障害が生じており，精神的ストレスにより咀嚼筋スパズムが要因で発症すると考えた症例にLaskinが1969年に命名した．以来，MPD症候群は従来の顎関節症とは区別して考えられている．診断基準は外耳孔前方部，側頭部，下顎角部，後頭部，頸部などの一側性の鈍痛，咀嚼筋の圧痛，顎関節雑音，下顎運動制限を主要所見とし，顎関節部X線写真診査で器質的変化が認められないとされているが，顎関節雑音も含まれているために，顎関節症との鑑別診断が困難な場合もある．

**エラスティック** elastic〔矯正用ゴムリング〕

小さな矯正用ゴムリングで口腔内および口腔外で使用する。口腔内用のエラスティックは顎内ゴム,顎間ゴム(Ⅱ級ゴム,Ⅲ級ゴム,交叉ゴム,オブリークエラスティック*,四角ゴム*)などとして口腔内外に及ぶエラスティックは前方牽引ゴムとして,主に歯や歯列弓の移動に使用される。口腔外用のエラスティックはチンキャップ,オトガイ帽装置,ヘッドギアに使われている。エラスティックの強さは内径やゴムの厚さなどの組み合わせによって張力が選択できる。口腔内用のエラスティックのサイズは内径が3/16インチから3/4インチのものが一般的である。同じサイズのものでもゴムの厚さによって張力が異なる。ゴムの厚さは口腔内用ではライト,ミディアム,ヘビーがあり口腔外用ではライトとヘビーがある。エラスティックの望ましい性質は,①内径の3倍ぐらいに伸張しても疲労が少ない,②吸水性が少ない,③同一サイズでは一定の張力を持つ,などである。天然ゴム製のゴムは口腔内では2日程度で最初の力が半減するので2～4日で交換する必要がある。口腔外用のエラスティックでは1週間～1か月に1回の交換で十分である。
⇨顎間Ⅱ級ゴム,顎間Ⅲ級ゴム,顎内水平ゴム,垂直ゴム

**エラスティックオープンアクチベーター**
elastic open activator〔EOA〕

旧東ドイツのクラムット(Klammt, G.)によって,1966年にアクチバトール*の改良型として考案された装置でありEOAともよばれている。本装置はアクチバトールの前方部分のレジン床を取り除き,いくつかの補助装置を組み入れた構造をしており,装置の小型化による長時間の装着を可能とした。EOAはアクチバトールの中で最も可動性を有する構造を持ち,短期間のうちに舌と連動して会話も不自由しなくなり,また可動性を有する装置を介して刺激が何度も歯に伝えられ,その刺激による形態変化を期待している。
1)基本的構造:EOAは基本的に2つのタイプに分類することができる。つまり,歯列の舌側鼓形空隙に入り込むレジン床の突出部分がなくレジン床が側方歯の舌面に平坦な面で接触するタイプ(誘導面平坦タイプ)と,レジン床が側方歯の舌面全体に接し鼓形空隙に入り込むタイプ(誘導面突出タイプ)であり,前者のほうが前後的な可動性に富む。標準型EOAの基本的構造は次のようなものである。
①両側レジン床:犬歯から後方へ最後方臼歯の遠心部にまで延長し上下顎犬歯舌面での接触で床の安定をはかる。
②上下顎唇側線:前歯部より後方へ第二小臼歯の遠心部で丸く屈曲し,前歯部に戻り切歯部で接触し反対側に向かい同様の屈曲を受ける。
③パラタルアーチ:床部の第一小臼歯部より立ち上がり遠心方向に向かい,最後方臼歯の遠心で卵円形に屈曲され反対側へ至る。
④上下顎切歯誘導線:上下顎に犬歯部舌側より前歯部の舌側に沿うように屈曲される。上下顎切歯の舌面にできるだけ近づけるようにする。
2)構成咬合:症例により異なるが,基本的には切端咬合位をとる。
3)適応症:①アングルⅠ級(叢生),②アングルⅡ級1類,③アングルⅡ級2類,④片側交叉咬合,⑤歯槽性開咬,⑥抜歯症例の治療。
⇨機能的顎矯正法(機能的矯正法)

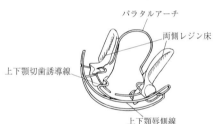

標準型EOA(Klammt)

**エラスティックスレッド** elastic thread

矯正治療に用いるゴムひもである。低位歯や埋伏歯の牽引,捻転歯の回転,歯間空隙の閉鎖,歯間分離に用いる。材質は弾性力に富んだゴム繊維の束をナイロン繊維で覆ったものである。サイズはライト,ミディアム,ヘビーの3種類がある。

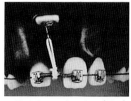

エラスティックスレッドによる埋伏歯の牽引誘導.

エラスティックスレッドでは食物摂取後，不潔になりやすいため，最近では比較的口腔内が清潔に保てるウレタン系弾性樹脂によって作られているエラストチェーン*，パワーチェーンが用いられている．

## エラスティックセパレーター　elastic separator

歯間分離を行う材料である．たとえば歯間のコンタクトポイントが強く接触しているためにバンド装着が困難な場合，あらかじめリング状のエラスティックであるエラスティックセパレーターをコンタクトポイントに挿入して歯間分離を行う．エラスティックセパレーターを装着後2日〜1週間程度で歯間分離がされる．また歯間分離を行う材料にはエラスティックセパレーターのほかにブラスワイヤー*（brass wire）を用いる方法，エラスティックスレッドによる方法，セパレートラバーによる方法，セパレーティングスプリングによる方法がある．

## エラスティックチェーン
elastic chain〔Eチェーン〕

歯間の空隙閉鎖，埋伏歯の萌出促進，捻転歯の回転，前歯間スペースの閉鎖に用いる．またエラスティックチェーンは合成ゴムで作られているため，口腔内を比較的清潔に保つことができ，装着操作が容易であるなどの長所がある．エラスティックチェーンのサイズはスモール，ミディアム，ラージの3種類がある．エラスティックチェーンには各社からエラストチェーン*，FMリングレット，パワーチェーンという製品名で規格を変え，各種それぞれ数種類のサイズがある．

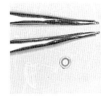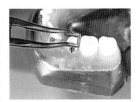

エラスティックセパレーターによる歯間分離．

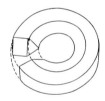
Before　After

## エラスティックループ　elastic loop

マルチブラケット装置による治療においてアーチワイヤーに付与されるループの1つの形態である．側方歯群のレベリング時に使用され，名称のとおりエラスティックを併用する場合に都合が良い．とくにエラスティックをかける目的の場合サークルフック（circle hook）とよばれている．また，ストップループ*としても使用され，通常直径5〜7mmのリング状にベンディングされる．

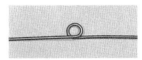

ロンガー大臼歯・大臼歯間用
A. アクチベーティングコイル
B. ロッキングコイル
C. 咬合面の脚
D. 歯頸部の脚

## エラストオーチェーン　elast-O chain

エラスティックチェーン*の一種で歯間の空隙閉鎖，埋伏歯の萌出促進，捻転歯の回転，前歯間スペースの閉鎖に用いる．またエラスティックチェーンは合成ゴムで作られているため，口腔内が比較的清潔に保つことができ装着操作が容易で

①歯頸部の脚をプライヤーでつまむ
②3〜4日でセパレーション完了

③歯肉側に脚を押し込む
④咬合面の脚をつかみ，スプリングを取る

セパレーティングスプリング．

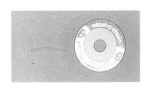

あるなどの長所がある．エラストチェーンはエラストメトリック材からできておりヘビー（.029"），ライト（.018"）の2種類がある．

## エラストメトリックタイイングリング
elastometric tying ring ＝サテライトリング

## エラスロイ elaslloy
コバルトクロム系合金の矯正用ワイヤーの商品名である．断面形態は丸形で直径が0.35～1.0mmである．弾性係数が大きく，加工による硬化も少ない．加熱に対する抵抗力が強いので鑞着による強さの低下が少ない．微量含有元素により結晶粒子の微細化がはかられ，合金の機械的性質が向上している．組成はコバルト46％，ニッケル22％，クロム20％，モリブデン3％以上，タングステン3％以上そのほかマンガン，ケイソ，マグネシウム，炭素など6％以下となっている．クロムがコバルト中に固溶しコバルトの表面に酸化被膜を作るために耐食性に優れ，生体金属材料として良好な適合性を示す．

## li labrale inferius ＝ラブラーレインフェリウス

## LI
頭部X線規格側貌写真*上における計測点*の1つで，下顎中切歯切縁である．LIとLX*を結んだ直線が下顎中切歯歯軸となる．また，頭部X線規格正貌写真上における計測点の1つでもあり，下顎左右側中切歯の近心切縁隅角を結んだ線の中点である（LXの下図参照）．

## ls labrale superius ＝ラブラーレスペリウス

## LX
頭部X線規格側貌写真*上における計測点*の1つで，下顎中切歯根尖端である．X線写真上においてLXは隣接している下顎側切歯歯根尖などと重なり合い，かなり判読しにくい点である．なお，LXとLI*を結んだ直線が下顎中切歯歯軸となる．

## Lo latero-orbitale
頭部X線規格正貌写真*上における計測点*の1つで，解剖学的基準点ではなく，X線写真上に現れた点である．すなわちLoは眼窩外側縁の影像と斜眼窩線（oblique orbital line）との交点である．ただし，斜眼窩線とは解剖学的なものではなく，頭部X線規格正貌写真上の眼窩の部分に斜めに認められる斜線をいい，側頭窩の近心壁（蝶形骨大翼に相当する）の影像である．右側の点をLo，左側の点をLo'とする．

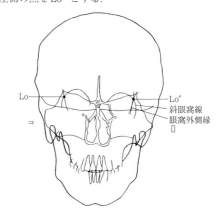

頭部X線規格側貌写真の透写図．

## エルジロイ（RM） elgiloy
コバルトクロム合金の代表的なものであり，その成分は，Co40％，Cr20％，Ni15％，Mo7％，Mn2％，Fe15.8％である．エルジロイには冷間加工の程度により，赤色（resilient），緑色（semi-resilient），黄色（ductil），青色（soft）の4種類がある．赤色は最も弾性が強くシャープに曲げることはできないが屈曲の少ないもの，軽いレベリング用や双線弧線装置用に適している．また緑色は赤色よりやや弾性が低くライトワイヤーテクニックに適する．黄色は緑色よりさらに弾性が低い．青色は最も弾性が低く，複雑な屈曲を必要とするものに適している．このような性質を生かしてエルジロイはライトワイヤーテクニック，エッジワイズ法，舌側弧線装置，床矯正装置に用いら

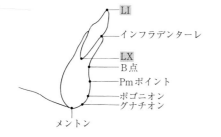

れている．またエルジロイは太さの違いによって直径.010″〜.012″が結紮用，直径.016″〜.020″が歯間分離用としても使い分けられている．またコバルトクロム合金はNi含有率の違いによりサンプラチナ線やエラスロイがある．⇨矯正用材料，リガチャーワイヤー，ブラスワイヤー

## Lループ
L loop ＝ホリゾソタル（ヘリカル）ループ

## エレクトリックスポットウェルダー
electric spot welder ＝スポットウェルダー

## 嚥下 swallowing
嚥下とは，食塊が口腔から咽頭，食道を経て胃まで送られる過程をいう．出生後の乳幼児の嚥下は，本能的な顔面神経支配筋（頰，口唇，オトガイ）の律動的な収縮によって行われる．乳児型嚥下の特徴は次のようである．
1）上下顎は離開し，舌は突出して上下顎の歯槽堤の間に位置する．
2）舌背は低い位置をとり，正中溝はくぼんでいる．
3）口腔周囲括約筋の活動により口唇はすぼめられる．
4）下顎は前方へ突出される．
5）嚥下は上下口唇と舌の間の知覚の相互交換によりコントロールされる．
　第一乳臼歯が萌出し，後方歯の咬合が確立されると咀嚼運動が始まり，成熟型嚥下の習得が始まる．徐々に，三叉神経支配の筋肉が嚥下時の下顎の固定の役割を果すようになり，顔面神経支配筋はより繊細かつ複雑な会話や表情の機能を持つようになる．成熟型嚥下は12〜15か月でほとんどの子供達が習得する．成熟型嚥下の特徴は次のようである．
1）瞬間的に上下顎切歯は接触する．
2）主として第Ⅴ脳神経（三叉神経）支配を受け下顎位が保持される．
3）舌尖部は口蓋に接し，上顎切歯部の上後方に位置する．
4）舌背部は高い位置をとり，臼歯部咬合面に舌の辺縁部が入り込む．
5）口輪括約筋の緊張は減少する．
6）下顎の前方への突出はない．
　成熟型の嚥下運動は，次の3相に分かれる．

①口腔相：食塊が口腔から咽頭へ送られる時期で，随意運動である．口腔底の挙上により舌背が硬口蓋を前方から後方へ圧迫し，食塊が舌の上を後方へ送られる．その後舌根は後下方にさがり，食塊は咽頭に向かう．
②咽頭相：咽頭に送り込まれた食塊が嚥下されて食道に入る時期で，不随意運動である．食塊を咽頭から食道へ進める運動と同時に，鼻腔，口腔，喉頭腔への進路は閉鎖される．
③食道相：食塊が食道を通過して胃に入る時期で，不随意運動である．食塊が食道内に入ると喉頭はもとの位置に下降し，食道の入り口は閉鎖される．
　成熟型嚥下の習得がうまくいかずに乳児型の嚥下が残っていると，異常嚥下癖として開咬などの不正咬合の原因の1つとなる．⇨口腔機能の発育

## 遠心移動　distal movement
咬合誘導のための空隙確保や固定大臼歯の遠心移動，または第一小臼歯抜歯後の犬歯の遠心移動などの個々の歯の移動，さらに歯列や顎の後方移動などを包括して遠心移動と表現される．遠心移動を目的として用いられる装置や器具，器材には，個々の歯の移動に用いられる①舌側弧線装置や床矯正装置に応用される補助弾線，②マルチブ

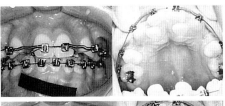
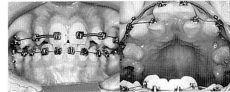
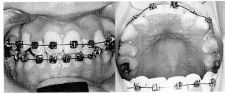

図1　3＋3の叢生改善のために4|4抜歯，3|3の遠心移動により治療．

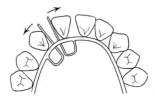

図2 舌側弧線装置の指様弾線による犬歯の遠心移動および中切歯の近心移動.

ラケット装置に使用される各種ループ，コイルスプリング，エラスティックなど，③ヘッドギア（固定大臼歯の遠心移動に利用）などと，歯列や顎の移動に用いられる①エラスティック（顎内ゴム，顎間ゴムなど），②ヘッドギア*，③オトガイ帽装置*などがある（図1，2）．⇨近心移動

## 遠心咬合　distocclusion

　上下顎歯列弓の近遠心的対向関係の異常の1つで，上顎歯列弓に対して下顎が遠心に変位している状態をいい，歯槽性と骨格性に分類され，アングル（Angle）の分類ではⅡ級に相当する．⇨上顎前突，上下歯列弓関係の不正，上顎前突の治療

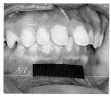 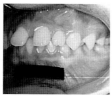

遠心咬合.

## 円錐歯　conical tooth, peg-shaped tooth〔錐状歯〕

　歯冠が円錐状を呈するもので，全体的には歯が小さいものが多く，先天的に異形成のあるときにしばしばみられ，常染色体性優性遺伝と考えられる．一般に上顎側切歯に多く，次いで第三大臼歯，過剰歯などに認められる．歯冠は切縁がなく，舌面窩の存在が認められず，歯根もきわめて小さい．歯髄腔は未発達である．また，上顎側切歯の円錐歯では，ときに口蓋側への歯髄陥入により歯内歯をみることがある．⇨栓状歯，矮小歯

## エントカンション　entokanthion〔en〕

　顔面写真上での写真分析法*に用いられる計測点*の1つで，眼裂内角における上下両眼瞼縁の交点である．なお，通常enと略記する．

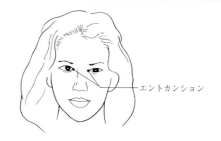

## エンドセクション

end section　＝エンドチューブ

## エンドチューブ　end tube〔エンドセクション〕

　双線弧線装置に用いる基本装置の1つである．2本の主線（双線）を挿入し保持するためのもので，内径.022″，外径.035″，長さ30mmのクロム合金の円形チューブで，主線の保持はストレッチャーという特殊な万力を使用し，主線の両端を波形にしてエンドチューブに牽引挿入することにより得られる．顎内，顎間ゴムの使用のために，チューブの近心端にフックが鑞着されたり，コイルスプリングなどが入れられることもある．

## エンドロック　end lock　⇨シンチバック

## エンロー　Enlow, D.H.

　顎顔面の成長発育に関する研究の第一人者である．エンロー（Enlow）の提唱した長管骨の成長における重要な原則であるエンローのV原理*は有名であり，現在においても広くその理論が取り入れられている．エンローは1927年1月アメリカ合衆国ニューメキシコ（New Mexico）州で生まれ，テキサス（Texas）州で育った．

【経歴】

1949年　ホーストン（Houston）大学生物学科卒業

1955年　脊椎動物形態学の学位取得（Texas A＆M大学），その後カロリア（Carolia）医科大学およびミシガン（Michigan）大学で解剖学のインストラクター就任

1958年　ミシガン大学医学部解剖学教室助教授就任

1967年　同教授就任

1972年　ウエストバージニア（West Virginia）大学医学部解剖学主任教授就任

1977年　ケースウエスタンリザーブ（Case Western

Reserve)大学の副学長兼矯正学教室主任教授
現在では顎顔面の成長発育に関する研究の分野で世界的に評価されており、日本においても1976年、第35回日本矯正歯科学会ならびに第1回日本矯正歯科学会国際会議(東京)にて演題"The Anatomical and Developmental Basis for Malocclusion"(不正咬合の解剖学的および成長発育学的特徴)の特別講演を行うなど日本の矯正歯科の分野における影響も多大なものである。

### エンローのV原理
Enlow's "V" principle 〔V原理〕

エンローは長管骨の成長における2つの重要な原則を提唱した。エンローのV原理はその原理の1つである。第一の原則は次のとおりである。骨(この場合、長管骨)の成長方向に面する表面は通常、新生骨の添加を受け、骨吸収は成長方向から離れた表面に起こる。これらの吸収と添加の起きる表層は骨皮質を挟んで相対しており、この添加と吸収の同時性の機構によって全体の皮質は新しい位置へ配置され、皮質の厚さのバランスのとれた増加と相まって、この動きが骨の成長過程を示すという理論である。

第二の原則は長管骨の骨端部における長軸方向への成長を考える際に皮質骨の内側面に骨添加、外側面には骨吸収という骨改造がみられ、その結果、長管骨は図1のように長軸方向へ成長するというような骨の成長様式を説明する理論であり、V原理とよばれる。

1) V原理の概要：長管骨や下顎骨のような顔面骨はV字形状を有する部分を持つ。長管骨のV字形状をした部分は骨幹と骨幹端の境界の部分であり、この部の成長過程はV字形領域が広い末端部に向かって成長することにより拡大していく。成長方向に向いた骨の内面には新生骨の添加があり、それを反対側の成長方向から離れた骨の外面には骨の吸収がある。これらの成長課程の結果、骨のV字形状の全体は大きくなり、また移動し、その結果、もとのV字形領域と異なった状態で再配置される。骨が再配置されるため形態的変化が再配置の過程で常につきまとい、それに伴って移動した部分は進行性の骨内膜の添加と骨膜の吸収によって骨の改造が行われる(図2)。

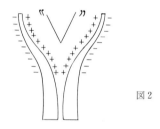

図2

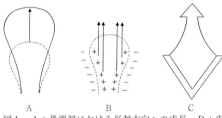

図1　A：骨端部における長軸方向への成長。B：皮質骨の内側面に骨添加(+)、外側面には骨吸収(-)がみられ、矢印のように成長する。C：Bの模式図(Enlow, D.H.：Handbook of Facial Growth. W.B. Saunders, Philadelphia, 1975より引用改変)。

2) V原理の成長様式がみられる部位
①長管骨の骨端部
②下顎骨の後方への成長
③筋突起や関節突起の上方への成長
④上顎骨の下方への成長
⑤頬骨弓前方部の後方への成長
⑥眼窩の前方への成長
⇨鼻上顎複合体の成長発育、下顎(骨)の成長

## お

### 凹型（顔面のタイプの）
concave type (of facial type)〔コンケイブタイプ〕
　顔面写真の側貌における顔面のタイプ\*の1つである．一般的にはエステティックライン\*を基準として判定する方法が用いられ，エステティックラインに口唇が達しない状態を凹型とする．また，前額（眉間点）と口唇とオトガイとを結んだ線を基準線とする場合もあり，その基準線が口唇を中心に凹状を示す状態を凹型とする．凹型の場合には中顔面部が凹型となっている下顎前突と，中顔面部の陥凹ばかりでなく下顔面の突出を伴い顎角の大きな下顎前突がある．後者の場合には，いわゆる三日月型のシャクレ顔であり，治療上かなり難症例であることが多い．
⇨凸型，直線型

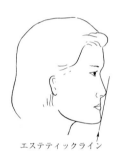
エステティックライン

### 横顔裂
lateral facial cleft〔巨口症〕
　横顔裂は何らかの原因により上顎突起と下顎突起の癒合不全が生じたときに発生する．したがって，その破裂は口角に始まり，耳前部に向かって種々の程度を示す．口裂が正常に比べ大きいことから巨口症（macrostomia）ともよばれている．片側性および両側性にみられる．
【治療】対称的に口角部から頬部にかけて破裂部の形成手術を施行する．口角形成手術後の頬部瘢痕の収縮を起こさないようZ形成を行う．

### 黄金分割
golden section（黄金比：golden proportion）
　黄金分割はヒトが最も美しく見える比率を数量化，理論化したものである．黄金比または黄金率は記号Φ（ファイ）で表わされ，1：1.61803398…となる．顔面各部の成長状態の推定や，外科矯正における治療目標の設定や評価に利用される．歯科における審美性には社会的・文化的・心理的因子のほかにその人の持っている個人の基準（personal norms）が大きく作用するのが現実である．

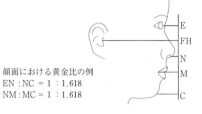
顔面における黄金比の例
EN : NC = 1 : 1.618
NM : MC = 1 : 1.618

### 応力－ひずみ曲線　stress strain curve
　材料に応力をかけるとひずみが生じる．縦軸に応力δ（たわみ／もとの断面積）を横軸にひずみε（たわみ／もとの長さ）を図に表したものが応力－ひずみ曲線である．ワイヤーを引っ張ったときA点までは応力を除去すると，ひずみが残らず完全にもとに戻りOA間には比例関係にあり直線となる．このひずみを弾性ひずみという．またこのもとへ戻る限界を弾性限度という．A点を超えてさらに応力を加えると応力に対して，ひずみのほうが大きくなる（B点）．この状態で応力を除くとB点に戻りA，Bの残留ひずみを生じる．これを永久ひずみといい金属加工に利用している．最も応力の大きくなったC点を最大引っ張り強さという．以降はむしろ応力が小さくなってもひずみが増加した状態になる．これ以上に応力を加えたD点で破断する．

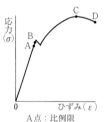
A点：比例限
B点：弾性限

### 応力誘起マルテンサイト
martensite　⇨ニッケルチタン合金線

## O

　頭部X線規格正貌写真\*上における計測点\*の1つで，鶏冠頸部最狭窄部（CG）から左右のLo\*つまりLo－Lo′線（基準線）に下した垂線との交点である．また，この垂線を正中線とし，右側と左側の顔面頭蓋各部の幅径を計測することにより顔面頭蓋の対称性，非対称性や正中のずれの程度を診断できる．さらに，頭部X線規格正貌写真上におけるいくつかの角度的計測における基準点でもあり重要な計測点である．

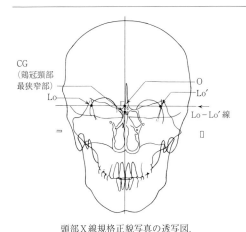

頭部X線規格正貌写真の透写図.

**Or** orbitale ＝オルビターレ

## OI

頭部X線規格正貌写真*上における計測点*の1つで，X線写真上に認められる点であり，側頭骨錐体部の上縁の影像と眼窩内側壁後上方から下側前外斜方にいたる下眼窩裂に沿った眼窩内側壁の断面の影像との交点である．比較的判読しにくい点である．右側の点をOI，左側の点をOI′とする．

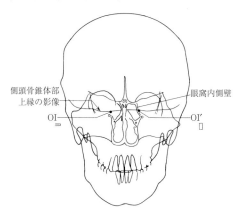

頭部X線規格正貌写真の透写図.

## OSM

頭部X線規格正貌写真*上における計測点*の1つで，解剖学的基準点ではなく，X線写真上で認められる点であり，蝶形骨小翼の影像と眼窩板（orbital plate；眼窩の円蓋をなす前頭骨の突起）

の内側部の断面端の影像が交わる点である．右側の点をOSM，左側の点をOSM′とする．左右のOSM，OSM′点間の距離は眼窩間幅を表す．

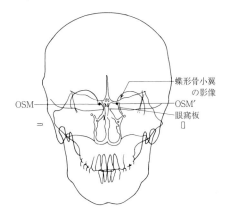

頭部X線規格正貌写真の透写図.

**OMA** occipito mental anchorage
＝後頭部・オトガイ部固定装置

### オーストラリアンワイヤー　Australian wire

オーストラリアのウィルコック社で製造されている矯正用のラウンドワイヤーである．このワイヤーには弾性，太さによって数種類ある．弾性強度によってレギュラー，レギュラープラス，スペシャル，プレミアム，プレミアムプラスなどに区別されている．また太さは.009″～.020″のサイズがある．通常，レギュラー，スペシャル，スペシャルプラス，プレミアムプラスの順に弾性が高くなり硬さが増すが折れやすくなる．このワイヤーは急速に屈曲すると金属結晶体構造のストレスが新しい場に移り変わる時間がないので折れやすくなる．またワイヤーを曲げるとき，プライヤーの先端が丸いほうへ屈曲した場合，角のほうに屈曲するよりも，より小さい領域に金属結晶体構造のストレスが加えられるため折れやすい．
⇨ライトワイヤー

### 大坪式スライディングキャリパス
Ootubo's sliding calipaers

歯槽基底弓長径などのノギスでは直接測定することができない計測部位を測るためのT字型をした計測器である．T字型の縦の部分には垂直に上下できる指針と目盛りがついていて指針の部分

をスライドさせることによって測定することができる．⇨スライディングキャリパス

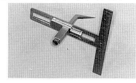

**Od**　odontoid process　＝歯突起尖

### オーディナリーTピン
ordinary T-pin〔90°Tピン〕

ベッグ法で用いられる横長のロックピン*の1種であり，90°Tピンともよばれている．原則的には1本のワイヤーをロックするときに用いられる．近遠心的にはほとんど傾斜させないで歯を移動させたいとき，また，近遠心的に歯の移動を停止させたいときに用いる．材質はステンレス製とブラス製の2種類があり，サイズは横幅が実測で3.2mmで厚さがステンレス製で.019″，ブラス製で.020″，長さがステンレス製で.225″，ブラス製で.215″である．⇨セイフティTピン，10°Tピン

### オーバーオールレシオ
over-all ratio

Boltonのトゥースサイズレシオ*(tooth size ratio)の分析の1つで，上下顎の中切歯から第一大臼歯までの歯の歯冠近遠心幅径の比率である．
1）計測方法
石膏模型上で上下顎左右中切歯から，第一大臼歯まで各々歯冠近遠心幅径をキャリパスで計測する．
2）計算方法

$$\frac{下顎12歯の歯冠近遠心幅径の総和(mm)}{上顎12歯の歯冠近遠心幅径の総和(mm)} \times 100\%$$

グラフの横軸上に下顎の歯冠近遠心幅径の和，縦軸上に上顎の歯冠近遠心幅径の和をプロットし，その交点がオーバーオールレシオの値であり，正常な場合91.37±2.10％程度である．これらの数値が，平均値を中心に標準偏差内に入っていれば上下顎の大臼歯咬合関係のⅠ級化を確立することができ，良好な咬合状態を呈するということになる．もし上端にある細い線よりも上方にプロットされた場合は，下顎12歯の歯冠近遠心幅径の総和に比べ上顎12歯の歯冠近遠心幅径の総和が大きすぎるか，あるいは上顎のそれに比して下顎のそれが小さすぎるかのいずれかである．下端の細い線より下方にプロットされた場合は，下顎12歯の歯冠近遠心幅径の総和に比して上顎12歯のそれが小さすぎるか，上顎12歯のそれに比して下顎12歯のそれが大きすぎるかのいずれかである．これにより何mmどちらが大きいか，小さいかを読みとることができる．オーバーオールレシオの分析値が平均値±1SDの内に存在しない場合，大臼歯咬合関係のⅠ級化を確立するためにストリッピング(stripping)を行う必要がある．本分析法とアンテリオールレシオ*の分析の組み合わせにより，ストリッピングの必要な部位と量を決定することができる．⇨アンテリオールレシオ，ボルトンの歯冠近遠心幅径調和の分析

### オーバーコレクション　over correction

一般に動的矯正治療終了後，多くの場合多かれ少なかれ後戻り*が認められるものである．したがって動的矯正治療において過剰な程度まで移動を行っておき，矯正装置を除去した後の後戻りが理想的と思われる位置まで戻るのが理想である．それまでの間，器械的保定が必要である．この間に起こる後戻りは，成長発育によって生じる後戻りとは異なるものである．例として上顎前突，下顎前突，または位置異常歯と捻転歯のオーバーコレクションをあげる．
1）上顎前突症，下顎前突の症例：動的矯正治療を行った歯は，オーバージェット，オーバーバイトで1～2mm後戻りすると考えられる．したがって，この程度のオーバーコレクションが必要である．臨床的には，上顎前突症例では切端咬合までオーバーコレクションして，下顎前突症例では咬合を深く仕上げる必要がある．
2）位置異常歯と捻転歯：位置異常歯と捻転歯は治療の初期でオーバーコレクションしておくことができる．たとえば，側切歯が舌側転位している歯を通常よりもわずかに唇側に移動させる．同じように捻転している歯でも逆方向へオーバー気味に回転させておく必要がある．オーバーコレクションをする場合，少なくとも数か月は歯を固定しておくのが賢明である．この場合の固定は，アーチワイヤーにファーストオーダーベンドを入れて固定する場合がある．

### オーバージェット　overjet〔水平的被蓋〕

中心咬合位における上顎切歯切端（または舌面）

と下顎切歯切端(または唇面)との水平的距離で，水平的被蓋(horizontal overbite)ともよばれる．乳歯列期*が完成した頃はオーバージェットが通常存在し乳歯の咬耗や下顎歯列弓の前進により減少傾向を示し切端咬合にまでなることがある．永久歯列期*では下顎の前方成長によりやはり減少傾向を示す．多くの場合は上下顎歯槽基底の前後的な関係に影響を受けることが多い．この表現方法は，オーバーバイト*とともに上顎前突や下顎前突などの不正の程度を示す尺度として用いられる．

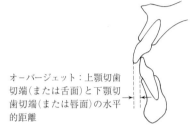

オーバージェット：上顎切歯切端(または舌面)と下顎切歯切端(または唇面)の水平的距離

### オーバーバイト　overbite〔垂直的被蓋〕

オーバーバイトとは中心咬合位における上下顎切歯間の垂直的距離のことで，垂直的被蓋(vertical overbite)ともよばれる．乳歯列期*が完成した頃のオーバーバイトは深くその後わずかに減少し，切端咬合となる．混合歯列期*では第一大臼歯の萌出に伴いオーバーバイトは一時的に減少するが，萌出完了によりわずかに増加する．永久歯列期*では第二大臼歯や第三大臼歯が萌出する頃にオーバーバイトは一過性の減少を示す．永久歯列期におけるオーバーバイトの正常範囲は 0〜4 mmであり，これ以上を過蓋咬合，これ以下のものを開咬とよぶ．⇨オーバージェット

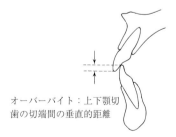

オーバーバイト：上下顎切歯の切端間の垂直的距離

### OB

頭部 X 線規格正貌写真*上における計測点*の1つで，解剖学的基準点ではなく，X 線写真上で認められる点である．すなわち，側頭骨錐体部の上縁の影像と斜眼窩線の交点である．右側の点を OB，左側の点を OB′とする．

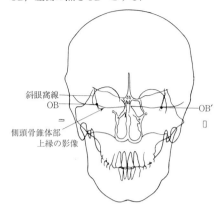

頭部 X 線規格正貌写真の透写図．

**Op** opisthion　＝オピスチオン

### オープンコイルスプリング
open coil spring　⇨コイルスプリング

### オープンバーティカル(ヘリカル)ループ
open vertical(helical)loop

マルチブラケット装置による治療においてアーチワイヤーに付与されるループの1つの形態である．オープンバーティカルループは，主にスペースオープニングのために使用し，ほかに捻転歯の改善の補助として使用される．またこのループは2個以上の組み合わせで使用する場合もかなり多く，この場合は歯の圧下，挺出，回転および軸傾斜の矯正などに有効である．したがって，切歯部に叢生がある場合よく用いられている．オープンバーティカルヘリカルループは，オープンバーティカルループにヘリックス(helix)が加わっただけで作用もほぼ同様であるが，矯正力が緩和で持続性がある．

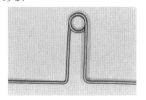

### オーラルスクリーン
oral screen　⇨口腔前庭スクリーン

## オクルーザルX線写真(撮影法)
occlusal X ray photograph (radiography)
〔咬合X線写真(撮影法)〕

　正放線方向，偏心投影，軸方向の3種類があり，前歯から臼歯にいたる片顎の歯，歯列弓を1枚のフィルム上に撮影したものである．デンタルX線写真やパノラマX線写真と併用して，さらに精査する目的で用いる．咬合X線写真(撮影法)ともいわれている．

【観察の要点】①デンタルX線写真では位置づけの困難な過剰歯や埋伏歯，②口蓋裂症例の破裂の位置やその周辺の歯や骨の状態，③急速拡大の治療効果の判定．
⇨X線検査

## おしゃぶり
teething ring, comforter, pacifier, dummy

　生後3，4か月の乳幼児を対象として用いられる育児玩具である．ゴム製あるいはプラスティック製乳首が平たい輪に取り付けられている．乳幼児の感覚器官を育てるため，しゃぶって遊べるように作られているが，現在わが国では使用は望ましくないとされている．

しかし，米国ではコリック(黄昏泣き)を起こしたとき，あるいは指しゃぶりを防止するのに効果的であるとの報告もある．

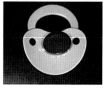

## オクルゾグラム　occlusogram
　咬合面から見た歯列弓を図示したもので，主に治療のゴールを明確にするために，治療計画構築に際し使用される．オクルゾグラムは二次元的な診断のセットアップといえ，VTO(visual treatment objective)と併用して用いられる．

## オステオクラスト　osteoclast　＝破骨細胞

## オステオブラスト　osteoblast　＝骨芽細胞

## オッペゲーザ法　Obwegeser method
　オッペゲーザにより1955年に創案された，口腔内からのアプローチにより施行される顎変形症の手術の代表的な術式であり，下顎前突症の手術*に広く用いられている．いわゆるオッペゲーザ法には，オッペゲーザ原法，オッペゲーザⅡ法，オッペゲーザダルポン法があり，骨切り線の位置により分けられる．現在では，オッペゲーザダルポン法が最も多く用いられている．⇨下顎枝矢状分割法，外科的矯正治療

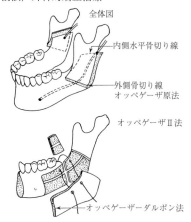

## オッペンハイム　Oppenheim, A
　オッペンハイム(1911)は若いヒヒによる実験で，組織反応の様相が矯正力の大きさによって差異を示していることや，骨の改造機転が歯槽骨の全体に及ぶものであることなどを報告している．
⇨最適矯正力，穿下性吸収，歯根吸収

## オトガイ(頤)　chin
　オトガイとは顔の正中にある隆起で形は多種多様であり下顎のオトガイ結節の部分に位置する．この部分の下顎骨*には小三角状の低い隆起があり，オトガイ隆起という．第二小臼歯の歯根の下方で外側面にはオトガイ孔があり，オトガイ神経やオトガイ動脈・静脈が通っている．オトガイ結節から斜上方には斜線とよばれる線状に走る骨の隆起があり顔面表情筋の一部が付着している．下顎のなかで最も変化に富んだ成長パターンをとるのはオトガイの領域であり，その形成はヒトとゾウだけにみられる特徴である．オトガイの出現については人類の進化に基づく脳頭蓋の拡大や顔面骨格と歯槽部の縮小化の結果であるのか，あるいは筋活動や咀嚼，嚥下，呼吸，発音などの機能の結果である(ウェイデンライヒ：Weidenreich)と考えられ，また顎の縮小と後退，大後頭孔の前方移動，頭蓋底の角度変化の結果であるとも考えられている．オトガイの形成はオトガイ下縁部が骨内膜性皮質性成長(endosteal cortical growth)に

より前方に成長し、それにより上方の歯槽部の吸収機転とともに顕著になり、またオトガイに対する下顎骨内面には骨膜性成長(periosteal growth)が起こり、シンフィージス(symphysis)の形態が形成されていくと考えられている。

　上顎前突患者を治療する場合、臨床上はオトガイ部が比較的突出しているもの(アゴありタイプ)とオトガイ部が後退しているもの(アゴなしタイプ)とでは矯正治療結果に大きな影響がある。上顎前突におけるオトガイ部の突出、後退を客観的に、かつ実用的に表現する方法として、エフェクティブシンフィージス*〔effective symphysis, NB to Pog(mm)〕の大きさによる分類がある。一般にオトガイ突出型の上顎前突は上顎前歯の前傾に比べて下顎前歯は整直されており、ロウアングル症例(low angle case)の場合が多い。このような場合、咬合挙上に長期間を要するが側貌*は良好となりやすい。逆にオトガイ後退型の場合は上顎前歯の前傾とともに下顎前歯も前傾しておりハイアングル症例(high angle case)が多い。このような場合、側貌という面からの治療結果は良好となりにくく、歯列は整理され改善されても側貌は依然としてアゴなしとなることが多い。また実際、下顎においてオトガイ部の突出度を示す計測項目としてアクチュアルシンフィージス*(actual symphysis)がある。一般にFMA, SN to mand. p.,ゴニアルアングル(gonial angle)の大きなハイアングル症例ではアクチュアルシンフィージスが大きいといわれ、またアクチュアルシンフィージスの大きな症例では下顎下縁に対して下顎切歯歯軸が、整直しているものが多いといわれている。
⇨下顎(骨)の成長、下顎下縁平面傾斜角、ハイアングルケース、ロウアングルケース、側貌、NB to Pog(mm)

**オトガイ下点**　menton　＝メントン

**オトガイ下頭頂方向Ｘ線写真(撮影法)**
submento-vertical X-ray photograph (radiography)

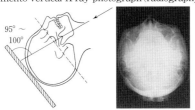

頭部・顔面部撮影法の1つで、カセッテ面と眼耳平面とを平行にし、左右下顎角を結んだ線の中点を射入点とし眼耳平面に95°〜100°の方向から主線を入れる。矯正領域では、外科的矯正の際に顎骨の形態や相互位置関係の検討に用いられる。
⇨Ｘ線検査

**オトガイ形成術**　mentoplasty, genioplasty
　オトガイ形成術は、下顎前突症、小下顎症、下顎の非対称などの顎変形症*などによりオトガイ部の異常な前方成長、劣成長、側方偏位を示す症

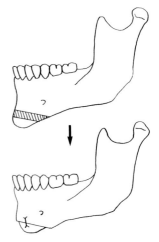

大オトガイ症の手術：下顎骨片の後上方移動.

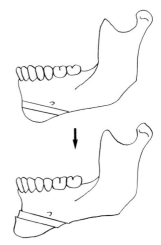

小オトガイ症の手術：オトガイ骨片の階段状前方移動.

例に対して，一般的に上下顎咬合関係の不正が矯正治療だけで改善される場合に用いられる．また，上顎前突症や，下顎前突症の手術*と併用して用いられる場合もある．多くの症例では，水平骨切りによるオトガイ部骨片の前後的，近遠心的，上下的移動術が行われるが，オトガイ部の劣成長や消失を認める場合には骨（肋骨，腸骨）移植や合成樹脂の添加が行われることもある．合成樹脂（シリコーンなど）の添付に関しては，後に顎骨の吸収が副作用として現われることがある．

**オトガイ結合** symphysis of chin ＝下顎結合部

**オトガイ前点** pogonion ＝ポゴニオン

**オトガイ帽装置** chin cap〔チンキャップ〕
　オトガイ帽装置は顎外固定装置の一種で，下顎前突の治療に用いられる．本装置はセリエル（Cellier, 1802）に始まり，セヴィル（Sewill, 1870)，トーマス（Tomas, 1873)，アングル（Angle, 1895）らが改良し応用したといわれている．オトガイ帽装置はオトガイ部にチンキャップを，頭部にヘッドキャップを固定源として両者をゴムで連結させたもので，装置の調節が容易であり装置も簡単である．オトガイ帽装置の適応症は骨格性下顎前突（とくに成長発育途上にある場合），前歯部の反対咬合，外科矯正や本格矯正終了後の保定などである．牽引力を下顎頭の方向へ行うことにより，次の効果が期待できる．
1）下顎骨の成長のコントロール（成長抑制）を行うことができる．
2）下顎骨の後下方への回転を伴った後方移動や下顎前歯の舌側移動などの形態変化が起こる．
3）牽引方向を変えることによって下顎骨を前上方に回転させ，臼歯部を圧下することができる．
4）スライディングプレート*やポステリオバイトブロック*などの装置との併用により治療効果を高めることができる．
5）反対咬合の動的治療終了後に下顎骨の過剰発育による再発を防止する目的や外科的矯正治療終了後の保定の目的にも用いられる．
　牽引力はゴムによって得られ，通常400〜500gである．また，就寝時に1日8時間使用する．
　オトガイ帽装置による下顎骨の変化については，①骨変化が起こるのは顎関節，下顎頭，オトガイ部であるという意見，②下顎枝部後縁から下顎体

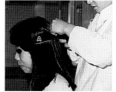
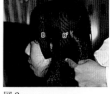

図1　　　　　図2

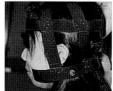
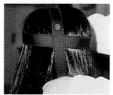

図3　　　　　図4

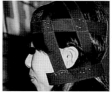
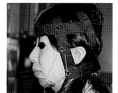

図5　　　　　図6

部下縁にいたる下顎角の狭小化が起こるという意見，③下顎骨の後下方への回転のみが起こるという意見，④骨の形態変化と後下方への回転の両者が生じているという意見などがあり，個体差や牽引方向，牽引の強さなどによりオトガイ帽装置の下顎骨の影響はさまざまのようである．

【作製順序】
　製品により多少異なってくるが基本的な作製方法は以下のとおりである．
1）ヘッドキャップの作製
①最大頭周に合わせたベルトを作る（ベルトA）（図1）．
②片側の耳の前方部から反対側の耳の後縁に向かって上下に走らせたベルトを作り（ベルトB，B'），ベルトAと交差したところでホチキスで止める（図2）．
③ベルトB，B'の下端と直行に交差させ後頭部の下部を通って反対側のベルトB，B'の下端と交差させるベルトを調整する（ベルトC）．ベルトCとベルトB，B'の交差したところでホチキスで止める（図3）．
④前額部の中央からベルトAと直行するように後方へ延長しベルトCと交差するベルトを作る（ベル

トD）（図4）．ベルトDとベルトA，ベルトCの交差するところをホチキスで止める（図5）．
⑤ベルトB，B'とベルトCにフックを取り付ける（図6）．
2）チンキャップ（チンカップ）の作製：金属製，プラスチック製の既製品を使用する場合，試適して必要であればバーなどで大きさを調整する．また，オトガイ部の印象を採ってレジンで作製する場合もある．
3）ヘッドキャップとチンキャップをゴムで連結する．最近はベルト型のヘッドキャップは作製に手間がかかることと，髪形が崩れるとの理由でネット型のヘッドキャップが多く用いられている．

**オピスチオン** opisthion〔Op〕
　頭部X線規格側貌写真上の計測点*の1つで，頭蓋底部の大後頭孔後縁の正中点である．大後頭孔長や正中矢状弧長の計測に用いられる．オピスチオンは乾燥頭蓋骨では設定が容易な計測点であるが，頭部X線規格側貌写真上では設定が難しい．前鼻棘*（ANS）と結んだ線は，ヒスの線とよばれる．なお通常Opと略記する．

⇨アイデアルアーチ（フォーム）

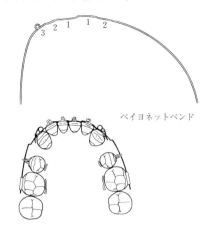

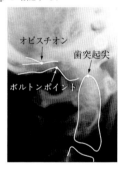

**オフセットベンド** offset bend
　矯正治療で使用されるアーチワイヤーの中に部分的に組み込まれるワイヤーの形態の1つである．一般に唇舌的，あるいは頰舌的方向の屈曲のうち唇側または頰側に出たものをオフセットベンドといい，逆に舌側に出たものをインセットベンドという．オフセットベンドは，捻転歯のオーバーコレクション（ベイヨネットベンド）を行う場合や犬歯，小臼歯，大臼歯の近心（ケナインオフセット，プレモラーオフセット，モラーオフセット）に組み込まれる．また歯肉側に対し同様の屈曲を与える場合をバーチカルオフセットという．

**オブリークエラスティック** oblique elastic
　マルチブラケット装置による矯正治療時に上顎犬歯から反対側の下顎犬歯に斜めにかけられるゴムリングのことで，上下顎の歯列弓において正中線を一致させるために用いる．また時として症例によってはほかの前歯にゴムリングがかけられることがある．副作用として牽引歯の挺出，上下顎歯列弓のゆがみを生じるので，アーチワイヤーは角線で太くなってから使用すること．正中線のズレの改善は，多少オーバーコレクションしておくことが大切である．⇨エラスティック

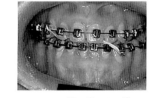

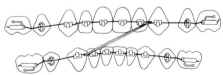

**オブリークセファロ（グラム）**
oblique cephalogram　＝頭部X線規格斜方写真

**オメガループ** omega（Ω）loop
　マルチブラケット装置による矯正治療で使用さ

れるアーチワイヤーをΩ状に屈曲したワイヤーの形態の一種である．直径5～7mm程度のサイズのものが一般的である．オメガループにはアクティブオメガループとパッシブオメガループがある．前者のアクティブオメガループは，上顎前歯歯軸傾斜角の小さい反対咬合の治療において被蓋改善を目的として上顎のアーチワイヤーにオメガループを作製し，オメガループアーチワイヤーとして使用するのが一般的である．アクティブオメガループは，固定歯のチューブの近心にくるようにし，アーチワイヤーを切歯唇面より3～5mm程度,唇側に位置するように調節する．後者のパッシブオメガループは，歯列弓の適当な長さを保つためにストップループ*として使用される場合やタイバックループ*として使われる場合などがある．最近ではステンレスワイヤーで屈曲したオメガループの代りに，屈曲する必要のないNi-Tiワイヤーとクリンパブルフックを最初から用いてアベイラブルスペースを増加させる方法が便利で確実なため多く行われている．⇨クリンパブルフックとNi-Tiワイヤーを用いたアベイラブルスペースの増加法．

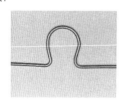

図4　オメガループ．

**オメガループ鉗子**　omegaloop-forming pliers
　角ワイヤーにオメガループを屈曲するために用いるプライヤーである．屈曲することができるワイヤーは，.022″×.028″までのワイヤーである．ビークの片側は3段階の径(.045″，.060″，.075″)からなる円柱形でもう一方は凹形をしている．この円柱部でオメガループを屈曲することによって3種類のオメガループを屈曲することができる．

**オルビターレ**　orbitale〔Or〕
　頭部X線規格側貌写真上の計測点*の1つで，眼窩骨縁最下点である．これは前頭骨から頬骨，上顎骨，頬骨突起へたどり，眼窩骨縁へとトレースしていくことにより得られる．頭部X線規格側貌写真上でオルビターレの読影は比較的難しい部類に属する．なお通常Orと略記する．

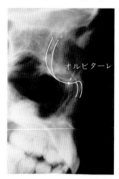

## ガードナー症候群　Gardner's syndrome

ガードナー症候群は常染色体性優性遺伝で，家族性疾患として男性が女性のほぼ2倍である．骨腫と軟組織腫瘍および大腸ポリープを3主徴とする．
【症状】
1）骨腫：多発性に顎骨，とくに下顎角部に多くみられるが，その他顔面蓋にも多い．
2）軟組織腫瘍：多くは皮膚の軟組織に類表皮囊胞，多発性線維腫，脂肪腫としてみられる．
3）大腸ポリープ：とくに結腸に多発性ポリポージスとしてみられ，癌化が多い．
4）過剰歯あるいは多発性歯が第4徴候として報告されている（Faderら）．
【治療】骨腫に悪性化の傾向はないが，大腸ポリポージスは大腸癌の合併が多く，精密検査後に早期の外科的処置が必要である．

## カーブオブスピーワイヤー　curve of Spee wire

ワイヤーにスピーの彎曲が付与されたプリフォームのニッケルチタン合金ワイヤー．咬合挙上などオーバーバイトの咬合挙上による減少を必要とする場合，主に用いられる．ほかにもアーチレベリング，逆に使用することによりバイトクロージングにも使用でき，早期の三次元方向のコントロールに有効である．ラウンドワイヤーには.016″, .018″, スクエアワイヤーには.016″×.016″, .018″×.018″, .020″×.020″, レクタンギュラーワイヤーには.016″×.022″, .017″×.025″, .019″×.025″などのサイズがある．また，アーチフォームには白人用，日本人用の形態がある．白人用のアーチフォームを日本人に用いると上顎前歯が前傾しやすいので注意が必要である．
⇨ナイチノールワイヤー，形状記憶効果，バイト

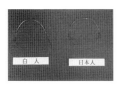
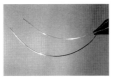

オープニングベンド，KBテクニック，KBTマルチブラケットシステム

## 開咬　open bite

上下顎歯列弓垂直関係の不正で，上顎あるいは下顎もしくはその双方の歯が数歯にわたって低位で咬合線に達しない場合をいう．一般的には，中心咬合位で臼歯部が咬合を営むにもかかわらず前歯部が咬合しない場合を指しているが，まれに局所的に臼歯部に現れることもある．この開咬には，高度の下顎近心咬合，小顎症，顎関節部の骨性異常などの顎の形態異常による骨格性開咬と，単に歯の萌出障害や形態不全または咬舌癖，挿舌癖，舌突出癖，異常嚥下癖，拇指吸引癖などの機能性による歯槽性開咬がある．形態的には上顎前突型のものと下顎前突型のもの，上下顎の位置関係にずれのないものがあり，アングルの分類はⅠ級，Ⅱ級，Ⅲ級のすべてがある．またほかの不正咬合と合併して成立していることが多い．
【口腔内所見】骨格性では後方歯のみ咬合し，上下顎咬合平面は直線状に離開する．また，舌や拇指による習癖によるものでは，挿入部のみが円弧状に開咬する．
【頭部X線規格側貌写真所見】下顎下縁平面角の開大，下顎角の開大，下顔面高の過大（前後顔面高比の減少），下顎枝長の短小，オトガイ部の後退，上顎前歯の唇側傾斜，逆スピーの彎曲の状態などが認められる．
【治療方法】小臼歯または大臼歯の必要抜歯を行い，Ni-Tiワイヤーの使用を主としたマルチブラ

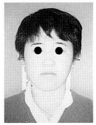
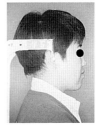
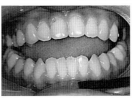

症例1．骨格性開咬．

ケット装置によりバーティカルディメンジョンの改善をはかる．また機能的原因によるものは，舌および口唇のトレーニングや舌癖防止装置を使用して不良習癖の除去を行い，付加的にオトガイ帽装置が併用される．さらに骨格性の不正が大きい場合には，外科的治療が行われる場合もある．
⇨不正咬合，上下歯列弓関係の不正

## 開咬の治療　treatment of open bite

1）乳歯咬合期における治療：拇指吸引癖，弄舌癖，異常嚥下癖などの不良習癖が原因で，将来骨格性開咬に移行する危険性のある場合は，その習癖の除去を行う．

2）混合歯咬合期における治療：不良習癖が原因のものは，乳歯咬合期に引き続き習癖の除去を行う．指しゃぶりや咬爪癖などには指サック，咬舌癖にはタングガードやタングクリブなどを使用し，積極的に舌および口腔周囲筋のトレーニングも行う．骨格性の開咬では，ハイプルチンキャップを用いて下顎を上方へ牽引する場合もある．また，早期に不正の芽をつむという考え方からマルチブラケット装置を上下顎前歯部と大臼歯部に適用し，オーバーバイトの改善をはかることも大切である．その場合に良く用いられるのが，それ自体でオーバーバイトを深くできる性質がある Ni-Ti ワイヤー（.016″×.016″角，.018″×.018″角，.016″×.022″角）である．

3）永久歯咬合期における治療：一般的に非抜歯または小臼歯または大臼歯の必要抜歯を行い，Ni-Tiワイヤーの使用を主としたマルチブラケット装置によりバーティカルディメンジョンの改善をはかり，付加的にオトガイ帽装置が併用される．また機能的原因によるものは，舌および口唇のトレーニングや舌癖防止装置を使用して不良習癖の除去を行う．さらに骨格性の不正が大きい場合には，外科的矯正治療が行われる場合もある（次頁の図参照）．
⇨不正咬合の治療

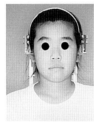
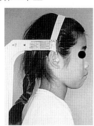
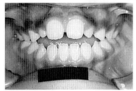

症例2．歯槽性開咬．

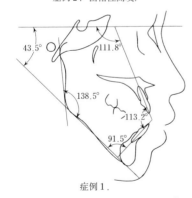

症例1．

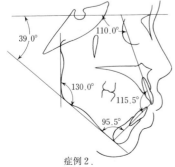

症例2．

## 外傷性咬合　traumatic occlusion

　歯周組織に外傷性の損傷を引き起こす咬合をいう．これに対し咬合性外傷*は外傷性咬合によって生じた状態を表現している．外傷性咬合となりうる因子には，早期接触，ブラキシズム，口腔習癖，歯列不正，食片圧入などがある．また矯正臨床において，下顎前突の治療の際，被蓋改善することにより，一定期間切端咬合位になることがある．これらの要因が加わった場合，歯周炎などにより歯周組織の支持力が低下していると，通常の生理的咬合力でさえも咬合性外傷を引き起こすようになる．外傷性咬合は，歯肉には影響を与えず，歯根膜と歯槽骨に変性・壊死・吸収などの病変を引き起こす．プラークによる歯肉の炎症性病変は外傷の生じた歯根膜や骨へと急速に進行する．一

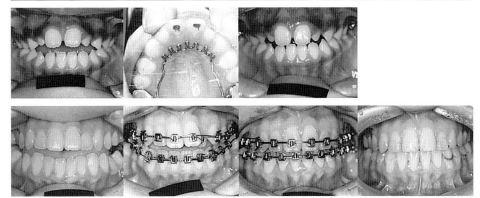

上：混合歯列咬合期におけるタングガードによる治療．
下：永久歯咬合期におけるマルチブラケット装置による治療．

方，歯肉が健康な場合や，炎症があっても軽度で，骨や歯槽骨と歯肉の炎症部の間に歯肉線維が十分残存している場合は，外傷性咬合が加わっても，炎症が歯根膜や歯槽骨と合併することはなく，上皮の根尖側移動を伴う骨縁下ポケットの形成は起こらず，高度の歯周炎は生じない．しかし，歯槽骨の吸収・歯の移動・歯の動揺の増加など歯周組織の深部支持組織に影響を与えるほか，咀嚼筋や顎関節に障害を生ずる，いわゆる顎関節症の発症因子となる場合があるという．

### 外傷性（分娩時）と不正咬合
traum(when delivery)and malocclusion

　一般に，新生児の下顎骨を含む顎顔面の形態異常の多くは先天性の症候群であるが，ごく稀に外傷性の分娩によって下顎骨に損傷が加えられ，顔面形態の異常が現れることがある．分娩時の外傷は大きく2つに分類できる．それらは，児頭の応形機能と，分娩時とくに分娩時鉗子を用いた場合に下顎骨に加えられる外傷である．前者は，子宮内で胎児の四肢が身体の別の部分に押しつけられると，急速に成長しつつある領域の変形が時として起こる．厳密にいうと，これは分娩時外傷ではないが，その結果が出生時にわかることから分娩時外傷のカテゴリーに入れられている．子宮内応形機能は上腕が顔を横切るようにおかれ，上顎骨の発育を制限するときに顔の発育に影響が生じる．子宮内応形機能が原因となって，中程度，あるいは高度の上顎骨の裂成長が起こることがある．生体には生後にそれまでの成長の遅れを取り戻す復元力があるため，子宮内応形機能が重篤な顎骨の

変形を長期にわたって引き起こすことは考えられない．

　胎生期の発育障害から生じるとされている形態形成異常の多くはかつては分娩時の外傷で起こるといわれていた．たしかに難産の場合，分娩時に頭部をつかむために鉗子を使うことがあり，これが顎関節領域に損傷を与える可能性がある．少なくとも理論的には顎関節部に強い圧力を加えると内出血，組織の消失と，それに引き続いて下顎の発育低下が起こる．もし下顎頭軟骨が成長の中心ならば，この重要な領域への損傷は下顎骨の発育を阻害する大きな要因となる．しかし，下顎頭軟骨は下顎骨の成長を直接左右するものではないという今日の考えに立ってみると，下顎骨の発育不全を分娩時外傷のせいにするのは安易すぎるものという意見もある．

### 蓋唇小帯　tectolabial frenulum

　蓋唇小帯とは胎生期中の上唇結節と口蓋乳頭（切歯乳頭*）が連なっているヒダ状のものをいう．蓋唇小帯は歯槽堤の発達により上唇小帯と口蓋乳頭に分かれるが，何らかの原因により連続したままの状態がみられることがあり，上顎左右中切歯の正中離開の原因となる．⇨小帯

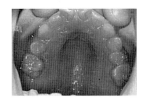

## 外線　outer bow

ヘッドギア*はヘッドキャップ, フェイスボウ, 維持バンド, 頬面管などで構成されるが, フェイスボウはさらに内線*と外線(口外線ともいう)に分けられる. 外線は正中部で内線と鑞着され, 遠心端はヘッドキャップとゴムで連結されるように曲げられている. 外線の長さや内線に対する角度によって牽引方向と合わせて大臼歯の歯体移動や傾斜移動または挺出, 圧下, 遠心移動量の程度が決定される.

## 開窓術　marsupialization, fenestration operation, window operation

矯正装置により埋伏歯を牽引または萌出誘導する場合の前処置として, しばしば行われる小手術法である. 埋伏歯が粘膜下にあるか骨膜下にあるかによって手術法が異なるが, 歯冠部を露出させた後に, 埋伏歯牽引, 挺出用のトラクションフック, ブラケットやリンガルボタンを接着して, 埋伏歯の牽引を開始する.
⇨埋伏歯の治療(牽引), トラクションフック

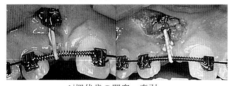

1| 埋伏歯の開窓, 牽引.

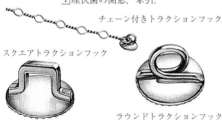

チェーン付きトラクションフック
スクエアトラクションフック
ラウンドトラクションフック

## 外側鼻突起　lateral nasal process

胎生28日に前頭鼻突起の外胚葉中に, 口窩の上部に鼻板*が左右1個ずつ形成され, 縁部に間葉が増殖し, 馬蹄形の突起を作る. その外側にあるものを外側鼻突起, 内側にあるものを内側鼻突起*という. 外側鼻突起からは鼻翼が形成される(P. 337の図3参照).
⇨頭部の成長発育

## 回転　rotation　⇨捻転

## 回転中心　center of rotation [cRot]

歯が傾斜移動する場合の力学的回転軸の中心点. 歯の移動における実際の回転中心を決定することは困難であり, 歯の移動前後の位置から推定するしかない. 矯正治療におけるおおよその回転中心の位置は, ブラケットにおけるモーメントと力の比率を変えることによって制御することができる. 歯体移動中の回転中心は無限に変化することになる.
⇨抵抗中心　C Res, 歯の移動方法と移動の際の支点の位置

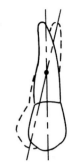
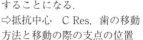

## 海綿骨の溝　trough of cancellous alveolar bone

顎骨は上下顎骨と歯槽骨に分けられ, 歯は歯槽骨の突起(歯槽突起)内に植立し, 根尖は顎骨と歯槽骨の境界部分に位置する. 歯槽突起の横断面では舌側と頬側(唇側)の皮質骨(cortical plate)の間に海綿骨がU字溝状に観察され, これを海綿骨の溝という.

そしてこの海綿骨の溝の範囲内で歯を移動すれば皮質骨板に触れずに, 歯根吸収などの医原性障害を引き起こしにくいと1950年代から一部の研究者によって主張されているが, エビデンスとして明確な提示がなされないので, 概念としては理解されているが, 実際臨床上では主流とはならず, 軽視されてきている. しかし, CBCTなどの診断・治療評価手段が普及するにつれて, 3Dでリアルタイムで容易に視覚化されるようになり, 事前にCBCTなどで個々の患者の海綿骨の溝をみて各患者の歯の移動方法を考慮することが普及し, 従来の教科書どおりの歯の移動方法がようやく再検討されるようになってきた.

つまり成人上下顎前突の患者の場合, CBCTで海綿骨の溝と歯槽突起の画像をみると上下顎数歯にわたって大臼歯にまで, すでにフェネストレーション*が存在していることがある. また同様に成人上下顎前突の患者の場合は, CBCTで海綿骨の溝と歯槽突起の画像をみると上下顎数歯にわたって大臼歯にまですでにデヒィシェンス*が治療前に存在していることがある.

このような症例では上下顎小臼歯抜歯で従来の教科書どおりの歯の移動は, さらなる骨吸収や皮質骨板に触れることにより起こる歯根吸収など,

かえって患者のインナービューテイをエイジングさせることにつながりやすいことは明白である．また海綿骨の溝は根尖側にいくにしたがって広くなるので，あらかじめ根尖を圧下し，海綿骨の溝の中央にトルクしてから歯根を近遠心的に移動することにより皮質骨板に触れにくくなる．こうすることによって歯根吸収や過剰な骨吸収を防止できることも知られている．一方，歯根を皮質骨に当てて歯根膜に硝子様変性を起こさせて，一定期間固定源を確保するという治療技術（cortical anchorage）もある．⇨アーチフォーム，矯正歯科におけるインナービューテイ，トルク，アップライティング

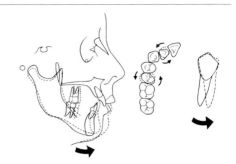

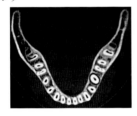

**外面的審美性** outer beauty
⇨矯正歯科におけるインナービューテイ，矯正歯科医の責務，矯正歯科におけるアウタービューテイ，内面的審美性

**カウプ指数** Kaup index
　小児の発育状態と体型を知るために使用される指数．カウプ指数は，身長(cm)と体重(g)を組み合わせた指数で｛(体重g)/(身長cm)²｝×10(10倍値はわが国の慣用)の式で求められ，年齢と比較的無関係に安定している．小児の身長発育は環境的要因に影響されることが少ないから，身長に見合う全般的発育を観察するために使用される．ただ小児の発育は個体差が著しく，各々の発育型があるため，評価時には注意を要する．カウプ指数が22以上を太りすぎ，21.9〜19.1を優良，19.0〜15.0を正常，14.9〜13.0をやせ型，12.9〜10.0を栄養失調，9.9以下を消耗症としている．

**カウンタークロックワイズローテーション**
counter clockwise rotation
　歯の捻転や下顎骨の成長方向を表現する場合に用いられることが多く，いわゆる反時計方向の回転を指す．⇨クロックワイズローテーション

**過蓋咬合** deep overbite〔クローズドバイト〕
　上下歯列弓垂直的関係の不正で，上下前歯の咬合関係が正常範囲を超えて著しく深いものをいう．本症は下顎遠心咬合(アングルの分類のⅡ級1類，2類)に多くみられ，骨格性のものと歯槽性のものがある．骨格性過蓋咬合には，①骨格性上顎前突により上下前歯の位置が前後的に偏位し，対咬関係が得られず前歯部が過度に挺出するもの，②下顎骨の成長により下顎オトガイ部が前上方に向かうもの，③外力などにより臼歯圧下または萌出不全が発現し，その結果として前歯咬合が深まるもの，歯槽性過蓋咬合には，①顎骨上における前歯の位置が上下歯列間で前後的に偏位し，前歯は対咬関係が得られず過度に挺出するもの，②歯の喪失によって対咬歯がない場合の過度の挺出によるものなどがある．
【口腔内所見】下顎歯列弓のスピーの彎曲が大きく，上顎歯列弓は逆スピーの彎曲を示す．また上顎切歯切端は口唇閉鎖線より下方に位置し，開口時に上顎歯肉が極端に露呈する．さらに口唇が閉鎖される場合では，切歯は著しい舌側傾斜を示し(アングルの分類Ⅱ級2類)，口唇が閉鎖されない

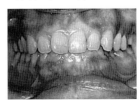

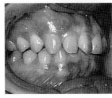 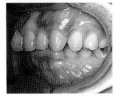

場合では，顕著なオーバージェットを惹起する．
【頭部X線規格側貌写真所見】骨格性の上顎前突でアングルの分類のⅡ級2類を示す症例が多く，SNA，ANB，Y軸角が大きく，SNB，顔面角，上顎中切歯歯軸傾斜角が小さくなる場合が多い．
【治療方法】マルチブラケット装置および咬合挙上板，咬合斜面板などにより前歯の圧下と臼歯の挺出をはかる．
⇨不正咬合，上下歯列弓関係の不正，圧下，カーブオブスピーワイヤー，咬合挙上

### 過蓋咬合の治療　treatment of deep overbite

1）乳歯咬合期における治療：一般的には経過観察を行い，積極的矯正治療は行わないが，下顎の前方および側方への運動制限や成長発育の制約がある場合，咬合挙上を主体とした矯正治療に着手する．
2）混合歯咬合期における治療：乳歯咬合期と同様に，下顎の運動，成長発育に制限があり，顎関節症を惹起するような場合には，カーブオブスピー Ni-Ti ワイヤーなどによる咬合挙上を主体とした矯正治療（ツーバイフォーシステム*）を行うことにより本来の下顎の成長発育を促進させる．
3）永久歯咬合期における治療：カーブオブスピー Ni-Ti ワイヤーを用いたマルチブラケット装置および咬合挙上板，咬合斜面板などにより前歯の圧下と臼歯の挺出をはかり，咬合の挙上を行う．
⇨不正咬合の治療

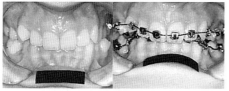
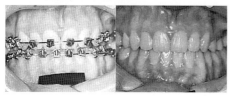

小臼歯抜歯（$\frac{4|4}{5|5}$抜歯）後，マルチブラケット装置による治療．

### 下顎運動解析装置
mandibular movement analyzing device

　下顎運動の記録は顎口腔系の機能的検査*の1つである．顎口腔系の機能異常の検査や診断では，下顎運動の検査は欠かすことができない．検査の対象となっている下顎運動にはタッピング運動，習慣性開閉口運動，下顎限界運動，咀嚼運動などがあげられる．これらを種々の下顎運動記録法*を用いて記録し，さまざまな処理を行うのである．
【種類】
1）一点二次元解析：操作性，経済性などの面から日常臨床で最も多く用いられている．ゴシックアーチトレーサー，ストロボスコープ方式，コンデンサー法などがあげられる．
2）一点三次元解析：生理的条件下での記録が可能であり，咀嚼運動などの機能運動の検査や解析において利用度が高い．マンディブラーキネジオグラフ，シロナソグラフなどがあげられる．
3）任意点三次元解析：下顎運動の詳細な解析を目的として行われる．下顎の6自由度を検出し，あらかじめ検出したい任意点の剛体系での座標を計測しておくことにより測定系における任意点の位置を推定するものである．なお6自由度については研究者により設定が異なる．

### 下顎運動記録法
mandibular movement recording method

　下顎運動の記録は顎口腔系の機能的検査*の1つである．顎口腔系の機能異常の検査や診断では，下顎運動の検査は欠かすことができない．下顎運動を記録する方法はその目的により以下の2つに分けられる．
1）顎口腔系の機能に影響を与える要因が多少増加しても，下顎運動に関するより多くの情報を得ることができるもの．
2）記録のための装置の被検者への影響を最小限に抑えて，自然に近いかたちでの下顎運動を捉えようとするもの．
　1）にはパントグラフ法，2）には電気的下顎運動測定装置などがある．

### 下顎下縁平面　mandibular plane

　頭部X線規格側貌写真の計測平面の1つである．下顎下縁平面と下顎枝後縁平面により構成される角の二等分線が，下顎角部と交わる点をゴニオン（Go）とし，下顎結合部*最下点であるメントン*（Me）とゴニオンを結ぶ直線を下顎下縁平面とする場合と，メントンから下顎下縁に接する直線を下顎下縁平面とする場合がある．この平面とフラ

ンクフルト平面あるいはS-N平面のなす角度によって下顎骨の中顔面部あるいは上顔面部に対する角度関係を表現する．骨格性下顎前突や開咬の場合はこの角度が平均値より大きくなる場合が多い．また，日本人は白人に比べこの角度が大きくなる傾向が強い．

### 下顎下縁平面傾斜角（S-N平面に対する）
S-N to mandibular plane angle

ツイードのFMAおよびダウンズ法の下顎下縁平面傾斜角に準じるもので，基準平面としてS-N平面を用い，S-N平面と下顎下縁平面とのなす角度で表す．亀田はS-N平面に対する下顎下縁平面傾斜角の大きさが40°以上の症例はハイアングルケース*とし，30°以下の症例はロウアングルケース*であるとした．上顎前突でハイアングルケースの場合には，比較的オトガイ部が後退している側貌の良くない場合が多い．また，下顎前突でハイアングルケースのものは顔の幅径に比較して高さ(長さ)が長く，かつ顔面の非対称が顕著であり，とくに下顔面(鼻から下)が長いものに多い．また，上顎前突でロウアングルケースのものはいわゆるアゴありタイプの上顎前突が多いとされる．ハイアングルケースでは咬合挙上が比較的容易に起こりやすい．したがって，下顎前突では治療中にオーバーバイトが小さくなりやすく，治療が困難な症例であるといえる．また，上顎前突，下顎前突ともに側貌が不良で，予後が悪くなりやすい．下顎下縁平面傾斜角の平均値は白人の成人正常咬合者で31.71°±5.19°であり(Graber)，日本人では34.00°±3.90°である．
⇨ロウアングルケース，ハイアングルケース

### 下顎下縁平面傾斜角（フランクフルト平面に対する） Frankfort mandibular plane angle

頭部X線規格側貌写真の分析法であるダウンズ法，ツイード法およびリケッツ法の分析項目の1つである．下顎下縁平面とフランクフルト平面のなす角度であり，ツイードの三角におけるFMA*と同一である．顔面角と相関関係があり，この角度が大きい場合，一般的に矯正治療の予後は不良であるといわれている．顔面角が減少すると下顎下縁平面傾斜角は増加する傾向がある．FMAの大きさは治療後の予後に影響する．一般的にFMAが平均値±2/3 S.D.の範囲内に入っていれば下顎は標準的な付着をしているといえ，

-2/3 S.D.を下回っていればロウアングルケース*であり，+2/3 S.D.以上であればハイアングルケース*であるとされる．上顎前突でハイアングルケースの場合には，比較的オトガイ部が後退している側貌の良くない場合が多い．また，下顎前突でハイアングルケースのものは顔の幅径に比較して高さ(長さ)が長く，かつ顔面の非対称が顕著であり，とくに下顔面(鼻から下)が長いものに多い．また，上顎前突でロウアングルケースのものはいわゆるアゴありタイプの上顎前突が多いとされる．ハイアングルケースでは咬合挙上が比較的容易に起こりやすい．したがって，下顎前突では治療中にオーバーバイトが小さくなりやすく，治療が困難な症例であるといえる．また，上顎前突，下顎前突ともに側貌が不良で，予後が悪くなりやすい．下顎下縁平面角の平均値は白人で21.9°±3.24°(Downs)，24.57°(Tweed)，26.00°±4.5°(Ricketts)，日本人では30.23°±5.51°であり日本は白人と比較して大きい傾向を持つ．
⇨ロウアングルケース，ハイアングルケース

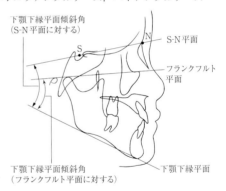

### 下顎角　mandibular angle

下顎体下縁から下顎枝後縁へと移行する隅角部を下顎角という．一般的に下顎角は増齢的に減少するが，骨格性下顎前突では大きい状態を呈する．下顎角部では高低さまざまな稜線がその間の凹線と交互に走り，しばしば下顎枝縁にまで達し，小さい隆起を作って終わることもある．下顎角部ではその外面ならびに内面の骨の表面は不規則な粗面をなす．骨の表面のこの不規則性は下顎角部の内面に内側翼突筋，外面に咬筋が停止することによる．また，茎突下顎靭帯が筋膜の肥厚部で茎状突起および茎突舌骨靭帯から下顎角部に向かって走行する．

⇨下顎骨，下顎(骨)の成長

## 下顎関節突起形成不全症
hypoplasia of condylar process
　先天的または後天的に関節突起の形成障害により発現し，関節突起の低形成から欠損まで種々の状態が存在する．先天的なものは単独あるいは第一・第二鰓弓症候群*の1分症として発現し，後天的なものは乳幼児期の中耳炎，下顎骨骨髄炎，外傷，放射線障害などが原因となって発生する．片側性の場合，顔貌は下顔面の非対称を示し，両側性では対称性であるが小顎症，下顎の後退を呈し，鳥貌を示す．多くは相対的な上顎前突で，過蓋咬合，交叉咬合など咬合不全を示す．また，多くの場合，顎関節強直症と合併してみられる．治療は顎関節強直症があれば関節授動術を行い，形態異常には顎関節形成術を行う．

## 下顎顔面異骨症　mandibulofacial dysostosis
　胎生7～8週以前に分化する中胚葉性の第一・第二鰓弓由来の組織要素の発生不全または異常発生による下顎，頰骨の形成不全を主症状とするもので，その原因に遺伝的要素が重視されている．眼裂斜下，下眼瞼外側の部分的欠損ないし同部眉毛の欠損，顔面骨(頰骨，上顎骨，下顎骨)の低形成，耳介形成異常や外耳道欠損，伝音性難聴，歯列不正，高口蓋，大口症を呈することが多く，口蓋裂を合併することもある．必要に応じて顔面の形成外科的手術を行う．⇨第一・第二鰓弓症候群，トリチャー・コリンズ症候群

## 下顎結合部　mandibular symphysis
〔シンフィージス，オトガイ結合〕
　左右に分かれて生じた下顎骨の正中部における結合部をいう．胎生期には下顎骨正中部は線維性軟骨によって結ばれている．この線維性軟骨は生後1年で化骨し，下顎骨正中部が結合する．矯正の分野において，一般に下顎結合(symphysis)とは"下顎結合部の正中断面像それ自体"を指して用いられる．下顎前突者においてシンフィージスの歯槽部前後径の小さな症例は矯正治療に制約を与える症例であると指摘されている．したがって下顎前突者の矯正治療はいかにシンフィージスの厚さを薄くせずに行うかが鍵となる．従来下顎前突者の矯正治療は多くの場合，Ⅲ級ゴムの副作用として下顎前歯の内傾とともに下顎のシンフィージス，とくにB点付近が薄く細長く伸び，下顎切歯の舌側へのトルクも十分に行えず治療後の咬合を不安定にするといわれている(亀田ら1982～1985)．その結果，現在では顎間Ⅲ級ゴムに代わり，下顎内水平ゴムを使用する治療法が考案され，広く用いられている．
⇨エフェクティブシンフィージス，アクチュアルシンフィージス

## 下顎後退症　mandibular retrognathism
　下顎体が短小でオトガイ隆起が小さく，下顎歯列が頭蓋に対して後方位にあるものをいう．側貌は鳥貌*を呈する．先天的原因としてはピエール・ロバン症候群*，第一・第二鰓弓症候群*の1症状としてみられる．後天的には出産時外傷，幼児期の中耳炎，下顎骨髄炎，リウマチ性顎関節炎，顎関節強直症などがあげられる．治療は外科的処置が主体をなし，咬合が良好な場合はオトガイ形成術により下顎の後退感を改善する．咬合状態が不良な場合は下顎枝切断術による骨体の前方移動，下顎体の離断延長術などを行う．顎関節強直症を伴う場合は顎関節授動手術を行う．

## 下顎後方牽引装置
mandibular protractive appliance
　下顎骨の後方への移動や下顎骨への成長抑制を行う装置で，日常臨床ではオトガイ帽装置*や後頭部・オトガイ部固定装置*などが用いられることが多い．⇨上顎前方牽引装置

## 下顎骨　mandible
　下顎骨は顔面頭蓋骨の中で最も強大な単一骨で，ほかの顔面骨と異なり左右の顎関節で頭蓋両側の側頭骨と可動的に結合している．馬蹄形をした骨板の下顎体*とその後端から後上方に立ち上がる左右の下顎枝*によって構成される．胎生期，一対の骨として生じ，出生時には線維結合によって正中部が結合するが，生後約1年で骨化癒合して単一の骨となる．
　下顎体は厚く，下縁は丸みを帯び，上縁には歯槽突起(歯槽部)を，また，歯槽部後端には三角形の骨面である臼後三角*を有する．下顎体は正中線上のオトガイ*から後方に伸び下顎枝の前縁に達している．下顎体の前面の正中線上およびその付近に三角形の隆起，すなわちオトガイ隆起があり，その下外側の下顎底にある左右オトガイ結節

とで作るオトガイ三角は全体として大きく膨隆し，現生人類に特有のオトガイとして前突する．オトガイ神経および動・静脈が通るオトガイ孔は下顎体の外面で第一小臼歯および第二小臼歯の歯根の間（ときには第二小臼歯の下方）に存在する．オトガイ孔は垂直方向の位置的関係では下顎骨下縁と歯槽縁との中央に存在する．内面には正中部下端に二対のオトガイ棘，二腹筋窩がある．オトガイ棘とその横の凹みは，上部の一対はオトガイ舌筋，下部の一対はオトガイ舌骨筋の起始部である．

下顎枝は下顎体の後端から後上方に伸びた薄い四辺形の骨板である．上端は下顎切痕により筋突起\*と関節突起\*とに分けられる．関節突起の上端には下顎頭\*があり，下顎頭の下は細くくびれて下顎頸となるが，その前内側には外側翼突筋が停止する翼突筋窩などがある．また下顎枝内面ではほぼその中央部に下顎管の広い開口部である下顎孔が存在する．内面の下顎角\*付近には内側翼突筋の停止する翼突筋粗面がある．

⇨下顎（骨）の成長

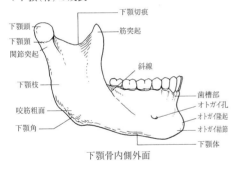

下顎骨内側外面

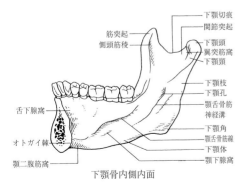

下顎骨内側内面

**下顎（骨）過成長** overgrowth of mandible
　下顎過成長とは，下顎骨体長あるいは下顎枝長の本来の長さが正常範囲を超えて成長した状態をいう．その成長方向は，①前方方向（forward type）：SN-Pogの増加は顕著であるがSN-Mdの変化が少ない．②後方回転（swing back type）：ANBが増加し，SN-Pogが減少する．③反時計方向（counter clockwise rotation）：SN-Pogがやや増加しSN-Mdが減少し，下顎枝における後顔面高が増加した状態の3型に分類できる．側貌は下顔面部が上顔面，中顔面より前方へ突出したいわゆるコンケイブタイプを呈する．下顎近心咬合で前歯部のオーバージェットはマイナスである．頭部X線規格側貌写真では顔面角，SNB角が大きく，ポゴニオン，B点が前方へ突出している．
【治療】チンキャップにより下顎前方への成長発育を抑制する．最大思春期成長を超えた時点で本格的矯正治療を開始する．
上下顎の前後的なずれが大きく矯正治療のみにて咬合の改善が困難な症例は晩期性成長が終了するのを待って外科的矯正治療により下顎骨を短縮したり，後方移動させたりして咬合と顔貌を改善する．⇨末端肥大症

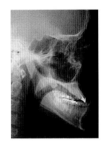

**下顎骨形成不全症** mandibular dysostosis
　下顎骨形成不全症はネイガー（Nager, F.R.）およびライナー（Reynier, J.P.）により1948年に記載された遺伝性奇形性症候群である．下顎骨上行枝の発育不全，側頭骨上顎関節の無形成症，耳翼の形成不全，外眼角の蒙古人様外見を特徴とする．これらの奇形は一般的に両側性であるが，まれに片側性のものもみられる．

**下顎骨体部の短縮法**
　⇨下顎前突症の手術，外科的矯正治療

**下顎（骨）の成長** growth of mandible
　下顎骨は一対の第一鰓弓と頬骨弓に由来する．この結合部は生後1年で骨化する．下顎骨は水平成分である下顎骨体領域と垂直成分である下顎枝領域に分けることができる．下顎体は後方は下顎角から，前方はオトガイ結合部までの領域である．下顎枝の上方部は下顎頭と筋突起に分かれて広がっている．筋突起は骨であるが下顎頭は関節

窩と対応し，顎関節を構成する要素であり，基本的には長管骨の骨端板に類似し，軟骨である．下顎頭の硝子様軟骨は厚い線維性の結合組織に覆われており，添加性の成長によってその厚さを増すという特徴がある．出生時より成人にいたるまで下顎骨はその全体の大きさの増加に伴い前下方に成長する．実際は下顎枝後縁での骨の添加ならびに前縁での骨吸収，歯槽突起辺縁上への骨添加ならびに下顎頭での軟骨性ならびに添加性の成長により下顎枝自体は後上方に成長していく．これによって歯槽突起は前後径が増して大臼歯の萌出余地が得られる．下顎骨の幅径の増加は下顎骨の頬側における骨添加と舌側における骨吸収とによる下顎骨体の側方への改造機転によって起こる．下顎の成長は10歳頃までは比較的安定した増加を示すが，思春期に急激なスパートがみられる．その時期は12～13歳頃である．また，下顎頭の軟骨性の成長は20歳頃まで継続するといわれ，特殊な場合（例：アクロメガリー）には再び活動を始めるといわれる．関節部の成長が阻害されると下顎の発育は著しく損なわれ，いわゆる鳥貌（bird face）になる．

【下顎骨における成長発育】
1）下顎頭（下顎関節突起）（condyleならびにcondylar neck）：下顎頭は次の2つの機構によって下顎の成長に関与する．
①軟骨細胞の増殖による間質性成長を示す軟骨性骨形成
②添加性成長：両様式による成長の結果，下顎頭の垂直方向の移動が起こる．下顎頭は後上方に突出した位置をとるため後上方へ移動する．また，下顎頭は前頭断でみるとV字形をしており，エンロー（Enlow）のV原理によると，この領域で起こる細胞変化は理論的に予測できる．すなわち成長方向から離れている外面では骨の吸収がある．V字形の中間の部分はV字の広い方向に向かって移動するので下顎頭の位置は絶えず変化する（図1）．このように下顎頭は比較的安定した頭蓋底とは向かい合っていないため後上方へ移動するが，この後上方への成長は結果的に抵抗のほとんどない前下方への移動となる．つまり下顎頭は成長の中心であるとの見方がある．しかし，現在では下顎がその成長過程で何らかの因子（functional matrix）により前下方に移動するにつれて，下顎頭と下顎窩の解剖学的関係を維持するために下顎頭での軟骨形成ならびに添加成長が起きるにすぎず，す

なわち下顎頭は成長の場（growth site）であるが，成長の中心（growth center）ではないと考えられている．
2）筋突起（coronoid process）：筋突起は舌側皮質の骨膜性の添加と骨内膜性の吸収と頬側面の反対側後方の骨膜性の吸収と骨内膜性の添加により，舌側方向へ成長する（図2）．
①筋突起内側面：上方，後方，内方と3つの方向に面しているので成長はあらゆる方向で同時に起こる．形態変化に従って筋突起は上内方に向かって動き，突起間の水平距離を増加させ，上方部分での下顎の幅を広くする．
②筋突起下部：筋突起の成長による形態変化に従って，下部の広い部分は次第にもっと狭い基底部に位置的変化し，必要な幅の縮小は表面での選択的な添加と吸収によってなされる．また，舌側での吸収と唇頬側への添加により唇頬側に移動していく．
③筋突起基底部：連続的な舌側への骨の添加によってより内方へ位置するようになる．筋突起の先端は離れるように移動するので，小突起の基底面は必然的に内側に位置変化し，筋突起の下方の下顎枝に変化する．

3）下顎枝（ramus）：筋突起や下顎頭部を含めた上方の部分を除いて下顎枝の大部分は成長期間を通じて頬側方向に移動する（図3）．
①下顎枝全体：前縁部の吸収，後縁部の添加により後方へ移動し，下顎骨体の大きさと歯列弓空隙が増加する．
②下顎枝上方部：外面の吸収，内面への添加により上内方へ移動する・また，内側に動く上方の部分では骨膜性の骨により構成される（骨膜性吸収と骨内膜性添加）．
③下顎枝下方部：下顎枝の最も基底部付近の唇側皮質は骨膜性の添加と骨内膜性の吸収の結果として骨膜性の骨によって構成される．
④下顎枝と下顎体部の境界付近：後方に成長する下顎枝は新しい骨に直接置き換えられる．この領域では骨の舌側表面の骨膜性の骨添加によって下顎体や歯列弓に沿った方向により舌側移動する．
⑤下顎枝下縁：骨の添加により下方へ成長する．下顎角付近で下顎枝の舌面に伸びていく．
⑥下顎孔：下顎枝における骨の吸収と添加の組み合わせによって後方へ位置づけられていく．
4）下顎体（mandibular body）：下顎体はその成長期間を通じて長さと幅の両方に成長する．下顎

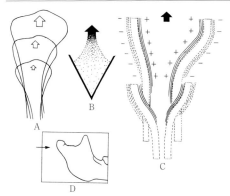

図1 下顎頭の成長ならびに再形成現象(Enlowより). A:下顎頭軟骨の増殖分化の結果,下顎頭は上方方向に移動していく. B:エンローのV原理の概念を示したものである. C:下顎頭付近の再形成現象は皮質の内方への移動によりなされる.これは内面での骨の添加(+)と外面での骨の吸収(−)による. D:Aに示す下顎頭の切断部位を示す.

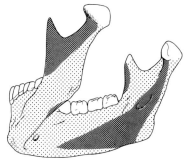

図3 下顎枝の成長.この図で暗影部分は吸収を,明るい部分は骨の添加する部分を示している.下顎枝の上方唇面は吸収性であり,下方唇面は骨添加性である.すなわち上方唇面は内方に移動し,下方唇面は頬側方向に移動していく(Enlowより).

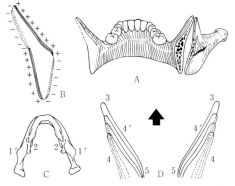

図2 筋突起の成長を示す図.Aに示す場所で筋突起を切断してその成長をみると,その先端の部分(Dの3がこれである)は上方,側方,後方に移動し,筋突起のベースの部分は(Dの5)結節付近で内方に移動していく.筋突起の先端間距離は増加し,基底部間距離は減少していく.Bに示すように筋突起上方部は内側面で添加(+),外側面は吸収(−)となり,上方,後方,内方に移動していく.筋突起下方部は外側への添加(+)と内側での吸収(−)の結果,外側に移動していく.Cでは筋突起が(1)の位置から上方,側方に移動し,(1′)の新しい位置に移動していくことを示す(Enlowより).

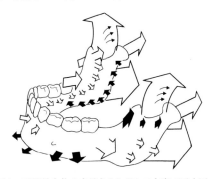

図4 下顎骨全体の成長をそれぞれの矢印で示す図.下顎の主な成長方向は上方,後方ならびに側方であることがわかる.とくに下顎枝後縁での添加性の成長,下顎頭での軟骨性ならびに添加性の成長変化は著しい.オトガイ部では下縁の部分が添加性の成長により前方に成長し,犬歯間根尖付近の骨皮質が吸収により内方に移動して,いわゆるオトガイ結節隆起を作り上げている.また下顎体の内面は,小臼歯より前方部分は骨の添加により舌側に移動し,小臼歯より後方部分は上方部分が骨の添加により舌側に移動し,下方部分が骨の吸収により頬側外方に移動していく(Enlow, D.H.The human face. Harper & Row. New York, Evanstone, London, 1967より引用改変).

体は下顎枝が後方に移動し,位置的変化をすることにより長さを増す.下顎体と下顎枝の境界部は下顎枝の一部が直接下顎体に変わっていく.この変換により歯槽突起を支持している下顎体は長く平坦となり内側に移動していく.下顎体は長くなると同時に歯列弓の延長上に沿って移動していき,これに従い下顎歯列弓は舌側に移動していくにつれ長さを増し平坦になる.この伸長した領域の舌側への骨添加は下顎臼後三角部の下縁にのみ限定される.臼後三角の下の下顎体は内方に移動しかつ骨体は唇側に移動してアンダーカットを生

じる.
①下顎体内面：a.小臼歯部より前方部分は骨の添加により内側へ移動し，表面はそのため骨膜性の骨によって構成される．b.小臼歯部より後方部分は上方舌側部分で大臼歯を残りの歯列弓上にのせ支持するために内側移動し，下方舌側部分では唇側に移動する．
②下顎体外面：骨の添加により外側へ移動する（犬歯間付近を除く）．
5) オトガイ部 (chin)：オトガイ隆起は骨の添加と吸収の組み合わせ，つまりオトガイ基底部と先端に骨膜性の骨の添加が行われることにより突出してくる．これに対してオトガイ隆起の上方の犬歯間歯槽付近は骨の吸収により内方に移動する．このようにしてオトガイ部は特徴づけられていく（図4）．
①オトガイ基底部，歯根尖付近：骨の添加により突出する．
②オトガイ隆起上方歯槽付近（前歯部唇面）：骨の吸収により内側に移動する．
6) 歯槽突起：歯の萌出に伴う歯槽突起への骨添加により下顎骨の高さが増大する．
⇨エンローのV原理，鼻上顎複合体の成長発育

### 下顎枝　mandibular ramus
下顎骨*を構成する骨の1つで，下顎体の左右から後上方に出る薄い四辺形の骨板である．その前端は顔面動脈による溝（下顎角前切痕）で，ここから後方に伸び，その間に下顎角の領域を含む．下顎枝の上端は前方の筋突起および後方の関節突起に終わる．下顎枝の内面ではほぼその中央に下顎管の開口部である下顎孔が存在する．また下顎孔の前縁には大小不定の突起，すなわち下顎小舌が認められる．⇨下顎（骨）の成長，下顎体

### 下顎枝後縁平面　ramus plane
頭部X線規格側貌写真*の計測平面の1つである．下顎角部より下顎後縁に接する直線（Ricketts)，あるいは後頭骨底部と下顎頭頸部の交点であるアーティキュラーレ*（Ar）から下顎角部への接線（Björk）を下顎枝後縁平面とよんでいる．この平面と下顎下縁平面とのなす角度がゴニアルアングルであり，フランクフルト平面あるいはS-N平面とのなす角度を検討することにより上顔面部あるいは脳頭蓋に対する下顎枝の傾斜状態を評価する．

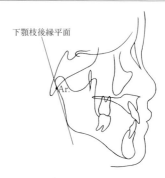

### 下顎枝矢状分割法　sagittal splitting method of mandible, sagittal splitting osteotomy of ramus
主に下顎前突症などの顎変形症*の治療のために用いられる顎矯正手術の1つで，口内法により下顎骨を下顎枝で，①矢状方向に外側骨片，②筋突起および関節突起からなる左右下顎枝部，③内側骨片を含む下顎骨体部の3部に分離する．骨体部は上下および前後の移動，また上下および左右の回転など，任意の移動が可能である（P.58のオッペゲーザ法の図参照）．
【適応】下顎前突症，下顎後退症，下顎非対称，開咬症，低位咬合，咬合平面傾斜異常などの症例で，矯正治療の範囲を超えた顎変形症に適応され，顎の成長がほぼ終了した時期に行われる．
【種類】下顎枝外側の骨切り部位によって，オッペゲーザ原法，オッペゲーザ・ダルポン法，オッペゲーザⅡ法がある．
⇨外科的矯正治療，下顎前突症の手術

### 下顎枝の切断法
⇨下顎前突症の手術，外科的矯正治療

### 下顎切歯1本の抜歯
single-lower-incisor extraction
下顎切歯1本の抜歯による矯正治療とは下顎で小臼歯2本の抜歯に代わって下顎切歯1本だけ抜歯して目的の矯正治療を行う抜歯法で戦略的抜歯法*（strategic extraction）の代表である．
1．下顎切歯1本の抜歯（single-lower-incisor extraction）は，ポピュラーではないが，下顎の叢生の除去には，明らかな長所がある．
2．Single-lower-incisor extractionに対する反対意見は，Ⅱ級症例に適用したときの失敗談から主に出ている．主なものは①オーバーバイト，オー

バージェットが妥協できる範囲を超えて大きくなる．②抜歯空隙が開いてくる．③臼歯部の咬合が部分的に不完全となる．④下顎切歯部の歯肉歯間乳頭部が三角形にあくことによる審美性の欠如（ブラックトライアングル）や口腔衛生上の副作用などがあげられる．

3．Single-lower-incisor extraction を行うときは，マニュアル（教科書）どおりの診断治療方針ではなく，通常と異なった観点からの診断（differential diagnosis）と多方面からの治療計画の樹立が不可欠である．

【下顎切歯1本の抜歯を中程度のⅢ級下突症例へ適用する方法】

1．下顎切歯1本の抜歯は，下顎前突症例では，注意深く症例を選択すれば，前歯の咬合関係の確立は，ほかの方法よりも良い．

2．下顎切歯1本の抜歯は，オーバージェット，オーバーバイトを増加させることができる．これは，下顎前突や下顎前突でオープンバイトの症例では，術者と患者にとってプラスファクターである．

3．Ⅱ級不正咬合の場合は逆効果となり，好ましい結果は得られない．

4．下顎切歯1本の抜歯36例の治療前後の変化（1999年発表）については，①すべて中程度または，軽いⅢ級下顎前突である．②術後の観察期間は，平均4.3年(S.D. ±2.3)．③下顎の舌側固定式の保定装置は，すべて装着したままとする．④前歯の咬合関係は，症例(P. 293の「戦略的抜歯法の症例」参照)に示すように改善され，審美的外観も満足な状態である．⑤下顎3切歯間の歯乳頭部分も注意深いストリッピングと理想的な歯軸の整直により離開せず安定している．

5．下顎切歯1本の抜歯の適応症はⅢ級であることは，当然であるが，①下顎犬歯間幅径が大きいこと．②下顎の叢生が比較的少ないこと．③下顎のtooth-sizeが大きいこと．④下顎切歯の形態が逆三角形というよりは，むしろ正常に近いことなどの条件が満たされると良い．

6．多くの症例で術後の咬合状態は良好である．一部の症例で，後方歯群の咬合状態が安定せず，犬歯，小臼歯が片側性にedge to edge咬合となる．

7．治療前後のセファロ上での変化は，下顎切歯が1.7mm(SD ±2.0)後方に傾斜，咬合面方向に1.5mm(SD ±1.8)移動する．これにより，前歯の咬合の確立によって重要な役割を担っている．

【下顎切歯1本の抜歯によって重症のⅢ級下突症例の改善の可能性と治療法の限界について】

中程度Ⅲ級の36症例データしかない．内訳は，治療前ANBが0.5°(SD ±2.7)．前歯反対咬合：22症例，切端咬合：5症例，残り症例の被蓋は普通である．

【下顎切歯1本の抜歯後の歯間乳頭部の喪失は共通現象であるかとの問題】

1．著しい下顎前歯部の叢生も切歯1本を抜歯することで十分解決できるが，残りの3本切歯間の歯間乳頭部の喪失が審美的な結果を悪くする．高齢であれば，あるほど，下顎切歯部の歯間乳頭部の喪失は，起きやすい．

2．Kokich(1999)によれば，この問題の特徴は，歯間の小さく黒くみえる三角の部分は，気づきにくく，治そうとしない．歯肉が大きく後退していれば，妥協できないので，治そうとする．

3．下顎切歯の叢生と捻転の除去のときに，軟組織が薄い患者の場合は，唇側で歯肉の退縮（リセッション）を起しやすい．

4．叢生が著しい場合や，逆三角形の切歯の場合は，歯間乳頭部の相互関係を良好に維持するために，非抜歯であっても，切歯，小臼歯を含めた広範囲の近遠心的ストリッピングや形態修正をすべきである．

【下顎切歯1本の抜歯の特徴】

1．平均治療期間はマニュアルどおりの下顎小臼歯抜歯症例より短い．

2．下顎切歯1本の抜歯は，ただ単にルーチンどおり（マニュアルどおり）の矯正治療により，良好な結果を出すとの考えの歯科医師には，少し異なった観点からの診断と治療方針の樹立の考え方を必要とするので，複雑で難しいかもしれない．

3．下顎犬歯のトルクコントロールは，治療期間中必要であり，下顎歯全体の歯軸のアップライテングとトルキングは，常に十分にしておく必要がある．

4．下顎歯列のスピーカーブの平担化はオーバーバイトを減少させるので，勧められない．

5．治療後審美的部位である下顎切歯歯茎部付近に小さな離開（ブラックトライアングル）を生じるのは，好ましくないので，治療中のストリッピング（形態修正も含めた）と長期間の（永久）保定が必要である．

6．保定は5本前歯のツイストワイヤーによる舌側での固定が絶対に必要である．

⇨スリーインサイザース,トゥースサイズレシオ,戦略的抜歯法

### 下顎切歯歯軸傾斜角（下顎下縁平面に対する）
L1-mandibular plane angle

　頭部X線規格側貌写真の分析法であるダウンズ法，ノースウェスタン法およびツイード法の分析項目の1つである．ノースウェスタン法およびツイード法では下顎下縁平面と下顎切歯歯軸がなす角度であるが，ダウンズ法では下顎下縁平面と下顎切歯歯軸がなす角度から90°を引いた値である．下顎下縁平面に対する下顎切歯傾斜角の平均値は白人で93.10°±6.78°（Graber：ノースウェスタン法），86.93°（Tweed），1.34°±3.78°であり（Downs），日本人では5.56°±4.48°である（松浦）．ツイードは治療目標を設定する際に，FMAが25°の場合，下顎下縁平面と下顎切歯歯軸のなす角度であるIMPAが90°のとき最も後戻りの少ない安定した角度であることからFMAが25°，IMPAが90°を治療目標にした．また，FMAが20°以下のときFMIAが68°～80°，FMAが30°以上のときFMIAを設定するとした．これらのことから岩沢らは，ツイードの目標値を日本人に合うように改変し，FMAが21°～29°の場合FMIA57°，FMA30°以上の場合FMIAは55°～58°とし，20°以下の場合IMPAが98°を超えないようにFMIAの値を設定するとした．また，亀田は治療目標を設定する際に，下顎下縁平面と下顎切歯歯軸のなす角度の基準を90°とし，S-N平面と下顎下縁平面がなす角度が40°以上（ハイアングルケース）になったとき，40°を超えた値（10°を限界として）を下顎下縁平面と下顎切歯歯軸のなす角度から減じた値を治療目標として設定した．⇨クワドダイアグノーシスシステム（QDS）．ハイアングルケース

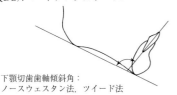

下顎切歯歯軸傾斜角：
ノースウェスタン法，ツイード法

### 下顎前歯の叢生　crowding of lower incisors

　下顎中切歯および側切歯が，唇側や舌側に互い違いに入り乱れている状態をいう．これは歯と顎の大きさの不調和に起因する．混合歯列期における乳歯と永久歯の交換に伴って最初に叢生が現れる部位であり，将来萌出する上顎あるいは下顎の側方歯群の幅径を予測したり，治療方針や予後を決定するうえでの1つの大きな目安になる．一方，この下顎前歯部の叢生は矯正治療後の後戻り*として現れることもある．これは思春期性成長途上で咽頭腔の大きさが変化し，口唇圧と舌圧のアンバランスにより生じる場合（これに対しては思春期成長が終了する $\overline{3+3}$ にボンダブルリンガルリテーナーを装着しておくことによって防止できる）と歯牙素材の形態的特徴が原因の場合とがある．すなわち上顎歯の発達した辺縁隆線や下顎切歯の接触点と歯頸部付近との歯冠近遠心幅径の大きな相違が，原因となることが多い．そのため動的治療期間中に辺縁隆線や隣接面の形態修正を行うことがある．切歯の辺縁隆線をポイント類で削合したり，MDレデューサー（MD reducer）またはトゥースセパレーター（tooth separator），電動式オーソファイルにより隣接面のストリッピング（stripping）を行い，隣接面を平坦な面とし，矯正治療後の後戻りを防止する．

### 下顎前突　mandibular protrusion

　下顎前突とは，上下顎前歯が逆被蓋を呈する上下顎歯列弓関係の不正*を総称するもので，欧米人に比べて日本人に多いといわれている．
1）骨格性下顎前突：上顎骨の劣成長または下顎骨の過成長もしくはその両者により，下顎骨が上顎骨に対して前方に位置する骨格パターンによって下顎歯列弓が上顎歯列弓より近心に偏位しているものをいう．顎性下顎前突，構造性下顎前突，真性下顎前突ともよばれ，先天的要因によるものが多いとされている．
【顔面所見】正貌では細長い顔で下顔面の長い場合が多く，側貌は凹型（コンケイブタイプ：concave type）を呈し，オトガイ部が著しく前方位を示すことが多い．
【口腔内所見】下顎第一大臼歯が上顎第一大臼歯より，下顎犬歯が上顎犬歯よりそれぞれ正常対咬範囲を超えて近心位にあり，アングルの分類のIII級を示す．また上顎前歯の唇側傾斜と下顎前歯の舌側傾斜を示すことが多く，下顎切歯切端が上顎切歯切端より前方に位置する反対咬合を呈する．
【頭部X線規格側貌写真所見】一般的にSNB，顔面角，上顎中切歯歯軸傾斜角が大きく，SNA,

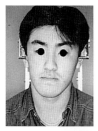 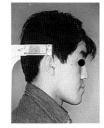 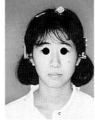 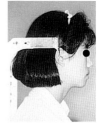

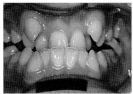 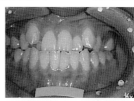

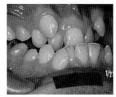 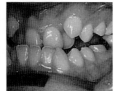 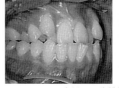 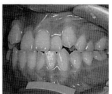

症例1.骨格性下顎前突. 　　　　　　　　　　　症例2.歯槽性下顎前突.

ANB, Y軸角, 下顎中切歯歯軸傾斜角が小さくなる.
【治療方法】乳歯列期および混合歯列期では, 下顎骨の成長抑制のために夜間は, オトガイ帽装置を用いる. また上顎骨の劣成長が認められる場合には, 上顎前方牽引装置や拡大装置を用いて上顎骨の成長を促進させる. また上顎の劣成長と下顎の過成長が合併している場合は, 後頭部・オトガイ部固定装置(OMA)が用いられる. さらに必要に応じて機能的矯正装置や顎間固定装置などにより早期に被蓋の改善をはかる. 永久歯列期では, 小臼歯または大臼歯の必要抜歯を伴うマルチブラケット装置による治療が行われる. また, 矯正治療のみでは治療できないほど骨格的な不正が大きい症例には外科的矯正治療が併用される.

2) 歯槽性下顎前突:上下顎骨間に前後的な偏位はないが, 下顎歯列弓または下顎前歯が上顎のそれより相対的に近心に位置するものをいう. 乳歯と永久歯の交換期の異常や口腔不良習癖によって起こり, 歯性下顎前突, 機能性下顎前突, 仮性下顎前突ともよばれる.
【顔面所見】正貌は顕著な特徴が認められない場合が多く, 側貌は直線型(ストレートタイプ:straight type)や軽度の凹型(コンケイブタイプ:concave type)を示す.
【口腔内所見】上顎前歯の舌側傾斜や下顎前歯の唇側傾斜もしくはその両方が認められる. アングルの分類は軽度のⅢ級またはⅠ級を示す.
【頭部X線規格側貌写真所見】一般的に上顎中切歯歯軸傾斜角, 上顎中切歯突出度が小さく, 下顎中切歯歯軸傾斜角が大きくなる. また, SNA, SNB, ANBは平均的な値を示すことが多い.
【治療方法】混合歯列期では, 機能的矯正装置や顎間固定装置により被蓋の改善をはかる. また必要に応じてオトガイ帽装置(夜間のみ使用)が用いられる. 永久歯列期では, 一般的にマルチブラケット装置による治療が行われる.
⇨不正咬合

**下顎前突症の手術**
operation of mandibular protrusion
　マルチブラケット装置による矯正治療の範囲を超えた下顎前突症には, 顎矯正手術を伴う外科的矯正治療*が適用される. 手術の時期は, 顎の成長発育がほぼ終了した時期(17〜18歳)以後に行う. 術式は多くの方法があり, 下顎の過成長には下顎体切離による骨体短縮法と下顎枝切離による下顎

後退法，上顎の劣成長にはルフォー（Le Fort）のⅠ，Ⅱ，Ⅲ型の骨切り術による上顎骨の前方移動などが用いられ，上下顎同時移動術も行われる．さらに症例によっては，下顎前歯部の歯槽部の骨切術による部分的な後方移動術も用いられる．口内法と口外法があるが，現在では皮膚の損傷の少ない口内法が一般的である．下顎骨体の短縮法にはディングマン（Dingman）法，ピヒラー（Pichler）法などがあり，下顎骨体の著しい過成長や開咬を伴う症例に適用される．切断部の歯の抜歯が必要であることが短所であるが，症例によっては骨の切断が抜歯空隙の閉鎖に応用できる長所ともなる．下顎枝の切断法はコステチカ（Kostečka）法などの水平切断法が用いられていたが，現在では多くの場合，矢状分割法のオッペゲーザ・ダルポン（Obwegeser-Dal Pont）法が行われている（下図参照）．⇨顎変形症

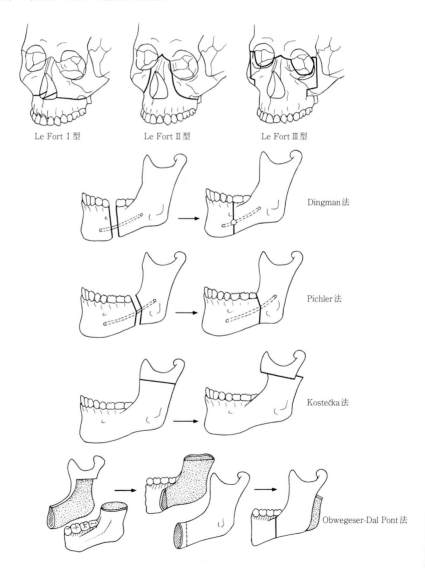

## 下顎前突の治療
treatment of mandibular protrusion

1）乳歯咬合期における治療：反対被蓋部が左右犬歯間に及び，ターミナルプレーンがメジアルステップタイプの骨格性のものは，オトガイ帽装置を使用して下顎の成長抑制に重点がおかれる．下顎が後方へ可動する機能性のものは，咬頭干渉や早期接触部の削合を行う．またアクチバトールなどの機能的矯正装置による治療も行われる．

2）混合歯咬合期における治療（図1）
①歯槽性下顎前突：アクチバトール，顎間固定装置，舌側弧線装置，切歯斜面板，上顎ライトワイヤー（クリンパフルフック付きNi-Tiワイヤー）拡大装置などを使用して，早期に前歯部の被蓋改善を行う．オトガイ帽装置の併用は，歯槽性下顎前突であってもきわめて効果的である．
②骨格性下顎前突：上顎骨の劣成長には上顎前方牽引装置や拡大装置を用い，下顎の過成長にはオトガイ帽装置を使用して，上下の顎関係の改善をはかる．

3）永久歯咬合期における治療（図2）
①歯槽性下顎前突：上下顎前歯1歯または2歯のみの転位によるものは舌側弧線装置や床矯正装置を使用する．また前歯部全体の被蓋の改善にはマルチブラケット装置，機能的矯正装置などが用いられ，症例によっては小臼歯の必要抜歯が行われる．この場合も成長発育途中の場合は，オトガイ帽装置の併用は治療効果を高める作用がある．

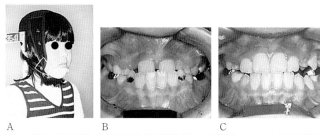

図1　混合歯咬合期におけるオトガイ帽装置による治療．A：オトガイ帽装置，B：治療前，C：治療後．

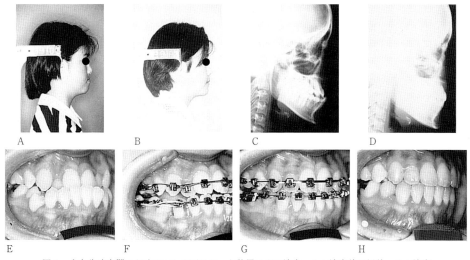

図2　永久歯咬合期におけるマルチブラケット装置による治療．A：治療前の側貌，B：治療後の側貌，C：治療前の頭部X線規格側貌写真，D：治療後の頭部X線規格側貌写真，E：治療前の口腔内，F，G：$\frac{4|4}{4|4}$抜歯後，マルチブラケット装置により矯正治療，H：治療後の口腔内．

②骨格性下顎前突：一般的には小臼歯または大臼歯の必要抜歯を伴うマルチブラケット装置による治療が行われ，下顎の成長抑制，成長方向の誘導，下顎性の遠心移動が期待できる症例ではオトガイ帽装置，上顎骨の劣成長や狭窄を伴う症例には上顎前方牽引装置，上顎拡大装置を併用する．また矯正治療のみでは改善できないほど骨格的な不正が大きい症例には外科的矯正治療の適応となる．
③機能性下顎前突：中心咬合位において第一大臼歯の咬合関係がアングルⅢ級であっても，下顎がアングルⅠ級の状態まで後退が可能で，閉口時に切歯部に早期接触があり，下顎が誘導されて下顎近心咬合となるものは機能性下顎前突であり，オトガイ帽装置，マルチブラケット装置，機能的矯正装置，顎間固定装置などによる早期接触部の治療が必要である．⇨不正咬合の治療

**下顎前方歯槽部骨切り法**
mandibular anterior segmental osteology

下顎前突症の手術＊の１つで，比較的軽度の下顎前突症に適用される．第一または第二小臼歯を抜歯して同部の歯槽骨を切除し，さらに下顎前歯の歯根尖から１～２cmのところに水平骨切りを行う．可動性となった前歯部の歯と歯槽部を一塊として後方へ移動し，舌側プレートで骨片を固定する．ケーレ法（Kole method），ユーリン法（Hullihen method）などがある．⇨外科的矯正治療

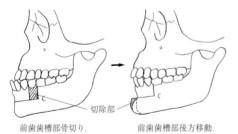
前歯歯槽部骨切り． 　前歯歯槽部後方移動．

**下顎体** mandibular body

下顎骨＊を構成する骨の１つで馬蹄形を呈する骨で，正中線上のオトガイから後方に伸び下顎枝＊の前縁に達している．下顎体は厚く，下縁は丸みを帯び，上縁には歯槽突起（歯槽部）を有する．⇨下顎（骨）の成長

**下顎大臼歯遠心移動**
distal movement of lower molar

下顎第一大臼歯は通常永久歯の中で最初に萌出するので，その位置の良否が永久歯列の形態や咬合に与える影響はきわめて大きい．乳臼歯がう蝕のために歯冠が崩壊したり早期に脱落すると，第一大臼歯は近心に移動する．これにより側方歯群の萌出余地が不足し，上顎では犬歯の低位唇側転位，下顎では第二小臼歯の埋伏や舌側転位を生じることになる．したがって，これらの不正咬合の治療を行うためには原因となっている第一大臼歯を遠心に移動して本来の位置に戻さなければならない．一般に上顎に用いることの多い顎外固定装置（ヘッドギア）やリップバンパー，マルチブラケット装置を下顎の大臼歯に応用する．

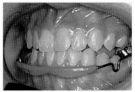
リップバンパーの応用．

**下顎体離断延長法** elongation of mandibular body

小下顎症のうちとくに下顎の後退の顕著なもの，咬合の不全，過度の被蓋を有する症例の形成手術法でオトガイ形成術と併用する場合が多い．第一または第二小臼歯部から後方へ階段状に顎骨離断を行い，次いで前方の骨を近心に移動させ，前歯部の咬合を決定して腸骨を移植し，顎骨固定を行う．臼歯部の咬合は術前と不変の位置に固定し，両者を階段状切離の部分で骨縫合する．術後は顎外固定を併用し，オトガイ部を強固に牽引する．
⇨外科的矯正治療，顎変形症，上顎前突症の手術

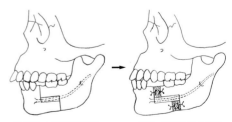
階段状の下顎骨離断線． 　骨体の延長と腸骨移植．

**下顎中切歯歯軸傾斜角（咬合平面に対する）**
L1-occlusal plane

頭部X線規格側貌写真の分析法であるダウンズ法およびノースウエスタン法の分析項目の１つで

ある．ノースウエスタン法では咬合平面と下顎中切歯歯軸とのなす角度の内角であるが，ダウンズ法では咬合平面と下顎中切歯歯軸とのなす角度の外角から90°を引いた値である．咬合平面に対する下顎中切歯傾斜角の平均値は白人で69.37°±6.34°（Graber：ノースウエスタン法），14.5°±3.48°（Downs）であり，日本人では23.8°±5.94°である．

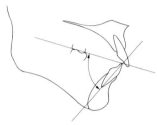

下顎中切歯傾斜角（咬合平面に対する）：ノースウエスタン法．

**下顎頭** head of mandible〔顆頭〕
　下顎枝の関節突起*の上端に存在する長楕円形の部分である．下顎頭は下顎頸に対して前方に傾いており，その前上方に関節面が存在する．
⇨下顎骨，下顎（骨）の成長

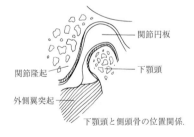

下顎頭と側頭骨の位置関係．

**下顎頭過形成症** condylar hyperplasia
　先天的に下顎頭の肥大が認められるもの．片側性にみられる場合は下顔面の変形による顔面の非対称，咬合および顎関節部の異常が認められる．患側下顎枝，関節突起の延長により患側下顎骨体は低位となり，下顎正中の健側偏位とともに下顎前突，交叉咬合，患側臼歯部は開咬状態を示すことが多い．顎関節部は膨隆し，重症例では肥大した下顎頭が皮膚面で触知されることもある．顔面変形の審美的改善と咬合機能の回復を目的として，下顎頭切除術，外科的顎骨矯正ならびに歯科矯正

治療が併用して行われる．

**下顎突起** mandibular process
　下顎突起は顔面形成に重要な役割を持ち，下顎突起から下唇と頬の大半部および下顎骨が形成され，下顎突起にはメッケル軟骨*が存在する．下顎骨の骨化点は，メッケル軟骨の外側面上で，下歯槽神経が切歯枝とオトガイ枝に分かれる分岐点に現れ，上顎骨と同様に膜性骨化として下顎骨が形成される．
⇨頭部の成長発育

**下顎軟骨** mandibular cartilage ＝メッケル軟骨

**下顎の後下方への回転** clockwise rotation of mandible, swing back rotation of mandible
　矯正治療上，注意すべきものの１つに下顎の後下方への回転（スイングバック，下顎のクロックワイズローテーション*）がある．下顎下縁平面角が大きく，下顔面が長くオトガイ部が後退していることの多い日本人では，矯正治療によって下顎の後下方への回転を誘発し，さらにこれらの形態的特徴を強調する可能性が強く，望ましい矯正治療の結果とはいえない．下顎の後下方への回転はオトガイ帽装置，ヘッドギア，上顎前方牽引装置〔下顎骨体あるいは咬合平面の時計方向への回転（clockwise rotation）を生ずるような牽引方向をとるもの〕，強い顎間Ⅱ級ゴム，上顎に適用する拡大装置（主に口蓋平面，咬合平面のclockwise rotationによる）により生じる．下顎の成長発育の旺盛な時期には，骨組織の吸収，添加に伴う下顎骨の形態変化（たとえば顎骨の狭小化，オトガ

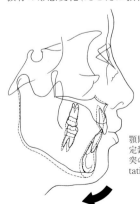

顎間Ⅱ級ゴムや上顎顎外固定装置の使用による上顎前突の治療ではclockwise rotationを引き起こしやすい．

イ部の突出など），成長に伴う骨体の前下方への移動などによる補正が期待されるとしても，この時期をすでに経過した症例，とりわけ成人の場合は治療に起因する下顎の後下方回転は，保定期間中に多少は改善されるが，大部分は残留する傾向が強いため，治療に際して注意を要する．顎間ゴムの使用に際しては必要最低限の弱い矯正力（ウルトラライトフォース）に終始させるか，顎間ゴムを使用しないか，顎内水平ゴムを有効に使用することが肝要である．

### 下顎の習慣的位置　habitual position

下顎の習慣的位置はオーバージェットが比較的大きい場合に口唇の閉鎖を容易にするための適応機構である．下顎を前方位，すなわち下顎の習慣的位置に移動した場合に十分な口唇の閉鎖が可能な症例でみられる．この習慣的位置は以下のような切歯関係においてよくみられ，半ば無意識的，反射的に行われている．また，矯正治療中・後に二態咬合を引き起こす大きな原因となる．
1) アングルⅡ級1類でオーバージェットの比較的大きい症例
2) アングルⅡ級2類でオーバージェットの比較的大きい症例
3) アングルⅢ級でオーバージェットが正常か比較的大きい症例

### 下顎の偏位

deviation or displacement of mandible

機能的正常咬合では，顎を閉じた場合に上顎と下顎の歯が最初に接触した位置が中心咬合位と一致する．下顎の変位とは，顎を閉じた場合に上顎と下顎の歯が最初に中心咬合位から接触し，この位置から中心咬合位に向かって咬頭斜面を下顎が滑走することをいう．この下顎の変位が著しく前方へ向かうものが機能的下顎近心咬合，著しく後方へ向かうものが機能的下顎遠心咬合，著しく側方へ向かうものが機能的交叉咬合である．下顎の変位の様相にはデビエーション*（deviation）とディスプレースメント*（displacement）とがある．デビエーションとはスムーズな変位ともいわれ，下顎の習慣的位置において下顎が前方に位置し，かつ下顎頭が関節窩内で前方位をとっている状態から中心咬合位に移動する過程で，下顎は上方および後方に移動し，咬合したときに中心位となり下顎頭は関節窩内で正常な位置にある．デビエーションは痛みや歯面の亀裂，歯周組織の損傷を伴わないことからとくに治療を必要とせず，また矯正治療を行うことによって消失する．ディスプレースメントとはスムーズでない変位ともいわれ，早期接触が存在するために，それを避けて最大の咬頭嵌合を得ようとして起こるものである．痛みや歯の亀裂，歯周組織の損傷を伴うため，早期に咬合調整や矯正治療を行う必要がある．
⇨機能的不正咬合

### 下顎閉鎖路　path of closure

下顎閉鎖路は咬合閉鎖路ともいい，下顎安静位から中心咬合位にいたるまでの下顎の運動経路をいう．この下顎閉鎖路は通常2〜3mmの安静空隙を通しての単純な蝶番運動である．機能的不正咬合では，この下顎閉鎖路が異常な経路となる．下顎閉鎖路が機能的正常咬合者に対して前方変位の著しいものを機能的下顎近心咬合，後方変位の著しいものを機能的下顎遠心咬合，側方変位の著しいものを機能的交叉咬合という．変位の様相はデビエーション*（deviation）すなわちスムーズな変位と，ディスプレースメント*（displacement）すなわちスムーズでない変位とがある．
⇨咬合閉鎖路

### 下顎誘導線

mandibular guiding line　⇨アクチバトール

### 下顎裂　mandibular fissure median clefts of lower lip, mandible and tongue

下口唇，下顎歯槽骨，下顎骨，舌，頸部の正中裂．破裂の程度はさまざまである．5〜6mmの胎児期における発育障害に起因する．外科的処置によって予後は良好となる．
⇨唇顎口蓋裂

### 下顔幅　lower face width　⇨頭部の成長発育

### 下顔面高　lower facial height

顔面の生体計測において下顔面の高さ（infradentale-menton間の距離）を示す．顔面の全体の高さは（nasion-menton間の距離）は出生時で成人値の38〜45％，5歳時では平均77％であり，そのうち上顔面の高さ（nasion-prosthion）は5歳時で成人値の平均89％であるが，この時期においては下顔面の高さは上顔面の高さに比較して小さく，

主としてその後の下顔面部の成長(下顎骨の成長)により顔面の高さが増加する。臨床的には、下顔面高の長い患者はハイアングル症例が多く、側貌の改善なども比較的難しく、また骨格性Ⅲ級や開咬に多い。

**加強固定**　reinforced anchorage
　固定*の性質による分類の1つであり、固定が十分でない場合(この判断は歯根面積による計測法などを利用する)に固定源をさらに補強して固定を保護する方法である。この目的のために固定歯を増加したり、付加装置を加えて口蓋や歯槽部に抵抗を求めたり、筋の機能力を応用したりする。つまり、舌側弧線装置*、ナンスのホールディングアーチ、リップバンパー*、ヘッドギア*などが加強固定の装置として用いられる。⇨顎外固定、単純固定、不動固定、相反固定、準備固定

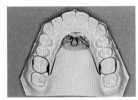
ナンスのホールディングアーチ。

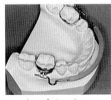
リップバンパー。

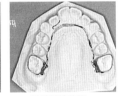
舌側弧線装置。

**顎運動**　mandibular movement
　下顎の運動は歯列、咬合、歯周組織、顎関節、そのほか関係する筋などの相互関連のもとに行われる。主としては咀嚼筋(側頭筋、咬筋、内側翼突筋、外側翼突筋)の活動によるものであるが、そのほかの下顎に付着している筋および周囲の筋の収縮、伸展、緊張、増加、弛緩によって一定の範囲内で自由に運動することが可能となる。顎運動は開口、閉口、前方滑走、後退、側方の5つに分けられる。
1) 開口：通常の開口動作では、外側翼突筋の活動が主で開口につれて舌骨上筋群の活動が顕著となる。
2) 閉口：通常の閉口動作ではまず内側翼突筋が

収縮し、それと同時かわずかに遅れて側頭筋前腹が収縮し、咬筋側頭筋中腹が続いて収縮し、最後は側頭筋後腹が収縮を起こす。

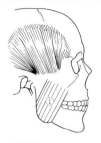
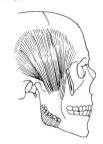
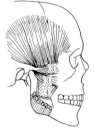

狭義の咀嚼筋として、①咬筋、②側頭筋、③外側翼突筋、④内側翼突筋が属する。

**顎運動の検査**
functional analysis of mandibular movement
　顎運動の検査は機能的検査のうちの1項目であり、その目的は下顎の変位や機能的不正咬合などの有無を検査することである。一般に顎運動の検査には次の項目がある。
1) 下顎位：①中心位、②中心咬合位、③安静位、④最大開口位
2) 運動路：①限界運動路、②咀嚼運動路、③咬合閉鎖路
　これらの記録方法には直接描記法と、電気的および光学的方法がある。
3) 早期接触：下顎閉鎖路において下顎が変位を起こすような上顎と下顎の歯の接触関係が問題となる。検査方法としては咬合紙を用いる方法、ファンクショナルワックスバイト(functional wax bite)法*などがある。
4) 咬合音：上顎と下顎の歯が咬合したときに発生する0.01～0.3秒程度の接触音である。中心咬合位が安定した状態であると振幅が大きく持続時間が短い咬合音を呈し、中心咬合位が不安定で上顎と下顎の歯の間に滑走が生じているような場合には振幅が小さく持続時間が長い咬合音となる。この咬合音の波形は電気的方法により客観的に記

録でき，波形の状態と筋活動とを関連づけた評価が可能である．
5）機能的分析法：早期接触や咬頭干渉がある場合，下顎はそれを避けるため反射的に異常な咬合位をとる．下顎安静位から中心咬合位にいたる過程で，早期接触により下顎が大きく前後左右に偏位するものを機能的不正咬合といい，この機能的因子を分析する方法を機能的分析法という．頭部X線規格写真による方法とファンクショナルワックスバイト法が代表的である．
①頭部X線規格写真による機能分析法*：トンプソン（Thompson）により発表された方法で，下顎安静位と中心咬合位において頭部X線規格写真の撮影を行い，得られた2枚のフィルムをトレースしてS-N平面で重ね合わせ，下顎安静位から中心咬合位にいたるまでの下顎の咬合閉鎖路（path of closure）における下顎の異常な運動を捉えるものである．
②ファンクショナルワックスバイト法：これはモイヤース（Moyers）により発表された方法である．軟化した蠟堤を咬ませることにより早期接触部位からの求心性刺激を遮断し，個体の咀嚼筋の平衡位で得られる理想的咬合位（ideal occlusal position）を捉えようとする方法である．理想的咬合位と習慣性咬合位が一致していれば，その個体は機能的正常咬合を有しているということになり，一致していなければ機能的な異常が存在するということになる．

## 顎外固定

extraoral anchorage〔後頭部-頸部固定〕

　歯や顎に矯正力を加えて移動するときに，その固定源を口腔外に求める場合を顎外固定という．ヘッドギア*やオトガイ帽装置*が代表的な顎外固定装置で，矯正力の固定源を頭部や頸部に求めている．この場合の抵抗源は口腔内にある場合より強固であるため作用される領域に強い力を加えることができる．したがって，単に歯のみにとどまらず周囲の骨にも作用して整形力*（orthopedic force）となりうる．顎外固定は顎内固定*，顎間固定*などに比べて固定が非常に強固なことを特徴とするが，反面，患者の協力がないとまったく固定として機能しない（顎間固定も同様である）という短所も同時に合わせ持ち，また少なからず副作用もあるので，その使用にあたっては患者に理解を求めるなどの慎重な対応が必要である．

## 顎間空隙　intermaxillary space

　新生児の前方部上下歯槽堤間にみられる空隙であり，上下顎乳切歯部歯槽堤縁はアーチ状に彎曲してほ乳時に乳首が入りやすい形状になっている．安静位，ほ乳時ともに歯槽堤間は接触せず舌が介入している．この空隙は乳切歯の萌出間近に起きる歯槽堤の膨隆により消失するが，空隙の有無や，切歯の被蓋状態，将来の咬合との関連はないといわれている．⇨無歯期

新生児の上下歯槽堤間にみられる空隙のことである．歯槽堤間の安静位，ほ乳時ともに接触せず舌が介入している．舌の前方への突出に伴い下顎はより前方位をとる．

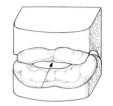

## 顎間固定　intermaxillary anchorage

　固定*が求められる部位による分類の1つであり，歯や顎を移動させる場合に固定（抵抗源）を対顎に求める場合をいう．上下顎間に用いられる矯正用ゴムリングが代表的な顎間固定の例である．矯正用ゴムリングはその牽引の方向によりⅡ級的顎間固定，Ⅲ級的顎間固定，垂直的顎間固定に分けられ，顎間Ⅱ級ゴム，顎間Ⅲ級ゴム，垂直ゴム*，交叉ゴム，三角ゴム，四角ゴムなどとして使用される．⇨顎内固定，顎外固定

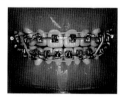

四角ゴム．

## 顎間固定装置

intermaxillary anchorage appliance

　歯や顎を移動させる場合に，その抵抗源を対顎に求めるような装置を称する．この概念の範疇に含まれる装置は，たとえば上顎歯列全体を固定源として，顎間ゴムリングを用いて下顎の近遠心移動や，下顎前歯の舌側移動を行う場合がこれに含まれる．また，アクチバトールやバイオネーターといった機能的矯正装置の一部もこの範疇に含まれる．⇨顎間固定，矯正装置

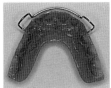
アクチバトール．

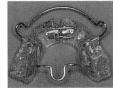
バイオネーター．

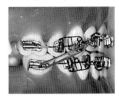
顎間Ⅱ級ゴムの場合は下顎が固定源となる．

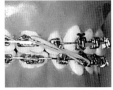
顎間Ⅲ級ゴムの場合は上顎が固定源となる．

**顎間固定法** intermaxillary fixation, maxillomandibular fixation

　顎変形症などの外科矯正手術後の顎骨の正しい位置の保持，安静をはかるために行う方法の1つで，固定源を対顎に求める場合を顎間固定法という．非観血的方法と観血的方法がある．一般的に，細い金属線により上下顎歯を結紮固定する歯の結紮法，上下顎の歯に線副子を装着し，さらにその線副子のフックを利用して上下顎を結紮固定する線副子法，レジンなどの床により歯槽突起を覆って固定する床副子法などの非観血的方法が一般的に広く採用されている．観血的方法には上下顎にロジャー・アンダーソンの骨釘などを刺入装着して固定する骨釘法などがあるが，線副子法などの非観血的方法が応用できない場合に利用される．

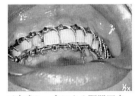
三内式シーネによる顎間固定．

**顎間Ⅲ級ゴム** class Ⅲ elastics

　上顎大臼歯部から下顎前歯部にかけられるゴムリングで，ベーカー（Baker）によって考案され，アングル（Angle）によって採用された．下顎に装着されたアーチワイヤーのループ，あるいはフック，パワーピンまたは側切歯，小臼歯のブラケットに装着したフックと上顎大臼歯部のフックの間にゴムリングをかける．顎間Ⅲ級ゴムの作用により下顎切歯の舌側移動と挺出，上顎切歯の唇側移動，下顎大臼歯の遠心移動，上顎大臼歯の近心移動が起こり咬合平面は反時計回りに回転（カウンタークロックワイズローテーション）し，下顎骨は時計回りの回転をする．咬合平面のカウンタークロックワイズローテーション，上顎固定大臼歯の垂直方向への挺出および上顎第一大臼歯と第二大臼歯の間の垂直的段差，上顎切歯の前傾と下顎切歯の内傾，下顎歯槽突起部（B点付近）の狭小化ならびに挺出などが問題となる．したがって下顎前突症例の治療初期では顎間Ⅲ級ゴムの代わりに顎内下顎水平ゴムを利用する治療法が考案された（亀田，1981）．ただし顎間Ⅲ級ゴムには，非常に短期間でオーバーバイト，オーバージェットを減らすことができ，上下顎大臼歯のⅠ級関係を確立することができるという長所がある．
⇨顎内水平ゴム

**顎関節X線写真（撮影法）** temporomandibular joint X-ray Photograph（radiography）

　顎関節の解剖学的観察や疾患の診断，治療効果の判定のために行われるX線検査法＊である．顎関節腔造影法との併用により関節円板など関節軟組織の形態異常や機能異常の検査に用いられる．単純撮影法と特殊撮影法がある．
1．単純撮影法
1）顎関節の側面観を得る方法：経頭蓋側斜位撮影法（シュラー変法など），経咽頭あるいは経顔面側斜位撮影法（パルマ変法など）．
2）顎関節部の正面観を得る方法：後頭前頭位，経眼窩法ならびに経眼窩下法．
3）顎関節部の体軸面観を得る方法：オトガイ下－頭頂方向（体軸位）撮影法．
2．特殊撮影法
1）パノラマX線撮影法．
2）断層撮影法：主として矢状両断層撮影が一般的で，下顎頭長軸に垂直な面の断層像が比較的鮮明で，関節窩，関節結節に対する下顎頭の位置の撮影に用いられる．ただし，微妙な骨形態異常の検出は困難である．

3）その他：立体撮影法，拡大撮影法，コンピュータ断層撮影法(CTスキャン，CBCT)，デジタルラジオグラフィー(DRG)および関節円板の位置の確定診断に最もよく用いられている磁気共鳴法(MRI)による検査も応用されている．
⇨シュラー法（シュラー変法），パルマ法

## 顎関節授動手術
mobilization of the temporomandibular joint

顎関節強直症，顎関節癒着症に対し，癒着部を切離あるいは切除して新しい関節を形成し，下顎の運動を可能にする手術．術式には，癒着が軽度のものに用いられる下顎頭切除術，関節突起頸部から関節窩にわたる広範囲の骨切除を行う関節骨切除術，癒着部を切離し骨や軟骨を移植したり，金属や合成樹脂の挿入物を用いて関節の形成をはかる偽関節形成術がある．術後は開口練習器を用いて顎運動練習を行い，開口域の保持をはかる．
⇨顎関節症

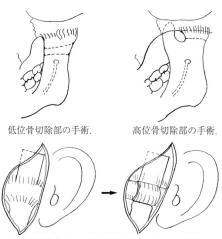

低位骨切除部の手術．　　高位骨切除部の手術．

中間挿入物として側頭筋膜を用いる場合の術式．

## 顎関節症　arthrosis of temporomandibular joint

顎関節痛，雑音および異常な顎運動を単独にまたは併発して経過する非感染性，顕著な非炎症病態を欠く症候群である．従来，矯正治療が顎関節症の原因の1つとなる場合と，顎関節症が矯正治療によって軽減したり消失したりする場合とがあるといわれている．矯正治療中に発症する顎関節症は下顎の中心位の誤りに起因することが多い．顎関節症の誘発原因としては次のような原因があげられる．

1) 下顎の中心位の誤り
2) 歯軸の設定の誤り
3) オトガイ帽装置の使用によるもの：ゴムによる荷重をかけすぎたり長時間(24時間)の使用などによって顎関節症を起こしやすいといわれている．しかし低年齢においては順応性が高く，また成長発育というクッションがあるため発現は低い．
4) 顎間ゴムの使用によるもの：顎間Ⅱ級ゴムの使用による二態咬合の発生やⅢ級ゴムの使用による上顎大臼歯の近心傾斜や歯軸の誤り，第二大臼歯との間の段差を生じることなどが原因となることがある．また顎間Ⅱ級ゴムの使用時にも発現頻度が高い．顎関節症が矯正治療により軽減するのは，矯正治療開始時に原因となっていた早期接触や叢生による機能的変異や運動制限が解消されるためである．このように矯正治療は顎関節症の発症原因になることも，また治療になることもあるためMRIなどによる形態的診査を行うとともに機能的咬合系の十分な診査を取り入れ病態診断を行うことが不可欠であると思われる．

## 顎間Ⅱ級ゴム　class Ⅱ elastics

下顎の大臼歯部から上顎の前歯部に向かってかけられるゴムリングで，ベーカーによって考案され，Baker's anchoragともいわれる．上顎前突（アングルⅡ級）の症例で用いられる．顎間Ⅱ級ゴムの作用により上顎切歯の舌側移動と挺出，下顎切歯の唇側移動，上顎大臼歯の遠心移動，下顎大臼歯の近心移動が起こり，咬合平面は時計回りに回転（スイングバックローテーション）する．上顎切歯の挺出，咬合平面の前下方への傾斜，上顎切歯の舌側傾斜および挺出，下顎前歯の前傾，上顎犬歯の遠心移動などの理由から咬合挙上が行われにくくなりガミーフェイスを作りやすくなる．したがってオーバーバイトの深い症例ではノーエラスティック，もしくはウルトラライトフォース(ultralight force)によって治療を進めることがある．また，上顎抜歯空隙は下顎に対して早く閉鎖する傾向があるため，下顎抜歯空隙が残留し，オーバージェットが大きく残ってしまうことがある．

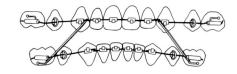

**顎顔面奇形**　maxillofacial deformity
　顎顔面領域の奇形の多くは裂奇形である．胎生期に内側鼻突起，外側鼻突起，下顎突起，口蓋突起，それぞれの癒合によって顔面，鼻，口腔が形成され，癒合過程において何らかの原因が加わり，癒合不全が生じ顎顔面の裂奇形が発生する．それぞれの癒合不全の部位によって口唇裂*，口蓋裂*，唇顎口蓋裂*が生じ，さらに顔裂(斜顔裂*，横顔裂*)に及ぶこともあり，しばしば耳介，眼，下顎骨などの奇形を合併する．
【原因】遺伝要因が主因をなすもの(約10%)，染色体異常が主因をなすもの(約20%)，環境異常が主因をなすもの(約10%)が考えられているが，残りの症例(約60%)では遺伝・環境両要因が複雑にかかわっており，その機構を明確にすることはほとんど不可能である．
【治療】形態的改善とともに口腔の諸機能も十分に改善できるような形成外科的な手術が必要である．口唇形成は生後3～4か月，口蓋形成は音声言語の発達以前，すなわち1～2歳までに行うのが良いとされている．⇨顔面破裂

**顎間誘導線**
intermaxillary guiding bow　⇨アクチバトール

**顎矯正手術**　surgical correction of jaws
⇨外科的矯正治療，顎変形症

**顎矯正力**　orthopedic force　＝整形力

**顎口腔機能検査**
stomatognathic functional inspection
　顎離断などの手術を必要とする重度の顎変形症の患者の治療を行う場合，患者の口腔状態，顎骨の形態，成長発育の分析などのほかに，顎口腔機能を検査し，可及的に長期的な予測を行い，治療を計画する必要がある．この場合，厚生労働省が定めた顎口腔機能診断料の施設基準，①障害者の日常生活および社会生活を総合的に支援するための法律施行規則(平成十八年厚生労働省令第十九号)第三十六条第一号及び第二号に規定する医療について，障害者総合支援法第五十四条第二項に規定する都道府県知事の指定を受けた医療機関(歯科矯正に関する医療を担当するものにかぎる)であること，②当該療養を行うにつき十分な専用施設を有していること，③当該療養につき顎離断などの手術を担当する別の保険医療機関との間の連携体制が整備されていること，に適合し，届出のうえに承認された施設にかぎって，顎変形症(顎離断などの手術を必要とするものにかぎる)の手術前後における歯科矯正にかかわるものが，健康保険の適応となった．この術前術後の矯正治療において，矯正治療を開始したとき，動的治療を開始したとき，マルチブラケット法を開始したとき，顎離断などの手術の開始直前，保定治療を開始したときに各々1回にかぎり顎口腔機能診断料が算定できる．顎口腔機能分析には，エレクトロマイオグラフによる咀嚼筋筋電図検査，マンディブラーキネジオグラフによる下顎運動検査，パラトグラムキットによる舌接触運動検査などがあり，予測模型などによる評価と併せて診査が行われる．
⇨外科的矯正治療

**顎骨奇形**　deformity of jaw bone
　顎の奇形には，低形成による無顎症*，半顎症，小顎症，過剰発育による巨顎症，下顎の癒合不全による下顎正中裂などがある．
【原因】遺伝的要素と環境的因子によると考えられているが詳細は不明である．
【治療】半顎症，小顎症は顎発育がほぼ完成した時期に骨移植などの顎形成術を行い，その後に補綴処置により咬合機能の回復をはかる．無顎症は生育困難な場合が多い．巨顎症は，顎の発育抑制を行うとともに，矯正処置あるいは観血的に骨切り術などによって対応する．⇨小上顎症，小下顎症

**顎性下顎前突**　skeletal mandibular protrusion
⇨下顎前突，不正咬合

**顎整形装置**　orthopedic appliance
　上下顎の前後または水平的顎間関係に著しい不調和を有するような症例に対し，顎骨の成長発育が旺盛な乳歯列期や混合歯列期といった時期に直接外力を作用させ，人為的に上下顎骨の成長をコントロールし，上下顎間関係の改善をはかることを目的とした装置の総称である．本装置の概念に含まれる装置は以下のようなものである(次頁図参照)．
1) 顎外固定装置：①オトガイ帽装置，②上顎前方牽引装置
2) 拡大装置：①拡大ネジ，②拡大床
3) 機能的矯正装置：①アクチバトール，②バイ

オネーター，③フレンケルの装置
⇨整形力，顎整形法(顎矯正法)，矯正装置

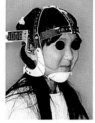

オトガイ帽装置．

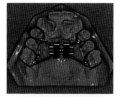

拡大ネジによる上顎急速拡大．

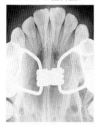

拡大前．

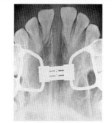

拡大後．

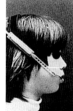
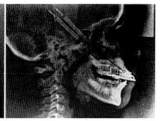

上顎顎外固定装置．

### 顎整形法(顎矯正法) dentofacial orthopedics

上下顎の前後方向または側方方向の骨格系の著しい不調和のある不正咬合の治療で，歯列弓および顎骨の成長が残っている乳歯列期，混合歯列期または永久歯列前期に装置を介し直接外力(強い力)を顎骨に加えることにより，顎骨の成長を促進したり抑制したり，さらに顎骨の形態に変化を与えることにより上下顎間関係の改善をはかる矯正法を称する．この矯正法は19世紀の初めに考案されたオトガイ帽装置が最初と考えられ，その後，グレーバーによって顎整形法という概念にまとめられ一般化された．本法が顎骨に対する成長をコントロールできるか否かは疑問視する意見も多いが，顎整形力の効果について動物実験により顔面頭蓋の縫合部，下顎頭あるいは下顎窩などで組織変化を認める報告が多数あり，その解明が行われ

ている．⇨整形力，顎整形装置

### 拡大装置 expansion appliance〔上顎拡大装置〕

顎または歯列弓の狭窄の拡大を目的に使用される装置で，装着方法により可撤式と固定式に，また作用機序により緩徐拡大法と急速拡大法とに分類される．

①可撤式拡大装置：一般に緩徐拡大法として，歯列弓の側方および前方拡大に用いられる．拡大ネジ*やスプリングを床矯正装置に組み込んで使用し，クラスプにより維持される．口腔清掃が行いやすく，う蝕の発生をかなり防止できる長所があるが，安定性に欠けるため矯正力には限界があり，後戻りが多く長期間の保定が必要である．また可撤式のため患者や保護者の十分な理解と協力が必要である．

②固定式拡大装置：緩徐拡大法と急速拡大法のどちらにも使用される．スプリングを用いるものは第一大臼歯のバンドにより維持され，拡大ネジを

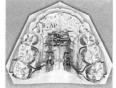
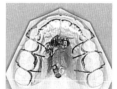
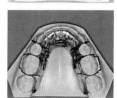

可撤式拡大装置．

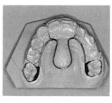
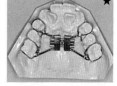
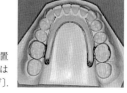

固定式拡大装置
〔右上図(★印)は
固定式ネジ〕．

用いる装置は，第一小臼歯および第一大臼歯のバンドにより維持される．固定式のため口腔清掃を行いにくいが，適確な量の拡大が可能であり，拡大後はそのまま保定装置として用いることができる．
③緩徐拡大法*：長期間にわたって比較的小さな量の拡大を行う方法で，歯の頬舌的な傾斜移動が主体となる．スプリングを用いるものにはコフィンの拡大床*，クワードヘリックス拡大装置*，クローザットの装置*などがある．また，拡大ネジを用いる場合は，第1週，第2週に1/4回転(0.4mm)，次いで患者が慣れてから3日おきに1/4回転させる程度で行う．
④急速拡大法*：短期間にかなり大きい量の拡大を行う方法で，上顎骨の側方拡大を目的とする．正中口蓋縫合の開大とこの部分への化骨を主体とする上顎骨自体の拡大を期待する方法で，主に拡大ネジが使用される．拡大ネジは1日2回，朝と夕方に1/4回転し，14日で拡大が終了する(14日間で拡大距離は5.6mm)．
【拡大装置の一般的な適応症】さまざまな形態のスプリングやネジを利用することにより，多くの症例に用いられる．①顎または歯列弓の狭窄，②兎唇口蓋裂，③鼻腔狭窄で鼻呼吸困難なもの，④個々の歯の移動，⑤空隙歯列弓．

**拡大ネジ** expansion screw
　顎または歯列弓の狭窄の拡大を目的に使用される拡大装置*の1つで，装着方法により可撤式と固定式に，また作用機序により緩徐拡大法と急速拡大法の装置に分類される．アクティブプレートとして矯正床を集大成したシュワルツ(Schwarz)によると，拡大弧線に代えて拡大ネジを最初に用いたのはロビン(Robin)であり，次いでノード(Nord)がシンプルスクリューを下顎歯列弓の拡大に，アングル(Angle)がセントラルスクリューを上顎の拡大(とくに側方歯の頬側への移動)に用いた．さらにコルクハウス(Korkhaus)による上顎の急速拡大法がエンジェル学派によって大幅に取り入れられた．
①可撤式拡大ネジ：一般に緩徐拡大法として用いられる．各種の拡大ネジ(2連式，3連式，扇型など)を床矯正装置に組み込んで使用し，歯列弓の側方および前方拡大，また個々の歯の移動などに使用する．口腔清掃を行いやすい長所があるが，ネジの調整によって生じる矯正力には弾性がほとんどないので，歯槽性の移動を行うためにはきわめて徐々にしか調節できず，その移動は傾斜移動のため移動範囲が限られたり，後戻りが多くなる．また可撤式のため患者や保護者の十分な理解と協力が必要である．
②固定式拡大ネジ：一般に上顎の側方拡大に使用される．第一小臼歯と第一大臼歯のバンドにスケルトン型の拡大ネジの脚部を鑞着して作製され，緩徐拡大法と急速拡大法のどちらにも用いられる．可撤式に比べて口腔清掃を行いにくいが，安定して適確な量の拡大が可能であり，拡大後はそのまま保定装置として使用できる〔前頁の図(★印)参照〕．
③緩徐拡大法：前項参照．
④急速拡大法：前項参照のほか，拡大ネジと歯科用アンカースクリューを直接口蓋に埋入したbone-borne急速拡大装置や大臼歯部バンドと口蓋に埋入した歯科用アンカースクリューを組み合わせたハイブリッド型の急速拡大装置もある．

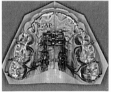 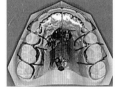

可撤式拡大ネジ(3連式)．　　可撤式拡大ネジ(扇型)．

**顎態模型** gnathostatic models
　口腔模型*の1つである顎態模型は歯，歯列弓，咬合状態のみでなく，歯や歯列弓と顔面との関係をみるための模型でジモン(Simon, P.W., 1922)によって発表されたものである．ジモンの三平面*を基準として顔面の構造と歯列弓の相互関係を三次元的に模型上に再現した模型であり，この模型はジモンの三平面を基準平面として，ジモンの顎態診断法*に用いられる．また，上顎の模型の基底面が眼耳平面と平行に作られている．顎態模型は，平行模型*に比べると頭蓋に対する上下顎の関係，上顎に対する下顎の関係などの顎骨基底の位置的関係，あるいは上下顎の基底と歯列との関係(咬合平面に対する歯軸の傾斜，眼窩平面の通過位置，咬合平面と眼耳平面との関係，下顎下縁平面に対する咬合平面の傾斜)など多くの情報が得られる点で有利といえる．その後，ブロードベント(Broadbent, 1931)により開発された頭部X線規格側貌写真が診断に多く利用され，これ

によって得られる情報は二次元的なものである．
顎態模型から得られる情報は三次元的，治療の経過，予後の判定，咬合状態の推移，顎の発育状態などをより一層正確に把握させる点で優れている．
しかし，現在は調整に多大な労力と時間を要する顎態模型に代わり平行模型が広く用いられている．
⇨顎態模型調整装置

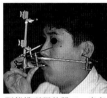 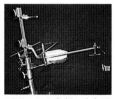

顎態模型調整器で，患者のFHPと咬合平面の関係を設定，確立する．

再現された患者の咬合平面上に印象採得により得られた患者の上顎模型を移す．

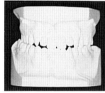 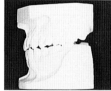

患者のFHPを含めてジモンの三平面が移された顎態模型が完成する．

## 顎態模型調製装置　gnathostat

ジモン(Simon)の顎態診断法*に必要な三平面(眼耳平面，眼窩平面，正中矢状平面)を基準として顎態模型*を作製するために使用される器械で，ジモン(1922)が考案した一種の顔弓である．わが国ではジモンの顎態模型調整器を改良した高橋式，横田式，ODC式などが用いられている．横田式の調整器はフランクフルト平面と上顎歯列弓とを関係づけるための顔弓と模型の基底を作るための上下顎用枠からなる．この調整装置によって，上顎模型の上顎基底面と眼耳平面を一致させ，さらに上下模型を咬合させたときに下顎模型の基底面が同じく眼耳平面に平行になるように顎態模型を作製する．
⇨顎態模型，ジモンの三平面

## 顎内固定　intramaxillary anchorage

顎内固定とは固定*が求められる部位による分類の1つであり，抵抗源となる歯あるいは歯群が移動される歯あるいは歯群と同じ顎内にある場合をいう．たとえば，舌側弧線装置*の補助弾線による力で歯の移動を行うような場合である．一般に，前歯を移動する際に多歯歯でなおかつ歯根面積の大きい同一顎内の大臼歯が固定源として用いられる．
⇨顎外固定，顎間固定

## 顎内固定装置
intramaxillary anchorage appliance

歯を移動させる場合，移動歯と同顎に固定源をもとめる装置をいう．この構造を有する装置は，たとえば補助弾線を有する舌側弧線装置，アクティブプレート，本格的矯正で第一小臼歯抜歯症例での犬歯遠心移動時に利用されるセクショナルアーチは本装置の範疇に含まれる．
⇨顎内固定，矯正装置

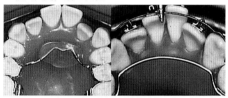

セクショナルアーチの利用．顎内固定であるが，多くの場合，加強固定を必要とする．

## 顎内水平ゴム　horizontal elastics

同一顎内で水平に装着されるゴムで，抜歯空隙の閉鎖，バーティカルディメンションのコントロール，下顎切歯軸や上顎切歯軸のコントロールのために用いられる．条件によって顎内水平ゴムには次のような副作用があるので使用に際し，考慮すべきである．
1) 上顎に顎内水平ゴムを用いると第二小臼歯抜歯の症例では大臼歯の近心移動量が多くなる．
2) 上下顎に顎内水平ゴムを用いると上顎抜歯空隙の閉鎖と下顎抜歯空隙の閉鎖速度の差により，上顎切歯が早期に内傾し反対咬合となることがある．
3) 第一大臼歯に顎内水平ゴムをかけている場合，第二大臼歯が萌出または萌出途中の場合は，抜歯空隙を速やかに閉鎖することがある．
4) 顎内水平ゴムが強すぎると，遠心頬側への大臼歯の回転を引き起こす．

しかし，下顎前突の治療に顎間Ⅲ級ゴムの代わりに下顎顎内水平ゴムを利用した場合，咬合平面の傾斜がほとんどなく下顎歯槽突起も含めて下顎切歯を挺出させることも少ないので，顎内水平ゴ

ムは有用である．⇨顎間Ⅲ級ゴム

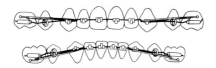

## 顎変形症　deformity of jaw

　顎変形症とは，先天的あるいは後天的な顎の変形に伴い，顔貌の非対称，近遠心的変形，上下的変形などの形態的な問題とそれにより生じる機能的障害が存在するきわめて多岐にわたる病態を含むものである．原因としては，先天性異常，出生時の外傷，後天的成長発育の異常，発育過程での炎症，外傷，腫瘍，手術などの後遺症などがある．顎変形症には上顎前突，上顎後退症，下顎前突，下顎後退症（小下顎症），上下顎前突，上下顎後退症，開咬，顔面肥大症，下顎突起（下顎頭）の肥大または発育不全，唇顎口蓋裂などが含まれ，治療に際しては矯正歯科，口腔外科，補綴科などによる総合的なチームアプローチが必要である．
⇨外科的矯正治療，他科との協同による治療

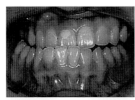

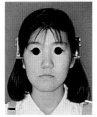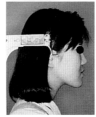

下顎の右側への偏位を伴う下顎前突症．

## 仮骨　callus

　骨折あるいは骨欠損部にこれを修復する機転が働くときに，局所に生ずる骨の前段階の組織のこと．骨折部には出血が起こり，骨折部を包み込むように血腫が形成され，この中に細胞浸潤や血管新生が起こり肉芽組織が形成され，やがて仮骨となる．線維性仮骨は次第にカルシウムの沈着が起こり骨性仮骨となる膜内骨化の機転をとり，軟骨性仮骨は軟骨内骨化機転により骨が形成される．

## 化骨　ossification

　骨化のこと．骨の形成（成長様式）には膜性骨化と軟骨内骨化の2種類がある．膜性骨化（骨膜性成長）とは基質が直接石灰化されることにより骨が形成される様式．血管の発達の良い間葉組織で起こる．血管に近接した間葉系細胞は多数の突起でお互いに結合し，網目を作る．その細胞間隙を埋める基質は繊維上に配列し，血管分布にしたがって網目状となり，分枝吻合した骨小柱を形成する．この基質に近接している間葉細胞はしだいに大型化し，アルカリフォスファターゼ陽性の骨芽細胞へと分化し，この細胞により，骨基質の沈着と石灰化が起こり骨組織が形成される．骨組織を取り囲む結合組織はしだいに密になり骨膜を作る．骨膜内層や骨膜の骨面には骨芽細胞や酒石酸抵抗性酸性フォスファターゼ陽性の破骨細胞が存在するが，骨形成が終了した骨では再活性されるまで静止状態を保つ．主な部位としては前頭骨，頭頂骨，後頭骨，側頭骨，下顎骨の一部が挙げられる．いわゆる縫合性成長もこれに属する．軟骨内骨化とは，軟骨が石灰化することにより骨に置換される様式．長骨では骨端軟骨であり，頭蓋底部では軟骨結合である．主な部位としては四肢骨，頭蓋底部の骨，椎骨，骨盤がある．

## 下歯槽点　infradentale　＝インフラデンターレ

## 荷重ーたわみ線図　load-deflection diagram

　ワイヤーの一端を固定し他端に荷重Pを加えると，ワイヤーは曲がってたわみλ（ラムダ）を生じる．このときの荷重とたわみをそれぞれ測定して図に表したものが荷重－たわみ線図である．荷重が0から徐々に増加すると，たわみも比例して増大する．荷重がA点に達するまでのOAの間は荷重とたわみとは比例関係にあり直線となる．A点を比例限度（比例限）という．このA点を若干超えたB点までは荷重を除くと，たわみも0に戻りワイヤーはもとの状態に完全に復元する．このような性質を弾性といい，B点を弾性限度（弾性限）という．歯の移動の際，弾性限度内の矯正力を歯に加えるとワイヤーの復元力が十分に活用でき，その弾力によって能率良く歯を移動できる．弾性限度を超えてさらに荷重を増加すると，たわみが著

しく増大し永久変形を生ずる(P.54の応力-ひずみ曲線の図を参照).

### 窩状吸収　lacunar resorption
破骨細胞により骨の表面が吸収されて生じた陥凹を吸収窩といい，この状態のことである．
⇨直接性吸収

### 過剰歯　supernumerary tooth〔過多歯〕
歯胚の過形成や分裂などによって正常な歯数より過剰に形成された歯で過多歯ともいわれる．萌出部位によって，歯列弓内にあるもの，歯列弓外にあるものや顎骨内に埋伏しているものが区別される．また，その形態によって正常歯の形態を示すもの(正常型)と，正常歯の形態を示さないもの(異常型)に分けられる．前歯部では上顎中切歯間の口蓋側に正中歯として，大臼歯部では上顎第二または第三大臼歯の近心頰側または近心口蓋側の臼旁歯，あるいは上下顎第三大臼歯の遠心部の第四大臼歯として発現する．過剰歯の発現は乳歯では稀である．正常型は小臼歯部にみられることが多く，異常型は一般に歯冠の退縮傾向によって円錐状，柱状または蕾状を呈し，上顎前歯部や大臼歯部に多い．

【原因】遺伝，系統発生学的要因，鎖骨頭蓋異骨症，口蓋裂，外傷，歯胚の分裂などが考えられている．

【治療】歯列不正による咬合異常をきたしたり，食渣の停滞に伴ってう蝕や歯周疾患に罹患しやすくなるため，審美的ならびに機能的改善が必要となり大きく関係する．とくに，上顎前歯部に出現する頻度が高く，上顎前歯部の不正排列や正中離開の原因となる．これはX線診査によって早期に発見することができる．萌出過剰歯は，当然のことながら早期に抜去するが，深く埋伏した過剰歯を直ちに抜歯しなければならないということではない．観察を続けたうえで咬合の改善に直接障害となっていることを確認してからでも遅くはない．また，

たとえ埋伏過剰歯*があったとしても抜歯せずに矯正治療を試みることも必要である．

### 顆状突起　condyloid process　＝関節突起

### 下唇小帯　inferior labial frenum
下唇小帯は下唇内面の粘膜が正中線上で唇側歯肉粘膜境へ向かうところで縦走する一条のヒダをいい，上唇小帯*と比べ発育が悪い．⇨小帯

### 下垂体窩　hypophyseal fossa
蝶形骨上面において頭蓋腔に向き矢状径に陥凹し，前頭径に凸隆する鞍状面をトルコ鞍というがその中央部の深いくぼみを下垂体窩といい，下垂体が入っている．下垂体窩の前縁には鞍結節があり，その両端はしばしば隆起して中床突起を形成する．鞍結節の前方を横走する溝を(視神経)交叉溝といい，視神経交叉を入れ，その両端は視神経管に続いている．また下垂体窩の後方において上方に向かって突出している骨板を鞍背といい，その上縁の両端は左右に突出した後床突起*がある．鞍背の後上面は斜面をなし，後頭骨底部の上面と

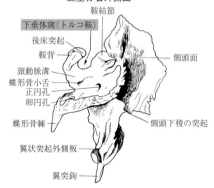

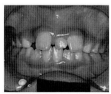

正中過剰歯により著しい正中離開が生じている．

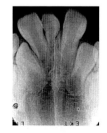

ともに斜台を形成する．頭部X線規格側貌写真において，下垂体窩の作図上の点がセラ*(sella)である（左下図参照）．⇨前床突起

**下垂体機能亢進症**　hyperpituitarism
　下垂体前葉ホルモン活性の病的亢進を原因とする病変である．その病的亢進が好塩基性細胞に由来する場合には好塩基性下垂体機能亢進（クッシング症候群）となり，好酸性細胞による場合は好酸性下垂体機能亢進（巨人症*，末端肥大症*）となる．クッシング症候群は副腎の腺腫・癌の治療の目的で副腎皮質ステロイドの長期大量投与などで起こる．巨人症は発育期に成長ホルモンが過剰に分泌されることによって生じ，個体全体のバランスは良くとれた状態である．口腔ではしばしば歯の早期萌出や巨大歯がみられる．一方，末端肥大症は発育期以後における成長ホルモンの過剰分泌により発病するもので，とくに手足，頰部，下顎，眼瞼の辺縁など身体の末端部に異常な肥大を生じる点で巨人症と異なる．歯の形成異常はみられず，顎骨とくに下顎骨が肥大すると歯列不正や咬合異常の原因となる．⇨下垂体機能低下症

**下垂体機能低下症**
hypopituitarism〔下垂体機能不全症〕
　下垂体前葉あるいは視床下部の障害により下垂体ホルモンの一部，もしくはすべての前葉ホルモンの分泌が低下した病態である．主な病変としては下垂体性小人症*，シモンズ病，脂肪過多性器不全症などがある．下垂体性小人症は小児期での成長ホルモンの不足によるもので，個体全体のバランスは良くとれているが，身長の伸びが悪く，骨の成熟も遅れる．それに伴って歯の成長発育も遅れ，萌出遅延などがみられる．
⇨下垂体機能亢進症

**下垂体機能不全症**
hypopituitarism　＝下垂体機能低下症

**(下垂体性)巨人症**　(pituitary)gigantism
　各年齢の平均身長値より標準偏差の3倍以上ある場合を巨人症といい，そのなかで下垂体前葉ホルモン活性の病的亢進を原因とする病変を下垂体性巨人症という．下垂体前葉の好酸性細胞の増生または腺腫形成が原因である場合が多くを占める．巨人症は発育期に成長ホルモンが過剰に分泌されることによって生じ，個体全体のバランスは良くとれた状態である．口腔ではしばしば歯の早期萌出や巨大歯がみられる．
⇨下垂体機能亢進症，末端肥大症

**下垂体性小人症**　pituitary dwarfism
　下垂体前葉あるいは視床下部の障害により下垂体ホルモンの一部，もしくはすべての前葉ホルモンの分泌が低下した病態である．下垂体性小人症は小児期での成長ホルモンの不足によるもので，個体全体のバランスは良くとれているが，身長の伸びが悪く，骨の成熟も遅れる．それに伴って歯の成長発育も遅れ，萌出遅延などがみられる．
⇨下垂体機能低下症

**仮性下顎前突**　false mandibular protrusion
⇨下顎前突，不正咬合

**加生歯**　supplemental tooth
　2歳半頃までに生えそろった乳歯群の第二乳臼歯の遠心後方に6歳頃までに第一大臼歯が萌出する．そして12歳頃に第一大臼歯の遠心後方に第二大臼歯，さらにその後方に20歳前後で第三大臼歯が萌出する．これらの第一・第二・第三大臼歯群を加生歯という．

**過成長**　over growth
　過成長とは，組織，細胞が成長範囲を超えて成長することをいう．頭蓋顔面複合体のいずれかの骨の異常な成長，大きさ，形態あるいは比率に関する問題は矯正的にはきわめて重要である．一般に骨格性Ⅲ級の症例は下顎骨の過成長によるものが多いといわれている．
⇨上顎(骨)過成長

**仮想正常咬合**　ideal normal occlusion
　仮想正常咬合はジョンソン（Johnson, A.L., 1923）により提唱された正常咬合*の概念であり，歯が器官として最大の機能を発揮するのに理想的と考えられる咬合状態をいう．実際には存在しないと考えられている．

**家族歴**　family history
　家族歴は不正咬合の家族性を知るうえで欠くことのできない問診事項である．とくに下顎前突，口蓋裂や口唇裂などの遺伝に関連する奇形などで

は注意する必要がある．さらに，家族だけでなく血縁者についても不正咬合の有無についての調査を行い，患者の不正咬合の遺伝的背景や先天的異常の有無についての情報を収集する．この際，患者側には専門的知識が乏しい場合がほとんどであるため，可能であるならば家族，血縁者についても術者が直接診査を行うことが望ましい．

**過多歯**　supernumerary tooth　＝過剰歯

**カッティングプライヤー**　cutting pliers
　矯正治療においてさまざまな種類の弾力線，結紮線，ピンなどを使用するが，その切断にはそれぞれの用途にあったカッティングプライヤーを使用する．カッティングプライヤーにはピンアンドリガチャーカッター，ディスタルエンドカッター，ワイヤーニッパーなどがある．ロックピン，Tピン，結紮線の切断にはピンアンドリガチャーカッターが用いられ，口腔内でバッカルチューブの遠心端からでたアーチワイヤーの余分な部分はディスタルエンドカッターによって切断される．また0.4～1.2mmの太いワイヤーはワイヤーニッパーによって切断される．用途にあった使い方をしないとプライヤーの破損を生じることがあるので注意するべきである．

**可撤式矯正装置**
removable orthodontic appliance
　矯正装置＊の中で，口腔内には固定せず本人の意志で患者自身が適宜着脱可能な矯正装置の総称である．これは矯正装置の使用方法により分類されたものである．本装置は着脱可能であるため，患者の口腔内および装置の清掃性は高く，また容易に術者による調整が可能である長所を有するが，逆に構造上壊れやすく，さらに装置を口腔内に装着して初めて矯正治療の目的を遂行できるため患者の協力が絶対条件（患者の装着自己責任が90％以上）となる短所を有する．基本構成要素は，維持部（レジン床），クラスプおよび作働部（唇側線，補助弾線，拡大ネジ，エラスティックなど）からなっている．これに相対する装置は，固定式矯正装置＊とよばれる．
【作用様式別分類】
　1）装置に付加された弾力線やアタッチメントなどの器械的矯正力により歯の移動を行う装置：①床矯正装置，②拡大床．
　2）筋の機能力を活性し，歯あるいは顎の移動を行う装置：①咬合斜面板，②切歯斜面板，③アクチバトール，④バイオネーター，⑤フレンケルの装置，⑥ビムラーのアダプター．
　3）口腔外に装置の全体がある装置：①ヘッドギア，②オトガイ帽装置，③上顎前方牽引装置．

**可撤式習癖防止装置**　removable habit breaker
⇨習癖にかかわる不正咬合の治療，不正咬合の治療

**可撤式保隙装置**　removable space maintainer
　乳歯列期より混合歯列期における乳歯，または永久歯の早期喪失や欠損によって生じる近遠心的な空隙の閉塞および垂直的空隙の閉塞を防ぐために一定期間その空隙を保持することを保隙といい，その際に必要な装置を保隙装置＊という．一般に，固定式，半固定式，可撤式の3つに分類されているが，とくに患者自身により適宜着脱の可能なものを可撤式保隙装置という．一般的には，床型保隙装置いわゆる小児義歯のことをいうことが多い．後続永久歯の萌出順序に従って床縁やレジン歯を削除して，最終的には不必要となる装置である．成長発育期にある小児に使用するので，歯槽部の発育や歯列弓幅径の増大を妨げることのないように，定期観察を行い義歯床縁や鉤の設計およびレジン歯の排列には細心の注意を要する．
⇨固定式保隙装置

**可撤式保定装置**　removable retaining appliance
　保定装置＊はその装着様式により固定式と可撤式とに分類される．可撤式保定装置は口腔内に固定せず，適宜着脱可能なものである．可撤式保定装置の代表的なものとしてホーレータイプリテーナー＊がある．そのほかによく使用されるものとしてトゥースポジショナー＊，アクチバトール＊，および顎外固定装置の1つであるオトガイ帽装置＊などがあげられる．⇨固定式保定装置

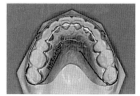

ベッグタイプのラップラウンド保定装置．

**顆頭**　condyle of mandible　＝下顎頭

**顆頭点**　hinge point　＝耳珠点

**ガミーフェイス**　gummy face
　笑ったときに歯肉が大きく露出する顔貌をいい，ガミースマイル（gummy smile）ともいう．アングルⅡ級1類の矯正治療の際に，上顎前歯を舌側移動させるために比較的強いⅡ級ゴムや上顎水平ゴムを用いると十分な圧下が行われないうちに上顎前歯の歯根尖は唇側に移動し，A点を増加させて，ガミーフェイスとなりやすい．ガミーフェイスを作らないためにはウルトラライトフォース*を用いた歯牙移動により上顎前歯の歯根を海綿骨の溝の幅の広い部分に十分に圧下させることが大切である．圧下後は従来のⅡ級ゴムを用いて歯根を多少唇側に移動してもA点の増加は生じない．このようなフォースシステムはKBテクニックにおいては，すでに確立されている．またガミーフェイスはアングルⅡ級2類の矯正治療に際して上下顎左右第一小臼歯抜歯を行った症例によくみられる．

**カラベリー結節**　tuberculum anamale Carabelli, Carabelli's tubercle, Carabelli's cusp, fifth cusp
　上顎第一大臼歯近心舌側咬頭舌側面に生じる副結節．結節の発育の程度はさまざまで，黄色人種よりも白色人種に多く発現するといわれる．大臼歯のバンドの作製にあたって削除されることがある．

**カリフォルニア法**
California analysis method　＝ワイリー法

**カルシウム代謝**　calcium metabolism
　カルシウムは生体にとって，構造の維持に必須である骨の主要な構成成分であるとともに筋肉の収縮，神経興奮性やホルモン分泌，酵素活性の変化などの各種の細胞機能の調節因子として，生体機能の維持および調節に不可欠な役割を担っている．成人の体内には約1kgのカルシウムが存在する．このうち約99％が骨に，残り約1％のほとんどが細胞内に分布している．血液中には全体の約0.1％（約1g）が存在するにすぎない．カルシウムは，腸管からの食物中のカルシウム吸収と，便，尿中へのカルシウム排泄により生体内外のカルシウム代謝平衡が規定される．すなわち，腸管からのカルシウム吸収がカルシウム排泄を上回ればカルシウム・バランスはプラスとなり，逆にカルシウム排泄がカルシウム吸収より多ければカルシウム・バランスはマイナスとなる．前述のように体内カルシウムの99％以上は骨に存在するため，生体内のカルシウム量の増減はほぼ骨のカルシウム量の変化を示すことになる．カルシウム調節ホルモンの代表的なものとして，副甲状腺ホルモン（PTH）や活性型ビタミンD（1,25(OH)D），カルシトニン，女性ホルモン（エストロゲン）などがある．これらは腸管，腎臓，骨などに作用し，これらの臓器と血液との間のカルシウムの出入りを調節することにより血清カルシウム濃度を狭い範囲に維持する役割を果たしている．

**カルシトニン**　calcitonin
　32個のアミノ酸よりなるポリペプチドホルモンで甲状腺のC細胞から分泌される．分泌調節としては，血清カルシウムイオン濃度の上昇により分泌が促進される．このほか，ガストリン，GIPなどの消化管ホルモンによっても分泌が促進される．骨において，カルシトニンは受容体を介して破骨細胞に作用することにより骨吸収を抑制する．この受容体は破骨細胞にしか存在しないが，骨吸収の抑制により二次的に骨芽細胞による骨形成も抑制される．カルシトニンの骨吸収抑制作用は長期投与により減弱する（エスケープ現象）．カルシトニンは腎でのカルシウム，リンの再吸収にも影響を及ぼすが，この作用には種差が大きく，ヒトでの作用は必ずしも明確ではない．カルシトニンはまた，尿細管の1α水酸化酵素活性を促進することにより1,25(OH)2Dの産生を高める．この作用はPTHと異なる部位で（近位直尿細管），異なる作用機序により発現する考えられている．

**感圧型咬合シート**
pressure sensitivity sheet of dental occlusion
　シートへの咬合圧の圧力の大小によりシートの発色の濃淡が異なる性質を持つシート．シートの発色剤層のマイクロカプセルが圧力に応じて破壊され，カプセル中の染料が顕色剤に吸着，化学反応を起こして発色する．圧力値が高いほどカプセルの破壊量が多くなり濃く発色する．発色の濃淡を咬合圧の圧力値とし，咬合圧や分布状態などの咬合接触状態を視覚的に把握することができる．

## 眼窩下顎枝方向撮影(法)
orbito ramus projection, orbitcondyle projection

顎関節疾患の診断や治療効果の判定に用いられるX線単純撮影法の1つで，下顎頭と他組織との像の重なりを避けて下顎頭や下顎頸を正面から観察することができる．被検者はカセッテと頭部正中矢状面が70°になる位置で最大開口位をとり，X線の中心線は眼窩から下顎頭を通過するよう頭足方向から25°〜30°で入射する．⇨顎関節

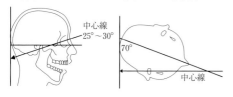

## 眼窩犬歯法則　orbital canine law

ジモン(Simon)の三平面*のうち眼窩平面は正常咬合を有するものでは年齢に関係なく，上顎犬歯の尖頭，下顎犬歯の遠心隅角および側貌上では顔の口角部とオトガイ点を通過するというものである(眼窩犬歯法則)とし，これをもって上顎または下顎の歯列の前突，後退を判断する．しかし，日本人には適用できないことが多い．眼窩犬歯法則の独断性はアングルの上顎第一大臼歯の位置不変説と同じく個成長や個体変異，人種的変異を認めなかったという短所がある〔ブロードベント(Broadbent)，ヘルマン(Hellman)〕．
⇨ジモンの顎態診断法，顎態模型

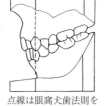

点線は眼窩犬歯法則を示す．

## 眼窩裂　orbit

眼窩にある裂隙で上眼窩裂(動脈神経，滑車神経，三叉神経第1枝，上眼窩静脈が通る)は中頭蓋窩の前部と，下眼窩裂(眼窩下神経・血管，頬骨神経，下眼静脈が通る)は翼口蓋窩および側頭下窩と通じている．

## 環境的原因
environmental factors of malocclusion

不正咬合の原因は主に遺伝によるものと環境によるものに大別される．環境的原因には先天的なものと後天的なものに大別される．先天的原因*は，受胎以後，個体発生すなわち胎生中に生じたさまざまな原因による次のようなものがある．①兎唇，口蓋裂，②欠如歯，多数歯などの歯数の異常，③巨大歯，矮小歯，癒合歯，癒着歯などの形態異常，④大舌症，小舌症，無舌症などの舌の形態異常，⑤梅毒，鎖骨頭蓋異骨症，クレチン病，リボフラビン欠乏症などの先天性疾患．

後天的原因*は，出生後の環境的な原因による次のようなものがある．①くる病，小児麻痺あるいは先端巨大症，甲状腺機能障害などの内分泌障害に代表される全身的原因に代表されるもの，②乳歯，永久歯の早期喪失あるいは乳歯の晩期残存，不良修復物，小帯の付着異常，異常習癖，顎関節部の骨折，炎症性疾患などに伴う顎骨の発育異常などの局所的原因によるものがある．

このような環境的原因は多岐にわたり，遺伝と不正咬合との関係を明らかにする証明がなされていない現段階では，ほとんどの不正咬合はここに包括されるといっても過言ではない．

## 間歇的な力　intermittent force

矯正力の作用様式は力の持続時間により持続的な力*，断続的な力*，間歇的な力に分けることができる．間歇的な力は1日に数時間だけ歯や顎に作用させる力をいう．たとえば，アクチバトール，ヘッドギア，オトガイ帽装置などがあげられる．⇨ストーナーの4D

## 還元炎(帯)
reducing blame(zone)　⇨自在鑞着

## 幹細胞　stem cell

自ら増殖を続けるとともに，別の種類の細胞に変わる能力を持った細胞．口腔粘膜の幹細胞は皮膚や角膜にも変わることができる．通常の幹細胞は変化できる細胞の種類が限られているが，胚性幹細胞(ES細胞；embryonic stem cell)は，あらゆる種類の細胞に変わる能力を持ち，「万能細胞」とも呼ばれ，再生医療の分野で注目されている．ただし，このES細胞は受精卵の胚の一部から分離培養しなくてはいけないため，倫理上の問題を抱えている．これに対して，京都大学の山中伸弥氏らにより開発されたiPS細胞は受精卵やES細胞を全く使用せずに分化万能細胞を単離培養することが可能となった．患者自身から採取した体細胞よりiPS細胞を樹立する技術が確立されれば，

拒絶反応のない移植用組織や臓器の作製や病因・発症メカニズムの研究,患者自身の細胞を用いて,薬剤の効果・毒性を評価することが可能となることから,今までにない全く新しい医学分野を開拓する可能性が期待されている.一方で,技術適用範囲の倫理上の問題,さらに,iPS細胞は発癌遺伝子のc-Mycを,レトロウイルスを用いて導入するなどして癌細胞と同じように無限増殖能を持たせた人工的に作られた不死化細胞であり,実際に移植・応用するにはさまざまな課題が残されている.

**含歯性囊胞** dentigerous cyst

　含歯性囊胞は濾胞性歯囊胞*の一型で,歯胚のうちのエナメル組織の形成完了後にエナメル期に囊胞化が起こって発生した囊胞である.また,正常な永久歯に発生し,上顎が下顎のほぼ2倍,上顎前歯では前歯部の埋伏過剰歯と切歯,下顎では智歯と小臼歯に発生頻度が多い.
【種類】
1) 中心性:埋伏歯の歯冠の大部分が囊胞腔内にあるもの,発生率は最も多い.
2) 側方性:囊胞が歯冠の一側に偏して発生するもので下顎智歯に多い.
3) 多房性:多数の小囊胞が集合して多房性を示すものでエナメル上皮腫との鑑別が困難である.
【症状】初期は無症状,発生が歯胚の完成期にあたるので,発見時には大囊胞に発育していることが多い,羊皮紙音や波動を触知し内容液は粘稠で透明な淡黄褐色である.X線写真では境界明瞭な類円形の単房性の透過像のなかに歯冠が存在し,歯根は骨中に認められる.含歯性囊胞やそのほかの歯原性腫瘍が原因で顎角の変形や破折,あるいは外科的侵襲による歯の喪失や転位,捻転などを生ずることがある.

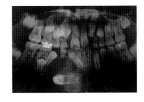

**眼耳脊椎異形成症** oculoauriculovertebral dysplasia ＝ゴールデンハル症候群

**眼耳平面**
Frankfort horizontal plane ＝フランクフルト平面

**環状線維** circular fiber ⇨歯肉線維

**緩徐拡大法**
slow expansion〔スローエクスパンション〕
　可撤式拡大装置または固定式拡大装置を用いて歯列弓の側方および前方拡大をはかる方法である.この方法は,強い力によって短期間に大きな量の拡大を行う急速拡大法*に対し,比較的長期間にわたって弱い力で少ない量の拡大を行うもので,治癒機転は歯と歯槽骨の間の変化にとどまるとされる.スプリングを用いる装置にはコフィンの拡大床,クワードヘリックス拡大装置,クローザットの装置などがある.また拡大ネジを用いる場合は,第1週,第2週に1/4回転(0.4mm),次いで患者が慣れてきてから3日おきに1/4回転させて行う.⇨拡大装置

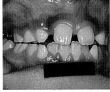 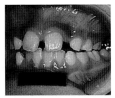

左右第一大臼歯の交叉咬合症例.

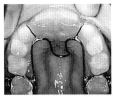 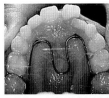

コフィンの拡大床装着.　装着後10か月(上顎咬合面観).

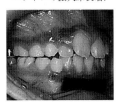 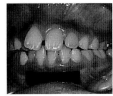

装着後10か月(左右側面観).

**間接性骨吸収** indirect bone resorption, undermining resorption

　歯の移動における圧迫側歯周組織の反応で,硝子様変性を起こした組織に対応する骨髄腔に出現した破骨細胞によって歯槽骨壁の背面あるいは側面から進行する骨吸収.
⇨穿下性骨吸収,直接性吸収

**間接接着法**　indirect bonding technique
－インダイレクトボンディング法

**関節突起**　condylar process〔顆状突起〕
　関節突起は下顎枝上端の後方に位置する突起で側頭骨鱗部下面と関節窩，側頭骨頬骨突起の関節突起ならびに関節円板とともに顎関節を構成する．関節突起の後方は下顎枝の後縁に続き，前方は下顎切痕を経て筋突起*に続く．関節突起の上端は長円形に膨大し下顎頭となる．下顎頭の長軸は前外側より後内側に向かい，左右の下顎頭の軸を延長すると前方に開いた150°～160°の鈍角で交わる．下顎枝と下顎頭との間はややくびれて下顎頸となる．下顎頸の前面の下顎切痕の辺縁の付着部の内側にみられる浅い凹みは，外側翼突筋が付着する翼突筋窩である．⇨下顎骨，下顎(骨)の成長

**完全無歯症**　anodontia　＝無歯症

**顔面印象**　facial impression
　顔面印象は顔面各部の計測，顔面欠損に対する補綴処置などの目的で行われる顔面の印象である．矯正領域においては，口唇裂患者の裂部の形態計測や治療効果の判定の際に顔面印象を利用することがある．

**顔面角**　facial angle
　頭部X線規格側貌写真の分析法であるダウンズ法の分析項目の1つである．フランクフルト平面と顔面平面とのなす角度で，上顎に対するオトガイ部の前後的関係を表す．顔面角の平均値は白人で87.8°±3.57°(Downs)であり，日本人では83.69°±3.81°である(図参照).

**顔面型**　facial type　＝顔面のタイプ

**顔面規格写真**　conditioned facial photograph
＝顔面写真

**顔面計測法**　somatometry of face
　矯正診断における成長分析法*の1つである生体計測学的分析法である．顔の調和の程度の判定，不正咬合と顔の成長の関係を把握する際に行われる．ヘルマン(Hellman)は顔の生体計測を行い，顔の高さ，深さ，幅の三次元的分析法を発表した．これは計測値を標準偏差図表に記入し，折線で結ぶものでウィグル法(wiggle method)ともよばれる．また，顔の比率についてリケッツ(Ricketts)は顔の各部に1：1.618の黄金分割比率が成り立つとしている．
1）臨床的意義：矯正臨床において顔は個性ある立体のため生体の観察と計測が不可欠である．
2）方法：下記の各項目について各計測器により計測する．
顔の高さ：滑動計
顔の深さ：河上・中根式ヘッドスパナー
顔の幅：触角計
黄金比：黄金分割コンパス，曲尺，角度計
⇨ヘルマンの成長分析法

**顔面指数**　facial index
　顔の長さ(顔面高：眉間からオトガイ最下点間の距離)と幅(上顔面幅)との間の指数である．顔の幅は高さや深さより速く成長し，2歳時ではすでに成人の70％，10歳時では90％が形成され歯年齢Ⅲcにおける正常時は126.80±5.92mmである．
顔面指数＝(顔面高／上顔面高)×100
⇨頭部の成長発育

**顔面写真**　facial photograph〔顔面規格写真〕
　矯正治療において治療目標と治療方針の決定，治療術式の選択ならびに治療経過の予測と予後の推定などを含めた正確な診断を行う際に必要不可欠な写真の1つである．口腔内写真と同様に形態的検査*における重要な資料である．被検者を一定規格のもとに固定して一定条件で撮影する場合には顔面規格写真とよび，正貌(正面像)，左右側貌(側面像)，45°斜位などがある．一定規格とは，左右の外耳孔にイヤーロッド(耳桿)を挿入して遠方を正視させ，咬頭嵌合位で咬ませ，口唇が無理

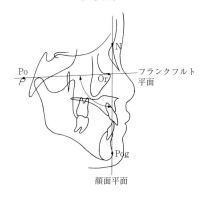

なく閉ざされている状態で，カメラからの距離が一定であることをいい，光量や撮影条件を一定にすることが望ましい．

【観察の要点】
1）正面からの観察
①顔の形状（円形，方形，逆三角形）
②上顔面高と下顔面高の関係
③顔面の左右対称性
④口唇，口腔周囲筋群の緊張状態
⑤下顎の開閉運動時の側方への偏位の有無
2）側面からの観察
①中顔面の突出あるいは陥凹：顔面のタイプ*の分類；凸型（convex type），凹型（concave type），直線型（straight type）
②軟組織側貌の観察（エステティックライン*，ホールダウェイライン*，スタイナーライン*による分析）
③頭蓋に対するオトガイ部の位置
④下顎角の大きさ
⑤下顎下縁平面の傾斜：ハイアングル（high angle），ロウアングル（low angle）

【顔面写真の分析法】
1）ジモンの顔面写真診断法
2）斎藤の写真判定法　⇨写真分析法

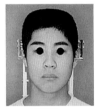
正面像．

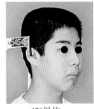 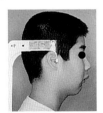
45°斜位．　　　　側面像．

**顔面突起**　maxillary process　＝上顎突起

**顔面のタイプ**　facial type〔顔面型〕
　顔面（規格）写真*により患者の顔貌（側貌*，正貌）の形態を分類したものである．顔面のタイプは顎と歯の位置関係と密接に結びついているので，その類別は顔貌の診査ならびに診断の資料となるほか，治療前後の比較や治療効果の判定を行う際に重要である．
1）正貌のタイプ
①顔面の形状（円形，方形，逆三角形など）
②顔面の非対称性の有無
2）側貌のタイプ：一般的にエステティックライン*（Eライン）と口唇との位置関係から判断する．
①凸型*（コンベックスタイプ；convex type）
②凹型*（コンケイブタイプ；concave type）
③直線型*（ストレートタイプ；Straight type）

**顔面破裂**　facial cleft
　唇裂の範囲を超えた領域に及ぶ顔面の先天性裂奇形で，顔面正中裂，斜顔（面）裂*，横顔（面）裂*などがある．唇顎口蓋裂300例に対し，約1例の割合で発生する．
【原因】胎生期における顔面諸突起の発育癒合不全説，中胚葉性組織の移入不全による組織併合障害説などが考えられる．
【分類】
1）顔面正中裂：顔面中央部の裂形成で，両眼隔離，両顔狭窄により細区分される．先天性裂奇形の一種で，各種突起の癒合不全によって起こる．
2）斜顔（面）裂：先天性顔面破裂のうち，裂が上口唇から鼻，頬瞼，眼下部に及ぶものをいう．
3）横顔（面）裂：横顔裂は何らかの原因により上顎突起と下顎突起の癒合不全が生じたときに発生する．したがって，その破裂は口角に始まり，耳前部に向かって種々の程度を示す．口裂が正常に比べ大きいことから巨口症（macrostomia）ともよばれている．片側性および両側性にみられる．

**顔面平面**　facial plane
　頭部X線規格側貌写真*の計測平面の1つである．顔面平面は鼻骨前頭縫合の最前点であるナジオン（N）と下顎オトガイ隆起の最突出点であるポゴニオン（Pog）を結ぶ直線である．頭部X線規格側貌写真分析法の1つであるダウンズ法では顔面平面とA−B平面のなす角度（A−B平面角）によって上下顎骨歯槽基底部の前後関係を表し，顔面平面とフランクフルト平面のなす角度（顔面角）によって下顎のオトガイ部の突出度を評価する（前頁の左下図参照）．

## 顔面平面に対する上顎切歯の関係
relation of the maxillary incisor to N-P

　頭部X線規格側貌写真の分析法であるノースウエスタン法の分析項目の1つである．上顎前歯の切縁から顔面平面に対する垂直距離である．ミリメーター(mm)で表し，上顎中切歯の突出度を評価する．ノースウエスタン法の分析項目のうち唯一の距離的計測項目である．平均値は白人の正常咬合者で5.51±3.15mm(Graber)であり，日本人では9.83±2.90mmである(右図参照)．

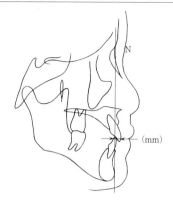

## キーリッジ　key ridge〔KR〕
頭部X線規格側貌写真上の計測点*の1つで，側頭下窩前縁から上顎骨頬骨突起前面へ移行する錠状の最下点である．頬骨歯槽稜にほぼ一致し容易に認められ，左右に存在する点である．なお通常KRと略記する．

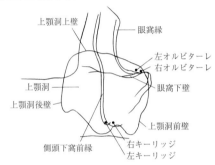

## 既往歴　past history
患者が過去に罹患したことのある疾病のみならず，患者が生まれてから現在にいたるまでの健康状態に関するすべての資料をいう．この既往歴には医科的なものと歯科的なものとがある．医科的な既往歴は矯正歯科医にとってしばしば価値ある情報をもたらす．分娩状態，授乳の方法，離乳の時期，兄弟姉妹との発育の違い，アレルギー，顔や口，歯を強打したことがあるかなどのほか，生後満2年くらいまでの健康状態や重い疾病について詳しく記録しておく必要がある．また，過去もしくは現在行っている薬物治療，とくに副腎皮質ホルモンなどの内分泌腺抽出物が投与されているときにはその記録は非常に重要である．歯科的な既往については歯の治療を受けたことがあるかどうか，歯の打撲，脱落の有無，う蝕のほかに口腔内の疾患に罹ったことがあるか，さらに吸指癖，咬爪癖，咬唇癖，舌突出癖などの不良習癖についても記録しておく必要がある．

## 器械的矯正装置
mechanical orthodontic appliance
矯正装置*の中で，金属線やエラスティックの弾性およびネジなどの器械力により歯の移動や顎の整形をはかる装置の総称である．これは矯正力を主に移動歯に適応する力の種類，または起源により分類したもので，この装置に相対する装置に機能的(顎)矯正装置*がある．代表的な器械的矯正装置には次のようなものがある．①補助弾線を有する舌側弧線装置，②拡大装置，③顎間固定装置，④顎外固定装置，⑤マルチブラケット装置，⑥いわゆる床矯正装置．

## 器械的矯正力　mechanical orthodontic force
器械的矯正力とはゴムや金属線などを使って歯や顎骨に加える矯正力*をいう．この矯正力を発生させる装置は大きく分けて以下の3つに分類される．
1）歯科矯正用のエラスティック(顎間ゴム，顎内ゴム，チンキャップやヘッドギアなどの顎外固定装置に用いるゴム)，エラストチェーン，エラスティックスレッド，トゥースポジショナーなど：ゴム類による弾性
2）弾線(舌側弧線装置など)，コイルスプリング：金属線による弾力
3）ネジ(拡大ネジなど)，結紮線によるねじりなどによって生じる力
⇨機能的矯正力

## 器械的保定　mechanical retention
矯正装置治療によって移動された歯あるいは顎を，その状態に保持することを保定*という．保定は一般的に自然的保定*と器械的保定に分類される．器械的保定とは自然的保定の条件が十分得られないとき，その条件が得られるまで機械的装置を入れて保定することをいい，この目的で使用するものが保定装置である．また，器械的保定は，①可撤式保定装置*(ホーレータイプリテーナー*，トゥースポジショナー*，オトガイ帽装置*など)，②固定式保定装置*(犬歯－犬歯間固定式保定装置，ボンダスプリントなど)，③永久保定装置*(連続インレー，架工義歯など)によって行われる．

## 奇形　malformation
先天性の障害により器官，組織あるいは肉眼的形態が正常範囲を明らかに超えた異常な状態にあることをいい，単なる形態の規則性に由来する変形とは区別される．奇形を有する場合には生体本来の機能を営むことが困難または不可能であるこ

とが多く，成長発育にも重篤な影響を与えることが多い．矯正領域で問題とされる奇形の代表的な例として口蓋裂*があげられるが，これは内側鼻突起と上顎突起の癒合不全あるいは口蓋突起の癒合不全などが原因とされている．
⇨口腔奇形，顎顔面奇形

## 切下げ　scraper
板状の形態をしており，その鋭利な先端には両側に刃がついている．鑞着終了時に付着したホウ砂膜や酸化膜の除去ならびに研磨に使用される．

## 基準平面　standard plane
頭部X線規格側貌写真*の分析を行う際に基準となる平面である．基準平面は計測平面*との角度あるいは計測点との距離を計測することによって歯槽型および骨格型の不正の状態を診断するために用いる．基準平面にはS−N平面*，フランクフルト平面*，ボルトン平面*などがある．S−N平面は頭部X線規格側貌写真の分析法であるノースウエスタン法*，スタイナ一法*の基準平面であり，フランクフルト平面はダウンズ法*，ツイード法*，コーベン法*，ワイリー法*の基準平面である．S−N平面は患者で直接観察できないなど短所を持つが，設定しやすく上顎や口蓋平面と強い関連性を持つ点が長所である．さらに，成長発育の評価に適している．S−N平面とフランクフルト平面がある一定の角度を持っていて前開きの症例は問題とならないが，前方で閉鎖する症例の場合（著しい下顎前突や開咬の場合）には頭蓋基底部に対する下顎下縁の傾斜を同様に示すSN−MdとFMAとでは評価が異なるので注意を要する．

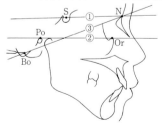

①S−N平面，②フランクフルト平面，③ボルトン平面

## 基底骨　basal bone　＝歯槽基底

## 機能性下顎前突　functional mandibular protrusion　⇨下顎前突，不正咬合

## 機能性交叉咬合　functional posterior crossbite
⇨交叉咬合，不正咬合

## 機能正常咬合　functional normal occlusion
機能正常咬合は形態学的（解剖学的）に多少の欠陥がみられる場合でも機能的に全く障害のない正常咬合*をいう（Johnson, A.L., 1923）．

## 機能的安定　functional balance
矯正治療によって獲得された個性正常咬合を長期間保持するためには歯周組織との機能的な調和がとれていることが重要な条件となる．すなわち確立された咬合を解剖学的な静的状態においてのみ捉えるのではなく，口腔周囲の筋肉，軟組織あるいは顎運動を含めた患者個人の動的環境の中において考慮することが必要であり，これらの機能的な要素との調和が咬合の保全につながると考えられる．つまり形態と機能のco-ordinationである．このように咬合力が機能的な要素と調和することを機能的安定という．たとえば，歯列を外側より取り囲む口腔周囲筋と内側にある舌の与える機能力は歯列の形態や咬合にきわめて大きな影響を与えることから機能的な要素を無視して動的治療を行っても治療の長期化，装置除去後の後戻り（再発）の原因となることがある．また動的治療終了後の咬合は周囲軟組織やその患者の日常機能に大きく影響を受けるので，機能的に安定した咬合が必ずしも形態的にみて正常咬合というわけではない．いわゆるsoft tissue occlusionであり，correct occlusion（機能によって正しくされた咬合）である．機能的な問題が存在する場合には筋訓練や不良習癖の除去を積極的に行い，その終了後に矯正装置による治療を開始するのが望ましい．
⇨バクシネーターメカニズム，後戻り，再発，バイオロジックスプリント

## 機能的顎矯正装置（機能的矯正装置）
functional jaw orthopedics
金属線やゴム様弾性材の弾力を矯正力として使用せず，口輪筋，頬筋をはじめとする口腔周囲筋や舌の機能力を矯正力として利用する装置をいう．機能的矯正装置の多くはその装置自身では矯正力は生じず，機能力を与えることで（ほとんどの装置は構成咬合*をとること）矯正力が生じる．
【機能的矯正装置】①アクチバトール，②バイオネーター，③フレンケルの装置，④ビムラーのア

ダプター，⑤EOA，⑥咬合挙上板，⑦咬合斜面板，⑧切歯斜面板，⑨リップバンパー，⑩口腔前庭スクリーン
⇨矯正装置，機能的顎矯正法（機能的矯正法），器械的矯正装置

## 機能的顎矯正法（機能的矯正法）
functional jaw orthopedics

　1936年，デンマーク出身の矯正学者フィーゴ・アンドレーゼン（Viggo Andresen）とオーストリア出身の歯周病学，病理学者カール・ホイップル（Karl Häupl）により発表された矯正法で，その発祥の地からノルウェー法ともよばれている．本法はアンドレーゼンにより装置の考案がなされ，その矯正力の作用機序も説明されている．本装置は金属やゴムの弾性によって生じる矯正力とは異なり，装置自身には矯正力はなく，口腔内で固定されることなく可動性であるため，舌や口腔周囲筋によって自由に移動し，筋活動刺激より生じた力が，装置を介して歯，歯周組織または顎に加わることにより不正咬合が矯正されるとした．しかし，この当時は新しい理論に基づく新しい装置が支持されなかった．そこで病理学の立場で本矯正法を体系づけたのがホイップルであった．ホイップルは，アクチベーターによって起こる組織変化と歯の生理的移動によって起こる組織変化には類似性があることを見い出し，さらにアンドレーゼンとともに，この方法は成長変化がまったく生理的様式で起こることと，ロウクス（Roux）の研究の"shaking the bone substance"することが骨芽細胞の活性を高め骨の増生をもたらすという発表と関連づけ機能的顎矯正法を理論化した．これにより本法はヨーロッパ諸国に広がり可撤式装置の新たな発展に貢献した．本法を応用した機能的矯正装置の代表的な装置を下記に示す．
　①アクチバトール*（アクチベーター，FKO），②バイオネーター，③メッツェルダーのアクチベーター，④エラスティックオープンアクチベーター（EOA），⑤ウッドサイドのアクチベーター，⑥フレンケルの装置，⑦ビムラーの可撤式装置，⑧咬合斜面板，⑨咬合挙上板，⑩切歯斜面板，⑪リップバンパー，⑫オーラルスクリーンである．

**機能的矯正力**　functional orthodontic force
　機能的矯正力は咀嚼筋群の筋力を利用して機械を介してあるいは筋肉自体によって歯や顎骨の移動を期待する矯正力*である．
　この矯正力を発揮させる方法は装置を介する方法と筋機能力を直接利用する方法に分けられる．
　1）装置を介する方法：機能的矯正装置を口腔内に挿入することで，患者の筋の機能力から矯正力を発生させて顎骨や歯を移動させる方法である．主な装置はアクチバトール*，バイオネーター*，ビムラーのアダプター*，フレンケルの装置*，リップバンパー*，咬合斜面板*，切歯斜面板*，オーラルスクリーンなどがあげられる．
　2）筋機能力を直接利用する方法：代表的な方法にロジャース（Rogers, 1957）の筋機能療法があげられる．これは顎顔面口腔に関与する筋肉の機能やバランスを回復することで生理的に正常な口腔環境を得ることができる方法である．
⇨機械的矯正力

**機能的検査**　functional analysis
　機能的検査は歯自体の形態的要因によって決定される中心咬合位と，機能的要因すなわち筋や顎関節などによって制限される下顎の位置との間に存在する可能性のある不一致や不調和を検査することを目的としており，形態的検査*と同様に必要不可欠な検査である．機能的検査の代表的項目を以下に示す．
　1）顎運動の検査：①下顎位，②運動路，③早期接触，④咬合音
　2）筋機能の検査
　3）発音の検査
　4）頭部X線規格写真による機能分析法
　5）ファンクショナルワックスバイト法による機

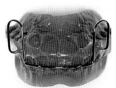
アクチバトール．

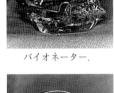
バイオネーター．

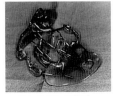
フレンケルの装置．

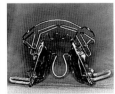
ビムラーの可撤式装置．

能分析

矯正治療を行う前の歯列とその周囲の軟組織はある程度調和のとれた関係にある．矯正治療によってもう1つのバランスのとれた関係を確立するべきか，または治療前のバランス状態を維持するべきかを機能的検査により正確に把握することが安定した予後を生むのである．

**機能的咬合系** functional stomatognathic system

顎運動は顎関節，咀嚼筋，咬合の3大要素の調和によって成立していることから，これらを1つの機能単位として，機能的咬合系という表現が用いられる．神経筋機構の制御範囲内であれば，3つのうちいずれかに機能異常があったとしてもほかの要素によってそれは許容されることがあるが，制御能力を超えるような原因がある場合には，機能的咬合系全体の機能異常を引き起こす．不正咬合を原因とする顎関節症はその典型的な例である．

**機能的咬合平面** functional occlusal plane

頭部X線規格側貌写真*の計測平面の1つである．リケッツ法*で用いられる．上下顎第一大臼歯咬頭頂中点と上下顎小臼歯咬頭頂中点を通過する平面である．

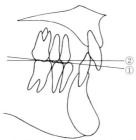

①機能的咬合平面，②咬合平面

**機能的不正咬合** functional malocclusion

機能的不正咬合とは下顎安静位から閉口運動を行った場合に上顎と下顎の歯が最初に接触したときの顎位が中心咬合位に一致せず，最初に接触した位置から中心咬合位に向かって下顎が咬頭斜面を横滑りするような咬合である．この横滑りは水平面上のあらゆる方向にみられるが，前方変位の著しいものを機能的下顎近心咬合，後方変位の著しいものを機能的下顎遠心咬合，側方変位の著しいものを機能的交叉咬合という．機能的不正咬合の分析には頭部X線規格写真による機能分析法*やファンクショナルワックスバイト法*などが用いられている．

**機能的母体説** functional matrix theory

1962年にモス（Moss）によって発表された顎顔面頭蓋の発育様式に関する説である．それ以前の研究者が骨格の成長発育が遺伝的要因によるところが大きいとしていたのに対し，モスは骨格の成長が高度な適応能力を持っているとした．たとえば頭蓋骨の縫合部は縫合部自身の成長にのみ依存して拡大していくのではなく，脳の容積の拡大によって頭蓋を構成する骨がその空間的位置を偏位させ，二次的に縫合部結合組織の増殖，骨形成が誘導されることによって頭蓋全体が拡大成長するとした．また，眼窩，上顎洞などでも同様に考えることが可能であるとした．このように骨格の成長の誘導する器官（筋肉，血管，神経，腺，脂肪，歯など），腔（口腔，鼻腔，咽頭腔など），洞（上顎洞，前頭洞など）などを機能的母体という概念で統括した．すなわち，機能的母体説とは顎顔面頭蓋の成長発育に局所的な機能的環境因子がきわめて大きい役割を果たしているというものである．

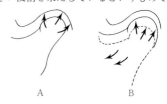

下顎頭軟骨の役割についての考え方(Goose, D.H.ほか)．A．下顎頭軟骨の成長によって，下顎頭が下顎窩に押しやられ，その圧迫が下顎骨を前下方に移動させる．B．周囲軟組織の成長によって，下顎骨が前下方に移動した空間を満たすために，下顎頭軟骨が成長する．

**逆生歯** inversed tooth

正常な萌出方向に対して歯冠と歯根の位置が逆転している歯をいい，埋伏しているのが通常である．上顎正中過剰歯にしばしばみられるが，そのほか

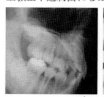
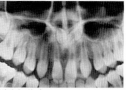

1|1の逆生埋伏歯．

に下顎の智歯，小臼歯あるいは上顎の中切歯，側切歯，犬歯，小臼歯などにも稀にみられることがある．上顎正中過剰歯の場合には正中離開*の原因となることが多く，抜歯の適応となる．またそのほかの歯では逆生の程度により，開窓，牽引を行うが，リスクの大きい治療となるためやむを得ず抜歯されることが多い．⇨埋伏歯の治療

## キャッチアップグロース　catch-up growth

元来は，成長ホルモン治療が開始されてからの1〜2年間はとくに大きな効果を示す場合が多く，これをキャッチアップグロース（追いつき現象）と呼んでいた．つまり，通常成長しているはずの身長に近いところまで"追いつく"現象を表す．歯科矯正学の分野では，治療中もしくは治療後に成長が発現されることによる追いつき現象のことをいう．

## 吸引圧接器具
vacuum-pressure forming machine

サーモフォームテクニック法によるプラスティックパターン形成器でナイトガード，個人トレー，コーピング，暫間被覆冠，暫間義歯床，矯正用リテーナーなどの作製に使用される．吸引圧接器具には加圧形成式と真空吸引式の2種類があり加圧形成式の代表的なものにはエルゴプレス，バイオスターがある．この装置はプラスティックディスクを軟化する加熱部と軟化したディスクを圧搾空気で模型圧接する加圧部の2つの部分からできている．真空吸引式にはバキュプレスなどがある．

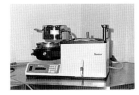

## 臼後三角　retromolar triangle

有歯顎者の最後位の下顎大臼歯の後方に広がる三角形の骨の粗面をいう．臼後三角の内側縁および外側縁は顕著で最後位の下顎大臼歯の頬側および舌側の歯槽縁に続いている．臼後三角の大きさとX線写真を併せて検討することにより下顎第二大臼歯ならびに第三大臼歯の萌出余地の推測をすることができる．⇨下顎骨，下顎（骨）の成長

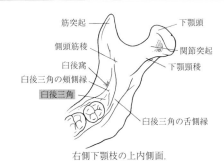

右側下顎枝の上内側面．

## 臼歯部交叉咬合　posterior crossbite

上下顎臼歯部において上顎の歯が下顎の歯に対して舌側位に咬合するものをいい，一般的に交叉咬合といえば臼歯部交叉咬合を表す．⇨拡大装置

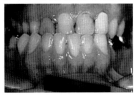

## 臼歯部歯軸の近心傾斜の整直法（MTMによる）

MTM*にて臼歯部歯軸の近心傾斜を整直するには，ワイヤーのみを用いたレベリングによる方法，主線とコイルスプリングやアップライティングスプリングピンを利用した方法がある．いわゆるモラーアップライティング（molar uprighting）といわれているものである．なお臼歯部を整直させるための副作用として起こる犬歯の舌側転位を防止するために犬歯間にボンダブルリテーナーを装着すると良い（次頁の図1〜3参照）．

## 臼歯部用バイトブロック　posterior bite closing block　＝ポステリオバイトブロック

## 吸指癖　finger sucking〔指しゃぶり，手指吸引癖〕

指を強く吸引する動作を常習的に行うものをいう．俗に「指しゃぶり」といわれるが，その本態はしゃぶる動作を単に持続的に行うのではなく，指の反復吸引にある．乳児期より幼児期にかけてみられるものは，授乳の代償的行為として行われる生理的現象という見方が一般的だが，この時期を経過してもなお自然に消退することなく，3歳以降にも継続，残留を認める場合には不正咬合の

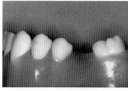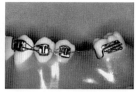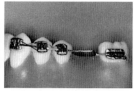

図1　ワイヤーのみを用いた臼歯部歯軸の整直法.

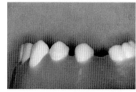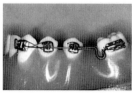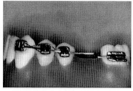

図2　主線とコイルスプリングを用いた臼歯部歯軸の整直法.

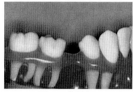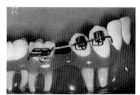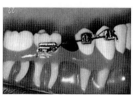

図3　主線とアップライティングスプリングピンを用いた臼歯部歯軸の整直法.

誘発が懸念される.
【原因】①乳幼児期以来の習慣の単なる継続, ②家庭を含む周囲環境による情緒不安定, ③乳児期における不適当な授乳法などさまざまな諸説がある.
【臨床所見】①下顎前歯の内傾を伴う歯列弓の平坦化と上顎前歯の前傾による開咬, ②空隙歯列弓 (とくに上顎前歯部), ③上唇の弛緩, ④下顎の後退, ⑤高口蓋, ⑥上顎歯列弓の狭窄などの特徴がみられ, これにより惹起されるのは, 上顎前突, 前歯部開咬, 臼歯部交叉咬合, 機能的交叉咬合などを伴う顎の偏位などがある.
【治療】心理的アプローチによる動機づけを重視し, 可及的早期に習癖を中止させることが大切である. 習癖の中止が若年齢であれば自然治癒に向かう可能性が高いが, 習癖の中止のみで治癒が困難と判断される場合は, 矯正装置による改善を考慮しなければならない. 不良習癖除去 (防止) 装置として指サック, ハビットブレーカーを使用する. しかし, 幼児心理を無視して習癖の中止を強制したり, 十分な動機づけを行わず安易に指サックなどの器具に頼ると逆に悪化することがある. また, 前歯部の開咬によって異常嚥下癖, 舌突癖などを随伴していることも多いため, 合併が認められ

る場合はこれらの習癖に対する処置も同時に行う必要がある. ⇨弄指癖, 拇指吸引癖

**90° T ピン**　90° T-Pin　=オーディナリーTピン

### 臼歯用バンドリムーバー
posterior band removing pliers

　バンド試適の過程の前歯のバンドをはずすときや, 治療完了時などにセメント合着されているバンドを撤去するときに用いる鉗子である. プレーンによって考案されたプレーンのバンド撤去鉗子が原型で, 現在では数種類ある. この臼歯用バンドリムーバーは長さの異なった2つのビークを持っている. 長いほうのビークの先端は咬合面に固定を求めるために適合しやすい形態をしており, アルミ製, プラスチック製で交換可能である. 短いほうのビークはバンドの辺縁にかけてバンドを撤去する. バンドをはずす際には歯冠破折を起こさないように注意する必要がある. また前歯のバンドを取りはずすには前歯用のバンドリムーバーがある. 臼歯用バンドリムーバーはプレーンのバンド撤

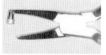

去鉗子ともよばれる．⇨前歯用バンドリムーバー

## 臼歯列指数　dental index
　歯列弓の大きさと比較する方法として用いられる指数である．上顎における臼歯列の長さとして，第一小臼歯の近心面から第三大臼歯の遠心面までの直線距離を計測し，一方頭蓋計測点のナジオン（N）からバジオン（Ba）までの直線距離を求め，これらの計測値から
　　臼歯列指数＝臼歯列長／N−B間距離×100
を算出する．この指数の大小によって大歯型（44.0以上），中歯型（43.9〜42.0），小歯型（41.9以下）の3種に分けられる．他の指数と異なり，同一人種であれば一般に女性のほうが男性より臼歯列指数は大である．

## 吸唇癖　lip sucking
　吸唇癖とは上下顎前歯間に口唇を介在させてこれを吸引する癖をいう．主に下口唇の吸引が多く，口腔内では上顎前歯部の前傾，空隙歯列，下顎前歯部の内傾，歯列の平坦化に伴う叢生などにより，上顎前突や前歯部の開咬状態を呈する．一方軟組織では口唇皮膚移行部の肥厚，発赤，オトガイ唇溝の明瞭化などがみられ，また前突による嚥下時の口唇閉鎖不全のために二次的に誘発された異常嚥下癖あるいは嚥下時のオトガイ筋の異常緊張，舌前突癖などを認める．治療としては，若年者であれば動機づけのみによって自然治癒させることも可能であるが，まず口腔前庭スクリーン，リップバンパーなどの不良習癖除去(防止)装置を使用する．永久歯列の完成した症例の場合にはマルチブラケット装置などによる本格的矯正治療が必要である．

## 急速拡大法
rapid expansion〔ラピッドエクスパンション〕
　一般に固定式拡大装置を用いて上顎歯槽基底弓および上顎歯列弓の側方拡大をはかる方法である．この方法は，長期間にわたる弱い力によって少ない量の拡大を行う緩徐拡大法＊に対し，比較的強い力によって短期間に大きい量の拡大を行うもので，正中口蓋縫合の開大とこの部分への化骨を主体とする上顎骨自体の拡大を期待するものである．主にスケルトン型の拡大ネジが使用され，1日2回，朝と夕方に1/4回転(0.2mm)し，14日で拡大が終了する(14日間で拡大距離は5.6mm)．また，クワードヘリックス拡大装置を調整することにより上顎骨の拡大をはかることも可能とされている（次頁の図のA〜I参照）．また，口蓋に直接埋入する歯科用アンカースクリューと拡大ネジを組み合わせて急速拡大する方法も最近は行われている．⇨拡大装置

拡大の比較

| 比　　較 | 急速拡大法 | 緩徐拡大法 |
| --- | --- | --- |
| 矯正力の強さ | キログラム単位 | グラム単位 |
| 拡大に要す期間 | 2〜3週間 | 数か月〜数年 |
| 歯の傾斜 | 少ない | 多い |
| 主な変化部位 | 正中口蓋縫合 | 歯槽突起 |
| 歯槽基底部 | 広がる | 広がることは少ない |
| 再発 | 少ない | 多い |

（神山より）

## QDS　quad diagnosis system
＝クワドダイアグノーシスシステム（QDS）

## 頰筋機能機構　buccinator mechanism
＝バクシネーターメカニズム

## 頰骨　zygomatic bone
　頰の上方の突出部を占めている菱形の骨であり，体および2つの突起からなる．上方へ向かう突起を前頭突起といい，上縁で前頭骨の頰骨突起と接し，後縁で蝶形骨大翼前縁と接する．後方に向かう突起を側頭突起といい，後縁において側頭骨の頰骨突起と連結して頰骨弓を形成する．体は4面あり，下内面は頰骨突起と結合し，外側面には頰骨顔面孔が開口する．上内面は眼窩の外側壁を形成し，ここに頰骨眼窩孔が開口する．後面は側頭面で側頭窩の前壁を構成し，ここに頰骨側頭孔が開口する．頰骨神経は頰骨眼窩孔から出て，ほかの一方は頰骨側頭孔から出て周囲の皮膚に分布する．頭部X線規格側貌写真の読影で，眼窩骨縁最下点(オルビターレ)は比較的難しい測定点である．これは前頭骨から頰骨弓，上顎骨，頰骨突起へとたどり，眼窩骨縁へとトレースしていくことによりみつけることができる．
⇨鼻上顎複合体の成長発育，鼻上顎複合体

## 頰骨上顎縫合　zygomaticomaxillary suture
　眼窩下方と眼窩下壁にある頰骨と上顎骨との間

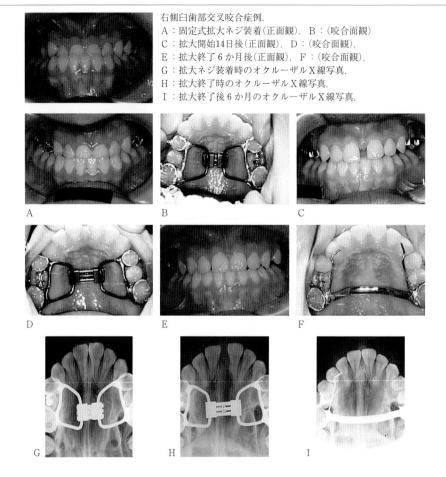

右側臼歯部交叉咬合症例.
A：固定式拡大ネジ装着(正面観)．B：(咬合面観)．
C：拡大開始14日後(正面観)．D：(咬合面観)．
E：拡大終了6か月後(正面観)．F：(咬合面観)．
G：拡大ネジ装着時のオクルーザルX線写真．
H：拡大終了時のオクルーザルX線写真．
I：拡大終了後6か月のオクルーザルX線写真．

の縫合である．自己の成長に伴って側方へ成長し，顔の幅を増大する．前頭上顎縫合*，頬骨側頭縫合*，翼突口蓋縫合*とともに上顎複合体の前下方への成長に大きく関与する(次項目の図参照)．
⇨鼻上顎複合体の成長発育

### 頬骨側頭縫合　temporozygomatic suture

頬骨弓の外側で頬骨と側頭骨との間の縫合である．頬骨側頭縫合では脳および蝶後頭軟骨結合の成長によって主として前後方向への成長を示す．前頭上顎縫合*，頬骨上顎縫合*，翼突口蓋縫合*とともに上顎複合体の前下方への成長に大きく関与する．⇨鼻上顎複合体の成長発育

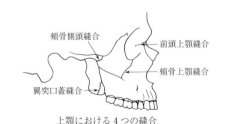

上顎における4つの縫合．

### 狭窄歯列弓　constricted dental arch

不正咬合*の歯列弓形態の不正*の1つで，臼歯部の舌側転位により起こった歯列弓の臼歯間幅の狭いものをいい，アングルの分類のⅡ級1類症例によくみられる．異常な筋機能により起こること

が多く，口蓋も深く，いわゆる高口蓋を呈する場合が多い．

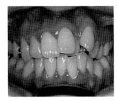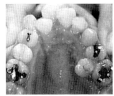

## 鋏状咬合
psaliodont scissors bite, bilateral buccal cross bite, total lingual occlusion, telescoping occlusion

　下顎臼歯頬側咬頭頬側面が上顎臼歯舌側咬頭舌側面に接触する咬合状態をいう．主に下顎骨の劣成長に起因して発現する．人類学的には，下顎臼歯の窩に上顎臼歯の舌側咬頭頂が嵌合する咬合状態をいう．⇨交叉咬合

## 頬小帯　frenulum of cheek
　頬小帯とは頬粘膜と歯槽粘膜の間に走るヒダのことで，通常犬歯から第一小臼歯までの間に1〜3本存在する．この小帯＊は口角外方の口輪筋の集合部に達し，口角部の運動によって移動する．頬小帯の発育過剰や付着位置異常により歯間離開などの歯列不正を起こすことが多い．このような症例では場合によって小帯切除を行うことがある．矯正診断用模型は小帯の付着状態がわかるように深く精密に作製されなければならない．したがって，印象採得は歯肉頬移行部や各小帯が確実に採得されることが重要である．

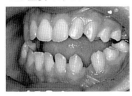

## 頬(唇)側歯槽骨上縁　ABM　⇨ボクセル値

## 矯正歯科医の責務　orthodontic responsibility
　外面的審美性(見た目の審美性：outer beauty)を最優先に矯正歯科治療は歯科医も患者もメーカーも審美性と効率性を一気に確立する方向に小走りに進んできたが，矯正歯科治療にもアンチエイジングの概念が導入されるにつれて，患者が本来持っている内面的審美性(orthodontic inner beauty)をエビデンスとして提示したところ，矯正治療によって達成された外面的審美性に調和せず反対に老化させていることが知られてきた(2003〜)．

　そして，矯正歯科治療による副作用(①矯正治療により引き起こされる余分な骨吸収と骨量の減少，②矯正治療により引き起こされる歯根吸収，③矯正治療により引き起こされる歯肉の退縮・歯根の露出，④矯正治療により引き起こされるブラックトライアングルの発生，⑤矯正治療により引き起こされる機能の低下，⑥矯正治療による老け顔(小児のふくれ顔を矯正歯科治療で早期に成熟型の顔とすることはかえってエイジングを加速することになるのではとの問題)とその原因と対策が叫ばれる時代つまり，矯正歯科治療は反省期に入り，矯正歯科医の責務(Orthodontic Responsibility)が叫ばれるようになった．

【矯正歯科医の責務とは】
1．患者の持つ内面的審美性＊(inner beauty)を3DCTなどでエビデンスとして患者に示し，そのうえに立って適正な外面的審美性＊(outer beauty)を確立すること，つまり審美性と健康を両立させた矯正治療を行うこと．
2．可能なかぎり患者の持つinner beautyを将来とも老化させずに年齢ごとの審美的管理(beautiful agingを目指したage-management)をエビデンスとして提示して，これができる矯正治療を求めること．

【具体的な策】
1．何よりも最低限，矯正治療前より患者の持つ歯周環境(歯，歯肉，骨)などを矯正治療で悪くしないこと(老化させない)である．
2．たとえば歯周病に近い患者で歯槽骨のレベルが正常より少しでも下がっている場合は歯周病を言い訳とせず，矯正治療でさらにレベルを下げない努力をするのが当然であり，ましてや治療前になかったブラックトライアングル＊や歯根の露出・歯肉退縮＊・歯根吸収＊・余分な骨吸収などを治療後作るのはorthodontic responsibility(矯正歯科医の責任)に反することになる．

【矯正歯科医の責務(orthodontic responsibility)が普及してきた理由】
　今までは矯正治療のエビデンスとして外面的審美性(見た目の審美性：outer beauty)しかなかった．そのため"終り(仕上げ：outer beauty)良け

れば，すべて良し"で，その基準が術者，テクニック，フィロソフィーによって曖昧なため，議論百出で，それが矯正治療の医療としてのレベルを低下させていた．現在では3DCTなどで事前にその患者の持つinner beautyをエビデンスとして明らかにできるので，今までのように"臭いもの(歯根吸収・歯肉の退縮・歯根の露出・余分な骨吸収・ブラックトライアングルなど)に蓋をする"ことができなくなった．

### 矯正歯科専門医
orthodontist, authorized orthodontist

　歯学，医学の各分野において知識技術の習熟した者に対する呼称である．わが国において，各分野における医療水準の向上，患者側へのサービス，更新制度による自発的な生涯研修の意欲の推進という目的から，各学会において認定医制度が発足している．歯科分野においては，歯科，小児歯科，矯正歯科，歯科口腔外科の4科のうち小児歯科ではすでに1987年から施行されている．日本矯正歯科学会では矯正歯科医療の高度な水準の維持と向上をはかることにより，適切な医療を提供することを目的に認定医制度を1989年1月1日より発足して以来，認定医3,122名(2017年2月現在)となっている．日本矯正歯科学会認定医制度規則第2章第4条によれば，認定医の申請は，次の各号を満たす者に限られるという．①歯科医師免許を有するもの．②引き続き5年以上の学会会員であるもの．③学会指定研修機関における所定の修練を含めて，5年以上にわたり，相当の矯正歯科臨床経験を有するもの．④矯正歯科臨床に関連する報告を学会の認めた刊行物に発表したもの．認定医制度に関しては他の矯正に関する学会も独自に設定し，日本矯正歯科学会，日本ベッグ矯正歯科学会，日本成人矯正歯科学会も学会認定の矯正歯科医(認定医)を認定しているが，矯正歯科の分野では，いわゆる医科で公式に認定されているような専門医を認定する専門医制度は，まだない(2017年2月現在)．

### 矯正歯科治療継続依頼書
orthodontic patient trasfer form

　患者の社会的・個人的事情で，途中で転医(国内，海外)を行う場合に使用され，稀に閉院などにおける転医の場合も用いられる．治療継続依頼書は患者に直接転医先へ持参させるか，前医が郵送する．また，転医に関しては転医先の矯正歯科医との間で，転医に関して十分なコミュニケーションが行われていることが望ましい．一般的な書式は次頁の図を参照．

### 矯正歯科治療などにおける口腔衛生管理に関する提言　a proporsal on the oral health care for orthodontic patients

　矯正歯科治療などには矯正装置を長期にわたり装着することから，う蝕，歯周疾患，口腔粘膜疾患および口臭などのリスクが存在する．したがって，歯・口腔衛生に関する専門知識を患者や家族，医療従事者に正しく提供するとともに，相互に共有して理解し合うことの大切さから，日本矯正歯科学会，日本小児歯科学会および日本口腔衛生学会が共同で2004年1月16日に出した提言である．その提言内容は，矯正歯科治療など(咬合誘導処置を含む)の患者の口腔衛生環境の特徴，口腔衛生状態の診査と記録，保健指導[動的治療時(矯正装置装着時)の保健指導，静的(保定)治療時の保健指導]生活習慣などの指導，口腔衛生管理の自己責任などに言及して記載されている．

### 矯正歯科治療の副作用
side-effects of orthodontic treatment

　どの医療でもある程度は副作用がつきものであるが，外面的審美性(アウタービューテイ)を最優先に進んできた矯正歯科治療では，歯をいかに効率的に審美的に排列していくかに重点がおかれ，その土台となる患者の持つ土台の部分はおおむね教科書的に正常であるとの考えのもとに，そして形態的不正は機能的不正を伴っているとの考えから形態的に正常に排列すれば機能的にも正常で咬合効率が良いはずであるとの考え"いわゆるマニュアルどおりの矯正治療"が行われてきた．そしてCBCTをはじめとする診断・評価手段の最近の格段の進歩により，長い間矯正歯科治療に携わってきた術者ならば薄々気づいているが，今までエビデンスを提示できなかったので蓋をしてきた矯正歯科治療を取り巻く下記のような問題(副作用)が浮上し，その副作用の解決が求められてきている．

1．矯正治療により引き起こされる余分な骨吸収と骨量の減少
2．矯正治療により引き起こされる歯根吸収*
3．矯正治療により引き起こされる歯肉退縮*・

# Orthodontic Patient Transfer Form

Date: ___/___/___

TO: _____
FROM: _____
Address: _____ Zip _____
Tel: _____ Fax: _____ E-mail: _____

1. **PATIENT'S NAME**: _____
   Date of Birth: _____ Age: _____ M/F
   Address: _____ Zip _____
   Tel: _____ Fax: _____ E-mail: _____

2. **CASE ANALYSIS**: _____

3. **TREATMENT PLAN**: _____

4. **TREATMENT RECORDS**:

   | Date |
   |---|
   | ___/___/___ |
   | ___/___/___ |
   | ___/___/___ |

5. **PRESENT TREATMENT**: □Active Treatment  □Retention  □Observation  □Other
   Technique: _____  Auxiliary appliance: _____
   Type of Bracket: (Manufacture, Slot size, Torque, Angulation, etc.)
   
   Arch wire size: Upper _____ Lower _____
   Elastics: 6 3 3 6 / 6 3 3 6
   Estimated active treatment time: _____

6. **PATIENT COOPERATION**:
   Appointments (excellent, good, poor)    Oral hygiene (excellent, good, poor)
   Appliance (Headgear, Elastics, etc.)    (excellent, good, poor)
   Patient attitude toward treatment (positive, negative)
   Suggestions for patient motivation

7. **TRANSFER OF RECORDS**:
   □No records were obtained  □Records being forwarded under separate cover
   □Contact our office after patient arrives and we will forward records

8. **FINANCIAL CONTRACT**: Copy enclosed

**GENERAL REMARKS**: _____

Signature: _____  Date: ___/___/___

---

# 矯正歯科治療継続依頼書 (Patient transfer form)

_____ 先生 (TEL: ( ) ― )

下記の患者、当院にて矯正歯科治療中でしたが、_____ のため通院が困難となりました。
貴院にて今後の矯正歯科治療の継続を御依頼致します。宜しくお願い申し上げます。

1. 患者名: _____ (男・女)  _____ 年 _____ 月 _____ 日生 ( _____ 歳)
   保護者名: _____  TEL: _____
   連絡先: _____  FAX: _____

2. 診　断: _____  特記事項: _____

3. 治療方針: _____
   初診時資料: (模型、セファロ、顔面写真、口腔内写真、パノラマ、デンタル)
   動的治療開始年月日: _____

4. 治療経過 (資料採得日および資料):
   年　月　日　　処置内容、資料採取(セファロ、パノラマ、デンタル、CT、CBCT、顔面・口腔内写真)

5. 現　況: (動的治療中、保定中、経過観察中、その他)
   使用テクニック: _____
   ブラケット(スロットサイズ): 上顎: _____  下顎: _____  付加装置: _____
   ワイヤーサイズ: 上顎: _____  下顎: _____  ヘッドギアチューブ: _____
   エラスティック: 6 3 3 6 / 6 3 3 6 ( _____ )  ベンドの有無: _____

6. 患者の協力度: _____

7. 転医資料: (患者持参、別送、その他)

8. 当院での治療費と支払い状況(別紙コピー参照)と返金の有無: 有 ・ 無

9. 動的治療終了予測期間: ( _____ 年 _____ 月頃の予定 )

10. その他、特記事項に関する添付資料: ( 有 ・ 無 )

    診療機関名: _____
    住　所: _____  TEL: _____
    担当医: _____ 印  FAX: _____
    　　　　　　　　　　　　Email: _____

歯根の露出
4．矯正治療により引き起こされるブラックトライアングル*の発生
5．矯正治療により引き起こされる機能の低下
6．矯正治療による老け顔*．すなわち小児のふくれ顔を矯正歯科治療で早期に成熟型の顔とすることはかえってエイジングを加速することになるのではとの問題

　これらの副作用の多くに関してはそれぞれ原因の追求と対策が研究され，実際の矯正歯科臨床で応用されてきている．

## 矯正歯科におけるアウタービューテイ
orthodontic outer beauty

　元来歯を並べることから始まった矯正歯科治療は，形態的，解剖学的に正常咬合に改善することによって機能的にも正常にし（形態的不正は機能的不正を伴っているはずとの考えから形態的不正を改善すれば機能的にも正常になるとの考えから），そしてさらに顔と咬合の調和という観点から外面的審美性（アウタービューテイ：見た目の審美性）を重要視する方向に発展・発達してきた．その方向に誰もが疑い持たず進んできた．
　しかし，2004年頃からアンチエイジングの概念が矯正歯科にも取り入れられるようになり矯正歯科治療がアンチエイジングに寄与しているかどうかの検証がCBCTなどを使用して行われ始め，矯正歯科での審美性に内面的審美性（インナービューテイ）なる概念が導入され，従来からの矯正歯科における審美性を外面的あるいは外観的審美性（アウタービューテイ：見た目の審美性）と呼ぶようになった．
　現在の矯正歯科治療では美（アウタービューテイ：見た目の審美性）と健康（患者の持つ矯正学的インナービューテイ：内面的審美性）を両立させることを基本的治療目標とすることになった．

## 矯正歯科におけるアンチエイジング
anti-aging related to orthodontic treatment

　矯正歯科治療を専門とする歯科医師は，歯を並べることには非常に熱心であるが，歯牙移動ができるのは，それが植わっている骨（歯根膜を含めて）が健全で，十分あっての話である．骨（組織）は，成長が完了以後は，特殊な場合を除いて，減ることはあっても，増えることはない．矯正歯科治療に，歯科における内面的アンチエイジングの本質でもある骨（組織）のアンチエイジングを，どのように取り入れるか本格的に考える時期にきている．
　Appearance（外形），function（機能），social interaction（見栄），general health（健康）からみて，矯正歯科治療は，それなりに外面的に一定の審美効果（アンチエイジング効果も含めて）をあげてきているのは，多くの人の認めるところである．外面的アンチエイジング（outer beauty）は，外見に関係してくるので，スタンダード（基準）が一定とならず，歯は白いのが好ましい人も，年相応の落ち着いた色が好ましい人も，歯列はきれいに並んだほうが良い人も，自然の並びが良い人も，横顔にいたっては，ストレートが良い人も，少し凸型が良い人も，少し頤の出ているのが良い人もおり，ダブルどころではなく，マルチスタンダードであり，つまり，外面的アンチエイジング（外面的審美：outer beauty）は，いったんは，術者の薦めに応じたかにみえても，最終的には，患者個人のpersonal norms（個人が良いと思ったもの）が基準とならざるを得ず，治療結果が自己の，あるいは，周囲の予測したものと異なるという外面的審美（outer beauty）に関する患者とのトラブルも成人矯正患者では，当然，多くなる．
　しかし時代は，すでに外見上の審美的効果（外見上のアンチエイジング）のみでは飽き足らず，同時に，外見上からのアンチエイジングはすでに技術的にも限界に達し，歯，歯列，骨（組織）の長寿（若返り），つまり内面からのアンチエイジング（若返り：inner beauty, beatiful aging）を求め始めている．この内面からのアンチエイジングは矯正学的インナービューテイ（orthodontic inner beauty：見た目の審美性）ともいわれ，年齢ごとの管理（age-management）により，いわゆるbeautiful aging（審美的加齢），うまく加齢する（successful aging）ことが実際のsophisticatedされた医療現場では求められている．
　もともと，矯正歯科治療には，外見的アンチエイジング効果（outer beauty：外面的審美性）は，十分すぎるほど備わっており，また治療されつくされているので，ここで，骨（組織）のアンチエイジング，それに伴い，歯数の減少防止により，美しく機能させることができるという内面的アンチエイジング効果を加えることによって，今まで行われてきた外面的アンチエイジングを再評価し，患者に，本当の意味での内外面からの本質的な健

康効果(若返り効果も含めたアンチエイジング効果)．beautiful agingや若返りによる経済的効果を与えることができる．もちろん，この内面的アンチエイジングは，保険適用外となるが，保険診療と保険適用外診療との両方に接点を持つ患者自身のみがどのような治療の組み合わせが，患者自身にとってベストなのか自身で決めることができる．

　矯正歯科治療に，具体的にどのような内面的アンチエイジング処置を適用していくのが，最も効果的，効率的か検討すべき時期にきている．内面的アンチアイジングにおいても費用対効果(effectiveからefficientへ)が求められているのは，当然のことである．

　内面的アンチエイジングに関して矯正歯科において考えるべき課題は次の事項である．
1．抜歯，非抜歯の問題：すなわち抜歯した歯は戻らない(歯の数を減らさない)．抜歯に伴う骨の減少(骨量を減らさない)．抜歯によって早期に成熟型の側貌を作ることによる老け顔(aged face)を作らない．できれば，非抜歯で矯正治療を行う．
2．しかし，歯と顎の調和をはかるために抜歯による矯正治療は避けられない場合もあるのは当然であり，その際，従来のマニュアル(教科書)どおりの矯正治療ではなく，IER適用の非抜歯矯正，戦略的抜歯，差動抜歯，差動矯正治療，slow extraction(遅れて抜歯，非抜歯の延長線上の抜歯，結局非抜歯，抜歯の延長線上の非抜歯)などを適用した最小限度の骨吸収ですむ矯正治療の開発・普及は必須である．
3．外科的矯正歯科治療が骨のアンチエイジングに及ぼす影響，それによって得られた治療結果のその後10～15年経過時の検討を行う．すなわち骨のアンチエイジング効果からみて，外科矯正治療の経時的マイナス効果は，どのようであるか．その内面的アンチエイジングからの再評価はどうかである．
4．骨のエイジングはosteoporosisとの関係でどのように推移するか．
5．軟組織(線維の問題)：組織再生促進，組織再生剤(ヒト胎盤抽出物より精製した薬剤)の適用，つまり動的治療終了時期および保定時期に適用することでの歯根膜線維の再配列促進による歯，歯列の骨植強化，また歯周病の弛緩歯に適用することで線維組織の再生促進による骨植強化，創傷の治癒促進をはかる．
6．歯根吸収，歯肉退縮，ブラックトライアングル(矯正歯科治療にともなう)の予防，防止(使用ワイヤー，ブラケット，付加物などの再検討)．
7．親からもらった顔形はできるだけかえずにきれいにする．個性を生かして外見上の形を整える．
8．明日の臨床にすぐに適用できる内面からのアンチエイジング(たとえばヒト胎盤抽出物の適用など)を考える．
9．動的治療終了時の弛緩動揺歯の組織再生促進剤(ヒト胎盤抽出物より精製)を用いての早期骨植安定化(早期保定強化)をはかる．
10．インプラント(マイクロスクリュー)埋入時，組織再生剤(ヒト胎盤抽出物より精製)を用いての組織の早期骨植安定化をはかる．
11．矯正歯科的に牽引誘導した埋伏歯，萌出遅延歯などの組織再生剤(ヒト胎盤抽出物より精製)を用いての早期骨植安定化をはかる．
12．そして，何よりも，骨の(とくに，歯槽骨の)エイジングはどうすれば止めることができるのかを考える．

　上記のように解決すべき課題は，多く，それらは矯正歯科治療のみの問題ではなく，これからの歯科全体の内面的アンチエイジング(inner beauty, beautiful aging)に関わる大きな問題でもあり，近い将来の歯科医療の，率先して進むべき方向でもあり，歯科医療が再び活性化する方策でもある．

**矯正歯科におけるインナービューテイ**
orthodontic inner beauty　⇨内面的審美性

　アウタービューテイ(外面的審美性：見た目の審美性)に対する語句であり，矯正歯科に関する分野では，患者の外観上からでは，判別できない機能を含めた内面的部分の健康状態をわかりやすく表現する語句であり，患者の持つ生物学的背景(biologic background)を示す語句である．内面的審美性ともいわれる(亀田，2004)．

　患者の生物学的背景(biologic background)では，バイオメカニック的には咬合に関しての検討は今まで十分すぎるほど行われているが，問題はそれらが成り立っている肝心の土台(矯正学的インナービューテイ)については，正常であるか，正常に改善されたことを前提としての理論ばかりである．それは無理もないことで，今までは，歯の植立している部分(矯正学的インナー

ビューテイ)をリアルタイムに(2Dではなく)3Dで,正確にエビデンスを提示して患者の持つ矯正学的インナービューテイの診断はできなかったし,またしなかった.成人矯正治療での矯正学的インナービューテイで重要なのは,最も原始的で,ベーシックな,その患者の持つ解剖・組織学的背景(anatomical & histological background)をまずCBCT(cone-beam computed tomography)でエビデンスとして検査診断することからである.そのうえに立ちセファログラムなど従来の2Dの計測値からその患者のアウタービューテイを許容範囲内で決め,エビデンスに基づいた適切な矯正治療を行っていくことである.
⇨インナービューテイ,内面的審美性⇨矯正歯科におけるアウタービューテイ.

### 矯正歯周治療　ortho-periodontic treatment

歯周治療における矯正治療は,歯周治療の効果をより高めて,歯周組織の健康をできるだけ回復維持し,口腔機能を高めるために行われる.歯周治療の目的は,患者が自分で初発因子であるプラークを取り除くことと,歯科医が局所の修飾因子をできるだけ改善し,取り除くことである.修飾因子は炎症性因子(口腔清掃を困難にし,プラークを増加させる因子)と,咬合性因子(歯周組織に咬合性外傷を引き起こす因子)とに大きく区別でき,歯列不正はこの両者に関係している.

【歯周治療における矯正治療の目的と適応症例】
1) 歯周組織の炎症の改善(口腔清掃性の改善)
①隣接面や歯頸部の清掃を容易にする:高度な叢生歯,歯根が近接し隣接面の清掃困難な歯,歯軸が高度に傾斜・捻転している歯.
②口呼吸を改善してプラークの増加を防ぐ;前歯が前突して口唇閉鎖を困難にしている場合など.
2) 咬合性外傷の改善
①側方圧の改善と歯軸の改善.
②舌・口唇の悪習癖の改善.
③高度の早期接触の改善.
④不動歯を咬合に参加させる.
⑤食片圧入の防止,接触点の回復,強化.
⑥永久歯固定を容易にする.
3) 審美性の改善(前歯部のMTM)
①前歯部歯冠離開の改善.
②前歯部前突観の改善.
③高度の前歯部の叢生,歯軸異常の改善.
④前歯部反対咬合の改善.

⑤支台歯を移動してポンティックの形態を良くする.
4) 支持歯槽骨の再生と保護
①歯軸の傾斜などによる垂直性骨吸収の改善.
②水平性骨吸収などにより挺出した歯の圧下.
③歯根の挺出(歯槽骨頂部までう蝕などが進んでいる場合).

実際の臨床では,上記の目的のいくつかを同時に行うことが可能であり,歯周病患者の治療計画を立てるにあたっては,矯正治療の目的とその効果を十分検討する必要がある.また,治療の時期はまだ歯肉の炎症や歯周ポケットが残っている可能性の強いイニシャルプレパレーションの時期に行うべきでなく,イニシャルプレパレーションが終了し,再評価を行い,必要に応じて歯周外科処置を行ってポケットを取り除き,歯周組織の状態をできるだけ健康にしてから行うのが適切である.
⇨MTM

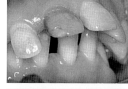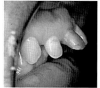
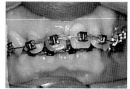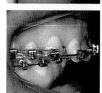

歯周疾患により前傾した前歯の改善方法.オーバーバイトが増大するので臨床歯冠の調整などが必要となる.

### 矯正装置　orthodontic appliance

不正咬合の矯正治療に用いられる装置の総称である.矯正装置は矯正力の作用様式,矯正力を与える方法,また装置の使用方法により分類されている.

【分類】
1. 適用する力の種類,起源による分類
1) 器械的矯正装置*:金属線やゴムの弾性,ネジによる器械力を矯正力として応用するもの.
例:舌側弧線装置,顎間固定装置,コフィンの拡大床,拡大ネジ,マルチブラケット装置など
2) 機能的(顎)矯正装置*:筋の機能力を矯正力として応用したり,逆に異常な筋の機能力の排除を目的とするもの.

例；咬合斜面板，切歯斜面板，リップバンパー，アクチバトール，バイオネーター，フレンケルの装置，ビムラーのアダプター，EOAなど
2．使用方法による分類
1）固定式矯正装置\*：術者によってのみ装置の着脱が可能なもの．
例；舌側弧線装置，唇側弧線装置，拡大ネジ，マルチブラケット装置など
2）可撤式矯正装置\*：患者の意志で装置の着脱の可能なもの．
例；床矯正装置，咬合斜面板，拡大床，アクチバトール，リテーナーなど
3．装着される場所による分類
1）唇側装置：歯列弓の唇頬側に装着されるもの．
例；唇側弧線装置，マルチブラケット装置，リップバンパーなど
2）舌側矯正装置：歯列弓の舌側に装着されるもの．
例；舌側弧線装置，急速拡大装置，コフィンの拡大装置，リンガルマルチブラケット装置など
3）唇舌側装置：装置が唇舌側にまたがるもの．
例；咬合斜面板，リテーナー，アクチバトール，バイオネーターなど
4）顎外固定装置：口腔外に固定源を持つもの．
例；オトガイ帽装置，ヘッドギア，上顎前方牽引装置など
4．使用材料による分類
1）線矯正装置：装置が線材料主体に構成されているもの．
例；舌側弧線装置，唇側弧線装置など
2）床矯正装置：装置の主体がレジン床からなるもの．
例；咬合挙上板，咬合斜面板，ホーレータイプのリテーナー，アクチバトールなど
5．固定源がおかれる場所による分類
1）顎内固定装置：移動歯と固定歯が同一顎内にあるもの．
例；舌側弧線装置
2）顎間固定装置：移動歯に対して固定歯が対顎にあるもの．
例；対顎を固定源にして顎間ゴムを用いる場合
3）顎外固定装置：歯や顎を移動する際に大きな矯正力を使用する場合，頭頸部や顔面部に固定源を求めるもの．
例；ヘッドギア，上顎前方牽引装置など
6．使用目的による分類

1）動的矯正装置：歯の移動を目的とするもの．
例；マルチブラケット装置，舌側弧線装置，双線弧線装置，唇側弧線装置など
2）顎整形装置\*：骨格型の改造を目的とするもの．
例；上顎前方牽引装置，オトガイ帽装置，アクチバトール，拡大ネジなど
3）保定装置\*：保定を目的とするもの．
例；リテーナー，トゥースポジショナー，犬歯−犬歯間固定装置など
4）保隙装置\*：保隙を目的とするもの．
例；クラウンループ，バンドループ，リンガルアーチ，ディスタルシューなど
5）不良習癖除去装置\*：不良習癖の除去を目的とするもの．
例；リンガルクリブ，指サック，オーラルスクリーン，リップバンパーなど
7．その他臨床上次のように分類されている
1）唇舌側弧線装置：①舌側弧線装置，②唇側弧線装置，③その他
2）顎外固定装置：①ヘッドギア，②オトガイ帽装置，③上顎前方牽引装置，④その他
3）マルチブラケット装置，マルチバンド装置：①双線弧線装置，②エッジワイズ装置，③ベッグ装置，④リンガルブラケット装置，⑤その他
4）床矯正装置：①咬合斜面板，②咬合挙上板，③その他
5）拡大装置：①拡大ネジ，②コフィンの拡大床，③クワードヘリックス拡大装置，④クローザット装置，⑤その他
6）機能的な装置：①アクチバトール，②ビムラーのアダプター，③バイオネーター，④フレンケルの装置，⑤その他

### 矯正治療確認書

agreements between orthodontist and his patient
　矯正治療において患者に治療に関する説明をするとともに，患者と歯科医との間で取り交わす書類であり，患者，矯正歯科医ともに署名捺印し，そのコピーを一部ずつ保定を含めた矯正治療終了まで保管しておく必要があり，途中で問題が生じた場合にはお互いに内容を確認し善処する必要がある．
　一般的な書式は次頁の図のとおりであり，記載内容は診断，使用装置，治療期間，治療の限界，治療費，その他注意事項などである．

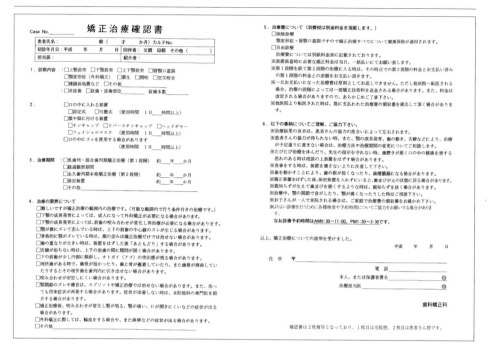

## 矯正治療と歯肉退縮
labial gingival recession and orthodontic treatment　⇨歯肉の退縮・歯頸部の露出の矯正歯科治療による発生率

## 矯正治療における抜歯
tooth extraction in orthodontic treatment

　矯正治療における永久歯の抜去の問題はかつてのアングル(Angle, E.H.: 否定論者)とケース(Case, C.S.: 賛成論者)の対立に示されるように矯正学界での論争の焦点であった．19世紀の末から20世紀の初めにかけて，アングルの咬合主体論即非抜歯主義が主流となって抜歯禁忌とされ，正常咬合を樹立することによって顎は発育するものと考えられていた．同時代のケースは顔との調和という立場から抜歯を必要とすることがあると主張し，アングルと反対の立場をとっていたが主流には勝てなかった．しかし，1923年ごろからルンドストローム(Lundström)は歯槽基底論*(apical base theory)を唱えて，矯正治療によって歯槽基底すなわち顎の基底は改造することができないし，この顎基底が小さいときには抜歯をしなければ咬合は安定せず，"後戻り"は避けられないと主張した．このことから，アングル派の人でさえ，しだいに非抜歯論*に疑問を抱くようになった．また，顔のタイプ(pattern)は個体に特有なもので，これを無視して画一的な顔のタイプや咬合を確立しても無理があるとの理由から，抜歯を必要とする場合のあることを考える人も現れた．そして，アングルの直弟子のツイード(Tweed)やベッグ(Begg)らが抜歯派に転向していき，アングル*の非抜歯論は矯正学の技術的進歩につれて，次第にその影がうすくなっていった．

　その後，治療の対象となる症例に対して十分な診査を行い，より客観的根拠に立って抜歯が行われるようになった．すなわち，顎や歯の大きさを判定する模型分析法，脳頭蓋に対する顔，顔の中における顎の形態，歯の植立状態などを検討する頭部X線規格写真による症例分析法などが行われ，矯正治療における抜歯がより科学的立場〔クワドダイアグノーシスシステム(QDS)参照〕で行われるようになり，矯正治療の抜歯は便宜抜歯から必要抜歯という考えになってきた．しかし，抜歯すべきか否かについては，とくにボーダーラインとよばれる症例においては矯正歯科医の意見が抜歯と非抜歯に別れる場合もあることが現状であ

る．最近の傾向としては，アンチエイジングの考え方から患者の持つインナービューテイを老化させないために，いきなり抜歯矯正ではなく，まず，非抜歯矯正治療でスローエクストラクション*を含めた工夫・努力することが主流になってきている．
1．抜歯の意義
1）目的(Tweedによる)：①顔貌線の均衡と調和，②治療後の咬合の安定，③健康な口腔組織，④能率的な咀嚼機構
2．適応症
1）大きさの問題：①歯と顎の大きさとの不調和の場合(ディスクレパンシーケース)．これには歯が大きすぎる場合と，顎が小さすぎる場合とがある．結果として叢生，前突などが起こる．顎が小さいという場合でも，顎の幅が狭いものや長径が短いという場合がある，②上下顎の歯の大きさの不調和の場合，③欠如歯があるために，咬合に不調和をきたす場合．
2）顎関係の異常：①上下顎前突，②上下顎基底のズレ(近遠心的な異常)．
3）歯の近心転位による不正咬合：①近心転位を遠心に移動することができないか，不利な場合がある．
　さらに，基本的な抜歯部位の判定基準としては，①arch length discrepancyの大きさ，②anchorage value，③growth tendency，④soft tissue analysis，⑤organized occlusionsをあげることができるが，具体的には臨床上arch length discrepancyの大きさにより決定されることが多い．
3．抜歯の部位
1）乳歯の抜歯：①晩期残存の乳歯：咬合異常の原因となる晩期残存に対しては抜歯を行うか，場合によっては第二乳臼歯の近心面(遠心面の場合もある)を削合して誘導する，②機能的障害の原因歯，③連続抜去法．
2）永久歯の抜歯(矯正治療のため抜去される部位)：①上下顎第一小臼歯(頻度が高い)，②上顎第一小臼歯のみ，③上下顎第二小臼歯，④下顎切歯，⑤上顎側切歯，⑥上下顎第三大臼歯，⑦上顎第二大臼歯，⑧上下顎第一大臼歯，⑨上下顎犬歯．
3）過剰歯などの抜歯：①埋伏過剰歯は抜歯の適応となることが多い，②上顎正中過剰歯は正中離開の原因となるため抜歯される．
⇨抜歯論，抜歯基準(亀田の)，クワドダイアグノーシスシステム(QDS)，非抜歯の延長線上の

抜歯(遅れて抜歯)，抜歯の延長線上の非抜歯(結局非抜歯)，スローエクストラクション，戦略的抜歯法，差動抜歯法，下顎切歯1本の抜歯

**矯正治療の目的(目標)**　objective of orthodontics
　矯正治療の目的は顎および咬合の発育の早い段階において不正咬合の発現を予防・抑制し，さらにすでに形成されてしまった不正咬合に対して，限局的あるいは広範囲にわたり改善することにより，単に形態的および審美的な不正ばかりでなく生理的，病理的ならびに心理的な障害を取り除くこと，および正常な口腔機能が営めるような咬合を確立することが治療の目的である．矯正治療の咬合完成に対する目標は個性正常咬合または機能正常咬合におかれるべきである．次の条件が満足していなければならない．
1）咬合の改善：主訴のみならず，形態的にも生理的にも満足できる状態に改善すること．
2）咬合と顔貌の調和：その個人に調和した咬合および顔貌であること．
3）改善された咬合の長期保持．すなわち改善された咬合が安定し，長期間保持され，口腔の健康が増進されることが望ましい．
4）口腔周囲筋の機能の改善．すなわち舌を含めた口腔周囲筋の正常な機能回復に向かって，長期の指導が必要である．
　1953年ツイード(Tweed)は矯正治療の目標として以下の4項目をあげている．
1）顔貌線の最良の平衡と調和
2）治療後の歯列弓の安定
3）健康的な口腔組織
4）効果的な咀嚼機能
　ツイードのあげた4項目が矯正治療により満たされていれば，矯正治療によって達成されたより良い咬合が安定して保持され，不正咬合による障害も除去されるのである．

**矯正用ゴムリング**　elastic　＝エラスティック

**矯正用材料**　orthodontic material
　矯正治療に必要な装置を構成する材料を総称して，矯正用材料という．矯正用材料に共通した一般的所用性質としては，化学的に安定で腐食や変色変性しないこと，可及的に無味無臭であり為害性がないこと，物理的に強固で耐久性，耐摩耗性があること，膨張，収縮，変形しにくいこと，細

菌の繁殖培地とならないこと，なるべく安価であることなどがあげられる．矯正用材料には多種類の材料が利用されているが，材質によって無機材料(金属材料)と有機材料に大別される．
1) 無機材料(金属材料)：無機材料は，バンド(帯冠)材料＊，アタッチメント＊，線材料＊，口腔外装置，ネジなどに分けられる．
①バンド材料(band material)：バンドは固定歯や被移動歯に装着され，ブラケットやバッカルチューブなどのアタッチメント(付加物)を鑞着させるものである．
②アタッチメント(付加物)：矯正装置の主線を維持して，矯正力を歯に伝達するためのブラケットやチューブと結紮線や矯正ゴムの維持部となるフック類などがある．
③線材料(wire material)：線材料は唇舌側弧線装置，マルチブラケット装置，床装置に使用されており，いわばすべての矯正装置の主要部分を占めている．
④口腔外装置：口腔外装置は顎外固定装置の一部として用いられるものである．ヘッドギア(フェイスボウ)，オトガイ帽装置(チンキャップ，チンリトラクター)，上顎の前方牽引装置などがある．
⑤ネジ(拡大ネジ)：一般に拡大ネジ(expansion screw)とよばれ，歯の移動と歯列弓の拡大を主目的として用いられる．レジン床に埋め込むタイプと鑞着タイプがある．
2) 有機材料：矯正用有機材料を分類すると，以下のように大別される．レジン系のもの(床用レジン，ボンディング用レジン)とゴム系のもの(天然ゴム，合成ゴム)がある．
①床用レジン：主に床矯正装置やアクチバトールに用いられるメチルメタクリレート系のレジンで，加熱重合レジンと即時重合レジンがある．
②ダイレクトボンディング用レジン：ダイレクトボンディング法に用いられる接着剤で，MMA系(メチルメタクリレート系)とBis-GMA系(ビスフェノールA ジグリシジルメタクリレート系)がある．
3) ゴム系材料：天然ゴムと合成ゴムに分けられる．
①天然ゴム(生ゴム)：天然ゴム(latex)は矯正用エラスティックとチューブやゴム糸の形で用いられる．種類は，口腔内用エラスティック，口腔外用エラスティック，エラスティックチューブ，エラスティックリガチャースレッド，エラスティックセパレーターがある．

②合成ゴム(弾性有機高分子材料)：材質は主にポリウレタンゴムで，天然ゴムに代わる材料として，活用されるようになった．矯正装置の付加物としての合成ゴム材料としてチェーンタイプ，ゴム糸，チューブタイプ，小リングタイプがある．

### 矯正用接着剤
orthodontic bonding material〔ボンディング剤〕

　歯の表面にブラケットなどの各種アタッチメント類を接着するものをいう．歯に接着性を持つレジンは，ブオーノコア(Buonocore, 1955年)，ボーウェン(Bowen, 1965年)，ニューマン(Newman, 1964年)，シルバーマン(Silverman, 1972年)，三浦・中川(1968年)らをはじめとして多くの人々により研究開発され，臨床における矯正治療で矯正用接着剤として使用されている．矯正領域で使用される主なものとしては，化学重合型と光重合型，その双方であるデュアルキュア型がある．化学重合型のものとしては，4-META-TBB+MMA，Bis-GMA系のものが，光重合型のものとしては，Bis-GMA系，UDMA系，TEGDMA系などがある．海外では，化学重合型および光重合型のシアノアクリレート接着剤も発売されている．硬化は化学重合型(MMAもしくはBis-GMA系)では3〜10分程度かかるため，その間，被接着物が動くと接着力が大幅に低下する．そのため，少なくとも初期硬化まではピンセットなどで把持し，動かさないようにしなくてはならず，その手間と時間がかかる．さらに，事前に術者自身で粉と液，もしくは2つのペーストを混ぜるために，術者が練和もしくは混和するか，専用のシリンジに入ったものを使用しなくてはならない．このように比較的手間がかかるため，最近は光重合型が主流となっている．なお接着性レジンセメントはフィラーを含まないMMA系とフィラーを含むコンポジット系に大別される．粉液タイプのMMA系レジンセメントは，PMMA粉末と機能性モノマーである4-METAを加えたMMA液から構成されており，化学重合により接着硬化する．コンポジット系レジンセメントは，Bis-GMA，UDMA，TEGDMAなどのベースモノマー，接着性多官能性モノマー，無機質フィラーなどで構成されている．これらの中で，現在使用されている矯正用接着剤はBis-GMA系とMMA系の2種類に大別される．

1) Bis-GMA系接着剤：1960年頃，ボーウェ

ン（R.L. Bowen）は，ジメタクリレートモノマーとしてBis-GMAを合成し，これと石英粉末を練り合わせてコンポジットレジンを開発した．Bis-GMAは，粘性の高いジメタクリレートであり，トリエチレングリコールジメタクリレートのような粘性の低いモノマーで希釈して利用する．世界で最初の市販の矯正用接着剤はG.V. NewmanによるDirect Adhesive System（1965年）である．その後，ベースモノマー，フィラー，重合様式などさまざまな改良が加えられてきている．

2）MMA系接着剤：増原英一およびそのグループによって研究されてきたもので，モノマーとしてMMA（メチルメタクリレート）を主成分とし，水と酸素の力を借りてトリ-n-ブチルボランあるいは部分酸化トリ-n-ブチルボラン（TBB）で重合を開始させる接着性即時重合型歯科用レジンの総称である．最初の商品（1970年）は，オルソマイト（持田製薬）であった．オルソマイトの改良品として，4-METAをMMA-TBBレジンに溶解したものが（4-META／MMA-TBBレジン）スーパーボンドオルソマイトセット®, C&B®などである．

最近ではう蝕と患者による清掃性の良さと快適性の問題から，ダイレクトボンディングが多く用いられている．これはエナメル質に直接ブラケットや頰面管を接着する方式であるため，接着力を上げるために，歯面エナメル質の処理が必要となる．歯面エナメル質の前処理としてはリン酸エッチング（30〜65％リン酸水溶液），水洗の不要なセルフエッチングなどがある．矯正用接着材の場合，修復物の接着とは話が違い，治療の進展や終了に伴って装置を歯面から除去する必要がある．この特殊な用途のため，確実な接着力とともに撤去（ディボンディング）が行いやすく，歯面を損傷しにくい性質も要求される．かつて，セラミックブラケットが出始めたころは，その接着力の弱さのためにシランカップリング剤がプライマーとして用いられた時期があったが，ゆがまないセラミックブラケットとレジンがあまりにも強固に接着してしまい，装置除去時にエナメル質を損傷する事態があった．そのため，現在では接着剤に付属しているプライマーは基本的にはペースト（接着剤）を液状にしたものになっている．被接着面が陶材や金属の場合には，その用途に応じたプライマーが用意されている．現在市販されているものは，どれも十分な接着強さを有しているため，むしろ

その接着強さを保ちつつ，いかに術者の意思による脱離が容易にできるかが，今後の課題となっている．⇒接着機構，ダイレクトボンディング

**矯正用トレー** orthodontic tray

矯正臨床において患者の正確な口腔模型は診断，治療方針の確立，治療経過の観察などに必要不可欠な貴重な資料となる．ほかのトレーとは異なり矯正用トレーは歯肉頰移行部の奥深くまで十分に印象採得が可能となるような形態が施されている．また矯正患者では歯列弓形態や歯槽基底弓形態が種々異なっており，必要に応じて修正などを加えて使用することができる．

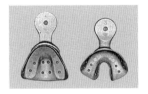

**矯正用ピンセット**
orthodontic tweezers〔ボタン付きピンセット〕

バンドに付加物を鑞着する場合に使用する．バンドを矯正用ピンセットで保持し，根元付近にあるボタンを先端に向かってスライドさせることによって先端は閉じたまま固定できる．また，すでに鑞着されている部分に別の鑞着を行おうとするとき，このピンセットで熱を加えたくない場所を保持することによって熱を逃がし，その先の鑞着部の鑞が溶けるのを防ぐことができる．

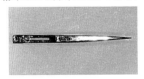

**矯正用模型計測器** ＝スライディングキャリパス

**矯正力** orthodontic force

矯正治療を行ううえで歯や顎骨に加えられる加重を総称して矯正力といい，これは力の大きさ，作用方向，分布，作用時間の4つの特性（Stonerの4D*）によって臨床的，組織学的にさまざまな影響を与える．矯正力（広義の矯正力）は歯の移動を目的とする狭義の矯正力（orthodontic force）と顎骨の移動あるいは形態変化を目的とする整形力*

(orthopedic force)に大別され，前者が比較的弱い力により歯槽骨内での歯の移動を行うのに対し，後者は強い力を顎骨自体に作用させるものである．また，矯正力はその発生源により2つに分類される．すなわち1つは弾力線，ゴム，ネジなどの外力によって発生される機械的矯正力*であり，もう1つは生体の持つ筋の機能力によって発生される機能的矯正力*である．狭義の矯正力を歯に作用させると作用方向の歯根膜は圧迫され骨吸収を生じ(圧迫側)，反対側の歯根膜線維は牽引され骨の添加を生じる(牽引側)．その結果，歯は作用方向へ移動していく．このときの組織変化を圧迫側と牽引側に分けて要約すると以下のようになる．

1) 圧迫側

歯槽内面において圧迫側の歯根膜は歯根膜線維の配列が乱れ，脈管の狭窄により，強く圧迫された部位における血流の不足による貧血帯とその周囲の毛細管の拡張による充血帯が生じる．貧血帯では栄養の供給が阻まれるため歯根膜線維細胞は壊死に陥り，細胞が消失し，線維も硝子様変性を起こして無構造となる．一方，充血帯では肉芽組織の増殖を認め，歯槽骨の表面に沿って破骨細胞が出現し，歯槽骨の直接性吸収が行われる．貧血帯の変性組織は経時的に充血帯の肉芽組織によって置換され，そこには充血帯と同様な直接性吸収を起こす．しだいに肉芽組織には膠原線維が新生され，歯根膜線維の再形成変化が起こる．また歯槽内面における骨吸収に応じて歯槽表面部には新生骨に添加を認めるが，これについては歯槽骨の厚さの恒常性を保とうとする生体反応であると考えられている(図1)．

2) 牽引側

歯槽内面において牽引側の歯根膜線維は伸展され，線維芽細胞が増殖し線維形成が行われる．そして歯槽壁では骨芽細胞が出現し類骨の形成を経て，伸展した歯根膜線維束に沿って骨の新生が起こり，骨形成の進行とともに骨質が添加される．また歯槽表面部には歯槽内面での骨添加に応じて吸収機転を生じるが，これも圧迫側同様，歯槽骨の厚みを保つための反応であるといわれている(図2)．

**矯正力の特性** character of orthodontic force

矯正力*は異なった性質の力を歯に加えると，組織変化や歯の動きが異なってくる特性がある．矯正力が有する特性はストナー(Stoner)が4つの要素(4D)をあげている．すなわち，力の大きさ*(Degree of force)，力の作用様式*(Duration of force)，力の作用方向*(Direction of force)，力の分布*(Distribution of force)という4つの要素が矯正力の持つ特性であり，この特性により歯は移動する．⇨ストナーの4D

**頬側移動** buccal movement

舌側より頬側方向へ歯を移動することをいう．歯槽突起の舌側と頬側には緻密な皮質骨が存在するため，移動は海綿骨中に限られるものであり，解剖学的な構造を無視して過度な頬側移動を行った場合，歯根が皮質骨に接触して歯根吸収の原因となることがあるので注意が必要である．
⇨舌側移動，唇側移動

**強直歯** ankylosed tooth ＝骨性癒着(歯)

**頬面管** buccal tube ＝バッカルチューブ

**局所的矯正治療** ＝MTM

**局所的原因** local causes

不正咬合の局所的原因とは，主として歯学領域すなわち口腔あるいはその付近の諸器官，構造の

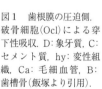

図1 歯根膜の圧迫側．破骨細胞(Ocl)による穿下性吸収．D: 象牙質，C: セメント質，hy: 変性組織，Ca: 毛細血管，B: 歯槽骨(飯塚より引用)．

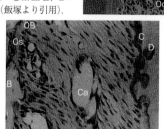

図2 歯根膜の牽引側．歯根膜腔が拡大した骨の添加領域．D: 象牙質，C: セメント質，Ca: 毛細血管，Os: 類骨層，B: 歯槽骨，OB: 骨芽細胞(飯塚より引用)．

異常により引き起こされるものをいう．全身的（一般）原因と相通ずるものがあり，明らかに区別できない場合もあるが，われわれが日常最も多くみるものに次のような原因がある．
1）乳歯の交換時の錯誤
①乳歯の早期喪失*
②乳歯の晩期残存*
2）永久歯の交換時の錯誤
①永久歯の早期喪失*
②永久歯の萌出遅延*
3）不良習癖*
①ゴム製乳首の習慣的使用，②弄舌癖*，③弄唇癖*，④異常嚥下癖*，⑤弄指癖*，⑥咬頰癖*，⑦吸唇癖*，⑧吸指癖*，⑨舌前突癖*，⑩咬唇癖*，⑪咬舌癖*，⑫咬爪癖*，⑬鼻咽腔疾患*，⑭睡眠態癖*
4）小帯の異常
5）顎関節の異常
6）顎の損傷および腫瘍
7）う蝕および歯周症
8）不適合な義歯および不良修復物

**局所的歯牙移動** ＝ MTM

**巨口症** macrostomia ＝横顔裂

**巨人症** gigantism ⇨（下垂体性）巨人症

**巨舌症** macroglossia ＝大舌症

**巨大歯** giant tooth, macrodontia
歯の大きさが正常範囲を著しく超えて大きいものをいう．遺伝によることが多いとされ，歯槽基底と歯の大きさの不調和の原因となって，叢生や萌出余地不足による埋伏あるいは上下顎前突の不正咬合などの原因になりやすいといわれている．

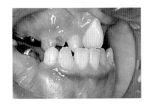

**許容応力** allowable stress
矯正治療には多種多様の装置が使用されるが，その材料が変形，あるいは破壊することがないように考慮しなくてはならない．その材料が安全に使用されうる応力（σal）を許容応力といい，破壊や変形を生じる応力（σ）を基準として次のような関係がある．
σal＝σ／S
σは材料の基準強さ，Sを安全率という．

**近遠心的歯の移動** mesio-distal tooth movement
⇨歯の移動方法と移動の際の支点の位置

**筋機能の検査** myofunctional analysis
咀嚼筋は咬合，顎関節とともに機能咬合系を構成する．筋機能検査の目的は，咀嚼筋の静的および動的な状態を客観的に把握することにある．筋機能の検査では，問診，視診，触診により口腔周囲筋や咀嚼筋の性状や疼痛の有無を診査し，さらに詳細を知るために，筋電図による検査，マンディブラーキネジオグラフ（MKG），サホンビジトレーナー（SVT），グナティックレプリケーター，シロナソグラフ（SGG）などの電気的下顎運動記録装置による診査や，精神および心理状態の診査などがあげられる．
筋機能の検査は，これらの診査結果を総合し，機能的咬合系の状態を把握することである．
⇨顎口腔機能検査

**筋機能療法** myofunctional therapy
筋機能療法とは，口腔周囲筋，咀嚼筋の弛緩や異常緊張を取り除き，上下顎歯列弓内外の筋肉の均衡を回復させることを目的とした舌や口腔周囲筋を訓練して機能異常を治療する方法である．ロジャース（Rogers）は，口腔周囲筋などの軟組織の機能と不正咬合の関係を臨床的に捉えようとした一連の筋肉の訓練法（muscle training）を1918年に紹介した．その後1934年にリシャー（Lischer）がこれを筋機能療法と提唱したことから今日この名称が使用されている．この治療法は，これのみによって治療を行うことは少なく，むしろ矯正治療の補助的手段として，また動的処置後の咬合状態をさらに安定させるために使用されることが多い．通常行われる訓練法は次のようなものがある．
1）口輪筋の訓練法：上顎切歯の唇側傾斜を示す症例は，口輪筋が弛緩している場合が多い．このような症例に対しては，手指や訓練器を用

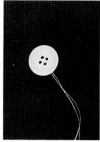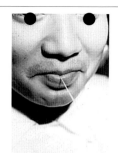

糸のついたボタンを用いた口輪筋の訓練.

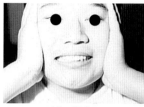

咬筋の強化.

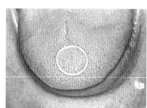

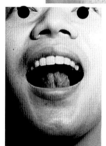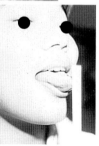

エラスティックやスティックを用いた舌尖の強化.

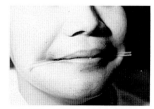

ストローを用いた嚥下の訓練.

いて口輪筋の訓練によって口輪筋の緊張をもたらし，咬合の安定をはかる．
2）翼突筋の訓練法：アングルⅡ級1類の下顎遠心咬合の治療に効果がある．下顎をできるだけ近心に移動させ，切歯関係は反対咬合の状態のままで十数秒維持し，もとに戻す．この運動を反復することによって顎を正常な位置関係に戻そうとする訓練法である．
3）側頭筋および咬筋の訓練法：アングルⅡ級2類および開咬の治療に効果がある．アングルⅡ級2類の症例では，咬合斜面板などを挿入して繰り返し強く咬合させる．また開咬症例では単に何度も強く咬み合わせる訓練を行う．
4）舌の訓練法：異常嚥下癖や舌突出癖が原因で上下顎切歯の前突や開咬が認められる症例に対しては，嚥下時に上下歯列間に舌が突出しないように訓練を行う． ⇨不正咬合の治療

**キングスレー**　Kingsley, N.W.　⇨咬合斜面板

**近心移動**　mesial movement
　歯あるいは歯列や顎が近心方向に移動する状態をいい，人為的な操作によらず移動が起こる場合と矯正力などの荷重によって移動が起こる場合の2つに大別される．前者には顎の成長発育による移動や生理的な歯の移動などがあり，後者には上顎前方牽引装置*や後頭オトガイ部固定装置(OMA)などの顎外固定装置による歯列や顎の移動，口腔内に装着された矯正装置による歯の移動などがある． ⇨遠心移動

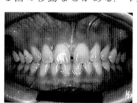

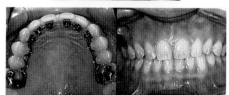

前歯部の近心移動による正中離開の治療.

**近心咬合** mesiocclusion

　上下顎歯列弓の近遠心的対向関係の異常の1つで，通常下顎歯列弓が上顎に対して近心に変位しているものや切端咬合*，反対咬合*などをさす．しかし上下顎歯列弓の相対的位置関係を表す用語であるため，その基準は研究者により異なる．アングル(Angle)は，上顎歯列弓は特別の場合を除いて正常な位置にあり，とくに上顎第一大臼歯の位置が不変であることを基準としたため，近心咬合は下顎歯列弓が正常より近心に咬合するものとし，これをアングルの分類の第Ⅲ級とよんでいる．近心咬合には下顎が機能的に近心に誘導されて生じた機能性(歯槽性)のものと，下顎の過成長や上顎の劣成長による骨格性のものがある．⇨下顎前突，上下歯列弓関係の不正，下顎前突の治療

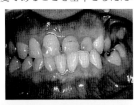
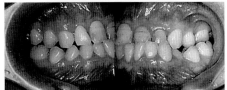

**金属ブラケット** metal bracket
⇨セラミックブラケット，審美ブラケット，プラスティックブラケット

**筋突起** coronoid process

　筋突起は下顎枝上端の前方に位置する突起で三角形の薄い骨板である．筋突起の前方は下顎枝の前縁に続き，後方は下顎切痕を経て関節突起*に続く．筋突起に付着する側頭筋は主として下顎の挙上筋として作用する．筋紡錘も多いが，水平方向に走る後部の筋は下顎骨*を後方に引く作用を持っている．⇨下顎(骨)の成長

**銀鑞** silver solder ＝線鑞

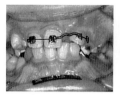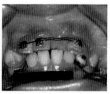

## 空隙回復処置 space regaining

第一大臼歯の近心移動や近心傾斜，切歯の舌側傾斜などにより歯列弓周長が短縮し，永久側方歯群の萌出余地が不十分となった場合に，第一大臼歯の遠心移動や切歯歯軸傾斜の改善を行うことによって，失われた萌出余地を回復させる処置をいう．基本的に歯の大きさと歯槽基底の大きさに著しい不調和がないことが前提であり，比較的簡単な床矯正装置やマルチブラケット装置が用いられる．

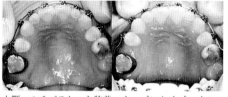

上顎マルチブラケット装着．オープンタイプコイルスプリングを用い，4|の近心移動および|6の遠心移動により，5|部の空隙を回復．

## 空隙歯列弓 spaced arch

不正咬合*のうちの歯列弓形態*の不正の1つで，歯と顎骨の大きさとの間に不調和のある場合，顎に対して歯が小さいときには個々の歯間に隙間ができる歯列弓のことをいう．原因としては，顎骨の過成長と歯の矮小，歯の先天的欠如がある．

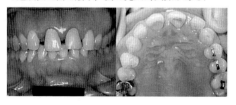

## 空隙を作る方法（MTMによる）
space control method

MTM*において空隙を作るには，オープンタイプのコイルスプリングを用い徐々に歯牙へ力をかけて空隙を作る．このことにより歯牙を傾斜させずに空隙を作ることができる．

オープンタイプのコイルスプリングを用いて空隙を作る方法．

## 偶発事故 accident

偶発事故とは診療中に突然発生する異常な状態である．矯正治療時における偶発症には，歯根や歯周組織あるいは口唇や頬粘膜への障害が多い．
1）矯正装置における偶発症：①装置装着による自浄作用の低下による歯肉の発赤や腫脹，②装置の機械的刺激によるびらんや褥創性潰瘍，③稀ではあるが，金属やエラスティック（顎外固定装置など）による皮膚への炎症，④固定式装置の設計の誤りによる軟組織への損傷．
2）矯正治療中の偶発事故：①歯根吸収*，②顎関節症*，③歯肉の退縮，④ブラックトライアングル．
3）患者教育の不十分による偶発事故：①後戻り，②口腔清掃不良による歯面の白濁やう蝕．

## グナチオン gnathion〔Gn〕

頭部X線規格側貌写真上の計測点*の1つで，顔面平面*（ナジオン-ポゴニオン）と，下顎下縁平面*とのなす角の二等分線がオトガイ骨線と交わる点である．人類学上の頭部計測点で正中線上の下顎下縁の最下点である．なお，通常Gnと略記する．

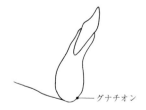

## グナチオン（軟組織上の，顔面写真上の）
skin gnathion, gnathion〔gn〕

頭部X線規格側貌写真上における軟組織側貌の分析*に用いられる計測点*の1つで，硬組織上のグナチオン（Gn）を通るポリオン（Po）からの直線の延長が外皮上で交叉する点である．グナチオン（軟

組織上の)とナジオン(軟組織上の)との垂直的高さ(n-gn)は前顔面高を示す．また，グナチオン(軟組織上の)とサブナザーレ(sn)との垂直的高さ(sn-gn)は下顔面高を示す．グナチオンは顔面写真上での写真分析法*に用いられる計測点の1つでもあり，下顎下縁の正中矢状面上の最前突点である．なお，通常両者ともgnと略記する．

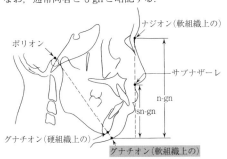
頭部X線規格側貌写真の透写図．

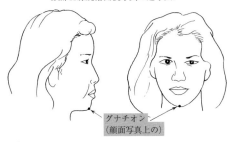

## クラウンディスタルシュー　crown distal shoe

未萌出な時期に第二乳臼歯がう蝕などの原因で崩壊して，抜去しなくてはならない状態になった

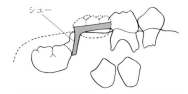

シューの長さと位置に関しては，デンタルX線により第一大臼歯の位置を十分確認しながら作製することが大切である．

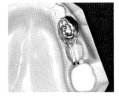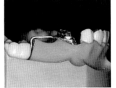

場合，第一大臼歯の近心移動を防止し，後継永久歯である第二小臼歯の萌出余地を維持するための保隙装置*である．本装置は通常，第一乳臼歯を支台歯とし乳歯冠を適合させ，後方にバーおよび金属線を鑞着する．バーの先端部は第二乳臼歯の抜歯方向に屈曲されたシューとよばれ，第一大臼歯の萌出方向を誘導する構造をしている．本装置を適応するのに際しては，顎骨内の第一大臼歯の位置をX線写真で確認し，ディスタルシューのシュー部を第二乳臼歯の抜歯窩内に挿入し，所定の位置で固定させることによりシューの先端部に沿って第一大臼歯が正しい位置に誘導をされる．第一大臼歯の所定の位置での萌出後は，シュー部を切断しクラウンバーとして第二乳臼歯のスペースの保隙を行う．⇨半固定式保隙装置

## クラウンバー　crown bar　⇨クラウンループ

## クラウンループ　crown loop

支台歯に乳歯冠およびクラウンを適合させ，これにワイヤーをループ状に曲げたものを鑞着して，乳歯期や混合歯列期の早期喪失の保隙をはかる目的で使用する装置をいう．本装置は，両隣在歯が存在する1歯のみの中間歯欠損，たとえば乳歯列期の第一乳臼歯欠損あるいは混合歯列期での第二乳臼歯の欠損症例に応用されることが多い．本装置の構造は一般的には，欠損部の後方歯を支台に前方に向かうループを鑞着し保隙をはかる形態であるが，第一大臼歯の萌出途上の第二乳臼歯の欠損症例には，欠損部の前方歯を支台に後方に向かうループを鑞着することもある．また，支台歯の隣接面にう蝕がない場合には乳歯冠またはクラウンの代わりにバンドを適合させ，これにループをつけて適合をはかる場合もある．この装置は構造上バンドループとよばれている．なおワイヤーループを用いる代わりに半円線で作ったバーを鑞着したバンドバー，クラウンバーとよばれる装置や，バンドに鑞着された維持部に着脱可能なループを挿入した構造のバンドチューブとよばれる装置もクラウンループと同様の目的で利用されている．本装置を使用するにあたり，次のようなことを考慮する必要がある．

1）装置は構造上近遠心的な保隙は可能であるが，上下的保隙が不十分であるため対合歯の挺出に注意をはらう．
2）咀嚼機能の回復は不可能である．

3）装着時あるいは装置装着後定期的な診査が必要であり，とくにX線写真による支台歯の根の吸収程度，後続永久歯の歯胚の発育程度を把握し，必要に応じて装置の交換や撤去を行う．
⇨保隙装置，半固定式保隙装置

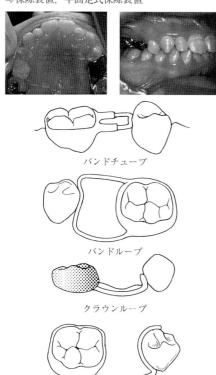

バンドチューブ

バンドループ

クラウンループ

バンドバー

## クラスプ clasp

　床矯正装置などが矯正装置として機能を果たすためには，床の部分が強固に定位置に保持される必要がある．そこで，主に可撤式床矯正装置などの維持を歯に求める目的で歯科矯正臨床において多用されているクラスプには，アダムスのクラスプ*，シュワルツのクラスプ*，単純鉤*，ボールクラスプ*，アローピンクラスプ*，アイレットクラスプ*，サーカムフレンシャルクラスプ*，三角クラスプ*，ジュイジングのクラスプ*などがありさまざまな形態に高弾性ステンレスワイヤーを調整したうえで維持装置として用いられる．

## グラベラ glabella〔g〕

　頭部X線規格側貌写真上における軟組織側貌の分析*に用いられる計測点*の１つである．グラベラは通常眉を意味するが，一般に額の最前点に設定される．また顔面写真上での写真分析法*に用いられる計測点の１つでもあり，前頭部軟組織上の最突出点である．なお通常両者ともgと略記する．

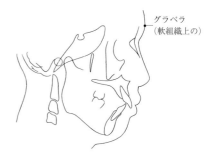

グラベラ（軟組織上の）

頭部X線規格側貌写真の透写図．

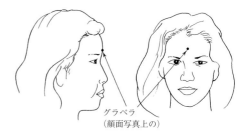

グラベラ（顔面写真上の）

## グリュンバーグのブローパイプ
Grünberg's blow-pipe

　自在鑞着に用いられるブローパイプで，関節部を有しているため炎の角度を自由に調整することができる．ガスと空気の出入口があり，これらの調整によって炎の強さを調整することができる．空気は圧搾空気または呼気を用いる．最近ではこれに代わるものとしてワンタッチで鑞着，ワックス作業が可能な矯正用ハンディトーチ（YDM）が市販されている．

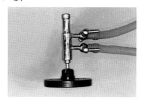

## クリンパブルストップ　crimpable stop
⇨ クリンパブルフック　crimpable hook

## クリンパブルフック　crimpable hook
　矯正用のアタッチメントの1つで特殊なプライヤーなどでアーチワイヤーに直接固定することができるもの．エラスティックなどを使用するためのフックが付加されているものをクリンパブルフックといい，何も付加されておらずストップループの役割を果たすものをクリンパブルストップという．

## クリンパブルフックとNi-Tiワイヤーを用いたアベイラブルスペースの増加法
space regaining method with use of crimpable stops on Ni-Ti wire
　従来ステンレスのワイヤーを屈曲してオメガループを作りアベイラブルスペースを増加させていた方法に代り，大臼歯のバッカルチューブの近心前方にクリンパブルフックをNi-Tiワイヤーに装着することにより，その超弾性を利用してアベイラブルスペースを増加させる方法である．手順は下記の図のとおりである．

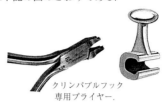

クリンパブルフック
専用プライヤー．

## クルゾン病　Crouzon disease
　頭蓋骨縫合，とくに冠状縫合の早期閉鎖による頭蓋の変形，短頭症，顔面骨の発育異常を主徴とする常染色体優性遺伝による疾患で，Crouzon

① 原則的に最初のワイヤーは ─┬─ 叢生のある症例 ── 016″ Ni-Ti ワイヤー
　　　　　　　　　　　　　　└─ 叢生の少ない症例 ── 016″×016″ Ni-Ti ワイヤー

② 手　順
　a．第一大臼歯バッカルチューブにNi-Tiワイヤーを挿入し，そのワイヤーが切歯の前方約2mm程度を通過するようにする．
　b．その状態でバッカルチューブ近心端と遠心端にマーキングペンシルでマークする．
　c．近心端のマークした部分にクリンパブルフックを専用のプライヤーまたはハウズのプライヤーで装着し，強く把持する．

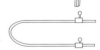

　d．その後のクリンパブルフックとNi-Tiワイヤーの合着を確実にするためには瞬間接着剤を数滴たらす．
　e．バッカルチューブ遠心端から出たワイヤー（既にマーキングペンシルでマークしてある）をライターで焼鈍する．
　f．でき上がったクリンパブルフック（ストップ）付きのNi-Tiワイヤーをバッカルチューブに挿入し，中切歯から順にロックしていく．
　g．するとNi-Tiワイヤーはクリンパブルフックの前方で超弾線性の特性としてたわむ．これがΩループやコイルスプリングの作用となる．
　h．バッカルチューブ遠心端から出たワイヤーをディスタルエンドロックでしっかりとロックしておく．

③ この方法の 利　点
　a．ワイヤーを屈曲する必要がない．
　b．超弾性なので叢生の除去とアベイラブルスペースの増加ができる．

④ 欠　点
　a．ワイヤーをあまりタワませると開咬となりやすい．
　b．ディスタイルエンドのロックが外れることがある．

(1912)により報告された．頭蓋内圧が亢進し，浅い眼窩，眼球の突出が著しい．外斜視，眼振，両眼隔離，耳介低位，難聴などの症状がある．口腔内症状は上顎骨の低形成と相対的な下顎前突，釘状歯，部分的な歯の欠如などを伴う．脳圧亢進，眼球突出に対して早期に外科的処置を行う．

### くる病　rickets
ビタミンD欠乏のために腸管からカルシウム，リンの吸収が障害され，腎臓においてもリンの再吸収が障害されるために起こる化骨障害である．発病は生後3〜4か月より2歳までの乳幼児に多い．四肢，手首または足首が肥厚し，長管骨は彎曲する．その他，頭蓋の軟化，胸郭の変形，肋軟骨の肥大，歯の生育の遅延，歯のカルシウム不足などがある．
【治療】ビタミンDおよび活性型ビタミンD3の投与が行われる．歯科関連では歯のカルシウムとの関連が重要である．

### グレーバー法
Graber analysis method　＝ノースウエスタン法

### クレチン病　cretinism
クレチン病は，甲状腺機能低下症が胎児または乳児期に発現したものをいう．
【原因】種々の甲状腺ホルモン合成酵素の欠損，甲状腺の位置異常，自己免疫，甲状腺刺激ホルモンの単独欠乏，甲状腺刺激ホルモンに対する甲状腺の反応性の欠如など広い範囲にわたる原因が考えられる．
【症状】女児に多く，男児の3倍である．臨床的には哺乳困難，呼吸障害，嗜眠性，遷延性黄疸や広く開大する泉門などが初期症状で認められる．皮膚乾燥，活動性低下，便秘，浮腫などや基礎代謝低下，身体・知能の発育遅滞，厚い口唇と巨舌，鼻根圧低，狭い前頭と多毛など特異的顔貌を示す．以上の所見は，月齢とともに進行する．
【治療】新生児期の血中甲状腺刺激ホルモン値測定によるクレチン病のスクリーニングが早期診断に効果をあげている．甲状腺ホルモン製剤の経口投与が有効である．

### 黒い三角　black triangle
黒い三角とは歯間三角部にできる歯肉により満たされない三角形の空間をいい，日常の会話時や笑ったときや開口したときに黒い空間にみえるので黒い三角（ブラックトライアングル）といわれている．
主として下顎前歯部に生じやすい．下顎前歯の部分は審美ゾーンといわれこの部分の黒い三角はとくに外観上目立ち，プラークが溜まりやすく，知覚過敏や歯周病を悪化させる．いわゆる歯間三角を巡る悪循環＊のもとになるものでもある．
一般的には加齢による歯肉の退縮（バイオロジックスプリントの加齢的収縮）で高齢者の前歯・臼歯部歯肉によくみられる．
⇨ブラックトライアングル

### グロウススパート　growth spurt
最大成長増加量をいうが，これは主に遺伝的制御下にあり，栄養状態，疾病暦などにより異なり，さらに器官によって成長変化の出現には時間差があるとしている．ほとんどの顔面の計測値の最大思春期性成長スパートは，身長のスパートと同じか，あるいはわずかに遅れて発現する．また，主として軟骨内成長の総和である身長と，顎顔面頭蓋内での下顎骨の成長との間の関係は緊密であると考えられている．一方，グロウススパートの発現時期の臨床的な評価法として各個体の身長スパート出現時期の評価法，初潮の発現，第二大臼歯の萌出，有鉤骨にフック像の発現認知，拇指尺側種子骨（sesamoid bone）の発現などが重視されている．⇨思春期性成長

### グロウストレンド　growth trends
混合歯列弓の治療において個人の成長パターンを知る方法をグロウストレンドといい，ツイード（Tweed）により提唱された方法をツイードのグロウストレンド（Tweed's growth trends）という．ツイードのグロウストレンドとは一定の間隔で頭部X線規格側貌写真を撮影し，それらの重ね合わせにより個人の成長方向を調べるというものである．ツイードは顔面の成長方向の型を早期に把握することが矯正治療およびその予後にきわめて重要であると考え，成長発育の傾向から次の3つのタイプに分類した．
1）タイプA（type A）は中顔面および下顔面部が水平ならびに垂直方向ともに調和のとれた成長を示し，全体の25％が本型を示す．ANB＊の変化のないものがこれに属し，ANBが4.5°以下（Ⅰ級）であるならば，連続抜去法＊を行ったのち，上下顎

犬歯の完全萌出後に治療を行う．予後は良好で顔貌の審美性が得られやすい．

　タイプAサブディビィジョン(type A subdivision)は成長方向はタイプAと同様であるが，ANBが4.5°以上（II級）のものがこれに属する．このタイプでは上顎の成長を抑制するためサービ

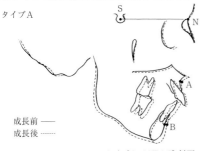

タイプA：ANB4.5°以下
タイプAサブディビィジョン
　　　　：ANB4.5°以上

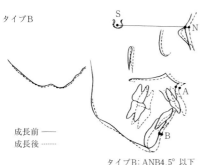

タイプB：ANB4.5°以下
タイプBサブディビィジョン
　　　　：ANB4.5°以上

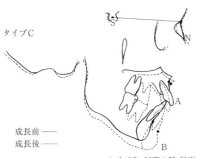

タイプC：ANB4.5°以下
タイプCサブディビィジョン
　　　　：ANB4.5°以下

カルギア(cervical gear)を大臼歯関係がI級になるまで，また第一小臼歯抜去の間，使用することが望ましい．

　2）タイプB(type B)はANBが4.5°以下のもので，中顔面部の成長が下顔面部の成長を凌駕する傾向を示し，全体の15％に認められる．すなわち上顎が下顎より急速に発育するものが，これに属し，ANBは増加していく好ましくない成長をするタイプであり，治療は比較的むずかしく，第一小臼歯抜去後，サービカルギアを使用する．予後は良好で顔貌と咬合の改善も期待できる．

　タイプBサブディビィジョン(type B subdivision)は成長方向はタイプBと同様であるが，ANBが4.5°以上のもので，かなりむずかしい症例である．成長は最も好ましくなく，治療は長期に及ぶ．ANBの減少，とくにA点を後退させるため乳犬歯および第一小臼歯抜去後，ヘッドギア(head gear)を使用する．ANBが大きい場合，予後は一般的に良くない．

　3）タイプC(type C)は下顔面部の水平ならびに垂直方向での成長が中顔面のそれより大きい傾向を示し，全体の60％に認められる．ANBは減少の傾向を示し，予後は良好である．本型の下顔面部の成長方向についてツイードはFMAが20°以下の場合，水平成分の成長が垂直成分の成長より強いと述べている．

　タイプCサブディビィジョン(type C subdivision)は成長方向はタイプCと同様であるが，さらに下顎が前方に成長するタイプのものでANBが4.5°以下のものがこれに属する．しかし下顎の下方への成長はわずかである．予後は一般的に良好である．

### クローザットの装置
Crozat's orthodontic appliance

　クローザット(Crozat, G. B.)により1919年に考案された可撤式装置で，床を用いず金属線のみで作製するのが特徴で，上下顎ともに使用される．ほかの可撤式矯正装置に比べてはるかにしなやかであり，口腔内が清潔に保たれ，審美的に優れているなどの長所があるが，マルチブラケット装置などの固定式装置と比較すると，正確な個々の歯の移動は不可能である．

【構造】第一大臼歯にかけるジャクソン鉤(0.7mm線)と，上顎のパラタルアーチおよび下顎のリンガルアーチ(1.3mm線)，小臼歯および犬歯

部に延長されたパラタルアームまたはリンガルアーム(1.0mm線)により構成される.
【機能】パラタルアーチ，リンガルアーチを拡大して装着することにより歯列弓の拡大をはかり，またパラタルアーム，リンガルアームを調整することにより個々の歯の移動を行う．⇨拡大装置

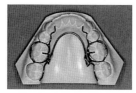

### クローズドコイルスプリング　closed coil spring
⇨コイルスプリング

### クローズドバーティカル(ヘリカル)ループ
closed vertical(helical)loop

マルチブラケット装置による治療においてアーチワイヤーに付与されるループの1つの形態である．クローズドバーティカルループは，主にスペースクロージングのために使用し，ほかに捻転歯の改善の補助として使用される．またこのループは2個以上の組み合わせで使用する場合もかなり多く，この場合は歯の圧下，挺出，回転および軸傾斜の矯正などに有効である．したがって，切歯部に叢生がある場合よく用いられている．クローズドバーティカル(ヘリカル)ループは，クローズドバーティカルループにヘリックス(helix)が加わっただけで作用もほぼ同様であるが，矯正力が緩やかで持続性がある．

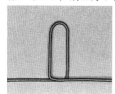 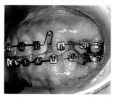

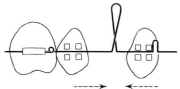

### クローズドバイト　closed bite　＝過蓋咬合

### クロックワイズローテーション
clockwise rotation

クロックワイズローテーション歯の捻転や下顎骨の成長方向を表現する場合に用いられる．頭部X線規格側貌写真上で，頭蓋顔面の後下方への回転を時計回り，すなわちクロックワイズローテーションと表現する．クロックワイズローテーションはスイングバックローテーションともいい，これに対して反時計方向への回転をカウンタークロックワイズローテーションという．また，前方への成長をフォワードタイプという．クロックワイズな成長とは，前顔面部の成長が後顔面部の成長より大きいため，頭蓋顔面全体が後下方への回転するタイプをいう．矯正治療では強い顎間Ⅱ級ゴムを長期間使用することによって固定大臼歯が挺出し，下顎がクロックワイズローテーション(Ⅲ級ゴムの場合はカウンタークロックワイズローテーション)することがある．また，オトガイ帽装置の使用によって下顎のクロックワイズローテーションが引き起こされることもある．なお歯を咬合面方向からみて，時計回りに回転(捻転)している状態もクロックワイズローテーションしてるといい，反時計回りに回転(捻転)している状態もカウンタークロックワイズローテーションという．⇨下顎の後下方への回転

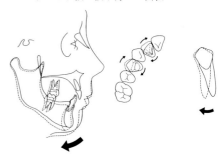

顎間Ⅱ級ゴム使用時のクロックワイズローテーション．

### クワドダイアグノーシスシステム(QDS)
quad diagnosis system〔QDS〕〔診断四角法〕

パーソナルコンピュータを用いて歯科矯正領域における分析，診断，および治療方針の樹立，ことに抜歯部位の選定に必要な各種データの処理を行う矯正診断ソフトである．このソフトは，初診時の側面セファログラムの計測項目として(SN-Md, UI to SN, LI to Md, UI to LI, ANBを使用)と初診時の口腔内模型とをイメージスキャナに

よりコンピュータ画面に取り込み，その画面内において側面セファロから得られた治療目標を口腔模型上に再現しアベイラブルスペースを計測し，リクワイヤードスペースとの差（アーチレングスディスクレパンシー）をもとに主として小臼歯抜歯部位の選定利用方法を示すものである．具体的には，SN – Md の大きさによりハイアングル（SN – Md ≧ 40°），平均値的 angle（30°～40°），ロウアングル（30°以下）と分類し，ANBの大きさ，オーバージェット，オーバーバイトの大きさにより治療目標の設定，抜歯部位の選定のための指針を示そうというものである．症例で示すと以下のとおりである（1～5）．
⇨抜歯基準（亀田の），抜歯空隙の利用度による固定の分類，ロウアングルケース，ハイアングルケース

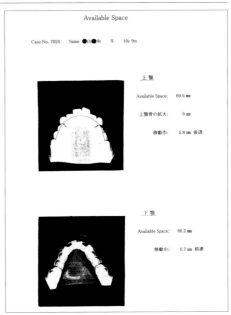

3．アベイラブルスペース．

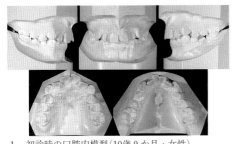

1．初診時の口腔内模型（10歳9か月・女性）．

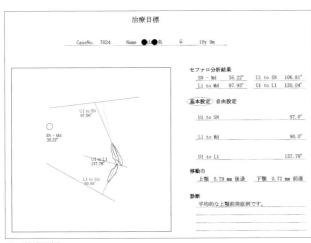

2．治療目標．

## クワドヘリックス拡大装置　quad helix

上顎歯列弓の側方および前方拡大を目的とする固定式拡大装置で，緩徐拡大法と急速拡大法の中間的な作用を期待して使用される．

**【構造】** 直径0.9mmのワイヤーを用い，四角形（クワード）の四隅にヘリカルループ（ヘリックス）を屈曲する．左右のアームは犬歯または第一小臼歯に接するように調整し，第一大臼歯のバンドに鑞着する．

**【機能】** 装着時に装置をあらかじめ拡大するように調節し，ヘリカルループに弾力のかかった状態で装着されることにより歯列弓を側方に拡大する矯正力を作る．またこのヘリカルループの調節方法により，正中口蓋縫合の開大による上顎歯槽骨の拡大を期待する場合もある．さらに，左右のアームを前歯部まで延長しておけば，前歯の唇側移動も可能である．⇨拡大装置

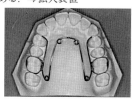

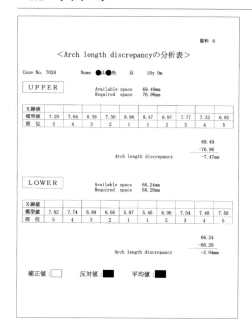

4．アーチレングスディスクレパンシーの分析表．

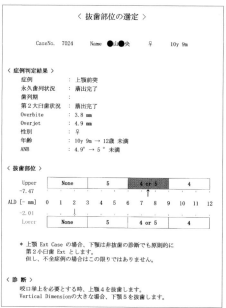

5．抜歯部位の選定．

## け

**傾斜** axiversion

不正咬合*の個々の歯の位置不正*の1つで，歯が正常の歯軸より強く傾斜するか，異常な方向へ傾斜しているものをいう．歯の唇舌軸を中心に近心側に回転(傾斜)しているものを近心傾斜，同じく遠心側に回転(傾斜)しているものを遠心傾斜という(近遠心的傾斜をsecond-order rotationともいう)．また歯の近遠心軸を中心に唇側に回転(傾斜)しているものを唇側傾斜，同じく舌側に回転(傾斜)しているものを舌側傾斜という(唇舌的傾斜をthird-order rotationともいう)．

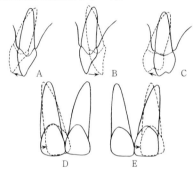

A：唇側傾斜，B：舌側傾斜，C：頰側傾斜，
D：近心傾斜，E：遠心傾斜．

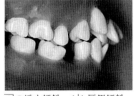

6]の近心傾斜，1|1 唇側傾斜．

**傾斜移動** tipping movement

傾斜移動とは歯根尖1/3を支点として頰(唇)舌方向あるいは近遠心方向に歯が移動することをいう．second-order rotationともいう．このときの組織学的所見は移動方向の歯頸部歯根膜と反対方向の根尖部歯根膜に圧迫帯が生じ，逆の部位に牽引帯が生じる．臨床的には弱い力による歯の移動を可能とするが，部分的に力が集中することに

よって，とくに移動方向の歯頸部圧迫帯に硝子様変性を生じやすいといわれている．さらに，歯を整直させるのに比較的時間がかかる．したがってある程度，傾斜を抑えた節度ある傾斜移動が望ましい．ベッグ法*は縦長のブラケットに縦長のロックピンを用いた傾斜移動を利用していた代表的な方法であり，歯体移動*よりも弱い力で比較的早く歯牙移動ができるので，顎外固定装置などの複雑で強固な固定に頼らず，ワイヤーに屈曲したアンカレッジベンドによる固定で治療が行える．唇舌的に傾斜移動させると皮質骨に根尖が触れて歯根吸収が生じたり，近心舌的に傾斜移動させると整直させるのに時間がかかったりするので，上顎前歯部はあらかじめバイトオープニングベンドを用いることによって根尖を海綿骨の溝の広い場所に圧下し，歯槽突起ごと傾斜させることや節度ある傾斜移動が望ましい．そのために，横長のロックピン(Tピン)と縦長のブラケットを組み合わせた方法がある． ⇨力の分布

**形状記憶効果** shape memory effect

ニッケルチタン合金線の特異な性質である．一般にニッケルチタンとチタンが等原子比付近の合金では，加工法，熱処理などによりいろいろな性質を示すといわれている．同一金属でありながらマルテンサイト変態という温度の相違によって結晶構造が変化することにより物理的特性が変化する．このことはある温度帯をはさんで低温側のマルテンサイト相で軟らかく，たやすく永久変形を生じる金属が高温側の母相で固く永久変形しにくい性質となる．低温側において外力が加わるとマルテンサイト変態を生じて変形をまかない，これが加熱されるとマルテンサイト逆変態が生じ，母相に戻るが，母相はエネルギーが安定する規則格子である体心立方格子であり，これは外力が加わる前の形態に戻るということである．マルテンサイト変態と逆変態により，この形状記憶効果が起こるといわれている． ⇨ナイティノールワイヤー，超弾性型Ni-Ti合金線

**形状付与** forming shaping

矯正治療に用いるアーチワイヤーや，各種弾力線などの線材にプライヤーや手指などで曲げを与え，形状を付与することをいう．従来，形状記憶効果*を有するニッケルチタン線は形状付与をしたり超弾性発現領域における荷重レベルのコント

ロールをしたりする場合,製品製造時に乾熱電気炉などの大がかりな装置が必要で,任意にそれらをコントロールすることが困難であったが,現在では臨床応用が可能となっている.

## 計測点(顔面写真上の)
measure point (of facial photograph)
　顔面(規格)写真を評価するために基準となる点で,顔面写真(正貌,側貌)上に設定される.顔面の正貌および側貌の形態の把握をする際に重要な点である.
【矯正臨床で一般的に用いられる主な計測点】
　軟組織上の計測点(小文字で示す)(番号は下図に対応)
①グラベラ*(glabella, g)
②ナジオン(顔面写真上の)*(nasion, n)
③プロナザーレ*(pronasale, prn)
④サブナザーレ*(subnasale, sn)
⑤ラブラーレスペリウス*(labrale superius, ls)
⑥ストミオン*(stomion, sto)
⑦ケリオン*(chelion, ch)
⑧ラブラーレインフェリウス*(labrale inferius, li)
⑨グナチオン(顔面写真上の)*(gnathion, gn)
⑩ピューピル*(pupil)
⑪エクトカンション*(ektokanthion, ex)
⑫アンテリオールチークポイント*(anterior cheek point, acp)
⑬アラーレ*(alare, al)
⑭トリキオン*(trichion, tr)
⑮エントカンション*(entokanthion, en)

## 計測点(頭部X線規格正貌写真の)
measure point (of postero-anterior cephalogram)
　頭部X線規格正貌写真*を評価するために基準となる点をいう.頭蓋や骨内部に設定される計測点*には頭部X線規格側貌写真における計測点と同様,解剖学的な点のほかに頭部X線規格正貌写真上にとられるX線学的な点や作図上の点がある.また,頭部X線規格側貌写真の場合に比べて計測点の設定が煩雑であり,とくに解剖学的計測点ではなくX線写真上に現れる計測点が多い.頭部の定位の仕方によりフィルム上に投影される像が変化しやすく,とくに大きなひずみを生じるのは垂直的高さであり,撮影の際は頭部の定位の仕方が重要となる.
【矯正臨床で一般的に用いられる主な計測点】
1) 上顔面部 および頭蓋底：①MHW, ②Lo, ③USR, USL, ④Rof, ⑤OB, ⑥O, ⑦OI, ⑧OSM, ⑨CG, ⑩Ro, ⑪Rom
2) 中顔面部：①Zyg, ②Po, ③NF, ④NW, ⑤NC, ⑥Zm, ⑦CMo, ⑧Mx, ⑨Mo, ⑩ARI, ⑪UI
3) 下顔面部：①Cd, ②ARE, ③Ms, ④Go, ⑤Me, ⑥LI

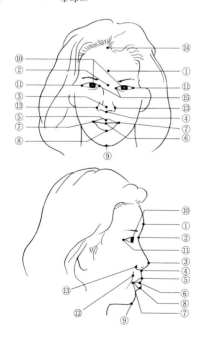

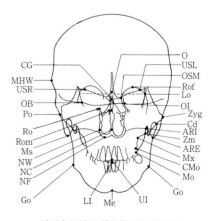

計測点(頭部X線規格正貌写真の).

**計測点（頭部X線規格側貌写真の）** measure point (of roentgenographic cephalogram)
　頭部X線規格側貌写真を評価するために基準となる点をいう．頭蓋や骨内部に設定される計測点には解剖学的な点のほかに頭部X線規格側貌写真上に撮られるX線学的な点や作図上の点がある．また計測点は年齢，性，成長，人種などによる頭蓋構造の違いにより一定の様相を呈しない場合もある．
【矯正臨床で一般的に用いられる主な計測点】
1）前頭蓋部：①ナジオン*（nasion, N）
2）眼窩部と翼口蓋窩：①オルビターレ*（orbitale, Or），②キーリッジ*（key ridge, KR），③Ptポイント（pterygoid point, Pt），④蝶顎裂*（pterygomaxillary fissure, Ptm）
3）側頭部：①セラ*（sella turcica, S），②コンディリオン*（condylion, Cd），③アーティキュラーレ*（articulare, Ar），④ポリオン*（porion, Po）
4）大後頭孔部：①バジオン*（basion, Ba），②ボルトンポイント*（Bolton point, Bo），③オピスチオン*（opisthion, Op），④歯突起尖*（odontoid process, Od）
5）上顎および下顎：①上顎：前鼻棘*（anterior nasal spine, ANS），A点*（point A, A），プロスチオン*（prosthion, Pr），上顎中切歯の切縁（UI*）と根尖端（UX*），上顎第一大臼歯，後鼻棘*（posterior nasal spine, PNS），②下顎：インフラデンターレ*（infradentale, Id），下顎中切歯の切縁（LI*）と根尖端（LX*），B点*（point B, B），Pmポイント*（protuberance menti），ポゴニオン*（pogonion, Pog），グナチオン*（gnathion, Gn），メントン*（menton, Me），ゴニオン*（gonion, Go），③モラーレ*（molare, Mo）

**計測点（軟組織側貌の分析の）**
measure point (of soft tissue analysis)
　頭部X線規格側貌写真において軟組織の分析をするために基準となる点で，頭部X線規格側貌写真上の軟組織上に設定される．解剖学的な点やX線学的な点がある．軟組織側貌の審美的評価をする際に重要な点である．
【矯正臨床で一般的に用いられる主な計測点】
　軟組織側貌の分析の（軟組織上の）計測点（小文字で示す）（番号は次頁の図に対応）
①トリキオン*（trichion, tr），②グラベラ*（glabella, g），③ナジオン*（skin nasion, n），④鼻尖*（tip of nose, no），⑤サブナザーレ*（subnasale, sn），⑥サブスピナーレ*（concavity of upper lip, ss），⑦ラブラーレスペリウス*（labrale superius, ls），⑧ストミオン*（stomion, sto），⑨ラブラーレインフェリウス*（labrale inferius, li），⑩サブメンターレ*（submentale, sm），⑪ポゴニオン*（skin pogonion, pog），⑫グナチオン*（skin gnathion, gn）
⇨計測点（頭部X線規格側貌写真の）

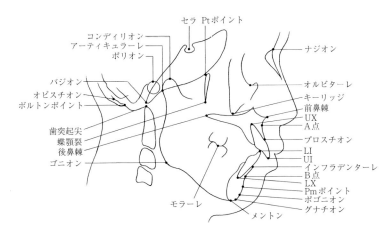

計測点（頭部X線規格側貌写真の）．

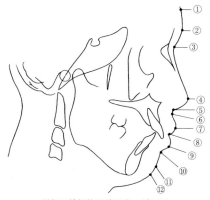

頭部X線規格側貌写真の透写図．

## 計測平面　analyzing plane

頭部X線規格側貌写真\*の計測を行う際に用いられる平面である．計測平面と基準平面\*，あるいは計測平面同士のなす角度や距離を計測することで歯槽型および骨格型の不正を診断する際に用いる．計測平面には基準平面（フランクフルト平面\*，S－N平面\*）を含んだ広義の計測平面と含まない狭義の計測平面がある．主な計測平面として①S－N平面，②フランクフルト平面，③口蓋平面\*，④咬合平面\*，⑤下顎下縁平面\*，⑥顔面平面\*，⑦Y軸\*，⑧下顎枝後縁平面\*などがあげられる．

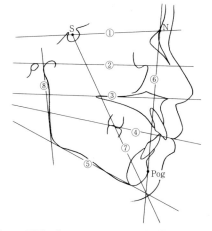

①S-N平面，②フランクフルト平面，③口蓋平面，④咬合平面，⑤下顎下縁平面，⑥顔面平面，⑦Y軸，⑧下顎枝後縁平面．

## 形態的検査　morphological examination

最適な矯正治療を行うためには，その症例における治療目標と治療方針の決定，治療術式の選択，治療経過の予測と予後の推定までも含めた正確な診断が不可欠である．このためには症例の現症の実態や，原因と考えられる要素の正確な把握，診断に必要な資料を系統的に収集，検査を行う必要がある．この検査は形態的検査と機能的検査に大別される．以下に形態的検査の項目（内容）を示す．
1）全身的検査
2）顔面写真：①正貌の観察，②斜位の観察，③側貌の観察
3）口腔内写真
4）口腔模型：①模型の観察，②模型計測法
5）セットアップモデル
6）X線検査：①歯，顎のX線写真，②頭部X線規格写真の診査，③その他のX線写真

これらの資料は規格化することにより数値として計測し，さまざまな分析方法に応用できる．また，保管も容易であり治療の経過，治療前と治療後との状態の比較などに有効である．

## 形態年齢　morphological age

生態計測年齢とよばれているもので，各種計測値の標準と合わせて，発育年齢を決めていくものである．最も多く用いられるものは身長，体重で，次に体型年齢，これは頭部，胴部，脚部のバランスあるいは計測値の比較から生理的年齢\*を判定するものである．身長と頭長の割合は，頭部の成長が胎生期に著しく，乳児期までに主な成長が終わるのに対して，身長は以後の成長が大きいことから，胎生2か月頃2：1，新生児4：1，4歳頃5：1，6歳頃6：1，成人では7：1～8：1となる．身長を二分する点は乳児では臍部に，成人では恥骨結合部にある．四肢も新生児では胸部より短いが，以後成長が進み，思春期以後発育は鈍る．

## ゲイブルベンド　gable bend

アーチワイヤーに与えられる∧形の屈曲であり，その形態が屋根の切妻に似ていることから名づけられている．前歯の遠心・舌側移動（空隙の閉鎖）をクローズドループを用いて行う際，歯は挺出および空隙部への傾斜を起こしやすくなる．この変化を補償する目的で，ループ部分の近心・遠心を歯頸部側に曲げた∧形の屈曲を付与する．

KR　key ridge　＝キーリッジ

**KBTチューブ**　KBT tube
　2011年8月に発売になった最新の改良型ベッグ大臼歯用チューブ．KBTブラケットと組み合わせることにより，モラーオフセットを屈曲する必要がなくなる．KBTブラケットと同様に，1つのチューブ内に異なった2つのメインアーチスロット(.020"×.028"サイズでトルクが0°と－20°)が存在する．患者がエラスティックを引っかけるフックは付いておらず，必要時にベッグテクニック用の金属製ピンをスロットに挿入し術者が屈曲する．そのため必要時に装着し，不要になったら外すことが可能である．これは患者から臼歯用チューブを装着した際に，フックが邪魔で気になるという訴えが多いことからそのように設計された．しかし，フックを付けるのが面倒だというユーザーの声が上がったため，発売5年経過した時点でフックを新設した．これによりメインスロット以外も常時使用できるようになった．これも含めて，発売から5年で出てきた問題をほぼ解決するビッグマイナーチェンジが行われた(2016年7月発売)．
　材質はステンレススチール(SUS630)製のみである．基本的には，清掃やう蝕などの問題からダイレクトボンディング用として接着性レジンで大臼歯頬側歯面に直接接着するが，金属バンドに電気的溶接もしくは鑞着によって付けることも可能である．患者が口腔内で可及的に気にならないように厚さ1.65mm(＝旧型)，加えてフック部分が0.35mm＝トータルの最大厚さ2.0mmと非常に薄く設計されている．このため舌側への装着時も患者の快適性を可及的に保つことができる．
　チューブ部分は全体の中央部に2mmしかないため，チューブ間距離，もしくはブラケットチューブ間距離を従来のものよりも2mm以上多く取れるように設計されており，早期より大臼歯のレベリングが可能となっている．またダブルスロット設計のため，治療途中で第二大臼歯が不正な方向や位置に萌出してきても，第一および第二大臼歯間にセクショナルワイヤーを装着することによりレベリングが可能となる．
　以上のように，ブラケット同様，初心者や通法で治療可能な症例には簡単に対処でき，屈曲が必要な症例や上級者が応用を利かせたいときには，どのような応用でもできるように設計されている．

臼歯用チューブはテクニックによってその種類が異なり，通常は左右側の有無により3～4種類を1つのテクニック内で使用する．しかし，KBTチューブでは，1種類ですべての大臼歯を網羅できる．

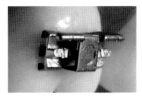
KBTチューブ．

**KBTブラケット**　KBT bracket
　2011年8月に発売になった最新の改良型ベッグブラケット．11年の歳月を経て，「すべては患者さんのために」というコンセプトで，従来のベッグテクニックの生体に優しい長所に，エッジワイズ法のコントロールのしやすさを融合されて開発された．このブラケットの材質には，ステンレススチール(SUS630)製のものと，酸化ジルコニウム(ZrO₂)製の2種類が存在する．
　従来のベッグブラケットのように2～4(トルキングブラケット2種類を含む)種類の形状やスタンダードエッジワイズのような5種類程度の形状，ストレートエッジワイズのような8～14種類の形状は存在せず，ベース面の改良により形状は1種類しかない．つまり，材質を含めて2種類しか存在しない．さらにこの2種類はまったく形状と寸法が同一であるため，ワイヤーとの摩擦という点を除けば，同一口腔内で混在させても何の問題も起きない．
　KBTブラケットには，1つのブラケット内に異なった2つのワイヤースロット(.019"×.025"サイズでトルクが0°と－20°があり，－20°にはスロット側に印が付与されている)とバーティカルスロット(0.5mmφ)が存在する．そのため，メインアーチワイヤーの他にセクショナルにワイヤーを同時にセットすることが可能である．またバーティカルスロットをうまく利用してリガチャーやベッグテクニックやティップエッジ用のスプリング類などの使用に利用することもできる．基本的にNi-Tiワイヤーを主とし，ステンレスワイヤーでもワイヤーの屈曲を特殊な症例以外は必要としないことを目標に設計されている．
　ワイヤーを留めるときには従来のベッグブラ

ケット用の金属製ピン類は使用せず，エッジワイズブラケットで使用する高分子製のモジュールを使用し，ワイヤーサイズによりパッシブからアクティブライゲーションまで調節できるように設定してある．

またダブルスロットにバーティカルスロットが組み合わせられたおかげで，初心者や通法で治療可能な症例にはストレートエッジワイズのような使用方法で対処し，屈曲が必要な症例や上級者が応用を利かせたいときには，どのような応用でもできるように設計されている．

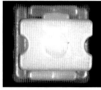 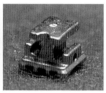

ジルコニアブラケット．　　メタルブラケット．

## KBTマルチブラケットシステム
KBT multibracket system

KBTマルチブラケットシステムは，ベッグ法の流れを引き継いだ最新の改良型ベッグ法である．このシステムは，ベッグ法のみならず，スタンダードおよびストレートエッジワイズ，ティップエッジ法，リンガル法やそれに付随したさまざまなブラケットやチューブを研究したうえで開発されたものであり，歯や骨格の華奢な日本人(東洋人)に最適化したシステムである．

開発から販売まで，11年の歳月がかかっている．そのコンセプトは「すべては患者さんのために」というもので，「引き算」の矯正治療を目指し必要ないものは極力排除し，シンプルで生体に優しいシステムとなっている．ミニマムペイシェントコンプライアンスはミニマムドクター/スタッフコンプライアンスのうえにしか成り立たないという発想に成り立ち，患者が楽なだけでなく，ドクターやスタッフへの労力，精神的および経済的負担も少ないように，装置および方法が設計されている．これはバックミンスター・フラー(Bukminster Fuller)のダイマクション(Dymaxion：製品が人間の生活環境を改善するという概念)のフィロソフィーに通じるものである．さらに生体に優しいという意味で，Form follows function(機能は形態に先んじる)もフィロソフィーの1つとなっている．そのため治療過程の多くは，超弾性のニッ

ケルチタンワイヤーを使用し，患者の機能を損なわない治療ができる．また，ブラックトライアングルや歯根吸収が最小になるように設計されている．ワイヤーとの摩擦もそのサイズとモジュールの組み合わせで術者が設定できるようになっている．

【使用ブラケット】

KBTブラケット(1種類，材質が2種類：ステンレススチールと酸化ジルコニウム)とKBTチューブ(1種類)，小臼歯部はステンレスブラケットを推奨．

⇨KBTブラケット，KBTチューブ

【ポジショニング】

基本はFAポイント(歯冠の中央の点とブラケット/チューブの中央が一致，歯が並んだときの咬合平面とスロットが平行)になる．そのためポジショニングゲージを必要としない．犬歯部のみ0.5mm切端寄り．このことにより，装置接着時のチェアータイムの短縮ができる．慣れると片顎に装置を装着するのに要する時間は15分程度である．また歯の形状や咬合状態などによりどうしても合わない部分や術者の不注意によりポジショニングが不適切な部位になってしまった場合は，その部位について治療中，移動が可能になったとき，もしくは気がついたときにポジショニングを適切な位置に変更すれば良い．

【咬合平面のゆがみを治療した症例(MTM・その他)】　(次頁の図参照)

【使用ワイヤー】

使用できる物理的なワイヤーサイズは.014"〜.018"(ワイヤーによっては.019")×.025"までである．このシステムで使用するスタンダードなワイヤーは，.016"φNi-Ti→.016"×.016"Ni-Ti→.016"×.022"Ni-Tiまたは.016"×.022"ステンレスワイヤーとなっている．そのため，使用するワイヤーの種類も3〜4種類で治療が終了する．

非抜歯の場合は特殊な症例を除いては，すべてNi-Tiワイヤーで終了することも可能である．抜歯症例の場合は，少なくともエラスティックを使用する期間はステンレスワイヤーを使用する．この場合，通常は.016"×.022"を使用するが，.018"×.018"を使用しても良い．また，咬合挙上が必要な場合は，スピーの彎曲が付与されたワイヤーを用いる．

【基本手順】

基本的な手技の流れは，ほかのシステムと変わ

## 咬合平面がゆがんでいた症例（26歳女性）

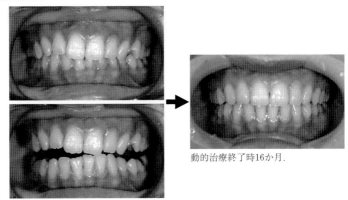

初診時．　　　　　　　　　　　動的治療終了時16か月．

## 非抜歯で治療した過蓋咬合症例（11歳男児）

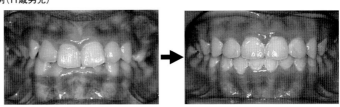

初診時．　　　　　　　　　　　動的治療終了時15か月．

## 非抜歯で治療した叢生症例（27歳女性）

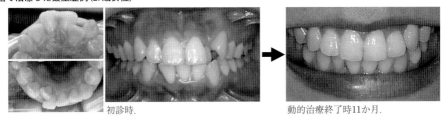

初診時．　　　　　　　　　　　動的治療終了時11か月．

## 下顎前歯部叢生を治療したMTM症例（26歳女性）

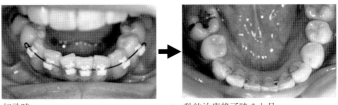

初診時．　　　　　　　　　　　動的治療終了時6か月．

らない．変わるとすれば，基本的にワイヤーの屈曲の必要がない点とモジュールの使用方法である．モジュールはワイヤーを結紮するのではなく，ブラケットの前板部分とワイヤーの間に介在させるだけである．使用上の注意は下記参照．接着部位と使用ワイヤーは上記のとおりである．

【注意事項】

接着に関しては，このシステムにかぎったことではないが，対合歯の咬み込みがある場合は装置が外れる場合がある．とくにKBTシステムのチューブは非常にフットプリントが小さく薄くできているため，従来接着できない部位にも接着が可能になる．そのため対合歯を考えずに接着できるからといって接着すると脱離の原因となるので注意を要する．

ブラケットについては，ジルコニアブラケットの場合，対合歯が咬み込んだ場合，脱離すれば良いのだが，脱離しない場合，咬み込んだ対合歯が摩耗するので注意する．

このシステムの特徴に起因する注意点としては，まず挙げられるのは，ワイヤーをエラスティック（エラストメリック）モジュールで留める場合，結紮ではなく，ブラケットの前板部分とスロットに装着されたワイヤーの間にモジュールを介在させるため，叢生部分では唇（頰）側から舌側に向かって，ブラケット前板→モジュール→ワイヤー→ブラケットベースとなるようにしなくてはならない．

つまり，ブラケット前板部分とワイヤーが直接接してはならない．これを守るかどうかで，叢生除去のスピードがまったく変わってくる．さらに，前板部分が存在するため，非常に審美性が良い一方で，低位唇側転位の犬歯ではジルコニアブラケットの前板部分の角部が粘膜と擦れて痛い場合が稀にある．その場合は角部を少し削合すると解消される．この現象は適切な部位に犬歯が移動すれば，それだけで解消される．

チューブでは，そのチューブ部分が中央部に位置するため，場合によってはワイヤーが入れにくい場合がある．この場合にはワイヤーの端をピンカッターで切りっぱなしにしないで少し，研磨すると入りやすくなる．

**KBテクニック**　KB technique

ベッグ法*に積み重なる改良を加えてできあがったマルチブラケット法*である．ベッグ法はベッグ(Begg, P.R.)により1954年に発表され，1961年に榎，本橋により本邦に紹介された．しかし，①確実な診断法が確立されていない，②歯の不必要な近遠心的ならびに唇舌的傾斜を固定大臼歯を含めて生じやすい，③アーチフォームがくずれやすい，④下顎の抜歯空隙の閉鎖が遅れる，⑤バイトオープニングに長期間を要し，ステージⅠ期間中に咬合平面が前下方に回転しやすく，ガミーフェイスとなりやすい，⑥ステージⅢでトルクとアップライティング（整直）を同時に行うために複雑で不安定であるなどの短所があった．そこで，亀田はベッグ法に改良を重ね，1985年にKBテクニック(KB technique, Kamedanized Begg technique)として確立した．それゆえに，改良型ベッグ法(Revised Begg technique)とよばれていた頃もあった．

KBテクニックの特徴は，①鉄棒の原理とTピンとラウンドワイヤーの組み合わせによる節度ある傾斜の歯の移動，②顎外固定装置にたよらず口腔内でワイヤーに屈曲したアンカレッジベンド(anchorage bend)による大臼歯の固定と，犬歯遠心部に付与したバイトオープニングベンド(bite opening bend)による前歯の咬合挙上，③ウルトラライトフォース(ultra light force)による上顎前歯歯根の圧下と根尖中心の回転，④犬歯から犬歯のエンマストゥースムーブメント(en masse tooth movement)，⑤抜歯空隙が残留している間にトルキングブラケットおよびリバーストルキングブラケットによるトルキング，⑥バイパスループを用いた第二小臼歯の頰舌的近遠的コントロール，⑦ステージⅢではアップライティングのみの軽量化，⑧セファログラムコレクションを用いたアーチレングスディスクレパンシーの計測と抜歯部位の選定による診断の自動化を可能にしたクワドダイアグノシスシステム(Quad Diagnosis System：QDS)，⑨ブラケット形態を問わずにフォースシステムが応用できることなどである．

基本治療術式は，上顎前突と下顎前突の2種類に大別される．上顎前突の治療術式は，ステージⅠでレベリングとバイトオープニング，ステージⅡで抜歯空隙の閉鎖とトルキング，ステージⅢでアップライティングとなる．また下顎前突の治療術式は，ステージⅠでレベリングとバイトクロージング，ステージⅡで抜歯空隙の閉鎖とトルキング，ステージⅢでアップライティングとなる．最近では形状記憶合金ワイヤー(Ni-Tiワイヤー)がよく用いられ，ステージⅠを.016″ Ni-Tiワイ

ヤー（咬合挙上を必要とする場合はスピーカーブ）で開始し，途中から角のNi-Tiワイヤー（.016″×.016″，.018″×.018″：いずれも咬合挙上を必要とする場合はスピーカーブ）となり，ステージⅡからは.018″×.018″，.020″×.020″のステンレス角アーチワイヤーとなる方法が行われている．トルキングとアップライティングを同時期に行う

オリジナルベッグ法と異なり，KBテクニックではトルク（ステージⅡ）とアップライティング（ステージⅢ）の時期を分離することにより歯の移動にともなう骨吸収量を最小限度に抑えることができる．

⇨ティップアップベンド，ティップダウンベンド

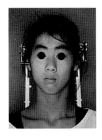 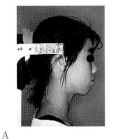 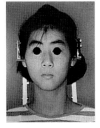 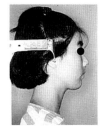

A　　　　　　　　　　　　　　　　B

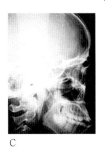 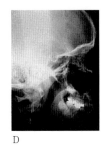

アングルⅡ級1類．$\frac{4|4}{5|5}$抜歯症例．
A：治療前の顔貌．
B：治療後の顔貌．
C：治療前の頭部X線規格側貌写真．
D：治療後の頭部X線規格側貌写真．

C　　D

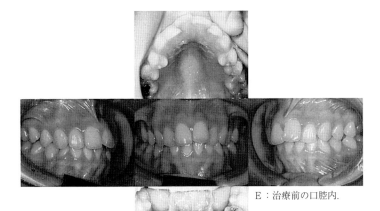

E：治療前の口腔内．

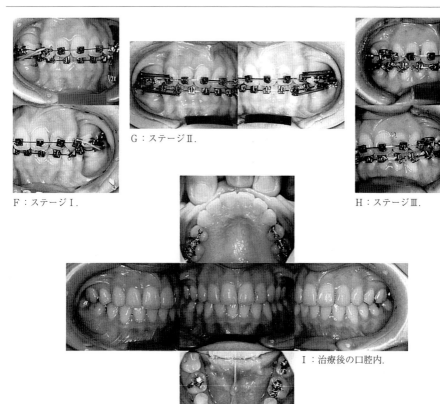

F：ステージⅠ．
G：ステージⅡ．
H：ステージⅢ．
I：治療後の口腔内．

## KBテクニックの特徴
important points of KB technique

　オリジナルベッグ法(pure Begg technique)との最大の違いは歯の移動方法の違いである．つまり，オリジナルベッグ法では，現在多く行われているSWAと同様，歯軸の近遠心的移動(アップライティング)と唇舌的移動(トルキング)を同時に2方向で行うが，KBテクニックでは，患者の持つインナービューティを保全するために，歯の移動に伴う過剰な骨吸収を避けることと，海綿骨の溝の生物学的形状から皮質骨に触れないように歯根を圧下および唇舌的に移動するため，右図のごとくまず，レベリングが終了(stageⅠ)したら，歯根を海綿骨の溝の中央にトルキング(stageⅡ)して，その後，海綿骨の溝を最大に利用して

歯根を近遠心的にアップライティング(stageⅢ)することにより，最小限度の骨吸収で歯の移動を

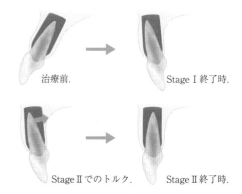

治療前．　Stage Ⅰ 終了時．
StageⅡでのトルク．　StageⅡ終了時．

心がけ，歯周環境のトラブル（歯根吸収やブラックトライアングル，歯肉の退縮など）を最小限に抑えたことである．
⇨KBTマルチブラケットシステム，歯の移動方法と移動の際の支点の位置

**KBバッカルチューブ** KB buccal tube
　オリジナルベッグ法におけるラウンドワイヤーとラウンドチューブの組み合わせがフリクションフリー（friction free）のため固定大臼歯の安定性に若干の問題があるとされ，KBバッカルチューブが考案された．このバッカルチューブ*の断面は円形でなくラウンドエッジタイプ（round edge type）であり，チューブの内径が幅.021″〜.022″，高さが.027″〜.028″，長さが.250″〜.200″，ベースとチューブは上顎第一大臼歯用の場合6°のディスタルオフセット（distal offset）が付与されている．このディスタルオフセットが付与されているため大臼歯を近心移動させてくる中で大臼歯の遠心頬側への回転を引き起こさなくなる．そのほかの特徴は以下に示す．①KBテクニックにもティップエッジ法にも共用できる．②大臼歯の頬舌的内傾や回転が防止または改善できる．③ロウフリクション（low friction）で抜歯空隙の閉鎖を妨げない．④アンカレッジベンド（anchorage bend），バイトオープニングベンド（bite opening bend）などの方向づけを効率良く行える．
⇨ラウンドバッカルチューブ

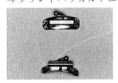

**KBホリゾンタルブラケット** KB horizontal bracket〔6°ティップエッジブラケット〕
　KBテクニックのホースシステムや考え方に基づいて，1986年11月，亀田によりティップエッジブラケット*（tip edge bracket）を改良して作製されたブラケットである．ティップエッジブラケットの20°〜25°のティップでは傾斜させ過ぎとなってしまうため，最大限に傾斜しても6°のティッピングですむような6°のティップが付いているKBホリゾンタルブラケット（KB horizontal bracket）が開発された．すなわち6°のティップはロウフリクション（low friction）の

考え方でできており，傾斜を最小限度に抑制するという目的からブラケットに付与されている．またKBテクニックは顎外固定装置による加強固定を使用しないため，ワイヤーとブラケットの間をロウフリクションとするためにトルクは付与されていない．このブラケットのスロットは.022″×.025″であり中央にバーティカルスロット（vertical slot）がパワーピン，アップライティングスプリング，ローテーションスプリングなどを挿入するために付与されている．各ブラケットのエッジワイズスロットのティッピングアンギュレーション（tipping angulation）は下に示す表のようになる．
⇨ティップエッジブラケット

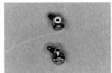

|  | 上顎 | 下顎 |
|---|---|---|
| 中切歯 | +5° | +2° |
| 側切歯 | +9° | +2° |
| 犬歯 | +11° | +5° |
| 小臼歯 | — | — |

**外科的矯正治療**
orthognathic surgery, surgical orthodontics
　矯正治療の限界を超えた極端な骨格性の不正咬合に対し，矯正治療と外科手術の特徴を最大限に生かして咀嚼，発音，心理的な障害や顔貌の不正などを改善し，健康的で調和のとれた咬合と顔貌を得るための総合的な治療法である．平成2年4月より顎変形症*の手術前後における矯正治療は，厚生大臣が定める施設基準に適合していると都道府県が承認した保険医療機関にかぎって，健康保険の適用となっていたが，平成8年4月からは，歯科矯正に関する育成（更生）医療指定医も届出許可制で行えるようになった．
【適応症】矯正治療のみでは改善が不可能な，上下顎の骨格的な不正を持つ上顎前突，下顎前突，上下顎前突，開咬，交叉咬合，過蓋咬合などの顎変形症．
【治療計画】最適な手術方法と手術後の骨格の変動量，顔貌と咬合関係を，予測模型（セットアッ

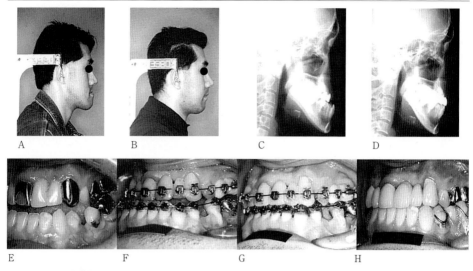

下顎枝矢状分割法による外科的矯正治療.
A:治療前の側貌写真,B:同治療後,C:治療前の頭部X線規格側貌写真,D:同治療後,
E:治療前の口腔内,F:術前矯正治療,G:術後矯正治療,H:治療後の口腔内.

プモデル),頭部X線規格写真,顔面写真を用いて推定する.

【術前矯正治療】手術後の咬合の安定をはかるために,治療計画に基づきマルチブラケット装置により動的矯正治療を行う.治療に先立って叢生および歯軸の改善のため,小臼歯や大臼歯を抜歯することもある.術前矯正治療では,上下顎歯列弓において個々の歯はまったく無関係に移動されるため,通常の矯正治療のように上下顎の対咬関係から移動様相を調べることが不可能である.したがって,来院時に毎回口腔模型を作製し,精密に診査しながら治療を進める必要がある.また,術後の咬合の安定のために犬歯の尖頭や臼歯の咬頭を削除する場合もある.このような術前矯正治療は,通常1～1.5年かけて行われる.

【顎矯正手術】手術法として,上顎骨を前方に移動するLeFort Ⅰ,Ⅱ,Ⅲ型の骨切り術,下顎体部を前後に移動する下顎枝矢状分割法,上下顎の前方歯槽部を部分的に移動するアルベオラーオステオトミー(alveolar osteotomy)などがある.症例によっては上下顎骨切り術を組み合わせて行われることがある.

【術後矯正治療および保定】手術の創傷が治癒し,顎間固定が除去された後,最終的な咬合の完成をはかるため,術後矯正治療が行われる.術前矯正治療および顎間固定に用いたマルチブラケット装置をそのまま使用し,顎間ゴム(Ⅱ級ゴム,Ⅲ級ゴム,垂直ゴム,ボックスゴムなど)やオトガイ帽装置が併用される.術後矯正治療も術前矯正治療と同様に1～1.5年かけて行われる.術後矯正治療終了後には,保定装置を用いて保定治療が行われる.

【外科的矯正治療の流れ】

初　診：相談，調査用紙記入
　↓
検　査：資料採取，分析
　↓
治療計画：予測模型，ペーパーサージェリー，各科協同のカンファレンス
　↓
顎口腔機能検査
　↓
術前矯正治療
　↓
手術直前のカンファレンス：手術法，骨移動量の確認，顎間固定の準備
　↓
顎口腔機能検査
　↓
手　術
　↓
術後管理：覚醒から退院までの管理，顎間固定
　↓
術後矯正治療
　↓
顎口腔機能検査
　↓
保　定
　↓
経過観察

**結合組織性骨化**　connective tissue ossification
＝骨膜性骨化，軟骨外骨化

**結紮線**　ligature wire　⇨リガチャーワイヤー

**欠歯症**　anodontia　＝無歯症

**欠如歯**　missing tooth
　歯の欠如をいい，歯胚の欠如や無形成などを原因とし，遺伝と関係があるといわれる．欠如歯は矮小，癒合といった歯の退化傾向の終末的な姿といえ，この現象は各歯種の末端より起こってくるとされている．永久歯列に比較的多くみられ，欠如しやすい歯としては上下顎第三大臼歯，上顎側切歯，下顎第二小臼歯などがある．空隙歯列弓，歯列弓の狭小化などの原因となりやすく，また欠如部位より後方歯の対向関係の乱れを誘い，不適当な上下顎の咬合接触関係をもたらすことが多い．欠如歯を伴う症例の治療にあたっては，トゥース

サイズレシオの分析結果を重視し，咬合関係の調和を目的として，対向する歯群の隣接面ストリッピング，抜歯，欠如歯部の補綴など各種の対策が施される．⇨多数歯欠如，上顎側切歯欠如

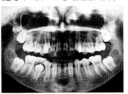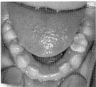

下顎左右側切歯の欠如症例．

**ケッチャム**　Albent H. Ketcham
　ケッチャムは1870年8月3日にベルモント州ホワイティングに生まれ，ニューイングランドで育った．彼は1892年にボストン歯科大学を卒業した後，1902年にアングルの矯正学校へ入学した．その後，探究心の強いケッチャムは，当時の矯正の分野で問題となっていた矯正のフィロソフィーや機械的治療に関する問題などに取り組んでいった．最初はアングルの弟子となったものの，ケッチャムはアングルの独断的な意見に疑問を抱くようになり，そのために離反者としてアングルから激しく攻撃されることとなった．結果的にはアングルと同じような道を歩むことになったが，ケッチャムは彼独自の方法で進んでいった．
　その後，ケッチャムはアメリカ矯正学会で仕事を行うようになり，1929年には会長を務めた．そして，1930年にイリノイ州で組織化された矯正専門医資格認定委員会であるAmerican Board of Orthodonticsの創立に寄与し，初代会長の任を果たした．彼は機械的な治療により引き起こされる可能性のある障害に対して関心を抱き，歯根吸収の問題についての研究を行った．これにより矯正領域に携わるものに対して注意を喚起するとともに，生物学的な考え方を取り入れた彼の研究は大いに役立った．彼はケッチャムセミナー（現在はデンバーセミナー）を開設し，多くの弟子たちの教育を行った．ケッチャムは1935年12月5日に他界したが，矯正学に対する彼の功績とその名誉をたたえてAmerican Board of Orthodonticsは，矯正専門分野における最高の賞であるthe Albert H. Ketcham Memorialを制定した．

**ケナインオフセット**　canine offset
　アイデアルアーチフォーム＊において，側切歯

と犬歯の間に唇舌的レベルを合わせるために，すなわち側切歯の切端と犬歯の尖頭の位置を同一線上にのせるため側切歯と犬歯との間に付与する1/2mmのオフセットをケナインオフセットという．これにより，側切歯の唇側傾斜や犬歯の舌側傾斜を動的治療開始時から防止できる．

## ケナインベンド（カーブ）
canine bend（curve）〔犬歯の補償カーブ〕

　マルチブラケット装置において挿入されるアーチワイヤーの犬歯部の屈曲をいう．アイデアルアーチ*の概念に従い，解剖学的に理想的な歯列弓では，前歯部の曲線部と臼歯部の直線部とが，犬歯の唇側面の厚みに一致して強調された曲線により連続性を得ている．この犬歯の近心部から犬歯の外形に沿っての屈曲をケナインベンド，あるいは犬歯の補償カーブという．

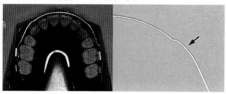

## ケリオン　chelion〔ch〕
　顔面写真上での写真分析法*に用いられる計測点*の1つで，口裂外側，上下粘膜唇の交点，すなわち口角の側方最外出点である．なお通常chと略記する．

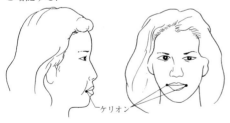

## 牽引誘導（MTMによる）
pull and guide of impacted tooth, traction of impacted tooth

　MTM*にて埋伏歯の牽引誘導を行うにはX線写真での正確な歯冠部の位置の確認が大切である．その後埋伏歯の歯冠部付近の歯肉を開窓し，歯冠の舌面または唇面にリンガルボタン（トラクションフック）などを装着し牽引を行う．なお残根歯を挺出させる場合はフック付きのスクリューなどを埋入させ行う．また牽引にはリガチャー，エラスティックスレッド，パワーチェーンを用いる．ある程度まで牽引が行われたら歯面にブラケットを装着し，歯列内に誘導する．挺出による牽引は最も動きやすい挺出力を利用するので非常に弱い力で行う．

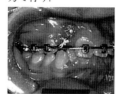 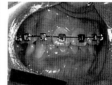

右側犬歯の牽引．　　　犬歯の牽引誘導後．

## 限局矯正治療　limited corrective orthodontics, limited tooth movement　⇨治療時期，MTM

## 言語障害（言語治療）
speech disorder（speech and language therapy）

　言語障害とは話し言葉としての言語機能の障害により，話し手の情報伝達に不都合を生じている状態をいう．言語障害には構音障害（語音の省略，置換，ゆがみ，添加など），音声障害（話し声の異常），話し言葉のリズムの障害（吃音，早口症など），言語発達遅延などのほか，ある特定の疾患と関連したものとして，口蓋裂*に伴う言語障害，言語中枢の障害（失語症），情緒障害（自閉症），聴覚障害（聾，難聴）などがある．言語障害者に対する治療活動は便宜上次の3つに要約される．①本人への働きかけ：患者の言語行動の回復，改善を目的に直接患者に対してとられるさまざまな処置であり，狭義の言語治療とよばれる．②環境への働きかけ：家族や周囲に対する働きかけで，障害に対する正しい認識を持たせることによって治療活動への協力を得る．③関係要因の管理：言語障害と直接的あるいは間接的に関係する諸問題について関連分野と情報の交換やしかるべき処置の有無を診査する．このように複雑多岐にわたる言語障害の治療は，長期にわたる多数の専門家の密接なチームワークが必須である．　⇨発音，口蓋形成術

## 犬歯遠心移動　canine retraction
　犬歯遠心移動はエッジワイズ法*の基本的テクニックの1つである．一般に前歯の後方移動は犬歯の後方（遠心）移動を先に行い，次いで切歯の後

方移動を行うことによってなされる．また犬歯遠心移動後，後方臼歯と一塊にすることにより，その固定を強化させることができる．

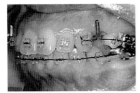

セクショナルアーチのブルのループを用いて犬歯遠心移動開始．

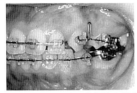

セクショナルアーチによる犬歯遠心移動後．

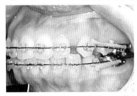

アーチワイヤーを装着して犬歯から第二大臼歯まで水平ゴムによりさらに犬歯の遠心移動を行う．下顎は第一小臼歯の遠心移動を行っている．

**犬歯-犬歯間保定装置**
cuspid to cuspid retainer　⇨固定式保定装置

**原始口蓋**　premaxilla　＝一次口蓋

**犬歯の補償カーブ**
canine curve　＝ケナインベンド(カーブ)

**犬歯誘導咬合**　cuspid guidance
　犬歯が下顎の偏心運動を誘導すること．犬歯の機能を重視した天然歯のための理想咬合とした咬合様式は，犬歯が下顎を中心位へ誘導し，上下顎臼歯が咬頭嵌合位で咬合するまで犬歯以外の歯は接触しない．また，上顎犬歯は前方運動，側方運動など，すべての偏心運動時に下顎を誘導し，下顎が前方に動くときには上顎犬歯の遠心切縁が下顎第一小臼歯の近心頰側辺縁隆線上を滑走する．そして，上顎犬歯のオーバーバイトは下顎が前方運動する間，対合する臼歯の咬頭同士が接触するのを防ぎ，さらに切歯が切縁咬位になるまでは切歯同士の接触を防いでいる．

**現症**　status presence
　患者の口腔内の状況や顔貌，さらに全身的な要因も含めた「現在の症状」である．総合診断を行ううえで重要な情報源となるため，問診，視診，触診，聴診などにより十分な時間をかけて現在の状態を把握する必要がある．患者が主訴としている部位のほかに現症として不正な部位がある場合には患者にその状態を説明し，どう対応するかを相談することも大切である．

**研磨用ストリップス**　polishing strips
　薄く細長い隣接面用の片面に砥粒の付いたストリッピング＊の研磨用に用いるリボンである．表面の材質によりプラスティックストリップス，ペーパーストリップスなどがあり，砥粒の粗いものから，♯200，♯600，♯1000またはコース(coarse)，ミディアム，ファイン，スーパーファインなどに分類される．一般に歯冠部にストリップスを挿入し手動によってストリッピングするものやストリップスを歯科用コントラエンジンに装着させる隣接面エナメル質専用研磨器具(オーソファイル)がある．⇨ストリッピング，IER

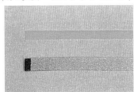

プラスティックストリップス．

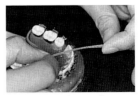

メタルストリップス．

## こ

**コアックスワイヤー** Co-Ax wire

6本の細いステンレススチールワイヤーをより合わせてできたレベリング用のワイヤーで，主として前歯部の叢生捻転などの個々の歯の不正の改善を目的として，主線と組み合わせて不正のある部分に局所的に用いられる．通常，上顎用には.0175″のもの，下顎用には.0155″のものを適用する．Co-Axワイヤーは犬歯間幅径を計測して選択できるプリカットタイプ(pre-cut type)のものがある．⇨Tピン，Ni-Tiワイヤーのアクティブファンクションとパッシブファンクション

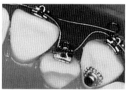 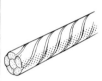

**コイルスプリング** coil spring

オープンコイルスプリングとクローズドコイルスプリングがある．オープンコイルスプリングはスプリングを圧縮して装着し，空隙を離開させるために使用する．クローズドコイルスプリングはスプリングを引き伸ばして装着し，空隙を閉鎖させるために使用する．サイズは.0056″×.020～.010″×.045″の数種類がある．最近はNi-Tiワイヤーで作られた形状記憶型のコイルスプリングも使用されている．オープンタイプは大臼歯の遠心移動に，クローズドタイプは水平ゴムの代りに用いられている．

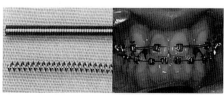

上：クローズドコイルスプリング．下：オープンコイルスプリング．　オープンタイプを使用して側切歯の空隙を確保している．

**高位** supraversion〔挺出〕

不正咬合*の個々の歯の位置不正*の1つで，歯が咬合線を超える位置をとることをいい，挺出ともいわれる．一般的に，対合歯が欠損すると高位となる場合が多い．高位と反対に咬合線に達しない位置に止まるものを低位という．

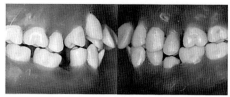

5|5の高位．

**構音障害** disorders of articulation
⇨言語障害(言語治療)

**口蓋** palate

口蓋は固有口腔の上壁であると同時に鼻腔底をなす．前方部(前方3分の2)を硬口蓋といい，上方に上顎骨口蓋突起と口蓋骨の水平板が存在する．この部の粘膜は骨膜に固く付き，正中部に口蓋縫線の高まりがあり，その前端には切歯乳頭がみられる．この両側付近には3～4本の横口蓋ヒダがある．後方は軟口蓋といわれ，上方に骨がなく多くの横紋筋を有し，軟口蓋の後端は遊離して口蓋垂がある．
⇨鼻上顎複合体の成長発育，鼻上顎複合体

**口蓋穹法(頭部X線規格側貌写真の重ね合わせの)**
superimpose method of maxilla

頭部X線規格側貌写真の重ね合わせ*法の1つであり，頭部X線規格側貌写真の上顎骨の透写図を前鼻棘(ANS)を原点として口蓋平面(ANS-PNS)を基準に重ね合わせて評価を行う方法である．上顎骨における矯正治療の効果としてA点や上顎第一大臼歯や中切歯の移動状態を評価するのに有効である．

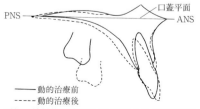

頭部X線規格側貌写真の重ね合わせ(口蓋穹法)．

**口蓋形成術**　palatoplasty

　口蓋形成術とは広義的には口蓋裂\*，口蓋瘻，腫瘍手術後の口蓋欠損などの修復手術を意味するが，一般的には口蓋裂に対する形成手術のことを示している．手術術式は単に口蓋を閉鎖するのみではなく，術後の言語機能を考慮して，口蓋粘膜弁を後方へ移動させるプッシュバック法が最適とされている．現在では口蓋帆挙筋の筋輪形成を組み合わせた手術が最も利用されている．手術年齢は1歳6か月から2歳頃が正常言語習得のためにも，顎発育障害の軽減のためにも最適と考えられている．口蓋形成術後に言語障害を起こした症例には，言語訓練，口蓋閉鎖床，スピーチエイドなどが適用され，症例によっては二次口蓋形成術が行われる．また術後に顎発育障害が必発するため，歯科矯正治療が行われる．
⇨唇顎口蓋裂などに伴う咬合異常の治療

Veau method

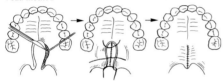

Langenbeck-Axhausen-Ernst method

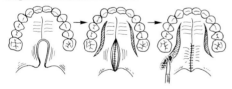

Veau-Rosenthal method

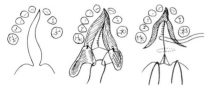

（吉岡　済ほか：小口腔外科学，学建書院，東京，1990より引用改変）

**口蓋図**　palatogram
　構音運動の際の舌の動きを描記する検査法で用いるもので，オークレイカラス（Oakleycoles, J.）により最初に行われた．口蓋図の製作法は以下のとおりである．

1）被検者の上顎の石膏模型上で口蓋床を作製する．
2）口蓋床の表面を黒色に塗装する．
3）口蓋床の表面にグリセリンを塗布し，その上から白色粉末を振りかける．
4）被検者の口腔内に挿入する．
5）一音節の短い単語を発音させる．
6）口蓋床を口腔外に取り出し，その写真を撮影する．

　最近では，エレクトロパラトグラムと称される舌と口蓋との接触部を電気的に検出する方法も用いられている．この方法は多数の電極を埋入した口蓋床を用いて，構音時に起こる口蓋への舌の接触部分を検出，表示，記録し，構音障害の診断と治療に応用されている．また，この口蓋図を用いた検査は顎変形症の歯科矯正治療における顎機能的検査\*の1つであり，筋電図や下顎運動の検査と併用して行い，これらの分析結果と総合し治療計画の樹立と治療結果の評価に用いられている．

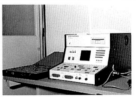

エレクトロパラトグラム．

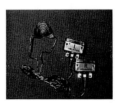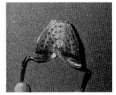

口蓋床．

**口蓋突起**　palatine process
　口蓋に向かって出す上顎骨の突起である．上顎骨は複雑な形態をなし，上顎骨体を中央に上に前頭突起，横に頰骨突起，下に歯槽突起を出し，また口蓋に向かって口蓋突起を出す．口蓋突起の下面は口腔の上壁であり，口蓋粘膜が付着するためにざらざらした粗面となっており，後外側の歯槽突起に近いところでは大口蓋神経，大口蓋動・静脈が走る口蓋溝という溝がある．口腔の形成は初め一次口蓋\*が作られ，その後顔面突起の1つである上顎突起の内側縁にヒダが発生する．これを

側方口蓋突起とよぶ．左右の口蓋突起および一次口蓋が癒合して，二次口蓋を形成し鼻腔と口腔を隔てることになる．口蓋突起の癒合不全により，二次口蓋に破裂をきたすのが先天性奇形が口蓋裂*であり，一次口蓋の破裂である唇裂，唇顎裂などと合併したものが唇顎口蓋裂である（P. 338の頭部の成長発育の図4を参照）．

### 口蓋平面　palatal plane

頭部X線規格側貌写真*の計測平面の1つである．口蓋平面は鼻腔底部の上顎骨最前点である前鼻棘*（ANS）と口蓋骨最後点である後鼻棘*（PNS）を結ぶ直線で，ネイザルフロア（nasal floor）ともよばれている．口蓋平面は増齢に伴いフランクフルト平面に平行となるように下降する傾向を示す．口蓋平面とフランクフルト平面とのなす角度を計測して，著しいプラスの値（リケッツ分析では平均値が＋1.0である）は口蓋の前方部が上方へ傾斜し，骨格性下顎前突症例などに多くみられる（P. 148の右下図参照）．

### 口蓋裂　cleft palate

胎生期に上顎突起から生じる口蓋突起の癒合不全により二次口蓋に破裂をきたす先天奇形である．口蓋の正中部，切歯孔より後方，硬口蓋，軟口蓋，口蓋垂にわたる破裂である．破裂の程度はさまざまで，上記の全部に及ぶ完全口蓋裂，軟口蓋裂のみに限局する軟口蓋裂，口蓋垂裂，粘膜に破裂がない粘膜下口蓋裂などがあり，また一次口蓋の破裂である唇裂，唇顎裂などと合併した唇顎口蓋裂となることが多い．症状は，吸啜障害，言語障害などの機能障害が特徴的で，そのほかに鼻腔と交通している鼻および上咽頭部の炎症，中耳炎，上気道咽頭炎などの合併症を起こしやすい．唇，顎，口蓋裂の形成手術により，軟組織の緊張や瘢痕収縮が生じ，その結果，上顎骨の発育不全，反対咬合，上顎歯列弓の狭窄などを引き起こすことが多く矯正治療が必要となる．

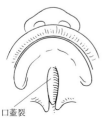

口蓋裂（Ross, R.B., Johnston, M.C.:Cleft lip and palate. The Williams & Wilkins Co., 1972より引用改変）

### 口角鉤　retractor of mouth angle

口角部，口唇を圧排して口腔内の視野を広くし口腔内の診査，手術，処置などをより行いやすくするための器具である．矯正治療においては口腔内写真撮影時やダイレクトボンディングを行う際に用いられることが多い．材質は金属製とプラスティック製などがあり，使用目的により手指で把持して口角を牽引するもの，左右一対を連結し一体化して口角を押し広げる形状のもの，楕円形のリング状の形で口唇を圧排するもの，口唇圧排と舌の圧排機能を併せ持つものなどがあり，選択的に使用する．

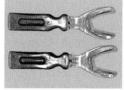 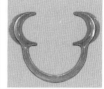

### 咬頬癖　cheek biting

上下顎臼歯部咬合面間に頬粘膜を介在させてこれを咬む癖をいう．不正な歯の排列によって二次的に生じることもあるが，主たる原因は心理的なストレスなどによるものであることが多い．側方歯群の萌出完了後もこの習癖が継続している場合には臼歯部の開咬などの不正を起こしやすい．若年者に少なくないことを特徴とするために動機づけが比較的容易である一方，すでに不正咬合が併存する場合には，マルチブラケット装置などの矯正装置を用いないと完全治癒は困難であることが多い．

### 口腔衛生（矯正患者の）
oral hygiene〔口腔管理（矯正患者の）〕

矯正患者の口腔衛生（口腔管理）について，矯正歯科治療には矯正装置を長期に装着することからう蝕，歯周疾患，口腔粘膜疾患および口臭などのリスクが存在するため，術者はその知識を十分に患者および保護者に伝え，正しく指導することが必要である．食物残渣の停留と不良な口腔衛生の結果として生じる歯肉縁付近の歯の脱灰やう蝕，軟組織の損傷などの予防のため検診を定期的に行う必要がある．ブラッシングの目的は歯ブラシで歯の表面を清掃し食物残渣やプラークを除去し，かつ歯肉にも適度な機械的刺激を加えて，両者を健全に保つことである．矯正患者に対して

は次のような事項を考慮に入れてブラッシング法*の工夫をうながす必要がある．
1）歯列不正の状態を十分に観察する．
2）混合歯列期の矯正処置が多いため，乳歯の環境に注意する．
3）永久歯についても萌出直後のものなどはエナメル質が多孔性であるものが多く，う蝕になりやすいので注意する．
4）矯正装置を使用することになるが，固定式の装置の場合とくに複雑で，舌側や口蓋側に装着されるものにはブラシの形態をよく選び，場合によっては多少改良を加えることも必要である．

　ブラッシング法には，水平法（横磨き），垂直法（縦磨き），フォーンズ法，バス法，ローリング法，スティルマン原法，スティルマン改良法，チャーターズ法，生理的ブラッシング法などがあるが，各々の長所を組み合わせて工夫する必要がある．最近では電動歯ブラシも進化し，超音波を利用して歯面に付着したプラークなどを除去するいわゆる超音波電動歯ブラシも市販され広く普及している．矯正患者に効果的なブラッシングをさせるためのアドバイスは，次のようなものがある．
1）動機づけ：矯正歯科治療中の患者の口腔環境はう蝕の危険性大となっている環境であることを主として指導し，矯正装置により引き起こされた歯の脱灰のカラー写真などをみせる．
2）教育：模型上でブラッシング法を教えるだけでなく，患者にブラシを用意させ，患者が自分で刷掃する技術を確実にマスターできるようにする．
3）口腔衛生状態の検査：歯の表面を歯肉に沿って診査し，プラークとその質的変化の存在を算定する．
4）再教育：受診のたびに歯ブラシを持参するように注意する．歯ブラシが届きにくい部分をどのように磨くか，再教育することにより効果をあげる．
5）通知，通告：口腔衛生状態について，その良，不良を受診ごとに患者および保護者に伝える．もし衛生状態が不良の場合は，再教育を徹底させる．何よりも大切なことは，矯正治療期間中の口腔衛生管理に自己責任が大きく伴うことを患者に十分説明し，同意を得ることが大切である．
⇨歯口清掃，プラークコントロール，矯正歯科治療などにおける口腔衛生管理に関する提言

## 口腔顔面指趾症候群
oral-facial digital syndrome（O・F・D syndrome）

上唇正中裂，舌裂，側切歯の欠如，側切歯部歯槽縁の部分的欠損と幅広い小帯の形成，鼻翼の低形成，彎曲指，合指症などを主症状とし，軟口蓋裂を合併することがある．Ⅰ型（Papillon-Leage-Psaume症候群）とⅡ型（MohrまたはMohr-Claussenn症候群）に区別されている．
1）口腔顔面指趾症候群Ⅰ型
①原因：X染色体連鎖優性遺伝で男性は致死的である．
②主症状：両眼隔離，口蓋裂，下顎発育不良，多発性分葉舌，汗疹多発，稀毛，合指症，精神発達遅滞，聴力正常，女性のみの発現．
2）口腔顔面指趾症候群Ⅱ型
①原因：常染色体裂性遺伝．
②主症状：高口蓋，分葉舌，皮膚正常，髪正常，拇趾多指症，合指症，伝音性難聴，両性に発現．

## 口腔管理（矯正患者の）
oral health care　＝口腔衛生（矯正患者の）

## 口腔奇形　oral deformity
　胎生期における全個体，臓器系または臓器発育器官において種々の原因により形成異常が生じ，その状態が存続して出生するものを奇形というが，口腔領域に発生する奇形も決して少なくない．口腔の概形は，内側鼻突起，上顎突起，下顎突起などが癒合して形成されるが，その癒合の途中に生じた障害が奇形を発現させる．また顎骨の内部には将来，歯となるべき歯胚が存在し，その形成異常は歯の奇形となる．それらは過剰形成，抑制形成，欠損，癒着，分裂あるいは癒合不全として現れる．
【分類】
1）歯の奇形で多くみられるものは，歯胚の過剰形成による過剰歯が代表的である．そのほかに形態，位置，歯数，萌出，歯質構造などさまざまあるが，これらは真の奇形として考えるよりは，異常という表現が適切である．
2）顎の奇形は小顎症，巨顎症として発現する．
3）口唇・口蓋の奇形は主として裂奇形の形で現れ，口唇裂，口蓋裂，あるいはそれらが合併したものとして発現する．
4）舌の奇形には無舌症，小舌症，巨舌症，舌硬直症，正中菱形舌炎，分裂舌，溝状舌などがある．
5）小帯の奇形は具体的に比較的多く認められる．
【原因】内因と外因があり前者は遺伝や体質が関

係あるとされ，後者では環境因子によるものが多いとされているが不明な点が多い．
【治療】外見的によく目立つため可及的に正常な形態に近づける形成外科的手術が行われる．また機能の異常，欠落のある場合も少なくないので，その程度，あるいはその発育時期などを考慮して形成術が行われる．歯の場合には，補綴的な手法が行われる．

### 口腔機能の発育　development of oral function

口腔機能のなかで，咀嚼*，嚥下*，発音*などの下顎運動を伴うものは，矯正学的にとくに重要な機能であり，これらの諸機能は互いに密接に関連している．出生前において，生命の維持に必要な呼吸，吸啜，嚥下などは四肢領域に先立って成熟する．胎生14週には嚥下が，29週には吸啜運動が起こり，32週までにそれぞれ成熟する．新生児では口腔顔面領域の感覚は非常に発達しており，この口腔機能の発達は，口唇や舌尖部への局所的な刺激によって誘導される．咀嚼は乳歯列が完成するにつれて効率的な咬合パターンで安定するようになり，咀嚼機能が安定すると，乳児型嚥下から移行した成熟型嚥下の習得が始まる．さらに切歯交換期には発音がほぼ完成する．

### 口腔周囲のシワ対策で使用されている各種薬剤
### chemical healing aids for wrinkled oro-facial skins

口腔周囲の口唇のホウレイ線（含む：二重ホウレイ線：ホウレイ線＋マリオネットライン）や周囲のシワに対して使用される各種薬剤とその作用機序は，次に示すとおりである．①ラエンネック・メルスモン®：さびる（活性酸素による細胞の酸化），しぼむ（ホルモンの分泌減少），風化する（神経細胞の減少による神経機能の低下）に作用する．②ル・エストロジェル（塗布ジェル）：しぼむに作用する．③ミラクリッド希釈液（化粧水タイプ）：さびるに作用する．④ヒアルロン酸フィラー（Restylane），ボツリヌス毒素A型（Botox）：直接シワに注射することによってシワを一定期間，盛り上げる．ボトックス（ボツリヌス毒素A型より抽出されたタンパク質の一種）を注入すると，神経伝達機構に作用し，筋肉がリラックス状態になるため無表情になるとの指摘もある．

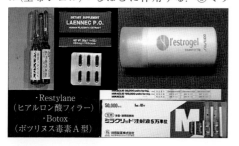
・Restylane（ヒアルロン酸フィラー）
・Botox（ボツリヌス毒素A型）

### 口腔前庭スクリーン　vestibular screen

1912年にニュウェル（Newell, A.）により考案された装置で，本来は習慣的な口呼吸による歯肉の乾燥と炎症の防止，プラーク付着抑制のため口腔内の空気の流通を防ぐ目的で使用された．その後，ホッツ（Hotz）ら数人の改良を受け，筋の異常機能が原因で歯列不正が生じ，その機能により症状の悪化の恐れのある不正咬合の早期治療を行う目的で利用された．本装置は，基本的に口腔前庭部より歯列を覆うことにより，口輪筋と頬筋の作用を装置を介して機能矯正力として利用するとともに，拇指吸引癖，咬唇癖，舌前突癖，口呼吸などの不良習癖を防止する作用を有する．使用材料は，熱可塑性を有する合成樹脂を用い症例に応じて成形するのが一般的であるが，模型上で即時重合レジンを用いて作製することもある．現在では，市販のオーラルスクリーンとよばれるポリアミド樹脂性のものがある．

1）基本構造：合成樹脂またはレジンからなる一塊構造で，上下歯列を唇頬側より口腔前庭部で覆う形状をしており，その構造中には呼吸孔とよばれる穴を有する．スクリーンは切歯部では接触するように，臼歯部では2～3mm歯面より離すように調整し，装置は必要に応じて形態修正を加える．

2）構成咬合*：機能的矯正力を得るためには構成咬合を必要とする．基本的には下顎をⅠ級関係になるまで移動させ，オーバーバイトは2～3mm上げて採得する．

3）作用機序および効果
①頬圧を排除し，唇側に傾斜した上顎切歯に口唇圧を向け後退を促す．スクリーンを幅広に作る．
②口唇を訓練し，口唇圧を強くする；装置にリングをつける（ホッツ）．
③スクリーンにより下顎を前方に誘導する．構成咬合による．
④弛緩した状態の口唇を刺激して，積極的に機能的矯正力を誘発する．スクリーンの厚さを変化さ

せる.
⑤上顎前歯は装置に接し,後退と圧下を起こす.スクリーン内面構造.
⑥上顎の歯槽基底の長径の発達を促す.⑤の作用による.
⑦臼歯の挺出による咬合の挙上が起きる.構成咬合採得による.
⑧開咬症例に対してはレジンまたはワイヤーによる突起をつけ舌癖の排除を行う.
4）適応症
①拇指吸引癖,咬唇癖,舌前突癖など不良習癖により不正咬合を生じた症例.
②十分気道が確保されている口呼吸患者.
③上顎前歯部の前突を伴う軽度の下顎遠心咬合.
④乳歯歯列期および混合歯列期の開咬.
⑤口腔顔面筋の弛緩.
⇨機能的顎矯正装置（機能的矯正装置）

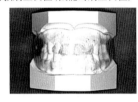

**口腔内写真** intra oral photography
　矯正治療において治療目標と治療方針の決定,治療術式の選択ならびに治療経過の予測と予後の推定などを含めた正確な診断を行う際に必要不可欠な写真の1つである.顔面写真と同様に形態的検査*における重要な資料である.口腔内写真は接写（close-up photography）撮影が必要である.実際の撮影では口角鉤を使用し,口唇を排除して撮影する.歯列を咬合面から撮影する際は専用のミラーを口腔内に挿入し撮影する.
　1）撮影方向
①中心咬合位の正面,左右側面
②上顎および下顎咬合面
③切歯部側面
④必要に応じて,開口状態,顎運動時の写真
　2）観察の要点
①上下歯列弓の正中線の関係
②前歯部の咬合状態（オーバージェット,オーバーバイト）
③臼歯部の咬合状態（近遠心的,頰舌側,垂直的）
④歯列弓の形態
⑤個々の歯の植立状態,形,大きさ
⑥乳歯の早期喪失,晩期残存
⑦硬組織疾患の有無,処置状態
⑧軟組織の付着状態,疾患の有無
⑨舌の大きさ
⑩口腔内の清掃状態

**口腔内微生物による矯正装置の腐食**
microbially influenced corrosion of orthodontic appliances by oral bacteria
　近年,石油プラントなどの工業分野において微

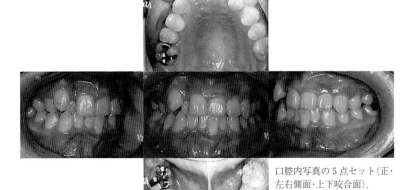

口腔内写真の5点セット（正・左右側面・上下咬合面）.

生物による金属管などの腐食(微生物腐食)が問題になってきている．これと同様の現象が口腔内でも起きていることが最近報告された．

口腔内は微生物腐食にとって最適な環境である．口腔内常在菌や金属の種類により，起こす組み合わせと起こさない組み合わせがあるが，う蝕や歯肉炎だけでなく，菌が金属製の矯正装置に対して腐食を起こし，その構成元素の溶出を起こすことがわかってきている．

とくにステンレススチールでは，ニッケルを含み，その溶出が起こることが報告されているため，それが金属アレルギーの一因となる可能性がある．そのため，矯正装置のみならず，口腔内に金属物を装着する場合は，口腔清掃をしっかり行う必要がある．

## 口腔模型　study cast

口腔内を直接詳細に観察することは，多くの制約を受けるために困難な場合が多い．そこで口腔内の状態を口腔外で再現し，あらゆる角度から直視，診査，検討するために作製される石膏模型を口腔模型という．この模型は，補綴物作製時に使用する作業用模型のような精密さは要求されないため，既製トレーを用いて，アルギン酸塩印象材により印象採得を行うことが多い．矯正用の口腔模型は，個々の歯，歯列弓の精密な型や大きさを伝えるだけでなく歯槽基底部の大きさについての情報を得る必要があるため，唇頬舌側をすべてできる限り深く印象されていなければならない．また上顎では上顎結節，下顎では臼後結節まで印象されていなくてはならない．口腔模型には顎態模型*，平行模型*，および予測模型*がある．顎態模型は顎態模型調整器という一種の顔弓を用いてフランクフルト平面，正中矢状平面，眼窩平面の三平面を模型上に再現し，顎態診断を行うための模型である．平行模型は咬合平面を基準とし，模型の上下の基底面が咬合平面から等距離にあり，かつ平行であるように調整されたものである．なお，同時に正中口蓋縫線を模型の正中と一致させる．予測模型は，矯正治療を行うにあたりその模型上で矯正したい歯を1本1本分割し，それを希望する歯列，および咬合状態に再排列したものである．これにより抜歯の必要性，歯の移動量および方向についての検討を行うと同時に，治療後の歯列と咬合の関係を予測するものである．とくに広く用いられているのは平行模型であり，この模型を用いて口腔内の状態を観察および分析(模型計測法)する模型分析法*が行われる．

## 膠原線維　collagen fiber

膠原線維は結合組織の中で最も重要な基質で，膠原細線維の大きな束からなり，その主成分はコラーゲンである．膠原線維は主に細胞と細胞，組織と組織の隙間を埋めて接着剤のような役目を果たしている．また組織の欠損が生じると再生し，補充する働きを担っている．
⇨コラーゲン，バイオロジックスプリント

## 咬合　occlusion

咬合とは大きく分けると次の2つに分類される．1つは単に上下顎を閉じ合わせたときの歯の接触関係のみを重視した静的(形態的)咬合である．またもう1つは動的(機械的)な咬合とよばれるもので下顎運動により上下の歯が咬合嵌合するまでの生理的機序や生体の現象をすべて含めたもので，これは現在最も重要視されている概念である．また咬合は上下顎の歯の接触状態による分類，下顎の位置による分類(顎関節窩内での下顎頭や筋の生理的状態による分類，歯の接触状態による分類)とに分けられる．

1．下顎運動の最終的な閉合過程にみられる上下顎の歯の接触関係による咬合の分類
　1）中心咬合(centric occlusion)
　2）偏心咬合(eccentric occlusion)：①前方咬合(protruded occlusion)，②側方咬合(lateral occlusion)，③後方咬合(retruded occlusion)
2．下顎の位置による分類(とくに顎関節内での下顎頭や筋の生理的状態による分類)
　1）習慣位(habitual position)
　2）終末蝶番位(terminal hinge position)
　3）下顎安静位(mandibular rest position)
　4）中心位*(centric occlusion)
　5）後退位(retruded occlusion)
3．下顎の位置による分類(とくに歯の接触状態に応じてみられる下顎位)
　1）最後退咬合位(most retruded occlusal position)
　2）習慣性咬合位(habitual occlusal position)
　3）咬頭嵌合位(intercuspal position)
　4）中心咬合位

習慣的開閉運動の終末位が中心咬合位と一致せず別の咬合位を示すような場合を二態咬合*(dual

bite)とよんでいる．この二態咬合の有無は矯正治療においてとても重要になる．またポッセルト(Posselt)はこれらの咬合運動を下顎の切歯点を始点としてポッセルトフィギャー*（またはスウェーデンバナナ）とよばれる図に示した．

**咬合育成**　occlusal guidance　⇨咬合誘導

**咬合X線写真（撮影法）**　occlusal X-ray photograph（radiography）＝オクルーザルX線写真（撮影法）

**咬合挙上**　bite opening

　咬合挙上とは上下顎切歯の垂直的な被蓋（オーバーバイト）を減少させる目的で行われ，主にオーバーバイトの深い上顎前突や過蓋咬合などの症例に対して行われる．このための装置としては咬合挙上板*，ヘッドギア*，マルチブラケット装置などが用いられるが，咬合挙上板による咬合挙上は主に臼歯部の萌出あるいは挺出を主体とするもので，前歯圧下はあくまで下顎前歯部に付加的に起こるにとどまるのに対し，ヘッドギアはその牽引する方向によって上顎前歯部の圧下あるいは上顎骨の回転による咬合挙上を期待するものである．一方上顎前突症例におけるマルチブラケット装置は前歯部の圧下を主体とした咬合挙上を期待するものである．たとえばベッグ法（KBテクニック，KBTマルチブラケットシステム）におけるバイトオープニングベンド（亀田，1981），カーブオブスピーのNi-Tiワイヤー，エッジワイズ法におけるゲーブルベンドなどはいずれも咬合挙上を目的としてワイヤーに付与される代表的な屈曲である．
　バイトオープニングベンドは上下顎前歯を確実に圧下させるために上顎前突症例（オーバーバイトおよびオーバージェットがともに大きいアングルⅡ級1類症例，またオーバーバイトが大きく上顎前歯が後退しているアングルⅡ級2類症例）および叢生捻転症例で咬合挙上を必要とすると思われる症例などに，アンカレッジベンド*とは別に犬歯の遠心部にバイトオープニングベンドを与える．アンカレッジベンドは固定大臼歯の固定と犬歯のバイトオープニングに働き，バイトオープニングベンドは中切歯，側切歯のバイトオープニングとして働く．この両者のアンカレッジベンドとバイトオープニングベンドとで役割を分担させることにより，咬合挙上の力は中切歯にも確実に作

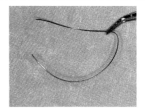

日本人用（カーブオブスピー，Ni-Tiワイヤー，.016″，.016″×.016″，.018″×.018″，.016″×.022″，.020″×.020″）がある．

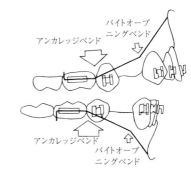

咬合挙上のメカニズム：上下顎前歯部の咬合状態を切端咬合に確立させるためには，固定大臼歯に与えられたアンカレッジベンドと犬歯遠心部に与えられたバイトオープニングベンドのほかに顎間Ⅱ級ゴムにより咬合挙上されていく．

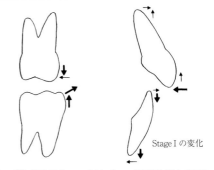

ベッグ法（KBテクニック）によって矯正治療を完了した上顎前突症例の頭部X線規格写真の分析ではステージⅠの期間中での変化として，下顎固定大臼歯の咬合面方向への挺出，Ⅱ級ゴムの牽引による斜前方への挺出，アンカレッジベンドによる上顎固定大臼歯の後方への傾斜（整直），多少の咬合面方向への挺出，下顎切歯の圧下，下顎切歯冠の唇側傾斜，下顎切歯根尖部の圧下ならびに舌側への傾斜，上顎切歯冠の舌側への傾斜，上顎切歯冠部での圧下，上顎切歯根尖のわずかな唇側移動などが起こり，結果として咬合挙上がなされることになる．

用し中切歯,側切歯の圧下が確実にしかもほぼ同時に起きてくる.

咬合挙上の方法には,①大臼歯の挺出,②下顎前歯の圧下,③上顎前歯の圧下,④上顎歯槽骨の変形などの方法が考えられるが,顎間Ⅱ級ゴムの強さをウルトラライトフォース*にすることにより,上顎前歯および海綿骨を含めた上顎歯槽突起を徐々に変形させることが可能になり,バーティカルディメンジョンを上顎前歯の圧下により良好にコントロールし,咬合平面のカウンタークロックワイズローテーションを生じさせるような矯正治療が,後戻りあるいはgummy face(ガミーフェイス*)の防止のために重要である.最近ではアーチフォームが日本人用のカウンターフォース用(カーブオブスピー,リバースカーブオブスピー)のNi-Ti形状記憶型ワイヤー(.016″,.016″×.016″,.018″×.018″,.016″×.022″〔KBTマルチブラケットシステム〕,.020″×.020″)も市販されバイトオープニングベンドやアンカレッジベンドの付与もすでにされているので使用テクニックを問わず使用すると便利である.とくに角ワイヤーのカーブオブスピーNi-Tiは咬合挙上が速やかに行われていく.

また,SN to Mdの値が小さいロウアングルの上顎前突などの症例は顎間Ⅱ級ゴムによる固定大臼歯の挺出量も小さく,したがって大きなオーバーバイトは上下顎切歯の確実な圧下により行われなければならないので,咬合挙上にかなりの時間を要する.これに対してハイアングルの上顎前突症例では顎間Ⅱ級ゴムによる固定大臼歯の挺出量も大きく,上下顎切歯の圧下はあまり起こらなくてもバイトオープニングがなされた状態を呈するので期間が少なくてすむ.しかしバイトオープニングは固定大臼歯の挺出によるところが大きいのでオーバーバイトは術後,後戻りしやすい.バイトオープニングベンドの妥当な角度は中切歯と犬歯の垂直被蓋(オーバーバイト)の大きさによって異なってくる.ベッグ法(KBテクニック*)における咬合挙上は歯根の2/3を覆っている歯根膜線維(オブリークファイバー)が弱く,持続的な力がアーチワイヤー,顎間Ⅱ級ゴムによって加えられると支点から根尖側の唇側と支点から切端側の舌側の歯根膜が圧縮され,支点付近の歯根膜線維を除いてすべての歯根膜線維が分離状態となる.すなわち,まず舌側方向への傾斜移動が起こり,それにつれて歯の移動の支点が移動するにつれて,今まで支点であった部分の歯根膜線維の分離状態となるに十分な牽引,圧縮力を受ける.しかし,その力は持続的で弱い力なので,持続的な歯の移動となり歯根膜全域が傾斜移動が完了するまで歯根膜線維は分離状態となり,再付着されず,これにバイトオープニングベンド・アンカレッジベンドによる圧下力が持続的に作用するので圧下現象ならびに傾斜移動が起こり続ける.

いずれにしても臼歯部の挺出,下顎切歯部の圧下によって行われた咬合挙上は後戻りの傾向が比較的強く,長期的には再度の咬合閉鎖をまねきやすいと考えられ,可及的に上顎前歯部の十分な圧下によって行われるのが望ましい.なお,多数歯の喪失や歯ぎしりによる異常な咬耗などに伴う咬合高径の減少を補綴的に解決することを咬合挙上ということもあるが,歯科矯正領域におけるそれとは区別される.

⇨バイトオープニングベンド,スピーカーブNi-Tiワイヤー,KBテクニック,KBTマルチブラケットシステム,ゲイブルベンド

**咬合挙上板(咬合挙上床)** bite raising plate

混合歯列期の過蓋咬合の治療に用いられ,主に臼歯の挺出により咬合の挙上をはかる目的に考案

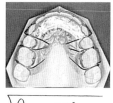
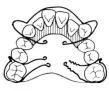
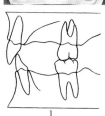
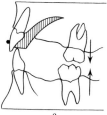

1:初診時,2:咬合挙上板に下顎切歯が咬合することによって臼歯部が離開する.3:臼歯部の挺出により結果として咬合挙上が完了する.

された装置で，過蓋咬合の動的治療終了後に挙上された咬合を保つことを目的とした保定装置としても用いられる．本装置は上顎のホーレータイプのリテーナーに類似した構造を示し，口蓋床部に下顎前歯が接する部位がレジンによって平坦に高く盛り上げられている．
1）基本的構造：①唇側線（0.7～0.9mm線），②斜面板付きレジン床（閉口時臼歯部で1～3mm離開が生じるようにする），③クラスプ
2）作用機序：咬合挙上板を入れて下顎を閉口すると，下顎前歯の切縁はレジン水平面に接触し小臼歯部と大臼歯部は離開することになる．咀嚼圧の加わらない臼歯部は挺出し，接触する下顎切歯はわずかに圧下する．その結果，新たな咬合位ができ咬合挙上が起きる．
3）使用法：通常は1日（24時間）の使用とする．
4）適応症：主に混合歯列期を中心とした過蓋咬合症例に用いるが，パーティカルディメンジョンが大きくなる短所を有する．
⇨機能的顎矯正法（機能的矯正法），機能的顎矯正装置（機能的矯正装置）

**咬合斜面板** bite plane
1877年，キングスレー（Kingsley, N.W.）は下顎の前方偏位を矯正力として利用する咬合跳躍法（jumping plane）を考案した．この方法で生まれた装置が現在にいたるまで改良を加えられ変化し，その結果が咬合斜面板となった．本装置は上顎に装着され咬合した際に下顎を近心位に誘導するため，下顎の前歯部と接触する面は臼歯部から前歯部に向かい前勾配の斜面構造になっている．つまり，この装置はそれ自体矯正力をもたず閉口という機能を加わることにより矯正力が生じる構造となっている．一般的には，斜面部の角度は咬合平面に対し60°以下とし，咬合挙上は2mm以下にするのが良い結果が得られるとされている．キングスレーが発表した装置と現在の咬合斜面板は維持装置は異なるものの基本的にはまったく同じ装置であるが，現在は床よりなる可撤式のものと，舌側弧線装置を利用した固定式のものがある．
1．種類および基本的構造
1）可撤式装置
（1）ホーレータイプ（Hawley type）の咬合斜面板
①唇側線（0.7～0.9mm）
②斜面板付きのレジン床
③クラスプ

（2）スベドタイプ（Sved type）の咬合斜面板
①斜面板付きのバイトプレーン：上顎歯列に維持するため前歯部の切端と唇面1/2～1/3を覆う．
2）固定式装置
（1）舌側弧線タイプ
①維持帯環
②主線（0.9～1.2mm）
③斜面部：線材料を鑞着したレジンを用いる．
2．使用目的
（1）下顎の近心移動による下顎遠心移動の治療（アングルⅡ級1類）
（2）矯正治療の前準備としての咬合挙上
（3）下顎遠心咬合の治療後の保定
3．作用機序：斜面に誘導された下顎は前方位をとり，これにより臼歯部ではディスクルージョンが起きる．咀嚼圧の加わらない臼歯部が延長また

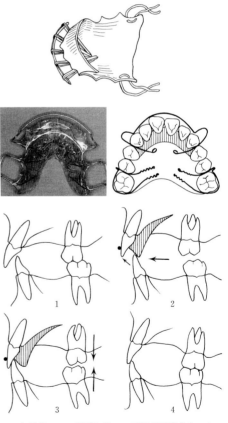

1：初診時，2：斜面に沿って下顎が前進する，3：大臼歯部の挺出，4：結果として咬合挙上される．

は挺出を起こし，わずかな下顎前歯の圧下と協調し，結果的には咬合の挙上が起きる．この変化によって下顎前方位に対する筋の適応と顎骨の成長が伴い下顎遠心咬合の改善が起きる．このとき下顎前歯が唇側に傾斜することがあるので，下顎歯列にも矯正床を装着し唇側線によって唇側傾斜を防ぐ必要がある．

4．適応症
（1）過蓋咬合を伴う下顎遠心咬合
（2）上下顎の歯槽基底，歯槽弓がバランスのとれた症例
（3）下顎を前方に誘導することにより，良い咬合位がとれるもの
（4）個々の歯の排列の良い症例
（5）混合歯列期で下顎の前方成長が期待できる症例
（6）混合歯列期でとくに後期に属する症例
⇨斜面理論，機能的顎矯正装置(機能的矯正装置)

**咬合性外傷** occlusal trauma
　外力（主に咬合力）によって生じた咀嚼系（歯周組織，咀嚼筋と顎関節）の損傷を意味する．歯根膜と歯槽骨とセメント質に病変は限局し，歯肉には病的変化は起きない．咬合性外傷は，まず歯根膜に生じ，次に歯槽骨とセメント質に波及する．この組織変化は歯根膜の圧迫による変性や壊死，歯槽骨の吸収，歯根の吸収，および牽引側での歯根膜線維の切断やセメントの剥離などである．この結果，臨床的には歯の動揺の増加，歯の圧下や側方への移動，X線所見では歯根膜腔の拡大，骨の垂直的吸収，歯根の吸収などがみられる．これらの変化は原因となる外傷性咬合＊を取り除くことにより改善する．また，咬合性外傷があると咀嚼筋や顎関節にも影響を及ぼすことがある．症状は顎関節部や咀嚼筋，関連筋の疼痛，顎運動の障害が主体で，ほかに頭，耳，眼の痛み，肩こり，手足の痺れなどである．咬合性外傷はこれらの症状をいくつも合併していることが多いが，炎症や解剖学的形態異常，オトガイ帽装置の使用による下顎唇側歯肉の退縮によっても生じることがあるので鑑別診断を必要とする．また下顎前突の矯正治療の際，被蓋の改善がなされるときに切端咬合の状態が短期間続くことがある．このような状態が長期にわたって続くようであれば，咬合性外傷を引き起こす原因となるので注意が必要である．

**咬合調整** occlusal adjustment
　早期接触や咬頭干渉を取り除き，咬頭嵌合位や偏心運動時の咬合力の方向づけと過剰な咬合力の調整をすることを目的とした処置．一般的には，歯を削合することによる方法を示すが，広義には矯正治療のダイレクトボンディング法によるレベリングを行う方法も含まれる．
【適応症】
1）外傷性咬合が存在するとき
2）歯ぎしり，くいしばりなどの習癖が存在するとき
3）動揺が増大しているとき
4）早期接触や急峻な咬頭斜面が存在するとき
5）矯正治療完了後または保定終了後に咬頭干渉や接触異常が生じたとき
6）捻転歯や挺出歯など位置異常のある場合
【調整法】
1）咬頭嵌合位における調整法：咬頭嵌合位における基本的な削合調整法はジャンケルソン（Jankelson）の方法が代表的である．ジャンケルソンは早期接触を以下の3つに分類し削合法を決定している．
Ⅰ級：上顎臼歯の頰側咬頭舌側斜面と下顎臼歯の頰側咬頭頰側斜面での早期接触．なお前歯部では下顎前歯唇側斜面と上顎前歯舌側斜面での早期接触．
Ⅱ級：上顎舌側咬頭舌側斜面と下顎舌側咬頭頰側斜面での早期接触．
Ⅲ級：上顎舌側咬頭頰側斜面と下顎頰側咬頭舌側斜面での早期接触．
　これらの早期接触は上下の歯が接触するたびに側方圧を受けることになる．ジャンケルソンの調整法の基本的な考え方は歯に加わる側方圧を減らして垂直圧が加わるようにすることである．したがって，削合の部位はⅠ級の場合は臼歯では下顎頰側咬頭頰側面，前歯では下顎前歯唇側面，Ⅱ級の場合は上顎舌側咬頭舌側面，Ⅲ級の場合は下顎頰側咬頭舌側斜面あるいは上顎舌側咬頭頰側斜面である．このほかに矯正治療における咬合調整は，たとえば上顎前歯の分厚い辺縁隆線を削合することで下顎前歯の叢生の発生を防止をしたり，乳歯列や混合歯列に生じやすい早期接触による交叉咬合や反対咬合の改善がある．乳歯列や混合歯列の早期接触を査査する方法としてファンクショナルワックスバイト法＊があり，これにより早期接触部位を断定し，削合することで理想的な咬合

位を与えるものである．混合歯列の削合は乳歯を対象として行うべきであり，永久歯になんらかの咬頭干渉がある場合は，矯正装置によりその歯を移動して改善する．なぜなら永久歯の最終的な位置は永久歯咬合ができあがるまで何回も変化するためである．

2）後方接触位における調整法：まず下顎を安静位にとらせ，術者によりオトガイ部を軽く下顎を後方へ押しながらカチカチと数回咬ませたときの上下顎の接触した位置が後方接触位である．この位置における早期接触部を削合し，左右のバランスをとる．

3）中心滑走における調整法：中心滑走中に咬頭干渉があると咬合性外傷やブラキシズム，顎関節症の原因になりやすい．咬頭干渉の有無は後方接触位から咬頭嵌合位へ滑走するときに下顎の正中線が左右側にずれることで判断することができる．早期接触部の削合の原則は上顎臼歯では各咬頭の近心斜面，下顎臼歯ではその遠心斜面を削合する．

4）側方運動における調整法：側方運動時における早期接触点の削合は作業側においてはBullの法則に従う．すなわち上顎歯は頬側咬頭，下顎歯は舌側咬頭を削合するのが原則である．平衡側においてはセントリックストップをできるだけ残すようにして咬頭干渉部を削合する．

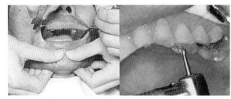

中心咬合位での咬頭干渉を除去している．咬合紙を用い，術者が下顎を誘導することで咬頭干渉部がマークされる．これをダイヤモンドポイントを用い調整する．原則的に調整はエナメル質内で行う．

**咬合の鍵**　key to occlusion
⇨アングルの（不正咬合の）分類

**咬合のダイナミックプロセス**
dynamic process of occlusion
　バレット（Barret, M.T. 1958）が提唱したもので右図のように歯の大きさと顎の大きさが自然環境内でバランスがとれていく様子を示している．すなわち遺伝により歯の大きさや咬合の形式が影響を受け，咬合の形式により咀嚼運動が，食物の形状により咀嚼運動と咬耗咬合が，また咬耗咬合が歯の大きさに，というように歯と顎の大きさが自然環境内でバランスがとれてくるというものである．しかし，これはオーストラリアンアボージナルズ（Australian aboriginals）のように砂混じりの食物を食べ，垂直的および水平的に過度の咬耗*を起こした咬合について当てはまるものであり，現代人においては咬耗ことに隣接面における咬耗が起こらないため，顎の大きさに歯の大きさを自然環境内で調和させることは不可能となる．よって顎の大きさに歯の大きさを調和させる手段としては歯数を減らすことや隣接面ストッピングなどのいわば妥協的な手段を採らなければならないのはこのためである．
⇨咬毛，アンチモンソンカーブ

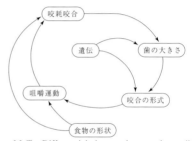

(Barret, M.T.: Differential observations on Australian aboriginals continuous changing functional occlusion. Austral. Dent. J., 3：39～52, 1958より引用改変)

**咬合の発育**
development of occlusion　＝歯列の発育

**咬合閉鎖路**　path of closure　＝下顎閉鎖路

**咬合平面**　occlusal plane
　頭部X線規格側貌写真の計測平面の1つである．ダウンズ法*やスタイナー法*で用いられる．上下顎第一大臼歯咬頭頂の中点であるモラーレ（Mo）と上下顎中切歯の切縁の中点を結ぶ直線である．マルチブラケット装置による上顎前突の治療の際に，強い顎間Ⅱ級ゴムを使用すると上顎前歯が圧下されないまま内傾し，咬合平面が時計回りに回転（クロックワイズローテーション：clockwise rotation）し，その結果としてガミーフェイス（gummy face）を作りやすい．一方，下顎前突の治療で顎間Ⅲ級ゴムを多用すると下顎前

歯が挺出し，咬合平面が反時計回りに回転(カウンタークロックワイズローテーション：counter clockwise rotation)しやすい．これらの副作用を解消するためにKBテクニック*ではⅡ級症例にはきわめて弱い顎間Ⅱ級ゴムを使用し，メインアーチワイヤーにバイトオープニングベンドを屈曲することで咬合平面が時計回りに回転することを防止している．またⅢ級症例では下顎水平ゴムを使用して，下顎前歯の挺出と上顎大臼歯の挺出を防止している．リケッツ法*による頭部X線規格写真の分析では基準面として機能的咬合平面*が用いられる(P.104の左図①参照)．

### 咬合平面傾斜角(S-N平面に対する)
occlusal plane to S-N

頭部X線規格側貌写真の分析法であるスタイナー法の分析項目の1つで，S-N平面と咬合平面のなす角度である．臨床的に大きく変化させると後戻りの原因となるので，変化させないようにすることが重要である．マルチブラケット装置による上顎前突の治療の際に，強い顎間Ⅱ級ゴムを使用すると上顎前歯が圧下されないまま内傾し，咬合平面が時計回りに回転(クロックワイズローテーション：clockwise rotation)し，咬合平面傾斜角が大きくなりやすく，その結果としてガミーフェイス(gummy face)を作りやすい．一方，下顎前突の治療で顎間Ⅲ級ゴムを多用すると下顎前歯が挺出し，咬合平面が反時計回りに回転(カウンタークロックワイズローテーション：counter clockwise rotation)しやすい．これらの副作用を解消するためにⅡ級症例にはきわめて弱い顎間Ⅱ級ゴムを使用し，メインアーチワイヤーにバイトオープニングベンドを屈曲することで咬合平面が時計回りに回転することを防止している．また，Ⅲ級症例では下顎水平ゴムを使用して下顎前歯の挺出と上顎大臼歯の挺出を防止している．S-N平面に対する咬合平面傾斜角の平均値は白人で14.00°であり(Steiner)，日本人では17.29°±3.37°である(次項図参照)．
⇨咬合平面傾斜角(フランクフルト平面に対する)

### 咬合平面傾斜角(フランクフルト平面に対する)
cant of occlusal plane

頭部X線規格側貌写真の分析法であるダウンズ法の分析項目の1つである．咬合平面とフランクフルト平面のなす角度である．顔面角と相関関係があり，顔面角が増加するにつれて咬合平面はフランクフルト平面と平行になる．マルチブラケット装置による上顎前突の治療の際に，強い顎間Ⅱ級ゴムを使用すると上顎前歯が圧下されないまま内傾し，咬合平面が時計回りに回転(クロックワイズローテーション：clockwise rotation)し，その結果として，ガミーフェイス(gummy face)を作りやすい．一方，下顎前突の治療で顎間Ⅲ級ゴムを多用すると下顎前歯が挺出し，咬合平面が反時計回りに回転(カウンタークロックワイズローテーション：counter clockwise rotation)しやすい．これらの副作用を解消するためにⅡ級症例にはきわめて弱い顎間Ⅱ級ゴムを使用し，メインアーチワイヤーにバイトオープニングベンドを屈曲することで，咬合平面が時計回りに回転することを防止している．またⅢ級症例では下顎水平ゴムを使用して，下顎前歯の挺出と上顎大臼歯の挺出を防止している．咬合平面傾斜角*の平均値は白人で9.3°±3.83°であり(Downs)，日本人では12.68°±4.04°である(下図参照)．

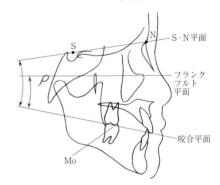

### 咬合誘導　denture guidance, space control

乳歯列期から包括的ならびに連続的に口腔の管理を行うことにより不正咬合の要因としての骨格型，機能型，ディスクレパンシー，および個々の歯牙素材の問題点を的確に把握し，不正改善のため，治療方針を具体化しそれをいつ，どのように治療に組み入れるかなどを決定し，実践していくことをいう．咬合誘導は次の2つに大別できる．1つは積極的咬合誘導，もう1つは消極的咬合誘導である．前者は歯と歯槽基底の不調和が多少存在する場合(臨床的にはディスクレパンシー5mm以内)で，マルチブラケット装置，床矯正装置，舌側弧線装置などの本格的矯正装置を用い

て混合歯列期に治療を開始する．それにより前歯部のオーバーバイト・オーバージェットの改善，上下顎の大臼歯のディスタルティッピング，正中口蓋縫合部での拡大，歯槽部での拡大などによりアベイラブルスペースの増加を試み，それに伴い増加するポステリアディスクレパンシー*をストリッピングなどで解消し，原則として非抜歯にて安定した良好な咬合の確立をはかる．後者は歯と歯槽基底の調和がとれている場合で乳歯，永久歯の可及的な交換を管理することにより，安定した良好な咬合の確立をはかるものである．咬合誘導によりすべての症例において安定した良好な咬合が得られるというわけではないが，不正咬合の予防抑制に対し臨床上大切である．⇨IERを利用した非抜歯矯正治療，上顎前突過蓋咬合の早期矯正治療法，上顎前突過蓋咬合の早期非抜歯矯正治療で利用されるメカニズム，ツーバイフォーシステム，モイヤースの混合歯咬合の分析

## 咬合力(圧) occlusal force(biting pressure)

咀嚼筋群のうち閉口筋の働きにより，上下顎の歯あるいは人工歯咬合面に発現する力をいう．咬合力は単独歯咬合力，連結天然歯列咬合力，および無歯顎における咬合力に大別することができる．ボレリー(Borelli, 1681)が臼歯部にひもをかけてこれにさまざまなオモリを与えて下顎の持ち上げられる重さを測ったのが最初で今日までにバネ式，テコ式，油圧式，電気式などさまざまな方法で測定されている．咬合力は測定方法によって一定しないが，健全な歯および歯周組織を有する20歳代男性における上下顎同名歯による咬合力は，中切歯：約15.5kg，犬歯：約27kg，第一小臼歯：約39kg，第一大臼歯：約65kg，第二大臼歯：約60kgと歯根表面積が最大である第一大臼歯に最も大きな咬合力の発現がみられるという．女子は男子に比べて10〜30％小さい．乳歯と永久歯を比較すると，歯根の大きな永久歯のほうが咬合力が強大で，咀嚼筋の強度も成人のほうが大きいので永久歯の咬合力のほうが大きい．また乳歯の特異な現象として，混合歯列期での咬合力は乳歯の脱落期にあたるので減少する．咬合力に影響する因子としては咬合状態，筋の作用力，顎関節および歯の支持組織による．

## 口呼吸 mouth breathing

口呼吸は鼻呼吸の不全に伴って生じ，常時開口状態を呈するため，本来とは異なった異常な機能力が歯列にかかり種々の不正咬合をまねく．
【原因】①鼻中隔彎曲症，②アデノイド，③甲介骨肥大，④慢性副鼻腔炎などに伴う鼻閉，⑤その他
【症状】①アングルⅡ級1類，②上顎前歯の唇側転位や下顎遠心咬合，③上顎歯列弓の狭窄，④過蓋咬合，⑤常習的な開口状態に伴う低位舌による下顎前歯部の空隙歯列弓，⑥反対咬合
【診査】患者の口唇の状態を観察する．口唇を明らかに開けている場合のほかに，閉じている状態での口唇の緊張の有無や何かに熱中しているときの口唇の状態を親(保護者)に問診する．口唇が開いていることと口呼吸とは必ずしも一致しない．すなわち，口唇が開いている患者には，口唇は開いているが口呼吸はしていない患者，鼻と口の両方で呼吸している患者，口だけで呼吸している患者の3通りがある．
【治療】治療には，まず原因の除去が優先されるため他科との協力を必要とする場合が多い．原因が除去されても口呼吸が残留する場合，習癖化した可能性が強いため，異常習癖の治療に準じた処置が施される．

## 交叉咬合 crossbite

上下歯列弓の水平関係の不正で，正常咬合では上顎歯列弓が下顎歯列弓を覆う咬合関係が，逆に上顎歯列弓が下顎歯列弓に対して舌側位に咬合するものをいう．前歯部にも臼歯部にも認められるが，一般的に臨床的には臼歯部交叉咬合を"交叉咬合"，前歯部交叉咬合を"反対咬合"とよぶ．
1）片側性交叉咬合(unilateral posterior crossbite)：片側性に臼歯部に現れ，交叉咬合の中で最も多く認められる．
○骨格性：上顎あるいは下顎の非対称性の形態異常によるもので，上下正中線の不一致，顔面の左右非対称性を伴う．
○歯槽性：局所的な歯の位置異常による．
○機能性：咬頭干渉などによる下顎の機能的な偏位によるもので，上下正中線の不一致を伴う場合が多い．開口状態より中心咬合位にいたる咬合閉鎖路における下顎の側方への偏位の有無を確認する必要がある．
2）両側性交叉咬合(bilateral posterior crossbite)：両側の上顎臼歯部がともに舌側位に咬合するもので，通常正中線が一致する．骨格性の要素が強いものが多く，下顎が上顎に対して前方位を

とり，上顎臼歯部の狭窄を示す頻度が高い．また吸指癖による上顎前突傾向の開咬症例で両側性に認められることがある．前歯部反対咬合を伴うものはトータルクロスバイト(total crossbite)とよばれる．正確な診断はCBCTで側方歯群の歯・歯槽突起の関係を分析し治療方針に利用するべきである．

【治療方法】歯槽部のみの拡大で改善可能な場合には，コフィンの拡大装置やクワードヘリックス拡大装置など，また上顎骨自体の拡大を必要とする場合には拡大ネジを用いる．さらに永久歯列期では，マルチブラケット装置の適用を考慮する．

⇨不正咬合，上下歯列弓関係の不正，CBCT(cone-beam computed tomography)からみた第一大臼歯歯槽突起と歯軸の関係

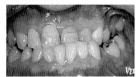

両側性交叉咬合．

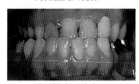

片側性交叉咬合．

**交叉咬合の治療** treatment of crossbite

1) 乳歯咬合期における治療：乳歯の位置異常が原因で顎の側方偏位を惹起し，骨格性咬合異常に移行する危険性のある場合には，拡大装置*(コフィンの拡大装置，クワードヘリックス拡大装置など)による上顎の側方拡大や，咬頭干渉や早期接触部の削合を行う．

2) 混合歯咬合期における治療：乳歯咬合期と同様に，早期接触や咬頭干渉などの機能的な原因で顎が偏位している場合には，拡大装置による上顎の側方拡大や，咬頭干渉や早期接触部の削合を行う(次頁の図1参照)．

3) 永久歯咬合期における治療：歯槽部のみの拡大で改善可能な場合には，コフィンの拡大装置やクワードヘリックス拡大装置などを，また上顎骨自体の拡大を必要とする場合には拡大ネジを使用して治療を行い，最終的にはマルチブラケット装置の適用を考慮するが(次頁の図2参照)，拡大用のauxiliary(.014″～.016″ light wire)をマルチブラケット装置に付着して，片側または両側拡大を行うウィリス セイジ(Willis Sage)のexpansion auxiliaryなどが最近では拡大大臼歯の舌側咬頭の挺出が少ないという理由で行われている．また骨格的な不正が大きく顎変形を呈する症例は外科的矯正治療の適応となる(下図参照)．⇨不正咬合の治療

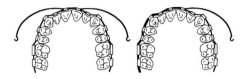

Willis Sage's expansion auxiliaryによる拡大
両側性の拡大の時．　　片側性の拡大の時．

適応症
1．上顎歯列弓の狭窄に伴う両側性および片側性交叉咬合．
2．上顎または下顎歯列弓の矯正治療期間中の小臼歯・大臼歯の舌側傾斜および交叉咬合．
3．下顎歯列弓全体の側方歯群の舌側傾斜によるlingual occlusion．

**交叉ゴム** cross elastics

垂直ゴムの一種で，交叉咬合を改善したいときに上顎頬側から下顎舌側へ垂直に引く顎間ゴムのことである．交叉ゴムによって牽引歯の挺出，下顎牽引歯の頬側移動が起こる．成人の患者で小臼歯部鋏状咬合を呈している場合などは，咬頭干渉や早期接触部の削合の併用も必要である．

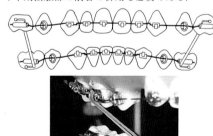

**甲状腺機能亢進症** hyperthyroidism

甲状腺ホルモンの過剰で起こる病態である．臨床的に甲状腺機能亢進，眼球突出，甲状腺腫を3主徴とするバセドウ病(Basedow's disease)は一般に成人にみられ，基礎代謝の上昇を起こす．そ

図1　混合歯咬合期における治療

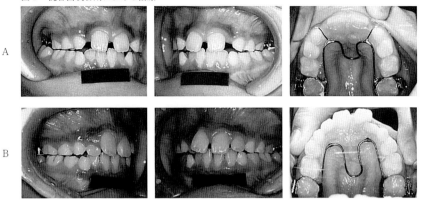

A：左右第一大臼歯の交叉咬合症例にコフィンの拡大床を装着．B：装着後10か月．

図2　永久歯咬合期における治療

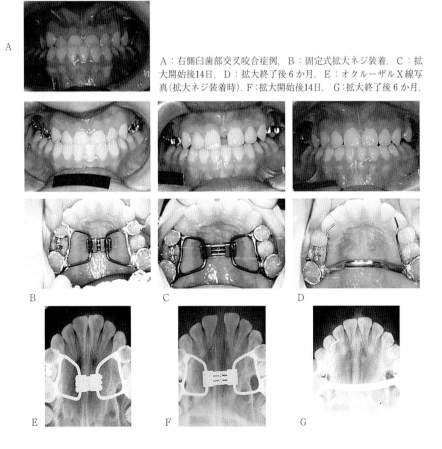

A：右側臼歯部交叉咬合症例．B：固定式拡大ネジ装着．C：拡大開始後14日．D：拡大終了後6か月．E：オクルーザルX線写真(拡大ネジ装着時)．F：拡大開始後14日．G：拡大終了後6か月．

の病変として,骨の脱灰や筋肉の変化がみられる.口腔領域では上下顎骨に骨多孔症をみることがある程度で,特徴的な病変はない.
⇨甲状腺機能低下症

## 甲状腺機能低下症　hypothyroidism

　甲状腺ホルモンの不足で起こる病態で,甲状腺の無形成や形成不全,遺伝的ホルモン合成機序の失調などが原因と考えられる.幼児期に始まるクレチン病*(cretinism)と成人型の甲状腺機能低下症である粘液水腫(myxedema)がある.クレチン病は特異な体型を示す小人として古くから知られ,知能や運動能力の発達遅延,発育不全,とりわけ骨形成の障害が特徴的である.口腔領域では歯の形成が遅れ,そのため歯の萌出遅延,乳歯の晩期残存が起こり,種々のエナメル質減形成および象牙質の石灰化不全がみられる.歯の位置異常および歯数の異常を伴うこともあり,骨の発育不全の結果として扁平口蓋,V字型口蓋,下顎角の鈍角化,上顎前突,下顎前突などがみられることがある.また大舌症,大唇症,流涎などもみられる.粘液水腫ではネフローゼ様顔貌ともいわれる顔面の水腫様腫脹が特徴的であり,低血圧や知能の発育遅延もみられる.口腔病変としては,主に大舌症や大唇症がみられ,また口腔粘膜の抵抗減退のため歯肉炎ないし辺縁性歯周炎の増悪をきたす.⇨甲状腺機能亢進症

## 後床突起　processus. clinoideus posterior

　下垂体窩*の後方において上方に向かって突出している骨板を鞍背といい,その上縁の両端に左右に突出した突起を後床突起という.頭部X線規格側貌写真上において,計測点であるセラ*(sella)を求めるときに利用される.⇨前床突起

## 口唇圧　lip pressure

　歯列に加わる機能力のうち主に口唇より前歯部にかかる舌側方向への圧力をいう.この部には舌圧による唇側方向への力もかかるため,前歯の排列される位置は口唇圧,舌圧のバランスによってかなり影響を受け,口唇圧が弱い場合には前歯部の前傾や空隙を生じやすい.逆に口唇圧が強い場合には前歯部の内傾や叢生を生じやすいといわれる.口唇圧を原因として,矯正治療上の支障を起こすと思われる場合には必要に応じて筋訓練などが施されるが,一方リップバンパー*のようにこの機能力を利用して歯の移動が図られる場合もある.
【咬合状態による口唇圧の影響】
1)咬合状態の良い患者：上下唇は通常では上顎中切歯の切端1/3で接触し,舌圧と均衡して前歯の唇側移動を抑制する.
2)上顎前歯が唇側に偏位した不正咬合：前歯にかかる正常な口唇圧が排除され,より一層顕著な前歯の唇側傾斜を起こす.下唇が上顎前歯上で容易に休止できるような過度のオーバージェットを有する不正咬合では下唇は下顎前歯に舌側方向の力を与えると同時に上顎前歯に唇側方向の力を追加する.
3)開咬など口唇が自然に閉鎖しない場合：舌の前突が口唇圧よりかなり大きく,口唇が短くなる.
4)上下顎前歯ともに唇側偏位した不正咬合：上下口唇は離開して口唇圧は減少するか,あるいは逆に口唇緊張の増加によって口唇圧が増大する.
⇨バクシネーターメカニズム,機能的矯正力

## 口唇形成術　cleft lip method

　主として口唇裂*に用いられる形成手術で,そのほかに口唇の外傷,水癌,腫瘍などにより口唇に欠損部がある場合に行われる.上口唇,鼻部の形態的異常を改善し,可及的に自然な口唇形態を手術的に構成する.口唇裂の手術は出生後1か月以内に施行される場合もあるが,通常は生後3～4か月で体重が6kg程度が手術の適応時期とされる.手術にあたっては形態的調和と対称性に留意し,さらに手術後の瘢痕形成や顎骨の成長発育障害ができるだけ少ない方法が選択される.手術方法は上口唇に加える切開線の特徴により三角弁法,四角弁法,直線状切開法に分類され,三角弁法の1つであるローテーションアドバンスメント法が最も一般的である.
⇨唇顎口蓋裂などに伴う咬合異常の治療

## 咬唇癖　lip biting

　弄唇癖*の1つで吸唇癖*(lip sucking)とは区別される.下口唇を上顎前歯舌面で咬み込むのが一般的であるが,稀に上口唇を下顎前歯で咬むものもある.咬唇癖によって生じる不正咬合には,①下口唇を咬むときは上顎前歯の唇側傾斜,②下顎前歯の舌側傾斜,③上顎前歯部の空隙歯列,④下顎前歯の叢生を伴う上顎前突などがある.
【原因】①上顎前突あるいは下顎前突によって二次

的に起こったこと，②ほかの異常習癖の存在（たとえば，口呼吸→上顎前突→咬唇癖），③心理的な原因によって口唇を咬むことが常習化したことなどが考えられる．
【治療法】習癖の除去を試み，心理的なアプローチにより自然治癒を促したり，不正咬合を原因とするものはオーラルスクリーン，リップバンパーなどの不良習癖除去（防止）装置を使用して咬合の改善をはかる．

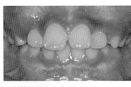

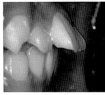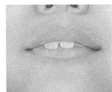

咬唇癖による前歯の前突．

**口唇裂** cleft lip (lip cleft) 〔兎唇〕

顔面奇形の一種で，口唇が先天的に破裂を起こしたものをいい，兎唇ともいう．上口唇では上顎突起と球状突起の癒合不全によって，下口唇では左右下顎突起の癒合不全によって生じる．破裂の程度により，完全破裂，不完全破裂，または裂の状態により正中破裂，側破裂を区別する．裂の程度も口唇に軽度の陥没が認められるものから，口唇裂と顎裂を伴うものまである．口唇列が存在する場合，X線診断学的に精密検査をすれば，程度の差はあっても，顎骨形成異常が必ず存在する．
【発見頻度】わが国において出産数約1,300〜2,000に対して1の割合，女子より男子に，左側より右側に多く発現する．
【予後】形成手術後の成長は通常良好で，矯正治療の予後が良好な場合が多い．

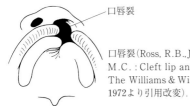

口唇裂 (Ross, R.B., Johnston, M.C.: Cleft lip and palate. The Williams & Wilkins Co., 1972より引用改変).

⇨正中口唇裂

**口唇瘻** lip fistula

口唇瘻は正中線を挟んで両側性あるいは片側性に生じる先天性瘻である．上唇瘻は胎生期の内側鼻突起と上顎突起の癒合不全によって，下唇瘻は胎生期の下唇に生ずる小丘上溝の過剰発育，下唇の発育異常，口唇粘液腺の発育異常によって生じると考えられている．下唇に多くみられ，小窩状のものから深いものまであり，ときに粘液を分泌することがあり，口唇裂や口蓋裂などの裂奇形に合併することが多い．治療は瘻をクサビ状に切除する外科的処置が行われる．

**更生医療** national medical care for handicapped adults, medical rehabilitation service

更生医療は身体障害者福祉法に基づく制度であり，身体に障害のある18歳以上のものであって，都道府県知事から身体障害者手帳の交付を受けたものを対象として，身体障害者更生相談所の指定により必要と認められたものに対して同法第19条の規定により更生医療の給付を行うものである．一方18歳未満のものについては児童福祉法に基づく育成医療の規定が適用される． ⇨育成医療

**構成咬合** construction bite, working bite

下顎運動に関するすべての筋や口腔周囲筋の機能力を介して利用できるように下顎の位置を変えた上下顎間の特殊な咬合関係をいう．アンドレーゼン（Andresen）とホイップル（Häupl）の提唱した構成咬合とは上下的に臼歯部の顎間距離を2〜4mmとし，前後的には下顎の移動量を上顎前突では，ほぼ上下顎の近遠心関係が正常となるまで，反対咬合では下顎をできるだけ後方位に位置づけ，左右的には上下顎正中部を一致させるというものである．アクチバトール*の改良装置もあり，構成咬合についても多くの意見の相違があるが，構成咬合の設定には下顎の垂直的，前後的，側方的な位置づけを十分考慮する必要がある．
【構成咬合の実際】
1．上顎前突症例で下顎を著しく前方に位置づけ咬合高径を低くする咬合採得
1）適応症：大きなオーバージェットを有するアングルⅡ級1類のケースでⅡ級関係が下顎の過閉咬に起因して，結果的に下顎の機能的後退が生じている場合や同様のⅡ級症例で下顎の成長不足の

結果，下顎が後方に位置した症例．
2）方法：このように機能的な下顎後退を示すようなアングルⅡ級症例では正常な閉口路を持つ真性Ⅱ級不正咬合に比べて，大きく下顎前方位をとらせることができる症例が多い．したがって構成咬合位は下顎をできるだけ最前方位に突出させた位置から少なくとも3mm後方に下顎を位置づけ，垂直的には下顎の安静空隙の範囲にとどめる．
3）作用機序：装置に適合して下顎が近心に移動することにより閉口筋が活性化される．歯が装置にうまく適合すると筋伸張反射により筋活動が活性化される．さらに咬合，嚥下といった機能により筋紡錘の反射性活動が刺激され筋反射性筋活動も加わり機能矯正力となる．

2．下顎をわずかな前方位におき咬合高径を高くするような咬合採得
1）適応症：下顎の垂直的な成長のパターンを示すような症例．ただし顎骨成長が垂直的傾向を示すアングルⅡ級1類症例は二態咬合に陥りやすい．
2）方法：この方法による構成咬合は，習慣的咬合位より前方3〜5mmに位置づけ，垂直的には安静空隙の大きさに応じて高さ4〜6mm挙上し安静空隙を最大限4mm以上超えない範囲で採得する．
3）作用機序：咀嚼筋の伸張反射を誘発し，筋活動を活性化するとともに，軟組織を伸張することにより生じる軟組織の粘弾性反応を利用し，機能的矯正力を発揮する．

3．下顎の前方位をとらない咬合採得
1）垂直的に問題のある場合
（1）適応症：過蓋咬合，開咬
（2）方法および作用機序
①歯槽性過蓋咬合：大臼歯の低位を伴う過蓋咬合で大きな安静空隙を有する場合，安静空隙の大きさに応じて標準または大きめとする．切歯の高位に起因する過蓋咬合は安静空隙が小さく，構成咬合は低く抑える．
②骨格性過蓋咬合：構成咬合は安静位より高くし，具体的にほ安静空隙を2〜6mm超えて開口することにより，筋や軟組織が伸張したときの粘弾特性と大臼歯部の自然萌出を促す．
③開咬：上下顎の矢状面方向での関係が正常である場合は下顎を前方位におく必要はなく，歯槽性の開咬症例では咬合は4〜5mm程度挙上して，早期接触のある大臼歯に圧下力が加わるようにする．ただし上下顎の基底部がともに前方に向かっ

て開いた状態の症例では，機能的矯正治療は禁忌である．
2）歯列弓長不足を示す場合
（1）適応症：混合歯列期の多少の叢生を含む拡大の必要な症例で，拡大床単独では固定の得られない場合．
（2）方法および作用機序：咬合採得は，下顎の位置づけや，特定歯の萌出，成長誘導の必要性がないために構成咬合の高さは低くて良い．つまり，上下顎間にわたる固定歯によって維持された装置で有効な拡大が起きる．

4．Ⅲ級症例で，咬合挙上と下顎の後方への位置づけを行うための咬合採得
1）適応症：歯の誘導により機能的に下顎が前突するアングルⅢ級の不正咬合．つまり下顎を後方に誘導した際，切端咬合位のとれる症例．骨格性下顎前突は機能的矯正装置のみでは治療は困難である．
2）方法：機能的Ⅲ級症例の場合は，切歯による誘導を排除するのに十分な咬合を挙上して採得する．つまり具体的に示すと次のようになる．下顎を後方位に誘導し，上下顎の切端間距離を約2〜3mmとし，正中を一致させた後方臼歯部で5〜7mmの空隙を得るように採得する．
3）作用機序：下顎の後退位への保持と上顎歯の唇側への誘導により，前突している下顎に対する上顎の適応変化が起こり，バランスのとれた上下顎関係が得られる．
⇨機能的顎矯正法（機能的矯正法），機能的顎矯正装置（機能的矯正装置）

**構成咬合器** fixer for construction bite
1943年に梅原によって考案された装置で，機能的矯正装置（Funktions-Kieferopadie）の製作のために用いられる．構成咬合を採得した模型をマウントする咬合器である．現在では改良が進み数種類があり，構造は上顎部と下顎部と3本の支柱から構成される．口腔内模型にワックスバイトを介

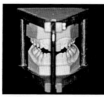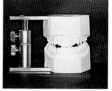

構成咬合器（左：オーソドックスな型，右：改良型）．

して構成咬合位で固定した上下顎模型を咬合器の間に固定する．固定する際には模型は咬合器のやや後方で上下的にワックスバイトが水平になるようにする必要がある．この構成咬合器によって構成咬合位をいつでも再現することができる．

### 咬舌癖　tongue biting
　舌癖*の1つで上下顎前歯間あるいは臼歯間に舌尖部を介在させ咬むことをいう．歯の交換期における前歯の脱落部や乳臼歯の早期喪失部に舌を介在させる行為がそのまま習慣化してしまうことが主な原因と考えられ，永久歯萌出期にいたっても本習癖が残留する場合には前歯部の前傾，空隙歯列，開咬，また臼歯部において行われた場合には局所的な開咬やあるいは咬合の喪失に伴う顎の偏位を惹起することもある．
　【治療】動機づけを重視し，保護者の協力を得て本人の自覚のもとに自然治癒に向かわせるのが賢明である．また不正咬合の程度によりすでに自然治癒の期待できないものに対しては，十分な動機づけの後に矯正装置の適用を考慮する．小児の心理を無視し，安易にパラタルクライブ，リンガルクライブなどの不良習癖除去(防止)装置による治療を開始しても，対症療法に終始することで根本的な解決が得られないばかりか装置の除去に伴う速やかな後戻りを繰り返す可能性が強い．したがって，不良習癖除去(防止)装置に対する過信は禁物で，その使用にあたっては慎重であることが望ましい．

### 構造性下顎前突　structural mandibular protrusion　⇨下顎前突，不正咬合

### 咬爪癖　nail biting
　通常4歳ごろより始まり，時として成人にいたるまで継続残留する場合もある．該当する前歯部の歯列の乱れや切縁の摩耗などを特徴とする．比較的神経質な小児に発生することが多いが，同居親族，交友関係を含め身近な周囲の人にこの習癖があると，この模擬が習慣化してしまう場合もある．　⇨不良習癖

### 後天的原因　acquired causes
　不正咬合の原因は，遺伝的原因と環境的原因に大別される．後天的原因は，先天的原因*とともに環境の原因に含まれ，通常全身的(一般的)原因*と局所的原因*に分けられる．これはあくまでも便宜上の問題であって全身があって局所が存在するのであるから，中には，その区別が判然としないものも多い．実際，全身的なものであるが，その症状は局所，たとえば口腔またはその付近に顕著に現れるものもあり，口腔付近に原因があり，全身的な症状を示すものもある．

### 後頭部・オトガイ部固定装置
### occipito mental anchorage〔OMA〕
　後頭部・オトガイ部固定装置は上顎前方牽引装置*の1種で，上顎骨の劣成長や後方位が原因で上下顎骨の前後的ずれの比較的著しい症例において，上顎骨を積極的に発育促進させ，前方に移動させ，同時に下顎の前方への成長を抑制するものである．したがってA点が後退し，B点が前進している，いわゆる上顎劣成長が合併された成長期の下顎前突の場合に適応となる．しかし実際には歯槽性の変化も加わる．とくに下口唇をチン

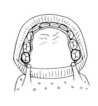
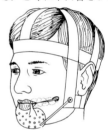

OMAの全景を示す．

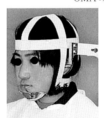
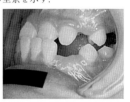

OMA(左)と装着前の口腔内．

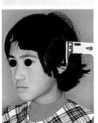
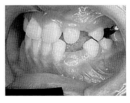

OMA装着4か月後の顔面および口腔内．前歯部被蓋が改善し，上顎前歯の前傾も多少改善している．

キャップが圧迫し下顎切歯の舌側傾斜を促すことにより比較的短期間でオーバージェットが改善される．使用は夜間のみで良い．
⇨混合歯咬合期における治療

**後頭部・頸部固定** ＝顎外固定

**広範囲矯正治療**
extensive corrective orthodontics　⇨治療時期

**後鼻棘**　posterior nasal spine〔PNS〕
　頭部X線規格側貌写真による分析法の計測点*の1つであり，口蓋骨後鼻棘の最先端で口蓋骨の最後方部である．この点はX線写真上で不鮮明で，前後的位置を規定しにくい場合が多いが，解剖学的に蝶顎裂*(Ptm)の下方延長上に存在する．また，上顎骨の最後方部を示すものとして口蓋平面*(パラタル平面)の設定にも利用される．なお，通常PNSと略記する．⇨前鼻棘

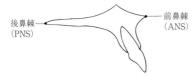

**咬耗**　attrition
　咀嚼運動や臼磨運動などの日常的な機能を営むことによりエナメル質や象牙質に摩耗が起こる現象である．咬耗の進行過程は食生活の内容や咬合力の影響，ブラキシズムの有無により変化する．咬耗は前歯部で切縁，臼歯部で咬合面にみられることが多く，とくに乳歯では顕著な咬耗が生理的に起きる．歯の大きさや形は遺伝によって決定されるが，日常生活による加齢的な咬耗によって個性的な安定した咬合を得る．この咬耗の過程をマーフィー(Murphy, 1959)は7段階に分けた(右図参照)．一般的な咬耗の過程は次のようになる．
①第一大臼歯が萌出し咬合を営む．
↓
②下顎第一大臼歯近心頰側咬頭が咬耗する．
↓
③上顎第一大臼歯の舌側咬頭が咬耗する．
↓
④中切歯切端が咬耗する．
↓
⑤犬歯尖頭が咬耗する．
↓

⑥結果としてモンソンカーブは逆になる．
　咬耗は咀嚼運動の仕方や食物の形状により，咬合面ばかりでなく隣接面の摩耗により歯の形状や咬合に変化を起こし，スピーの彎曲(curve of Spee)を平坦化する．また咬耗には垂直的咬耗と隣接面部の水平的咬耗がある．垂直的咬耗は歯の連続的な垂直方向への萌出により代償される．水平的咬耗は歯冠近遠心幅径の減少に伴う歯の近心移動を生じる．このような経過を経て関節窩，下顎関節頭，関節円板なども含めたバランスの良い咬合関係を作り上げていくことを咬合のダイナミックプロセス*という．しかし最近では加工食品などの柔らかい食物が好まれ，臼磨運動を行わなくなっていることの影響が現れている．これをマーフィーは咬耗の悪循環とよんでいる．
【咬耗の悪循環】
①咬耗をしない．
↓
②咬頭が残る．

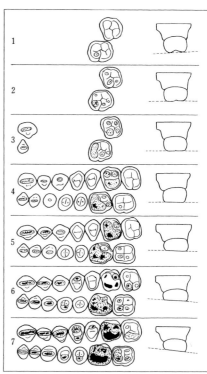

マーフィーの咬耗の7段階．

③咬合の固定化が進む．
↓
④臼磨運動の制約を受ける．
↓
⑤咬耗をしない．
　成長期では機能や形態に対して多少の不都合が生じてもある程度順応できる．しかし成長発育の終了後においても引き続き存在すると，いわゆる叢生や捻転を主とした不正咬合により顎関節症を生じる可能性が増加する．⇨咬合のダイナミックプロセス，アンチモンソンカーブ

**コーカソイド**（人種）　Caucasoid
　四大人種の1つで白色人種（ユーロポイド）とも呼ばれる．ドイツの人類学者ブルーメンバッハは，この人種の起源がカフカス地方にあると考え命名した．皮膚は表皮深層のメラニン色素量が少ないため明色の皮膚で，頭指数は中頭型，体毛が多く頭髪は波状毛で金色や褐色，虹彩は灰色・青色・緑色で，内眼角に涙丘が露出し二重まぶた，鼻指数は狭鼻で，口唇は薄く，顎部は小さいが頤は発達し，歯は小さく，歯列弓は幅が狭いことを特徴とする．
⇨頭(蓋)指数　cephalic index

**ゴードンプライヤー**　Gordon pliers
　帯環金属冠の帯環（バンド）の賦形や線屈曲に用いられるプライヤーで，プライヤーのビークの一方が凸面を，他方のビークが平面をなし，両方のビークが彎曲している．板面や線の表面を傷つけずに凸面側に屈曲するのに適している．

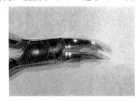

**コーベン法**　Coben analysis
　頭部X線規格側貌写真の分析法の1つである．基準平面はフランクフルト平面で，フランクフルト平面とこれに直行する平面を設定し，計測点をこれらの平面に投影することで顔の深さ（顔の前後径）と顔の高さ（顔の垂直径），およびこれらの比率を計測する．顔面形態と成長変化を把握するための分析法である．

1）深さの分析：バジオン(Ba)とナジオン(N)をフランクフルト平面に投影した距離（83.1±3.75mm）を100％として各部分での比率を求める．計測項目および平均値は以下のとおりである（次頁の図1を参照）．
①バジオン(Ba)－セラ(S)：24.9±2.19％
②セラ(S)－後鼻棘(Ptm)：20.7±2.82％
③後鼻棘(Ptm)－A点(A)：51.41±2.59％
④バジオン(Ba)－A点(A)：97.0±3.24％
⑤バジオン(Ba)－アーティキュラーレ(Ar)：9.9±2.63％
⑥アーティキュラーレ(Ar)－ゴニオン(Go)：7.6±3.95％
⑦ゴニオン(Go)－ポリオン(Po)：72.6±4.4％
⑧アーティキュラーレ(Ar)－ポリオン(Po)：80.2±6.48％
⑨バジオン(Ba)－ポリオン(Po)：90.1±6.38％
2）高さの分析：ナジオン(N)とメントン(Me)をフランクフルト平面と垂直な平面に投影した距離を100％として各部分での比率を求める．計測項目および平均値は以下のとおりである（次頁の図2を参照）．
①ナジオン(N)－メントン(Me)：115±6.56％
②ナジオン(N)－セラ(S)：7.1±3.69％
③セラ(S)－アーティキュラーレ(Ar)：26.5±1.79％
④アーティキュラーレ(Ar)－ゴニオン(Go)：38.5±2.76％
⑤セラ(S)－ゴニオン(Go)：65.0±3.79％
⑥ナジオン(N)－前鼻棘(ANS)：45.8±2.18％
⑦前鼻棘(ANS)－下顎切歯切縁：23.8±2.18％
⑧下顎切歯切縁－メントン(Me)：33.4±1.76％
⑨上顎切歯切縁－下顎切歯切縁：3.0±2.45％
⑩前鼻棘(ANS)－メントン(Me)：54.2±2.18％

**ゴールデンハル症候群**　Goldenhar's syndrome
〔眼耳脊椎異形成症〕
　先天性奇形でGoldenharによって1952年に報告された．①眼球結膜の類皮腫，②耳介奇形，③脊椎奇形，④前額部の突出，⑤小顎症，⑥頰骨の発育不全，⑦口唇裂を伴うとされるが，すべての症状があるとは限らない．原因は不明で遺伝性は認められない．類似した症状の疾患は，第一・第二鰓弓症候群，下顎顔面異骨症（トリーチャー・コリンズ症候群）などがある．診断は特有な顔貌と眼球結膜の類皮腫あるいは脂肪類皮腫の存在と脊

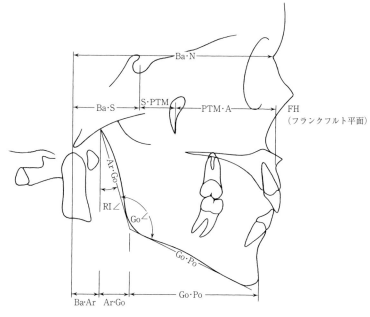

図1 コーベン法(深さの分析項目).

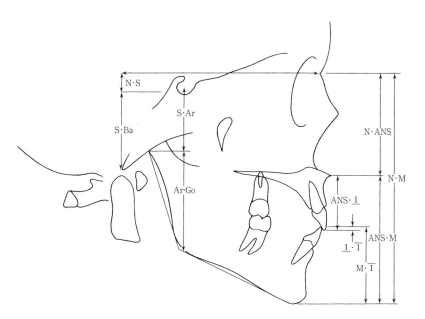

図2 コーベン法(高さの分析項目).

椎の異常を有する場合となる．また下顎顔面異骨症は片側性は存在せず，遺伝性のため本疾患とは鑑別される．治療は症状に対する形態的な修復再建治療である．眼球結膜の類皮腫は，腫瘍が大きく視力障害をきたすときは，可及的早期に手術を行う．耳介奇形，小下顎症，口唇裂はそれぞれの手術適応時期に合わせて手術が行われる．口蓋裂に伴う歯列不正には矯正治療が適応される．

## 呼吸障害性症候群
respiratory obstruction syndrome

呼吸障害性症候群とは扁桃肥大あるいは鼻咽腔疾患が鼻呼吸を不可能とし，口呼吸を促進させ，気道の確保のために舌の位置が低くなり下顎の成長発育を促進させ，逆に上顎骨の成長発育に舌の機能能力が十分及ばず，交叉咬合を伴う下顎前突を呈する一連の症状をいう．
【原因】①呼吸障害疾患，②鼻中隔の変位，③狭窄された上顎歯列弓，④低口蓋，⑤口蓋および咽頭の扁桃肥大，⑥口呼吸，⑦低位舌
【臨床所見】①下顎前突，②片側性または両側性の交叉咬合，③上顎歯槽基底部の狭窄，④低位舌
【治療】鼻咽腔疾患などがある場合は耳鼻咽喉科と十分に対診する．矯正学的にはまず上顎骨の拡大を行い，それによって気道をいくらか拡大し，交叉咬合を矯正する．その後に，上下顎の歯の咬合状態の改善を行う．
⇨舌低位，低位舌，交叉咬合の治療

**個性正常咬合** individual normal occlusion
個性正常咬合は仮想正常咬合*とともにジョンソン（Johnson, A.L, 1923）によって提唱された正常咬合*の概念である．ヒトの咬合は生物の共通な現象である個体変異のうちに成り立っているもので，そのため各個人の歯の大きさ，形態，植立状態，または顎の大きさ，形態が異なってくる．このような条件下で構成される正常咬合は個性的な咬合を示し，ジョンソンは個性正常咬合とした．そして矯正治療の最終目的は個性正常咬合の獲得にあるとした．

**個成長** individual growth
ある個体の経年的な成長発育の様相を把握する方法である．一般的に個成長曲線で表される．個体特異性を明らかにでき，個人の成長発育を評価するという臨床的観点からは有意義である．しかし，遺伝的，環境的諸要因が関与し，平均成長*としばしば一致しない場合があり，評価方法は確

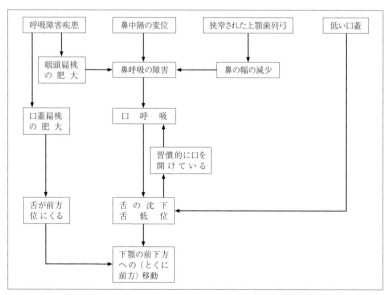

呼吸障害性症候群がどのような機序で起こるかを示した図.

立していない．また資料収集の長期間化と経済的負担が大きい．⇨絶対成長，相対成長

**骨移植**　bone transplantation, bone graft
　骨を某所から他所に移し活かすことの総称で，同一個体間で行われる移植を自家移植，同種のほかの個体間で行われる移植を同種移植，他種の個体間で行われる移植を異種移植という．これらの成績は自家移植が最も良好で，異種移植は著しく劣る．そのため通常用いられるのは，新鮮自家骨移植であり，骨採取部は腸骨，肋骨，脛骨である．移植骨はそのまま生着するのではなく，吸収と添加によって置換が行われ，新生骨の母体としての役割を果すと考えられている．
【適応症】①下顎骨連続離断後，顎関節離断後などの骨欠損，②高度の歯槽突起や顎骨の萎縮または吸収，③顎関節強直症などに起因する非対称性顎変形症，④唇顎口蓋裂の顎裂部，陳旧性顎骨骨折部，顎変形症の骨切離部などの間隙または空隙状骨欠損，⑤顎骨の囊胞や良性腫瘍摘出後の空洞状骨欠損．

**骨化**　ossification
　成長発育に伴って行われる骨組織の形成のことで，結合組織を原基とした骨芽細胞の出現に始まり，これが骨細胞にいたる変化の過程をいう．骨化は軟骨基質の介在の有無により結合組織性骨化と軟骨性骨化に分けられる．
1）結合組織性骨化：軟骨を経ず，初めから骨芽細胞により骨形成が行われる様式である．新生された骨芽細胞は好塩基性で核は偏心性を示す．不規則な配列より規則性をもった配列へと変化した骨芽細胞は類骨を分泌し，さながら膜性の観を呈する．この骨化様式が膜性あるいは膜内骨化などともいわれる理由である．類骨は骨基質となり石灰化される．したがって骨芽細胞，類骨，新生骨という構造をなすが，骨細胞の一部は骨基質に埋没し骨細胞となる．骨化の進行に伴って原基全体が間葉細胞によって取り囲まれ（将来骨膜となる部分である），内面において間葉細胞は骨芽細胞に分化して一次骨化点表面に平行な骨板を形成していく．これを骨膜骨，緻密骨などという．本様式による骨形成は，頭蓋におけるような外側での骨新生に応じて内部に吸収機転を生じて，その大きさを増大させていく．
2）軟骨性骨化：硝子様軟骨の形成に始まる骨化の様式をいい，よく知られているものとしては四肢などの長幹骨の骨端軟骨や頭蓋底部の軟骨結合における骨化がある．軟骨細胞は分裂し肥大細胞を経て退化を示すが，これに伴い軟骨骨幹中心部への血管の侵入，原始骨髄腔の形成が行われ，ここから生じる骨芽細胞により軟骨基質は骨基質，骨梁へと置換され海綿骨となる．海綿骨は改造を経て緻密骨へと変化していく．
⇨軟骨外骨化

**骨外膜性骨化**
periosteum ossification　⇨軟骨外骨化

**骨格性開咬**
skeletal open bite　⇨開咬，不正咬合

**骨格性過蓋咬合**
skeletal deep overbite　⇨過蓋咬合，不正咬合

**骨格性下顎前突**　skeletal mandibular protrusion
⇨下顎前突，不正咬合

**骨格性交叉咬合**　skeletal posterior crossbite
⇨交叉咬合，不正咬合

**骨格性上顎前突**　skeletal maxillary protrusion
⇨上顎前突，不正咬合

**骨格性上下顎前突**　skeletal bimaxillary protrusion
⇨上顎前突，不正咬合

**骨格性の後戻り(再発)**　relapse(skeletal)
　歯槽性の後戻り(再発)*に対して用いられる言葉であり，動的矯正治療前の状態に上顎骨や下顎骨が戻ったり，顎骨の成長発育の結果，不正な状態になったりする後戻り(再発)のことをいう．骨格性の後戻り(再発)は，外科的矯正治療後の下顎骨の位置変化，骨格性下顎前突矯正治療後の下顎骨の成長，上顎骨の急速拡大後の歯槽基底の残留応力などが原因となることが多い．

**骨芽細胞**
osteoblast〔造骨細胞，オステオブラスト〕
　骨の添加をつかさどる細胞である．骨形成部の表面に単層配列した細胞層として認められ，骨基質の形成，石灰化，電解質代謝への関与，さらに

破骨細胞の分化，誘導にも重要な役割を果たしていると考えられる．未分化間葉系細胞である骨原性細胞より分化し，骨基質が形成されると自らその中に埋入して代謝活性の低下した骨細胞となるが，骨芽細胞の大きさや形態は年齢，代謝活性，ホルモンなどにより影響されるといわれる．顎顔面の骨の成長に際してのみならず，矯正力や整形力を作用させたときにこの細胞が活性化し骨添加を行う．

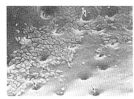

骨表面には単層に配列する骨芽細胞と多数の血管孔が認められる(矢印)．

**骨吸収**
bone resorption　⇨骨代謝　bone metabolism

**骨形成**
bone formation　⇨骨代謝　bone metabolism

**骨細胞**　osteocyte
　骨細胞は骨芽細胞が分泌した骨基質中に自ら埋入したもので，骨小腔内に1つずつ存在している最終分化細胞である．つまり，DNAの合成能はない．骨細胞は突起を出し，他の骨細胞や骨表面に存在する骨芽細胞とギャップジャンクションを介して栄養物や老廃物の輸送や体液の移動の感知などの情報交換や，カルシウム代謝(カルシウムやリン酸の出入など)において重要な機能を担っている．また，破骨細胞と接触したときに，破骨細胞と何らかの連携をしている可能性や破骨細胞により骨から掘り出された骨細胞が骨芽細胞に脱分化する可能性も示唆されている．

**骨性癒着(歯)**
ankylosis(ankylosed tooth)　〔強直歯〕
　骨性癒着(歯)は歯根と歯槽骨が直接骨性結合を起こす歯根膜の破損の結果として発現したもので，強直歯ともよばれることがある．骨性癒着(歯)は矯正臨床において咬合誘導などの予防矯正を含め，治療上さまざまな障害をもたらす．乳歯にも永久歯にも生ずるが，乳歯に生じた場合，後継永久歯の正しい位置への萌出を妨げ，異所萌出や埋伏などを誘発し，不正咬合の原因となりやすい．また，それが低位を示す場合には歯槽骨の高さにも影響を及ぼす．一方，永久歯に生じた場合は矯正力に対して骨性癒着(歯)は不動を示し，治療上大きな障害となる．骨性癒着の本態は部分的な歯根膜の欠損とその部における歯槽硬板とセメント質の癒合が主で，その原因としては外傷，局所的な代謝異常，内分泌の異常，先天性疾患など，また乳歯では後方歯の近心傾斜，後継永久歯の先天的欠如などもいわれるが，明確な原因がなくとも癒着することがあるといわれている．対策としては乳歯の場合には抜去し，必要に応じて保隙をしたり，あるいは低位を示す場合には歯列弓の時期によって補綴することもある．永久歯の場合には歯の移動に際してコルチコトミー*などの処置が必要ならば，施されるのが一般的である．

**骨粗鬆症**　osteoporosis
　骨粗鬆症とは，骨に含まれるカルシウムなどの量(骨量)が減少し，骨の中の構造が壊れ，骨は非常にもろい状態になり(脆弱性亢進)，折れやすくなる状態のこと．骨粗鬆症には，老化による骨粗鬆症の他に，成長期や出産後などに起こるものもある．圧倒的に女性に多い病気で，女性では閉経期の40～50歳代から急激に骨量が減少し，60歳代では2人に1人，70歳以上になると10人に7人が骨粗鬆症を起こすような状態になっている．一方，男性では60歳過ぎから徐々に増え，70歳以上では10人に4人程度といわれている．

**骨代謝**　bone metabolism
　骨は破骨細胞による骨吸収と骨芽細胞による骨形成を常に繰り返す動的組織である(骨のリモデリング)．健常な成人では破骨細胞による骨吸収と骨芽細胞による骨形成量はほぼ等しく，骨吸収と骨形成の両過程間には共役関係(カップリング)がある．すなわちPTHや1,25(OH)$_2$Dなどの骨吸収を促進する因子は，骨表面の骨芽細胞にまず作用し，これを介して破骨細胞により骨が吸収されるケースが多い．もちろん，カルシトニンや女性ホルモンのように直接破骨細胞に受容体を介して作用するものもある．骨吸収によりハイドロキシアパタイト結晶が融解されると，カルシウム，リン酸，水酸イオンが血液中に放出される．一方，破骨細胞から分泌されるタンパク分解酵素の作用

などにより骨基質タンパクも溶出されるが，この中には骨形成に関与するサイトカインも含まれている．これらサイトカインの作用などにより，骨吸収を終えた部位に新たに骨が形成される．このように骨芽細胞と破骨細胞は機能上，密接に結びついており，両者の連関により，すなわち，骨形成と骨吸収のバランスが保たれる結果，骨量およびカルシウム代謝平衡が維持されている．これに対し骨形成と骨吸収のバランスが崩れると(アンカップリング)，骨量の増加，あるいは減少が生じる．前述した成長期の骨量の増加，壮年期以降の骨量の減少という生理的変化に加え，骨粗鬆症などの骨代謝疾患による骨量の低下が臨床的にはとくに問題となる．すなわち骨吸収に比較し，十分な骨形成が行われない結果，骨量の減少を起こし，骨強度が低下して骨折を起こしやすくなる．

**骨大理石病**　marble bone disease
　Osteopetrosis．大理石骨病または大理石病ともいう．軟骨内骨化において，石灰化類軟骨と一次性海綿骨の吸収障害が起こる先天性，遺伝性，家族性疾患で，通常は常染色体劣性遺伝であるが，ときに常染色体優性遺伝．骨の硬化を示し，もろくて骨折しやすい．骨格の骨陰影の濃度の増加を示し，皮質骨と骨髄腔の区別がつかなくなる特徴的な骨硬化像がX線所見としてみられる．

**骨端成長**　epiphyseal growth
　成長期の骨端軟骨は骨端と骨幹の間にある軟骨で，関節側に存在する前駆細胞から静止軟骨細胞へ分化する付加成長(appositional growth)と，増殖軟骨細胞が増殖しながら成長する間質成長(interstitial growth)の2つの方式で増大し，長骨は長軸方向へ伸びることになる．これを骨端成長という．骨端軟骨は，成長が終わると骨化して骨端線となるが，軟骨細胞の分化段階に応じて，関節軟骨面から骨幹部に向かって静止軟骨細胞，増殖軟骨細胞，肥大軟骨細胞の3層に区分することができる．

**骨端軟骨**　epiphyseal cartilage
　⇨骨端成長　epiphyseal growth

**ゴッドリーブの評価法**
Gottlieb's grading analysis
　この評価法は，矯正治療前・後における口腔模型を比較観察することにより以下の10項目について点数を付け，評価を行うものである．①大臼歯のⅠ級関係，②犬歯のⅠ級関係，③咬頭嵌合，④オーバーバイト，⑤オーバージェット，⑥正中線，⑦捻転と回転，⑧叢生と空隙，⑨歯列弓形態と対称性，⑩歯根のトルクと平行性．
　治療前の口腔模型について上述の項目中で治療を必要とする場合を5点とし，その合計をもって治療前点数とする．そして，矯正治療後において矯正治療前に要治療項目とされたものが，いかに改善されたかを5，3，1，0，-1点のいずれかを付けることにより評価し，その合計をもって治療後点数とする．次いで，この治療後点数の治療前点数に対する百分率を算出して治療成績とし，これを自己評価するものである．なお，前述の10項目は口腔模型の観察においても有用であることを追記しておく．⇨形態的検査，模型分析法

**骨内膜性骨化**
endosteum ossification　⇨軟骨外骨化

**骨軟化症**　osteomalacia
　骨軟化症(くる病)は組織学的に類骨組織が過剰に骨の中に存在する病態である．この病因は多数あり，1つの症候群といえる．ただし，くる病は成長期の骨格に起こるものであり，骨軟化症は骨格成長終了後に起こる同じ病態である．
【原因】ビタミンD欠乏性およびビタミンD抵抗性の骨軟化症，尿細管性アシドーシス，腎性骨異栄養症などにみられる．
【病理】X線所見では透過亢進像としてみられ，長管骨骨幹部皮質骨は萎縮し，骨端軟骨は厚くなる．組織学的には類骨が増加し，石灰化前線は不明瞭である．
【治療】活性ビタミンD投与など．

**骨軟骨異形成症**　osteochondrodysplasia
　骨または軟骨の成長異常から骨格の発育異常にいたる遺伝性疾患．小人症はそれら多くの特徴の1つである．軟骨無形成症(achondroplasia)は最も一般的で，最もよく知られているが，他の短肢性小人症の多くの形態が記述されてきた．四肢管状骨の長径成長障害が強く四肢短縮型の小人症となる．頭蓋が不釣合に大きく，とくに前頭部が突出してみえる．鼻根部陥凹，上肢の短縮が高度，短指・趾，胸腰椎移行部の後彎，臀部の突出，動

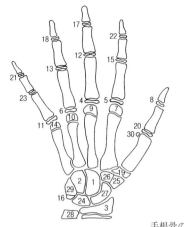

手掌骨における化骨順序(Greulichらによる).
1:有頭骨, 2:有鉤骨, 3:橈骨の遠心骨端, 4:第3基節骨の骨端, 5:第2基節骨の骨端, 6:第4基節骨の骨端, 7:第2中手骨の骨端, 8:第1末節骨の骨端, 9:第3中手骨の骨端, 10:第4中手骨の骨端, 11:第5基節骨の骨端, 12:第3中節骨の骨端, 13:第4中節骨の骨端, 14:第5中手骨の骨端, 15:第2中節骨の骨端, 16:三角骨, 17:第3末節骨の骨端, 18:第4末節骨の骨端, 19:第5中手骨の骨端, 20:第1中節骨の骨端, 21:第5末節骨の骨端, 22:第2末節骨の骨端, 23:第5中節骨の骨端, 24:月状骨, 25:大菱形骨, 26:小菱形骨, 27:舟状骨, 28:尺骨の遠心骨端, 29:豆状骨, 30:種子骨.

手根骨の骨核発生数と暦年齢

| 年齢 | 生下時 | 0-1 | 1-2 | 3-4 | 4-5 | 6 | 7 | 8 | 9 | 12 | 13 |
|---|---|---|---|---|---|---|---|---|---|---|---|
| 手根骨 | 0 | 2 | 3 | 4 | 5 | 5-7 | 7-8 | 8-9 | 9 | 9-10 | 10 |

揺膝などがみられる.歯科領域においては上顎劣成長がしばしば認められる.最も一般的な軟骨無形成症は,常染色体優性遺伝で,染色体4p16.3に異常が認められ,FGFR3に遺伝子突然変異が認められる.

### 骨年齢　bone age
　成長発育段階の過程を表現する生理的年齢*の1つである.骨年齢は骨の化骨の程度によって個体の成長の程度を判定する成長基準で,手根骨や足根骨のX線写真より個体の成熟度を判定する方法が一般的である.手根部の骨成熟は身長の第二次急進現象,二次性徴発現などに関連が深く,男子では声変りや喉頭の隆起の開始が拇指尺側種子骨の出現後であり,女子では初潮が種子骨の出現後で,指骨中節骨端の融合開始時期にほぼ一致する.また,身長の年間増加量と骨成熟の関係において,最大思春期性成長は男子で約半年前,女子で約1年前に種子骨の石灰化が開始される(黒田).また有鉤骨のフック像の出現も目安として利用されている.骨格性下顎前突症の診断や治療では下顎骨の思春期性成長を予測するうえで手根骨の骨成熟を観察することが重要である(上図参照).⇨思春期性成長

### 骨膜性骨化　periosteal ossification
〔膜内性骨化,結合組織性骨化〕
　軟骨基質の介在をせずに,結合組織内に直ちに骨組織が形成される骨の成長様式である.骨膜内層や骨内膜の骨面において,未分化間葉細胞の分化した骨芽細胞が類骨(オステオイド)を形成し,その後,基質あるいは細胞間質に石灰化が生じ,骨組織が形成される.部位としては,比較的偏平な骨や頭蓋骨の多数にみられる.縫合性成長も骨膜性成長(骨膜性骨化[膜内骨化])の1つである.
⇨軟骨性骨化,縫合性成長

### 骨誘導　bone induction
　骨補塡剤(リン酸カルシウム製剤など)やコラーゲンなどの担体に培養した骨由来細胞や骨誘導物質(BMPなど)を骨欠損部に補塡することにより骨を人工的に形成させること.

### 骨溶解　osteolysis
　骨吸収の1つの様式.もともと骨細胞による骨小腔周囲からの骨塩の消失に対してこの言葉が使われていたが,そのほかにカルシウムやミネラルの骨からの流出あるいは破骨細胞によるものではない骨吸収の様式の総称としても用いられる.骨の老化,疾患などにより起こる.
⇨骨吸収　bone resorption

**骨様組織**　osteoid tissue〔類骨組織〕
　歯に矯正力*を加えたときに牽引側では歯根膜線維は伸展され，歯根膜腔が拡大され，歯槽壁では骨芽細胞によって骨様組織が形成される．この組織は骨組織が新生される場合に形成される未石灰化の骨基質であり，そこに石灰化を生じ骨形成が完成する．

**固定**　anchorage
　歯あるいは顎の移動を行う場合にその抵抗源となるもの，すなわち矯正力に打ち勝つ抵抗力をいう．補綴学，口腔外科，歯周治療の分野で用いられる固定は「一定の位置の状態のままで動かないこと，あるいは動かさないようにすること」であるのに対し矯正学では「抵抗」のことを「固定」とよんでいる．この固定となる部位としては，通常歯が用いられるが，口蓋，歯槽部，頭部，頸部，額部などが用いられることもある．歯を固定として用いた場合，強い矯正力を用いるとその固定歯が抵抗できないで，移動してしまうことがある．これを固定のくずれ（アンカレッジブレイクダウン，anchorage breakdown）あるいは固定の喪失（アンカレッジロス，anchorage loss）という．固定は部位，抵抗源の性質，抜歯空隙の利用方法により分類される．
【固定の種類】
1) 部位による分類：①顎内固定*，②顎間固定*，③顎外固定*
2) 抵抗源の性質による分類：①単純固定*，②不動固定*，③相反固定*，④加強固定*，⑤準備固定*
3) 抜歯空隙利用のための分類：①最小の固定，②中程度の固定，③最大の固定

**固定源**　anchorage〔抵抗源〕
　矯正治療の目的で歯や顎の移動を行う場合，その移動に対する抵抗となる場所（抵抗源）が存在しなければならない．この抵抗源を固定源という．矯正装置によって歯を移動させる場合，力が加わる場所として，抵抗する領域と移動が行われる領域とが生じる．そして，力に抵抗する固定源が十分に発揮されている場合は，被移動歯も十分に移動されることが可能であり，逆に固定源における抵抗が不十分である場合は相反的な移動が行われる．すなわち，最良の固定源を求めるためには固定*の方法を最も効果的に選択しなければならない．⇨顎内固定，顎間固定，顎外固定

**固定効果**　effect of anchorage
　ベッグ法（KBテクニック，KBTマルチブラケットシステム）における固定効果は，アンカレッジベンドにより発揮され，エッジワイズ法における固定効果はチップバックベンドにより発揮される．第一大臼歯の前で最大限の固定*を求めるためのアンカレッジベンドを付与することにより，中程度ならびに強い力が加わると固定大臼歯の遠心根が支点となって近心根を引き上げようとする．近心根はわずかに挺出し，これにより近遠心的方向の牽引力が近心根を引き上げ，近心根の歯根膜は分離状態（detached）となるが，遠心根に支点があるので，遠心根の根尖近くの近心部と辺縁近くの遠心部に歯根膜線維の硝子様変性を生じる．その結果，固定大臼歯は不動となる．その後，硝子化した歯根膜の部分に穿孔性の吸収が生じると，固定大臼歯は移動しまた新しい硝子化部分ができる．これが続くと固定大臼歯は大臼歯部の安静空隙量の範囲で，ピボタルムーブメントを起こして，固定大臼歯の近心咬頭がわずかに挺出することになる．安静空隙量がなくなると，咀嚼筋は固有の長さを超えて伸びることができないので，ここで閉口反射を生じ，固定大臼歯の歯根膜主線維がハンモックで吊られたようになる．このハンモック効果*（hammock effect）によりアンカレッジは長い間，固定した状態を呈する（下図参照）．⇨ツイードの準備固定，ハンモック効果

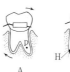

A：固定大臼歯の遠心根が支点（P）となって近心根を引き上げようとする．B：遠心根に支点（P）があるので遠心根のほうは根尖近くの近心部と辺縁近くの遠心部に歯根膜線維の硝子様変性（H）を生じる．C：ハンモック効果によりアンカレッジは長い間，固定した状態を呈する（亀田 晃：Direct bondingを用いたBegg light wire techniqueに関するノート，医書出版，1980より引用改変）．

**固定歯**　anchorage tooth〔抵抗歯〕
　歯あるいは顎の移動を行う場合にその抵抗源となるもののうち固定*となる歯のことを固定歯（抵抗歯）という．一般的に第一大臼歯を固定歯と

して用いる場合が多いが，抜歯部位などにより固定歯が選定される．
⇨固定源

**固定式矯正装置** fixed appliance
　矯正装置*の中で，装置が口腔内に直接あるいは維持帯環を介し歯科用セメントまたは歯科用接着剤で固定されたり，ブラケットあるいはアタッチメントに結紮することによって固定される装置をいう．本装置は患者の意志で自由に着脱できるものではなく，術者によってのみ着脱が可能となるため効果は確実に期待できる．しかし，口腔内清掃が難しく不潔になりやすいという短所を有する．
【固定式矯正装置】①マルチブラケット装置，②舌側弧線装置，③唇側弧線装置，④釘管装置，⑤その他

**固定式習癖防止装置** habit breaker(fixed type)
⇨習癖にかかわる不正咬合の治療，不正咬合の治療

**固定式Ⅱ級改善装置** class Ⅱ correctors
（ダイレクトプッシュロッド　direct push rods）
　Ⅱ級症例の治療で上顎顎外固定装置や輪ゴム（Ⅱ級ゴム）の装着は患者の協力が必要であり，とくに上顎顎外固定装置の使用は，1日最低17〜22時間の使用が不可欠である．しかし，現在の患者の社会的背景から，とくに上顎顎外固定装置の使用は拒否される場合がきわめて多い．そのためⅡ級関係が改善されないまま抜歯空隙が閉鎖され，オーバージェットが大きい状態を残置したりする．また下口唇を咬む癖のある患者などもオーバージェットが残ったままとなりやすい．このⅡ級改善装置は上記のように問題の生じた患者に用いられ，固定式で口腔内への装着も容易で装着後も患者の不快感も少なく，患者の協力なしに上顎臼歯の遠心移動と下顎歯の前方移動を効果的に行うことができ，結果としてオーバージェットは改善され，大臼歯Ⅱ級関係が約3.5〜8か月で改善される．その他，正中線の偏位に対しても効果がある．構造はテレスコープ型スプリング，ダイレクトプッシュロッド，L-pinとL-pinコネクターより構成され，スプリングからの力は約7〜8 oz（200〜230g）である．これを用いるためには上下顎歯列が十分にレベリングされ，角ワイヤーで固定されていること，遠心端はロックされていること，大臼歯はバンドでバッカルチューブがダブルであること，犬歯ブラケットはダイレクトプッシュロッドの作用で脱落しやすいので，来院時常にチェックすることなどが必要である．また8か月以上の使用は顎関節に影響を与えることがあるので避ける．⇨二態咬合

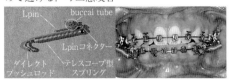

**固定式保隙装置** fixed space maintainer
　乳歯列期より混合歯列期における，乳歯または永久歯の早期喪失や欠損によって生じる近遠心的な空隙の閉塞および垂直的空隙の閉塞を防ぐために一定期間その空隙を保持することを保隙といい，その際に必要な装置を保隙装置*という．一般的に，固定式，半固定式，可撤式の3つに分類されているが，とくに固定式のものを固定式保隙装置という．この固定式保隙装置には，両側第一大臼歯を固定源とし舌側弧線で連結した舌側弧線装置型のものや，両端を固定歯としたブリッジ型保隙装置などがある．また固定式保隙装置は，自由に着脱できないので，必然的に使用が確実で保隙の効果があり，形が小さいため発音，食事などの障害になることが少ないなどの長所があるが，固定歯や支持歯が乳歯の場合には，脱落によって保隙の効果を失ってしまうこともある．
⇨半固定式保隙装置，可撤式保隙装置

**固定式保定装置** fixed retaining appliance
　保定装置*には，可撤式のものと最近よく使用されるものとして固定式保定装置がある．この固定式保定装置には，一時的に使用するもの（ボンダスプリントやツイストワイヤーによる固定．下図参照）と，永久的に固定して使用するものとがある．
1）一時的あるいは長期に使用されるもの
①犬歯–犬歯間保定装置：固定式保定装置のうちでも最も多く使用される装置で，主として下顎前歯部に使用される．とくに矯正治療前，前歯に捻転や転位などの歯の位置異常があった場合，また動的処置後，思春期性成長旺盛期間が終了するまで下顎前歯部の叢生再発防止と犬歯間幅径を一定

に維持するため使用される．その他，動的処置後，下顎第三大臼歯の萌出が前方歯に何らかの影響を及ぼすと考えられる場合にも使用する．
②バンドおよびスパーによる保定装置：矯正治療前，捻転および転位などの歯の位置異常があった場合，その歯の保定を目的とし，バンドとスパーによって保定する装置である．とくに捻転歯の場合，後戻り傾向を防止するために1本のスパーを舌側に，もう1本のスパーを唇側に配置する．
2）永久保定*：動的処置後，かなり長期にわたって保定装置を使用しても，被移動歯がどうしても後戻り(再発)を招きやすい場合，補綴的(連続舌面ピンレッジ，連続インレー，ブリッジなど)に永久に保定することを永久保定という．
⇨可撤式保定装置，ボンダスプリント

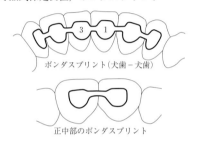

## 固定大臼歯の挺出　elongation of anchor molars, excessive eruption of anchor molars

固定大臼歯の挺出は固定の保護と同時に，矯正臨床上重要な問題である．固定大臼歯の挺出を促す要因としては，顎間ゴムのバーティカルフォース，アンカレッジベンドの量，第一大臼歯と第二大臼歯のレベリングの仕方，ヘッドギアの牽引方向などテクニック上の問題と，ポステリアルディスクレパンシーによる第二大臼歯，第三大臼歯の萌出力とそれに伴う歯槽突起の伸長などが考えられる．上顎固定大臼歯の挺出によりクロックワイズローテーションする．また，ベッグ法においては固定大臼歯の近心根の挺出による固定*の保護はきわめて優れたメカニズムであり，アーチワイヤーに屈曲したアンカレッジベンドによって大臼歯に中程度および強い力が加わると，固定大臼歯の遠心根が支点となって近心根を引き上げようとする．近心根はわずかに挺出し，これにより近遠心的方向の牽引力が近心根の周囲に生じ近心根の歯根膜は分離状態となる．ところが，遠心根に支点があるので遠心根のほうは根尖近くの近心部と辺縁近くの遠心部に歯根膜線維の硝子様変性を生じる．そして固定大臼歯は不動となるので，硝子化した歯根膜の部分は後に穿下性の吸収により吸収されると固定大臼歯は移動し，また新しい硝子化部分ができる．これが続くと固定大臼歯は少しずつピボタルムーブメントを起こして挺出し続ける．さらに，この固定大臼歯のアンカレッジベンドによる挺出は顎間ゴムにより助長されることになる．⇨ハンモック効果，固定効果

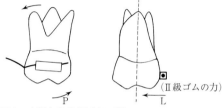

図1　上顎大臼歯(固定)に対して．
上顎固定大臼歯に加わる力はアンカレッジベンドにより歯根を持ち上げようとする力(P)に，頬舌的には犬歯のピンに使用されたⅡ級ゴムの力がワイヤーを介して大臼歯を舌側に傾斜させる力となって作用している．

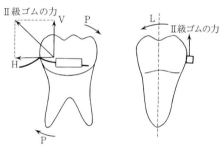

図2　下顎大臼歯(固定)に対して．
下顎固定大臼歯に加わる力はアンカレッジベンドにより歯根を持ち上げようとする力(P)にⅡ級ゴムによる前上方への牽引力とが作用している．Ⅱ級ゴムの力は大臼歯を垂直方向に挺出させる力(V)と固定大臼歯を近心に移動させようとする力(H)とに分けられる．また，頬舌的には固定大臼歯を舌側に傾斜させようとする力(L)も作用している．

## ゴニオン　gonion〔Go〕

頭部X線規格側貌写真分析で用いる計測点*の1つである．下顎下線平面*と下顎枝後縁平面*とがなす角度の二等分線が下顎角外形線と交わる点である．この計測点を用いた計測項目にゴニアルアングルがある．なお通常Goと略記する．

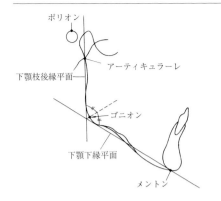

## コバルトクロム合金線　Co-Cr wire

Niの含有率の違いによってエルジロイ*，サンプラチナ線，エラスロイ(SK)などがある．これらのワイヤーの断面形態は丸型で，直径0.4～1.2mmの各サイズがある．コバルトクロム合金線は冷間加工と低温熱処理硬化性によって高弾性が得られるワイヤーである．使用目的はレベリング，双線弧線装置，ライトワイヤー法，リガチャーワイヤー，歯間分離に用いられる． ⇨矯正用材料

## コフィンスプリング
Coffin's spring　⇨コフィンの拡大床

## コフィンの拡大床
Coffin's expansion plate〔コフィンの破裂床〕

コフィン(Coffin, W.H.)により1881年に発表された，狭窄した上顎歯列弓の側方拡大をはかる可撤式拡大装置で，現在もこの装置を改良して多くの可撤式装置または固定式装置が緩徐拡大法*において応用されている．
【構造】可撤式装置は，床矯正装置を中央で分割し，この部に直径0.9～1.2mmのW型の弾力線(コフィンスプリング)を挿入して使用され，各種クラスプにより維持される．固定式装置は，第一大臼歯のバンドに直接鑞着されたコフィンスプリングと，症例により応用される各種の補助弾線により構成される．
【機能】装着時にコフィンスプリングをあらかじめ拡大するように調節し，スプリングに弾力のかかった状態で装着されることにより歯列弓を側方に拡大する矯正力となる．
⇨拡大装置，交叉咬合の治療

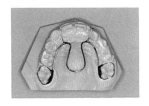

## コフィンの破裂床
Coffin's plate　＝コフィンの拡大床

## ゴム乳首　nipple, pacifier

哺乳用のもの(nipple)とゴム製のおしゃぶり(pacifier)を総称してゴム乳首という．哺乳時に用いるもので母乳に比べてその形態や機能があまりに非生理的なものは，授乳時に過度の口腔周囲筋の緊張を強いられたりすることから正常な口腔周囲筋の発育に対し為害作用があるとされる．また，好ましい形態や機能を有するものに比べて心理的な悪影響を及ぼしやすく，手指吸引癖，舌癖，咬唇癖などの異常習癖を誘発しやすいことも知られている．このような不安を解消するためには生理的な状態に近いものの使用が推奨されるが，いずれにしても母乳が最良であることは言うまでもない．一方，おしゃぶりは哺乳時以外，乳児にある程度の精神的な満足感をもたらすためのものである．しかし，長期にわたる使用は，上顎前突，開咬などの不正咬合の誘因になるといわれている．使用を中止することで自然治癒が期待されるが，単に強制的にやめさせようとしても逆効果であったり，代償的行為として手指吸引癖などの異常習癖に移行することもあるため，保護者との協力のもとに動機づけを行ったり心理的アプローチを試みることが大切である． ⇨不良習癖

## コラーゲン　collagen

体の中で最も大量に存在するタンパク質．このコラーゲンの主要な役割は，線維性成分としての力学的支持性であるが，コラーゲン分子の構造や発現様式は多様であり，細胞の増殖，分化にも積極的に関与していると考えられている．コラーゲンは，3本のポリペプチド鎖がグリシン残基を中心にして三重らせんを巻いた領域(コラーゲンヘリックス)を持つ分子である．分子は大まかな形により区別され，発見された順にローマ数字を付け，分類されている．コラーゲン分子の3本のα鎖(ポリペプチド鎖)の構成は，3本が同種の

ホモトリマーの分子と種類の異なるヘテロトリマーの分子がある．3本鎖コラーゲン分子の中で，Glyは内側に，その他のアミノ残基は表面側に並ぶ形である．現時点では19種類のコラーゲン分子が分類されており，α鎖の遺伝子は34種にもなる．これらのコラーゲンは構造や機能は異なっているが，生合成は酷似している．膜結合型からmRNAから作られたプレプロコラーゲン・ポリペプチドα鎖はシグナルペプチドの助けを借りて粗面小胞体膜を通り抜け，小胞腔に入る．このコラーゲン前駆体であるプロコラーゲンα鎖は，水酸化後，水素結合によって3本鎖らせんを作り，プロコラーゲンとなる．細胞外に分泌されたプロコラーゲンは，さまざまなプロコラーゲン・ペプチダーゼによってC末およびN末が分解され，コラーゲンとなる．コラーゲン分子は細胞外で，lysyl oxidaseの働きによって，修飾リシン側鎖間の共有結合で会合・架橋し，その集合体はより大きいコラーゲン原線維を形成し，さらに原線維の会合がコラーゲン線維を作っていく．コラーゲンファミリーは8つのサブファミリーに分けられている．

Ⅰ，Ⅱ，Ⅲ型コラーゲンなどに代表される線維性コラーゲンである．Ⅰ，Ⅲ型は，口腔領域では歯肉，骨，歯牙などで最も多くみられるものであり，Ⅱ型は軟骨で発現されている．Ⅳ型コラーゲンは基底膜の主成分である．ファシット（FACIT: fibril associated collagens with interrupted triple-helices）としては，コラーゲンⅨ型，Ⅻ型，Ⅷ型，Ｘ型コラーゲンがある．とくにＸ型コラーゲンは軟骨，中でも肥大軟骨細胞層に多く発現が認められている．

### コルチコトミー　corticotomy

　コルチコトミーとは外科的に皮質骨を除去あるいは切離することによって，歯および歯槽骨を可動性にして，その後矯正装置を用いて不正の改善および良好な咬合の獲得をはかる治療法である．この方法を併用すると，歯と周囲の歯槽骨が1つのセグメントとなって移動できるので，短期間で長距離の移動が可能である．歯や歯周組織の傷害が比較的少なく，移動後の結果が安定しており後戻りが少ない，歯体移動が期待できるなどの長所があり，成人の患者，外科的矯正治療における術後矯正治療，唇顎口蓋裂で上顎側方および前方拡大を必要とする患者などに有効である．単独歯移動では歯間歯槽骨の骨皮質のみを切削し（歯間コルチコトミー），数歯の移動ではさらに根尖より離れた位置で水平に線状切削する（水平コルチコトミー）．また海綿骨も唇舌的に完全に貫通した骨切離を追加し，ブロックごとの移動をはかる場合もある．矯正力としては比較的強い力が適用され，マルチブラケット装置，エクスパンションスクリューなどが有効である．

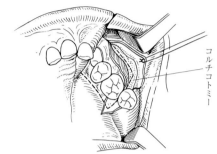

唇顎口蓋裂の上顎側方拡大時に，頬側，口蓋側歯槽骨に水平コルチコトミーおよび歯間コルチコトミー（点線）を行う図を示す（大谷隆俊ほか編．図説口腔外科手術学　下巻．医歯薬出版，東京，1989より引用改変）．

### 根間線維　interradicular fiber　⇨歯根膜線維

### コンケイブタイプ
concave type　＝凹型（顔面のタイプの）

### 混合歯咬合期における治療
treatment of mixed dentition

　混合歯咬合期は，顎の成長発育が旺盛な時期で，永久歯の萌出に伴い種々の不正咬合が明らかになってくるため，矯正治療開始の頻度の高い時期である．この時期の矯正治療の主な目的は，上下顎関係の改善に加えて歯列や顎の成長発育を障害する因子を除去することである．治療の特徴は，顎関係に異常がなく歯列の治療のみを行う場合，主に永久4切歯と第一大臼歯が対象となり，上下の顎関係に異常がある場合は，歯列と顎の発育を考慮した治療が必要となる．

1）正中離開：正中離開の原因には，正中過剰歯，側切歯の欠如および矮小歯，上唇小帯の付着位置異常などがあり，過剰歯が原因の場合はその歯の抜去，上唇小帯が原因の場合は小帯切除術が必要である．矯正装置としては，床矯正装置，舌側弧線装置，セクショナルアーチワイヤーなどを

使用する．永久切歯の萌出過程でときどきみられるアグリーダックリングステージ(ugly duckling stage)は生理的現象であり，自然に空隙が閉鎖するため，とくに治療は行わず経過観察する．
2）上顎前突：上下顎顎骨間の不調和を伴う骨格性上顎前突では，上顎骨の過成長にヘッドギア，下顎骨の劣成長に咬合斜面板やアクチバトールなどを使用して顎関係の改善を行う．歯槽性上顎前突では不良習癖が原因の場合に習癖の除去を行う．最近では非抜歯で正常咬合を確立したいという要望とNi-Tiワイヤーなどの技術革新からマルチブラケットシステムの局所応用で，非抜歯で完成させるツーバイフォーシステムによる早期治療と咬合誘導が一般的となっている．
3）下顎前突：歯槽性下顎前突には，アクチバトール，顎間固定装置，舌側弧線装置，切歯斜面板，上顎ライトワイヤー拡大装置などを使用して，早期に前歯部の被蓋改善を行う．骨格性下顎前突では，上顎骨の劣成長に上顎前方牽引装置，上顎拡大装置，下顎骨の過成長にオトガイ帽装置，上顎骨の劣成長と下顎骨の過成長が合併しているときに後頭部・オトガイ部固定装置(OMA)を使用して，顎関係の改善を行う．
4）叢生：機能的に問題が生じている症例は，セクショナルアーチ，舌側弧線装置，床矯正装置などを用いて治療を行う．その際に必要があれば，乳犬歯の抜歯を行う場合もある．

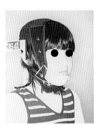

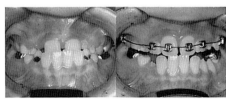

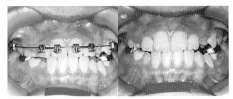

オトガイ帽装置(上図)と上顎ライトワイヤー拡大装置による下顎前突の治療．

5）開咬：不良習癖などが原因の歯槽性開咬は，習癖の除去を行う．指しゃぶりや咬爪癖などには指サック，咬舌癖はタングガード，タングクリブなどを使用する．また積極的に舌および口腔周囲筋のトレーニングを行う．骨格性開咬では，ハイプルチンキャップを用いて下顎を上方へ牽引するが，顎性異常の高度の症例ではあまり効果が期待できない．
6）過蓋咬合：下顎の前方および側方への運動制限や成長発育の抑制がある場合には，上顎のみブラケットとスピーカーブのNi-Tiワイヤーにより，まず咬合挙上を主体とした早期非抜歯矯正治療を行う．その後，下顎の成長発育により上顎前突過蓋咬合が改善されていく．⇨不正咬合の治療，咬合誘導，上顎前突過蓋咬合の早期矯正治療法，モイヤースの混合歯咬合の分析

### 混合歯列期　mixed dentition period

混合歯列期は乳歯列期から永久歯列期への移行の時期であり，永久歯の萌出とともに歯列弓の顕著な成長と発育的変化がみられる時期である．つまり第一大臼歯または他の永久歯の萌出がみられる期間から第二大臼歯萌出までである．混合歯列期では歯列および咬合について次のような特徴が観察される．
1）切歯の交換：上下顎永久前歯歯軸傾斜角は上下顎乳前歯歯軸傾斜角と比較して小さく，つまり上下顎永久前歯歯軸傾斜角は128.4°，上下乳前歯歯軸傾斜角は146.4°となる．乳切歯と永久切歯の歯冠近遠心幅径の差をインサイザーリアビリティー(incisor liability)とよんでいる．上顎では7〜8mm(平均男性7.6mm，女性6.0mm)，下顎では5〜6mm(平均男性5.2mm，女性5.0mm)である．インサイザーリアビリティーを補償する要素としては，犬歯冠幅径の増大(歯槽骨の側方成長と永久切歯の萌出による乳犬歯の側方移動)，乳歯列の発育空隙の存在，歯列弓の前方成長(歯槽骨の前方成長と永久切歯の唇側傾斜)があげられる．上顎の切歯交換期は，みにくいあひるの子の時期*(ugly duckling stage)とよばれる．この時期の前歯には一過性の空隙や傾斜がみられる時期であり，歯の萌出過程における生理的な現象である．つまり上顎中側切歯が遠心に傾斜し，正中離開を生じている状態であるが，空隙は側切歯や犬歯の萌出により閉鎖され中側切歯の歯軸も正しくなる．一方下顎切歯は舌側に萌出するが唇側に

次第に移動する．この傾向はとくに下顎側切歯で顕著である．
2）側方歯群の交換：ナンス(Nance, 1947)は乳犬歯と第一および第二乳臼歯の歯冠近遠心幅径の総和から，永久歯の犬歯と第一および第二小臼歯の歯冠近遠心幅径の総和の差をリーウェイスペース*(leeway space)とよび，側方歯群の交換を円滑に行ううえで必要不可欠なものであるとしている．このリーウェイスペースは上顎では約1mm，下顎では約3mmである．このスペースは主として第一大臼歯の近心移動として，第一大臼歯の咬合調整に利用される．
3）前歯の咬合関係の特徴：オーバーバイト*とオーバージェット*は大臼歯の萌出時期に一過性に減少する．これは大臼歯の萌出が開始されると大臼歯を被っている歯肉が咬合位に達する以前に接触してしまい，オーバーバイト，オーバージェットが減少するものである．萌出が完了し咬合を行うようになると元に戻る．
4）第一大臼歯の咬合調整：乳歯咬合関係の多くはバーティカルタイプであるため，萌出間もない上下顎第一大臼歯は1歯対2歯の咬合関係を営んでいないことが多い．しかし第二乳臼歯脱落後以下の経過を経て，上下顎第一大臼歯は正常な咬合を営む．
①第二乳臼歯が脱落後，上下リーウェイスペースの差により下顎第一大臼歯が近心移動を行う．
②下顎の成長が上顎に優ること．
③乳歯列の咬耗により下顎歯列弓が前進する．

次に多いタイプであるメジアルステップタイプの場合は，上下顎第一大臼歯は咬合位に達すると，ただちに正常な咬合関係を作る．ときには近心咬合になる場合もある．またディスタルステップタイプでは遠心咬合になりやすい．そのため早期に上下顎第一大臼歯の咬合関係を正常にするため下顎第二乳臼歯の遠心面の積極的なトリミングを行うこともある．
⇨歯列弓の成長発育，第一大臼歯の咬合調整

## 混合歯列の正常咬合
normal occlusion of mixed dentition

混合歯列期は乳歯列から永久歯列へ移行する時期であり，顎骨の成長が盛んになり歯列の構成も異なってくる．しかし，正常な永久歯列を確立するのに重要な時期でもあり，歯科矯正臨床においてもこの時期の咬合誘導は大切である．したがって，この時期に注意しなければならない正常な状態といえる項目を以下に述べる．
1）前歯の被蓋関係：適切なオーバーバイト，オーバージェットを持ち，歯軸が乳歯よりも唇側に傾斜した咬合である．
2）大臼歯の咬合関係：正常な乳歯咬合のターミナルプレーン*はvertical typeとmesial step typeであり，これに沿って萌出してくる第一大臼歯は咬頭対咬頭，あるいはそれに近い咬合関係になっている．側方歯群が交換した後は上下顎のリーウェイスペース*の差により正常な咬合関係を呈するようになる．
3）切歯の交換：下顎中切歯，側切歯は舌側位から萌出し，上顎中切歯はわずかに遠心傾斜して，正中部に空隙を生じさせながら萌出してくる．この空隙は側切歯と犬歯の萌出によって閉鎖されるが，この期間の状態をとくにみにくいあひるの子の時期*(ugly duckling stage)といい，矯正治療による空隙の閉鎖は必要ない．ただし側切歯の舌側転位や正中埋伏過剰歯など，歯列不正を生じる場合は早期に治療を施すことがある．
4）側方歯群の交換：乳歯から永久歯への歯の交換が順序良く行われることが大切で，乳歯の早期喪失*による第一大臼歯の近心傾斜などにより後継永久歯の萌出するスペースがなくなると不正咬合の原因になる．
5）第一大臼歯の咬合関係：第一大臼歯の咬合関係が正常な状態になるためには，次の事項に注意する必要がある．
①ターミナルプレーンがvertical typeあるいはmesial step typeであること
②リーウェイスペースが利用できること
③下顎の成長が上顎の成長よりやや優ること
④乳歯列の咬耗による下顎歯列弓の前進
⑤下顎霊長空隙が利用できること
6）永久歯の萌出順序：望ましい永久歯の交換順序は上顎が6→1→2→4→5→3→7と6→1→2→4→3→5→7，下顎が6→1→2→3→4→5→7と6→1→2→4→3→5→7である．また，上下顎側方歯群の理想的交換順序は4→3→4→3→5→5とされている．
7）永久歯萌出に伴う歯槽骨の成長
①前方成長：永久切歯の唇側傾斜した萌出や犬歯部の成長が関与し，前方への歯列弓長径の成長がみられる．
②側方成長：上顎は唇側部からの犬歯の萌出によ

り側方へ成長し，犬歯間幅は増加する．第一大臼歯が萌出し，正常な咬合を営むと調和のとれた大臼歯間幅が確立される．⇨早期治療

**痕跡歯** microdont, dwarfed tooth ⇨矮小歯

**根尖線維** apical fiber ⇨歯根膜線維

**コンソリデーションアーチ** consolidation arch
　ジャラバック (Jaraback, J.R.) によって開発されたエッジワイズ法の治療で用いられる空隙の閉鎖を目的としたアーチワイヤーである．コンソリデーションアーチは一般的に.016″のエルジロイが使用され側切歯のブラケットの遠心に垂直フックを持ち，エッジワイズ法の治療における大臼歯の近遠心関係の矯正，抜歯空隙の閉鎖を行う段階で主に用いられる．この際，垂直フックにゴムリングを用い空隙の閉鎖をはかる．

**コンディリオン** condylion [Cd]
　頭部X線規格側貌写真上の計測点*の1つであり，顆頭の最上縁点をいう．なお，通常Cdと略記する．

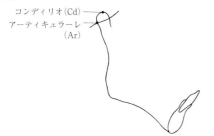

**コントラクションアーチ** contraction arch
　クローズドループ，クローズドバーチカルループ，クローズバーチカルヘリカルループなどの種類のコントラクションループ*がアーチワイヤーに付与されたものをいう．主として空隙の縮小，閉鎖を目的として断続的な力として働く．臨床的には，ループだけでなくファーストオーダーベンド，セカンドオーダーベンド，サードオーダーベンドが付与されて歯の移動を制御する．

**コントラクションループ** contraction loop
　マルチブラケット装置による治療においてアーチワイヤーに付与されるループの1つの形態で，抜歯空隙の縮小や閉鎖を行うために用いるループである．ループの部分のワイヤーの弾性によって作用が発現し，その強さや縮小量はループの形状やワイヤーの太さ，長さによって左右される．コントラクションループの種類にはクローズドバーチカル（ヘリカル）ループ*などがある．

**コントロールバー** control bar
　1984年，亀田によって考案された付加物である．従来ベッグ法のStage Ⅱ, step 2 では大臼歯群の前方移動により抜歯空隙を閉鎖してきた．このとき，前歯群の相反移動には過度の舌側傾斜を防止し，多少のトルキングを行うために，下顎の前歯部にブレーキングアーチやリンガルルートトルキングオーギジリアリーが装着されることが多かった．これらの付加物は屈曲が複雑で熟練を要し，口腔衛生上も問題が起こった．そこで前歯群の後退による抜歯空隙の閉鎖と多少の前歯群トルキングが必要な場合に付加物としてコントロールバーが使用される．前歯群の後退を行う際に，コントロールバーは.018″あるいは.020″ラウンドワイヤーと併用して装着し，前歯群の舌側への過度の傾斜を防止すると同時に多少のトルキングを行うための付加物である．そのためコントロールバーはトルキングバーともよばれている．これら付加物に代わりコンビネーションワイヤーが用いられることもある．コントロールバーは.016″×.022″のツイステッドリボンアーチワイヤーをセクショナルワイヤーとして屈曲し調整する．コントロールバーは以下の目的で使用される．①理想的な歯軸傾斜角となった上下顎前歯の保持，②上下顎前歯の歯根の唇舌的なレベリング，③上下顎前歯の多少のトルキング，④顎間Ⅱ級ゴム使用時の下顎前歯や顎間Ⅲ級ゴム使用時の上顎前歯の前傾防止，⑤上下顎大臼歯部の近心移動に対する前歯群の加強固定，⑥下顎前突や開咬症例でのオーバーバイトの増加．

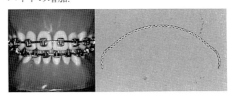

**コンバーティブルブラケット**
convertible bracket

エッジワイズ装置のツインブラケットの1つで，ブラケットの溝を小さな横棒で閉鎖して一時的に角チューブとして用いるものである．使用法は第二大臼歯が萌出不全で，バンドの適合が不可能であるが，萌出後にバンドを装着する予定であれば，このブラケットを第一大臼歯に一時的に角チューブを装着する目的で使用する．第二大臼歯が萌出後チューブを装着する．ブラケットの横棒は軽く付着されているため必要な場合は簡単にプライヤーで撤去できる．ブラケットのサイズは.018″×.025″と.022″×.028″がある．

## コンビネーションアンカレッジテクニック
combination anchorage technique

コンビネーションアンカレッジテクニック(CAT)は，トンプソン(Thompson, W.J.)により考案された，ベッグ法*とエッジワイズ法*のストレートワイヤー法とを組み合わせ，2つのテクニックの長所を取り入れた治療法である．したがって，ブラケットおよびバッカルチューブにベッグとエッジワイズの2つのスロットを持つのが特徴である．治療術式は，治療過程がフェーズⅠからフェーズⅣに分かれており，フェーズⅠ，Ⅱ，Ⅲでは主にベッグのスロットを，フェーズⅣでは主にエッジワイズのスロットを使用する．
フェーズⅠ(編成)：①排列およびレベリング，②上下の歯および歯列弓のⅠ級関係，③オーバーバイトとオーバージェットの補正，④捻転歯の補正，⑤歯列弓形態の補正，⑥オーバーコレクション．
フェーズⅡ(統合)：①残留スペースの閉塞，②切歯の唇舌的位置の維持あるいは補正，③フェーズⅠの継続または維持．
フェーズⅢ(歯冠と歯根の整合)：①歯根のアップライティングとパラレリング，②前歯のトルク，③フェーズⅠ，Ⅱの継続あるいは維持．
フェーズⅣ(全体的調和)：①精密な咬頭嵌合との機能的調和の獲得，②トルクおよびアップライティングの最終的仕上げ，③一部保定の開始．
⇨マルチブラケット法

## コンビネーションブラケット
combination bracket

1963年，フォーゲル(Fogel, M.S.)とマギル(Magill, J.M.)によりコンビネーションテクニックが発表され，その中で使われ，その後改良されたものであり，エッジワイズ法で用いられるブラケットの基底面にバーティカルスロットを加えた構造のものである(図1参照)．ホリゾンタルスロットを使用してエッジワイズテクニック，またバーティカルスロットを使用してライトワイヤーテクニックの両方を組み合わせて使用できるブラケットである．なおバーティカルスロットが3個ついたブラケットもある(次頁の図2参照)．

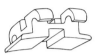

図1　バーティカルスロットが付いている．

## コンビネーションワイヤー　combination wire

アルファチタニウム(α-titanium)が主成分で，口腔内に装着するとアルファチタニウムが唾液中の水素イオンと結合し，水酸化チタニウムに変化して硬化するワイヤーである(個人差があり硬化しないこともある)．このワイヤーは前歯部に適合する部分が.022″×.018″の角線，臼歯部に相当する部分が.018″楕円形の断面を有する特殊なものである．角線の部分の長さは上顎用が64mm，下顎用で46mmである．KBテクニックのStageⅡ，step1(前歯群の後方移動による抜歯空隙の閉鎖と多少の前歯群のトルキングを行う段階)において用いられる場合がある．このワイヤーを装着することによって前歯部ではトルクが行われ，かつ顎内水平ゴムの装着によって抜歯空隙の閉鎖時の前歯群の加強固定あるいは相反固定の効果が得られる．一方，臼歯部ではワイヤーが楕円形であるため，摩擦力が比較的小さく円滑な前歯群の後退，あるいは臼歯群の頰舌方向の不要な傾斜を制限した近心移動による抜歯空隙の閉鎖をはかることができる．

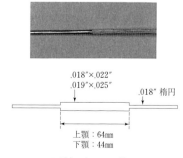

コンビネーションワイヤー．

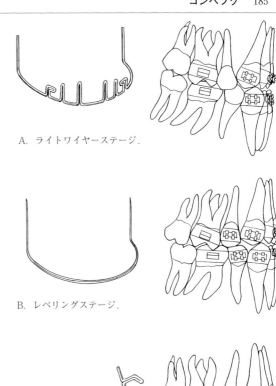

A. ライトワイヤーステージ.

B. レベリングステージ.

C. エッジワイズステージ.

図2 コンビネーションブラケットを使用したテクニック(Fogel, M.S., Magill. J.M. The combination treatment in orthodontic practice. Lippincott, 1972より引用改変).

**コンピュータ診断** computed diagnosis

1972年にサバラ(Savara, B.S.)およびウォーカー(Walker, G.F.)により頭部X線規格写真分析へのコンピュータの応用がなされて以来, パーソナルコンピュータの高性能化に伴ってディジタイザー, X-Yプロッターを用いたコンピュータによる診断および抜歯部位の選定を含めた治療計画の立案が広く行われるようになった. また, 主として緊急医療用または, 全身疾患用に開発された. X線コンピュータ断層(X線CT), MRI, 超音波断層などを行った二次元断層を三次元像に再構築することにより, 構造物を立体像として把握できるようになったことから, コンピュータ診断は現在一般的なものになっている. ⇨クワドダイアグノーシスシステム(QDS)

**コンベックスタイプ**

convex type ＝凸型(顔面のタイプの)

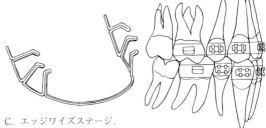

### サーカムフェレンシャルクラスプ（ワイヤー）
circumferential clasp(wire)

　前歯部など多数歯の外周を取り囲むことで床矯正装置などの維持装置として用いられるクラスプである．乳臼歯の早期喪失や脱落の後，乳犬歯のクラスプと臼歯部の強固なクラスプを連続させて使用すれば，有効な広範囲の保持が得られる．抜歯症例などの保定装置に使用するサーカムフェレンシャルワイヤーは大臼歯遠心部まで延長し，囲むようにしたものである．
【長所】①多数歯の保持に優れている．②歯周組織への悪影響が少ない．③床矯正装置などの着脱が容易である．④作製および調節が容易である．
【短所】①維持力が弱い．②変形しやすい．

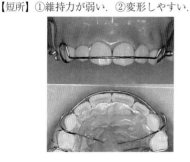

### サードオーダークリアランス　third order clearance
　角型ワイヤーをブラケットに挿入した際に，その角型ワイヤーの角の部分がブラケットスロットの切端側辺縁と歯肉側辺縁にあたるまでの長軸方向での回転する角度をいう．つまりトルクの遊び（play of an orthodontic wire in the bracket slot）である．

### サードオーダーベンド　third order bend
　エッジワイズ法（スタンダード）*におけるワイヤーベンディングの1つで，いわゆるトルク*として知られるもので，歯根および歯冠の唇（頬）舌的移動のためアーチワイヤーの水平面上にツイスト（ねじれ）を与える屈曲をいう．前歯部のトルクとして，①ラビアルクラウントルク（リンガルルートトルク）：歯冠を唇側，または歯根を舌側に移動させるもの，②リンガルクラウントルク（ラビアルルートトルク）：歯冠を舌側にまたは歯根を唇側に移動させるものがある．また臼歯部では，①バッカルクラウントルク（リンガルルートトルク）：歯冠を頬側または歯根を舌側に移動させるもの，②リンガルクラウントルク（バッカルクラウントルク）：歯冠を舌側または歯根を頬側に移動させるものがある．これらには，プログレシブポスティリオルトルク，コンティニュアスポスティリオルトルクがある．

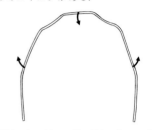

上顎アーチワイヤーのサードオーダーベンド．

### サードオーダーローテーション
third order rotation　⇨トルク

### 最小の固定
minimum anchorage, Type C anchorage

　抜歯症例における抜歯空隙利用による固定の分類*の1つであり，Type C anchorageともいわれる．通常固定大臼歯が抜歯空隙の1/2またはそれ以上近心に移動することが許容されるものである．最小の固定が求められる症例としては，下顎前突や開咬であり，上下顎犬歯間の排列を行うことが主で，固定大臼歯を近心移動させる際に抜歯空隙の1/2またはそれ以上利用できるものである．小臼歯の抜歯空隙を6mmとすると，3mm以上（両側で6mm以上）臼歯が近心移動できる症例ということになる．
⇨抜歯空隙の利用度による固定の分類，クワダダイアグノーシスシステム（QDS），抜歯基準

### 再接着　rebonding
　ブラケット，チューブの脱落・破折やブラケットポジション，ブラケットアンギュレーションの変更のために再度接着を行うこと．ダイレクトボンディング法の手順として再接着のために，アタッチメントおよび接着剤を歯面から撤去する操作（ディボンディング）が必要となる．フィラーを

含まないMMA系接着剤は撤去時の問題は少ないが，多量のフィラーを含むペーストタイプの接着剤を用いた場合は撤去が容易でないため，エナメル質表面を損傷しないように注意が必要である．歯面と接着剤の間において，エッチングしたエナメル質の凹凸部に接着剤の濡れが広がり，浸透硬化して発揮する機械的嵌合力に加えて，樹脂含浸層の形成により接着するためには，撤去後の歯面残留接着剤をバーまたはポイント類，ボンドリムービングプライヤー，手用スケーラー，超音波スケーラーなどにより十分除去することが重要である．つまり，残留接着剤の完全除去と歯面の清掃に加えて，接着剤の濡れの向上，被着体表面積の増大，接着剤が浸入硬化して機械的嵌合力を発揮するための微小な凸凹の形成などが再エッチングにより十分行われることにより，再接着性は強化される．

**最大の固定**
maximum anchorage, Type A anchorage
　抜歯症例における抜歯空隙利用による固定の分類*の1つであり，Type A anchorageともいわれる．抜歯空隙の1/4以上の固定大臼歯の近心移動が許されない症例である．小臼歯の抜歯空隙を6mmとすると，1.5mm以上（両側で3mm以上）臼歯の近心移動が許されない症例ということであり，逆にいえば前歯の後退量が4.5mm以上（両側で9mm以上）必要となる症例ということになる．最大の固定が求められる症例としては，オーバージェット，オーバーバイトがともに大きく咬合挙上を必要とするアングルⅡ級1類や著しい叢生症例の場合などがあるが，歯は常に近心移動をする傾向があり，わずかな不注意から固定くずれをまねく危険性があるので治療には注意を要する．
⇨顎内固定，顎間固定，顎外固定，加強固定，抜歯空隙の利用度による固定の分類，クワドダイアグノーシスシステム（QDS），抜歯基準

**最適矯正力** optimal orthodontic force
　矯正力*の大きさは便宜上，強い力（heavy force），弱い力（light force），最適矯正力（optimal orthodontic force）に大別できるが，最適矯正力とは，歯根膜の圧迫側の歯周組織が最も速やかに効果的な改造現象を引き起こしたときに生じる力をいう．この矯正力は個体によっても，また同一個体においても年齢，性差によっても異なる

が，オッペンハイム（Oppenheim, 1911）とシュワルツ（Schwarz, 1931）は，歯根面積当たりの力が毛細血管の血圧で20〜26g/$cm^2$以下，近藤は80g/$cm^2$が好ましいとしている．最適矯正力が働いた場合，臨床的所見は以下の状態であるとされている．
1）矯正力の働いている歯に自発痛がない．
2）打診に対して著しい反応がない．
3）歯の弛緩動揺がない．
4）治療方針に従った歯および顎の移動が認められる．
5）X線診査により歯根，その他の歯周組織の病的な変化が認められない．

**サイトカイン** cytokine
　細胞間情報伝達分子のことをいう．一般的に細胞の増殖，分化，死や細胞機能の発現，停止は周りの細胞により厳密に制御される．その結果，正常な発生や生体の恒常性が維持されている．こうした細胞同士のコミュニケーションは，細胞表面分子を介する直接的な細胞同士の接触やサイトカインを介して行われている．サイトカインは種々の細胞から分泌され，細胞の情報伝達にかかわるタンパク質であるが，抗体のような特異性を持たない．サイトカインは分子量がおおむね1万〜数万程度のタンパク質であり，ホルモンのように産生臓器は明確ではなく，比較的に局所的に作用する場合が多い．サイトカインは，生体内で免疫／生体防御，炎症／アレルギー，発生・分化（形態形成），造血機構，内分泌系，神経系に直接的あるいは間接的に関与し，またその破綻としての各種疾病にも大きく関係している．

**再発** relapse　＝後戻り　relapse

**サイバネティックモデル** Cybernetic model
　ペトロヴィック（Petrovic, 1975）が顎顔面頭蓋の成長発育に及ぼす因子について検討した際，モス（Moss, 1963）のファンクショナルマトリックス説を基礎として1975年に発表した下顎骨の成長についての考えである．すなわち，下顎骨の成長発育は下顎骨自身の成長能力やホルモンなどの内分泌系の影響を受ける．これと同時に，上顎骨の前下方への成長に対して上下の歯の嵌合を得るために神経筋機構によって下顎骨が前下方に転位する．この新しい下顎位に適応して顎関節部および

下顎骨の改造や成長が発現されるという説である．また，下顎位の変化による内側翼突筋，外側翼突筋の張力の変化は蝶形骨の位置変化や，これによる鋤骨への影響をもたらし，その結果，上顎骨の垂直的位置変化を誘導する．これにより下顎位の変化につながる．さらに下顎頭を介して関節窩に加わる側頭骨への機能圧や，咬筋，側頭筋から側頭筋への張力の変化が側頭骨の回転をもたらし，下顎がこれに適応して，その位置を変化させるというものである．⇨機能的母体説

**坂本法（頭部X線規格側貌写真の重ね合わせの）**
profilogram by Sakamoto ⇨プロフィログラム

**鎖骨頭蓋異骨症**
cleidocranial dysostosis (dysplasia)
鎖骨の欠損と頭蓋骨の形成異常を症状とする先天的異常で，常染色体優性遺伝が病因とされる．短頭型が多く，大泉門の閉鎖不全により前額部から頭頂部にかけて陥凹（頭蓋圧痕）を示す．知能障害は伴わない．口腔内所見では上顎骨の劣成長による反対咬合や開咬を示し，乳歯晩期残存，永久歯萌出遅延，過剰歯，短根が多くみられる．この疾患を有する患者の矯正治療は健康保険の適用となる（2002年4月以降）．

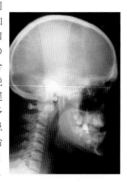

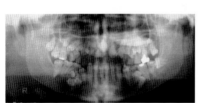

**サッスーニ法** Sassouni analysis
頭部X線規格側貌写真の分析法の1つである．サッスーニ法の特徴は，標準値を基準としない円弧による分析法ということである．使用する平面は，①平行平面：眼窩最上壁部（RO）と前床突起最上部（Cl）を結ぶ直線（上眼窩平面）に平行で下垂体窩底部（Si）に対する接線である．②咬合平面，③口蓋平面，④下顎下縁平面．
この4つの平面が後方で交わる点をO点（O）とする．一般的にこれらの平面が直径15mm程度の円内に入る部分の中心をO点とするが，この円内に入らない平面がある場合は，その平面を除いてO点を設定する．このO点，前鼻棘および後鼻棘を中心として円弧を描き，顔面のバランスを円弧によって評価する．使用する円弧および日本人の平均値は以下のとおりである．
1）前後関係を評価する円弧
①前円弧：O点を中心としてナジオン（N）から描かれた円弧である．調和のとれた円弧は前鼻棘（ANS），上顎切歯切縁（$\underline{1}$），ポゴニオン（Pog）を通過する．たとえば上顎の後退を伴わない骨格性下顎前突では，ポゴニオン（Pog）が前円弧より前方に存在する．平均値：前円弧からANS＝－4.50±2.12mm，前円弧から1＝－0.03±1.83mm，前円弧からPog＝－0.58±1.92mm．
②基底円弧：O点を中心としてA点（A）から描かれた円弧である．理想的にはB点（B）を通過し，上下顎基底骨の相対的な前後関係を評価する．平均値：基底円弧からB点＝－1.33±1.67mm．
③中顔面円弧：O点を中心としてテンポラーレ（Te：篩骨と側頭下窩前壁とが交わるX線写真上の点である）から描かれた円弧である．上顎第一大臼歯の位置を検討する円弧で，理想的には上顎第一大臼歯近心隣接面を通過する．平均値：中顔面円弧から上顎第一大臼歯近心隣接面＝－4.01±2.78mm
④後円弧：O点を中心として，セラ背部（SP：下垂体窩の内輪郭上の最後方点である）から描かれた円弧である．理想的にはゴニオン（Go）を通過する．平均値：後円弧からゴニオン（Go）＝－6.22±2.44mm
2）垂直関係を評価する円弧

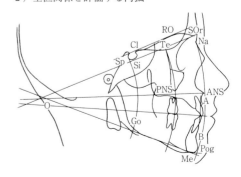

①前垂直円弧：前鼻棘（ANS）を中心として眼窩上縁（SOr：眼窩上縁部とその側方像との交点の最前方点である）から描かれた円弧である．平均値：前垂直円弧からメントン（Me）＝－4.33±1.99mm
②後垂直円弧：後鼻棘（PNS）を中心として後円弧と平行平面の交点を通る円弧である．理想的にはこの円弧がゴニオン（Go）を通る．平均値：－2.99±2.81mm

## サッスーニ法（頭部X線規格正貌写真の）
Sassouni analysis（antero-posterior roentgenographic cephalogram）

　頭部X線規格正貌写真の分析法の1つである．基準平面は眼窩縁と斜眼窩線との交点であるLoとLo'を結ぶLo平面である．この平面から鶏冠頭部の最も狭窄している部位であるクリスタガリ（CG：crista galli）を通過する垂線を描き，正中線とする．分析項目は，1．骨格型，2．歯槽型，3．顔面の対称性の3つに大きく分けられる．サッスーニ法による頭部X線規格側貌写真の分析と合わせて検討を加える．サッスーニ法の分析項目は以下のとおりである．
1．骨格型
1）上顔面幅：眼窩縁と斜眼窩線との交点であるLoとLo'（左右側）間の距離である．7～8歳以後ほとんど変化はない．
2）中顔面幅：頬骨弓最外上方の点であるZygとZyg'（左右側）間の距離，および頬骨下縁のMaと上顎第一大臼歯間の最陥凹点であるMxとMx'（左右側）間の距離の2点をもって評価する．Maは頬骨下縁と筋突起との交点と頬骨最下縁点との中点である．
3）下顔面幅：頭部X線規格側貌写真と相対する左右のゴニオン（Go）間の距離である．上顔面幅と下顔面幅は，ほぼ同等であるとされる．
2．歯槽型
1）上顎第一大臼歯の位置：LoとMx，またLo'とMx'を結ぶ直線を延長し，この直線から左右側上顎第一大臼歯頬側面までの垂直距離で評価する．平均的に上顎第一大臼歯頬側面は，この直線上にある（±2mm）．交叉咬合症例の大臼歯の位置評価や歯列幅の評価に有効である．
3．顔面の対称性
1）Lo平面からクリスタガリ（CG）を通る垂線（正中線）を引き，これに対する計測点までの距離を左右側で検討する．このとき用いる計測点は以下

のとおりである．
①RO，RO'：眼窩の最上縁点である．
②LO，LO'：眼窩縁と斜眼窩線との交点である．
③FM，FM'：前頭頬骨縫合の外側の点である．
④Zyg，Zyg'：頬骨弓最外上方の点である．
⑤Ma，Ma'：頬骨下縁と筋突起との交点と頬骨最下縁点との中点である．
⑥Mx，Mx'：頬骨下縁のMaと上顎第一大臼歯間の最陥凹点である．
⑦Ms，Ms'：乳様突起の最下点である．
⑧Go，Go'：左右側ゴニオンである．
⑨IS，IS'：上顎中切歯の最下点である．
⑩Me：オトガイ部の最下点である（正中線に対しての左右への変位量を検討する）

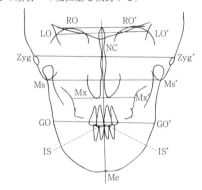

## サテライトリング　satellite ring
〔エラストメトリックタイイングリング〕

　エッジワイズブラケットやKBTブラケットにワイヤーを装着するエラストメトリックスである．透明色とグレー色の2種類があり，装着するときの強さはいずれも同じである．メーカーによってさまざまな名称でよばれている．これを使用すると結紮線による粘膜損傷は起こりにくいが，食物が詰まりやすく，そのために時間が経つと変色を起こす．ゴムが疲労しやすいため，診療のたびに装着し直さなければならない．また捻転の除去には不向きであるなどの短所はあるが，チェアー

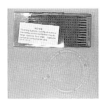
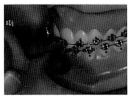

タイムの短縮に大きく貢献するため最もよく使用されている.

**差動矯正法** differential orthodontic treatment

多くの教科書どおりのマルチブラケットシステムの矯正治療法(マニュアルどおりの矯正治療)は上下顎同時に矯正装置を装着し、また同時に抜歯をして開始することを原則としている.

しかし,矯正治療の普及,技術・手法の進歩や,その効率性からみての多様化と矯正治療に対する患者の考え方の多様性から,教科書どおりやマニュアルどおりの矯正治療が必ずしも最善の治療法とはいい難い症例(とくに小児のある種の不正咬合や成人の場合)が生じており,これに対する効率的矯正治療法として差動矯正法が開発されている.

差動抜歯法の項で解説するように下顎前突症例の場合,下顎小臼歯を先に抜歯を行い下顎切歯を何らかの方法(下顎にブラケットワイヤーによる方法あるいはチンキャップによる下顎の成長抑制)でオーバージェットをプラスとしてから上顎にブラケットとワイヤーを装着する矯正治療法として開発され(1967,亀田),その後,上顎前突の差動矯正治療法が開発された(1994,亀田).

この方法は上顎前突過蓋咬合やオーバージェットの大きな症例の場合,上下顎小臼歯を同時に抜歯して矯正治療を開始すると下口唇を咬む癖が生じやすく,治療の終盤で二態咬合を生じやすく,オーバージェットが残りやすいことを防止する矯正治療法であり,また過蓋咬合では上下顎同時の矯正装置の装着により下顎前歯部の装置が破損しやすく,それにより患者・術者ともにストレスを与え結果として治療結果を悪くする.これらを防止するために考え出された治療法である.

**【方法】**

まず,上顎歯のみにブラケットワイヤーを装着(抜歯・非抜歯とも)し,上顎前歯のレベリングと咬合挙上を行いオーバーバイト・ジェットを多少改善したところで,下顎歯にもブラケットとワイヤーを装着し上顎前突過蓋咬合の治療を続行して,オーバージェット・バイトを適正にしていく.

なおこの方法は上顎前突過蓋咬合の早期治療法としても用いられている⇨「上顎前突過蓋咬合の早期治療法とその症例」参照.

**【症例:成人18歳2か月の女性の過蓋咬合(下顎切歯2本先天的欠如)】**

1. アングルⅠ級(下顎2本切歯先欠のため)
2. オーバーバイト:8.0mm,オーバージェット:14.5mm
3. 下顎側切歯2本先天的欠如

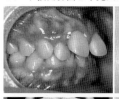

オーバーバイト:8.0(mm).
オーバージェット:14.5(mm).

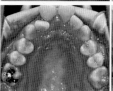
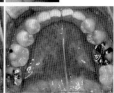

初診時口腔内写真.

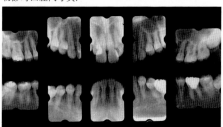

初診時のデンタルX線写真(18歳2か月).

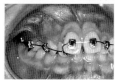
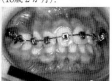

上顎前歯部のレベリングと咬合挙上がある程度達成されるまでは(約6か月)下顎にブラケットとワイヤーは装着しなかった.

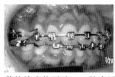
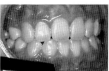

動的治療終了時の口腔内写真(20歳2か月:動的治療期間:24か月).

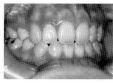

保定後4年の口腔内写真(24歳2か月).

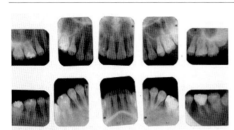

動的治療終了時のデンタルX線写真.

4．抜歯部位：上顎左右第一小臼歯2本のみ
5．動的治療期間：24か月
6．ステージⅠ：15か月(OB，OJの改善に，そしてオーバーコレクションに大半の時間がかかった)
7．ステージⅡ：6か月(上顎のみの空隙閉鎖のため予想以上に時間がかかった)
8．ステージⅢ：3か月
9．保定：プリフィニッシャー(抜歯用を下顎23部を改変)＋ホワイトニング

**差動矯正力**　differential force
⇨ディファレンシャルフォース

**差動成長**　differential growth　⇨臓器発育曲線

**差動抜歯法**　differential time extraction, differential site extraction
　亀田は骨格性下顎前突抜歯症例で，まず下顎の小臼歯の抜歯を行い，オーバージェット・バイトをプラスにしてから，上顎の小臼歯の抜歯を行い，上顎前歯の歯軸をacceptable rangeに仕上げるという時間差抜歯矯正(differential time extraction)を初めて論文の中で発表した【症例：18歳の女性の骨格性下顎前突：下図は1968年動的治療終了,

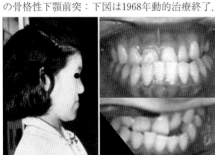
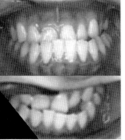

初診時(18歳9か月，女性，骨格性下顎前突).

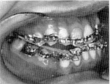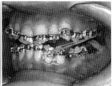

下顎44の抜歯をまず行いⅢ級ゴムを使用した(1966).

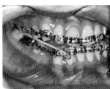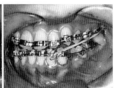

上顎の小臼歯の抜歯はあえて行わず，まずオーバージェットを出すことにした.

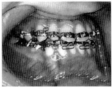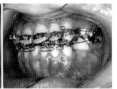

オーバージェットを出してから上顎の44の抜歯をした.

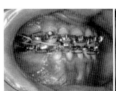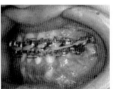

第3段階でアップライティングをした.

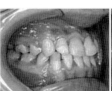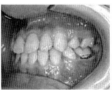

動的治療終了時(治療期間：20か月).

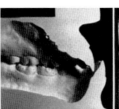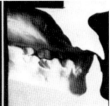

18歳9か月．　　　　20歳5か月．

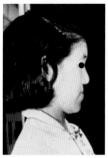
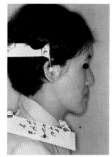

治療前.　　　　　治療後.

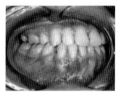
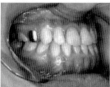

保定後3年，5年後の口腔内写真.

発表：1979, 亀田晃. Am J Ortho Dentofacia Orthop. 1982：81(3). 209-228. に掲載】

　この差動抜歯矯正治療法には，ほかに成長期の下顎前突の症例で下顎の過成長を防止するためにまず下顎の小臼歯(第一，第二のいずれか)を抜歯し，チンキャップなどの下顎成長を抑制する装置を用いて下顎の成長をコントロールしながら上顎歯列をブラケットとワイヤーで非抜歯で排列し，オーバジェット，オーバーバイトが十分に獲得された時点で下顎にもブラケットとワイヤーで排列を行うという方法がある．

　さらに上顎前突症例の場合で，オーバージェット・オーバーバイトの大きい抜歯症例では，オーバーバイトの減少の前にオーバージェットの減少が先行することを防止するために，またオーバージェットの大きい症例の場合，上下顎小臼歯同時抜歯による抜歯空隙閉塞後のオーバージェットの残留を防止するために，まず上顎小臼歯(多くは第一)を抜歯し，下顎小臼歯は抜歯せずに上顎切歯の咬合挙上とレベリングし，オーバーバイトが挙上された時点で下顎歯列にもブラケットとワイヤーを装着し，レベリングやオーバージェットの減少を行い，治療目標を達成させるという方法もある(多くの場合下顎は非抜歯ですむこともある).
⇨差動矯正法

**サブスピナーレ**　concavity of upper lip〔ss〕

　頭部X線規格側貌写真上における軟組織側貌の分析*に用いられる計測点*の1つで，上口唇の最深点である．なお通常ssと略記する(下図参照).

**サブナザーレ**　subnasale〔sn, 鼻下点〕

　頭部X線規格側貌写真上における軟組織側貌の分析*に用いられる計測点*の1つで，鼻下点である．サブナザーレとナジオン(軟組織上の)との垂直的高さは中顔面高を示す．また，サブナザーレとグナチオン(軟組織上の)との垂直的高さは下顔面高を示す．また，顔面写真上での写真分析法*に用いられる計測点の1つでもあり，鼻中隔下縁と上唇皮膚との移行角の正中点である．なお両者とも通常snと略記する(下図参照).

**サブメンターレ**　submentale〔sm〕

　頭部X線規格側貌写真上における軟組織側貌の分析*に用いられる計測点*の1つで，下口唇の最深点である．なお通常smと略記する(下図参照).

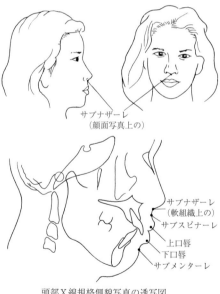

頭部X線規格側貌写真の透写図.

**サムガード**　thumb sucking guard

　弄指癖により上顎狭窄による前突と開咬などを惹起することがある．この指しゃぶり(主に拇指)を物理的にやめさせる手段として，たこのできた指につける指サック*など一連の治療具で，①指

の印象を採り石膏模型上でワイヤーを屈曲し、鑞着したもの（指サック）、②プラスチック、ゴム製の既製品として販売されているものなどがある。
⇨不良習癖除去（防止）装置

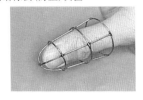

**皿状顔貌** dished face, dished-in appearance
顔貌の状態を表現したもので皿状の様相を呈する場合に用いられる。頭蓋底の軟骨の成長障害が生じた場合は頭蓋底長径の短小、頭蓋底角の開大、さらに上顎部の劣成長・後退、鼻根部の陥凹、仮性下顎前突が生じ、前額部突出と関係して顔貌は皿状顔（dished face）を呈する。軟骨形成不全症、クレチン症、ダウン症候群では軟骨性脳頭蓋の成長障害により、類似した特徴的な顔面の変形が生じる。また抜歯による矯正治療で上下顎切歯を必要以上に後退させすぎたときに中凹の顔貌（dished-in appearance）となりやすい。

**酸エッチング法** acid etching method
⇨エッチング法

**三角クラスプ** triangular clasp
歯間部接触点の上方部を通り頬側から歯間鼓形空隙部へ延ばしたワイヤーの先に三角形のアロー（鏃、矢尻）を付与し、床矯正装置などを維持するクラスプの一種である。
【長所】①維持力が強固である。②歯肉など歯周組織への悪影響が少ない。③破損した場合、修復が容易である。④Y型拡大床（Y-plate）と併用することで歯の遠心移動を行うことが可能である。

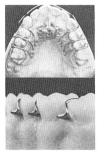
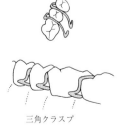
三角クラスプ

【短所】①可撤式矯正装置などの着脱が多少困難である。②変形しやすい。

**三角ゴム** triangular elastics
上下顎間に用いられる垂直ゴム＊の一種で、上顎に2か所、下顎に1か所もしくは上顎に1か所、下顎に2か所の合計3か所のブラケットもしくはフックにゴムリングをかけ三角形にして用いる。これは開咬などの治療に際して歯の挺出をはかる目的で用いたり、矯正治療の最終段階において咬合の緊密化をはかる目的で用いる。三角ゴムはⅡ級ゴムやⅢ級ゴムと違い、大臼歯の挺出を起こさずに前歯の挺出をさせることができる。また上顎、下顎のゴムのかけ方を変えることによってⅡ級、Ⅲ級方向へのベクトルを持たせることができる。

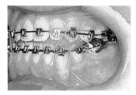

**三角ループ**
triangular loop ＝トライアングルループ

**Ⅲ級ゴム** class Ⅲ elastics ⇨顎間Ⅲ級ゴム

**Ⅲ級症候群** class Ⅲ syndrome
アングル（Angle）は不正咬合を上下顎第一大臼歯の近遠心位置関係から、Ⅰ級、Ⅱ級およびⅢ級と分類した。これに対して、モイヤース（Moyers）はアングルのいうⅢ級不正咬合に対し、Ⅲ級症候群という用語を用いた。Ⅲ級症候群（近心咬合、正常より前方での咬合）は、下顎前突、Ⅲ級の大臼歯関係および下顎切歯が上顎切歯より唇側にあることにより特徴づけられている。Ⅲ級症候群を示すものには、若年者では第二次性徴前後まで顎関係の改善に専念し、その後歯槽性の歯の移動を行い、成人における矯正治療では、歯槽性の歯の移動範囲内で解決困難な重篤な症例に対しては、外科的矯正治療を併用する。⇨アングルの不正咬合の分類、Ⅰ級症候群、Ⅱ級症候群

**三嘴鉗子** three jaw wire bending pliers
⇨スリージョープライヤー

**残留応力** residual stress

外力を加えないでも材料内部に生じている応力のことである．材料に弾性限度を超えた荷重を加えれば材料は塑性変形を起こし，荷重を除去した後に残留応力が生じる．また加熱された材料を急冷すれば表面が冷却された後，内部が冷却するために残留応力が生じる．通常，残留応力は材質の不均一性によるもので使用中の亀裂，ゆがみ，あるいは強度の低下となるので注意が必要である．たとえば矯正用ワイヤーに複雑なループを屈曲した場合や舌側弧線装置の主線に補助弾線を鑞着した際に残留応力が生じる．またワイヤーに生ずる応力が弾性限以下であっても，同一部位で曲げ伸ばしを繰り返すとワイヤーは徐々に弱くなり，ついには疲れ限度に達し破折する．口腔内では矯正治療期間とも関係するが，歯槽骨の残留応力が問題となる．この歯槽骨の残留応力が原因となりアップライティングの後戻り，抜歯空隙の開大，舌側傾斜した下顎切歯の後戻りなどを生じることになる．したがって矯正装置は歯槽骨の残留応力を除去するため，動的治療終了時を3〜4か月延長しておくことが肝要である．

**残留ひずみ** residual strain

一般にひずみには外力が除去されると直ちに回復するひずみと，まったく回復を示さないひずみ（永久ひずみ）のほかに，回復に時間的遅延を伴うひずみが存在する．高分子材料では金属材料や無機材料に比べてこの第三のひずみの回復が一般に著しく遅く，十分長い時間の経過後にも回復しきれないひずみが残る．この第三のひずみと永久ひずみを合わせて残留ひずみという．

**g** glabella ＝グラベラ

**ch** chelion ＝ケリオン

**CAL** coronal arch length
⇨歯槽基底弓の分析(計測)

**gn** skin gnathion
＝グナチオン(軟組織上の，顔面写真上の)

**Gn** gnathion ＝グナチオン

**CMo** cervical line of molar
　頭部X線規格正貌写真*上における計測点*の1つで，上顎第一大臼歯ないし第二大臼歯の外側歯頸部の影像が同部歯槽突起歯縁の影像と接する点である．右側の点をCMo，左側の点をCMo'とする．左右のCMo，CMo'点間の距離は上顎歯列弓幅を表す．

頭部X線規格正貌写真の透写図．

**Go** gonion〔ゴニオン〕
　頭部X線規格側貌写真上の計測点*の1つである．また，頭部X線規格正貌写真上における計測点の1つでもあり，下顎角部の最外側点である．右側の点をGo，左側の点をGo'とし，左右のGo，Go'を結んだ距離は下顎角部幅，すなわち下顔面幅を表す．⇨ゴニオン，下顎下縁平面，下顎枝後縁平面

**Cクラスプ** C clasp ＝単純鉤

**CG**
　頭部X線規格正貌写真*上における計測点*の1つで，鶏冠頸部，篩板の垂直板の最も狭窄した点の影像である．この点は顔の正中線を決定するときに有用である．すなわちLo Lo'を結んだ線に対してCGから垂線を下したものがP-A cephalogramにおける顔の正中線を示す．

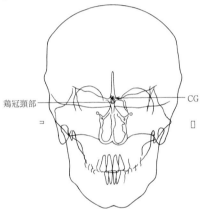

頭部X線規格正貌写真の透写図．

**Cd** condylion
〔コンディリオン(頭部X線規格側貌写真の)〕
　頭部X線規格側貌写真上の計測点*の1つである．また，頭部X線規格正貌写真上における計測点の1つでもあり，下顎頭の影像の最外側部の点で，かなり設定しにくい点である．右側の点をCd，左側の点をCd'とする．

**CT** computed tomography
＝X線コンピュータ断層撮影法

**シーティングスプリング** seating spring
　シーティングスプリングはステンレス製のボールクラスプ状のもので，プリフィニッシャー(ポジショナー)の第一大臼歯ソケット中に組み込むことによりポジショナーの保持を確実にし，保定

力を高めたり，第一小臼歯抜歯症例や第二小臼歯抜歯症例でとくに術後に多少残留した上下顎の抜歯空隙の閉鎖が必要なときにも頻用される．第一小臼歯抜歯症例では，シーティングスプリングは上下顎第一大臼歯のまたは下顎第一大臼歯（下顎の抜歯空隙の残留のとき）の近心に装着され（図1参照），第二小臼歯抜歯症例では，上下顎第一大臼歯または下顎第一大臼歯（下顎抜歯空隙の残留のとき）の遠心に装着される（図2参照）．シーティングスプリングは接触点付近に容易に挿入できるよう先端をボール状にしてある．

⇨トゥースポジショナー，プリフィニッシャー

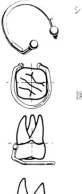

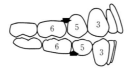

図1 第一小臼歯抜歯症例または非抜歯症例で保定力を高めたり下顎の空隙の閉鎖が必要な場合．

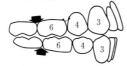

図2 第二小臼歯抜歯症例または第一大臼歯抜歯症例の場合．

## CBCT（cone-beam computed tomography）からみた第一大臼歯歯槽突起と歯軸の関係
relationship between upper and lower colonal cross-section of alveolar process and the first molar axis evaluated with CBCT

上下顎第一大臼歯部歯槽突起と植立している第一大臼歯歯軸の状態は被蓋状態が一見正常でも第一大臼歯部で，前頭断でCBCTを撮影して診ると正常型，上方収束型，下方収束型（右上図）に分類される（Miner, R.M.et al, 2012, 2015）という．

これは従来からのP－Aセファロによる側方分析では計測点が三次元を二次元への投影のため実際の解剖学的計測点ではなく作図上の点が多いので，撮影時の頭部固定の仕方により正確性に疑問符がついていた．

CBCTが矯正臨床に導入されてリアルタイムにしかも3Dで正確に側方歯群の歯・歯槽突起の関係が分析できそれを日常の矯正診断に利用できるようになった．

実際の症例では，直接機能的影響の大きい側方歯群は，前頭断での歯・歯槽突起の関係が正常型か，上方収束型か，下方収束型かによってどう改善（歯列の拡大，側方歯・歯槽突起のトルクなど）すべきか．改善すべきでないか．改善した場合の形態的・機能的影響や使用ブラケットチューブなどに付与すべきトルク量なども患者ごとに異なるため，CBCTによる3D構築を含めた側方分析で十分検討しておく必要がある．

⇨交叉咬合，交叉咬合の治療

正常型． 上方収束型． 下方収束型．

## CBCTと矯正治療
CBCT and orthodontic treatment

【診断・治療方針への応用におけるCBCTの長所】

デンタル・パノラマ・セファロによる分析で骨を含めた切歯の唇舌的状態や臼歯の近遠心的状態は，平面的に診断できたが，前額断（frontal section）での犬歯・小臼歯・大臼歯の状態はエビデンスを示しての正確な診断はできなかった．また三次元的な骨の状態の診断もできなかった．そのため矢状方向での数値によるアウタービューテイ*の追求となり治療目標をできるだけ理想値に近づける努力をしたが（それがインナービューテイ*を結果として老化させることがあった），結果的に実際の臨床は"終わり（仕上げ）良ければすべて良し""臭いものに蓋をする"的に推移してきた．

CBCTが出現し，今まで画像として示せなかった部位まで，三次元でチェアーサイドでのディスプレイができ，リアルタイムでその患者のインナービューテイの診断がエビデンスを示して可能となった．その結果として患者個々のインナービューテイに悪影響を与えない，老化させない患者ごとの最適な診断と矯正治療の方法を確立する必要性に迫られることになる．

したがって，成長発育が期待できない成人矯正治療では従来の診断資料に加えてインナービューテイをみるCBCTの併用が必要となる．CBCTの

長所は以下のとおりである．
1．画像が正確であること．2Dではなく3Dである（患者は2Dではなく3Dである）．
2．未萌出歯，埋伏歯，異所性萌出歯，過剰歯の大きさが通常のX線より正確に計測できる（咬合誘導が正確にできる）．
3．埋伏歯・未萌出歯の位置と立体的空間状態の把握ができるので牽引誘導の路をみつけることができる（診断治療計画を確実なものにする）
4．矯正治療の副作用である歯根吸収も3D画像で確実に評価できる．
5．非対称性の不正咬合の診断に関しては，骨格の中でその歯列の相対的位置や長径，高さ，幅径などを正確に示すことができるので，診断・治療方針の精度が格段に上がる．

【一般の医科用のCTに比べてCBCTの相違（長所）】
1．従来のCT（ファンビーム）と異なりコーンビームなので患者の移動の必要がなく，かつ被曝量が少ない（胸部X線写真の30枚程度）．
2．画像が正確である．実物大の画像（0.995以上）．多様な厚さで断層撮影できる．
3．スキャニング時間が短い．
4．アーテファクトが少ない．
5．チェアーサイドでのディスプレイができ，リアルタイムで分析が可能である．

【CBCTを利用する際の基本原則（ガイドライン）】
1．通常のデンタル，パノラマ，セファロなどのX線による診断資料採取の前に行わないこと．
2．患者の受ける利益がリスク（被曝量）を上回る場合のみに行うこと．
3．同一患者に繰り返し撮影しないこと．
4．CBCT検査を依頼するときは，検査の正当性を評価できる十分な患者情報を提供すること．
5．従来のX線撮影（セファロ・パノラマ・デンタルX線）では十分でないと思われるときのみに使用すること．
6．患者の軟組織像が必要なときは，CBCTではなく医科用のCTまたはMRIが適切である．
7．正確に位置づけをするためには，レーザー光ビームを必ず使用すること．
8．放射線量を抑えるために臨床症状に応じて最小サイズを使用すること．
9．解像度（ボクセル値*）が選択できる場合は，適切に診断のできる最低の解像度で使用すること．
10．歯を支えている組織，下顎と鼻腔底部まで

の上顎の歯槽骨のCBCT像（8cm×8cmより狭いFOV：Field of View）の臨床評価は十分な知識と経験を持った歯科医師が行うべきである．
日本ではガイドラインができないうちにCBCTが普及し始めているので適正化は困難な状況であるという．CBCTは画像診断に関する十分な知識と経験を持った歯科医師が使用すべきである（以上はヨーロッパ顎顔面放射線学会規定より引用改変）．

### シームレスバンド　seamless band
通常上下顎左右の中切歯，側切歯，犬歯，小臼歯，大臼歯に分類されている矯正用の既製のバンドである．クラウンなどのダイレクトボンディングしにくい場所や種々の矯正装置に用いられ，使用に際しては適合する歯に相当するバンドの中から大きさを選択し，バンドカンタリングプライヤー*，バンドプッシャー*などを用いてバンドを歯に適合させる．またシームレスバンドにはバッカルチューブつきのものもある．

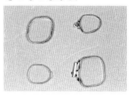

### シームレスモラーバンドストレッチャー
seamless molar band stretcher
既製の臼歯用バンドが歯より小さい場合，バンドを広げるために用いる器具である．先端は臼歯の外形に適合した形態をしており4つに分かれている．4つに分かれた先端をバンド内に入れて広げることでバンドの径を広げることができる．歯の外形に応じて上顎用と下顎用がある．

### J-フック　J-hook
ヘッドギア*を構成するワイヤーボウでJ字形をしており，フェイスボウとは異なり左右が独立している．口腔内ではアーチワイヤーに鑞着されたフックやブラケットの近心に接するように直接

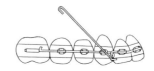

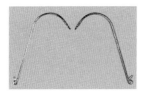

アーチワイヤーにJ-フックをかける．力の牽引方向やアーチワイヤーのフックをかける位置により大臼歯の動態をコントロールしたり，上顎あるいは下顎の左右側いずれか一方を用いて正中を一致させたりすることもできる．

### 歯音　dental tone, dental consonants

歯，歯槽部歯肉，唇，口蓋，舌などは調音器官として重要な役割を担っている．正しい発音*は正しい歯列と咬合，舌を含めての口腔周囲筋の正しい機能が要求される．歯音とは主として上下顎前歯の間で調音される音であり，調音方法によって摩擦音［s，z］と破擦音［ts, dz］に分けられる．また歯肉音［t，d，n］，歯舌音［f，v］なども広い意味での歯音である．前歯部の被蓋接触がない症例などでは歯音は不明瞭となる．

### 歯牙移動　tooth movement

矯正力を加えると歯が移動する方向に歯根が歯槽骨に接触して圧迫帯が生じ，反対方向に牽引帯が生じる．圧迫帯では歯槽骨が吸収し，牽引帯では骨の添加が生じることで歯牙移動が行われる．歯の移動に伴う組織変化はサンドステッド(Sandstedt, 1904)，シュワルツ(Schwarz, 1928)によって初めて観察された．臨床的に歯の移動は歯周組織が健全な場合は年齢を問わず可能であるが，高齢者ほど組織変化は遅いとされ，一般的には組織の反応性，安全性の点から低年齢期に行われることが多い．また歯の移動様相は力の大きさ*，作用様式，作用方向，作用期間によって異なる．
⇨ストナーの4D

### 歯科矯正学　orthodontics

歯科学全体が科学的な基盤をもって保存修復学，床義歯学，歯周病学というように分化するに伴って，矯正治療も歯科治療の一分野として定義されるようになった．歯科矯正学の定義および意義も時代とともに変わってきている．1907年に近代歯科矯正学の先駆者であるアングル(Angle)は「歯科矯正学とは，歯の不正咬合の矯正を目的とする科学である」と定義した．その後1911年にアングルの弟子であるノイエス(Noyes)は「歯と顔面の発育との関係および阻害され軌道を外れた発育の修正を研究し治療するための学問である」とした．1922年には英国矯正歯科医協会(British Society of Orthodontist)は「歯科矯正学とは"歯の位置に悪影響を与える全身的な成長発育とくに顎・顔面部の成長発育に関する研究，すなわち発育に影響を及ぼす内因と外因の働きとそれに対する反応に関して研究するとともに，発育が阻害されたり発育がゆがめられないように予防や修正の方法を研究する学問"である」と定義し，"予防"という考え方が加えられたのである．

また，マッコイ(Mccoy)は，歯および口腔の異常の予防と修正を目的とする科学であるとした．1960年に高橋新次郎は，「歯科矯正学とは"歯・歯周組織・顎骨およびこれらに付随する諸構造(口腔周囲筋を含む)の正常な成長発育を研究すると同時に，これら諸構造の不正な発育によって生じた咬合の不正，顎骨の異常形態および顔貌の不正などの改善を行うことを研究し，さらにこれらの不正状態の発生を予防することもあわせて研究する歯科医学の一分科"である」と定義した．さらに1979年，榎恵は従来の数多くの定義を集約し，「歯科矯正学とは"歯・歯周組織・顎と，さらにそれらを包含する顔の正常な成長発育を研究し，それら諸構造の不正な成長発育から引き起こされる不正咬合や顎の異常関係を改善して口顎系の正しい機能を営ましめ，同時に顔貌の改善をはかって，社会的・心理的に個人の福祉に寄与し，進んでは不正状態の発生を予防するための研究と技術と，を含む歯科の一分科"である」と定義している．現在ではこの榎恵の「歯科矯正学の定義」が一般的に引用されている．

### 歯科矯正診断　orthodontic diagnosis

歯科矯正における診断とは症例分析の結果を評価し，治療計画を設定し，さらに予後を検討するといった一連の流れをいう．的確な診断を行うためには現症すなわち不正咬合の実態や原因について正確に把握し，詳細な診査や検査が必要である．一般に歯科矯正診断は以下の順序にて行う．
1．初診：主訴および来院動機の確認，矯正治療の目的，手順などの概要についての説明を行う．
2．診査：十分な時間をかけて問診，視診，触診，聴診などにより診査を行う．

1）一般的診査：①主訴，②現症，③既往歴，④家族歴
2）全身的診査：①栄養，体格，②成長発育状態
3）局所的診査：①顔貌診査，②口腔内診査
3．検査
1）形態的検査＊：①全身的検査＊，②顔面写真＊による検査，③口腔内写真＊による検査，④口腔模型による検査，⑤セットアップモデルによる検査，⑥X線検査（CBCTを含む）
2）機能的検査＊：①顎運動の検査，②筋機能の検査，③発音の検査，④頭部X線規格写真＊による機能分析法，⑤ファンクショナルワックスバイト法による機能分析
4．症例分析
5．総合診断
⇨クワドダイアグノーシスシステム（QDS）

## 歯科矯正用アンカースクリュー
orthodontic anchor screw

　いわゆるミニスクリューインプラントと呼ばれていたものである．日本国内の正式名称は歯科矯正用アンカースクリューである．材質は基本的に強度のため，チタン合金（主なものは6％Al，4％Vを含む）であり，いわゆる純チタン製のデンタルインプラントとは違う．
　かつては同様の純チタン製のものも存在したが，撤去時の歯折が理由で現在は正式に発売されていない．その他のものや，プレートタイプのものは使用すると，適応外使用になるため，有事には使用したドクターがすべての責任を負わなくてはならない（個人輸入したものについても同様）．
　インプラント用材料を顎骨内に埋入した場合の

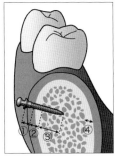

①ヘッドの部分，②ネジの平行部分，③ネジの尖端移行部分，④皮質骨の厚み

生体反応から，生体許容性材料，生体不活性材料および生体活性材料の3つに分類することができる．有機材料，金属材料のステンレス鋼およびコバルトクロムモリブデン合金は生体許容性材料であり，チタン，アルミナおよびジルコニアは生体不活性材料である．一方，ハイドロキシアパタイト，β-TCPおよび生体ガラスに関しては生体活性材料である．
　歯科矯正用アンカースクリューは，人工歯根とは違い，用がすんだら撤去しなくてはならないため，チタンが骨と直接接触して一体化（オッセオインテグレーション）することを目的としていない．埋入時にかけるトルクよりも，撤去時のトルクのほうがはるかに重要である．破折した場合，最悪，周囲の骨を破壊しないかぎり，撤去不能となる．
　さまざまな報告があるが，撤去は植立後6か月以内にすべきという報告もある．植立に際し，通常はフィクスチャー部分（骨に埋入する部分）の周囲には2mm程度の骨が必要となる．口腔内に出る部分をアバットメント部分と呼ぶ．また，インプラントという形式を取るため，デンタルインプラントと同様，インプラント周囲炎が問題になるため，植立した場合，口腔内清掃にはより注意が必要となる．
　さらに，チタンが主成分であるため，フッ素に対する腐食の問題をデンタルインプラント同様に引きずっている．とくに純チタン製のデンタルインプラントと違い，AlやVは生体に対して無毒とはいい難く，アレルギーを起こすこともあるので注意が必要である．また植立後の炎症などにも十分注意が必要で，通常，抗生物質や消炎鎮痛剤などを処方する．
　患者が装着してくれないと作用しないヘッドギ

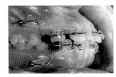
症例（犬歯の遠心移動）．

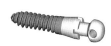
スピードオーソドンティックスクリュー（S.O.S）．

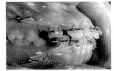
症例（抜歯空隙の閉鎖）．
〔Dentium社製（韓国）〕

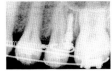
第二小臼歯と第一大臼歯間の骨に頬側より挿入．
〔（株）ロッキーマウンテモリタ提供〕

アに代わる絶対的固定として脚光を浴びたが，無理な方向に歯を動かすことが可能である一方，それに伴う歯根吸収や後戻りも多くみられる．また，インプラント体自体は動かないが，周りの歯は常に動いているため，とくに根間に打つ場合は，動的治療中に歯根とフィクスチャー部分が接触しないように注意が必要である．それだけでなく，打ったときは問題なくても，その後に周囲の歯が動いてインプラントと干渉することもある．そのため，術者は症例を選んで適正に使用すべきであり，用がすんだら可及的速やかに撤去すべきである．

【歯科矯正用インプラントのまとめ】
①歯根膜から1mm以内の骨にミニインプラントを挿入すると外部性の歯根吸収が起こる．
②ミニインプラントと歯根表面とは少なくとも1mm以上のスペースがあることが望ましい（埋入するネジの直径・長さが適切であるか確認する）．
③ミニインプラントと歯根が近接すると，4〜8週で歯根吸収が認められる．
④ミニインプラントと歯根が近接や接触をCBCTで確認したら，速やかに位置を変えて再挿入するか除去する．
⑤ミニインプラントは12週程度（必要な時間だけ）で除去する．

**四角ゴム** box(square)elastics

　上下顎間に用いられる垂直ゴム*の1種で，上下顎のそれぞれ2か所，合計4か所のフックもしくはブラケットにゴムリングをかけ，四角形として使用する．用途は開咬症例の治療の際に歯の挺出をはかり咬合閉鎖を目的とするときや，マルチブラケット装置を用いた矯正治療の最終段階において上下顎歯列の咬合の緊密化をはかる目的で用いたり，外科的矯正治療での手術後の顎間固定に

も用いられる．症例に応じてはゴムのかける位置を変えることによって上顎または下顎前歯のいずれかをより多く挺出させることができる．また大臼歯の挺出を起こさずに前歯の挺出をはかることができる．四角ゴムはボックスタイプエラスティック(box type elastics)ともよばれる．
⇨垂直ゴム

**耳桿**　ear rod　=イヤーロッド

### 歯冠近遠心幅径の計測
measurement of tooth size

　矯正診断や治療計画の樹立に必要な症例分析において，歯の歯冠近遠心幅径の計測は，まず第一に行われる分析（計測）項目である．この値はトゥースサイズレシオ*やアーチレングスディスクレパンシー*の計測に応用される．キャリパスの先端のとがった部分を用いて各歯の最も幅の広い場所を計測する．もし歯列弓内に叢生や，歯の捻転などがあっても個々の歯の大きさの計測は同一方法で行われる．なお，歯冠の破折，充塡物などによる修復物がある場合はそのことを記入して

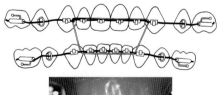

〈歯冠近遠心巾径の計測・分析表〉

| Case No. | ♂♀ | Patient | | |
|---|---|---|---|---|
| | MEAN S.D. | 右 | 左 | |
| 上　顎 | | | | |
| 中切歯 | 8.74　0.47 | | | |
| 側切歯 | 7.26　0.48 | | | |
| 犬　歯 | 7.91　0.47 | | | |
| 第一小臼歯 | 7.30　0.44 | | | |
| 第二小臼歯 | 6.71　0.42 | | | |
| 第一大臼歯 | 10.41　0.51 | | | |
| 第二大臼歯 | 9.83　0.61 | | | |
| 下　顎 | | | | |
| 中切歯 | 5.37　0.36 | | | |
| 側切歯 | 5.96　0.37 | | | |
| 犬　歯 | 6.97　0.42 | | | |
| 第一小臼歯 | 7.11　0.39 | | | |
| 第二小臼歯 | 7.07　0.47 | | | |
| 第一大臼歯 | 11.36　0.45 | | | |
| 第二大臼歯 | 10.52　0.55 | | | |

プロット：（実際の計測値－平均値）×20㎜

分析結果：

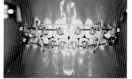

おく．同一顎の同名歯であっても左右側で異なる場合があるので，ともに計測すべきである．計測された値は用意されたポリゴン(図)表*の該当部に記入する．この際，左右を実線，点線などで区別すれば判別が容易となる．計測の際，永久歯歯列弓完成前の症例ではすべての歯を計測できない場合もある．未萌出歯は，反対側の同名歯が萌出して計測可能であればそれを参考にしたり，X線写真を用いる方法，未萌出の側方歯群の歯冠近遠心幅径を予測する方法もある．もしくは空位のままにしておくこともある．日本人正常咬合者の歯冠近遠心幅径の大きさの平均値を図に示した(粥川)．⇨トゥースサイズレシオ，IER，ストリッピング

ルが生じる．
これが，さらに歯周疾患を増悪させていく，ブラックトライアングル→食物の残留→歯周疾患の増悪という負の連鎖を生じる．そのため長続きしない歯周メインテナンスの強化も大切だが，歯間三角をより小さくし，ブラックトライアングルの減少に日常の臨床で努力すべきである〔これは矯正歯科医の責務*(orthodontic responsibility*)である〕．
また組織再生剤の局所適用によって結合組織線維を増強させ，生物学的スプリントの強化をはかることも大切なことである．
⇨ブラックトライアングル，シニア矯正歯科治療，IER，ストリッピング

**歯間空隙** interdental space
　乳歯や永久歯列で隣接する各歯の間にある生理的発育とは関係ない空隙をいう．この原因として，歯の近遠心幅径に比して歯槽基底が大きい場合，歯数不足，奇形歯，各小帯の肥厚や付着部異常，大きな舌，口腔内外のさまざまな悪習慣などがあげられる．

**歯冠歯根比** crown-root ratio，CR ratio
　解剖学的な歯冠および歯根，つまり，エナメル質とセメント質の境界での分類ではなく，臨床的な歯冠長と歯根長の比率のこと．歯槽骨頂から歯冠方向を臨床的な歯冠長，根尖方向を歯根長として比較する場合が多い．正常な歯槽骨の吸収がみられない場合の歯冠歯根比は１：２で，診断の基準としては１：１よりも低い比率の場合には支台歯としては不適当であり，矯正治療においてもこのような歯は，不用意に矯正力をかけるのは危険であるため要注意である．歯周病患を有する矯正患者の場合，歯冠歯根比を十分に考慮して歯牙の移動を行うべきである．

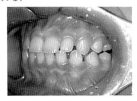

**歯間三角** interdental triangle
　歯の隣接面相互間に作られる三角形をいう．歯間腔(interdental space)ともいわれる．
　この空隙は通常歯間乳頭で満たされ，保護されているが，歯肉退縮などの異常で食物残渣が停滞し，歯石の沈着，歯槽骨の吸収などの歯肉歯周組織に悪影響を与える．

**歯間水平線維** transseptal fiber ⇨歯肉線維

**歯間分離法** separation of teeth
　隣接する歯と歯の間を押し開く操作のことをいい，矯正治療においてはバンドの装着を行うにあたり間隙を作ることをいう．歯間分離を行うための使用材料としては，真鍮線，縫合糸，ゴム糸，ゴムリング，スプリングなどがあり，これらを両隣接面間の接触点を超えて押し込むことにより一時的に歯間の離開をはかる．

**歯間三角を巡る悪循環** vicious circle of open gingival embrasures (black triangles)
　歯周疾患の進行により骨吸収が進行すると，それに伴いセメント質から歯槽骨に走向するシャーピー線維が喪失，減少しセメント質からセメント質，セメント質から歯肉への線維(歯槽上部線維)が，そのまま残るので生物学的スプリント(バイオロジックスプリント)にアンバランスが生じ，収縮を始める．歯は挺出しブラックトライアング

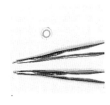
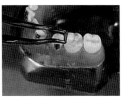

### 歯間離開用スプリング　separating spring
歯間隣接面に帯環挿入のための空隙を作るための器具．通常1週間歯間に挿入しておく．歯間離開にはこの他に真鍮線，ゴムなどが用いられる．⇨歯間分離　⇨brass separator　⇨elastic separator(separating module)

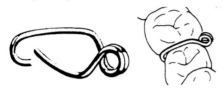

### シグモイド曲線　sigmoid curve
臓器発育曲線において一般型が2つの成長スパートの間と2回目の成長スパートの後に成長の停滞期があるため，曲線がグラフ上S字状の形を呈することから，S字曲線またはシグモイド曲線とよばれる．⇨臓器発育曲線

### ジグリング　jiggling
主に歯体移動を目的として持続的に歯を揺り動かすような移動の方法をいう．これは矯正力をかけた方向へ歯冠部と歯根部が交互に微動する連続的な傾斜移動によって成立するものであり，ときとして歯根吸収の原因になりやすいともいわれる．また咬合力のような矯正力とは異なった方向の力が歯に同時に加わることによって生ずる微動に対してもこの表現が用いられるが，それが持続的に特定の歯に起こった場合は，やはり歯根吸収の原因となることもあるので注意を要する．
⇨レイスバックス

### 歯口清掃　oral prophylaxis
矯正患者の口腔衛生については，術者はその知識を十分に患者および保護者に伝え，正しく指導することが必要である．歯口清掃とは，歯や口腔粘膜に為害作用を及ぼす各種の細菌，その産生物，歯石，プラーク，食物残渣などの有害物を除いて，歯口を清潔に保ち，またその機能を高めるさまざまな方法を総称してよび，自然的清掃法，手術的清掃法，人工的清掃法がある．
1) 自然的清掃法：咀嚼運動や唾液の自浄作用および飲食物などによる．
2) 手術的清掃法：スケーリングおよびルートプレーニングなどの歯科医師や歯科衛生士が行う専門的な歯周疾患の初期治療やメインテナンス．
3) 人工的清掃法：ブラッシング，フロッシング，洗口法，その他の補助清掃法などによるプラークコントロール＊．⇨ブラッシング法

### 歯根吸収　root resorption
生理的なものと病的なものとに分けられる．生理的な歯根吸収は歯の交換期における乳歯にみられる．また病的な歯根吸収には，以下のものがあげられる．
1) 局所的疾患によるもの：ホルモン，ビタミンの過剰や欠乏のような全身疾患に加え，歯周疾患や根尖性歯周炎による
2) 老化
3) 過度の外力による吸収：矯正治療，隣在埋伏歯の萌出，咬合性外傷，
4) 再植歯における吸収
5) 埋伏歯における吸収
6) 突発性の吸収

矯正治療による歯の移動と歯根吸収はきわめて密接な関係であり多少の吸収は避けられない．しかし，適正な矯正力により生じる小さな歯根吸収は吸収がセメント質に限局しているためすぐさま細胞性セメント質により修復される．そして，新しいセメント質層に歯根膜線維が取り込まれて歯は正常な機能を保つようになる．矯正治療上問題となる歯根吸収は，歯の移動の際に歯根が海綿骨の溝を超えて皮質骨にあたり歯根吸収が生じ，吸収が象牙質にまで及び移動される歯と機能の安全性にとって有害とみなされる広範囲な歯根吸収である．偶発事故＊としての歯根吸収が問題となる場合には次の誘因があげられる．
【歯根吸収の誘因】
1) 長期間にわたる前歯の傾斜移動
2) 臼歯の遠心傾斜移動
3) 歯根面積の小さな歯の長期間にわたる連続的な歯体移動
4) 圧下移動(とくに切歯)
5) トルクによる移動(とくに切歯根の舌側への

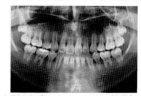

上顎中切歯のトルクによる根吸収．

移動)

【歯根吸収の分類】

　デンタルX線フィルムや頭部X線規格写真による歯根吸収に関する分類はEva Levanderなど(Eva Levander et al, 1988)による下図1のように0～4度まであり，またこれは歯根吸収の進行程度を示すものとしても使用されてきている．しかし，CBCTが矯正歯科治療の診断や治療方法の評価手段として普及し始めると歯根吸収の評価方法もさらに具体的に解明され，下図2のごとく根尖の吸収はタイプ1～6までに分類されている(da Silvia Campos et al, 2013)．それによると従来の2Dでの歯根吸収はタイプ1：水平根尖吸収，タイプ2：舌側根表面の吸収を伴う水平根尖吸収，タイプ3：唇側根表面の吸収を伴う水平根尖吸収，タイプ4：唇舌側両表面の吸収を伴う根尖吸収，タイプ5：唇側から舌側方向への根尖吸収，タイプ6：舌側から唇側方向への根尖吸収と分類できるという．

　例えば図3の34歳2か月の女性における上顎前突過蓋咬合患者の治療後の側貌頭部X線規格写真での上顎切歯歯根吸収(上顎切歯を十分に圧下しないうちにオーバージェットの減少をⅡ級ゴムを用いて行ったために上顎歯槽突起が傾斜せず上顎切歯が傾斜して皮質骨に触れ歯根吸収を起こした)の症例をCBCTで精査(図4)すると，使用SWAブラケットが+12°のトルクと+5°のアンギュレーションが付与され.018″×.018″Ni-Tiワイヤーで仕上げているが，歯根の唇側限界(ポイントL)に示すようにⅡ級ゴムの舌側への歯冠の移動で斜めに歯根吸収し，ブラケットに付与されたトルクにより歯根の舌側面での歯根吸収が斜めに開始され(ポイントLi)，歯根の根尖限界は図4中のポイントAに示すような形態を呈してい

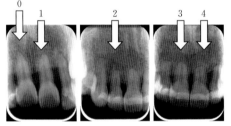

図1　デンタルX線による歯根吸収の分類．

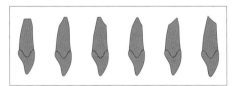

図2　CBCTによる歯根吸収の分類(図中左よりタイプ1からタイプ6)．

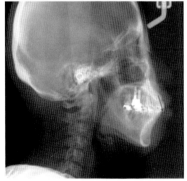

図3　歯槽突起は傾斜してないが歯は舌側傾斜している(当然，歯根吸収している)．

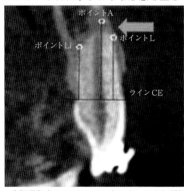

図4　歯根吸収もCBCTでみることによってより詳細に解明されてきている．L：歯根唇側の限界，A：歯根の根尖限界，Li：歯根の舌側面で歯根吸収の開始する場所．

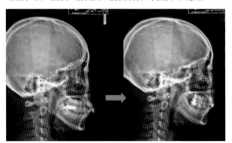

図5　上顎切歯を十分に圧下すれば歯軸だけでなく上顎歯槽突起の形態も矯正治療で変化する(成人女子)．

るのがよくわかる．図5の上顎前突過蓋咬合症例(25歳女性)では，十分な上顎切歯の圧下後，上顎切歯の舌側移動を行っているので上顎切歯の舌側移動に伴って上顎歯槽突起の舌側傾斜が生じ上顎切歯根の吸収は生じていないことがわかる．

**歯根吸収の予防法** prevention for root resorption

　矯正治療による多少の歯根吸収は避けられないが，一般的には①加える力が過大であったとき，②移動期間が長期間であったとき，③移動距離が大きかったとき，④力の方向が多方向への揺さぶり(ジグリング)であったとき(とくに海綿骨を超えて皮質骨と触れたとき)，⑤成人など歯や歯周組織の活性が低下したとき，などが挙げられる．したがって，矯正治療を開始する前には十分な精査を行い，歯の移動(海綿骨の溝*の中での歯の移動)を開始する前により危険の少ない治療計画(皮質根板に歯根が触れないように海綿骨の溝の中で歯を移動する)を選択すべきであり，過度な力を使わずに，休息期なしの長い距離，長期間にわたる移動は避けるべきである．また，矯正治療中においてX線写真上で歯根吸収が疑われた場合，より広範な歯根吸収に移行することを避けるために吸収窩が小さいうちに第二次セメント質によって修復されるまでの間，歯の移動は中止すべきである．さらに外傷の既往を持つ歯や，歯根の先細りや彎曲，短根歯，すでに歯根吸収のある歯などの移動を行う場合，舌突出癖，咬唇癖，吸指癖などの口唇習癖を伴う場合には，矯正歯科治療によって歯根吸収が生じる確率や程度は高くなるため，治療開始前に改善できることがあれば優先して対処することが必要である．なお根尖未完了歯の歯牙移動は完成歯の歯牙移動に比べて歯根吸収は少ない．

**歯根の移動** movement of tooth root

　歯根の移動は唇舌的な移動と近遠心的な移動の2つに分けられ，歯科矯正では前者はトルキング(舌側への歯根の移動はトルキング，唇側への歯根の移動はリバーストルキングまたはラビアルルートトルキング)，後者はアップライティング*(歯根の近遠心的移動：整直)とよぶ．歯根吸収を生じさせない歯根の移動は唇舌的であれ近遠心的移動であれ，海綿骨の溝*の範囲内での歯根の移動である．皮質骨板に歯根が強くあたると必ず歯根吸収を起こす．トルキングはトルキングオーギ

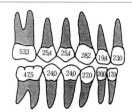

歯根面積(mm²)．

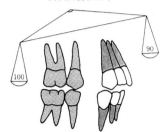

第一小臼歯抜歯による固定の保たれ方．

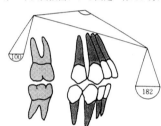

第二小臼歯抜歯による固定の保たれ方．

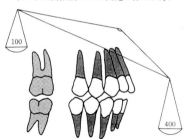

第二大臼歯による固定の保たれ方．

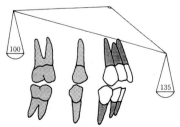

8本抜歯の場合の固定の保たれ方．

ジアリーなどの付加物によるものやレクタンギュラーワイヤーとブラケットの組み合わせにより行うのが一般的である．アップライティング\*は歯軸に対してブラケットを近遠心方向へ傾けたり，アップライティングスプリングなどのスプリングを用いる方法がある．⇨トルク，ウルトラライトフォース，回転中心，抵抗中心

### 歯根表面積
surface area of tooth root, root surface area

　Freemon, D. C.(1965)により中切歯から第一大臼歯までの歯根面積が計測され，これによりアンカレッジとなる歯の歯根面積と移動される歯の歯根面積の比較などが容易となり，固定の保たれ方が歯根面積によって明らかとなった．歯根の大きさを表す指標で，歯の移動のしやすさ(しにくさ)と関連がある．たとえば，第一小臼歯抜歯症例においては，犬歯(白人で282mm²)と臼歯群(第二小臼歯と第一大臼歯の合計が白人で787mm²)を相反的に牽引しても，その歯根表面面積の差により，犬歯は移動しやすいが臼歯群は移動しにくい．つまり，このように歯根表面積は，至適矯正力や差動矯正力の考え方の基盤の1つとなっている．もちろん，歯根表面積だけでなく，その形態や歯槽骨の緻密さ，歯根膜の性状などもかかわってくる重要な要因である．⇨ディファレンシャルフォース

### 歯根膜　　periodontal membrane　　⇨歯根膜線維

### 歯根膜細胞由来歯根膜シートによる歯周組織の回復
transplantation of (three layered) periodontal ligament cell sheet into area of a periodontal defect

　歯周病により失われた歯周組織(歯肉，歯根膜，セメント質，歯槽骨)を再生させる根治療法として期待されている．東京女子医科大学の岡野光夫教授により実用試験中の方法である．すなわち，細胞シート工法(セルフプロセッシングセンター：CPCで無菌的に歯根膜様細胞を採取培養し自己歯根膜細胞シートを作製)により作製した歯根膜様細胞シートを利用して歯槽骨に再生をする方法である．

　細胞シートを作製するには患者自身の歯(歯根膜組織が付着していること)から歯根膜様細胞を温度感応性培養皿で培養し，三層化した歯根膜細胞シートを作製し，歯周欠損部根面に移植し，ベータTPCなどを充填，歯肉片で被覆することにより歯槽骨の再生から歯周組織(歯根膜)の回復をはかる．理論的には矯正治療による歯肉の退縮，ブラックトライアングル，歯頸部の露出などの副作用に対する根治療法となると期待されている．⇨シニア矯正治療，成人矯正治療の基本ルール

### 歯根膜線維
principal fibers of periodontal ligament

　歯根膜線維の概念はセメント質に固着し，そこから伸びて広がり，歯槽壁に固着されたり歯肉結合組織などの組織に入り込んで歯の正しい位置を維持する主線維であるといわれている(Black, 1887)．その主体はコラーゲン原線維で，大量のⅠ型コラーゲンと少量のⅢ型コラーゲンを含んでいる．主線維の走行は部位によって異なり，Kronfeld(1936)は配列形式から次のように分けた．

1) 歯槽頂線維：歯頸部や歯槽上歯根部(セメント-エナメル境と歯槽骨頂の間の部分)から歯槽骨頂へ走行している線維．

2) 水平線維：歯根膜腔の入り口に存在し，歯槽骨頂よりわずかに根尖寄りの位置でセメント質から歯槽骨へ向けて水平に走行している線維．

3) 斜線維：最も多い線維で歯根膜線維全体の2/3を占める．セメント質から歯槽骨へ歯冠方向に斜めに走行し，歯槽骨内よりもセメント質により多く入り込んでいる．

4) 根尖線維：根尖部のセメント質から歯槽底周囲の壁に向かって，ほぼ垂直に放射状に走行している線維．

5) 根間線維：複根歯の分岐部のみに存在し，セメント質から根間歯槽頂部へ放射状に走行する線維．

　これらのコラーゲン線維はセメント質と歯槽骨の両方に入り込んで歯根膜線維を支持固定している．この硬組織内に埋入した線維の末端部はシャーピー線維(Sharpey's fibers)とよばれる．歯根膜の機能は歯を歯槽内に植立し，咬合時のショックをやわらげる機能や血管を介して栄養を供給する機能がある．また，骨膜のような形成機能を有し，矯正力\*が歯に加わると歯根膜の圧迫側においては組織が変性し肉芽組織で満たされ，そこに膠原線維が新生されて歯根膜の線維構造が再形成される．牽引側では歯根膜は伸展され，その線維束に沿って骨の新生が起こる．一方，歯根膜線維の持つ弾力性やその走行が歯の移動の難易

性や移動後の後戻りに深くかかわることもよく知られている．たとえば上顎前突，過蓋咬合などの治療の際に行われる前歯部の咬合挙上には比較的長期間を要するが，これは基本的に咬合力の加わる方向への移動（圧下）であるために，歯根膜線維（とくに斜走線維）が強い抵抗を示すことによると考えられており，また捻転歯が治療後に後戻りしやすいのは伸展した歯間水平線維の再配列に長期間を要することが関与しているといわれる．いずれにせよ程度の差はあるとしても，歯根膜線維はあらゆる移動様式の矯正力に対して抵抗を示し，また移動後の後戻りに影響を与えるとみて良い．後戻りの対処法としては保定に加えて線維束の過度の伸展を目的としたオーバーコレクションが一般的な方法といえるが，時に必要に応じてセプトトミーによる伸展した線維束の離断がはかられることもある．⇨バイオロジックスプリント

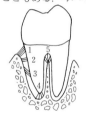

1：歯槽頂線維，2：水平線維，
3：斜線維，4：根尖線維，
5：根間線維

### 自在鑞着　free hand soldering

主に矯正装置の金属線材料の溶接に用いられる鑞着法である．被鑞着物の固定を埋没法ではなく左右の手指で行うのが特徴的である．操作が簡便で短時間に行うことができ，また過熱による鑞着物の弾性の低下を防止できる長所がある．フリーハンドで行うため精密さを要求されるので，熟練を要する．左右の手指で被鑞着物を安定させ希望する位置方向に接触させ両肘を脇に付けて固定した状態で鑞着を行う．加熱には矯正用ブローパイプの還元炎を用いることにより金属線の酸化をかなり防止できる．しかし，最も高熱の部位であるため素早い操作が必要となる．矯正用線材料はニッケルコバルトクロム合金が使われており，合金の表面に生成するクロムを主体とした酸化被膜を除去するためにフラックスには主成分であるホウ砂のほかにフッ化物を含んだものを用いる．矯正用線材料に用いられる非貴金属合金の自在鑞着では線状となった銀鑞を用いる．一般的には融点が700℃前後のものが使われるが，細い金属線を鑞着するときには融点が500℃前後の低融銀鑞が用いられる．

【一般的原則】
1）鑞着母材表面の酸化物，油脂成分，不純物を十分に除去する．
2）鑞着面の適合を良くする：適合が良いと毛細管現象で非常に良く流れるが，適合が悪く間隙が大きすぎると流鑞されないばかりか鑞着面に酸化膜ができてしまう．
3）特殊フラックスを用いる：ニッケルコバルトクロム合金の表面に生成するクロムを主体とした酸化被膜を除去するためにフラックスの主成分であるホウ砂のほかにフッ化物を含んだものを用いる．
4）加熱には還元炎を用いる：還元炎とは適当量の空気を含んだ炎の中央部先端であり，最も高温で金属が酸化しにくい部位である．
5）加熱に注意しできるだけ早く完了させる．

【注意事項】
1）両手の手指で鑞着しようとする線を安定させ，両手指を接触，両肘を体側面に軽く触れさせることにより接触させた被鑞接物の維持をより安定させる．
2）矯正技工で多く行われる太い線に細い線を付ける場合の術式：①太い線にフラックスを塗布，②銀鑞を流鑞，③細い線にフラックスを塗布，④太い線の流鑞部を加熱し，鑞が溶けた瞬間に細い線を希望する位置に接触させる．

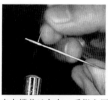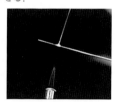

自在鑞着は左右の手指を用いて行う鑞着法である．

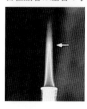

鑞着には還元炎を用いる．

### 歯周診査表

periodontal diagnostic chart, periodontogram

成人矯正歯科治療を行う場合には患者ごとの正確なわかりやすい歯周診査表を作成し，歯周状

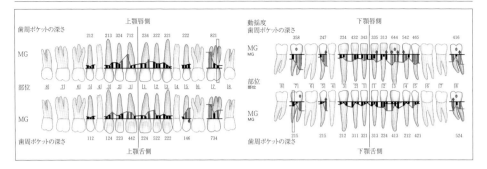

態のチェックから開始する必要がある．治療後も歯周診査表を作成して歯周環境の改善の確認をする必要がある．
　歯周診査表には下記の事項を記載する必要がある（上図参照）．
1．PPD（probing pocket depth：歯周ポケット測定検査値）
2．BOP（bleeding on probing：歯周ポケット測定時の出血の有無）
3．CAL（clinical attachment loss：臨床的アタッチメントレベル）
4．GR（gingival recession）：歯肉退縮度
5．Tooth mobility：歯の動揺度

**歯周組織**　periodontal tissues
　歯周組織とは歯を支持する組織複合体の総称であり，歯肉，歯根膜，セメント質，歯槽骨の4組織から構成されている．歯周組織は歯の萌出に伴って形成され，適正な咬合機能を営むことによって完成し，歯の喪失によって徐々に消失する特殊な組織であり，機能面から歯の支持装置（supporting structure）とも称される．歯周組織が健康であることは正常咬合の保持のうえで重要な条件となる．重篤な歯周疾患に罹患している症例では前歯の被蓋や歯軸の傾斜が著しくなり，矯正治療により咬合の改善が必要なこともある．
⇨バイオロジックスプリント，ラエンネックP.O.投与法

**歯周ポケット測定時出血**　bleeding on probing
⇨歯周診査表

**歯周ポケット測定値**　probing pocket depth
⇨歯周診査表

**耳珠点**　tragion, porion〔顆頭点，トラギオン〕
　生体上での耳珠の上縁点であり，骨部では外聴道縁の最上点をいう．顎態模型*作製時のフランクフルト平面*（顔耳平面）の規定に使用される後方基準点の1つであり，眼窩下縁の眼点と耳珠上縁の耳点がフランクフルト平面を規定する．頭部X線規格側貌写真上におけるフランクフルト平面は左右の眼窩骨縁最下点の中点であるオルビターレ*と骨外耳道上縁の中点であるポリオン*によって設定される．

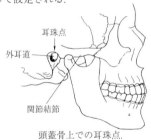

頭蓋骨上での耳珠点．

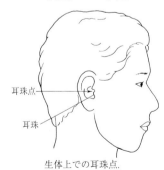

生体上での耳珠点．

**思春期性成長**
adolescent growth, pubertal growth
　一般に思春期は二次性徴の発現から身体成長の

停止までの期間をいう．9歳から12歳ころまでに性ホルモンの活発な分泌が始まり，身体の成長と生殖器の発達成熟と機能の開始が見られる．全身的には，女性では乳房の発達，皮下脂肪の沈着，骨盤の発達，男性では変声期を迎え，ヒゲが生えることや骨格や筋肉の発達を特徴とし，男女異なったプロポーションへ変化する．顔面では，下顎骨長径は身長と同様の成長曲線を描くため，下顔面高が増大し，オトガイの突出による顔の深さの増加がみられる．思春期を迎え，成長速度が急激に増加する現象（成長加速現象 growth acceleration）を思春期性成長のスパート（pubertal growth spurt）という．手根骨，とくに拇指尺側種子骨の出現はスパートの前，初潮の開始はスパートの後といわれ，有鉤骨のフック像とともに思春期成長の最も盛んな時期を把握する指標となる．⇨臓器発育曲線，骨年齢，治療時期

【パノラマX線による思春期性成長の開始期とピーク期の判定(Lopes, L J, et al: 2016)】
①成長の指標となるのは女子では第二大臼歯，第一小臼歯，男子では第二大臼歯，第二小臼歯，犬歯の石灰化度である．②成長開始期に関しては下図(Denir jian et al)で女子ではD，Eが，男子ではE，Fが指標となる．③成長のピーク（最大成長期）に関しては女子ではF（第二大臼歯）が男子ではGがその指標である．

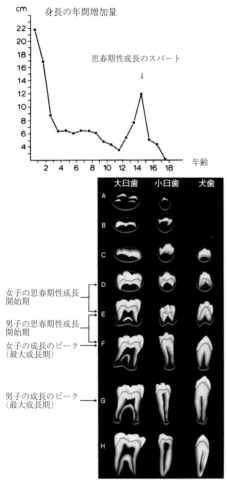

パノラマX線による歯の萌出状態を石灰化度で示した写真（歯牙年齢の判定基準）．(Demirjian, A. et al. A new system of dental age assessment. Hum. Biol. 1973：45(2), 211-227より許可を得て転載)．

**視診** inspection
　術者が直接患者の現症を直視的に観察することをいう．患者を自分の目でよく診る，すなわち観察するということは種々の分析法が十分に発達した現在においても多くの情報を提供してくれる．視診にあたっては下記の項目についての詳細な観察を行う．
1）不正咬合の種類：不正咬合の種類は上顎前突，下顎前突，反対咬合，上下顎前突，叢生，開咬，その他のいずれであるか
2）歯列弓の時期：歯列弓の時期は乳歯列期，混合歯列期，永久歯列期のどの時期に属するか．
3）顔貌の診査：正貌については，左右の対称性，下顔面高についての診査を行う．側貌については凸型(convex type)，凹型(concave type)，直線型(straight type)のいずれに属するか．また，患者の側貌がコンベックス型に属する場合にはアゴのあるタイプか，アゴのないタイプかを区別する必要がある．
4）機能的な問題：頰部，口唇および舌などの軟組織の形態やその動きがどのような様相であるか．また，下顎の習慣的位置と下顎閉鎖路については問題はないか．
　このほか，口腔内の衛生状態，歯の位置や数，およびその大きさなどの歯の精密な診査，さらには患者の全身状態にいたるまで視診による診査を行う必要がある．

**持針器** ＝ニードルホルダー

**歯数の異常** abnormalities in number of teeth
⇨過剰歯，欠如歯

**歯性下顎前突** dental mandibular protrusion
⇨下顎前突，不正咬合

**自然的保定** natural retention
　矯正治療によって移動された歯あるいは顎を，その状態に保持することを保定といい，矯正治療の動的処置終了後に咬合の安定をはかることを目的として一定期間行われる．保定には，器械的保定と自然的保定の2種類があるが，動的治療により得た新しい咬合状態を自然の力で保持することを自然的保定といい，次のものがその保定力となる．
1）筋(咀嚼筋，顔面筋ならびに舌筋など)の機能回復による保定
2）咬合(正しい咬頭嵌合ならびに隣接接触関係)による保定
3）歯周組織(硬組織ならびに軟組織)による保定
　矯正治療の最終目的が自然的保定を得た歯列咬合であるかぎり，当然，自然的保定が確立されるまで他の保定，すなわち器械的保定が必要となってくる．実際臨床上，動的治療終了後ただちに自然的保定に入る場合はごくわずかであり，ほとんどの症例において大なり小なり器械的保定を必要とするのが普通である．

**自然頭位** natural head position
　矯正学あるいは臨床の場において頭位は下顎位に密接に結びつくものであり，サルツマン(Salzmann)によればブローカ(Broca)の定義した頭部の空間における位置づけとは「人が立ち，視線が水平な時」としている．そしてこの頭位を自然頭位とよんでいる．自然頭位は顔の診査を行う際に用いられる頭位で，緊張せず，遠くをみつめたり，鏡の中の自分の眼をみたりするときに得られ

る．自然頭位の状態にすれば，下顔面が額に対してほぼ垂直(垂直型)か前方にせり出している(前方放散型：anterior divergence)かあるいは後方に下がっている(後方放散型：posterior divergence)かを知ることができる．この顔の放散性(divergence)には人種的および民族的な差異が認められる．

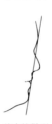 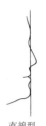 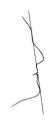

　　後方放散型．　　　　直線型．　　　　前方放散型．

**歯槽基底** apical base
〔アピカルベース，ベーサルボーン，基底骨〕
　ルンドストローム*(Lundström, A.F.1923)の提唱した歯槽基底論*に関連して用いられるようになった歯科矯正学上の概念であって，解剖学上の用語ではない．歯列弓を形作っている全歯の歯根尖を連ねる歯槽突起と顎骨体との境界部分が，歯槽基底であり，歯槽突起の基部と顎骨体の間には骨組織上，両者を区別する明らかな境界線があるわけでわないので，通常，歯槽基底部(apical base)と基底骨(basal bone)とは同義語として使われることが多い．歯槽基底論によれば，歯槽基底は，咀嚼機能や矯正治療によって大きさや形の変化を受けない部分である．

**歯槽基底弓の分析(計測)**
measurement of basal arch
　歯槽基底弓の分析(計測)は模型計測法の1つである．歯槽基底弓(ベーサルアーチ，basal arch)は，矯正学の術語としては比較的新しいものである．その概念は，1923年のルンドストローム(Lundström)の歯槽基底論*(アピカルベースセオリー，apical base theory)に端を発しており，のちにツイード(Tweed)が抜歯論*を説くにあたってベイサルボーン(basal bone)に代わるものとして用いた．さらにサルツマン(Salzmann)はブルントスキ(Bluntschli)が用いたベーサルアーチ(basal arch)という言葉が，これらの概念を現すにふさわしいとして用い，多くの賛同者を得て

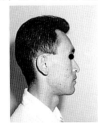 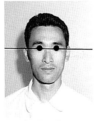

左右の瞳孔を結んだ平面は床面と平行．

今日使用されているものである．歯槽基底弓の分析(計測)には，以下の2項目がある．
1) 歯槽基底弓長径(ベーサルアーチレングス：basal arch length, BAL)：歯槽基底弓長径は中切歯部の唇側歯肉の最深点から咬合平面に平行に第一大臼歯遠心面までの距離を顎態模型計測器を用いて，計測器の中央につけられた指針を中切歯根尖部に合わせて行う．その平均値は上顎が32.70±1.91mmで，下顎が31.48±1.83mmである．
2) 歯槽基底弓幅径(ベーサルアーチウィドス：basal arch width, BAW)：歯槽基底弓幅径は頬側歯肉上で両側第一小臼歯根尖部にあたる部分の直線距離をいう．計測はキャリパスで行う．その平均値は上顎が49.36±3.12mmで，下顎が41.91±2.15mmである．

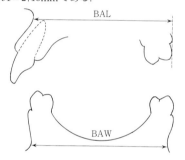

**歯槽基底論** apical base theory

歯槽基底*(アピカルベース)はルンドストローム*(Lundström, A.F.1923)の提唱した歯槽基底論に関連して用いられるようになった歯科矯正学上の概念であって，解剖学上の用語ではない．ルンドストロームは，歯列弓を形作っている全歯の歯根尖を連ねる歯槽突起と顎骨体との境界部分を歯槽基底(アピカルベース)と名づけている．歯槽突起の基部と顎骨体の間には骨組織上，両者を区別する明らかな境界線があるわけではないので，通常，歯槽基底部(アピカルベース)と基底骨(ベーサルボーン)とは同義語として使われることが多い．歯槽基底論によれば，歯槽基底は歯が喪失しても変化せず，咬合に関係なくその個体がもっている成長，発育のポテンシャリティに従って変化し，咀嚼機能や矯正治療によって大きさや形を改造することはないとされている．つまり，歯列弓の大きさや形は歯槽基底から影響を受け，歯槽基底を超えて移動された歯は後戻りすると述べている．この歯槽基底論は，歯槽基底の大きさに調和する歯数にすべきであるとして抜歯を許容しているため抜歯論*ともよばれている．この歯槽基底論の出現によって，矯正治療に際する抜歯の可否論において当時のアングル(Angle)の咬合主体論である非抜歯論に大きな影響を与え，矯正に対して抜歯を行う糸口になっている．その後，ベッグ(Begg)，ツイード(Tweed)やストラング(Strang)らのアングル学派の代表的な人々までが歯槽基底論を支持し，抜歯派に転向していった．なお，現代では抜歯論として一般に受け入れられている．

**歯槽骨** alveolar bone

ヒトの顎骨は歯根部を収納する凹窩があり，これを歯槽突起とよぶ．そして歯槽突起は歯槽を形成し，歯槽骨は歯槽を支持する上顎および下顎の一部であると定義されている(Bhaskar, 1980)．歯槽の入り口を取り囲む自由縁を歯槽縁，隣接歯間の歯槽骨を槽間中隔とよんでいる．単根歯の歯槽は1個，多根歯では各歯根数に応じて隆起した骨壁でそれぞれ隔てられているので，このような骨の障壁を根間中隔とよぶ．歯槽を形成する骨は外側(口腔前庭側)および内側(口腔側)の皮質骨と歯槽壁と皮質骨の空間を満たしている海綿骨とからなる．したがって唇舌的に皮質板(cortical plate)に囲まれた海綿骨の溝*(trough of cancellous alveolar bone)ができている．矯正力による歯の移動は海綿骨溝の中で行うべきであり，過度の頬舌的な移動は歯根尖が皮質骨(皮質骨板)

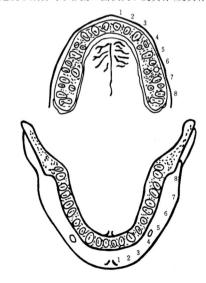

に触れて歯根吸収を引き起こす.
⇨矯正歯科におけるインナービューテイ, トルク, アップライティング

**歯槽歯肉線維** alveologingival fiber ⇨歯肉線維

**歯槽性移動** alveolar movement
　アンドレーゼン(Andresen)により命名された用語であり, 矯正治療において歯槽骨内で個々の歯の移動をはかることを歯槽性移動という. 下顎性の移動(下顎骨自体を近遠心的に移動する場合の移動)とならんでアクチバトール*の作用機序の1つである. 歯槽性移動では圧迫側で歯槽内の吸収, 牽引側で骨の添加が起こる. したがって, どの矯正法も歯槽性移動を行うことができるが, アンドレーゼン, ホイップル(Haupl)のグループが下顎性移動と区別するために用いた用語である.
⇨機能的顎矯正法(機能的矯正法)

**歯槽性開咬** dental open bite ⇨開咬, 不正咬合

**歯槽性過蓋咬合** dental deep overbite
⇨過蓋咬合, 不正咬合

**歯槽性下顎前突** dental mandibular protrusion
⇨下顎前突, 不正咬合

**歯槽性交叉咬合** dental posterior crossbite
⇨交叉咬合, 不正咬合

**歯槽性上顎前突** dental maxillary protrusion
⇨上顎前突, 不正咬合

**歯槽性上下顎前突** dental bimaxillary crossbite
⇨上顎前突, 不正咬合

**歯槽性の後戻り(再発)** relapse of denture pattern
　骨格性の後戻り(再発)*に対して用いられる言葉で, 捻転や傾斜など個々の歯の後戻りと抜歯空隙の離開, オーバーバイトやオーバージェットの増加あるいは減少, 上顎歯列弓の側方拡大後の狭窄など数歯にわたる(歯列弓の)後戻り(再発)がある. 歯槽性の後戻り(再発)は, オーバージェットやオーバーバイトのオーバーコレクションの不足, 歯根のトルキングやアップライティングのオーバーコレクションの不足, 歯槽骨や歯の残留応力, 口腔周囲筋の均衡の崩れ, 不良習癖の残留, 不適切な歯の形態などが原因となることが多い.

**歯槽頂線維** alveolar ridge fiber ⇨歯根膜線維

**歯槽裂** alveolar cleft
　一次口蓋と二次口蓋の境界部, すなわち歯槽突起部と切歯孔部との間の破裂をいう. 口蓋裂, 口唇口蓋裂に随伴するものがほとんどで, 単独で発生することはまれである. 矯正治療を行うに際しては, X線写真による破裂部付近における過剰歯や歯数欠如の有無の確認はいうまでもなく, 補綴的処置を前提とした場合の過剰歯の利用の可否あるいは歯列への誘導の方法, 欠如している歯種付近の空隙の確保などを包括したうえでの診断, 治療方針の樹立が重要である. なお, このとき破裂部を超えての歯の移動は歯根吸収も起こしかねないので行わないほうが良い. また顎関係の不正による前歯部反対咬合, 臼歯部交叉咬合などを併発している場合には, それに対する処置も同時に行われる.

**持続的な力** continuous force
　矯正力*の作用様式は力の持続時間により持続的な力, 断続的な力, 間歇的な力に分けることができる. 持続的な力は指様弾線のような補助弾線やコイルスプリング, ニッケルチタニウムワイヤーなど主に個々の歯を動かす矯正力(orthodontic force)を期待する力の作用様式*で, 持続的に働き, 力が減少していく程度が, 比較的穏やかな力のことをいう. ⇨ストナーの4D

**歯体移動** bodily movement
　歯体移動は移動方向の歯根の全面に圧迫帯が生じ, 反対側は逆に牽引帯の生じることで, 歯軸を傾斜させることなく歯を平行移動させる様式をいう. 厳密には歯体移動を起こさせるような矯正力を加えても, 部分的に圧迫, 牽引を起こしている組織学的所見が認められることから, 完全な歯体移動は存在しないという考え方が一般的であるが, ジグリングの連続によって成立すると考えれば妥当性がある. 臨床的には歯体移動はスタンダードエッジワイズ法*の基本的な歯牙移動形式である. すなわち横長のブラケットとエッジワイズワイヤーを使用するため, 傾斜せずに歯体移動が行われ, 傾斜移動*よりも強い力が必要になり, 力が

過度であれば歯根吸収を起こす恐れがある．歯体移動が行われる場合，強い力に対する強固な固定（ヘッドギアなど）が必要になるのが一般的である．
⇨力の分布，レイスバック

**肢端肥大症** acromegaly ＝末端肥大症

**歯突起尖** odontoid process〔Od〕
　第二頚椎の椎体の上面から突出している柱状の突起を歯突起といい，歯突起の上端を歯突起尖として頭部X線規格側貌写真の計測点*の1つとしている．バジオン*は歯突起の上方であり，サッスーニ(Sassouni)によれば，標準的な口蓋平面はバジオンと歯突起尖の間を通過する．なお通常Odと略記する．

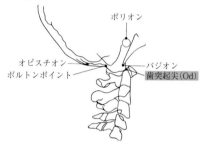

**シニア矯正歯科治療（比較的年齢の高い成人の矯正治療）**
senior orthodontic treatment(orthodontic protocols for middle and/or advanced-aged patients)
　比較的年齢の高い成人矯正患者とは，一般的に35～40歳から65歳程度までであり，その特徴は補綴的矯正歯科治療，歯周疾患を伴う咬合の矯正歯科による改善が主目的であり，歯周組織の破壊を必ず伴っている．
【普通の若年成人矯正との治療計画での違い】
1．歯列の状態が特異なので，改善すべき部分が明確なこと．
2．利用できる歯の数が少ないこと，空隙がありすぎる場合が多く，かつ修復物が弱体化している場合が多いこと．
3．保存不可能な歯や咬耗，摩耗が多く，歯冠修復物が多数であり，歯周疾患による歯肉の退縮がかなり進んでいること．
4．挺出や咬耗・摩耗で歯肉辺縁，切端の位置が一定でないこと．
5．インプラント補綴や補綴的処置，大臼歯のアップライテイングなどの必要性が大であることなどがあげられる．
【シニア矯正治療患者の主訴と患者の持つインナービューテイを考慮した治療計画】
1．主訴が明確であるので主訴に限定した治療計画とする(informed refusalの頻度を少なくする)．
2．抜歯が必要な場合，非対称的抜歯，戦略的抜歯法*(strategic extraction*)により，最小限度の抜歯(たとえば保存不可能な歯のみ)で歯列の改善をすることを目標とする．
3．抜歯矯正治療での骨の減少を最小限度に抑えるためにスローエクストラクション*(slow extraction：遅れて抜歯)を適用することも患者の持つ"インナービューテイ*を保全する"ためには大切である．
4．患者の社会的背景により，矯正治療に対する患者の要望が異なるので，術者の治療計画を押し付けないこと．
5．シニア矯正歯科治療では，主訴に合わせたシングルアーチのみの矯正治療や限局矯正が多くなる．
6．要点として，歯，歯列の長寿（インナービューテイの保全）の観点から，歯の数は，できるだけ減少させない治療計画の樹立（原則：非抜歯矯正）が最重要課題である．
7．抜歯矯正を必要とする場合は"非抜歯の延長線上の抜歯"とする．
【シニア矯正患者に対する従来のマニュアルどおりの治療目標，治療計画変更の方法】
1．理想的治療目標を主張するのではなく，患者との話し合いにより，患者のインナービューテイに合った現実的治療目標でなければならない．
2．現実的治療目標は①咬合から，②歯周的にみて，③修復的にみて，④経済的にみて，⑤治療期間から，と5つの方向からの検討が必要である．
3．現実的治療目標では，同じ不正咬合の治療でも理想的治療目標とは大きくことなる．①歯の排列，②歯列のレベリング，③正中線のずれの改善，④オーバージェットの減少，⑤オーバーバイトの改善，⑥犬歯・大臼歯のⅠ級関係の確立などで，当然，個々の症例でその患者の持つインナービューテイから複数妥協する必要がある．
4．40歳以上の矯正患者では，20歳代の成人患者と異なり現在までの歯科治療歴を十分検討するこ

【シニア矯正治療を行った症例(症例提供:大阪市開業・阪本貴司先生のご厚意による)】

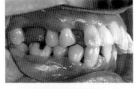
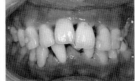
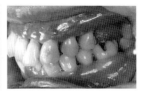
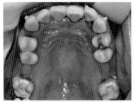
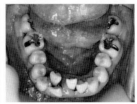

初診時口腔内写真,
(34歳2か月女性).

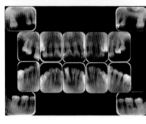

初診時デジタルX線写真.

本症例の矯正治療の流れ

レベリング(水平・垂直的に)
↓
下顎切歯1本の抜歯
↓
Ⅱ級ゴムを使用して上顎第一大臼歯の空隙を適正に閉鎖
↓
インプラント補綴(上顎66)
↓
インプラントを固定源として前歯部の遠心へ後退

使用したワイヤーとストリッピング(IER)の回数・部位・時期

| 使用したワイヤー | ストリッピング(IER) |
|---|---|
| (上顎) | (上顎2〜2) |
| .016″ Ni-Ti | レベリング終了後、適切な時期に4回近遠心面 |
| .016″×.016″ Ni-Ti(スピーカーブ) | |
| .016″×.018″ Ni-Ti(スピーカーブ) | |
| .016″×.018″ Ni-Ti | |
| | (下顎切歯は1本抜歯したが、) |
| (下顎) | ストリッピングは実施しなかった. |
| .016″ Ni-Ti | それゆえ、下顎切歯部のブラックトライアングルは上顎より大きくなったと思われる. |
| .016″×.016″ Ni-Ti | |
| .016″×.018″ Ni-Ti | |

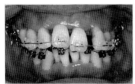
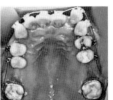
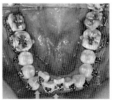

矯正歯科治療開始時(使用ブラケット:SWA:.018″×.025″).①レベリングの途中で最小限度の抜歯(下顎切歯1本は骨レベルが非常に低下)は必要と思われたが、骨の吸収量と皮質骨の破壊を最小限とするために患者のインナービューティの保全を考慮して下顎切歯1本の抜歯はレベリングの終了時で行った.

下顎前歯部のワイヤーのロックによりインターブラケットスパンが小さくなっていることに注意.

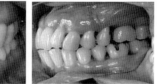

使用したSWAブラケットに付与されていた
角度(トルクとアンギュレーション)とスロットの横幅

| | トルク量 | ティップ量(アンギュレーション) | スロット横幅 |
|---|---|---|---|
| 上顎中切歯(.018″×.025″): | +12° | + 5° | 3.0mm |
| 側切歯(.018″×.025″): | + 8° | + 9° | 3.5mm |
| 犬歯(.018″×.025″): | + 0° | +11° | 3.5mm |
| 下顎中切歯(.022″×.025″): | - 1° | + 2° | 2.5mm |
| 側切歯(.022″×.025″): | - 1° | + 2° | 2.5mm |
| 犬歯(.022″×.025″): | 0° | + 5° | 3.5mm |

注)これらの角度は患者の持つインナービューテイ(土台)は考慮せず平均的歯牙素材を理想的に排列した時の既製のトルクとティップの量である.しかもブラケットのスロット幅は上顎3.0〜3.5mm以上,下顎2.5〜3.5mmである.

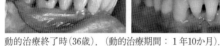

動的治療終了時(36歳),(動的治療期間:1年10か月).
上顎はブラックトライアングルがごくわずかであるが下顎切歯部は明らかにできている.

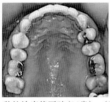 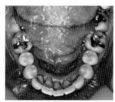 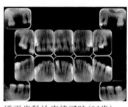

動的治療終了時(36歳),(動的治療期間:1年10か月).

矯正歯科治療終了時(36歳),(上顎前歯に歯根吸収が生じている.下顎切歯の歯根吸収は少ない).

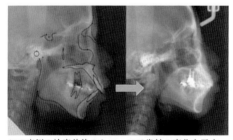

この症例の治療前後のセファロで歯軸の変化を示す.

### 本症例での歯根吸収の原因(見返りの評価)

①使用SWAブラケットがノントルク・ノンティップに比べて上顎切歯・犬歯でトルク量12°,8°,0°,アンギュレイション量が5°,9°,11°とそれぞれ付与されていることにより,治療の開始時からノントルク・ノンティップに比べて,2方向の骨吸収が同時に,広範囲に,余分に生じてしまった(歯周疾患では骨吸収量が多い).

②上顎前歯が海綿骨の溝の中でより広い場所に十分に圧下されないうちに,Ⅱ級ゴムで上顎中切歯軸で10.27°OJで9mmと大きく後退させ,唇側の皮質板にあたり歯根吸収を生じたものと思われる(本症例の治療後セファロで上顎歯軸は舌側傾斜しているが歯槽突起は傾斜していない).

### 本症例の上下顎切歯移動量

| | 初診時 | 治療終了時 | その差 |
|---|---|---|---|
| U1-SN : | 98.57° | 88.3° | -10.27° ⇐ |
| L1-Md : | 100.10° | 105° | + 4.90° |
| U1-L1 : | 112.25° | 127° | +14.75° |
| オーバージェット: | 12mm | 3mm | -9mm ⇐ |
| オーバーバイト: | 6mm | 3mm | -3mm |

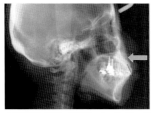
上顎歯は舌側に傾斜しているが，歯槽突起は同様に傾斜していないことに注意．

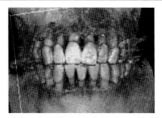
術後の歯槽骨レベルと歯根との状態（CBCTによる）．

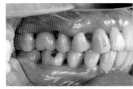
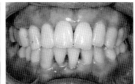
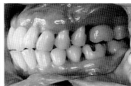
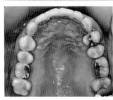
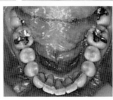

3年2か月後(39歳2か月)，
(歯周環境は少し落ち着いてきている)．

とで，その患者の将来が予測できる．TMD，口腔周囲の機能的癖，歯周の状態，歯槽骨のレベル，切歯，犬歯，小臼歯の咬・摩耗の程度とファセットのでき方などがわかる．
5．これによって，歯周組織のさらなる破壊の可能性，骨吸収のタイプの予測，ブラキシズムの種類や速度の予測もできる．
6．以上のことを実践することで，トラブルを起こさないその患者のインナービューテイに合った有用な治療法をみつけることができる．
7．たとえば，切歯，臼歯が挺出し，歯冠・歯根比が異常な場合，歯周的に安定していれば，挺出歯の圧下よりは，切端，咬頭の削合による歯冠の短縮化と形態修正のほうが適切な治療法となることもある．

【シニア矯正治療の禁忌症】
1．①広範囲の歯槽骨の欠損で歯周状態が疑わしいとき，②多数歯が保存不可能な場合，③アンカーとして歯を利用できないとき，禁忌となる．
2．きわめて重要であるが，必要以上に，または患者の主訴を超えて治療目標を設定したり，治療期間を引き延ばしたりするのは，避けるほうが

賢明である．
3．インナービューテイの保全に注意すれば，アウタービューテイ的には非常に良好な結果が得られる歯列，顔貌の改善は，しばしば，治療前の予測を超えることもあり，患者の満足度は，自身の優越感，化粧，ヘアスタイル，毛染めや服装などに表れる．

【シニア矯正歯科治療での限界】
1．歯周組織にすでに疾患があったり，生物学的に歯肉の退縮や歯牙素材そのものの形態が正常でなくなっている状態で，審美的に理想的な状態にすることは，無理な場合が多い，また理想的な状態を追求してはならない．
2．とくに隣接歯すべての歯間乳頭部に空隙ができないように，緊密に排列することは，そのままでは無理である．
3．すべての症例で，広範囲で十分なストリッピングによる形態修正や隣接面における接触点付近のストリッピングにより，接触部分を広い面とすることで接触点部をより歯頸部側に移動し，歯間三角をより小さくしブラックトライアングルの発生を防止し，"歯間三角を巡る悪循環*"を断ち

切り，歯間相互の隣接関係を妥協できる状態とすることにより矯正治療後の歯周環境をできるだけメインテナンスフリーに近づけるためにも，大切である．
4．比較的年齢の高い患者の矯正歯科治療では，治療後，抜歯空隙の再開大の傾向が若年者より大きい．そのため，30〜40歳以上の患者では，抜歯部位の両隣接歯に曲げやすいワイヤーで（頰，舌側いずれかまたは両方）の接着固定が原則である．
5．30〜40歳以上の成人歯科矯正治療では，抜歯空隙の閉鎖が例外的に遅い患者がいる．そのような場合，使用する矯正力を強くしても弱くしても，変化のないことが多い．歯の移動の速度は，その個体の持つ生物学的条件（インナービューテイ：海綿骨の溝と歯根の関係や皮質骨への接触状態，骨密度，骨代謝，歯根膜細胞の若返り）で，大きく異なり，使用する矯正力の大きさにはあまり，関係がない．
6．最も注意すべき点は，生物学的諸条件と患者の社会的背景を十分に考慮したうえで，患者と十分に，使用装置，治療期間，治療費，患者の目標としている審美上の患者個々の基準（personal norms）などを話し合い，若年者用の理想的治療目標に固守せず，妥当な治療目標の設定をすることである．このことは30〜40歳以上の患者の場合，将来ともに歯牙素材をできるだけ減少させない治療目標を設定することにもつながり，動的治療期間の短縮にもなり，何よりも，患者のインナービューテイの保全に寄与する．
7．つまり，患者と術者との関係をインナービューテイからwin-winとすることが重要なのである．
【シニア矯正治療の症例】
　患者は34歳2か月の女性である．上顎前突・下顎前歯叢生であり，オーバージェット：12mm，オーバーバイト：6mmであった．
⇨成人矯正治療の基本ルール，矯正歯科におけるインナービューテイ

## 歯肉歯槽粘膜移行部
mucogingival junction(MGJ)　⇨ボクセル値

## 歯肉線維　gingival fibers
　歯肉の固有層にみられる膠原線維群で歯肉を歯および歯槽骨に付着させ，歯根膜線維群とともに歯の機能維持に重要な役割を果たす．その配列・走行の状況から次の5つの線維群に分けられ，これらの線維群は歯肉靱帯ともよばれる．
1）歯と歯肉を結合するセメント歯肉線維束群（セメント歯肉線維）
2）歯槽骨と歯肉を結合する歯槽歯肉線維束群（歯槽歯肉線維）
3）歯の周囲を取り囲んでいる環状（輪走）線維束群（環状線維，輪走線維）
4）歯肉を貫通して隣接する歯を互いに結合する歯間（水平）線維束群（歯間水平線維）
5）歯から発し歯槽骨頂を巡り根尖方向へ向かうセメント骨膜線維束群（セメント骨膜線維）
　矯正力を受けた歯根膜線維は再配列されやすく術後も安定しやすいが，歯肉線維は術後も再配列しにくく，ゆがみが残り後戻りの原因になりうる．

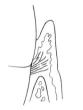
1）セメント歯肉線維．

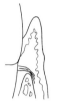
2）歯槽歯肉線維．

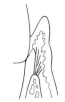
3）環状線維．

4）歯間水平線維．

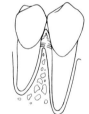
5）セメント骨膜線維．

歯肉退縮　gingival retraction　⇨歯周審査表

## 歯肉の退縮・歯頸部の露出リセッションの矯正歯科治療による発生率　development of labial gingival recessions during orthodontic treatment
【矯正治療による歯肉退縮の調査】
　治療前，動的治療終了時，2年後，5年後でどうなるかについての2013. Renkema, A.Mらの研究を以下に概説する．
1．調査方法：矯正患者302名（男：38.7%，女：61.3%）の口腔模型ですべての歯について，初診時，治療終了時，2年後，5年後を歯肉退縮「あり」，「なし」の2項目について調査を行った．
2．調査年齢：初診時平均13.6歳（SD：3.6，範

囲：9.5〜32.7)，動的治療終了時平均16.2歳(11.7〜35.1歳)，2年後18.6歳(13.7〜37.2歳)，5年後21.6歳(16.6〜40.2歳)である.
3. 調査結果：部位別・術後経年別発生率(%)は以下のとおり.
1) 歯肉退縮は治療前0.3％から動的治療終了時7％，2年後20％，5年後38％と増加した.
2) 歯肉退縮のリスクが最大の歯は上顎：犬歯，第一小臼歯，第一大臼歯，下顎：中切歯，第一小臼歯であった.
3) 動的治療終了時年齢では終了時16歳以下の場合は終了時16歳以上に比較して歯肉退縮は起きにくい傾向にあった.
4) 歯肉退縮は患者の性別，抜歯・非抜歯，保定期間中のリテーナーの種類にも無関係であった.
5) 結論として矯正治療によって歯肉退縮は増加する．とくに下顎前歯部では治療後さらに増加する．

さらに動的治療終了時の年齢が16歳以下では矯正治療による歯肉退縮は少ないが，16歳以上では確実に多くなり，成人ではさらに多くなるという．そして唇側歯肉退縮は(とくに下顎前歯・上下顎犬歯・小臼歯・大臼歯部では)治療後確実に増加していく(側方歯群：とくに矯正治療後の犬歯部のOJ量(大小)と関係ありか)．動的治療終了時の年齢が16歳以下では少ないが，16歳以上では多くなる．成人では加齢的にさらに多くなる．唇側歯肉退縮に関連する因子は，動的治療終了時の年齢(16歳まで)がポイントであるとしている.

成人では成長発育を利用できないので，正しくトルクが行われ，骨吸収量が適正でなければ，唇側歯肉退縮は当然起きる(注意すべきは叢生改善時の下顎犬歯部である).
⇨矯正歯科治療の副作用

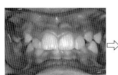
治療前(10歳2か月).

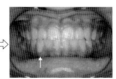
治療後(12歳4か月下顎犬歯部の歯肉退縮あり・矢印).

## 歯(年)齢　dental age
　歯の発育段階により，個体の生理的発育状態の評価に用いられる生理的年齢*の1つである．歯年齢は歯の萌出数，萌出開始期あるいは歯胚の出現時期，石灰化開始時期，歯冠や歯根の形成程度および形成完了時期などにより発育程度を判定する．臨床的には，歯の萌出状態から判断する方法にヘルマンの咬合発育段階*(萌出年齢)，また，歯胚の石灰化の程度から評価する方法にノラの歯年齢*(石灰化年齢)や下顎第一大臼歯の石灰化度によるローターシュタインの歯年齢*(石灰化年齢)がよく用いられている.

## 歯胚の位置異常
abnormal location of tooth germ
　歯胚の位置異常は，一般的に永久歯の歯胚が正常とされる範囲を超えて変位したり，萌出方向を変化させている場合に用いられる用語である．X線写真上では永久切歯，犬歯，小臼歯については先行乳歯のほぼ直下に，また大臼歯については小臼歯部の遠心に順次歯胚を確認するのが通常である．しかし，これが生物的あるいは物理的な影響によって正常な範囲より逸脱することがその本態と考えられている.
【原因】原因は不明なことも多いが，明らかなこととしては乳歯の歯周疾患，打撲などによる外傷，先天性疾患，顎骨の成長発育の異常などがある.
【処置】変位のあまりない萌出方向の異常を主体とするものは，経時的にその軌道を変化させることで望ましい位置に萌出してくることもあるため，性急な診断を確定するのは適当ではない．軽度のものは転位，著しいものは埋伏あるいは異所萌出，移転の形で萌出してくることが多い．また，そのほかの歯の萌出状態にまで影響を与える可能性も

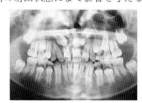
3|3の歯胚の位置異常.

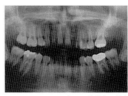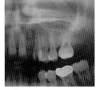
|7の歯胚の位置異常.

あるため，長期的な経過観察，埋伏歯の開窓，牽引を含めた積極的な咬合誘導が望ましい．すでに不正咬合となっている患者に対しては，マルチブラケット装置などにより通常の動的処置が施されるが，その際，萌出位置，埋伏位置などによってはやむなく抜歯されることもある．いずれにしてもX線写真上では，歯胚の近遠心的な位置異常については比較的容易に判明するが，頬舌的な位置異常は把握が困難な点もあるのでCBCTで確認する必要があるが，経過観察期間中には十分な注意が必要である．

**歯面接触**　surface contact

下顎を閉口したときの上下顎の歯の咬合面，唇側側面における対向関係をいう．ヘルマン（Hellman，1921）とフリール（Friel，1927）は，正常咬合者において中心咬合時の上下歯の接触状態を実験的に研究し，咬合は歯の解剖学的な部分の相互の接触関係にあり，この接触関係を①歯面接触，②咬頭頂と窩との接触，③隆線と歯間鼓形空隙との接触，④隆線と溝との接触の4つに分類した．たとえば歯面接触は，上顎中切歯の舌面が下顎中切歯の唇側面1/3～1/4を覆いこれと接触することをいう．
⇨ヘルマンおよびフリールの説

**ジモンの顎態診断法**　Simon's gnathostatic diagnosis〔ジモンの三平面診断法〕

三平面診断法ともよばれ，人類学的方法を導入して顔の計測の基準となる眼耳平面（フランクフルト平面），正中矢状平面，眼窩平面の三平面（ジモンの三平面\*）を設定し，顔面の構造と歯列弓の相互関係を三次元的に分析，診断する方法である．顔面と歯列弓の三次元的な位置を顎態模型調整装置により設定し，顎態模型\*を調整する．この顎態模型をジモンの顎態模型という．
1．ジモンの三平面
1）眼耳平面（フランクフルト平面）：両眼点と両外耳道の上端を結んだ平面である．生体において眼点は頭を安静位とし，前方直視した場合の瞳孔の直下で眼窩下縁と交わる点であり，耳点は耳珠の最上点である．
2）正中矢状平面：眼耳平面に垂直で正中口蓋縫合を通る平面である．
3）眼窩平面：両眼点を通り眼耳平面に垂直な平面である．

2．ジモン（Simon）の顎態診断法（ジモンの三平面診断法，ジモンの不正咬合の分類）：ジモンの三平面からの平均的な距離と三平面を投影したときの各部の平均的な形態などを基準として，ジモンは次のような不正咬合の分類を行っている．
1）正中矢状平面を基準として：歯列弓の狭窄および開大ならびに左右の非対称を判定する．
2）眼窩平面を基準として：歯列の前突，ならびに後退を判定する．ジモンは，この平面は正常咬合を有するものは年齢に関係なく，上顎犬歯の尖頭，下顎犬歯の遠心隅角および側貌上では顔の口角部とオトガイ点を通過するという（眼窩-犬歯法則）．これをもって上顎または下顎の歯列の近心位および遠心位とオトガイ部の前突，後退を判断した．臨床上では眼窩平面が上下歯のどの部位を通過するかで診断し，その程度を記載する．この法則で小臼歯を通過すれば上顎が前突，側切歯を通過すれば上顎が後退しているといえる．しかし，眼窩-犬歯法則の独断性はアングルの上顎第一大臼歯の位置不変説と同じく個成長や個体変異，人種的変異を認めなかったという短所がある〔ブロードベント（Broadbent），ヘルマン（Hellman）〕．
3．眼耳平面を基準として：歯，歯列弓の垂直発育の過不足をこの平面からの距離で判定する．
⇨不正咬合の分類

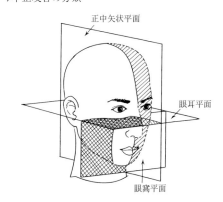

ジモンの顎態診断法．

**ジモンの顔面写真診断法**　Simon's photostatics, photometric analysis（Simon's）　⇨写真分析法

**ジモンの三平面**

Simon's three dimensional base planes
ジモン（Simon）の顎態診断法\*に用いられる平

面で，顎態模型*の基準平面である．三平面は，①眼耳平面（フランクフルト平面），②正中矢状平面，③眼窩平面である．
1．眼耳平面（フランクフルト平面）：両眼点と両外耳道の上端を結んだ平面である．生体において眼点は頭を安静位とし，前方直視した場合の瞳孔の直下で眼窩下縁と交わる点であり，耳点は耳珠の最上点である．
2．正中矢状平面：眼耳平面に垂直で正中口蓋縫合を通る平面である．
3．眼窩平面：両眼点を通り眼耳平面に垂直な平面である．

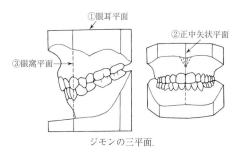

ジモンの三平面．

**ジモンの三平面診断法**　Simon's gnathostatic diagnosis　＝ジモンの顎態診断法

**ジモンの分類**　Simon's classification　⇨ジモンの顎態診断法，不正咬合の分類，ジモンの三平面

**シャーピー線維**　Sharpey's fibers　⇨歯根膜線維

**斜顔裂**　oblique facial cleft
　先天性顔面破裂のうち，裂が上口唇から鼻，顔瞼，眼下部に及ぶものをいう．外鼻孔により下部では上顎突起の間，上部では上顎突起と外側鼻突起の間の癒合不全による．通常の唇裂や口蓋裂を合併することが多い．
【治療】裂周囲軟組織のZ形成術が行われる．重症例には骨移植や各種皮弁の移植手術による改善を要することもある．また唇顎口蓋裂合併症例には，それに準じて矯正治療が必要となる．

**写真分析法**　photometric analysis
　写真分析法は顔写真上における分析法である．顔面写真*は顔全体を把握し，重要な情報を与えてくれるが，頭部X線規格側貌写真の分析法の発達に伴い矯正診断のため，その重要性が減じられつつある．つまり矯正用の顔の写真は分析法を応用して診断の補助とするという段階ではなく，記録という意味でのほうが重要であり，術前の患者の顔を再現するにはこれ以外の方法はない．代表的な写真分析法には，①ジモンの顔面写真診断法と②斎藤の写真判定法の2つがある．
　1．ジモンの顔面写真診断法：ジモンの顎態模型による診断の補助として顔面規格写真を用いた診断法である．ジモン（Simon, P. W.）により提唱された．顔面規格写真の側貌像上において，眼窩平面の眼点－耳点と顎角点およびオトガイ点とを結ぶ不等辺四角形を描記して判定する方法である．正常咬合者では眼窩平面は口角点とオトガイ点を通過することを基準としている．
　2．斎藤の写真判定法：斎藤は基準平面として耳鼻線（tragion-subnasale）を用い，鼻下点（subnasale）から上方に75°の額鼻線，同じく鼻下点から下方に90°の鼻オトガイ線を設け，額鼻線に対する患者のグラベラ（glabella）の前後的関係，鼻オトガイ線に対するグナチオン（gnathion；顔面写真上の）の前後的関係によって調和のとれた顔とそうでないものとの判定に用いている．12歳前後の調和のとれた顔貌ではグラベラが額鼻線に接するのがふつうで，また，鼻オトガイ線は口裂を斜めに横切ってほぼオトガイ点を通過する．

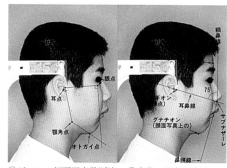

①ジモンの顔面写真診断法．②斎藤の写真判定法．

**斜線維**　oblique line　⇨歯根膜線維

**シャベル状歯**　shovel-shaped tooth
　歯の形態異常のひとつであり，舌側面窩が深く凹み，辺縁隆線の高い前歯のことでシャベル型をしている．蒙古系人種（モンゴロイド）に多く，上顎側切歯，上顎中切歯に多い．正常な被蓋関係が

妨げられることがある．不正咬合の先天的原因となる．

### 斜面理論　theory of occlusal guide plane

咬合斜面板*やアクチバトール*などの機能的顎矯正装置*の考案の基礎となった基本理論である．この理論は，キングスレー（Kingsley, N. W.）が1877年に発表したいわゆる咬合跳躍法の中で体系づけられたもので，"咬合時，下顎前歯切端が接する部位を斜面にすることで，斜面に誘導されながら下顎骨は近心に誘導され，その結果としての下顎の発育促進と咬合挙上を期待する"という考え方である．これ以降，この斜面理論を基に構成咬合という理念が生まれ機能的矯正装置は発展した．

### ジャラバックの鉗子　Jarabak's pliers

ジャラバックによって設計された鉗子で，ライトワイヤーの線屈曲に用いられる．ビークの形態は，一方の先端は円錐形で体部は角になっていて内面には3本の溝がある．円錐形の最も太い部分はヘリックスの直径と同じである．他方のビークは内面が平らで1本の溝がある．ビークの先端は細いため，0.5mmを超えるようなワイヤーや硬いワイヤーの屈曲は避けなければならない．

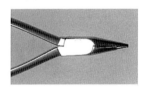

### ジャラバック法　Jarabak technique
〔ライトワイヤーエッジワイズ法（装置）〕

ジャラバック（Jarabak, J. R.）により1960年に創始されたマルチブラケット法*で，ベッグ法*とともにライトワイヤーテクニックの範疇に入る．わが国には1961年に三浦により紹介された．ジャラバックはベッグと同様に従来エッジワイズ派であったが，本来のエッジワイズ法*で用いられる太い角型のワイヤー（レクタンギュラーワイヤー）から生ずる強い矯正力に疑問を感じ，弱い力を用いるベッグ法の考え方を導入した．したがってジャラバック法は，エッジワイズ法とベッグ法の持つ特徴を調和させて確立されている．ジャラバック法の装置の特徴は，エッジワイズブラケットから改良された幅が広く角度（ブラケットアンギュレーション）のついたブラケットとワイヤーに屈曲された多数のループにある．これらの装置により，弱い持続的な矯正力を作用させての平行移動（歯体移動）を可能にしている．通常ワイヤーには，エルジロイとよばれるコバルトクロム系合金からなるものが用いられる．エルジロイは，従来のワイヤーと比べて硬く，弾性率が高いため，種々の形態のループを形成することにより弱い持続的な矯正力が得られるようになっている（下図参照）．

ジャラバック法による治療の1例．

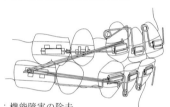

Step 1：機能障害の除去．
.016″ラウンドワイヤーにヘリカルループを曲げ込んだディファレンシャルアーチを用いる．

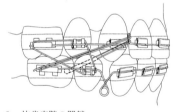

Step 2：抜歯空隙の閉鎖．
大臼歯の近遠心的関係の改善．.016″ラウンドワイヤーで作ったコントラクションアーチを用いる．

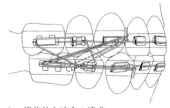

Step 3：機能的な咬合の達成．
.016″×.016″レクタンギュラーワイヤーによるアイディアルアーチを用いる．

**ジャラバック法（頭部X線規格側貌写真の）**
Jarabak analysis

　頭部X線規格側貌写真の分析法の1つである．ビヨルク法*を基にジャラバックが修正を加えた分析法で，スタイナー法，ツイード法，リケッツ法の分析項目を応用している．ジャラバック法は矯正治療終了後5年を経過した200症例を基に算出した平均値を使用している．また，体型を3種類に分類し，それぞれの体型と顔，成長，不正咬合の関係を明らかにしている．ジャラバック法の分析項目および平均値は次のとおりである．

1）骨格型

①サドルアングル：セラ（S）とアーティキュラーレ（Ar）を結ぶ後頭蓋底とS－N平面がなす角度である．骨格性下顎前突症例にはこのサドルアングルが小さい症例が多いとされている．平均値は123°±5°である．

②関節角：下顎後縁平面と，セラ（S）とアーティキュラーレ（Ar）を結ぶ後頭蓋底がなす角度である．矯正治療によって下顎がクロックワイズローテーション（時計回りに回転）すると大きくなり，カウンタークロックワイズローテーション（反時計回りに回転）すると小さくなる．平均値は143°±6°である．

③ゴニアルアングル：下顎下縁平面と下顎枝後縁平面がなす角度である．ゴニアルアングルは下顎枝の高さと下顎の長さによって影響を受けるためアッパーゴニアルアングルとロウワーゴニアルアングルとに分けて評価する．平均値は130°±7°である．

④スリーアングル：サドルアングル，関節角，ゴニアルアングルの総和をいい，平均値は396°±6°である．スリーアングルは成長のパターンを把握するのに用いられる．369°以上の場合を時計回りの成長パターンといい，369°以下の場合を反時計回りの成長パターンという．

⑤前頭蓋底の長さ：セラ（S）とナジオン（N）間の距離をいう．平均値は71±3mmである．

⑥後頭蓋底の長さ：セラ（S）とアーティキュラーレ（Ar）間の距離をいう．著しい骨格性下顎前突や開咬を伴う骨格性下顎前突では後頭蓋底の長さが短い傾向がみられる．平均値は32±3mmである．

⑦アッパーゴニアルアングルおよびロウワーゴニアルアングル：ナジオン（N）とゴニオン（Go）を結ぶ直線と下顎枝後縁平面がなす角度をアッパーゴニアルアングルといい下顎枝の傾斜を表し，ナジオン（N）とゴニオン（Go）を結ぶ直線と下顎下縁平面がなす角度をロウワーゴニアルアングルといい下顎骨体の傾斜を表す．アッパーゴニアルアングルは52°～55°，ロウワーゴニアルアングルは70°～75°の範囲が平均的である．アッパーゴニアルアングルが大きい場合は注意を要し，補償的にロウワーゴニアルアングルが小さくなる．このような場合は成長が終了するまで観察することが必要である．

⑧下顎枝の高さ：アーティキュラーレ（Ar）とゴニオン（Go）間の距離である．著しい骨格性下顎前突や開咬を伴う骨格性下顎前突では下顎枝の高さが小さい傾向がみられる．平均値は44±5mmである．

⑨下顎骨体長および前頭蓋と下顎骨体長の比率：下顎骨体長はゴニオン（Go）とメントン（Me）間の距離である．平均値は71±5mmである．前頭蓋と下顎骨体長の比率は約1：1となるのが理想的で，骨格性下顎前突では下顎骨体長のほうが長くなる．

⑩SNA：S－N平面とセラ（S）とA点（A）と結ぶ直線がなす角度である．平均値は82°である．ジャラバック法で用いるA点は上顎基底骨の最深部ではなく，上顎中切歯根尖から2mm唇側寄りの点である．

⑪SNB：S－N平面とセラ（S）とB点（B）と結ぶ直線がなす角度である．平均値は80°である．

⑫ANB：セラ（S）とA点（A）と結ぶ直線とセラ（S）とB点（B）と結ぶ直線がなす角度である．上下顎歯槽基底部の相対的な前後関係を表す．平均値は2°である．

⑬下顎下縁平面傾斜角：ジャラバック法ではS－N平面に対する下顎下縁平面傾斜角を用いる．平均値は32°である．

⑭S－N平面とY軸のなす角度：頭蓋に対するオトガイの成長方向を評価する．

⑮前顔面高：ナジオン（N）とメントン（Me）間の距離である．

⑯後顔面高：セラ（S）とゴニオン（Go）間の距離である．

⑰顔面高比：前顔面高に対する後顔面高の比率である．62％以下を時計回りタイプといい，前顔面高の成長が後顔面高より著しく，顔面の下方への成長が著しいタイプである．65％以上は反時計回りタイプといい，後顔面高と顔面深径が前顔面よ

り速い割合で下前方あるいは下後方へ成長するタイプである．62〜65％はその中間型で，前後顔面高がバランス良く成長しているタイプである．
⑱顔面平面角：顔面平面とS－N平面のなす角度で，頭蓋に対するオトガイの前後的関係を表す．
⑲顔面突出角：ナジオン（N）とA点（A）を結ぶ直線とA点（A）とポゴニオン（Pog）を結ぶ直線がなす角度である．A点は上顎中切歯根尖部より2mm唇側寄りの点を用いる．
⑳咬合平面と下顎下縁平面のなす角度：下顎骨の形態的特徴と咬合平面との関係を表す．

2）歯槽型
①上下顎切歯突出度：上顎切歯歯軸と下顎切歯歯軸のなす角度である．臨床的には重要な項目であり，正常咬合者では130°〜150°とかなり広範囲に分布するが，矯正治療後の予後が良い症例は128°〜133°の範囲内にあるとされる．平均値は131°である．
②下顎下縁平面傾斜角（下顎下縁平面に対する）：下顎下縁平面と下顎中切歯歯軸のなす角度である．下顎中切歯の唇側傾斜，舌側傾斜の度合いを表す．平均値は90°±3°であるが，頭蓋に対する下顎の付着状態が急傾斜を示すような場合は，平均値より小さくなることが望ましい．
③下顎中切歯切縁と下顎下縁平面との距離：下顎下縁平面に対する下顎中切歯切縁の垂直距離である．舌の悪習癖などにより下顎切歯の萌出が阻害されているような場合に小さい値を示す．
④上顎切歯歯軸傾斜角（S－N平面に対する）：S－N平面と上顎中切歯歯軸のなす角度である．上顎切歯歯軸の傾斜の度合いは口元の突出感に影響を与える．上顎切歯歯軸傾斜角が大きいと口元が突出し，口唇は短く翻転したようにみえ，上顎切歯歯軸傾斜角が小さいと上唇は長く平坦にみえる．平均値は102°±2°である．
⑤上顎中切歯切縁と顔面平面との距離：顔面平面に対する上顎中切歯切縁の垂直距離である．平均値は5±2mmである．
⑥下顎中切歯切縁と顔面平面との距離：顔面平面に対する下顎中切歯切縁の垂直距離である．平均的には－2〜＋2mmの範囲内にある．

3）審美性に関する項目
①顔面審美線（下唇）：鼻尖とオトガイ部に対する接線をE－ライン（エステティックライン*）といい，このE－ラインに対する下唇最突出部の垂直距離である．下唇最突出部がE－ラインより前方にある場合をプラス，後方にある場合をマイナスとする．E－ラインによる評価はチェアーサイドでも応用が可能で，軟組織を評価する方法としてはきわめて有用である．平均的には0〜2mm範囲内にある．
②顔面審美線（上唇）：E－ラインに対する上唇最突出部の垂直距離である．上唇最突出部がE－ラインより前方にある場合をプラス，後方にある場合をマイナスとする．平均的には－1〜－4mmの範囲内にある．さらにジャラバックが3種類に分類した体型と顔，成長，不正咬合の関係は以下のとおりである．
ⅰ．内胚葉体格型：短大型体格者で消化器内臓が大きい体格である．大きな骨格性顔面構造を示し，成長期の顎の増加率は身長と同程度で大きくない．多くはアングルⅠ級あるいはアングルⅢ級の不正咬合である．
ⅱ．中間体格型：立方体形体格者で筋肉，骨，結合組織の構造が優位にある体格である．下顎枝が広く角張って，オトガイ部の発達が良好である．11〜12歳ごろでは女性より男性のほうが成長率が高い．
ⅲ．外胚葉体格型：細長体格者であり，脳が大きく体は虚弱である．顔貌は長さや幅が深さに優る．頭蓋基底後方で成長率が小さく下顎枝高が小さい．アングルⅡ級1類を呈する場合が多いとされる．

### ジュイジングのクラスプ　Duyzings'clasp

1969年にジュイジング（Duyzings, J. A.）が発表した床矯正装置などの維持に用いられるクラスプの1種である．床から出た2本のワイヤーが，クラスプをかける歯の近心ならびに遠心の接触点上方を超えて頬側へいたり，そこで各ワイヤーがまず歯の最大豊隆部を通り，その歯の中央部まで達し，同部で屈曲して最大豊隆部の下のアンダーカットを利用しながら戻る形態のクラスプである．
【長所】①作製が容易である．②歯肉など歯周組織への悪影響が少ない．③着脱が容易で変形が少ない．
【短所】①アダムスのクラスプなどと比較して，維持力が強固でない．②多数歯の維持にはあまり

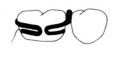

ジュイジングのクラスプ．

適さない.

**醜形恐怖** body dysmorphic disorder

他人と同席する場面で,不当に強い不安と精神的緊張が生じ,そのため他人に軽蔑されるのではないか,不快な感じを与えるのではないか,嫌がられるのではないかと案じ,対人関係からできるだけ身を引こうとする神経症のI型である対人恐怖症の1つ.自分の容貌が醜いために周囲の人に嫌な思いをさせているのではないかと思い悩むもの.醜貌恐怖ともいう.

**10°Tピン** 10° T-pin

ベッグ法で用いられる横長のロックピン*の1種である.これはステージIIで犬歯を近遠心的にブレーキしたいとき,すなわち大臼歯群の近遠心的移動を行いたいときに,アップライティングスプリングの代わりに用いるために開発された.しかしコントロールバーが開発された時点でこの目的で使用されなくなり,現在ではステージIIIで,アップライティングスプリングの代わりにオーバーアップライティングを保持する目的で用いられている.また,主としてステージIIIの終了時ならびにリボンアーチワイヤーとともにフィニッシングステージで使用される.10°Tピンには左右の区別があり,材質はステンレス製とブラス製がある.幅は両者とも3.2mmで,厚みはステンレス製で.019″,ブラス製で.020″,長さは両者とも.215″である.

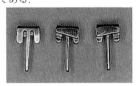

**シュープリームワイヤー** supreme wire

KBテクニックのステージIにおいて個々の歯の不正(叢生捻転など)の改善を目的とし,.016″ライトワイヤー*と組み合わせて局所的に用いられる.010″のライトワイヤーである(図1).本ワイヤーには次のような特徴がある.①細かつ弾性に富み,歯の不正の改善が迅速である(図2).②Tピンとの併用によりスプリング類を用いなくても切歯の捻転が容易に解消される.③叢生や捻転の除去後,犬歯−犬歯間保持用のワイヤーとして,そのままステージII,ステージIIIにおいても利用することができる(図3).④大臼歯部の拡大に際して主線と組み合わせて利用することができる.
⇨オーストラリアンワイヤー,ライトワイヤー

図1

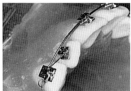
図2

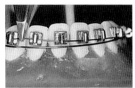
図3

**習癖にかかわる不正咬合の治療**
malocclusal treatment with habit

吸唇癖,咬唇癖,弄舌癖,舌前突癖,異常嚥下癖,吸指癖,咬爪癖,口呼吸などの不良習癖が原因で,上顎前突,下顎前突,開咬などの不正咬合が生じている場合,これらの不良習癖の除去を行う必要がある.乳歯咬合期および混合歯咬合期では,不良習癖の存在により将来骨格性の不正咬合に移行する恐れのある場合,早期に治療を開始する.また永久歯咬合期では,マルチブラケット装置などによる本格的矯正治療を始める前にこれらの習癖の除去が必要である.一般的に不良習癖の除去法には,異常な筋の行動型を筋機能療法*により矯正する方法と,器械的装置(固定式,可撤式)を用いて行う方法とがある.通常行われる筋機能療法には次のようなものがある.

1)口輪筋の訓練法:上顎切歯の唇側傾斜を示す症例は,口輪筋が弛緩している場合が多い.このような症例では,手指や訓練器を用いて口輪筋の訓練によって口輪筋の緊張をもたらし,咬合の安定をはかる.

2)翼突筋の訓練法:アングルII級1類の下顎遠心咬合の治療に効果がある.下顎をできるだけ近心に移動させ,切歯関係は反対咬合の状態のままで十数秒間維持し,もとに戻す.この運動を反復することによって顎を正常な位置関係にしようとする訓練法である.

3)側頭筋および咬筋の訓練法:アングルII級2類および開咬の治療に効果がある.アングルII級

2類の症例では，咬合斜面板などを挿入して繰り返し強く咬合させる．また開咬症例では単に何度も強く噛み合わせることにより訓練する．

4）舌の訓練法：異常嚥下癖や舌突出癖が原因で上下顎切歯の前突や開咬が認められる症例では，嚥下時に上下歯列間に舌が突出しないように訓練を行う．器械的装置を用いて行うものには次のようなものがある．

1）固定式習癖防止装置：①吸唇癖，咬唇癖にはリップバンパー，②弄舌癖，舌前突癖，異常嚥下癖：タングガード，タングクリブ．
2）可撤式習癖防止装置：①吸唇癖，咬唇癖には可撤式リップバンパー，オーラルスクリーン，②弄舌癖，舌前突癖，異常嚥下癖には可撤式タングガードおよびタングクリブ，オーラルスクリーン，

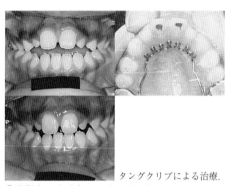

タングクリブによる治療．
③吸指癖，咬爪癖にはサムガード．

そのほか吸指癖や咬爪癖に対して，指に包帯を巻いたり，手袋をはめたり，薬物を塗布する方法などがある．また口呼吸患者には鼻呼吸の訓練を行い，病的または器質的な場合は，耳鼻科医に相談する．⇨不正咬合の治療

### 手根骨のX線写真　wrist bone X-ray photograph

骨の形成状態によって，個体の生理的な成長発育を判断する最も一般的な方法が，手根骨（リストボーン，wrist bone）のX線写真である．この方法は，骨核の出現，大きさ，形態を調べる方法であり，化骨過程は左右の有意差がなく，撮影容易であるため，骨年令＊や骨成熟度の判定に広く用いられている．とくに第一中手指節関節掌側面で尺側に位置する拇指尺側種子骨＊（セサモイドボーン，sesamoid bone）の出現時期と身長の思春期性スパートの発現時期はほぼ一致しており，ビヨルク（Björk）によれば全身的な成長のスパート

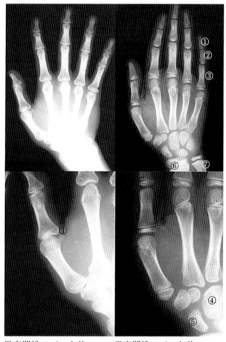

思春期性スパート後．
①拇指尺側種子骨．

思春期性スパート前．
①末節骨，②中節骨，③基節骨（以上指骨），④有頭骨，⑤舟状骨，⑥橈骨，⑦尺骨．

より約1年早く出現するという．一般的に男子で約半年前，女子で約1年前に種子骨の石灰化が開始される（黒田）．有鉤骨のフック像とともに思春期性成長の最も顕著な時期を把握する指標となる．基準平均値と比較検討して症例の骨年齢を知り，下顎骨が長管骨と同等の発育をするといわれているので下顎骨の形成状態と今後の発育量を予測することができる．
⇨X線検査，骨年齢，思春期性成長

### 手指吸引癖　finger sucking　＝吸指癖

### 主線　main arch wire〔メインアーチワイヤー〕

舌側弧線装置，唇側歯槽部弧線装置などにおける弧線となる線で，通常，直径0.9～1.0mmの白金加金線，サンプラチナ線，耐蝕鋼線が用いられる．この主線を利用して直接歯の移動を行うことはむしろ例外で，歯の移動はこの主線に鑞着された補助弾線によって行われる．またマルチブラケット

法では，アーチワイヤーを主線とよび，その機能によりパッシブファンクションとアクティブファンクションとに区別している．

**術後矯正治療** postsurgical orthodontic treatment
⇨外科的矯正治療

**術前矯正治療** presurgical orthodontic treatment
⇨外科的矯正治療

**ジュニアツインブラケット（ナローツインブラケット）** junior twin bracket（narrow twin bracket）
⇨ブラケット

**シュラー法（シュラー変法）** Schüller projection
　顎関節部の側面像を得るための撮影法で，患側の顎関節が健側の顎関節と重なるのを避けるために，中心線は両側外耳孔を結ぶ線に20°～25°の角度で斜め上方，やや後方よりフィルム側の顎関節に照射する方法である．顎関節の側面像を得る方法として多く利用されるため顎関節の側面撮影法の代名詞のように用いられる．通常，患側と健側の両方を開口位，閉口位で計4枚撮影する．矯正診断においては，一般的なX線写真のほかに，症例に応じて精密な診査として顎関節X線写真*が必要となる．顎関節癒着症，顎の過形成や減形成，その他の顎関節症にはシュラー法やパルマ法*などにより顎関節の形態，位置，動きなどを知ることが重要である．

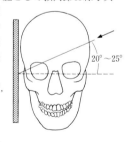

**シュワルツのクラスプ**
Schwarz's clasp〔アローヘッドクラスプ〕
　1969年にシュワルツ（Schwarz, A. M.）により考案されたクラスプで，維持部の先端がアローヘッド（矢尻）の形態を示しているためこの名称がつけられている．臨床的に床矯正装置などの維持に多く使用される．通常0.7mmの弾力線を使用し，Arrow-forming pliersを使用する．作製に際しては，作業模型の頰側乳頭部分を1～2mm削除し，形態修正を施すことにより適合性を向上させる．

【長所】①アロー部と床縁を調整することで多様な歯の移動に対応できる，②維持力が強固である，③多数歯の維持に使用が可能である，④咬合が緊密でも適用が可能である，⑤浅い鉤を乳歯のエナメル質に削り込みアローヘッドクラスプをかけることにより萌出途上の歯にも適用が可能である．
【短所】①作製が複雑である．②特殊なプライヤー（Arrow-forming pliers）が必要である．③歯面から離れている部分が多いため違和感が大きい．

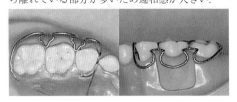

**シュワルツの床矯正装置** active plate by Schwarz
　ノード（Nord, Ch.F., 1928）とシュワルツ（Schwarz, A.M., 1935）によって考案された動的矯正装置で，現在にいたるまで改良が加えられ，普及している．この装置は，床部，維持装置，歯の移動装置で構成されるが，維持装置の1つがシュワルツのアローヘッドクラスプである．歯の移動装置としては唇側線，弾線，拡大（縮小）ネジ，弾力ゴムなどが用いられ，個々の歯や歯群の唇頰舌的移動，近遠心的移動あるいは回転，歯列弓の拡大時には縮小がはかられるが，主としてその移動様式は傾斜移動である．また歯の三次元的移動の確実性や患者の装置装着の協力性などの問題点がある．
⇨床矯正装置，アクティブプレート，シュワルツのクラスプ

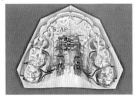

**準備固定**
prepared anchorage（anchorage preparation）
　固定*の種類のうち抵抗の性質による分類の1つである．ツイード（Tweed, 1962）によって提唱されたもので固定の保護を目的とするための前準備として行うものである．⇨ツイードの準備固定，単純固定，不動固定，相反固定，加強固定，ハンモック効果

## 小下顎症　micromandible

　小下顎症は下顎の発育不全を示す症状の総称である．一般的に小下顎症には，下顎の大きさが絶対的に小さい場合のほか，頭蓋あるいは上顎骨に対する下顎の相対的な位置が異常に後退している場合もこの範疇に含まれることがあるが，これは下顎後退症と分類されるべきである．つまり真正の小下顎症とは，下顎の大きさ自体が異常に小さいものを示す．これは成因によって先天性と後天性に分類される．

【成因】
　1）先天性小下顎症：全身的な骨格系統の異常を伴う疾患に随伴して現れることが多い．すなわち，ピエールロバン症候群，顎顔面形成異常症，第一・第二鰓弓症候群などの一分症として，また無舌症，小舌症などに伴って生じる．高度の小顎症では新生児において呼吸困難や嚥下困難を伴う．側貌におけるオトガイ部の後退とオトガイ隆起の扁平な様相は年齢とともに顕著となり，いわゆる鳥貌を呈するようになる．
　2）後天性小顎症：出産時や乳幼児期に下顎に対して受けた外傷や，中耳炎，乳様突起炎あるいは顎関節炎などに続発する顎関節硬直症により生じた発育障害の結果である．

【症状】下顎骨骨体，下顎枝とともに幅，長さが小さく，両側性の場合は全体的な小下顎症となる．片顎性のものでは，患側の下顎が小さいためにオトガイ部は患側に偏位し，顔面は健側が扁平に，患側は膨らんでみえる．

【治療】下顎骨の増大をはかるため，いくつもの外科術式が発表されているが，その代表的な例として下顎枝矢状分割骨切り術があげられる．扁平なオトガイ部の形態を改善するためにはオトガイ形成術が施される．下顎前突者における下顎骨の大きさを減少させる場合と異なり，本症では骨の量がきわめて少ないため骨離断部での接触面積を十分に保ちながら下顎骨全体の増大をはかる必要がある．また，骨の移植を行った場合に起こる可能性がある骨吸収の問題や，下顎骨の増大後の周囲の軟組織の伸張に伴う後戻りのため，予後は必ずしも良いとはいえない．単に側貌の改善のみならず，咬合関係の改善を十分得るためには口腔外科，矯正科をはじめとする各診療科の協力に基づいたチーム医療が必要である．

## 上顎拡大装置

maxillary expansion appliance　＝拡大装置

## 上顎後退（症）　maxillary retrusion

　上顎後退症では下顎が近心咬合を呈し，顔面中1/3が後退しているので，相対性下顎前突症を呈する．多くは小上顎症*である．

【原因】多くは先天性である．上顎後退症は遺伝性骨形成異常疾患である鎖骨頭蓋異骨症，下顎顔面異骨症，頭蓋顔面異骨症(Crouzon病)，ダウン(Dowh)症候群などにみられることがある．唇顎口蓋裂患者は先天的な上顎骨の劣成長を伴っており，さらに口唇あるいは口蓋形成手術による外科的侵襲により上顎の発育，とくに切歯骨の障害がみられる．

【症状】顔面中1/3が陥凹している相対性下顎前突症を呈する．咬合状態はアングルⅢ級の不正咬合あるいは開咬を伴っている場合が多く，咀嚼障害を訴える．

【治療】軽度のものは下顎前突の治療に準じて矯正治療が行われ，矯正歯科治療で困難な症例は外科的手術が適応される．咬合および顔貌の改善は，下顎骨を主体に行う手術，上顎骨を主体に行う手術，さらには上下顎骨同時に行う手術によって治療が進められる．症例によっては，上顎骨の前方移動手術を行うよりも下顎骨の後方移動手術が行われる．前方移動手術には，症例に応じたいわゆるLe FortⅠ，Ⅱ，Ⅲ型の骨切り術が行われる．

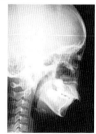

## 上顎（骨）過成長　overgrowth of maxilla

　正常範囲を超えて上顎骨が著しく過大に成長した状態をいう．頭部X線規格側貌写真では上顎骨長(Ptm－A)の距離，SNA角が大きくなる．治療には成長発育途中の場合，マルチブラケット装置による咬合挙上や歯槽突起の変形やヘッドギアなど顎外固定装置による上顎成長抑制が行われる．成人では外科的矯正治療の対象となる．
⇨上顎突過蓋咬合の早期

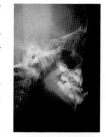

矯正治療法

**上顎(骨)体**　body of maxilla

　上顎骨の中央部をいい，ほぼ三角錐状を呈し，内部のほとんどは上顎洞という空洞で占められている．上顎体からは前頭突起，頬骨突起，口蓋突起，歯槽突起が出ており，これら全体を合わせたものが上顎骨である．上顎体は前面，側頭下面，眼窩面，鼻腔面の四面に区別できる．前面では眼窩縁の下約0.5～1.0cmに眼窩下孔が開き，眼窩下動脈および神経が通る．その下方には犬歯窩がある．側頭下面は体の後外側面で，その中央部の上顎結節の部分に2～3の小さな歯槽孔があり，上顎洞の側壁中を通る歯槽管の入口で後上歯槽動脈と上顎神経の後上歯槽枝が交通する．内側面は鼻腔面でその後上方に上顎洞の出口にあたる上顎洞裂孔がある．裂孔の後方は口蓋骨鉛直板と結合して大口蓋管を作る．上顎体を含む上顎複合体の成長は縫合部での発育，上顎結節への添加性の発育，歯槽突起の発育とにより形が大きくなると同時にその位置も変化する．
⇨鼻上顎複合体の成長発育，鼻上顎複合体

**上顎骨体長**　maxillary body length

　A点から口蓋平面上へ垂線を引き，その交点とPNSとの距離で表す(下図参照)．

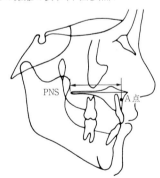

**上顎切歯歯軸傾斜角**

upper incisor axial inclination to the S-N plane

　頭部X線規格側貌写真の分析法であるノースウエスタン法の分析項目の1つである．上顎切歯歯軸とS-N平面のなす角度で表される．上顎切歯歯軸傾斜角の平均値は白人の正常咬合者で103.97°±5.75°(Graber)であり，日本人では103.67°±5.99°である．亀田は上顎前突の治療目標を設定する際に，S-N平面と下顎下縁平面がなす角度が40°以下を基準に，上顎切歯歯軸傾斜角が97°，下顎下縁平面と下顎切歯歯軸のなす角度が90°となることが望ましいとした．また，S-N平面と下顎下縁平面がなす角度が40°以上(ハイアングルケース)になったとき，40°を超えた値を97°から減じて上顎切歯歯軸傾斜角の目標値とし，90°から減じて下顎下縁平面と下顎切歯歯軸のなす角度の目標値とした．

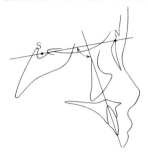

**上顎前歯突出度**　distance U1 to A-P

　頭部X線規格側貌写真の分析法であるダウンズ法の分析項目の1つである．上顎前歯の切縁からA点(A)とポゴニオン(Pog)を結ぶ直線に対する垂直距離である．mmで表し，上顎中切歯の突出度を評価する．ダウンズ法の分析項目のうち唯一の距離的計測項目である．平均値は白人で2.7±3.05mm(Downs)であり，日本人では7.99±2.15mmである(松浦)．

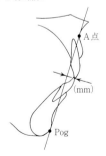

**上顎前突**　maxillary protrusion

　一般的に上顎前突とは上下顎歯列弓の近遠心的関係の不正で，上顎前歯が下顎前歯より著しく前方に突出した不正咬合*を総称する．
1）骨格性上顎前突：上顎骨の前方位(過成長)または下顎骨の後方位(劣成長)もしくはその両者に

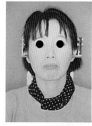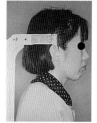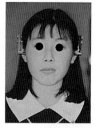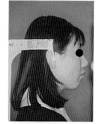

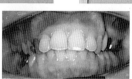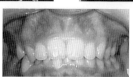

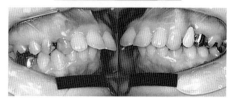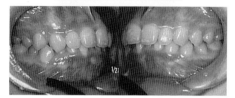

骨格性上顎前突．　　　　　　　　　　歯槽性上顎前突．

より，上顎骨が下顎骨に対して前方に位置する骨格パターンによって上顎歯列弓が下顎歯列弓よりも近心に偏位しているものをいう．先天的要因によるものが多いとされているが，口腔不良習癖が長期間続いた場合や，口呼吸などにより，後天的に誘発されることもある．

【顔面所見】正貌では口腔周囲筋の緊張や口唇閉鎖不全を認め，側貌は凸型(コンベックスタイプ：convex type)を示し，オトガイ部の後退がみられる場合が多い．

【口腔内所見】上顎第一大臼歯が下顎第一大臼歯より，上顎犬歯が下顎犬歯よりそれぞれ正常対咬範囲を超えて近心位にある．また上顎前歯の唇側傾斜によりオーバージェットが著しく大きく，アングルの分類のⅡ級1類を示すものと，上顎前歯の著しい舌側傾斜と過蓋咬合によりアングルの分類のⅡ級2類を示すものがある．下顎前歯は，日本人では唇側傾斜していることが多いが，弄唇癖などのために舌側傾斜していることもある．

【頭部X線規格側貌写真所見】一般的に，SNA，ANB，Y軸角，上顎突出度，上顎中切歯歯軸傾斜角，上顎中切歯突出度が大きく，SNB，顔面角が小さくなる．また，日本人は白人と比べて下顎

下縁平面傾斜角が大きいハイアングルケースが多く，ANB，下顎中切歯歯軸傾斜角が大きいのが特徴である．

【治療方法】混合歯列期では，顎外固定装置，咬合斜面板，アクチバトール，バイトオープニングエイド*などを用いて上顎骨の前方成長を抑制しながら下顎骨の成長を促す．また顎外固定装置などを使用せず，上顎のみブラケットとスピーカーブのNi-Tiワイヤーを用いて咬合挙上を行い，上顎大臼歯を遠心傾斜させるとともに下顎の成長による前進を待つ方法が最近よく用いられる．不良習癖が明らかな場合その除去を行う．永久歯列期では，アーチレングスディスクレパンシーが大きい場合，小臼歯の必要抜歯を伴うマルチブラケット装置による本格的矯正治療が行われる．なお矯正治療のみでは改善できないほど骨格的な不正が大きい症例には，外科的矯正治療を併用する場合もある．

2）歯槽性上顎前突：上下顎骨間に前後的な偏位はないが，上顎歯列弓または上顎前歯が下顎のそれより相対的に近心に位置するものをいう．乳歯と永久歯の交換期の異常や口腔不良習癖などによって起こる．

【顔面所見】正貌は顕著な特徴が認められない場

合が多く,側貌は直線型(ストレートタイプ:straight type)か軽度の凸型(コンベックスタイプ:convex type)を示す.

【口腔内所見】上顎前歯の唇側傾斜が認められ,アングルの分類は軽度のⅡ級を示す.また弄唇癖などで下顎前歯の舌側傾斜を認める場合もある.

【頭部X線規格側貌写真所見】一般的に上顎中切歯歯軸傾斜角,上顎中切歯突出度が大きくなる.またSNA, SNB, ANBはほぼ平均的な値となる場合が多い.

【治療方法】一般的に,永久歯列でマルチブラケット装置による非抜歯または小臼歯抜歯の本格的矯正治療が行われる.アンチエイジングの観点から,いったん非抜歯で治療を開始し,場合によっては,途中で抜歯症例とする方法も行われる.また不良習癖が認められる場合には,その除去を行う.
⇨上下歯列弓関係の不正

**上顎前突過蓋咬合の早期矯正治療法** early treatment of maxillary protrusion with deep overbite

上顎前突過蓋咬合の治療開始時期については少なくとも第一大臼歯までの全部永久歯が萌出するまで観察すべき,第二大臼歯の萌出まで待つべきとの意見がある一方で,第一大臼歯と上顎切歯4本の萌出を待って早期に開始するという意見もあり,それぞれ長所短所がある.

しかし,最近では患者や術者とも非抜歯矯正治療でいわゆる正常咬合を確立したいという要望とそれに伴う技術革新から上顎切歯4本と第一大臼歯2本が萌出した時期で開始し,非抜歯で完成させる矯正治療法(2×4:ツーバイフォーによる早期治療と咬合誘導)が一般的になってきている.

その手順は以下のとおりである.混合歯列期の上顎前突過蓋咬合症例では側貌が良好で第二大臼歯未萌出ならば,治療期間中の下顎の成長を期待してディスクレパンシーの大きな症例でも非抜歯早期矯正治療を試みることは大切なことである.早期矯正治療では,個体の成長発育という矯正歯科医師にとってはプラスとなるファクターが媒体となり,形態と機能の調和が小刻みに行われるために,また矯正治療が途中で修正を繰り返し与えることができるために,患者個人の安定咬合として定着しやすく,後戻りも少ないというメリットがある.一方,デメリットとして小臼歯,大臼歯の後方移動によってポステリアディスクレパンシーが増加するので,その対処(ストリッピングなど)が必要である.

その手順は,上顎6E2112E6にブラケット,KB

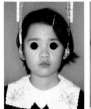
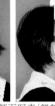

図1, 2 初診時顔面写真(側貌は比較的良好).
1|2

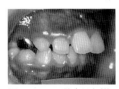
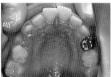
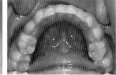

図3~5 口腔内写真(第二大臼歯未萌出).図3:クワドダイアグノーシスシステム(QDS)によるアーチレングスディスクレパンシーでは上顎は-14.23mm,下顎は-0.23mmで当然,小臼歯抜歯症例であるが,側貌が良好で,第二大臼歯が萌出していない成長発育途中の症例なので,非抜歯早期矯正治療を行うこととした.図4,5:差動矯正治療の考え方を適用し,上顎のみにブラケットとワイヤーを装着し,まず時間のかかる上顎切歯の圧下による咬合挙上によりオーバーバイトの減少に努めた.
3|4|5

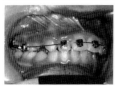 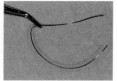 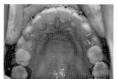 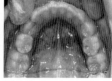

図6,7 図6:切歯の圧力を確実にするためにはEにもブラケットは接着する. 図7:バイトオープングにはNi-Tiスピーカーブ東洋人用を上顎のみ装着することが最適である. 6|7

図8,9 最初の数か月は下顎にブラケットとワイヤーを装着しない. 8|9

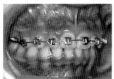 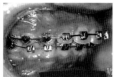 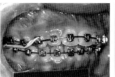 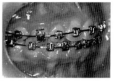

図10,11 治療開始12か月後, 上顎切歯の咬合挙上も一段落しオーバージェットも減少してきたので下顎にもブラケットとワイヤーを装着した. 10|11

図12,13 Ⅱ級ゴム(60~70gr)を使用してここで初めてオーバージェットの減少を試みた. 上下顎とも.018″×.018″のスピーカーブ(下顎は途中でレギュラータイプ.018″Ni-Tiワイヤーとした). 12|13

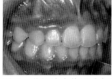 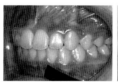 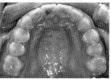 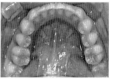

図14 動的治療終了時(11歳0か月. 動的治療期間, 22か月)の口腔内写真.

図15~17 動的治療終了時のオーバージェット, オーバーバイトはともに1.5mmである. 15|16|17

図18,19 動的治療終了時(11歳0か月)の顔面写真(側貌は依然として良好である). 18|19

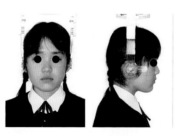

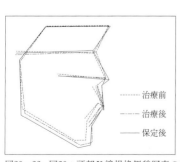

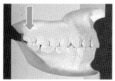 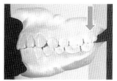

図20~22 図20:頭部X線規格側貌写真の治療前(9歳2か月), 治療後(11歳0か月), 保定後(15歳10か月)のプロフィログラムによる重ね合せ(早期治療で下顎の前方への成長が良好であることがわかる). 図21:16歳7か月の口腔模型. 図22:その後の第二大臼歯の萌出咬合状態を示す. 20|21|22

チューブを装着する．上顎のみスピーカーブ角Ni-Tiを装着しノーエラスティックで上顎切歯を圧下し，その後，下顎にもブラケットとワイヤーを装着する．下顎の成長による下顎の前進が不足する場合には，II級ゴムの助けによりオーバージェットを減少させる．

しかし，途中で側貌が悪化してくれば，患者と相談のうえ，早めに抜歯症例とする．この場合，治療計画書はあくまでも青写真なので，患者に説明し，計画書は書き直す必要もあると患者にあらかじめ説明し了解を得ておくことが大切である．

【症例】
9歳2か月女性．オーバーバイト5mm，オーバージェット7.5mm上顎前突過蓋咬合であった．

【上顎前突過蓋咬合の非抜歯早期矯正治療の要点】
1．ハイアングル症例でないこと(SN-MDが40°以下であること)．
2．NB to Pog(mm)*がプラス(顎なしでないこと)であること．
3．混合歯列期で第二大臼歯が萌出していないこと．
4．口唇を閉鎖させたときにオトガイ筋の緊張(ウメボシ)がないこと．
5．側貌が良好ならば非抜歯を原則とする(まず非抜歯で開始し，成長の状態で途中から抜歯の可能性もあると患者にインフォームドコンセントしておく)．
6．治療法としては差動矯正法*を適用すること．
⇨スピーカーブのNi-Tiワイヤー，咬合挙上，アーチレングスディスクレパンシー

## 上顎前突過蓋咬合の早期非抜歯矯正治療で利用されるメカニズム　mechanisms to be utilized during early treatment of (deep bite) maxillary protrusion cases

1．混合歯列期の上顎前突過蓋咬合症例では側貌が良好ならば非抜歯早期矯正治療を試みる．側貌が外観上良好というのではなく，データ的に良好ということであり，セファロの分析でNB-Pog(mm)がプラス，SN-MDが平均値(40°以下)，混合歯列期で第二大臼歯が未萌出，口唇を閉鎖したときにオトガイ筋の過度の収縮(通称ウメボシ)がないなどの条件が揃っていれば側方歯群の交換期に下顎の成長が見込まれるので非抜歯で矯正治療を安心して開始できる．

しかし側貌が良好でない，いわゆるハイアングルの患者でもその後の下顎の成長によっては非抜歯で良好な治療結果を得られることもあるので非抜歯で挑戦してみる価値は十分にある．

2．その手順は，上顎6E2112E6にブラケット，KBチューブを装着し，上顎のみスピーカーブ角Ni-Tiを装着しノーエラスティックで上顎切歯を圧下する．スピーカーブのNi-Tiワイヤーを使用する方法でのメカニズムは上顎側方歯をテコとして上顎切歯を圧下することと同時に上顎大臼歯を圧下することで，整直および遠心傾斜させ，側方歯群の萌出余地を増加させ，オーバーバイトだけでなくオーバージェットも減少させる(下図のオーバーバイトの挙上がオーバージェットの減少に結びつけるKBテクニックのメカニズムを参照)．

3．最初から下顎には装置を装着しないのは，咬合による下顎装置の破損を防ぎ，患者と良好な関係を保つためである(いわゆる差動矯正治療により上顎切歯の圧下が進んでから下顎にブラケットとワイヤーを装着する)．

4．その後，下顎にもブラケットとワイヤーを装着し，下顎の成長による下顎の前進が不足する場合には，II級ゴムの助けによりオーバージェットを減少させる．

5．しかし，途中で側貌が悪化すれば，患者と相談のうえ，早めに抜歯症例とする．抜歯すべきかどうかの再診断は全体の治療期間を増加させな

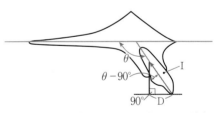

オーバーバイトの挙上がオーバージェットの減少に結びつくKBテクニック*のメカニズム．①上顎切歯の圧下による歯の前後移動量(D)は2mmの圧下(I)で2.2mm程度である($D = I \times \sin(\theta - 90°)$)．これがスピーカーブのNi-Tiの作用により大臼歯が後方傾斜していきオーバージェットは減少する．②さらに後に下顎にブラケットとワイヤーを装着することで，下顎歯列がレベリングされ下顎切歯が多少前傾する．③さらにII級ゴムと下顎の成長でオーバージェットが減少していく．下顎歯列のレベリングによって下顎切歯の前傾量＝$0.488D - 0.51$mm(ただしD：下顎切歯端と第二大臼歯を結んだ咬合面から最も深い咬頭頂までの距離[左右の合計mm])．

いためにも治療開始1年以内が望ましい．
6．この場合，治療計画書はあくまでも青写真なので，患者と相談のうえ計画書を書き直す必要もあると患者にあらかじめ説明し，了解を得ておくことが大切である．
7．またこのメカニズムは小臼歯・大臼歯を後方に傾斜させてアベイラブルスペースを増加させるので，そのしわ寄せがポステリアディスクレパンシー*の増加として生じ，その減少処置（後方歯群を含めた隣接面エナメル質の一部削除：ストリッピング）は治療期間中から必須である．
⇨スピーの彎曲，咬合挙上，ポステリアディスクレパンシー，スピーカーブのNi-Tiワイヤー

**上顎前突症の手術** operation of maxillary protrusion, surgery of prognathia

矯正治療の範囲を超えた骨格性上顎前突症に用いられる手術で，顎の成長発育が終了した時期以降に行われる．上顎第一または第二小臼歯を抜歯し，同部の歯槽骨を垂直に削除，その上端から前歯部根尖を通り梨状口に達する水平骨切りを行い，前歯部骨片を後方に移動して固定する．骨切り部への到達法により，ブランダラー法，ベル法などがある．また，下顎の後退の顕著なものは，下顎体離断延長法*などにより下顎前歯部の前方移動を併用する場合もある．
⇨外科的矯正治療，顎変形症

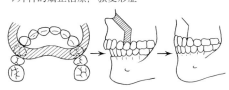

**上顎前突の治療**
treatment of maxillary protrusion
1）乳歯咬合期における治療：一般的には経過観察を行い，積極的な矯正治療は行わない．
2）混合歯咬合期における治療：上下顎間の不調和を伴う骨格性上顎前突では，マルチブラケットを上顎のみ適用や上顎顎外固定装置（ヘッドギア），咬合斜面板，アクチバトールなどを用いて上顎骨の前方成長を抑制や咬合挙上をしながら下顎骨の成長を促す．歯槽性上顎前突では，不良習癖が明らかな場合その除去を行う．
3）永久歯咬合期における治療

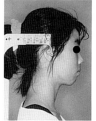
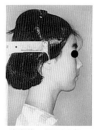
治療前の顔面写真．　治療後の顔面写真．

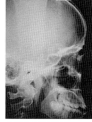
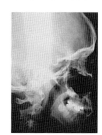
治療前の頭部X線規格側貌写真．　治療後の頭部X線規格側貌写真．

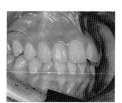
治療前の口腔内．

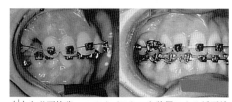
$\frac{4}{5}|\frac{5}{5}$を必要抜歯．マルチブラケット装置による矯正治療．

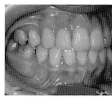
治療後の口腔内．

①骨格性上顎前突：上顎骨が過成長の骨格性上顎前突では，上顎顎外固定装置（ヘッドギア）を用いて上顎の成長抑制，臼歯の遠心移動を行い，上顎の狭窄を伴うものには拡大装置を使用する．また下顎が劣成長の骨格性上顎前突では，咬合斜面板，機能的矯正装置などを用いて下顎の成長促進をはかる．いずれの症例でも，一般的には小臼歯の必要抜歯を伴うマルチブラケット装置による本格的矯正治療が行われるが，矯正治療のみでは改善できないほど骨格的な不正が大きい症例には，外科的矯正治療を併用する場合もある．
②歯槽性上顎前突：マルチブラケット装置，床矯正装置などを用いて上顎前歯の舌側移動をはかるが，歯と歯槽基底の不調和（ディスクレパンシー）がある場合には，小臼歯の必要抜歯が行われる．
③機能性上顎前突：早期接触や咬頭干渉など構造的原因によるものは，咬合調整により形態的改善を行う．不良習癖などによる筋機能異常には，機能的矯正装置，リップバンパー，オーラルスクリーン，タングガード，タングクリブなどを用いて機能の正常化をはかる．
⇨不正咬合の治療，咬合挙上

## 上顎前方牽引装置
maxillary protractive appliance

骨格性下顎前突や口蓋裂にみられる上顎劣成長に対して，成長期にある患者の顎外に固定源を求めて上顎部に整形力を加えることにより上顎骨を前方に牽引する顎外固定装置である．ジャクソン（Jarkson）がオトガイ帽装置のチンキャップより突起を出し，これから上顎部をエラスティックで牽引する装置を考案したのが起源である．
【適応症】
1）上顎劣成長による反対咬合（とくに上顎の成長発育途上にある場合）
2）唇顎口蓋裂に伴う上顎の劣成長
本装置は固定源となる顎外装置と口腔内装置からなり，固定部がオトガイ部にあるホーンタイプと前頭部およびオトガイ部に固定源を求めたフェイシャルマスクタイプに大別される．
口腔内装置には舌側弧線装置，床装置やマルチブラケットなどが用いられ，口腔内のバンドまたはアーチワイヤーに鑞着した牽引用フックから咬合面に平行に固定部上のフックに輪ゴムをかけ，片側200〜300g程度の力（全体で400〜600g）で前方牽引を行う．装着時間はオトガイ帽装置や後頭部オトガイ固定装置が夜間のみの使用であるのに対して，長時間の装着が必要であり，1日10時間以上が望ましい．また使用の際は，牽引により上顎大臼歯を挺出させないように注意しなければならない．⇨顎外固定

**上顎側切歯欠如** missing of upper lateral incisor
欠如歯*として頻度的には高いものの1つで，矯正臨床においても遭遇することは稀でなく，片側あるいは両側の欠如，また片側が欠如して反対側側切歯は矮小という場合などがある．下顎前突や叢生などのほかの不正咬合に合併している症例もあるが，この欠如を主な原因として空隙歯列，前歯部歯列の狭小化による反対咬合，側切歯より後方歯の近心移動による不安定な咬合などの不正状態が成立している場合もある．治療上問題となるのはトゥースサイズレシオ*（とくにアンテリオールレシオ）の不調和であり，これへの対処がなされないままに単に動的治療によって再排列しても，上下顎の良好な咬合接触関係は得られず，不安定な咬合のために後戻りにもつながりやすいことなどから，この調和に対する配慮を含めた治療方針の立案が望まれる．症例の種類，歯牙素材，年齢，審美的要求により異なるが，通常行われる治療としては，①下顎前歯群の隣接面ストリッピング，②下顎切歯の抜歯（通常1歯あるいは2歯），③上顎中切歯，犬歯，第一小臼歯を前歯群としての排列，④側切歯部の補綴処置を前提とする中切歯と犬歯間の空隙の確保などがあり，臨機応変に選択される．⇨トゥースサイズレシオ

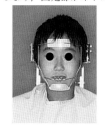
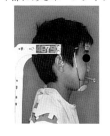
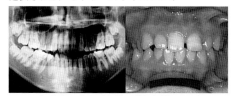

2欠如により正中線のずれが著しい．

## 上顎側方拡大（装置）
maxillary expansion appliance　⇨拡大装置

## 上顎突起　maxillary process〔顔面突起〕
　胎生4～5週に2～2.5mmになった胎児の顔面に現れる．他の前頭突起，内側鼻突起*，外側鼻突起*および下顎突起と区別され，これらの突起は顔面の形成に関与するので顔面突起ともいう．上顎突起は第一鰓弓の背側部で口窩の側縁を囲み有対に現れるが，左右のものは漸次に正中方向へ近寄ってくる．顔面突起はそれぞれ癒合して顔面を形成し，口腔と鼻腔とを分離する．
⇨頭部の成長発育，下顎突起

## 上顎突出度　angle of convexity
　頭部X線規格側貌写真の分析法であるダウンズ法およびノースウェスタン法の分析項目の1つである．ナジオン（N）およびA点（A）を結ぶ直線とA点（A）およびポゴニオン（Pog）を結ぶ直線がなす角度の補角であり，NAPとも表される．上顎基底部の前突，後退を表す．上顎突出度の平均値は白人で0.00°±5.09°（Downs）であり，日本人では5.77°±5.51°である（松浦）．

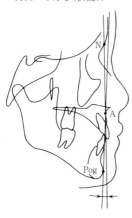

## 上顎誘導線
maxillary guiding bow　⇨アクチバトール

## 上顎劣成長
maxillary undergrowth, undergrowth of maxilla
　頭部X線規格側貌写真において上顎骨長が小さい場合やSNA角，上顎突出度が小さく，マイナスの値を示す場合をいう．唇顎口蓋裂*や骨格性反対咬合などに上顎劣成長を伴うことが多く，顔貌の特徴としてコンケイブタイプ（凹顔型）を呈する．鎖骨頭蓋異形成症などの遺伝性疾患，クレチン病*などの内分泌障害にも，上顎劣成長が認められる．上顎の成長は縫合部での発育，上顎結節への添加性の発育，歯槽突起の発育によって形が大きくなるとともにその位置が変化する．成長方向は前下方への移動であるが，上顎複合体を含む多数の骨の複雑な動きによるものである．上顎の成長は下顎より早期に始まり，6歳時では成人の85～90％に達するため，これらの部位で，この時期に成長の遅延が生じると上顎劣成長となる．治療としては上顎の前方移動，または前方成長の促進をはかるために，乳歯列期，混合歯列期から上顎前方牽引装置，OMA（頤部後頭部固定装置），上顎前方拡大装置などを用いる．つまり早期にOMAやチンキャップなどを用いてオーバージェットをプラスにすると，下顎の成長に伴い上顎が前方成長していくことが多い．
⇨下顎前突の治療

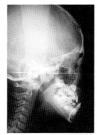 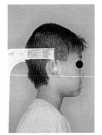

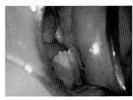

## 上顎矮小側切歯
microdont of upper lateral incisor
　上顎側切歯は比較的矮小しやすい歯として知られており，日常臨床でもしばしばみられる歯の1つである．その形態は正常な側切歯の萎縮形を呈するもの，円錐状，栓状，蕾状を呈するものなどさまざまで，その発現の仕方も両側で矮小するもの，片側のみ矮小を認め反対側切歯は正常な形態を呈したり，あるいは先天的欠如している場合も

ある.ほかの不正咬合と合併していることもあるが,これを主な原因として,後方歯の近心移動により1歯対1歯の咬合を営めなくなるなどの何らかの咬合に対する影響を及ぼしていることも多いため,矯正治療にあたっては,これらの改善も重要な課題の1つになる.
【治療】矯正治療に際しては,側切歯の矮小によるトゥースサイズレイシオ*(ここではとくにアンテリオールレイシオ)の不調和を是正することが必須で,このために対合歯となる下顎前歯群のストリッピング,補綴的処置による矮小歯の歯冠形態の回復などが行われる.⇨トゥースサイズレシオ

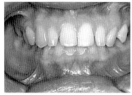

2|2が矮小歯である.

**上顎幅** upper face width ⇨頭部の成長発育

**上顎面** upper face

　上顎面は側頭骨,前頭骨,上顎骨と上顎骨に隣接する顔面骨(鼻骨,涙骨,篩骨,口蓋骨,頬骨および鋤骨)から構成される.上顎骨とそれに隣接する顔面骨は互いに縫合で接合していて,鼻骨と涙骨以外の顔面骨は鼻と顎に関連する鰓弓由来の膜性骨であり,鼻上顎複合体(nasomaxillary complex)とよばれる.上顎面を左右の眼窩下縁を結ぶ線で上下に二分すると,上部は,眼球,鼻中隔軟骨など脳頭蓋構成部分の成長に関連し,12歳頃には成長が完了する.下部は歯,顎,筋,舌など咀嚼器官成長の部位であり,成人期まで,第三大臼歯の萌出を考慮するなら18〜25歳頃まで成長する.上顎面骨格の成長は,鼻骨間,上顎骨間および口蓋骨間の縫合,上顎骨とその周囲顔面骨間の縫合および顔面骨と頭蓋骨間の縫合の各縫合系での成長,各顔面骨の内面・外面に生じる骨リモデリングによって行われ,鼻上顎複合体は高さ,深さ,幅を増加し,頭蓋底に対して下前方に移動する.

## 小臼歯の先天的欠如
**congenital missing of premolar**

　小臼歯の先天的欠如の頻度は第二小臼歯が圧倒的に多い.第一小臼歯に起こる場合には第一,第二小臼歯両方の欠如として認められることが多い.主に第二乳臼歯の晩期残存の診査に伴って発見されることが多いが,抜歯などの既往がないことで認知されることもある.第二乳臼歯が健全な状態を示し,第一大臼歯がアングルⅡ級関係を呈するほか,とくに不正咬合を認めない場合は,第二乳臼歯の咬合調整,隣接面ストリッピングあるいは補綴的処置により対合歯との咬合関係の確立がはかられることもある.また乳臼歯の喪失後であっても,発見が早期であれば将来の補綴処置を前提として保隙装置のみによる対処がなされることもある.一方,ほかの不正咬合の存在する場合や第二乳臼歯のう蝕や早期喪失などによって第一大臼歯の近心転位を起こしているような症例に対しては,通常の動的治療に準じ必要に応じてスプリング,ネジなどを用いて大臼歯の積極的な遠心移動をはかることもある.いずれにしても第二大臼歯が未萌出の時期であれば,ある程度の治療方針の選択が可能であるが,萌出後は第一大臼歯の遠心移動による空隙の確保が困難となるため,マルチブラケット装置によって抜歯症例として処置されることが多い.
⇨欠如歯,局所的原因,トゥースサイズレシオ

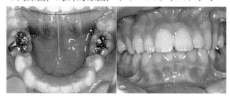

5|5先天的欠如.　　　治療前.

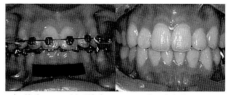

4|4抜歯による矯正治療.　　矯正治療後.

**床矯正装置** orthodontic plate

　ホーレーの保定装置を基本型とする可撤式矯正装置の総称で,床部と金属線部で構成される.矯正力の作用様式は唇側線や補助弾線の力を利用して装置自体が矯正力を発現させ歯の移動をはかる形式(いわゆる床矯正装置;アクティブプレート*)と,上下顎間に介在する装置によって下顎

の位置を変化させ，咀嚼筋の力を利用して歯，顎の移動をはかる形式のものがある．
【使用方法】
1）歯の移動を目的とし，基本構造は以下のとおりである．
①唇側誘導線：直径0.7〜0.9mmの弾力線で作製し，前歯の舌側移動（傾斜）あるいは口唇圧の排除に用いる．
②補助弾線：直径0.5mm前後の弾力線で作製し個々の歯の移動（主に唇舌的，近遠心的）に用いる．
③クラスプ：単純鉤，アダムスのクラスプ，シュワルツのクラスプなどにより装置の維持をはかる．
2）咬合関係の改善を目的とする：咬合挙上板，咬合斜面板，スライディングプレートなど．
3）歯列，顎の拡大を目的とする：レジン床の口蓋部に拡大ネジ，弾力線を付与して用いる．
4）保定を目的とする：ホーレータイプのリテーナー，ベッグタイプのリテーナーなど．
⇨矯正装置

## 上下顎前突　bimaxillary protrusion

上下顎前突とは上下歯列弓の近遠心的関係の不正で，頭蓋に対して上下顎の位置がともに前方位をとるもの，または上下顎前歯がともに唇側傾斜しているものをいい，前者を骨格性上下顎前突，後者を歯槽性上下顎前突という．上下顎前突の原因は，遺伝的なものを除いて形態的なものと機能的なものとがある．形態的な原因としては上下顎がともに前方位をとる場合と，上下の歯冠幅径が大きく前歯が前傾して排列されているものがある．機能的な原因としては舌と口唇の機能的な均衡がくずれている場合，すなわち舌が大きいか，舌前突癖や異常嚥下癖などにより舌圧が大きい場合，あるいは口唇の機能圧が小さい場合がある．
【顔面所見】正貌では口腔周囲筋の緊張や口唇閉鎖不全を認め，側貌は口元が突出した凸型（コンベックスタイプ：convex type）を示す．
【口腔内所見】上下顎前歯の唇側傾斜を認めるが，第一大臼歯はアングルの分類Ⅰ級を示し，側方群の咬合は良好な場合が多い．また上下顎前歯部には叢生が認められず，機能的原因によるものでは前歯部が空隙歯列となることもある．
【頭部X線規格側貌写真所見】一般的に骨格性のものは，SNA，SNB，上顎突出度，顔面角，上顎中切歯歯軸傾斜角，下顎中切歯歯軸傾斜角が大きくなり，上下顎中切歯歯軸傾斜角が小さくなる．また歯槽性のものは，上顎中切歯歯軸傾斜角，下顎中切歯歯軸傾斜角が大きくなり，上下顎中切歯歯軸傾斜角が小さくなる．
【治療方法】小臼歯の必要抜歯を行い，マルチブラケット装置を用いて上下顎前歯の舌側傾斜をはかる．また機能的原因によるものは，舌や口唇のトレーニングを行い，舌が大きい場合には舌縮小術を行う場合もある．
【小臼歯4本抜歯による上下前歯の治療での注意事項】
治療後，歯列は正しく排列されていても，治療前のほうが良く咬めたと患者から訴えられることがある．その理由は，もともとⅠ級で良く咬めていたのに抜歯による矯正治療で前歯のみではなく大臼歯の位置関係も大きく変化してしまうと，患者の機能が形態に合わなくなってくるからとされている．
⇨不正咬合，上下歯列弓関係の不正

## 上下顎前突の治療
treatment of bimaxillary protrusion

上下顎前突は，その原因として遺伝的なものを除いて形態的なものと機能的なものとがある．形態的な原因としては，上下顎がともに前方位をとる場合と，上下の歯冠幅径が大きく前歯が前傾して排列されているものがある．機能的な原因としては舌と口唇の機能的な均衡が崩れている場合，すなわち舌が大きいか，舌前突癖や異常嚥下癖などにより舌圧が大きい場合，あるいは口唇の機能圧が小さい場合がある．乳歯咬合期および混合歯咬合期における治療は，積極的な矯正治療は行わず経過観察を行う場合が多いが，機能的な原因によるものは舌や口唇のトレーニングを行い，または習癖防止装置を用いて不良習癖の除去を行う．永久歯咬合期においては，一般的に小臼歯の必要抜歯を行い，マルチブラケット装置を用いて治療目標に合わせて上下顎前歯の舌側傾斜をはかるが，不良習癖などの機能的原因が残存している場合は，混合歯咬合期に引き続き不良習癖の除去を行い，舌が大きい場合には舌縮小術を行う場合もある（次頁の上図参照）．
⇨上下顎前突，不正咬合の治療

## 上下顎中切歯歯軸角　interincisal angle

頭部X線規格側貌写真の分析法であるダウンズ法，ノースウェスタン法，スタイナー法，ジャ

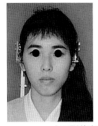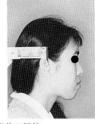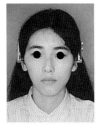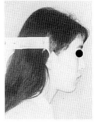

上下顎前突治療前の顔貌. 治療後の顔貌.

治療前の口腔内. 4|4/4|4 抜歯後,マルチブラケット装着により治療(ANB＜4°, 治療後の口腔内.
U1 to SN 97°,L1 to Md90°,U1 to LI 135°が治療目標).

ラバック法およびリケッツ法の分析項目の1つである.上下顎中切歯歯軸角の平均値は白人で135.4°±5.76°(Downs),130.98°±9.24°(Graber；ノースウェスタン法),131.00°(Steiner),131.00°(Björk；ジャラバック法),124.5°±6.3°(Ricketts)であり,日本人では125.81°±4.94°である.

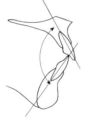

### 上下顎同時移動術　two-jaw surgery

上下顎同時移動術は,上顎骨の劣成長と下顎骨の過成長による重度の骨格性下顎前突症,上顎骨の過成長と下顎骨の劣成長による重度の骨格性上顎前突症や上下顎骨の非対称性による咬合平面の傾斜などにより強度の顔面変形を起こした症例で,上顎または下顎のみの移動では改善が不可能な場合に適用される.下顎前突の症例では上顎にルフォー(LeFort)のⅠ,Ⅱ,Ⅲ型の骨切りによる上顎前方移動術,下顎に下顎枝矢状分割法による下顎後退術が同時に行われる.また上顎前突の症例では,上顎にブランダラー法,ベル法などの上顎後退術,下顎に下顎体離断延長術による下顎前方移動術など多種の方法が組み合わされて用いられる. ⇨外科的矯正治療,下顎前突症の手術,上顎前突症の手術,顎変形症

### 上下歯列弓関係の不正
abnormalities of arch relationships

上下歯列弓関係の不正は,頭部X線規格写真分析法やジモン(Simon)の顎態診断法などを基準として判定され,以下のように分類される.
1) 近遠心的関係の不正：①上顎前突*(骨格性上顎前突,歯槽性上顎前突),②下顎前突*(骨格性下顎前突,歯槽性下顎前突),③切端(縁)咬合*,④上下顎前突*(骨格性上下顎前突,歯槽性上下顎前突)
2) 垂直的関係の不正：①開咬*(骨格性開咬,歯槽性開咬),②過蓋咬合*(骨格性過蓋咬合,歯槽性過蓋咬合)
3) 水平的関係の不正：①交叉咬合*；片側性交叉咬合(骨格性,歯槽性,機能性),両側性交叉咬合,②鋏状咬合*

### 小口症　microstoma

小口症は口唇が異常に小さい状態をいう.先天性のものは稀で,口唇の外傷や手術後の欠損あるいは瘢痕形成によって生じる後天性のものが多い.
【原因】火傷,水癌,外傷などによる口唇の欠損と瘢痕拘縮,唇裂や口唇癌などの手術が原因となる.
【症状】叢生,捻転などの不正咬合を伴うことがある.
【治療】皮膚移植,唇裂開大手術などの観血的な

方法と口唇開大器による機械的な方法がある．

**上歯槽点**　superior prosthion　＝プロスチオン

**小上顎症**　maxillary micrognathia
　小上顎症は上顎骨の発育不全で，その大きさが著しく小さいものをいう．唇顎口蓋裂，胎児性軟骨異栄養症，鎖骨頭蓋異骨症に認められることが多い．中顔面部は陥凹し，上唇および上顎前歯は後退して交叉咬合を呈している．一般的に下顎は正常，ときに過剰に発育するので，いわゆる仮性反対咬合となる．
　【治療】軽度のものは上顎前方牽引装置などにより上顎を前方に牽引し，適切な時期にマルチブラケット装置による本格的矯正治療を行い，重症なものは外科的治療も併用することがある．

**硝子様変性**　hyaline degeneration
　硝子様変性は硝子質（ヒアリン）が組織内に出現することをいい，硝子質が無構造均質かつ透明な硝子様の光沢を有するタンパク性物質であることからタンパク質変性の1つとされている．硝子質は酸性の色素に親和性があることからヘマトキシリン-エオジン（H-E）染色により赤染し，また外見上はアミロイドに近似するが，いかなるタンパク性物質であるかは明らかにされておらず，その化学的な本質は不明とされている．硝子様変性は生理的環境下で認められないため，一般的には生体の病的な反応の1つとして認知されており，全身的には高血圧時の動脈壁，慢性炎症時の腺管基底膜，気管支喘息時の気管支基底膜など歯科領域では歯髄萎縮などに伴って多く認められる．歯科矯正においては，歯に強い矯正力を作用させると圧迫側に硝子様変性組織が生じる．硝子様変性に接する歯槽骨には破骨細胞が出現せず骨吸収が起こらないため，歯の動きは一時停止することとなる．これを臨床的に応用し，固定歯を意図的に強い力の作用下において硝子様変性を惹起させることによって不動とし，歯根表面積に優る被移動歯の移動をはかろうとする考え方がある．硝子様変性が臨床的に有効応用されるものとして，拡大ネジによる急速拡大，ベッグ法におけるメインアーチワイヤーに屈曲するアンカレッジベンド*，エッジワイズ法のディスタルティピングバンドなどが代表的である．拡大ネジ*による急速拡大は歯を強い力*の作用下において硝子様変性によって不動とする一方，正中口蓋縫合部の離開を行おうとするものである．また，アンカレッジベンドはその角度によってワイヤーより固定大臼歯に加わる力が変化することから固定歯の歯槽骨における硝子様変性の発現を術者のコントロール下におくことをある程度可能とするものである．強い力は長期間にわたって持続的に作用させると歯根吸収などの不快症状の発生の誘因となるため，硝子様変性の応用はあくまで短期間であることが望ましい．その意味でも急速拡大は長くとも約2週間という短期間で終了させること，またアンカレッジベンド（ディスタルティピングベンド）は変性組織の消失に伴う大臼歯の遠心傾斜が新たな固定効果を生み，持続的な強い力の負荷を必要としないので合理的である．
⇨ディファレンシャルフォース

**上唇小帯**　frenulum of upper
　上下口唇の内面正中線で歯槽粘膜前面に移行するところに縦走する粘膜ヒダが形成される．上唇にみられるものを上唇小帯とよび，上顎正中部で歯槽縁の近くまで達し，口唇の位置を固定している．発育過剰や付着位置異常により正中離開などの歯列不正を起こしている場合には，小帯切除を行うことがある．
⇨小帯

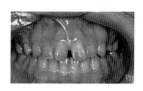

**上唇裂**　cleft upper lip　⇨口唇裂

**小舌症**　microglossia
　先天性と後天性がある．前者は舌の形成不全によって前舌部が欠如する残遺性小舌であり，後者は舌癌やそのほかに発生した各種病変の外科的切除や舌の外傷によって生じたものである．舌切除後の言語障害は残存した可動舌組織の量によって異なるが，1/2程度の切除では日常会話にはほとんど支障がない．小舌症や無舌症の患者には，極端な叢生が多くみられるが，これはバクシネーターメカニズムのバランスが崩れて咬合が乱れたものである．

### 常染色体　autosome

　真核生物が細胞分裂するときにみえてくる糸状の構造体および染色質．ヒストンなどの塩基性タンパク質とDNAを成分としていて，塩基性色素に染まりやすいので，染色体と呼ばれる．ヒトの場合，父親および母親から受け継いだそれぞれ1本ずつ2本の遺伝子群(ゲノム)の固まり，染色体を合計23組46本持っている．常染色体は，同じ遺伝情報を持つ染色体(相同染色体)2本ずつからなり(22対)，一方は母，一方は父から受け継ぐ．相同染色体の同じ遺伝子座にある遺伝子を対立遺伝子といい，各対立遺伝子が同じならホモ接合体(homozygote)，異なるならヘテロ接合体(heterozygote)と呼ぶ．染色体を合計23組46本のうち2本は性別を決定する性染色体(男性はXおよびY染色体が1本ずつ，女性はX染色体が2本)であり，残りの44本は常染色体と呼ばれる．常染色体の2本のうち，どちらかに異常遺伝子があると発病する遺伝様式を常染色体優性遺伝，1本に異常がある場合(ヘテロ接合体)は，正常なほうが優位に働いて発病しない(保因者となる)が，両方とも異常な場合(ホモ接合体)は発病する遺伝様式を常染色体劣性遺伝という．

### 常染色体優性遺伝
autosomal dominont inheritance　⇨常染色体

### 常染色体劣性遺伝
autosomal recessive inheritance　⇨常染色体

### 小帯　frenulum

　小帯とは口唇，頰，舌粘膜および歯肉または歯槽粘膜へ移行する部分にみられる縦走のヒダをいう．口唇では上下の正中部(上唇小帯*，下唇小帯*)に各1本，頰では上下左右の各第一大臼歯付近(頰小帯*)に1～3本，舌では舌下面正中から口腔粘膜にかけて(舌小帯*)1本みられる．小帯は各粘膜と顎骨を結ぶ結合組織のヒダであり，嚥下や咀嚼によって移動する．小帯の発育過剰や付着位置異常により歯間離開などの歯列不正を起こすことが多い．このような症例では場合によって小帯切除を行うことがある．矯正診断用模型は小帯の付着状態がわかるように深く鮮明に作製されなければならない．したがって，印象採得は歯肉頰移行部や各小帯が確実に採得されることが重要である．

### 小帯異常　anomaly of frenulum

　口唇，舌，頰の各粘膜より歯槽粘膜にいたる結合組織性の薄い粘膜のヒダを小帯といい，この付着位置ないしは形態の異常などを包括して小帯異常と表現される．通常，小帯は成長発育に伴い徐々にその幅の減少や歯槽粘膜における付着位置の低位化をみるが，これが何らかの原因により付着位置が高位のままに留まったり，あるいは幅が減少せず肥大した状態で残留した場合に小帯異常を呈するものと考えられる．小帯異常により生ずる不正咬合としては，上唇小帯の異常による正中離開が代表的であるが，そのほかにも頰小帯の異常によって小臼歯に歯間離開を生じることがある．
【処置】動的治療によって空隙を閉鎖することで小帯の付着位置が徐々に低位になるとして，積極的に矯正治療を行うこともあるが，一方では小帯の付着位置あるいは肥大をそのままにして治療を行っても，空隙の閉塞に困難をきたすのみならず後戻りをも招きやすいとして小帯を切除する考えもある．より一般的なのは後者の考え方で，若年者であれば，この施術のみによって空隙の自然閉鎖の可能性が高い．

### 小帯延長術　elongation of frenulum

　上唇小帯，頰小帯，舌小帯などの短小により，歯列不正や機能障害を招いている症例に対して，V－YあるいはZ形成術により小帯*の延長をはかる方法．V－Y形成術は小帯基部にV字形切開を加え，小帯を含む三角の粘膜骨膜弁を上方に移動しY字形に縫合する方法で，Z形成術は小帯を中心にZ字形切開を加え，骨から剥離して形成された2つの三角の粘膜骨膜弁を互いにからませ，移動させて縫合する方法である(次頁の上図参照)．

### 小帯切除術　frenectomy

　上唇小帯や頰小帯の肥大や付着位置異常により，歯間離開などの歯列不正を招いている症例，義歯装着の支障となっている症例，または舌小帯の肥大や付着位置異常による舌運動障害，下顎前突などの歯列不正を認める症例などに適応される．術式は各小帯*により多少異なるが，上唇小帯や頰小帯が肥大している場合にはV字型に切除を行いそのまま縫合し，舌小帯が肥大している場合には主にZ形成による延長術が行われる．また小帯の付着位置異常には一般に小帯中央部で横切開を加え，長い菱形の創縁を縦に縫合する小帯切離が行

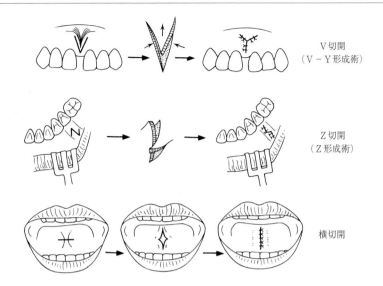

V切開
（V‐Y形成術）

Z切開
（Z形成術）

横切開

われる（上図参照）.

**指様弾線** finger spring ⇨補助弾線

**小児義歯** pediatric denture
　患者自身が自由に口腔内に着脱することが可能な保隙装置*のことで，乳歯義歯，保隙ブロック，さらにはクロザットタイプのワイヤーアプライアンスなども含むが，一般的には床型保隙装置のことをいわゆる小児義歯とよぶことが多い．左右両側にまたがった，あるいは前歯部を含めた乳歯の多数歯が早期喪失し，後継永久歯の萌出がすぐには望めない場合，口腔機能（咀嚼機能，発音機能，嚥下機能など）と審美的な回復をはかると同時に，後続永久歯の萌出余地を確保することを目的として，乳歯列期と混合歯列期に使用する補綴物である．成人に用いられる有床義歯と外形はきわめて類似しているが，根本的に使用目的が違うので，その構成，設計さらに使用法にも相違点がある．たとえば構成上において，万一の危険を考えクラスプ類はできるだけ避ける一方，切歯唇側線などを付加する場合が多いことなどである．本装置は審美性，咀嚼機能の回復，垂直的な保隙効果を有するなどの長所がある反面，口腔内では安定しづらく，とくに片側性義歯床の場合は小児では誤嚥のおそれがあり，さらには口腔内が不潔になりやすく，口腔粘膜疾患や歯牙脱灰の原因とな

りやすいという短所もある．装着後の注意点としては，歯槽骨を覆う部分については，定期的な管理・観察により早めの床粘膜部の削除を行い，後継歯の萌出の妨げとならないよう注意する．さらに自発的な使用継続意欲の持続と，十分な清掃を患児はもちろん保護者にも繰り返し注意する必要がある．また装置の調整や変更の必要性をあらかじめ説明しておく必要がある．
⇨可撤式保隙装置

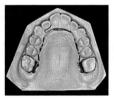 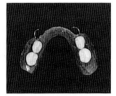

**正面セファロ（グラム）** postero-anterior cephalogram ＝頭部X線規格正貌写真

**床翼部** ⇨アクチバトール

**触診** palpation
　患者の局所を検査する際に直接術者の手掌および指の腹で表面から触れることにより現症を把握する方法である．器具を介在させる触診，たとえば歯科用探針などを用いて行う診査も触診に含ま

れる．一般的に視診と同時に行われ，咀嚼筋や口唇ならびに筋の緊張状態，歯肉の状態，骨格系の状態，顎関節の動き，下顎骨の状態，歯の動揺度などを触診による診査で行う．

**初経**　menarche
　最初の月経（初潮）をいい，初潮年齢は9歳から14歳頃である．個人差が大きいが，一般的に身長の最大増加量を示す時期の1〜2年後といわれている．多くは無排卵性で，排卵を伴うには1年以上を要するといわれる．近年初潮の若齢化（早熟化）がみられ，栄養状態が良いことや低年齢時の過酷な生活環境からの開放が一因と考えられている．ただし，最近は若齢化（早熟化）が停止する傾向にある．

**ジョンソン**　Johnson, A. L.
　正常咬合*は中心咬合位が解剖学的観点から正常とみなされる場合をいうが，顎関節や咀嚼筋の正常な機能や個人の環境による個体差も考慮に入れて正常咬合を考えなければならないとされている．そこでジョンソンは1923年に正常咬合に仮想正常咬合*，個性正常咬合*，機能正常咬合*を提唱した．

**ジルコニアブラケット**
zirconia bracket　⇨セラミックブラケット

**歯列拡大（法）**　expansion method　⇨拡大装置

**歯列弓および歯槽基底弓の分析（計測）**
analysis of plaster model
　歯列弓および歯槽基底弓の分析は，模型計測法の1つで，乳歯列期における顎の成長発育の程度や，永久歯列期における顎骨と歯の大きさを検討するために行われる．永久歯咬合では種々の分析法があるが，一般にホーウェス（Howes）の分析法が用いられている．以下にその分析（計測）項目を示す．
　1．歯列弓の分析（計測）*
　1）歯列弓長径（コロナルアーチレングス：coronal arch length, CAL）
　2）歯列弓幅径
①左右側犬歯舌面間幅径（インターキャナインリンガル：intercanaine lingual, ICL）
②左右側小臼歯舌面間幅径（インタープレモーラーリンガル：interpremolar lingual, IPL）
③左右側大臼歯舌面間幅径（インターモーラーリンガル：intermolar lingual, IML）
④左右側大臼歯中央窩間幅径（インターモーラーセントラル：intermolar central, IMC）
　2．歯槽基底弓の分析（計測）*
　1）歯槽基底弓長径（ベーサルアーチレングス：basal arch length, BAL）
　2）歯槽基底弓幅径（ベーサルアーチウィドス：basal arch width, BAW）
　これらの計測にはノギスが用いられるが，歯列弓長径，歯槽基底長径などの測定では模型測定器を用いる．得られた計測値はそれぞれ適切な標準偏差図表，つまりポリゴン（図）表*に記入し，比較検討を行う．その際には，得られた個々の分析値を問題とするのではなく，歯と歯列弓，歯槽基底弓の間における調和，不調和が問題となるということを忘れてはならない．

**歯列弓拡大弧線装置**　expansion arch appliance
　1907年にアングル（Angle, E. H.）によって考案され，歯列弓を拡大することにより不正咬合の改善をはかることを目的とした唇側弧線装置*の1種である．本装置は歯列弓の唇頬側に弧状の主線が位置し，主線の両側遊離端はスクリュー構造になっており，主線は固定歯の維持帯環の頬側に鑞着された頬面管内に挿入することにより維持される．主線と移動歯はワイヤーと結紮することにより矯正力の伝達が行われるが，単純な結紮のため歯の唇側および頬側の移動は傾斜移動となりやすい．さらに矯正力は主に太く強固な主線とスクリューによって発現するため，断続的かつ比較的大きな力となる．この作用様式から歯の動きが制約されることになった．その後，釘管装置*や紐状弧線装置*が考案されたため，今ではほとんど使用されない．しかし，本装置はエッジワイズ装置の原型として歴史的意義を持っている．
　1）基本構造
①主線（拡大弧線）：両側の遊離端にスクリュー構造を持つ（0.8〜1.0mm線）．
②維持帯環：固定歯に装着され，その頬面に頬面管が鑞着される．この頬面管は拡大弧線の両端のネジと適合し，主線を維持するとともに，ネジによって弧線を前方に拡大する．
③結紮線：ゴム，フロスシルク，真鍮線が用いられ，拡大弧線と結紮して個々の歯の移動を行う．

2）作用機序
①前方拡大：拡大弧線のネジの調整.
②側方拡大：拡大弧線の屈曲の程度とネジの調節.
③個々の歯の唇頰側移動：拡大弧線との結紮.
④個々の歯の近遠心移動：補助弾線.
⇨歯列弓拡大弧線装置

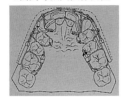

(Angle, E. H.：Treatment of malocclusion of the teeth. SS White Dental Manufacturing, Philadelphia, 1907 より引用)

**歯列弓形態** pattern of dental arch

　歯列弓形態は咬合面からみると乳歯列弓は大部分が半円形であるが，永久歯列弓では一般的に上顎で半楕円形，下顎で放物線形を呈するが，前歯部と臼歯部の排列によって個人的にかなりの差異がみられる．また環境的影響や遺伝的影響も受けやすい．歯列弓形態には多くの分類法があるが，トンプソン(Thompson)は①方形歯列弓，②帯円歯列弓，③帯円方形歯列弓，④帯円Ｖ字形歯列弓の4型に分類した．また歯列弓形態は歯の位置異常や顎骨の成長発育異常による顎骨の変形，先天的異常などにより異常を起こす．歯列弓形態の異常には①空隙歯列弓*，②狭窄歯列弓*，③Ｖ字形歯列弓*，④鞍状歯列弓* がある．

**歯列弓形態の不正** abnormalities of arch forms

　歯列中で数本の歯が連続して位置不正を起こしたり，顎骨が成長発育の過程で変形を生じたような場合，歯列弓が特徴的な形態をとることがある．

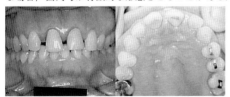

空隙歯列弓.

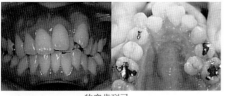

狭窄歯列弓.

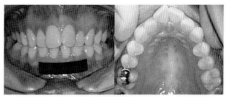

Ｖ字形歯列弓.

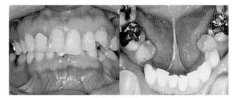

鞍状歯列弓.

このような歯列弓形態の不正は，①空隙歯列弓*，②狭窄歯列弓*，③Ｖ字形歯列弓*，④鞍状歯列弓* に分類される.

**歯列弓指数** index of dental arch

　歯列弓の長さと幅との関係を表すのに用いる指数であり，

　歯列弓指数＝歯列弓の幅／歯列弓の長さ×100

により算出される．歯列弓の長さは両側の最も遠心にある歯の遠心面を結んだ直線の中点から切歯の最も前方に突出した点までの直線距離をいい，歯列弓の幅は歯列弓の左右の最も頰側に突出した2点の間の最短距離をいう．この指数が大きければ幅の広い歯列弓になり，これは多くの日本人の歯列弓に相当する．

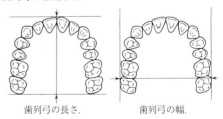

歯列弓の長さ.　　歯列弓の幅.

**歯列弓長** perimeter circumference

　歯列弓の計測方法の1つで，通常一側の第二乳臼歯の遠心面（あるいは第一大臼歯の近心面）を始点とし接触点および切歯の切端からなめらかな曲線を描きつつ，反対側の第二乳臼歯の遠心面（あるいは第一大臼歯の近心面）にいたる線の距離である．歯列模型のこの曲線上に真鍮線などをお

き，その線を伸展して長さを計測する．なお歯列周長は実際の歯の排列空間を示し，成長とともに変化する値である．また歯の交換や大臼歯の萌出により生理的に増減するだけでなく，乳歯の早期喪失によっても値が変化するため臨床上きわめて重要である．矯正診断においては，この歯列周長をアベイラブルスペース*(available space)とし，歯冠近遠心幅径の計測により求めたリクワイアードスペース*(required space)とからアーチレングスディスクレパンシー*(arch length discrepancy)を算出し，治療方針の樹立の一助とする方法があるが，最近では頭部X線規格側貌写真によるセファログラムコレクションと口腔模型を連動させたアベイラブルスペースの計測法(QDS)が治療目的の設定および抜歯位置の選定のために用いられている．
⇨クワドダイアグノーシスシステム(QDS)

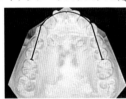

アベイラブルスペース.

**歯列弓の成長発育** development of dental arch

歯列弓の大きさの成長発育は歯列の発育と密接に関係している．歯列弓の成長を歯列弓の幅径や長径，歯列周長に関連させて述べる．
1) 歯列弓幅径の成長：上顎犬歯間幅径は歯槽基底弓の拡大が主であり，幅の増加は切歯，犬歯，小臼歯が萌出過程にある時期に著しく増加する．下顎犬歯間幅径はごくわずかな増加しかみられず，その一部は乳犬歯の霊長空隙への傾斜である．上顎第一大臼歯間幅径は，下顎よりもいっそう顕著に増加する．下顎の第一大臼歯は，初め舌側傾斜をして萌出するが，リーウェイスペース*を利用した近心移動により幅径は減少する．しかし第二大臼歯の萌出により第一大臼歯の歯軸が整直し，幅径は増大する．しかしこれは下顎骨自体の幅の増加ではない．
2) 歯列弓長径：乳歯列期*における歯列弓の長径は減少するという意見と変化がみられないという意見とあり，一致した見解は得られていない．また永久前歯萌出期は中切歯の唇側傾斜により一時的に増加するが，側方歯群交換期においては，

リーウェイスペースの存在による第一大臼歯の近心傾斜により顕著に減少する．とくに下顎において著しい．
3) 歯列周長：正常咬合者の周長は第一大臼歯の萌出に伴い経年的に減少する．反対咬合者における下顎歯列周長は正常咬合者に比べると上下顎ともに大きい値を示す．しかし経年的には減少する傾向がみられる．
⇨混合歯列期，歯列の発育

**歯列弓の分析(計測)**
measurement(analysis) of dental arch

歯列弓*の分析(計測)項目は，歯列弓長径と歯列弓幅径に大別される．
1) 歯列弓長径
左右中切歯隣接面正中線上の舌側歯肉乳頭の最前部をミッドポイント(midpoint)とよび，この点から左右第一大臼歯の遠心面を結ぶ直線を仮定し，この正中線上の距離を歯列弓長径(コロナルアーチレングス：coronal arch length, CAL)という．左右第一大臼歯の遠心面が仮定した正中線と直交しない場合，左右側別々に計測する必要がある．この長径の計測において，上顎では正中口蓋縫合が正中線設定という点で重要な役割を果たしてくれるが，下顎ではその基準となるものがないため，計測上かなりの誤差が生じやすいので注意を要する．計測には顎態模型計測器を使用すると容易である．日本人男女正常咬合者の平均値は，上顎が$34.27 \pm 2.83$mm，下顎が$30.41 \pm 3.82$mmである．なお，この歯列弓長径の計測法は種々あり，前長径として中切歯切縁から左右犬歯遠心接触点間の線に対する垂直距離，後長径として中切歯切縁から左右第一大臼歯中心小窩間の線に対する垂直距離を用いるものもある．
2) 歯列弓幅径の分析
歯列弓幅径には，主に左右側犬歯舌面間幅径，左右側第一小臼歯舌面間幅径，左右側第一大臼歯舌面間幅径および中央窩間幅径がある．左右側犬歯舌面間幅径(インターキャナインリンガル：intercanine lingual, ICL)は左右側の犬歯の舌側面間の距離であり，その平均値は上顎が$26.32 \pm 2.02$mm，下顎が$19.67 \pm 1.21$mmである．左右側第一小臼歯舌面間幅径(インタープレモラーリンガル：inter premolar lingual, IPL)は左右側の第一小臼歯の舌面間の距離であり，その平均値は上顎が$30.34 \pm 2.09$mm，下顎が$27.33 \pm 1.31$mm

である．左右側第一大臼歯舌面間幅径（インターモラーリンガル：inter molar lingual, IML）は左右側の第一大臼歯の舌側面間の距離であり，その平均値は上顎が37.66±1.95mm，下顎が35.95±2.04mmである．左右側第一大臼歯中央窩間幅径（インターモラーセントラル：inter molar, central, IMC）は左右側の第一大臼歯咬合面中央小窩間の距離であり，その平均値は上顎が49.61±2.40mm，下顎が42.54±2.02mmである（松田）．

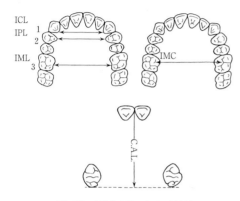

〈歯列弓・歯槽基底弓の計測・分析表〉

| Case No. | MEAN | S.D | ♂♀ | Patient | − | + |
|---|---|---|---|---|---|---|
| 上顎 | | | | | | |
| ICL | 26.32 | 2.02 | | | | |
| IPL | 30.39 | 2.09 | | | | |
| IML | 37.66 | 1.95 | | | | |
| IMC | 49.61 | 2.40 | | | | |
| BAW | 49.36 | 3.12 | | | | |
| BAL | 32.70 | 1.91 | | | | |
| CAL | 34.27 | 2.83 | | | | |
| 下顎 | | | | | | |
| ICL | 19.67 | 1.21 | | | | |
| IPL | 27.33 | 1.31 | | | | |
| IML | 35.95 | 2.04 | | | | |
| IMC | 42.54 | 2.02 | | | | |
| BAW | 41.91 | 2.15 | | | | |
| BAL | 31.48 | 1.83 | | | | |
| CAL | 30.41 | 3.82 | | | | |

プロット：（実際の計測値−平均値）×4mm

分析結果：

しかし歯列弓幅径におけるその計測点は，研究者によりさまざまである．
⇨歯槽基底弓の分析（計測）

### 歯列の拡大　expansion of dental arch
⇨拡大装置，クワドヘリックス拡大装置，拡大ネジ，交叉咬合の治療，Ni-Tiワイヤーのアクティブファンクションとパッシングファンクション

### 歯列の発育
development of dentition〔咬合の発育〕

　ヒトの歯列の発育は無歯期，乳歯列期，混合歯列期，永久歯列期の4段階に分けられる．無歯期*（predental period）とは出生から第一生歯の萌出を認めるまでの6～8か月間，乳歯列期*（primary dentition）とは乳歯の萌出開始から第一大臼歯またはほかの永久歯の萌出を認めるまでの期間をいい，混合歯列期*（mixed dentition period）とは乳歯列期から永久歯列期への移行の時期であり，永久歯の萌出とともに歯列弓の顕著な成長変化のみられる時期のことである．永久歯列期*（permanent dentition）とは無歯期，乳歯列期，混合歯列期に続いて起こり，第二大臼歯の萌出により完了する．このような歯列発育は顎顔面頭蓋の成長発育と密接な関係がある．ヘルマン（Hellman）は，歯列の発育の分類に加えて出生時の段階から永久歯咬合が完成するまでを暦歴ではなく個体の咬合発育段階の特徴により分類し，5段階に分けて評価している．
⇨ヘルマン（Hellman）の咬合発育段階

ヘルマン（Hellman）の咬合発育段階（dental age）

| | | |
|---|---|---|
| I | A | 乳歯萌出前 |
| | C | 乳歯咬合完成前 |
| II | A | 乳歯咬合完成期 |
| | C | $M_1$および前歯萌出開始期 |
| III | A | $M_1$萌出完了あるいは前歯萌出中または萌出完了期 |
| | B | 側方歯群交換期 |
| | C | $M_2$萌出開始期 |
| IV | A | $M_2$萌出完了期 |
| | C | $M_3$萌出開始期 |
| V | A | $M_3$萌出完了期 |

A：attained，B：between A and C，C：commenced

### 白いワイヤー　white wires　⇨審美的ワイヤー

## 唇顎口蓋裂　cleft lip and palate

先天的に口唇，歯槽突起，口蓋の一部あるいは多部位にわたって破裂を生ずる奇形で，一次的障害として審美障害，摂食障害，言語障害，二次的障害として聴覚障害，心理的障害などを起こすものである．近年は治療法の進歩によって適切な処置を受ければ，一次的障害はほとんど改善されるようになったが，未だ本疾患に継発する障害は多く，治療にあたっては，現在も多くの問題を残している．出現頻度はおおよそ新生児500人に1人の割合（唇裂は新生児1500人に1人，口蓋裂は新生児2500人に1人の割合）であり，口蓋裂は女性に多いが，唇裂では性比にほとんど差がない．

【分類】唇顎口蓋裂の診療に多大の貢献をなしたベアウ（Veau, 1931）は，口蓋裂を中心として次のように分類している．①軟口蓋裂，②硬軟口蓋裂（両側性完全口蓋裂），③一側性完全口蓋裂，④（両側性）完全口蓋裂．

なお完全口蓋裂は，歯槽突起から口蓋垂にいたる裂を伴うとしている．この分類は，現在唇顎口蓋裂といわれているものを完全口蓋裂としており，口蓋の範囲が不明瞭であること，また口蓋裂を伴わない口唇裂を取り上げていないなどの難点がある．そこで現在は一般的に次のように分類される．
1. 口唇裂：口唇のみに裂のみられるもの．①片側性（左，右），②両側性．
2. 唇顎裂：口唇と歯槽突起に裂のみられるもの．①片側性（左，右），②両側性．
3. 口唇口蓋裂：口唇と口蓋に裂のみられるもの．①片側性（左，右），②両側性．
4. 顎口蓋裂：歯槽突起と口蓋に裂のみられるもの．①片側性（左，右），②両側性．
5. 唇顎口蓋裂：口唇，歯槽突起，硬軟口蓋に裂のみられるもの．①片側性（左，右），②両側性．
6. 口蓋裂：①硬軟口蓋裂（口蓋および軟口蓋に裂のみられるもの），②軟口蓋裂（軟口蓋のみに裂のみられるもの），③口蓋垂裂（口蓋垂に裂のみられるもの），④粘膜下口蓋裂（口蓋に明らかな裂のないもの）
7. 正中唇裂など，これをさらに裂の程度により，完全，不完全，痕跡に分けることもある．裂型別の頻度は，唇顎口蓋裂が最も多く，次いで口唇裂，口蓋裂の順になっている．左右別では，左側が右側よりも多く，片側性が両側性よりも多いとされている．

【成因】
1. 組織癒合不全説．本説は発生過程に何らかの原因で顔面，口腔を形成する突起の癒合が障害されるかあるいは一度癒合した突起が再び離れてしまった結果，破裂が生ずるという説である．
2. 中胚葉塊欠損説．本説は口窩の上方の上皮壁内にある中胚葉が発育しないために生ずるという説である．
3. 上記の1，2の折衷説．

【原因】
1. 環境的要因として，①薬物：制癌剤，免疫抑制剤，ステロイドホルモン，精神安定剤など，②母体の疾病：風疹などのウイルス感染など，③機械的外因：胎児に対する異常な圧迫や牽引力，④栄養障害：ビタミンA，パントテン酸および葉酸，リボフラビンの欠乏および酸素欠乏，⑤精神的影響があげられている．
2. 遺伝的要因（形態的特徴）として，以下の1）〜7）があげられている．
1）上顎骨の発育不全．
2）上顎歯槽のゆがみ．

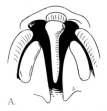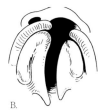

A：口唇裂と口蓋裂（両側性），B：口唇裂と口蓋裂（片側性）（Ross, R. B., Johnston, M. C. Cleft lip and palate. The Williams & Wilkins Co., 1972より引用改変）．

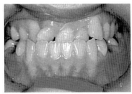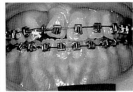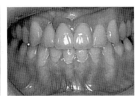

唇顎口蓋裂を伴う不正咬合の矯正治療．

3）歯の異常（歯数の異常，歯の形成不全）．
4）下顎の異常（形態的異常，位置の異常）．
5）側貌上の特徴：①中顔面の陥凹，②反対咬合，③下顎の前方突出．
6）頭蓋，顎の特徴：①N-S（前頭蓋底），S-Ba（後頭蓋底）の実長が小さく，N-S-Baの角度が大きい．②上顎は増齢的に後方位をとり，下方向への成長は少ない．③Ramus hightは小さい．④Gonial angleは大きく，下顎の下方向への回転がみられる．⑤下顎下縁角が急傾斜である．
7）咬合上の特徴：①上顎中切歯高の短小，②上顎前歯の舌側傾斜と捻転，③下顎前歯の舌側傾斜，④下顎中切歯高の増大，⑤安静空隙の増加，⑥歯の先天的欠如，過多，形態異常，⑦上顎歯列弓の長径，幅径の短小狭窄，⑧裂側の顎堤の著しい舌側傾斜．

**唇顎口蓋裂などに伴う咬合異常の治療**　malocclusal treatment with cleft of lip, jaw and palate
　唇顎口蓋裂は，口唇，歯槽堤，口蓋などの口腔組織に破裂や欠損を有する先天的異常であり，顔貌は変形し，顎態や咬合の異常が著しい．その結果，咀嚼障害，言語障害，耳鼻咽喉科疾患，心理的問題など，疾患の様相が多岐にわたるため，総合診療体系が必要である．一般的に唇顎口蓋裂患者は，破裂部の閉鎖手術が低年齢で行われ，その後の瘢痕形成により上顎骨の成長発育や咬合に異常が生じる．そこで矯正領域では，これらの異常（下顎骨の過成長，上顎骨の劣成長，上顎骨の狭窄，前歯部反対咬合，個々の歯の位置異常）に対する治療が対象となる．
1）下顎骨の過成長：オトガイ帽装置を用いて下顎骨の成長抑制をはかる．
2）上顎骨の劣成長：上顎前方牽引装置を用いて上顎骨の前方成長を助長する．
3）上顎骨の狭窄：クワッドヘリックス拡大装置，拡大ネジなどの上顎拡大装置を用いて，上顎骨の側方拡大を行う．
4）前歯部反対咬合：舌側弧線装置，マルチブラケット装置などにより被蓋を改善する．
5）個々の歯の位置異常：永久歯列期において，マルチブラケット装置により治療を行い，上下顎で緊密な咬合の確立をはかる．
6）保定：瘢痕拘縮を伴う強度の後戻りがあるため，顎骨や歯の欠損部に補綴処置を施すような永久固定が望ましい（次頁の図参照）．

⇨不正咬合の治療

**真空形成器**　vacuum form appliance
　プラスチック板をヒーターで軟化して，さらに吸引圧と空気圧の両方を利用し，精密な圧接を行う器材で全自動式，半自動式，手動式の3種類がある．矯正領域ではポジショナーやソフトリテーナーなどの保定装置や保隙装置の作製に用いられている．

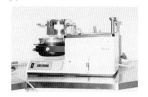

**シングルブラケット**　single bracket
⇨エッジワイズブラケット，KBTブラケット

**神経型**　neural type　⇨臓器発育曲線

**真性下顎前突**　true mandibular protrusion
⇨下顎前突，不正咬合

**唇舌側装置**　labio-lingual appliance　⇨矯正装置

**唇舌的歯の移動**
labio-lingual movement of teeth
⇨歯の移動方法と移動の際の支点の位置

**唇側移動**　labial movement
　歯を舌側より唇側へ移動することをいう．一般的に個々の歯の唇（頬）舌的な不正は傾斜によって成立していることが多いため傾斜移動を主体とした治療が有効であり，必要に応じて歯体移動やトルクなどが施行される．唇側移動に用いられる装置は不正の程度によって異なり，軽度の舌側転位歯には舌側弧線装置，床矯正装置，機能的矯正装置などが使用され，トルク（歯根を唇側移動する場合はリバーストルク，ラビアルルートトルク，歯冠を唇側移動する場合はクラウントルクという）が必要な場合や歯体移動を行う場合などは，マルチブラケット装置が用いられる．いずれにしても海綿骨の溝*という限られた範囲内における移動であり，過度の唇側移動は皮質骨に触れやすく歯根吸収の原因となるため注意が必要である．

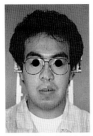 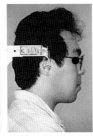

唇顎口蓋裂症例. 治療前の顔貌.

治療前の口腔内.

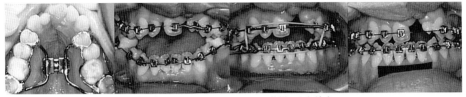

上顎急速拡大後, マルチブラケット装置により治療.

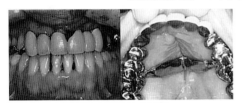

治療後の口腔内(永久固定).

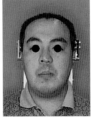 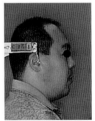

治療後の顔貌.

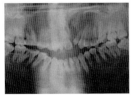

治療前のパノラマX線写真.

治療後のパノラマX線写真.

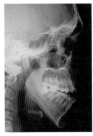 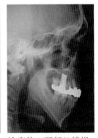

治療前の頭部X線規格側貌写真.

治療後の頭部X線規格側貌写真.

また口輪筋や舌などの機能力により本移動に規制を受けたり,移動後の後戻り*を起こす可能性がある場合などは筋機能療法の適用も考慮される.
⇨頬側移動,舌側移動,トルク,リバーストルキングオーギシアリー,ラビアルルートトルクオーギジアリー

**唇側弧線装置** labial arch appliance
　矯正力に金属線の弾力を利用した線矯正装置の中で,主線が口腔前提に位置する装置の総称である.本装置は1800年代の矯正装置の主流を占め,現在のマルチブラケット装置の基本型となったものと考えられる.基本構造は主線とバンドからなるが,さらにこの両者を連結する付加装置と主線

に鑞着される補助弾線を有する装置もある．つまり，アングル（Angle, E. H.）により考案された歯列弓拡大弧線装置*や釘管装置*，またローリー（Lourie, L. S.）により考案された唇側歯槽部弧線装置*は本装置の範疇に入る．

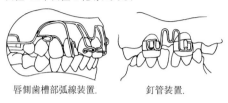

唇側歯槽部弧線装置．　　釘管装置．

**唇側歯槽部弧線装置**　high labial arch appliance

1918年にローリー（Lourie, L. S.）により考案された唇側弧線装置*の1種で，装置の主線が口腔前庭唇側歯槽部上に位置し，主線から鑞着された補助弾線により歯の舌側および近遠心移動を行う構造を有する．本装置は構造の主要部分が口腔前庭唇側歯槽部にあり補助弾線により矯正力を得るため帯環の使用が少なくほかの唇側弧線装置に比較して審美性，衛生性に優れている．本装置の作用機序は各々の移動歯に対し補助弾線が別々に鑞着されるため，それぞれの歯に束縛を与えず，適当な力と移動の方向が与えることができる．さらに補助弾線は細い金属線を利用するために，矯正力は弱い持続的な力が生じ，移動歯には生理的な組織変化が期待でき，固定歯は逆に負担の軽減がはかられる．

【基本構造】
1）主線は0.8〜1.2mm線で，主線の大部分は唇側歯槽部の歯肉に接触するかしないかの状態で歯槽部の豊隆に適合させ，その両端は固定歯に近い部分または小臼歯部付近で屈曲され側方歯の歯頸部を走行し維持部に移行させる．
2）維持帯環と維持装置．固定歯は通常第一大臼歯が選択される．維持帯環には頰側歯頸部に頰面管を鑞着し，主線の維持部との連絡によって維持する．主線には，遊離端に脱落防止のためにフックを鑞着し，結紮またはゴムリングで固定する．

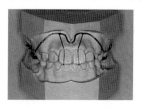

3）補助弾線は0.4〜0.6mmで，個々の歯に矯正力を加え，歯の移動をはかるための弾線で，目的に応じて適当な太さ，長さ，形態が与えられる．

**唇側線**　labial bow

歯列の唇側（頬側）におかれる弧線の総称で，2つの目的に大別される．1つはホーレーのリテーナーに代表されるような床装置を定位置に保持しつつ，歯を保定する受動的な目的で用いられるものと，唇側歯槽部弧線装置のような歯を積極的に移動させる力を作用させるアクティブエレメントとして用いられるものである．目的により，直径0.6〜0.9mmのワイヤーを使い分ける．
⇨床矯正装置，唇側弧線装置

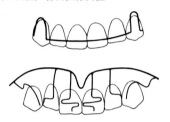

**唇側装置**　labial appliance　⇨矯正装置

**診断四角法**　quad diagnosis system（QDS）
⇨クワドダイアグノーシスシステム（QDS）

**診断資料**　diagnostic data

診断資料は的確な診断を行うために必要不可欠なものである．以下のような診査や検査そして分析により得られた資料のすべてが診断資料として有効である．また，不幸にして治療中もしくは治療後にトラブルを生じてしまった場合に，これらの診断資料は術者を守ってくれることになる．
1．診査
1）一般的診査：①主訴，②現症，③既往歴，④家族歴．
2）全身的診査：①栄養，体格，②成長発育状態．
3）局所的診査：①顔貌診査，②口腔内診査．
2．検査
1）形態的検査*：①全身的検査*，②顔面写真*による検査，③口腔内写真*による検査，④口腔模型による検査，⑤セットアップモデルによる検査，⑥X線検査．
2）機能的検査*：①顎運動の検査，②筋機能の

検査，③発音の検査，④頭部X線規格写真*による機能分析法，⑤ファンクショナルワックスバイト法による機能分析．
3．症例分析　⇨歯科矯正診断

**シンチバック**　chinch back
　アーチワイヤーの末端をバッカルチューブの遠心端で折り曲げる操作をシンチバックあるいはエンドロックという．シンチバックを行う場合には，口腔内にアーチワイヤーを装着する前にアーチワイヤーの末端を焼鈍することもある．通常クロージングアーチワイヤーをアクチベートするときにはタイバックループとチューブのフックあるいは遠心部を結紮線でタイバックするが，ブラケットとチューブのタイバックループをアクチベートできる間隙が狭い場合，あるいは閉鎖しなければならない空隙が広く，アクチベートを繰り返すような場合は，タイバックループを作らずにシンチバックをすることがある．これに対しエンドロックはアクチベートを行わないものをいい，ベッグ法（KBテクニック，KBTマルチブラケットシステム）のStage Iでアーチワイヤーがバッカルチューブから逸脱するのを防止したり，叢生を除去する際に前歯がフレアリングすることを防止する，あるいは，Stage IIIでアップライトを行う際に閉鎖された抜歯空隙が再度開くことを防止することである．

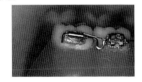

**伸展鉗子**　＝ストレッチングプライヤー

**審美的ワイヤー**　aesthetic wire
　審美的なワイヤーとして用意されているのは，ホワイトコーティングワイヤーと呼ばれるワイヤーである．通常は片面0.001インチ厚，両面で0.002インチ厚のコーティングがされているため，0.016インチのコーティングワイヤーの中身は0.014インチである．そのため，弾性や剛性は同サイズの非コーティングワイヤーよりも低い．
　コーティングの成分としては，メインアーチワイヤーではエポキシやポリウレタンに白い顔料として二酸化チタンを入れたものが一般的である．エポキシコーティングのものは若干ベージュがかった色調を呈している．これに対してポリウレタンコーティングのものはいわゆる顔料の白色である．両者ともプライヤーによる屈曲や口腔内での使用中にコーティングが剥がれることがあり，とくに鋭縁に対して弱い．
　リガチャーワイヤーではテフロンコーティングしたものがある．これはいわゆるビニール被覆の銅線のように，リガチャーワイヤーを白いテフロンで被覆したもので，引っ張ると被覆がとれることがある．⇨白いワイヤー

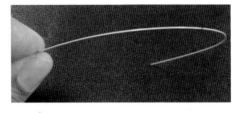

**審美ブラケット**　aesthetic bracket
　いわゆる白いブラケット（歯冠色．透明のものも含む）のこと．セラミックスや樹脂で作られている．金属ブラケットと比較して，剛性が低く，ワイヤーとの摩擦が大きい．その反面，スロット部分に金属を使用していないものであれば，金属アレルギーの患者に使用できる．
　樹脂ブラケットでは構成されている樹脂に対してアレルギーがある患者には使用できない．セラミックブラケットでは破折や対合歯の摩耗に，樹脂ブラケットでは飲食物による着色や経時的な変形に注意が必要である．また樹脂ブラケットでは，樹脂によっては可塑剤として環境ホルモンとなる物質（主にビスフェノールAなど）を含有しているものもあるので使用に際して注意を要する．
　透明のブラケット（セラミックではサファイヤガラス，および樹脂の多く）で注意するポイントは，接着剤として使用するレジンは透明ではないという点であり，これらは経時的に飲食物による着色などを起こすため，かえって汚れてみえることがある．
⇨セラミックブラケット，プラスチックブラケット，金属ブラケット

**シンフィージス**　symphysis　＝下顎結合部

## シンフィージス法（頭部X線規格側貌写真の重ね合わせの） superimposing method of mandible

頭部X線規格側貌写真の重ね合わせ*法の１つである．頭部X線規格側貌写真の下顎の透写図をメントン（Me）を原点として下顎下縁平面を基準に重ね合わせて評価を行う方法である．下顎骨の成長変化や矯正治療前後の第一大臼歯や下顎切歯の動態を評価するのに有効である．

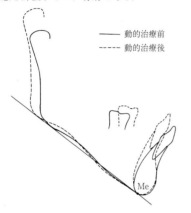

―――― 動的治療前
------ 動的治療後

## シンプルループ simple loop

マルチブラケットなどの矯正装置に用いられるワイヤーに屈曲されるループの１種である．エッジワイズ法における抜歯空隙に使用されるクロージングループやベッグ法におけるトルキングオーギジリアリー，あるいは叢生を除去するためのパーティカルループ*として多用される．

## 心理的障害 psychological disorder

不正咬合によってもたらされる障害は心理的なものと生理的なものとに大別される．心理的障害としては自己判断あるいは他人からの指摘による劣等感，社会的な逃避，性格の内向性などが従来よりいわれており，現在，成人の矯正治療患者が増加傾向にあるのも，社会情勢の変化によって本障害を自覚する傾向が強くなってきたことが一因として考えられる．しかし心理面の解決を第一の目標として治療を希望する場合であっても，生理的な障害の認められる場合には同時にこれに対する動機づけを行うことが大切であり，したがって心理的問題の改善を重視するあまり，望まれるままに審美性の追求に終始することについては本末転倒と心得るのが至当である．

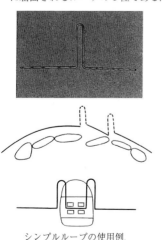

シンプルループの使用例．

**錐状歯**
conical tooth, peg-shaped tooth ＝円錐歯

**垂直ゴム** vertical elastics
　上下顎間で垂直方向に装着されるゴムリングで，歯を挺出させ咬合を緊密にさせたり，オーバーバイトを増加させたりするために用いる．装着様式によって三角ゴム*，四角ゴム*ともよばれる．また交叉ゴム*もこの1種である．

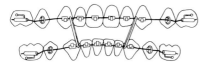

**垂直性後戻り（再発）** vertical relapse
　開咬症例または過蓋咬合などの症例において垂直的に歯の移動を行った症例に対して起こる後戻り（再発）である．開咬症例の治療後に前歯部において再発する後戻りである前歯部の開咬は，切歯の圧下と大臼歯の挺出が合併して生じる場合が多い．とくに拇指吸引癖など上下顎前歯間に食物を挟み込む患者は切歯の圧下を招き，同時に下顎の位置を変化させて後方歯の挺出を生じ垂直性後戻りの誘因となる．舌突出型の異常嚥下癖が開咬の再発の原因となることがある．また垂直性後戻りの原因が前歯部に限局しない場合，開咬の再発は後方歯，とくに上顎大臼歯の挺出が主な要因となることがある．大臼歯の挺出を防止するには，上顎前歯部ソケットに改変を与えたプリフィニッシャー*，バイトクロージングエイド*，バイトブロックの付いた機能的装置，およびハイプルヘッドギアを併用する方法が効果的である．さらに上下後方部に装着されるバイトブロック付きのアクチベーター，あるいはバイオネーターを用い，軟組織を伸展させることによって歯の萌出に拮抗する力を生じさせる装置も垂直性後戻りの防止となる．過蓋咬合における垂直性後戻りは，下顎歯列弓に発生したスピーの彎曲のレベリングが不足している場合と上下顎前歯部の圧下不足が原因となる．過蓋咬合における垂直性後戻り（再発）を防止するには歯列全体にわたるメカニクスを用いたオーバーコレクション*を行う必要がある．

**垂直的被蓋**
vertical overbite ＝オーバーバイト

**垂直法** vertical method ⇨ブラッシング法

**水平線維** horizontal fiber ⇨歯根膜線維

**水平的被蓋**
horizontal overbite ＝オーバージェット

**水平法** horizontal method ⇨ブラッシング法

**睡眠態癖** sleeping habit
　いわゆる寝癖というもので就寝時の特定の姿勢をいう．ある種の状態が常習的になると，それによって不正咬合が出現する場合もある．たとえば，手掌を頬部や顎部にあてて就眠するようなときに結果的に歯列異常を示し，Ｖ字形を呈することがある．種々の悪習癖の治療では癖の中断除去に専念するあまり，かえって心理的な悪影響を及ぼすことがあるので注意を要する．習癖除去に対しては，その誘因となる心理的背景をよく理解しておかなければならない．

**スウィングバック** swing back ⇨下顎の後下方への回転，クロックワイズローテーション

**スウェーデンバナナ**
Swedish banana ⇨ポッセルトフィギュア

**スクエアワイヤー**
square wire ⇨レクタンギュラーワイヤー

**スクラッビング法**
scrubbing method ⇨ブラッシング法

**スクリュータイプインプラント**
screw type implant

**スタイナーのステイトメント**
Steiner's statement
　スタイナー（Steiner）は1953年に当時，普及し始めた頭部Ｘ線規格写真装置とその診断法につ

いて，"セファロ装置は研究領域での道具であり，これを臨床分野で使用することは設備費用の面と技術面での難点があり，まだ正当化されていないと多くの人は主張している．セファロを現時点の評価法とともに使用した場合に得られる情報は治療計画を変更させたり影響を与えるに十分な寄与はしていないと多くの人は主張している"．と述べている．しかし，Steinerはセファロの全盛を予測してセファロの分析法を発表した(1953)．現代のCBCTの普及状態についても同様なことがいわれているが，ごく近い将来，いずれはCBCTが現代のセファロ装置に代わる診断の道具となることを予測したものとして，最近取り上げられている〔米国矯正歯科学会雑誌. Larson, B. E. 2012：41(4)参照〕．

## スタイナー法　Steiner analysis

頭部X線規格側貌写真の分析法の1つで，臨床応用のために考案された方法である．スタイナー法は頭部X線規格側貌写真から得た上下顎の前後的位置関係，上下顎切歯の位置関係，口腔模型から得た歯，歯槽関係のディスクレパンシーなどをもとに，顎顔面で作りだすことのできる審美的にも機能的にも良好な状態を想定して治療目標を設定した．スタイナー(Steiner, 1953)は調和のとれた側貌を持つ正常咬合者(未治療)の測定平均値に最も近い個体1名を選び，その計測値を標準値とした．Uesatoらは，矯正治療後の側貌および予後の良好な日本人および日系アメリカ人男女25人(11～18歳)にスタイナー法の計測項目について計測を行い標準値を設定した．現在日本人の治療目標は，このUesatoらの標準値がスタイナーの分析として使用されることが多い．分析法は頭蓋底と顎の関係，あるいは上下顎間関係を前後的に評価するためにS-N平面を基準としてSNA，SNBおよびANBを測定する．上下顎中切歯の距離的ならびに角度的位置の評価のためには，ナジオン(N)とA点(A)を結ぶ直線およびナジオン(N)とB点(B)を結ぶ直線を基準としている．スタイナー法では治療後のANBを予測し，このANBの値によってあらかじめ設定された上下顎中切歯の位置と角度(臨床的治療目標値)を選択して治療目標とする．また，治療後に予測されるホールダウェイレシオ*，つまり下顎中切歯最突出部からナジオン(N)とB点(B)を結ぶ直線への垂直的距離と，ポゴニオン(Pog)からナジオン(N)とB点(B)を結ぶ直線への垂直的距離の比率(日本人では2：1または4：1となる)から臨床的治療目標値を選択する．この2つの目標値と術者の経験に基づいた目標値を考慮し，また患者の年齢，人種，顔面のタイプを考慮し治療目標の設定を行う．さらに下顎切歯の移動量，アーチレングスディスクレパンシー，スピーの彎曲の平坦化による影響，治療による第一大臼歯の移動量や歯列の拡大，顎間力や顎外力の使用による影響，抜歯によって得られる空隙量などを検討し抜歯，非抜歯の判定(スタイナーの抜歯基準*)を行う．スタイナー法の分析項目とその標準値(Uesatoら)は以下のとおりである．

①SNA：79.8°，②SNB：77.0°，③ANB：2.8°
④SND：74.8°(D点は下顎結合部の中心点である)．
⑤上顎切歯切縁からナジオン(N)とA点(A)を結ぶ直線への垂直距離：224.1mm．⑥上顎切歯軸およびナジオン(N)とA点(A)を結ぶ直線がなす角度：22.2°．⑦下顎切歯切縁からナジオン(N)とB点(B)を結ぶ直線への垂直距離：4.7mm．⑧下顎切歯歯軸およびナジオン(N)とB点(B)を結ぶ直線がなす角度：25.5°．⑨ポゴニオン(Pog)からナジオン(N)とB点(B)を結ぶ直線への垂直距離：2.4mm．⑩上下顎切歯歯軸のなす角度：128.3°．⑪咬合平面とS-N平面がなす角度：18.3°．⑫下顎下縁平面とS-N平面がなす角度：34.4°．⑬セラ(S)とL点(L)間の距離：46.8mm(L点はS-N平面に対してポゴニオン(Pog)からの垂線が交差する点である)．⑭セラ(S)とE点(E)間

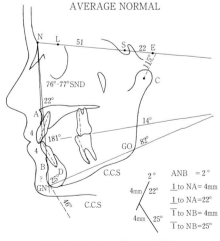

図1　スタイナー法による分析．

Name: _____ No: _____ Age: _____ Sex: _____

## CEPHALOMETRIC ANALYSIS
STEINER

Ref. Norm.

| | | |
|---|---|---|
| SNA | (angle) | 82° |
| SNB | (angle) | 80° |
| ANB | (angle) | 2° |
| SND | (angle) | 76° or 77° |
| 1 to NA | (mm) | 4 |
| 1 to NA | (angle) | 22° |
| 1̄ to NB | (mm) | 4 |
| 1̄ to NB | (angle) | 25° |
| Po to NB | (mm) | not established |
| Po & 1̄ to NB | (Difference) | |
| 1 to 1̄ | (angle) | 131° |
| Occl to SN | (angle) | 14° |
| GoGn to SN | (angle) | 32° |
| SL | (mm) | 51 |
| SE | (mm) | 22 |

Arch length discrepancy

| (mm) | + | − |
|---|---|---|
| Correcting Arch Form Moves 1̄ | | |

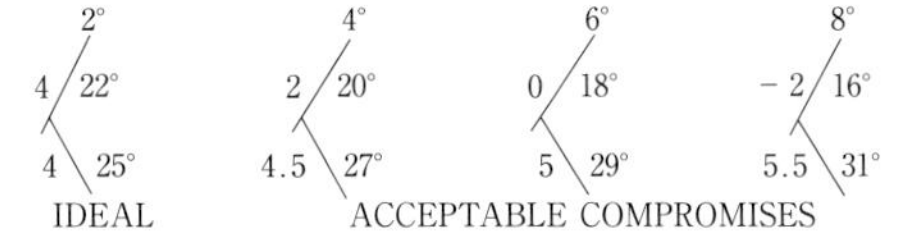

| LOWER ARCH | + | − |
|---|---|---|
| Discrepancy | | |
| Expansion | | |
| Relocation 1̄ | | |
| Intermaxillary | | |
| Extraction | | |
| | | |
| Total | | |

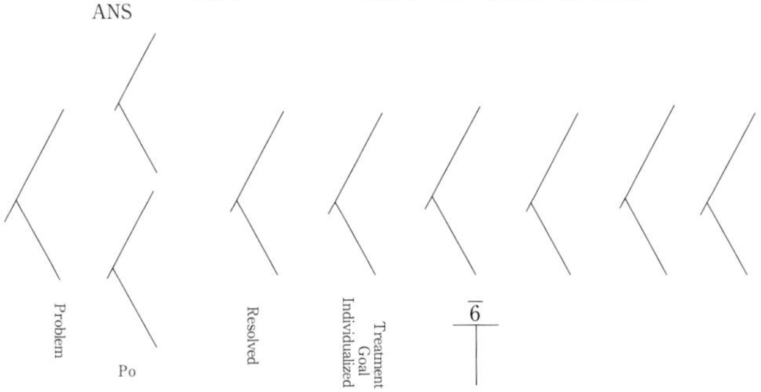

```
         2°         4°         6°         8°
       4/22°     2/20°     0/18°    -2/16°
       4\25°   4.5\27°     5\29°   5.5\31°
        IDEAL      ACCEPTABLE COMPROMISES
```

ANS — Problem — Po — Resolved — Treatment Goal Individualized — 6̄

These estimates are useful as guides but they must be modified for individuals.    C.C.S.

図2 スタイナーの分析表(図1，2はSteiner, C.C.: Cephalometrics in clinical practice. Angle Orthod. 29：8-29, 1959より引用改変).

の距離：21.5mm（E点はS-N平面に対して関節突起後縁からの垂線が交差する点である）.

## スタイナーライン　Steiner line〔Sライン〕

軟組織側貌，とくに口唇の位置の審美的評価をする際に用いられる基準線の1つで，スタイナー(Steiner)により提唱された．頭部X線規格側貌写真上において軟組織オトガイ最突出点と鼻尖から最下点までの中点とを結ぶ直線をいう．なお，Sライン（S-line）と略称される．口唇の前後的位置を判定する基準線でスタイナーは理想的な側貌では上下口唇の最突出点がスタイナーライン上にあるとしている．また，穴倉は日本人の調和のとれた側貌はこの直線に対して上唇は前方2.7mm，下唇は前方2.9mmに位置するとしている．⇨軟組織側貌の分析，計測点（軟組織側貌の分析の），エステティックライン，ホールダウェイライン

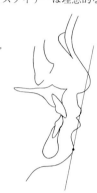

## スタビライジングアーチワイヤー　stabilizing arch wire

エッジワイズ法の治療に用いられる角型のアーチワイヤーで，顎間固定の固定源となる歯列弓に適用される．ツイード法ではⅡ級ゴムを用いて下顎歯列弓の準備固定のために上顎にティップバックベンドを入れたスタビライジングアーチワイヤーを装備する．

## スタビライジングプレート　stabilizing plate

保隙装置あるいは，顎間ないし顎内固定装置*を用いる場合の加強固定装置として使われる床矯正装置*の1つである（Higley, Moyers）．本装置は，ホーレータイプの保定床に類似した構造であるが，維持が床に埋入されたリンガルシャフトと，それを挿入する大臼歯バンドの舌側に鑞着されたチューブによって構成されている．本装置による固定は固定源歯と床部が接している歯全体，さらに床で覆われる粘膜面により得られる．

## スタンダードツインブラケット

standard twin bracket　⇨エッジワイズブラケット

## スティルマン法（改良法）

Stillman's method,（modified Stillman's method）⇨ブラッシング法

## ステンレススチール線　stainless steel wire

耐摩耗性や弾性，強度が優れ頻用される線材で丸型と角型がある．ステンレススチール線はストラウスト（Straust）とマウター（Mauter）によって発明された線である．組成はCr18％，Ni 8％，Co 2％以下，残りFeの合金で，断面形態はレクタンギュラーワイヤー（角線）とラウンドワイヤー（丸線）がある．丸型では.014″～.022″がアーチワイヤーに.028″～.036″はクラスプや誘導線に，また.045″や.051″はフェイスボウに用いる．角型には.016″×.016″，.016″×.022″，.017″×.022″，.017″×.025″，.018″×.018″，.018″×.025″，.020″×.020″，.021″×.025″，.022″×.016″，.022″×.018″があり，アーチワイヤーとして用いられている．上記のほかステンレススチール線をより合わせたブレイデッドワイヤー（特殊線）*がある．⇨矯正用材料

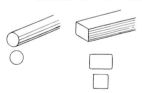

ステンレススチール線（左：丸線，右：角線）.

## ストップループ　stop loop

マルチブラケット装置を用いた矯正治療において，アーチワイヤーに付与するワイヤー形態の1種である．下顎前突の治療で下顎水平ゴムによる下顎切歯の内傾に伴って上顎切歯が舌側傾斜するのを防止するために，上顎のメインアーチワイヤーに屈曲される．また大臼歯の近心移動の防止などにも用いられる．最近ではループを屈曲しな

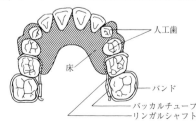

い方法として咬みつぶしのフック(クリンパブルフック*)を大臼歯前方に付けてトップループの代りにする方法が採られている.

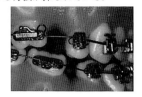

## ストナーの4D　Stoner's 4D

矯正治療において歯は矯正力*を加えることで歯槽骨内で移動させることができる．ストナー(Stoner, 1966)によれば，矯正力の特性には，①矯正力の大きさ(Degree of force)，②力の作用様式(Duration of force)，③力の分布(Distribution of force)，④力の作用方向(Direction of force)の4つの要素があるという．これら4つの要素は頭文字をとってストナーの4Dとよばれている．
1) 力の大きさ*(Degree of force)：矯正力の大きさにより歯周組織の変化が異なってくる．一般に矯正力の大きさは便宜上，強い力*(heavy force)，弱い力*(light force)と最適矯正力*(optimal orthodontic force)に大別される．弱い力は歯槽骨に直接性吸収*(direct resorption)を起こさせ，強い力は歯槽骨に穿下性吸収*(undermining resorption, indirect resorption)を起こさせる．最適矯正力とは歯根膜の圧迫側の歯周組織が最も速やかに効果的な改造現象が引き起こされたときに生じた力をいう．
2) 力の作用様式*(Duration of force)：矯正力の持続時間は次の3種類に分けることができる．
①持続的な力*(continuous force)：舌側弧線装置の補助弾線やコイルスプリングのような矯正力の減少していく程度が比較的穏やかな力をいう．
②断続的な力*(interrupted force)：結紮線やスクリューのような矯正力の減少が，すぐに0となり，これを繰り返すことによって歯を動かす場合の力をいう．
③間歇的な力*(intermittent force)：アクチバトール，咬合斜面板，ヘッドギア，チンキャップのような一定時間だけ作用させる力をいう．
3) 力の分布*(Distribution of force)：歯頸部と歯根尖に対する力の配分によって，歯は傾斜移動*をしたり歯体移動*をしたりする．
4) 力の作用方向*(Direction of force)：歯の移動は力の作用方向によって近遠心方向，唇舌方向，挺出，圧下，回転の移動がある．
①近遠心方向への移動(mesial or distal movement)：歯に近遠心的な力を加えることで，歯は近遠心的に移動する．
②唇(頰)舌方向への移動(labial or buccal or lingual movement)：歯に唇(頰)舌的な力を加えることで，歯は頰(唇)舌的に傾斜する．
③挺出(elongation)：歯に歯槽から抜け出る方向に力を加えることで，歯は挺出する．
④圧下(depression)：歯に挺出方向とは逆の力を加えて圧下することで，歯は圧下する．
⑤回転(rotation)：歯の長軸方向を中心として回転力を与えると，歯は回転移動する．

## ストミオン　stomion [sto]

頭部X線規格側貌写真上における軟組織側貌の分析*に用いられる計測点*の1つで，口裂の中心点である．また顔面写真上での写真分析法*に用いられる計測点の1つでもあり，口唇を力を加えずに閉じたときの口唇線と正中矢状面との交点である．なお両者とも通常stoと略記する．

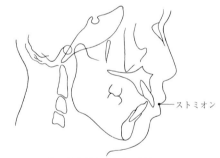

頭部X線規格側貌写真の透写図．

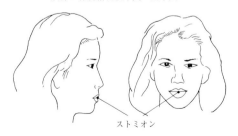

## ストリッピング　stripping

歯の近遠心隣接面をスチールストリップスやダイヤモンドディスク，オーソファイル®(電動)

やMDレデューサー®(手動)などを用いて両隣接面エナメル質を少量削除し，ディスクレパンシー(discrepancy)を解消したり，後戻りを防止したりする方法である(下図参照)．矯正臨床において，ストリッピングは良好な咬頭嵌合を確立するための補助的操作である．本法の目的として，歯と顎の大きさのディスクレパンシーの解消，上下顎第一大臼歯および犬歯咬合関係のⅠ級の確立のため，前歯部あるいは側方歯群の上顎および下顎の歯の大きさのディスクレパンシーの調整，MTMなどにおけるストレスリリース(stress release)，抜歯症例あるいは不全症例などの歯種の連続性の回復，後戻り防止のための形態修正などがあげられる．Hudson(1956)，亀田(1985)によれば，ストリッピングはデンタルX線写真を参考にして，隣接面エナメル質の厚さの約1/2まで削除可能であるといわれている．Zachrissonら(1975)は，歯の削除がエナメル質に限定されていれば，歯髄や象牙質の組織学的変化は認められず，新たに露出したエナメル質は正常の表層エナメル質としての特性を有するようになると報告している．

⇨後戻り防止方法，IER，ディスキング法，非抜歯の延長線上の抜歯(遅れて抜歯)，スローエクストラクション，ポステリアディスクレパンシー

## ストレインゲージ　strain gage

物体が変形した後の標点距離の変化量を変化前の標点距離を除いたものを工学ひずみとよび，標点距離の変化量を計測するための変換器をひずみ計またはひずみゲージという．変換器には機械的，光学的，電気抵抗線式，電気容量式，磁歪式など多種類があるが，広く用いられているのは機械式および，電気抵抗線式のものであり，ひずみ計というと後者をさすことが多い．矯正学においては顎外固定装置，クワードヘリックス装置が顎顔面頭蓋に及ぼす影響の研究でひずみ計を用いた実験がなされ報告されている．

## ストレートタイプ
straight type　＝直線型(顔面のタイプの)

## ストレートワイヤー法
straight wire appliance (SWA)

アンドリュース(Andrews, L.F.)によって1960年代後半に開発されたエッジワイズ法*の1つで，アーチワイヤーに複雑な屈曲を与えずにすむようにブラケットの構造に工夫を施してあるのが特徴である．アンドリュースはこの装置の開発にあたって，矯正治療を受けていない正常咬合120症例の歯冠を分析し，その共通した特徴として"正常咬合のための以下の6つの鍵"を見い出した．

1) 上下顎第一大臼歯の良好な咬合関係，すなわち上顎第一大臼歯の遠心辺縁隆線，遠心面と下顎第二大臼歯の近心辺縁隆線，近心面との緊密な接触関係など．
2) 歯冠長軸歯内側部の適正な遠心傾斜，ティップまたはアンギュレーション．
3) 歯冠長軸の適正な唇舌，頰舌的傾斜，トルク．
4) 捻転がないこと．
5) 歯冠接触が緊密であること．
6) スピーの彎曲が平坦であること．

またこのような静的な咬合の目標に対して，ロス(Roth, R.H.)はミューチュアリープロテクテッドオクルージョンを機能的な咬合の目標として定め，治療終了時にこの両者を達成させるべきであると述べている．ストレートワイヤーアップライアンス(SWA)の設計は，歯冠中央におけるアンギュレーション，トルク，イン／アウトの計測結

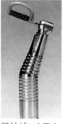

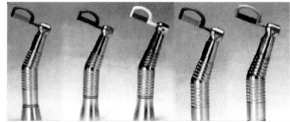

ストリッピングに使用する器材(左：MDレデューサー®，右：電動式オーソファイル)．　各種ストリッピング用の電動具(手動式よりはるかに早く便利である)．

果を基に，歯面の複合彎曲とトルクをブラケットベースに持たせて行われた．その結果歯面，ブラケットベース，ブラケットスロットの連続性が得られ，エッジワイズアーチワイヤーを屈曲せずに使用することを可能にした．なお，SWAでは患者の個々の歯の形態，唇面豊隆度，幅径の大小，歯冠・歯根のなす角度，海綿骨の溝の状態，歯頸部歯肉縁の位置，トルク・リバーストルク（マイナストルク）の必要性からアンギュレーション，トルクの角度などを考慮し，前歯用，抜歯治療用，非抜歯治療用の各種ブラケットを患者ごとに組み合わせて用いるのが一般的である．
⇨マルチブラケット法

### ストレートワイヤー用ブラケット
bracket for straight wire appliance

　アンドリュース（Andrews, L.F.）による静的な正常咬合の6つの鍵およびロス（Roth, R.H.）による機能的正常咬合（ミューチュアリープロテクテッドオクルージョン）の獲得を目的に考案されたブラケットである．ブラケットとブラケットベースにトルク，ローテーション，イン／アウトを持たせて3次元的情報を組み込ませて，頰舌面の彎曲形態に適合するような彎曲を与えている．これらによって歯面，ブラケットベース，ブラケットスロットの連続性が得られエッジワイズアーチワイヤーを屈曲することなく使用できる．このため各歯，症例ごとや個々の患者にブラケットが用意されていて使い分けられ，ウィングにはドット，ノッチ，色などが付けられている．
⇨ブラックトライアングル，歯根吸収，歯肉退縮，骨吸収

### ストレッチャー　　stretcher
　双線弧線装置の2本の主線の両端を波形に屈曲するための器具である．この波形に屈曲した主線の両端をエンドチューブに引き込んで主線を固定する．

### ストレッチングプライヤー　　stretching pliers
〔ピーソーのストレッチングプライヤー，伸展鉗子〕
　ピーソーによって考案されたバンド伸展鉗子である．ビークは短く把持部は太く長い，ビークの一方は丸みを帯びて狭く，他方は平坦である．丸みを帯びたビーク部はバンドの内側に入れ平坦なビークを外側にしてバンドを挟むことによってバンドをわずかに伸展させるとバンドの径が増す．

### スパイラルワイヤー　　spiral wire
　エッジワイズ法のレベリング用に用いられるワイヤーを3本より合わせたもので，比較的長い距離でも穏やかな力を供給し，大きなたわみにも耐えられる．プリホームドアーチブランクとストレートのものがある．同種類のものでレスポンドワイヤーが市販されている．

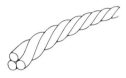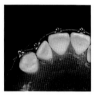

### スパニッシュウィンドラス　　spanish windlass
　ベッグ法あるいはKBテクニックでは治療の第三段階，つまり抜歯空隙閉鎖後，アップライティングにより歯軸の近遠心的整直が行われる．この際，犬歯と小臼歯にアップライティングスプリングを用いるとアップライティングに従って抜歯空隙の離開を生じる場合があるため，犬歯と大臼歯のリンガルボタンを.012"リガチャーワイヤーにて結紮し，探針で巻き上げる必要がある．これをスパニッシュウィンドラスという．これによりアップライティングスプリングによる小臼歯の歯根の整直に伴う空隙の出現や大臼歯の回転などの問題を防ぐことができる．しかし，この結紮を一度にあまり強く巻き上げることは歯の整直を阻害することになるので，歯根の整直されていく状態に合わせて徐々に巻き上げることが必要である．

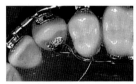

探針での巻き上げ．

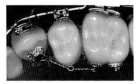

中央の穴に探針を通してさらに巻き上げる．

## スピーカーブのNi-Tiワイヤー
curve of Spee Ni-Ti wires

アーチフォームがワイドの日本人用を使用する．治療前U1toSNの大きな症例に使用すると日本人用であっても上顎前歯は前傾するので注意が必要である．切歯の圧下作用は.016″×.016″以上ならば，角ワイヤーによる圧下の方向づけが容易で効果は確実である．作用機序は，小臼歯を中心として切歯が圧下され，時間の経過とともに上顎大臼歯が圧下され遠心に傾斜移動する．このことによって，上顎歯列の可動域が増加し，混合歯列では非抜歯症例での治療が可能となる．主として，オーバーバイト3mm以上の上顎前突の上顎ワイヤーとして使用される．下顎のワイヤーとしては，下顎歯列のスピーの彎曲の強いときに最初の2～3か月程度使用される．また開咬には，これを逆に利用してバイトクロージングすることができる．
⇨ニッケルチタン合金線，ナイチノールワイヤー

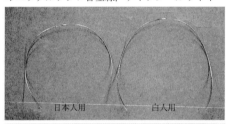

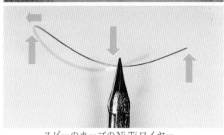

スピーのカーブのNi-Tiワイヤー．

## スピーチエイド　speech aid

口蓋裂手術後の鼻咽腔閉鎖不全に対し，補綴的に機能回復をはかる装置であり，外科的処置法の咽頭弁形成術に相当する．本装置は口蓋床を維持装置として，その先端に鼻咽腔閉鎖不全を補うためのバルブが付いたものである．これにより，鼻呼吸や嚥下などの生理機能を損傷せずに発語時のみ鼻咽腔閉鎖機能を完全にし，系統的言語治療を行うことによって言語回復が容易になる．適応年齢は3歳以後であれば可能であり，幼児期に装着され，スピーチエイドの管理と正しい言語治療が行われれば，良好な言語成績が得られることが多い．本装置は大きく分けて2つのタイプに分類できる．1つは未手術患者に装着されるもので，裂部を閉塞すると同時に，鼻咽腔部を器械的に閉鎖するように設計されたもの．もう一方は既手術患者で手術後完全な鼻腔閉鎖ができなかった場合に装着されるもので，保持装置として義歯床部に金属線で鼻咽腔部の栓球を連続させた構造のものである．本装置の長所は，次のとおりである．

1）鼻咽喉腔を損傷せず同部の固有機能をそのまま不足部のみを補うことができる．
2）低年齢層にも十分に応用可能であり，言語訓練が早期に可能である．
3）直視可視に不適合部を修正でき，最も適したものを装着できる．

本装置は，口蓋裂手術以外にも口蓋裂の手術が不可能な例，粘膜下口蓋裂例，口蓋腫瘍などの軟口蓋の一部または全部が切除された症例にも適応される．⇨唇顎口蓋裂などに伴う咬合異常の治療

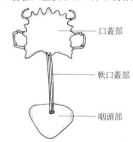

## スピーの彎曲　curve of Spee

スピー（Spee, 1890）は頭蓋骨における天然歯列の排列状態を側方から観察し，下顎の小臼歯および大臼歯の頬側咬頭頂を連ねる線は，ある中心を持つ円弧を示すことと，さらにその円弧は下顎頭の前方を通過し，また円弧の中心は両眼窩を二等分する面上で，後涙嚢稜の後方に存在すると報告した．これがスピーの彎曲として知られているものであるが，米国補綴歯科学会の「Glossary of Prosthodontic Terms」の定義はスピーの彎曲は下顎犬歯尖頭から始まり，小臼歯と大臼歯の頬側咬頭を連ねた解剖学的彎曲としている．ストラング（Strang）によるとスピーの彎曲の存在は咀嚼時に適当な機能を与えるものであり，その働きは以下のとおりである．

1）前歯部におけるオーバーバイトの正しい量を

決定する．
2) 側方歯群が咬合した際，前歯部のオーバーバイトを設定し，切歯に対し切断力を自動的に与える．
3) 咀嚼時には上下顎咬合面の均一または平行な関係を生ずる．
4) 下顎がわずか前方に移動したとき，均一な咬合面接触の維持を可能にする．
5) 歯の軸傾斜の維持と確立を助け，歯列の近心接触作用として働き，これを一定に維持する．

　ジャラバック(Jarabak)はスピーの彎曲の主要な目的として"下顎の機能的運動時のあらゆる局面で，歯の機能的咬合平衡を供給することである．すなわち，スピーの彎曲は正常咬合で浅く，オーバーバイト，オーバージェットが増加するにしたがって強くなる"としている．矯正歯科では，初期の段階でスピーの彎曲を平坦にし(レベリング)，咬合を改善する必要がある．マルチブラケット装置によってこの彎曲を平坦にすることができるが，この際，側貌という面から下顎切歯がA-P lineの前方位置にしすぎないようにすることが大切である．レベリングによる下顎切歯の前方移動量の判定基準をバルドリッジ(Baldridge, D.W.1969)が1つの公式として発表した(下図参照)．
⇨スピーの彎曲と正常咬合，リバースカーブオブスピー，レベリングによる下顎切歯前傾量，上顎前突過蓋咬合の早期非抜歯矯正治療で利用されるメカニズム

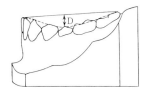

スピーの彎曲：破線部．下顎切歯前方移動量(mm) = 0.488D − 0.51．Dは下顎切歯切端と第二大臼歯間を結んだ咬合平面から最も深い咬頭頂までの距離(左右合計mm)である．

## スピーの彎曲と正常咬合
curve of Spee and normal occlusion

　スピーの彎曲*の存在は咀嚼時に咬合の機能的な平衡状態を与えるために存在する．正常咬合ではその彎曲が適度にあるいは平坦に形成されている．これは岩沢，納村の研究によって明らかにされているが，下顎咬合平面とこのカーブとの距離は最も深いところで下顎第一大臼歯近心頬側咬頭

の−1.73mmで，最も浅いところは下顎第一小臼歯頬側咬頭の−0.71mmであった．スピーの彎曲の度合いはオーバーバイト，オーバージェットが大きくなるにつれて強くなる傾向にあり，歯科矯正治療においては被蓋関係の改善とともにスピーの彎曲の矯正も重要になってくる．そしてスピーの彎曲を平坦にすることによって下顎が前進するので上顎前突の改善には重要である．

## スペシャルワイドロックピン
special wide lock pin

　1990年，亀田によって考案されたロックピン*であり，KBブラケットにワイヤーをロックする際に使用される．材質はブラスである．KBブラケットは横長のピン(Tピン)の機能がブラケットに組み込まれており，スペシャルワイドロックピンは従来のベッグ法で用いるワンポイントロックピンと異なりワイヤーは近遠心的に1.2mmの幅をもってロックされる．このことはワイヤー，ブラケットおよびピンの間に生じるバインディング現象を軽減することになる．またスペシャルワイドロックピンはロックする中心を境に近遠心的に3°ずつ歯が傾斜するように設計されており，制限された傾斜移動がなされ効率の良い歯の移動が行われる．さらにエラスティックの装着を可能にしたフック付きのスペシャルワイドロックピンもある．

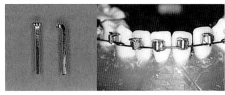

## スポットウェルダー　spot welder〔電気溶接機，エレクトリックスポットウェルダー〕

　矯正用帯環バンドの作製やバンドにブラケットやバッカルチューブなどの付加物を電気抵抗熱に

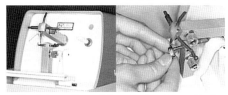

スポットウェルダーにより，バッカルチューブやリンガルボタンを点溶接する．

よって溶接するために用いる器具である．針状の棒の先端には銅が使用されており，この間に溶接物を挟むことによって点溶接することができる．スポットウェルダーの溶接は金属の自家溶接であるため，溶剤や鑞を用いなくても可能である．

## スマイルアシンメトリー　smile asymmetry

患者が日常の会話や咀嚼などの動作で，口唇部が左右対称にみえず，どこか歯に口唇の一部が引っかかった状態で，とくに微笑時に口唇が左右非対称にみえることをいう．原因として多いのは，上顎犬歯の唇側転位や著しい叢生，上顎前突などである．そのほかに，後方歯群の喪失による咬合の破壊による咬合平面の傾斜などがある．いずれもマルチブラケット装置を用いた適正な矯正歯科治療で改善される．

## スライディングキャリパス
sliding calipers〔矯正用模型計測器〕

形態分析法の模型分析を行うために模型計測を行う器具である．主に歯の近遠心幅径，歯列弓，歯槽弓の大きさの計測などに用いられる．スライディングキャリパスにはノギス，大坪式スライディングキャリパスなどがあり用途に応じて使い分ける．ノギスは市販のノギスの先端を鋭く加工したもので，歯の接触点や小窩裂溝などの狭い部分にも到達できるようになっている．大坪式スライディングキャリパス*は，歯槽基底弓長径などのノギスでは直接測定することができない計測点を測るためのT字型をした計測器である．T字型の縦の部分には垂直に上下できる指針と目盛りが付いていて，指針の部分をスライドさせることによって測定する．

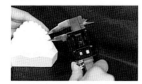

デンタルノギス．

## スライディングフック　sliding hook

顎間ゴムや顎内ゴム，あるいは顎外装置などで牽引し，各々の歯にブラケットを介して矯正力を伝達させることができる付加物である．主としてコイルスプリングと併用して，大臼歯の遠心移動に用いられている．チューブにフックが鑞着されたものでチューブの内径は種々の主線サイズにあった角型チューブと丸型チューブがあり，長さ1〜2mm，厚さ0.15〜0.38mm，あるいは主線の結紮後に挿入する閉鎖型がある．

## スライディングプレート　sliding plate

オトガイ帽装置*による治療効果を高めるために併用される装置で，通常下顎に装着される．すなわち，チンキャップだけでは下顎の後退が前歯の深い垂直的被蓋によって阻害される場合，本装置を使用して前歯の垂直的被蓋成分を排除して，下顎の後退を容易にするものである．

【適応症】オトガイ帽装置の装着が適応となり，被蓋の深い下顎前突．

【構造】下顎最後臼歯から前歯切端を覆う馬蹄形で，咬合面側は平坦なレジン製の可撤式矯正装置である．舌側は舌側の歯肉部を覆って，舌小帯をさけるように設定する．唇，頬側は切端および頬側咬頭頂を連ねて歯面を覆わないように設定する．咬合面側の平坦な面は対合歯と均一に接触させる．

【製作手順】
1）印象採得と咬合採得：印象採得は上下顎に行い，咬合採得は上下切歯間距離が1〜2mmになるように咬合採得を行う．
2）咬合器へ装着する．
3）外形線の記入：舌側の外形線は舌側の歯肉部を覆って，舌小帯を避けるように設定する．唇，頬側の外形線は切端および頬側咬頭頂を連ねた線で歯面を覆わないように設定する．
4）ワックスパターンの作製：外形線に沿ってワックスを盛り，咬合面側は平坦な面で対合歯と均一に接触できるように調整する．
5）埋没，重合，研磨：フラスコに埋没し，重合，研磨を行う．使用するレジンは，歯の萌出状態や接触状態を明視できるように透明レジンを用いるとよい．

【効果】
1）水平的被蓋がマイナスで，垂直的被蓋が深い症例において，下顎の後退が行いやすい．
2）下顎を後方に移動させるときに，上顎前歯の舌側傾斜を防止する．
3）外傷性咬合の予防ができる．
4）下顎歯列の保隙ができる．
5）上顎左右第一大臼歯の過度の萌出によって被蓋が浅くなることを防止するなど，永久歯の萌出量を調節する．

6) 上顎前歯の正常な被蓋誘導が行える.
7) 反対咬合の改善後, 舌の後退位を床の厚みによって前もってトレーニングできる.

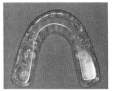 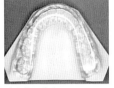

咬合面は覆っておくようにする.

## スリーインサイザーズ　three incisors

　乳歯または永久歯がう蝕や外傷により抜去されたり, 先天的欠如により起こる不正咬合をミューチレイテッドケース (mutilated case：不全症例) といい, そのなかで前歯が1歯欠損し, 3切歯の状態をスリーインサイザーズ (three incisors) という. とくに下顎側切歯は先天的に欠如する頻度がきわめて高い.

【スリーインサイザーズの場合の矯正治療法】

1) 欠損による空隙を閉鎖し, $\overline{3\mp3}$ (場合によっては小臼歯) のストリッピング (stripping) を行うことにより, 上下顎のトゥースサイズ* (tooth size：歯冠近遠心幅径) の調和をはかる. 下顎3前歯の場合, 欠損部位の空隙を閉鎖し, 犬歯 (小臼歯) 関係をⅠ級にする. 下顎犬歯ならびに小臼歯はそれぞれ側切歯, 犬歯の代用として咬合させる.

2) 空隙を確保し, 補綴的に治療する. ただしこの場合, 隣在歯を含めたブリッジワークが必要になり, 若年者では歯頸線がはっきりするまでリテーナーや接着性ブリッジにて経過観察を行う必要がある.

3) 不正咬合を改善する手段としての必要抜歯 (先天的欠損部反対側の切歯あるいは小臼歯の抜歯など) を行う.

　いずれの場合も治療計画を樹立する際, 上下顎骨基底部のディスクレパンシー (discrepancy) お

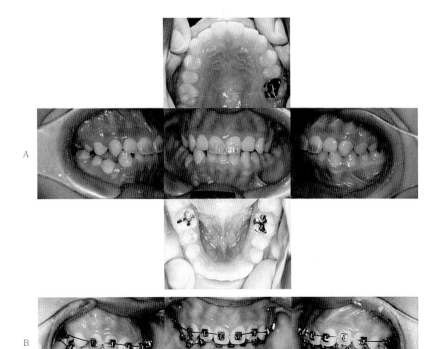

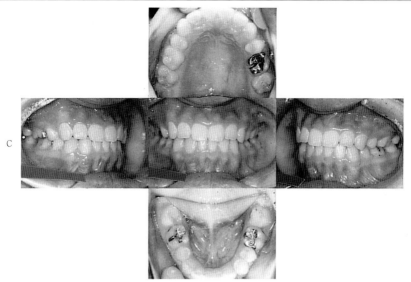

下顎スリーインサイザーズの治療例(上顎前突). 欠損部位 2|, 抜歯部位 4|4/5. A:初診時口腔内写真. B:装置装着時, C:動的治療終了時.

よびアーチレングスディスクレパンシー*(arch length discrepancy:ALD), 上下顎前歯部における歯冠近遠心幅径の不調和をいかにして補償し, 上下顎咬合関係の調和をはかるかという点が重要となる. また, セットアップモデル(set-up model)などにより良好な咬合を得るために抜去すべき歯の選定, ストリッピングの量および歯軸のコントロールなどの空隙の調整をはかるなど治療目標を明確にすることが重要である.
⇨下顎切歯1本の抜歯, トゥースサイズレシオ, 戦略的抜歯, IER, ストリッピング

## スリージョープライヤー
three jaw wire bending pliers

線屈曲に用いられるプライヤーで, 形態的にほかのプライヤーと異なり, 一方の先端は2枝に分かれ, 他方のビークが2枝に分かれたビークの間にはまり込むように1本のビークからなる. 両方のビークにはワイヤーに傷が付かないように内面

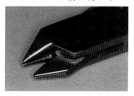

は丸くなっている. このプライヤーはアダムスクラスプなどの急角度の屈曲に適している.

## スローエクストラクション slow extraction
【定義】(亀田, 2011.1)

"遅い抜歯"ということであるが, "遅れて抜歯"というほうが最適の訳語と思われる. 矯正治療診断支援ソフトクワドダイアグノーシスシステム(QDS)などの通常矯正診断により, ディスクレパンシィーから抜歯症例と診断された場合, その抜歯すべき歯を通常のように抜歯して矯正治療を開始するのではなく, 矯正治療で抜歯すべき歯をまず抜髄・根充し, 通法どおりブラケットとワイヤーを装着する.

歯の移動中にその抜髄・根充した歯の隣接面を削除するとともに, そのブラケットの位置を歯頸部側に徐々にずらし, その歯を徐々に挺出させるとともに, 隣接面・咬合面の削除を繰り返し, 生じた空隙を利用して歯の移動を行い, 同時に歯槽骨・歯肉の増加と歯槽突起の改善後, 治療目標がまだ達成されていなければ, 適切な時期(削除量が限界に達したところで)に抜歯を行う.

さらにできた空隙を利用して歯の移動を行い治療目標を達成することをいわゆる"slow extraction"("遅れて抜歯"または"非抜歯の延長線

上の抜歯")による矯正治療という.

　成人では成長発育による皮質骨の増加も期待されないので，小臼歯の隣接面削除の途中で治療目標が達成された場合，インナービューテイ*の保全の観点からあえて抜歯をせず，歯科的に利用することも行われている(抜歯の延長線上の非抜歯：結局非抜歯ということになる).

【適応症】(亀田，2011)
1．CBCTで患者のインナービューテイの状態が良くないとき(フェネストレーション*，デヒィシェンス*，薄い歯槽突起などがあるとき)で歯科矯正をした場合に骨吸収量や歯肉のレベルの低下が予測される症例.
2．歯周病やその疑いのある矯正患者で抜歯矯正をしなければならない症例(患者のインナービューテイを老化させないために積極的に骨を生成しながら，そして歯肉レベルを低下させることなく行うことができる).
3．治療前の大臼歯咬合関係を崩したくない患者で抜歯症例(患者の咬合に関する機能を低下させたくないとき). すなわち術後，術前のほうが良く咬めたといわれやすいと思われる症例(主として成人).
4．たとえばⅠ級関係で上下顎左右第一小臼歯の抜歯を必要とする症例で，叢生でⅠ級の不正咬合，Ⅰ級の上下顎前突症例，Ⅰ級の上顎前突症例などがあげられる.

【手順】(亀田，2011)
Ⅰ級関係で上下顎左右第一小臼歯の抜歯の症例では，以下の手順で行う.
1．通常の矯正装置装着後，将来抜歯予定の4の抜髄・根充(必ず抜歯予定歯にもブラケットを装着しておく).
2．近心隣接面削除(大臼歯咬合関係により遠心面の削除).
3．前歯群の排列後退.
4．途中で咬合面削除(当該歯のブラケットポジショニングを1mmずつ歯頸部側に移動し，挺出させた後).
5．適切な時期(十分骨レベルが上がったら)に予定の歯の抜歯.
6．少量の残った抜歯空隙の閉鎖.
7．フィニッシング.

【長所】(亀田，2011)
1．通常の抜歯によるマニュアルどおりの矯正治療に比較して，皮質骨の破壊・歯槽骨の減少を抑制できる.
2．IERを併用することで術前に比べて術後の歯周環境が改善される(ブラックトライアングル，歯肉退縮*，歯根の露出の防止). またIERでの削除量を調整することで正中線も合わせやすい.
3．前歯群の後退が，側方歯群に不安定要素(固定喪失)を与えることなく，容易にできる.
4．臼歯の咬合関係を崩さないですむので術後の咬合機能の低下を防止できる.
5．上顎第一小臼歯，下顎第二小臼歯の抜歯症例や上顎第二小臼歯，下顎第一小臼歯抜歯症例と診断された場合，slow extractionでは途中まで非抜歯の状態での移動なので，マニュアルどおりの矯正治療でよく生じる"小臼歯の対顎抜歯空隙への挺出"を防止できるので，歯の移動が容易である.
6．加強固定などの必要がない.
7．非抜歯的治療(IER併用の)の応用となるので，海綿骨の溝から外れ難く，歯根吸収が起きにくい.
8．臼歯の隣接面削除の途中で矯正治療目標が達成されてしまった場合，小臼歯の抜歯をしないですむこともある(成人患者のインナービューテイ保全上から).
9．小臼歯の隣接面削除の仕方により最大限に固定を必要とする症例では，最大限に空隙利用ができ，また中程度〜最小の固定症例では適切な空隙の利用ができ，かつ抜歯の延長線上の非抜歯により残った小臼歯を歯科的に利用できるので，患者のインナービューテイの老化を防止できる.
10．利用する空隙の分だけ隣接面削除で行うので，従来のマニュアルどおりの矯正治療の一部で生じがちな"歯の移動させすぎ(治しすぎ)による余分な骨吸収"を抑えることができる.
11．何よりも抜歯空隙の閉鎖に伴うトラブル(抜歯空隙の閉鎖不全，歯軸の傾斜，過剰な骨吸収など)を予防することができる.
12．突然1か所で歯列の連続性を失うということがないので患者・術者ともに安心感がある.

【短所】(亀田，2011)
1．より多く骨を生成しながらの歯の移動をする場合，治療期間が通常より長く(6〜8か月)なることがある.
2．抜髄・根管充填，挺出移動，歯質削除などの歯科的処置や小臼歯ブラケットの途中での付け代えなどが必要である.
3．マニュアルどおりの矯正治療ではないので，削除時期，削除量，削除部位，挺出量などの多方

【アングルⅠ級slow extraction（非抜歯の延長線上の抜歯）を行った症例（症例提供：小千谷市開業・藤巻秀敏先生のご厚意による）】

1. 患者は30歳9か月の女性．上下顎前突ハイアングル症例，オーバーバイト：0 mm，オーバージェット：5 mm，SN-MD：44.57°，U1-L1：90.99°，上下顎左右第一小臼歯4本［クワドダイアグノーシスシステム（QDS）の診断結果として成人でALDが上顎：－18.29 mm，下顎：－8.02 mmのため］のslow extractions. 動的治療期間：27か月．

1. 初診時口腔内と側貌写真．

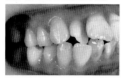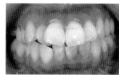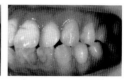

2. 治療手順

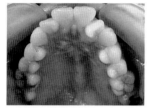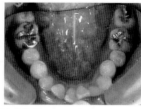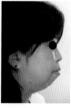

治療手順①：通常どおり上下顎歯列を非抜歯でKBTブラケットシステムでレベリングする．

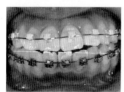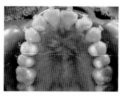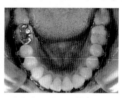

治療手順②：上下顎左右第一小臼歯の抜髄・根充をし，第一小臼歯の近心隣接面と咬合面のエナメル質の削除（IER）により前歯を後退させるとともに第一小臼歯ブラケットを1 mmずつ歯頸部よりに移動し再接着した．前歯の後退を繰り返すことで当該歯を挺出ならびに歯槽骨を生成しながら，さらに前歯を後退させ，その後，十分に挺出した第一小臼歯を抜歯し，次いで前歯の後退を行うとともに同時に残った少量の抜歯空隙も閉鎖し，動的治療をフィニッシングステージに移行させ通常どおり動的治療を終了させた．

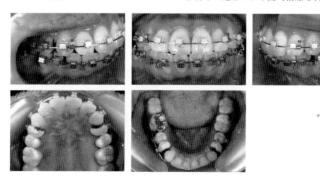

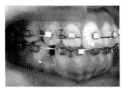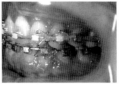

治療手順③：IERは第一小臼歯歯根の幅まで行い，歯冠の削除と挺出が最大のところで挺出根の抜歯を行う．その後，残りの抜歯空隙は通常とおり矯正用輪ゴムやチェーンなどで閉鎖する．

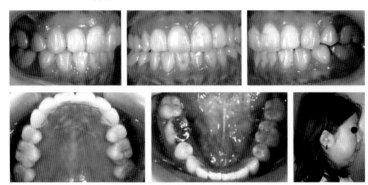

治療手順④：動的治療終了時の口腔内写真と側貌写真（32歳11か月）．

面にわたり細かな配慮が必要である．

**【まとめ】**（亀田，2011）

　スローエクストラクションは"非抜歯の延長線上の抜歯"（遅れて抜歯）*であり，そして途中で治療目標が達成されれば，"抜歯の延長線上の非抜歯"（結局非抜歯）*にもなり，美（アウタービューテイ*）と健康（インナービューテイ*）の両立を目的とする成人の矯正治療における患者とのwin-winの関係が確立できるので，今後ますます普及していくと思われる．何よりも抜歯矯正治療をやさしくすることができることが重要である．

⇨抜歯基準，シニア矯正歯科治療，抜歯空隙の利用度による固定の分類，成人矯正治療の基本ルール，生体にやさしい矯正治療

**スローエクスパンション**
slow expansion　＝緩徐拡大法

**性器型** genital type ⇨臓器発育曲線

**整形力** orthopedic force〔顎矯正力〕
　骨格性不正咬合に対し，顎の位置や形態を変化させることを目的として，その成長を抑制あるいは促進させるような力をいい，歯を歯槽突起内で移動させる矯正力(orthodontic force)とは区別される．骨に作用するものであるため，比較的強い力を必要とし，固定源は頭部や頸部，数個の歯に求めた装置により整形力を期待するものである．主に，上下顎の顎関係に不調和が認められる成長発育期の患者に適用される．装置としては，拡大ネジ\*，オトガイ帽装置\*，ヘッドギア\*などがあげられる．以下に臨床で使用頻度の高い装置による組織変化を要約した．
1) 正中口蓋縫合部における組織変化：正中口蓋縫合部の離開による上顎骨自体の側方拡大を目的として拡大ネジが使用される．この装置による拡大により縫合部間隙では線維の牽引による伸展あるいは離断，および離開部骨壁の全面にわたる内出血などの外傷性初期変化を起こすが，拡大終了後の保定の段階で経時的に組織には修復機転を生じる．すなわち離開壁面に骨芽細胞の出現により新生骨の添加を認める．この部の化骨は針状骨梁の形成とその増大，同時に進行する離開壁面全体にわたる骨の添加によって完了する．正中口蓋縫合部の拡大による影響は切歯縫合，横口蓋縫合，口蓋面，鼻空底，鼻中隔などにも及ぶといわれている．
2) 下顎関節部における組織変化：下顎関節突起は軟骨内化骨に由来し，咀嚼などの機能による圧力が常に加わっており，線維性結合組織がこれを緩衝し下顎頭を保護している．この層の直下は前軟骨芽細胞で，下顎近心方向あるいは遠心方向への整形力が作用した場合，圧力の高まった場所では前軟骨芽細胞の活性の低下に伴う軟骨芽細胞の生成の減少を，逆に減圧される場所では前軟骨芽細胞の活性化に伴う軟骨芽細胞の活性化を招き，ここに新生骨の添加が起こる．一般的な現象として，下顎の遠心方向の整形力では，下顎頭の遠心部の骨吸収と近心部での骨添加，下顎窩においては遠心部での骨吸収と近心部での骨添加が起こる．

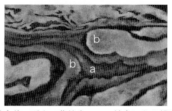

急速拡大後の正中口蓋縫合．a：拡大による離開間隙．b：間隙に向って骨添加が認められる(小杉より引用改変)．

**成熟型嚥下** mature swallowing pattern
　一般的に嚥下は，①歯が接触する．②下顎は第Ⅴ脳神経(三叉神経)支配筋(咬筋，側頭筋など)収縮により固定される．③舌尖は口蓋に対して前歯上後方に維持される．④嚥下時口唇のごくわずかな収縮のみしか認められないなどの特徴を有し，これを成熟型嚥下という．
　出生後6か月を過ぎる頃より，成熟過程上口腔周囲筋機能を著しく変化させるようないくつかの変化が起きる．前歯の萌出で正確な下顎の開閉運動が可能となり，舌はより後退した位置となり，咀嚼運動の収縮が始まる．後方歯の咬合が確立するとすぐに，咀嚼が行われ始め，成熟型嚥下の習得が始まる．大半の子供達は，12～15か月で成熟型嚥下のほとんどの特徴を会得する．
　成熟型嚥下が成立する過程には次のようなことが関与する．
①歯の正常な萌出と歯列の発育による固有口腔と前庭との障壁の形成．
②第Ⅴ神経支配の筋肉が嚥下時の下顎固定の役割を果たすようになり，かつ洗練されていない乳児性の吸啜機能や嚥下に関与した顔面筋の繊細かつ複雑な会話や表情の機能の習得の開始．
③神経単位の成熟．
④きめ細やかな食物を摂る必要性．
　成熟型嚥下は次のような動きをする．
①口唇の閉鎖が最小限度の筋肉の努力によって得られる．
②舌尖が上顎切歯の裏側で軽く口蓋粘膜にあたる．
③歯が軽く咬合していく．
④口腔底が舌咽頭筋の作用によって挙上される．
⑤舌が硬口蓋に接触するようになり，そのため食塊や液体が咽頭に流れていく．

過度の上顎前突，下顎前突，開咬では，歯による口腔の閉鎖ができず，成熟型嚥下の行動型が認められない場合がある．

成熟型嚥下（Graberより引用改変）

盛り上がった舌
舌が口蓋に押し付けられるように接する
口輪括約筋の緊張は減少している
瞬間的に上下切歯は接触する
下顎を前方に突き出さない
舌骨中央の浅い凹み
高い舌の位置
舌の側縁は上下の咬合面の間にある

## 正常咬合　normal occlusion

中心咬合位*で咬合したときに上下顎の歯の対咬関係が解剖学的に正常とみなされる場合を正常咬合(⇨ヘルマンおよびフリールの説)という．しかし，解剖学的な接触関係のみでなく咀嚼筋，顎関節などの機能も正常である咬合を含めて正常咬合と考えられるべきであり，年齢や地域性，個体差などにより正常咬合は，①仮想正常咬合*，②典型正常咬合*，③個性正常咬合*，④機能正常咬合*，⑤暦齢正常咬合*に分けられる．

## 正常咬合の成立と保持されるための条件
requirements for establishment and its maintenance of normal occlusions

正常咬合が成立あるいは保持されるためには以下の条件が必要であるといわれている．
1）顎骨の正常な形態と発育：上下顎が正しく水平的にあるいは垂直的に調和のとれた成長発育することが正常咬合の成立に必要なことである．たとえば，下顎骨の過成長または上顎骨の劣成長の場合は，下顎前突や交叉咬合になることが多い．上下顎の位置関係を評価するためには，頭部X線規格写真の分析により検討される．
2）歯の大きさと形態の調和：歯の大きさや形態が解剖学的に正常で上下顎，左右側において調和がとれていることが正常咬合の成立に必要なことである．たとえば，上下顎前歯群の歯冠近遠心幅径の相関が低い場合，犬歯関係や被蓋関係に影響を及ぼす．また日本人特有のシャベル状の前歯は異常な厚径のために，前歯のオーバージェットに影響を及ぼすことがある．
3）歯の正常な咬頭嵌合および隣接面の接触関係：咬合は1歯対2歯の咬頭嵌合で営むのが正常咬合を保持しやすい状態である．また歯が隣接接触点で接触し，連続したアーチ状の歯列弓を持つことが，咀嚼圧の分配と正常咬合の保持に必要なことである．たとえば，本格的矯正治療終了後の樽状の形態をした歯は隣接歯と点で接触しているため，歯列弓の正常な状態を保持しにくい．このような場合はストリッピング*により隣接部を面接触にすることで理想的な咬合の状態を保持することができる．
4）歯周組織の健康状態：歯周疾患に罹患している症例は歯根の歯槽骨による支持が十分でないため，咬合力や口腔周囲筋による外力により歯が著しく傾斜し，正常な機能を営むことが困難になる．たとえば，臨床で多くみられるのが前歯部の歯間離開を伴う唇側傾斜がある．
5）筋の正常な発育および機能：顎骨や歯が正常に発育し，正常な位置関係を維持しながら機能するために重要な因子に舌と口腔周囲筋(顔面・表情筋・咀嚼筋群)の機能とバランスがある．つまり舌の存在は歯列弓に対して外方に機能力を与え，口腔周囲筋は歯列を取り包むようにして歯列弓に対して内方に機能力を与えている．このように内方と外方からの筋の機能力のバランスによって咬合の保全が営まれており，バランスが崩れると不正咬合を誘発する原因となる．したがって，矯正治療により咬合関係が改善されても口腔周囲筋の機能的バランスが崩れないように留意しなければならない．たとえば，大舌症*は歯列を外側に押し出す力が強すぎて空隙歯列や前歯部の前傾，異常嚥下癖*は開咬を生じる．歯列を取り巻く筋肉のバランスのメカニズムを，とくにバクシネーターメカニズム*とよんでいる．
6）顎関節の正しい形態と機能：正常咬合を営むために，歯や顎骨，筋のバランスが正常に保たれることが必要であるが，実際に顎運動を機能させるのに顎関節の正常な形態と機能は重要である．顎関節部の発育不全など先天的に欠陥がある場合，咀嚼筋群の機能不全を招き咬合の乱れが生じてく

る．顎関節部の機能不全は歯の早期接触や前歯部の被蓋関係，精神的要因などにより生じてくると考えられており，顎関節の正常な機能と形態は適切な上下顎の歯の咬合により保全される．

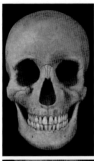
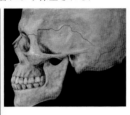
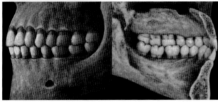

正常咬合．A：正面観．B：側面観．C：理想的な1歯対2歯咬合を呈している．D：舌側面観(Strang, R.H.W. et al.：A textbook of orthodontia. 21－53, Lea and Febiger, Philadelphia, 1958より引用改変)

### 成人矯正　adult orthodontics

　成人の不正咬合を対象とした矯正治療である．成人矯正という用語はあるが，矯正治療に変りはなく，特別なカテゴリーが存在するわけではない．しかし成人矯正治療は，すでに成長発育が終了している時期に開始するため，成長発育による変化を期待できず，歯の移動に対する生体組織の反応や適応能力も低下しているため，歯肉退縮*，ブラックトライアングル*，歯根吸収*，過剰な骨吸収などの偶発事故*が生じやすい．また歯の移動開始時期，移動速度についても成長期の子供に比べて遅くなる．そのため歯の移動は歯槽骨内のみに限局されて行われ，保定についても永久保定*を前提とした矯正治療がしばしば行われる．そして成人が矯正治療を希望する場合，患者の年齢が高くなればなるほど歯周組織に対しての考慮を払う必要が生じる．したがって術前からできるだけ歯周組織の健康回復をはかるとともに，患者のプラークコントロールに対する理解を求め，治療にあたる必要がある（次頁の図参照）．

### 成人矯正治療の基本ルール　important points of adult orthodontic treatment

1．診断検査：セファロ・パノラマ・デンタルに加えてCBCTによる患者のインナービューテイ（健康状態）の把握をする．
2．歯周診査表*(P.P.D, B.O.P, C.A.L, GR, 動揺度)を成人矯正患者ごとに作成する．
3．CBCTによる診査は治療前だけでなく，治療途中での評価や事後評価にも必要である．
4．治療目標の設定ではアウタービューテイ（見た目の審美：セファロによる治療目標値）が患者のインナービューテイ（健康）に害を与えない範囲であること．
5．細菌検査などで歯周病があれば，骨の過剰吸収，歯根吸収，ブラックトライアングル，歯肉退縮などの副作用が発生しやすいので，成人矯正治療はできないというのではなく，最小限度の骨吸収で成人矯正治療ができるように努力する．
6．やむなく抜歯症例となる場合には戦略的抜歯法*，差動抜歯法*やスローエクストロラクション（slow extraction*）など骨吸収を最小限度に抑える方法を用い，患者のインナービューテイの保全に努めること．何よりも非抜歯でできないか工夫することが大切である．
7．使用するブラケット（スロットの横幅）とワイヤー（Ni-Ti，ステンレス，円，角線）が個々の患者のインナービューテイ（健康）の状態に害を与えないものを使用すること（スロットの横幅3mm以下，できれば2mmが良い）．
8．歯の移動手順では，トルクにより海綿骨の溝の中央に歯根をまず位置づけて（CBCTで確認できる）からアップライテイング*（近遠心的歯軸の整直）を行うことが大切である．
9．広範囲で十分なストリッピングによる形態修正や隣接面接触点付近のストリッピングにより，接触部分を広い面とすることで接触点部をより歯頸部側に移動し，歯間三角*をより小さくしブラックトライアングル*の発生を防止することが大切である（とくに日本人の場合）．
10．ポイントは，①最小限度の骨吸収による歯の移動法の確立（治療前よりインナービューテイを悪くしない），②最良の治療結果．③最大の術後安定性を同時に早期に確立すること，④それらを早期に実現させる日本人のインナービューテイに合ったブラケットの使用が急務であることを付け加えておく．

成人矯正

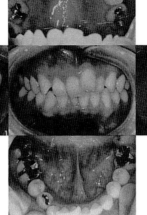

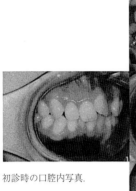

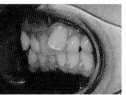

初診時の口腔内写真．

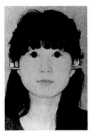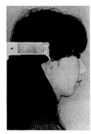

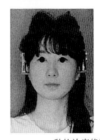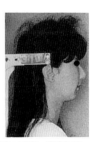

初診時の正貌・側貌写真．　　　　　　　　　動的治療終了時の正貌・側貌写真．

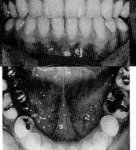

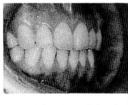
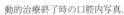

動的治療終了時の口腔内写真．

## 精神年齢　mental age

　生理的年齢*の1つで小児の知能程度を年齢をもって表現したものである。ビネー（Binet, A., 1857～1911）によって初めて用いられた。通常，知能年齢ともいわれ，小児の発育とともに発達するので，知能の度合いで年齢を表したものである。なお，精神年齢だけでは人の精神的，知能的発達を評価することができないので，生活年齢との比較によって表される知能指数が精神年齢よりも，一般的に使用されている。小児のある年齢での標準的な知能を表す指数（IQ：Intelligence Quotient）は次のようにして用いられる．

$$知能指数（IQ）= \frac{知能年齢}{生活年齢} \times 100$$

IQの一般的表現
20以下　　最重度の精神発達遅滞
35～20　　重度の発達遅滞
51～36　　中度の発達遅滞
67～52　　軽度の発達遅滞
85～68　　境界線上の精神発達遅滞

## 生体にやさしい矯正治療
orthodontic treatment with minimum discomfort, minimum patient compliance

　生体にやさしい矯正治療とは結論的には，患者に不快な事項をできるだけ生じさせない矯正治療であり，同時に術者にも優しい矯正治療ということである。矯正治療の診断・治療方針の考え方の時代による変遷や矯正材料，器具，機器などの技術革新による進歩などで変化してくる。つまり，The Angle Orthodontist 3巻に記載されている語句（1933）である"Do not look for the easiest way to treat malocclusion, look for the best way."とあり，これは正論であるが，矯正治療による副作用をできるだけ減少させるということから患者の矯正学的インナービューテイを考慮する矯正治療の時代に入り，"the best way"が変化してきた。現在の矯正治療は診断・治療方法（器材）の進歩と考え方の変化により，医療としての矯正歯科治療が定着し，美（アウタービューテイ*：審美：見た目の審美性）と健康（インナービューテイ*：生物学的土台）の真の両立が求められる時代となった。そして，その中で"the easiest way"で"the best way"を追求する時代になった。キーワードは患者にも矯正歯科医にもやさしい矯正歯科治療を患者ごとに確立することである。患者はそれぞれpersonal normsのことなる個人なので，伝統工芸美術品的な考え方での教科書的マニュアルどおりのいわば画一的矯正治療は変更すべきである。

　具体的には同様の治療結果が得られるものなら①生体にやさしく（orthodontic treatment with minimum discomfort），②術者も楽なものが良い。ステンレスワイヤーよりNi-Tiワイヤーのほうが生体にやさしく，抜歯矯正より非抜歯矯正治療のほうが患者の矯正学的インナービューテイをエイジングさせず，しかも術者も治療が容易である。ステンレスワイヤーの屈曲を行う矯正治療が最高の矯正治療と考えている術者がいるが，それはもう過去のものということになる．

## 正中下顎裂　median cleft of mandible

　先天性裂奇形の1種で，下顎の正中に裂を有するものをいう。左右の下顎突起の癒合不全によって起こり，非常に稀である．
【原因】胎生期における下顎突起の癒合不全による．
【症状】下口唇の正中のみならず下顎骨の離断，舌の形成異常などを合併することが多い。また永久歯の欠損を伴ったり，叢生，捻転など著しい不正咬合を呈する場合が多い．
⇨唇顎口蓋裂，口蓋裂

## 正中口蓋縫合　median palatine suture

　骨口蓋の正中線にあり，左右の上顎骨の口蓋突起の間および口蓋骨の水平板で営まれ，前方の切歯窩より正中を後方の鼻棘まで達する縫合をいう。頭蓋における矢状縫合系の1つで，口腔の幅の成長に関与する。正中口蓋縫合は切歯骨から上顎骨さらには口蓋骨へと延びており，20歳頃までには

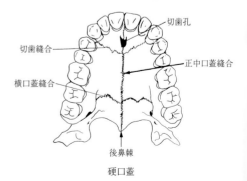

癒合する．したがって矯正治療において狭窄歯列弓などの症例で，正中口蓋縫合を離開して顎基底面を大きくする急速拡大法を行う場合，縫合部の離開と離開部への骨の新生が活発に行われる15歳頃までが適応年齢となる．
⇨鼻上顎複合体の成長発育，口蓋

## 正中口唇裂　median clefts of lips

正中口唇裂は上唇または下唇の正中部の裂奇形である．正中上唇裂と正中下唇裂があり，ともに稀である．

正中上唇裂は上唇正中部に破裂のある奇形である．内側鼻突起下端の癒合不全，また中胚葉組織塊欠損による真の正中裂と，切歯骨および人中の欠損を示す無嗅脳症の亜型がある．

正中下唇裂は両側の下唇突起の癒合不全の結果として生じる．下唇突起が胎生の最も早い時期に顔面各突起の癒合不全を起こす頻度はきわめて少ない．裂が口唇部にのみ存在するものと，下顎裂を伴うものとがあり，非常に稀である．治療法は通常の唇裂手術が基本となるが，鼻部の形成には軟骨移植が同時に施行される．
⇨口唇裂

## 正中歯　mesiodens　⇨過剰歯，正中埋伏過剰歯

## 正中鼻裂　bifid nose

正中鼻裂は鼻小柱，鼻尖ないし鼻背部における正中線上の裂形成ないし溝状陥凹状態をいい，顔面正中裂症候群の一症状である．顔面正中上の組織の分離を主徴とするもので，顔面正中形成不全群と区別される．治療法は鼻小柱延長術，鼻軟骨形成術，軟骨移植などの隆鼻術がある．
⇨顔面破裂

## 正中縫合不全症候群　status dysraphicus

正中縫合不全症候群は唇裂*，歯槽裂*，口蓋裂*，口蓋垂裂，二分脊椎，無脳児，ヘルニアなどのように一般的に胎生期中左右の組織が正中で縫合する過程において何らかの原因で縫合過程が阻害されることにより発現する一連の先天的異常をいう．また正中縫合不全症候群は家族性があると考えられている．正中における縫合の程度が軽度の場合，正常にみえても腹圧がかかれば，ヘルニアの症候を呈することもある．

## 正中埋伏過剰歯　impacted mesiodens

上顎正中部の過剰歯を正中歯といい，これが埋伏している場合をいう．過剰歯としては最も高頻度に認められ，正中離開の原因となっていることが多い．またX線写真上では1歯ないし複数歯の埋伏として認められ，逆性を示すこともある．正中離開を伴う症例の治療にあたっては，X線写真によってこの存在の有無を確認しておくことが重要であり，存在する場合には，たとえ離開の直接の原因と認め難い場合であっても，移動に伴う中切歯歯根と埋伏過剰歯の接触による移動の停止，歯根吸収などの不快事項の原因となる可能性があるために抜歯が適応とされる．なお中切歯歯根に接近しているものに対しては，歯根膜の損傷による骨性癒着を起こさせないために，抜歯に際してはとくに注意が必要である．

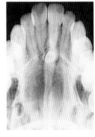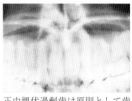

正中埋伏過剰歯は原則として歯牙移動の障害となることが多いので，抜歯する場合が多い．

## 正中離開　median diastema, midline diastema

不正咬合*の数歯にわたる位置不正*の1つで，上顎両中切歯間に隙があるものをいい，上顎正中過剰歯，側切歯の先天性欠如，上唇小帯の付着位置異常や強直などによる上顎中切歯の遠心転位により起こる．上顎切歯萌出期にみられる正中部の生理的な空隙は"みにくいあひるの子の時期"とよばれ，正中離開と区別される．

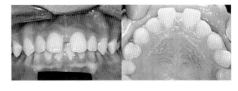

## 成長タイミング　growth timing

発育の事象のタイミングは，主に遺伝的制御下にあるが，栄養状態，疾病歴などにより異なってくる．最大成長増加の年齢＝思春期性成長スパートは，発育上の興味のみならず，ほかの成長現象のタイミングの標識としても用いられている．こ

の成長現象には性差がある．通常，思春期の発現，歯の石灰化，手掌骨の化骨などについて，女子の方が男子より約1〜2年早熟である．さらに，体格による差異も存在している．出生前における顔面各部の癒合に関するほど，この成長タイミングが重要視されるところはない．歯や顔面頭蓋の成長が調和していないと，ある種の不正咬合が生じたり，増悪したりする．つまり，この現象は矯正治療を行ううえで重要である．
⇨思春期性成長，骨年齢，臓器発育曲線

## 成長と発育　growth and development

　成長と発育とは，ともに受精から老化という一連の生物学的変化を表現するための言葉として用いられる．成長は細胞の増殖，細胞間質の増大により形態が大きくなることであり，身体的発育すなわち身長，体重の増加を意味する．また発育とは機能が分化，成熟すること，つまり，より複雑に分化していくことを表現しており，精神的，社会的，機能などの成熟への変化を示している．しかし実際には，形態の増大には機能の複雑化を伴うことが多く，成長と発育は同義語として扱い，成長とは個体発生的な生体の一生の中で生体が経過していく身体的な修正の連続であると定義している考えもある(Meredith)．また成長とは大きさの増大であり，発育は成熟へ向かっての進行過程であるという考えもある(Todd)．しかし，各過程は互いに関係しており，形態遺伝的なパターンの影響下で"自己増殖，分化，組織化の三種の過程がそれぞれ自然の法則に従って，このすばらしい現象を起こすのである"．さらに第4の次元は時間である．成長増加量や発育の進行率は人間の出生前，出生後を通じて，かなり大きく変化する．そして，実際にバランスのとれた正常な人になっていくためには，単に身体全体の成長が緩慢になるだけではなく，異なった組織が異なった比率で異なった時間に成長していくことが必要となる．たとえば，脳頭蓋の成長は大変早期に完了するが，性腺の成長はそうではない．また成長は順序のある過程であるが，いわゆる"スパート"がみられる時期がある．近年，成長の過程に関しては多くの情報が入手でき，この情報をコンピュータへ送り込むことによって，成長発育現象をある程度予測することが可能とする説がある．そして，この情報が矯正歯科臨床で応用できるよう矯正歯科医は考えていかねばならない．

## 成長発育の評価　appraisal of growth and development

　個体の成長発育は成長の仕方，量，時期が各人各様のため成長発育の状態を外形的特徴の差異で把握することは困難である．したがって，成長発育の良否を捉えるために身体の現在の状態を数量的に表す方法，つまり，身長，座高，四肢長などの長さ，胸囲，上腕囲，頭囲などの周径，骨盤，肩幅などの幅，体重といった多方面からの計測結果を基に評価する．計測値を基にした評価の方法には以下のような方法がある．①標準値との比較：それぞれの計測値を各項目の標準値と比較する方法．②発育指数による方法：身長，体重，胸囲を組み合わせ，指数を定め，それを基に体型栄養状態を比較する方法．たとえば比体重(Quetelet指数)，Kaup-Davenport指数，Livi指数，Rohrer身体充実指数，宮川栄養指数，比座高，比胸囲など多くの指数がある．③図示による方法：体重，胸囲，身長あるいは上腕囲などを組み合わせた図表を作成し，計測値を記入してその図形により良否を判定する方法．たとえばWetzel格子，エルモノグラムなどがある．

　以上のほか，矯正学と関連深い成長発育の様相を表すものに暦年齢と生物学的時期の2つがある．前者は天文学的時間，つまり年齢を基にしたもので後者は歯年齢，骨年齢あるいは初潮年齢などをスケールとして考慮するものである．個体の成長発育は個人差が大きく，したがって身体の成熟の度合いも各個体によってまちまちで，同じ年齢であるからといって，必ずしも同程度の成長発育をみせるとは限らない．そこでより生理的あるいは，生理的な表現ということから，歯年齢あるいは，骨年齢(とくに手根骨，足根骨)を用いて評価する方法が用いられている．成長発育の評価はモイヤース(Moyers)によれば，①著しい異常あるいは病的な成長の同定，②正常な成長から有意な変異の把握の同定，③治療方針の確立，④治療効果の判定などに用いるために行われる．

## 成長分析法　growth analysis

　成長分析法とは症例分析法(形態的検査)の1つで，成長すなわち生体の量的変化を評価検討する方法である．矯正歯科の臨床において顔面頭蓋の成長発育(発達)の状態を評価することは，重要な意義を持ち，顔面頭蓋全体の形態，成長発育(発達)による変化，各構成部分の量的位置相互関係を明

らかにする計測法，すなわち成長分析法が用いられる．大別すると生体計測によるもの，成長曲線によるもの，そしてX線写真によるものとに分けられる．
1．生体計測学的分析法：ノギスやキャリパーなどの計測器具を直接生体に当て，頭囲，頭の高さ，深さ，幅などを計測する方法である．
1）長所：頭蓋顔面を三次元的に評価できる．
2）短所：①計測点が軟組織に設定されるため誤差が生じやすい．②頭蓋内部の構造の検討が行えない．
3）代表的分析法：ヘルマン(Hellmann)の成長分析法*
2．成長曲線による分析法(図1)：身長の記録から年間成長量をグラフで表し，これを成長分析の資料とするものである．一般に顎顔面の成長スパートは身長のスパートとある程度相関関係があり，身長の思春期性成長スパートよりやや遅れて顎骨(とくに下顎骨)の思春期性成長スパートが始まる．身長の成長スパートはその直前に成長停滞期があることにより予測できる．
3．X線写真による分析法：主に頭部X線規格側貌写真による分析*が行われる．
1）代表的な分析法
①プロフィログラム*(profilogram)の重ね合わせによる分析：プロフィログラムとは頭部と顎骨と歯による計測点のうちで代表的ないくつかを結んだ多角形を描き，この多角形によって側貌を把握する方法である．各症例の顎顔面の成長変化を評価したいときには，成長段階で撮影した何枚かの頭部X線規格側貌写真からプロフィログラムを描き，セラ(sella)を基準点として，S－N平面で重ね合わせたり，フランクフルト平面を平行に重ね合わせることによって各計測点の成長に伴う変化を視覚的に捉える．
②頭部X線規格側貌写真の透写図の重ね合わせ*による分析：経時的に撮影した頭部X線規格側貌写真の透写図を重ね合わせることにより成長の変化を評価する．
ⅰ．セラ(sella)，S－N平面での重ね合わせ(図2)：脳頭蓋底に対する上顎，下顎を含めた顎顔面部全体の変化が評価できる．
ⅱ．前鼻棘(ANS)，口蓋平面(palatal plane)での重ね合わせ(図3)：上顎内での前歯部と臼歯部そ

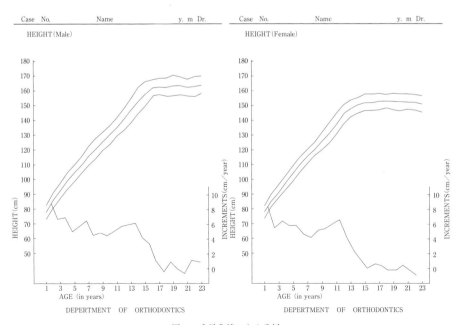

図1　成長曲線による分析．

れぞれの前後的および上下的変化が評価できる.
iii. メントン(menton), 下顎下縁平面での重ね合わせ(図4): 下顎内での前歯部と臼歯部それぞれの前後的および上下的変化が評価できる.

その他, 手根骨(wrist bone)のX線写真*において, とりわけ拇指尺側種子骨(sesamoid bone)の出現の有無ならびにその発達程度, 有鉤骨のフック像の出現は身長の第二スパート, 二次性徴発現と関連が深く, 矯正歯科領域においては下顎骨の思春期性発育時期の予測の参考となる.

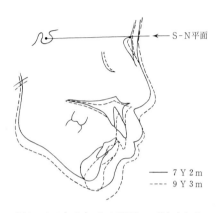

図2 セラ(sella), S-N平面での重ね合わせ.

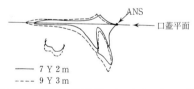

図3 前鼻棘(ANS), 口蓋平面(palatal plane)での重ね合わせ.

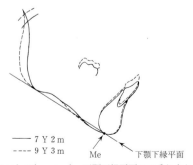

図4 メントン(menton), 下顎下縁平面での重ね合わせ.

## 成長ホルモン過剰症　hypersomatotropism

成長ホルモン過剰症は下垂体からの成長ホルモンの過剰分泌による疾患である. 代表的なものは末端肥大症, 下垂体性巨人症で, 骨の発育が停止前に発症すれば巨人症, 停止後に発症すると末端肥大症となる. 本症は徐々に発症し, 経過は長期にわたる. 下垂体の腫瘍は好酸性または混合腺腫が多い. 予後は鞍状部に進まないかぎり良好であるが, 高血圧, 糖尿病, 動脈硬化を起こしやすい. 成長ホルモン過剰症による末端肥大症では, 下顎前突症を伴うことが多い.

## 成長要因　factors of development

成長発育の要因は, 内因的遺伝子(遺伝)と外因的な因子(環境)の影響を受ける. 成長発育より達した最終的な大きさと同様に, 成長の割合, タイミング, あるいは特徴についても変異は認められる(Moyers).

1) 内因的因子(遺伝的因子): 身体各部の大きさ, 成長率および初潮, 歯の石灰化, 萌出などの成長事象の発現は, かなり遺伝的な抑制を受けている. 遺伝的(体質)因子は小児の成長発育を一時的にコントロールするものであるが, とくに環境的因子によって, その特性の発現と程度の影響を受ける. その変化は, 成長発育の抑制あるいは成長の修正として現れる. 遺伝的因子が個体にまったく純粋に働きかけを持つ場合は, 環境的因子がそれを改善するために立ち入る余地はない. この場合は成長発育には悪影響として現れることが多い.

2) 環境的因子: 出生後の成長発育に, 最大の影響を与えるのが栄養である. そのほかに各種疾患, 運動, 季節, 人種や地域あるいは生活様式などが因子となる.

①栄養: 子供のときの栄養不良は成長遅延を起こす. 思春期性成長スパートは良好な栄養管理によって現れてくる. 栄養不良は, 身体各部の大きさ比率, 代謝および硬組織の質や構造に影響を与える.

②疾患: 小児期の成長過程で重く長期にわたる全身疾患は成長に著しい影響を与える.

③運動: 運動は組織の成長発育を促進するが, これが不十分であれば, その結果として萎縮を生じる. 筋肉で顕著に現れる.

④気候と季節の影響: 寒い気候の地に生きる生物は, 一般的に脂肪組織の比率が大きく, 気候の変異に関連した, 骨格系の変異も認められる. 子供

の成長率や新生児の体重なども季節的変異が存在する．
⑤人種：出生時の身長，体重，成長率および，さまざまな成熟度を示す指標，たとえば初潮，化骨，歯の石灰化および歯の萌出は，ある程度の人種差がある．
⑥成人の体格：成人の体格と成人に達するまでの発育上の事象の間には相関関係が存在する．異なった体型により，成長率にも変異がみられる．
⑦同胞数と出生順位：身体の大きさ，到達する成熟レベルおよび知性には，個人により差異がみられる．その差異は，出生した兄弟姉妹の数と相関を求めることができる．

## セイフティTピン
safety T-pin〔ローテーションTピン〕
　亀田により考案(1982)されベッグ法で用いられる横長のロックピン*の1種であり，ローテーションTピンともよばれている．原則的には2本のワイヤーをロックするときに用いられるが，ステージⅠの開始時から上下顎切歯の近遠心的傾斜量をコントロールしながら，矯正治療を行う目的で使用される．材質はステンレス製とブラス製の2種類．審美性とロックの確実性からステンレス製が主に利用されている．その横幅が実測で約3.2mmであり，厚さは，.018″，長さは，.234″である．⇨オーディナリーTピン，10°Tピン

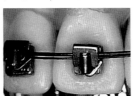

近遠心的に傾斜をコントロールし，唇舌的にはラウンドワイヤーの特性を用いて傾斜させる．

## セイフティロックピン　safety lock pin
　ベッグ法で用いられるロックピン*の1種で，アーチワイヤーをブラケット内に装着するために用いられる．アーチワイヤーはセイフティロックピンにより1点接触でブラケットに装着されるため，アーチワイヤーがブラケット内を自由に滑走し歯が自由に傾斜できるようになっている．とくにステージⅠ，ステージⅡで用いられる．材質やサイズによって4種類ある．

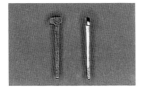

## 生理的空隙　physiological interdental space
　乳歯列期にみられる歯冠空隙の総称である．生理的空隙には発育空隙*と霊長空隙*または原始空隙とよばれるものがある．乳歯列では正常咬合であっても前歯部の歯冠に空隙を有している場合が多く，これらは生理的なものである．これらの空隙は永久歯との交換時に有効に利用される．

## 生理的年齢　physiological age
　個体の成熟度で成長発育の程度を示す方法を生理的年齢という．発育の度合いの評価には一般に出生を基準とした暦年齢が用いられるが，成長発育は個体差が著しく，評価されにくい場合が多いため生理的年齢が必要となってくる．臨床的によく用いられている生理的年齢には以下のものがある．①骨年齢*：手根骨と足根骨の骨化の程度によって判断する．②歯年齢*：歯の萌出状態から判定するヘルマンの咬合発育段階*，歯胚の石灰化状態から判定するノラやローターシュタインの歯年齢などがある．③形態年齢*：身長，体重などの各種計測値の標準と合わせて発育年齢を判断する．④二次性徴年齢*：初潮，乳房発育段階，恥毛，腋毛，声変わりなどの二次性徴を利用する．⑤精神年齢*：小児の知能の程度を年齢によって示したもので代表的なものが知能指数(IQ)である．

## セカンドオーダークリアランス
second order clearance
　アーチワイヤーをブラケットスロットに挿入したときの遊びの1種(play of an orthodontic wire in the bracket slot)であり，ブラケットに挿入したワイヤーの最近心部または最遠心部がブラケットの切端側辺縁および歯肉側辺縁にあたるまでのブラケットスロット上での傾斜する角度をいう．いわゆる傾斜の遊びのことをいう．
⇨レイスバック

## セカンドオーダーベンド　second order bend
　アングルは歯の移動のタイプにより，第1種

(the first order), 第2種(the second order), 第3種(the third order)と分類し, これらのタイプの歯の移動を起こすためのワイヤーに行う屈曲を, それぞれ第1種ベンド(first order bend*), 第2種ベンド(second order bend), 第3種ベンド(third order bend*)としている. セカンドオーダーベンドは, 第2種の歯の移動, すなわちⅡ級またはⅢ級の不正咬合の矯正で全歯にわたる近遠心的な歯軸の傾斜に関する移動を行うためのベンドである. 臨床では, ティップバックベンドが固定のためによく使用され, たとえば, ツイード(Tweed)の固定準備はⅡ級不正咬合の治療の際, Ⅱ級ゴムの使用による下顎側方歯群の近心傾斜を防ぐため, あらかじめ下顎側方歯群を遠心に傾斜させておく. そのためアーチワイヤーにティップバックベンドを付与し, Ⅲ級ゴムを使用して遠心に傾斜させる. この一連の手順を準備固定*という. ⇨エッジワイズ法, ハンモック効果, アンカレッジベンド

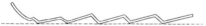

上顎アーチワイヤーのセカンドオーダーベンド(tip back bend).

### セカンドオーダーローテーション
second order rotation ⇨傾斜

### セクショナルアーチワイヤー sectional arch wire
もともとは, ブル(Bull)法*で第一小臼歯を抜歯して犬歯を遠心に移動させる場合に, 第一大臼歯, 第二小臼歯, 犬歯に部分的に用いられるワイヤー(ブルループ)をセクショナルアーチとよんだが, 現在ではマルチブラケット装置に使用するアーチワイヤー*を部分的に用いたものを総称していう. 治療の初期段階に犬歯から犬歯に用いるレベリング用のワイヤーや, トルキングを行うための付加物, 固定歯の加強固定を得るためのワイヤーなどがあり, またMTMや限局矯正治療に用いられるワイヤーもセクショナルアーチとよばれる(下図参照).

### 舌圧 tongue pressure
歯列は唇頬側より舌側方向に加わる口腔周囲筋の機能力と, 舌筋による舌側より唇頬側方向への機能力の相互作用によって強い影響を受け, このアンバランスがさまざまな不正状態の誘因となる

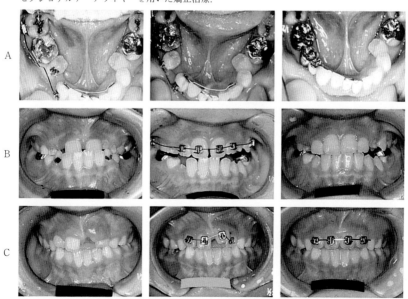

セクショナルアーチワイヤーを用いた矯正治療.

A: 臼歯部補綴治療の前処置. B: 前歯部反対咬合の治療. C: 上顎前歯部叢生の治療.

ことはよく知られるところである．たとえば，舌前突癖，巨舌症，低位舌あるいは口輪筋の脆弱，口呼吸などは前歯部の唇側転位，空隙歯列の原因となり，無舌症，舌運動障害，舌短小あるいは口輪筋の過度の緊張は叢生などの原因となり，舌圧の強弱の程度や口腔周囲筋との相互的な力系のアンバランスの上に成立するものである．
【処置】舌圧由来の不正咬合に対しては，習癖の除去，舌縮小術，舌の機能訓練などが必要に応じて行われる．一方，口腔周囲筋に問題があり舌圧が過度に歯列に作用しているような症例に対しては，筋機能訓練が施されるのが一般的である．これらの処置のみで不正咬合の改善を可能とする場合もあるが，矯正装置が併用されることも多い．舌圧に限らず機能的に問題のある症例は，矯正装置のみでは改善されなかったり，あるいは後戻りしてしまうケースが多いので，安易に矯正装置に頼らず，長期的な展望に立って筋肉の行動系に配慮した治療を行ったほうが良い結果が得られる．

**切縁咬合** edge to edge occlusion ＝切端咬合

## 石灰化不全
hypocalcification, hypomineralization

　石灰化という成長（成熟）過程において，ある時期の段階で成長が止まってしまった状態をいう．歯の石灰化は，発育過程中の将来のエナメル質や象牙質の有機基質の形成に伴って，カルシウム塩が沈着して，フッ素イオンの介在によりハイドロキシアパタイト結晶へ成長していくが，その過程中に何らかの障害があると，アパタイトの結晶まで成長できなくなり石灰化不全が生じる．組織学的には基質や構造には異常がなく，石灰化の悪い部位を石灰化不全部とよび，エナメル叢，球間象牙質，乳歯の新産線などがこれに相当する．一般的に，石灰化不全歯といわれるものには，フッ素の過剰摂取による斑状歯や石灰化不全型遺伝性エナメル形成不全症の歯などがある．症状の重篤度にもよるが高度の場合，矮小歯をまねくこともあり，空隙歯列弓などを引き起こすこともある．矯正学的には，高度の石灰化不全歯では酸エッチングによる効果が得られにくく，ダイレクトボンディング法によるブラケット類の歯質の接着が困難となることもある．
⇨エナメル質形成不全

**舌機能** tongue function
⇨口腔機能の発育，咀嚼，嚥下，発音

**舌訓練法** tongue training
　嚥下時に口輪筋やオトガイ筋を強く緊張させ，不正咬合の原因となる舌突出癖，弄舌癖を訓練により排除する指導法である．舌の訓練には舌の強化，口輪筋の強化，咬筋の強化，正しい嚥下の仕方，意識化の指導がある．舌尖の強化は舌尖部にエラスティックゴムをのせて切歯乳頭部のやや後方のスポットに舌を挙上して付ける訓練により行う．舌の中央部や後方部の強化は舌尖をスポットに付けたまま舌中央，後方部を口蓋に吸い付け，大きく口を開け，音を立てて舌を離す訓練により行う．口輪筋の強化は糸の付いたボタンを口唇の内側に入れ，糸を強く引っ張って口唇の力を強化させる訓練により行う．咬筋の強化は嚥下時に臼歯をしっかり咬合させ，強く咬んだり休んだりする訓練がある．正しい嚥下の訓練は，ストローを咬合させて舌で挟むように舌尖をスポットにあて，舌を口蓋に付けて注水した水を飲む訓練を，舌の訓練と並行して行う．
⇨筋機能療法，習癖にかかわる不正咬合の治療

**舌後退** low tongue ＝沈下舌

**舌根沈下** low tongue ＝沈下舌

**切歯斜面板** inclined plane
　1808年にカタラン（Catalan）によって金属製の斜面装置として発表され，以来数回にわたる改良を受け，現在では一般的に即時重合レジンで作られるものが主体となった．本装置は1種の可撤性の斜面装置であり，下顎歯列に装置を装着し，咬合することで機能的矯正力が生じる．つまり，上顎の前歯が装置に付与された傾斜面に誘導され滑走することで，機能圧が加わり歯の移動が起きるというものである．切歯斜面板の主な目的は前歯の1歯ないし2歯の歯槽性の反対咬合であり，数歯にわたるものや骨格性傾向のある反対咬合，ま

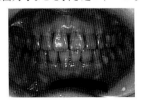

たは顎顔面の形態や成長にかかわるものは禁忌である.
1) 基本構造：本装置は上顎切歯の誘導に用いる傾斜面と下顎に維持固定する維持装置よりなる.
①傾斜面：下顎切歯切縁から3～4mm程度高く盛り上げ傾斜角は咬合平面に対して,45°になるように調整する.
②維持装置：臼歯部にクラスプなどで維持をはかることもあるが, 現在は下顎歯の4～6歯を歯頸部まで(外線は歯頸部でとどめる)レジンで覆うタイプが一般的である.
2) 構成咬合*：アクチバトールの構成咬合と同様に, できるだけ下顎を遠心に移動させ, 上顎の転位歯と下顎歯が約0.5～1mm以内になるようにする.
3) 使用方法：夜間および日中3～4時間の使用とし, 反対咬合の改善がみられる3～4週間使用し続ける.
4) 適応症
①上顎舌側転位歯の歯軸が垂直または舌側傾斜を示す1～2歯の反対咬合で, 当該歯と下顎歯の構成咬合が十分確保できる症例.
②上顎歯列弓に舌側転位歯を唇側移動するのに十分なスペースを有する症例.
③切端咬合あるいは開咬ではない症例.
④上下顎歯列弓の関係がアングルⅠ級またはⅢ級関係の症例.
⑤顔貌はストレートタイプまたはわずかにオトガイの後退を認める症例. ⇨機能的顎矯正装置(機能的矯正装置), 咬合斜面板

**切歯乳頭** incisive papilla
　切歯後方正中部口蓋にある乳頭状のふくらみで, 切歯管の位置に相当する. 口蓋縫線の前起点または横口蓋ヒダはこの部分の付近が顕著である. 切歯乳頭と上唇結節が連続しているものや上唇小帯*の発育過剰は上顎左右中切歯の正中離開の原因となる.

**切歯の交換** exchange of incisors(primary and permanent teeth)　⇨混合歯列期

**舌縮小術** tongue reduction
　舌の大きさ, および機能が歯の位置異常や顎の発育異常の発生に関連することは古くから認められている. また下顎前突症や開咬症の手術後における後戻りの原因の1つに舌圧があげられ, 外科的矯正治療に関連して舌縮小術が行われている. しかし, 舌の大きさを客観的に測定する方法が確立されておらず, しかも舌は適応性の高い組織であることから必ずしも舌縮小術を行う必要はないとの主張も多く, その適応については一定の見解は得られていない.
【適応症】舌の大きさは主観的に判断するしかないが, 外科的矯正治療により口腔容積が減少するような場合, 舌が明らかに大きいと思われる症例では, 術後の後戻りを予防する目的で舌縮小術を行うべきであろう.
　一般的に次のような場合には巨舌を考慮すべきであるといわれている.
1) 舌を前方に突出させたとき, 舌尖がオトガイ部まで到達し, しかも舌側縁が両側口角に接する.
2) 舌側縁に歯の圧痕がみられる.
3) 安静時において, 舌尖および舌側縁が下顎歯列上に存在する.
4) 発声または嚥下時に舌が歯列から突出する.
5) 下顎前歯部歯槽突起に唇側傾斜が強く, しかも歯間空隙が存在する.
【術式】舌の後方部において舌幅径の1/3の幅でオトガイ舌筋または下縦舌筋まで円形切除し, 前方部では舌下面まで全層切離を行う方法と, 舌背中央部に尖頭を向けたクサビ状切除を行う方法がある. 舌組織切除後には結紮法および電気凝固法によって創面の止血をはかり, 筋層縫合を施してから舌上下面の粘膜縫合を緊密に行う.
【術後の処置と経過】舌縮小術後の継発症である手術部の血腫形成や浮腫を予防するために, 舌の

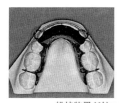 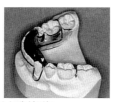

維持装置が付いた切歯斜面板.

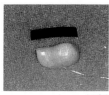 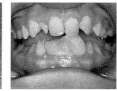

切歯斜面板.

安静をはかることが必要で，数日間経鼻栄養を行う．創治癒後には舌の形態異常や瘢痕形成，また舌の運動性，感覚，味覚，発音などの機能障害などはきわめて軽度であるといわれている．なお，外科的矯正治療と同時に舌の縮小術を行うと，顎間固定などが原因となって，呼吸障害がみられることがあるので注意が必要である．⇨大舌症

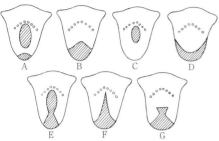

A：Pichler(1948)，B：Rheinwald-Thoma(1957, 1958)，C：Edgerton(1960)，D：Dingman-Grabb(1961)，E：Egyedi-Obwegeser(1964)，F：Köle(1965)，G：Becker(1966)．

**舌小帯** lingual frenulum

舌小帯は舌下面の正中溝の後端と歯槽舌溝中央部との間に張っている正中粘膜のヒダであり，この起始部の両側には一対の舌下小丘があり，大舌下腺管と顎下腺管が開口している．舌小帯の付着異常による舌運動障害や歯列不正を認める症例には舌小帯の切離術や延長術が適応される．⇨小帯

**接触点** contact point

歯列上の各歯が隣在歯と接触する部分のことをいう．接触点は歯列および咬合関係の保持，歯間乳頭部歯肉の保護，隣接面う蝕の防止という重要な役割を持っている．接触点が失われると歯列が乱れて不正咬合を誘発したり，食片圧入を引き起こして歯間乳頭部の退縮，歯槽骨の吸収，隣接面う蝕の原因にもなる．正常な接触位置は上下的には前歯部で歯冠の切縁から1/5〜1/4，臼歯部では歯冠の咬合面から1/3のところにあり，頰舌的には前歯部では中央かやや舌側寄りに，臼歯部では中央からやや頰側寄りのところにある．この接触点を中心に上下的，頰舌的に解放している空間を鼓形空隙とよび，その広さと形態は食片圧入，プラーク沈着性，自浄性などと密接に関係している．矯正治療における保定後あるいは保定期間中の後戻りは，その咬合が歯の素材の組み合わせより

できあがっているので歯の素材そのものの形態が原因となることが多い．切歯隣接面の形態が一定でないときや，歯冠の切縁側と歯頸側での幅径に大きな差のある場合などは，第二大臼歯あるいは第三大臼歯の萌出力により前歯の叢生あるいは切端が扇形に排列された形態を呈しやすい．このような症例では隣接面の接触点を平坦な面としておくストリッピング*やIERという処置が必要である．⇨後戻り防止方法，後戻り(再発)の防止方法，リシェイピング，IER

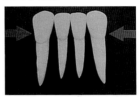

ストリッピング前．

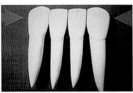

ストリッピング後，隣接面は面接触し，側方からの力で捻転などは生じにくくなっている．

**舌前突癖** tongue thrusting habit〔舌突出癖〕

舌尖部で前歯部舌側面を圧迫し，切端を超えて突出させることをいう．単に常習化したものと，ほかの習癖により二次的に発生したものに区別される．前歯部が開咬状態にある場合は，嚥下時に口腔内の陰圧を維持することが困難なために，その代償性筋活動として，さらに舌の突出を助長することになる．また異常嚥下癖*の誘因として吸指癖*(手指吸引癖)などによる既存の開咬があげられることから，複数の習癖の共存は稀なことではない．

【障害】①前歯部の傾斜，②空隙歯列，③開咬，④発音障害．

【治療】①患者に習癖の悪影響に対する説明を十

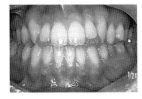

分に行い，その認識を持たせる．②的確な嚥下ができるように嚥下訓練を行う．③舌を正しく挙上させる挙上訓練を行う．④舌の前方突出を抑制するハビットブレーカー，リンガルクライブなどの不良習癖除去（防止）装置を使用し，異常嚥下癖の治療に準じて治療する．⇨舌癖

## 舌側移動　lingual movement
歯を唇側あるいは頬側より舌側方向に移動することをいう．⇨頬側移動，唇側移動

## 舌側矯正
multiple attachment lingual orthodontics
【唇側矯正に比べての長所】
　舌側矯正（リンガルブラケット法）は審美的改善を望む多くの矯正治療患者の要望に応えて1967年に藤田により開発され，発展してきた．以下に唇側矯正に比べての長所・短所を述べる．
1．審美性がいわゆるマルチブラケット矯正装置のなかで最も優れている．
2．患者の心理的ストレスを軽減し，より良い協力が得られやすい．
3．社会的制約を持つ成人患者に対し，矯正治療の機会を与えることができる．
4．ブラケットの唇側への装着困難な症例において唇側装置の代用または補助装置として用いることができる．
5．バイトプレーンがブラケットに組み込まれている装置では，いわゆるバイトプレーン効果を用いることによって，機能的咬合平面の再構成および前歯部圧下（臼歯部挺出）によるバイトオープニングが効果的にできる．
6．唇側装置と共有することによって理想的歯牙移動が実現できる．
7．矯正治療中，口唇の唇舌的位置を正確にみながら治療することができる．
8．従来の保定装置に患者の拒否反応のある場合，保定装置として継続使用しやすい．
9．矯正の後戻りなどによる再治療の際，患者に受け入れやすい．
10．補助的矯正（いわゆるMTM）の術式として患者に受け入れやすい．
11．矯正装置によって発生する外観に触れる歯牙唇側面の脱灰（decalcification）がない．したがって，歯質の脆弱な症例にはとくに適する．
12．スポーツなどによる外傷の危険性が少なく，唇側装置が邪魔な楽器に適する．
13．上顎前歯舌側のブラケットに下顎前歯の切端が干渉することにより，臼歯群が離開して咬合が挙上し，前歯の圧下が行いやすい．
14．舌への障害が舌突出癖のある患者に対して除去装置として働き，効果的となることがある．
【唇側矯正に比べての短所】
1．装置装着初期において，患者の発音障害や不快感が生じる．
2．プラークコントロールが難しく，歯肉炎が発生しやすい．
3．上顎のブラケットの咬合面と接触している下顎歯牙に咬耗が生じることがある．
4．従来の唇側からのテクニックを用いた場合と比較してチェアータイムが長くなる傾向がある（2倍ARTUN/30〜50％増加, Gorman）．
5．いわゆるコアシステム（core system）が必要で，この点では技工所に依存しなければならない範囲が大きい．
6．アーチワイヤーの長さやブラケット間距離が唇側の場合と異なるため，使用するワイヤーの太さ，種類，ベンド量が異なる．
7．歯に加わる矯正力の作用点が異なるため，歯の動きが唇側の矯正法と異なる．たとえば，前歯に働く圧下力は前傾ではなく，より圧下の方向へ働きやすい．
8．前歯の後退は舌側への傾斜回転の動きとなりやすい．
9．前歯の後退が行いやすく，臼歯部の固定の喪失が起こりにくいが，逆に状況によっては前歯の圧下が進行しにくいこともある．そして大臼歯の回転，傾斜を引き起こしたり，小臼歯の回転，圧下，挺出を起こす場合もある．
10．舌への干渉が強く発現することがあり，潰瘍を生じさせたりして，会話や食事に障害が起こり，装置に慣れるのに長期間を要することがある．
11．下顎前歯が舌側傾斜している症例，開口量が不十分な症例などには本装置の応用は困難である．
12．外科的矯正治療を必要とする症例は，手術中の管理が困難である．
⇨リンガルブラケット法，マルチブラケット法
【舌側矯正の理想的な適応症】
1．患者はアングルⅠ級，軽度の叢生（minor crowding）の症例．（症例）女性，20歳．主訴は前歯叢生，アングルⅠ級であった．治療方針は上顎第一小臼歯を下顎第二小臼歯を抜歯．動的治療期

【症例①：舌側矯正(リンガルブラケット法)のアングルⅠ級叢生症例】

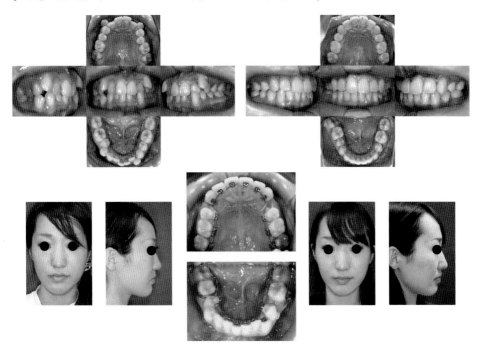

間は21か月であった(症例①参照).
2．患者はアングルⅡ級，1類または2類，上顎小臼歯抜歯，下顎非抜歯の症例.(症例)女性，18歳．主訴は上顎前歯前突・叢生，アングルⅡ級であった．治療方針は上顎第一小臼歯を抜歯．動的治療期間は19か月であった(次頁症例②参照).
3．前歯部に限定された空隙があり，バイトの深くない症例.
4．いわゆるローアングルで過蓋咬合の症例.
【比較的難しい症例】
1．小臼歯4本抜歯の症例.
2．小臼歯の咬合崩壊(欠損や傾斜)の新しい症例.
3．ハイアングル(high angle, dolico-facial-長顔型)で開咬傾向の強い症例.
4．歯周疾患(periodontal problem)の進行している症例.
5．歯牙の舌側形態に異常の認められる症例
【難症例】
1．臨床的歯冠高経(clinical crown height)が非常に短い症例(舌側面にブラケットを適切に装着するだけの歯質がない症例).

2．前歯を含め広範囲のブリッジなどの歯冠修復のある症例.
3．外科症例.
4．いわゆる顎関節症(TMD)の症状が進行している症例.
5．患者の治療に対する協力や意欲に欠ける症例.
6．いわゆるgummy smileのケース

　理想的な症例として，いわゆるローアングルで過蓋咬合の症例が挙げられているが，これは舌側矯正のいわゆるバイトプレーン効果が臨床に有効であることを示している．
【舌側矯正でのバイトプレーン効果】
　前歯舌側装置のバイトプレーン効果(bite plane effect)*はバイトオープニング(咬合挙上)に有効である．ただし，咬合挙上は上下前歯の圧下，臼歯の挺出は同率で起こるのではなく，主に下顎前歯の圧下によって起こる(上顎前歯は挺出傾向)．したがって，咬合平面がスティープ(steep)になる傾向がある．この傾向に対して，十分に上顎臼歯を整直(upright)しないと臼歯の咬合干渉が生じる(いわゆるディスクルージョンの状態が作り

【症例②:舌側矯正(リンガルブラケット法)のアングルⅡ級1類上顎前突症例】

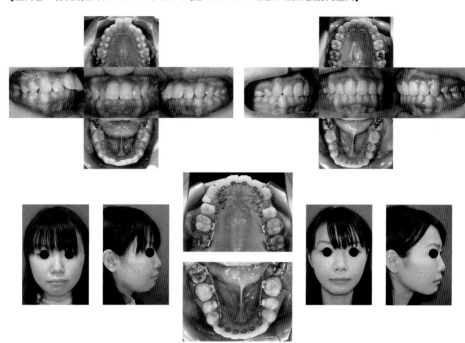

にくい).バイトオープニングは主に,前歯部の変化が要因となる.

したがって,下顎の後下方への開大(FXの増加)は起こりにくい.

【舌側矯正でのボーイング効果*】

ボーイング効果(bowing effect),ボーイング効果には垂直的なものと水平的なものがある.

1.垂直的ボーイング効果

En masse retraction の際,舌側矯正では,とくに強い力を加えなくても上顎前歯は舌側傾斜してくる.

遠心方向への力および前歯に加わる挺出力によるリンガルクラウントルク(lingual crown torque)は前歯のバイトプレーン効果(bite plane effect)および臼歯の離開を生じさせる.これにより臼歯の近心への傾斜が生じやすくなる.この状態がいわゆる,垂直的弓なり現象(vertical bowing effect)である.

2.水平的ボーイング効果

舌側前歯の舌側移動においては,原則として小臼歯部の頬側傾斜,大臼歯部の舌側傾斜,および大臼歯の近心移動による舌側の近心回転を伴う,歯列変形が起こる.したがって,この変形に拮抗するアーチフォームにする必要がある.

【舌側矯正(部分矯正,ハーフリンガルとは)】

矯正を分類すると,目的別および矯正治療の範囲による分類がある.すなわち,補綴などの他科の治療を補助する目的で行う矯正治療は補助的矯正治療であり,矯正範囲による分類には以下のものがある.

1.補助的矯正治療
 1)補綴前矯正
 2)歯周治療のための矯正
 3)外科前(後)矯正
2.矯正範囲による分類
 1)歯の小移動(minor tooth movement:MTM)
 2)限局矯正(limited orthodontics)
 3)部分矯正(partial orthodontics)
 4)大歯牙移動(major tooth movement)
 5)本格的矯正治療(corrective orthodontics)
 6)包括的矯正治療(comprehensive orthodontics)

部分矯正は従来，MTMとして大臼歯の整直（uprighting）など，いわゆる補助的矯正治療を意味していたのが一般的であった．ただし，最近は前歯のいわゆる叢生，八重歯（犬歯低位唇側転位），歯性前歯反対咬合などを，前歯だけの部分矯正で治そうとする試みも一般的になりつつある．

それは，成人症例の増加に伴い，抜歯をしないで，気になるところだけを，短期間に低料金で治したいとする，患者側の希望に合わせたものともいえる．ただし，同時に矯正専門医として，叢生症例などに対する安易な抜歯，ツースサイズ・デスクレパンシーを考慮しないための前歯の後戻（relapse）などについての反省からの試みともいえる．なおハーフリンガルとは全部矯正（包括的矯正治療）で片顎のみの舌側矯正をする術式である．

【舌側矯正（全部矯正）】

舌側矯正による上下顎全部矯正（包括的矯正治療）．

【舌側矯正の臨床術式】

1．初期レベリング（アライメント）

Ni-Tiワイヤーを使った初期のレベリング，GUMMETALワイヤーは塑性変形するので，叢生のある歯列のイニシャルワイヤーには適さない．

2．レベリング（臼歯整直，前歯拡大）

GUMMETALの超低ヤング率は，角アーチでも非常に弱い応力を発揮するため，レベリングの段階から角アーチを入れることができるので，早い時期からのトルクコントロールが可能である．また，GUMMETALのフックの法則に従わない非線型弾性挙動は，大きなゆがみを加えた状態でも過大な矯正力を抑制することができる．

3．初期トルクの確立（pre-torque）

舌側矯正においては，前歯部におけるトルクコントロールが難しいため，前歯部舌側移動に移行する前に，とくに初期トルクの確立のステップを入れている．

4．前歯部舌側移動（anterior retraction, en masse）

前歯部舌側移動には，2つのメカニックスがある．①スライディング・メカニックス，②スペース・クロージィング・ループ・メカニックスである．臨床的には，maximum anchorageのケースではスペース・クロージィング・ループ・メカニクス，moderate, minimum anchorageのケースでは，①のスライディング・メカニックスを用い

ると考えて良いであろう．下顎では，一般的にスライディング・メカニックスのみ使用される．

5．フィッシング（ディテーリング）

最終的なトルクの確立のために，いわゆるアイデアル・フニィシング・ワイヤーを装着する．ただし，舌側矯正では，咬合の緊密化をはかるために，サイズを落としたワイヤーを用いて細部を修正する，いわゆるディテーリングを行うこともある．

【リンガルブラケット法（舌側矯正）のブラケットポジショニング】

審査・診断を基本として，セットアップ模型，リンガルコア作製を以下の過程で行う．

1．元模型の作製．
2．副模型の作製．
3．マウント模型の作製．
4．セットアップ模型の作製．
5．ブラケットポジショニング．
6．リンガルコア作製．
7．リンガルコアの適合性の確認とイニシャルボンディング部位の選定．

⇨リンガルブラケット法

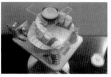 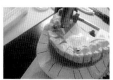

図1　雲台に水平器を用いて平行に模型を乗せる．

図2　犬歯から接着性レジンを用いて，模型にポジショニング．

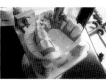 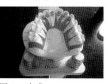

図3　ポジショニング後にT.A.R.G.のスライタスをスロットに再挿入し，ポジショニングの平行性を確認する．

図4　完成．

（小谷田 仁，名取昌子．GUMMETALとセルフライゲージングによる舌側矯正「部分・全部」．東京：クインテッセンス出版．2013．より転載）．

**舌側矯正装置とブラックトライアングルの関係**
black triangle caused with lingual orthodontics

舌側矯正治療を行った場合，初期の舌側矯正治療に使用されたブラケットでは治療によるブラックトライアングルの生成はみられなかったが，最近の舌側矯正で用いるブラケットはSWA化が進み，それに伴って骨吸収量が増加し，ブラックトライアングルの生成がみられるようになった．

また唇側にブラケットを装着する装置に比べ，舌側矯正ではワイヤー装着時のインターブラケットスパン*が小さくなりやすく，ワイヤーの装着の方法によっては，ブラックトライアングルの生成は起こりやすいともいえる．

**舌側弧線装置**　lingual arch appliance

1918年にムシャーン(Mershon, J.V.)により考案された装置で，その後改良が加えられ，現在も広く臨床で用いられている．本装置は基本的には臼歯部に固定源を求める維持装置と歯の舌側歯頸部に位置する主線とからなり，主線と維持装置が鑞着された固定式のものと，術者により主線のみの着脱が可能な半固定式のものがある．矯正力は主線に鑞着された補助弾線*により持続的矯正力として歯に与えられ，主に歯列の側方拡大，前方拡大，個々の歯の移動に用いられる．さらに本装置は上記以外にも顎間固定装置の固定源や顎外固定装置との組み合わせで上顎の牽引にも応用されることがある．

1．基本構造
1）主線：主に0.9mm線が用いられ，移動歯以外の歯頸部に軽く接し，かつ粘膜面に接するように屈曲される．
2）維持装置
①固定式：主線の末端が維持帯環の舌側部に直接鑞着されている．構造が強固で破損しにくいが，補助弾線の調整に対しては，装置全体の撤去が必要である．
②半固定式：維持帯環に維持管が鑞着しており，その部に主線側の脚部が入り込むことにより維持される構造を示す．現在は維持力と脱落防止のための維持弾線を有するS.T.ロック*が多く使われている．この構造は術者により主線のみが着脱可能で，口腔外での補助弾線の調節が容易に可能であるが，構造が弱く壊れやすい短所を有する．
3）補助弾線：0.5mm線の弾力線を用い主線に鑞着され持続的矯正力を発揮する．補助弾線には次のようなものがある．
①単式弾線：1～2歯の唇側，頬側移動に用いられる．
②複式弾線：2～3歯の唇側，頬側移動に用いられる．
③指様弾線：1歯の近遠心移動に適する．
④連続弾線：2～3歯の唇側，頬側移動や上顎切歯の対称捻転歯の治療に用いる．

2．適応症
①軽度の叢生，捻転，②軽度の前歯の反対咬合，③拡大の必要な軽度の狭窄歯列弓，④保隙，⑤習癖の不良，⑥唇側弧線装置との組み合わせによる顎間固定装置への応用，⑦顎外固定装置との組み合わせによる上顎前方牽引，⑧固定歯の加強固定の目的での双線弧線装置への応用．

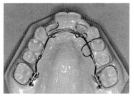

補助弾線で 2|2 の唇側移動, |4 の遠心移動を行う．

**舌側装置**　lingual appliance　⇨矯正装置

**絶対成長**　absolute growth

生体内において成長発育変化を示す部位の経年的な変化量を暦齢を基準として評価する方法である．これによって各個体の変化の特異性が忠実に表現される．横軸に時間，縦軸に体部の計測値を示し，経時的に得られた曲線を描いたもので平均成長*と個成長*の面から変化量を把握できる．
⇨相対成長

**切端咬合**　edge to edge occlusion〔切縁咬合〕

不正咬合*の上下歯列弓の近遠心関係の不正の1つで，下顎前突*発現機序における偏位置の程度が比較的軽度な場合に，切歯咬合は完全な逆被蓋関係にならず，切端で咬合する．このような咬合型を切端(切縁)咬合という．上顎前突の治療にあたりベッグ法などでは，後戻りに対応したオーバーコレクション(overcorrection)の考え方より，

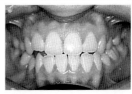

切端咬合に治療目標を設定している.
【治療方法】下顎前突の治療方法に準じて行う.
⇨上下歯列弓関係の不正

**接着機構** bonding mechanism
　接着は機械的結合による機械的接着か,または化学的結合による化学的接着によって引き起こされる.機械的接着は,表面効果とレオロジー効果によって起こる.表面効果とは表面の顕微鏡的多孔性,粗造性により生じる機械的保持力であり,嵌合効果または「投錨効果」といわれるものである.またレオロジー効果とは,接着剤の液相,固相での流れにより生じる機械的接着因子であり,たとえば重合収縮による適合「shrink fit」などがこれに相当する.化学的接着は一次化学結合と二次化学結合によって起こる.一次化学結合とは,一次原子価による結合でイオン結合,共有結合,金属性結合などによる結合である.また二次化学結合とは,二次原子価による結合すなわちファン・デル・ワールス(van der Waals)の結合によって生じる結合である.大部分の接着剤は,二次化学結合すなわちファン・デル・ワールスの結合の分子間力をその基本としている.したがって,接着剤と接着される物質の間にこれらの力が生じるように作製しなければ,化学的接着とか機械的接着なども得られなくなる.すなわち,本来それ自体では接着しないものを化学薬品を用いて酸化させたり,陽極処理したり,あるいはほかの方法で接着しようとする物質の表面の性質を変化させることによって,新しい面に二次化学結合を生じさせようとするのである.
【良好な接着を得るための条件】
1) 接着剤は接着する物質の表面を十分に「ぬらす」ものであること.
2) 接着剤はある一定の時間,操作を経て,液体から固体に確実に変化する.その際に収縮(重合収縮)は可及的に小さい.
3) 接着される物質はその表面が粗造であることなどが大切である.接着面の「ぬれ」を良くするということは,接着剤の分子が接着される物質とよく接触するということである.接着の場合には,接着剤が顕微鏡でみえる程度の穴,孔,溝などに流れ込んでいかなければならないし,化学的な接着を必要とする場合にはその分子はファン・デル・ワールスの力の及ぶ距離(3〜4Å)内になければならない.そのためには,接着すべき物質の表面を清掃研磨すること,接着剤と接着すべき物質との間の化学的適合性が合うこと,接着剤の粘性が十分低く,流れが十分に良いこと,などが必要である.⇨ダイレクトボンディング法

**接着性舌側リテーナー**
bonded (adhesive) lingual retainer
　前歯部叢生の後戻り防止策(保定)として,矯正装置撤去直前または直後に前歯部舌側面に自作のワイヤーまたは既製品(bondable lingual retainer),あるいは既製品の舌面板(bond-A-splint)をダイレクトボンディングすることをいう.
⇨犬歯犬歯間リテーナー,固定式保定装置(ボンダスプリント)

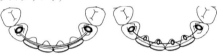

**接着強さ** adhesive strength
　接着剤で被着体(adherend)を接着した系を破壊するのに要する最大荷重を接触面積で除した値のこと.接着強さには機械的接着強さと環境的接着強さがある.さらに機械的接着強さには,引っ張り接着強さ,引っ張り剪断接着強さ,圧縮剪断接着強さ,剥離接着強さなどがある.環境的接着強さには耐水性,耐候性,耐油性,耐熱性などについての接着強さがある.

**接着法**　bonding technique　＝ボンディング法

**舌低位**　low tongue　＝低位舌

**セットアップモデル**　set up model　＝予測模型

**Zm**
　頭部X線規格正貌写真*上における計測点*の1つで,上顎骨から頬骨へ移行する骨の影像の外縁と下顎骨上行枝の影像の内側縁との交点である.右側の点をZm,左側の点をZm′とする.左右のZm,Zm′間の距離は中顔幅を表す(次頁の図参照).

**舌突出癖**　tongue thrusting habit　＝舌前突癖

## Zyg　zygoma

頭部X線規格正貌写真*上における計測点*の1つで，頬骨弓の影像の最も外側，かつ上方の点である．右側の点をZyg，左側の点をZyg'とする．

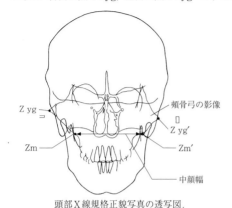

頭部X線規格正貌写真の透写図．

## 舌の大きさと不正咬合
size of tongue and malocclusion

咬合の成立に影響を与える要因の1つに舌および口腔周囲筋より歯列に加わる機能力がある．もとより歯列の内側にある舌と外側にある口腔周囲筋から加わる機能圧の一定の均衡のうえに咬合は保全されると考えられることから，この均衡に正常範囲よりの逸脱を認める場合には，さまざまな不正咬合が成立する可能性がある．舌の大きさに由来するものもその例外ではなく，巨舌症に伴う空隙歯列弓（とくに下顎）や下顎前突，小舌症*，無舌症*に伴う叢生などはよく知られている．診断にあたっては，口腔周囲筋や舌の行動型の異常などによるものとの鑑別が重要で，明らかに舌の大きさの異常によると判断される場合には，後戻り防止を目的として通常の矯正治療に加え，外科処置が併用されることも多い．

## 舌背高　height of lingual dorsum

舌背高とは舌背の位置の高さをいう．舌は顎骨の成長発育，歯列弓の形成，咬合の保全などと深い関連性を有する．舌と舌周囲諸構造との相関性は下顎安静での頭部X線規格側貌写真を用いて検討される．舌背高は，舌尖と喉頭蓋谷最深部を結ぶ直線より垂直に舌背外形線までの最長距離として表される．著しい下顎前突ではこの高さが低いといわれている．

## 舌癖　tongue habit

不良習癖の1つであり，咬舌癖*，舌前突癖*，低位舌などを包括して表現するものである．

1）咬舌癖：上下顎切歯間あるいは臼歯間に舌を介在させて軽く咬むものである．前歯部の前傾，空隙歯列，開咬などが誘発され，パラタルクリブ，リンガルクリブなどが適応される．

2）舌前突癖：無意識に常習化したものと，吸指癖*などに起因する前歯部開咬に伴って二次的に誘発されるものがある．前歯部の前傾，空隙歯列，開咬さらに発音障害などが誘発され，ハビットブレーカー，リンガルクリブなどが適応される．異常嚥下癖との合併がきわめて多い．

3）低位舌：舌が安静状態で下顎歯列内に低く存在するものをいい，下顎前突症例に随伴することが多い．扁桃肥大，鼻疾患などに伴う口呼吸が関係していると考えられ，下顎前突症に準じた治療が適応される．

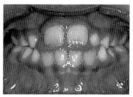

咬舌癖．

## 舌癖防止装置　tongue guard　⇨パラタルクリブ

## セパレーティングアーラスティックプライヤー
separating alastik pliers

エラスティックセパレーター*を使用して歯間離開を行う際に用いるプライヤーである．細長く伸びたビークの先端は外側に刻みがあり，ここにエラスティックセパレーターをかける．把持部を握ることによって，エラスティックセパレーターは広げられ，歯間の接触点を包み込むように挿入される．⇨歯間分離法，エラスティックセパレーター

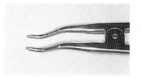

## セファロ（グラム）
cephalogram　＝頭部X線規格写真

**セファログラムコレクション**
cephalogram correction ＝ヘッドプレートコレクション ⇨抜歯基準（ツイードの），抜歯基準（亀田の），アベイラブルスペース，クワドダイアグノーシスシステム（QDS）

**セファロ定規** scale of cephalometric analysis
頭部X線規格側貌写真分析においてU1 to SN plane，SNA，SNB，ヘッドプレートコレクション（写真上の修正値）の4項目について透写図の作成をせずに測定，分析することを目的としたもの．使用方法は写真上に計測点（S, N, A, B, Or, Po，下顎中切歯歯根尖）をマークし，セファロ定規を合わせて角度と距離を読み取る．

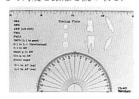

**セプトトミー** septotomy
捻転歯の矯正治療後，後戻り防止を目的として歯頸部の歯周靭帯を外科的に切断する処置．捻転歯の保定は非常に難しく，長期保定が必要とされる．後戻り防止および保定期間の短縮をはかるために外科処置を併用することがスコグスボルク（Skogsborg）によって提唱された．さらにライタン（Reitan）の組織学的研究により歯間水平線維の切断の効果が指摘されている．局所麻酔を歯肉縁部のみに行い，メスを歯肉ポケットに挿入して歯頸部の歯根膜線維を切断する．その後，切創を消毒．必要があれば抗生物質含有の軟膏を塗布し，保定装置を装着する．

**セメント芽細胞** cementoblast
この細胞によってセメント質が形成される．セメント芽細胞は，歯根膜の前身である歯小嚢から分化する．つまり，ヘルトウィッヒ上皮鞘が歯根象牙質表面から離れて，網目状のマラッセ上皮遺残となると，歯小嚢内の間葉細胞が象牙質表面に1列に並んでセメント芽細胞に分化する．セメント芽細胞は，歯根の象牙質の表面に無細胞セメント質を形成した後に，歯根膜中に未分化間葉細胞として存在する．またセメント芽細胞はセメント質を形成する過程で，骨芽細胞が骨細胞になるように自身の周りに形成したセメント質に埋もれてセメント細胞となる（根尖1/3に存在する有細胞セメント質を形成）．適当な刺激が加わると，歯根膜中に存在する未分化間葉細胞がセメント芽細胞へ分化するか，もしくはセメント細胞がセメント芽細胞へ脱分化することにより，再びセメント質を形成し始めると考えられている．

**セメント骨膜線維** cement-periosteum fiber
⇨歯肉線維

**セメント細胞** cementocyte ⇨セメント芽細胞

**セメント歯肉線維** cement-gingival fiber
⇨歯肉線維

**セラ** sella turcica〔S点，S〕
頭部X線規格側貌写真上における計測点*の1つで，蝶形骨トルコ鞍の壺状陰影像の中心点である．成長発育上，早期に完成するので頭部X線規格側貌写真を用いた成長発育や治療前後の比較などに，ナジオンとともにS−N平面*の基準点として最もよく使用される点である．なお通常Sと略記する．

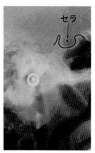

**セラミックブラケット** ceramic bracket
非金属無機材料でできたブラケットで半透明でかつ審美的にも優れたブラケットである．耐熱性，硬さは金属ブラケットやプラスチックブラケットに比べて優れているが，柔軟性，成形性に劣っている．またブラケットの着色や口腔内での破損による口腔内粘膜の損傷，セラミックスと歯質との硬度の差による歯質の過剰な咬耗による歯冠形態の異常などの問題がある．
マルチブラケットシステムに使用されるブラケットの材質には金属，樹脂，セラミックスの3種類が存在する．金属のものとしては，ステンレススチールとしてSUS304（18−8ステンレス），SUS630（Cr：15～17％，Ni：3～5％，Cu：3～5％含有の析出硬化系鉄合金）が主であり，その他のものとして純チタンのものが発売されている．
樹脂製のものとしてポリカーボネイト，ポリエ

チレンテフタレート(PET)，ポリウレタン，コンポジットレジンなどのものがある．セラミックス製としては，アルミナ($Al_2O_3$)，ジルコニア(酸化ジルコニウム，$ZrO_2$)というような高強度セラミックスが主なものであり，その他に単結晶のサファイアガラス製のものもある．

アルミナは透明感のある白い色調，ジルコニアは透明感に乏しい白い色調，サファイアガラスは透明である．アルミナやジルコニアのものは射出成形やCIM(ceramic injection molding)で作製され，サファイヤガラスのものはミーリングで加工後に熱をかけて細かいひびをなくしている．これは強化ガラスと同じ製法である．アルミナやサファイアガラスは硬く脆い．これに対して，ジルコニアも脆いが，さらに硬くすることにより，かなり強度を上げている．そのため，ジルコニアで作製したブラケットはほかのセラミックスのものよりも小さく複雑な形態が実現できる．

しかし，ほかのセラミックスと比較すれば，弾性に富むとはいえ，金属のような可塑性はなく可撓性に乏しい．金属ブラケットは無理な力がかかっても割れずに曲がるため，セラミックスに比べて安全で，扱いやすく，そのためディボンド時に問題が起きにくい．これに対して，セラミックブラケットは，一定以上の力がかかればほとんど変形することなく割れることがある．

最近では，リガチャーレスブラケット*でセラミックス製のものが出てきているが，可動部が金属であったり，樹脂の部品を組み込み，もしくは組み合わせるようになっているのはそのためである．ちなみに組み込みではなく組み合わせるタイプは叢生がある程度認められる部位では外れやすいので注意が必要である．セラミックス製ブラケットのワイヤーとの摩擦は金属製のものよりも大きく，そのため，スロットのみ金属のものも存在し，ステンレススチールや金合金が用いられているので樹脂でコーティーングされている．いわゆる"白いワイヤー"を使用する場合は，金属ワイヤーよりもさらに摩擦が大きくなり，叢生除去時などにワイヤーがブラケットスロット内を滑らないために歯と歯の間にスペースができることもある．

セラミックスはその硬さが災いして，ワイヤーを通すと，ワイヤー自身が削れて，その削れたものがブラケット側にこびり付く．使用したブラケットのスロットが黒くなっていることがあるのはそのためである．樹脂ブラケットでは，ブラケットが脱離しない場合でも自身がゆがんでくれる(反面，ゆがみが残ったり，劣化していくことも多い)ため，比較的安全であるが，セラミックブラケットはエナメル質よりも硬いために，対合歯が咬み込んだ場合に他の材質のブラケットよりも歯が摩耗する確率は高い．また，4-META/MMA-TBB系のレジン接着剤などの粘りが強く，脱離させにくい接着剤を使用すると，ディボンド時に破折することが多い．

セラミックスが破折しにくいように鋭縁に丸みを付けていることから，ディボンド時に破折して歯面に残った部分を撤去するのは困難である．スロットに金属を含まないものであれば金属アレルギー患者に使用できる．さらに，酸やアルカリ，ハロゲン元素や化合物(ジルコニアはフッ酸には溶解するが口腔内で使用することはない)に対して非常に安定である．また，樹脂製ブラケットと違い，飲食物による着色や劣化，経時的な変形がないため，破折しなければ動的治療期間中に交換する必要はない． ⇨審美ブラケット，KBTブラケット，金属ブラケット，プラスティックブラケット

**セルフライゲーティングブラケット** self ligating braket ⇨リガッチャーレスブラケット

**線維性骨異形成症** fibrous dysplasia of bone
1942年にリヒテンシュタイン(Lichtenstein)とジャフェ(Jaffe)が最初に報告した骨や骨髄を線維性結合組織に置き換えることを特徴とする骨の疾患である．病理組織学的には，アルブライト症候群，多骨性，単骨性の3つに分類される．
【症状】一般に疼痛はなく，若年期から生じ，経過は緩慢である．骨形成間葉組織の発育異常により顔面骨や顎骨が膨隆，変形し，歯や歯胚は変位し，咬合障害が生じることがある．
【治療】原因療法はなく，病的骨折の防止が必要

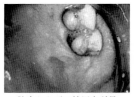
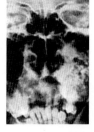

口腔内およびX線写真所見．

である.また審美的な理由による外科療法は,長期の経過観察の後に行われる.咬合障害が生じる場合には矯正治療が必要である.

**線維軟骨** fibrocartilage

　線維軟骨は密性線維性結合組織に連絡した部分に認められ,きわめて強靭で,それらの組織との間には明瞭な境界を持たないのが特徴である.基本構造は硝子軟骨と変わらないが,軟骨細胞の形状が異なる.硝子軟骨が大きく丸い軟骨細胞が多いのに対し,線維軟骨の軟骨細胞は全体として長い円柱状あるいは紡錘形である.細胞間質に豊富な膠原線維(I型)が存在し,コンドロイチン硫酸の量が少ない.領域部は硝子軟骨と同様にPAS陽性,好塩基性で異染性を示し,青みを帯びているが,領域間部は膠原線維が多いので好酸性を示し赤みを帯びている.力のかかるところに多くみられ,歯科領域においては顎関節の関節円板は線維軟骨である.

**穿下性骨吸収** undermining bone resorption,
(間接性骨吸収) indirect resorption

　歯に最適な矯正力よりも強い力を与えた場合に,圧迫側でみられる骨内部が吸収される組織変化のこと.このとき圧迫側の歯根膜には貧血が認められ,無構造の硝子様変性に陥る.この変性組織に接した歯槽骨表面においては吸収は認められず,歯槽骨内部に破骨細胞が出現し,穿下性に吸収されていく.また近接した部位においても骨吸収が進行し側面や背面から歯槽壁へ吸収が進む.この様式をとる場合,歯の移動は連続的に移動されず,一時的に移動が停止するが,その後,硝子様変性組織が肉芽組織に置換され,急速に移動される.また臨床的にも疼痛などの不快症状がみとめられるだけでなく,歯根吸収も起きやすいことが知られている.⇨硝子様変性

**線矯正装置** wire appliance

　矯正装置*の中で金属線が主体をなす装置の総称である.本装置は使用材料別の分類での総称であり,相対する装置として床矯正装置*があげられる.この装置の範疇に含まれるものは,①舌側弧線装置,②唇側弧線装置,③双線弧線装置,④マルチブラケット装置である.

**線屈曲** wire bending

　線屈曲とは矯正用各種ワイヤーの屈曲あるいはその基本操作のこと.矯正歯科治療では唇舌側弧線装置やアクチバトールなどに用いられる0.9〜1.0mmのワイヤーから,床保定装置の唇側線のような0.7mmのワイヤー,またマルチバンド装置における0.4〜0.5mmの唇側線など各種サイズの弾力線が用いられる.そのワイヤーの太さにより,ワイヤーの理工学的性質,線屈曲用プライヤーや指の使い方を正しく理解し,屈曲を行うことが大切である.

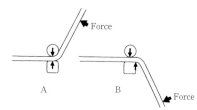

ライトワイヤーの屈曲の際,Aのようにワイヤーをプライヤーの丸い先端に沿って屈曲せず,Bのようにプライヤーの角の先端に沿って屈曲する(Begg, P.R. & Kesling, P.C., 1971より引用改変).

**前骨芽細胞** preosteoblast

　骨を形成する骨芽細胞は未分化の間葉細胞から分化する.その際,直ちに骨細胞になるのではなく,前骨芽細胞を経由して骨芽細胞に分化する.前骨芽細胞は骨芽細胞の性質をすべて有しているわけではないが,分化の程度が高くなるにつれて,より骨芽細胞に近い性質を持つようになる.
⇨骨芽細胞

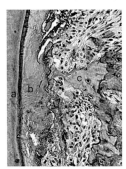

a:厚いセメント質.b:硝子様変性した歯根膜.
c:硝子様変性した歯根膜に隣接した骨が,破骨細胞によって穿下性に吸収されている.

**線材料** wire material

　唇舌側弧線装置, マルチブラケット装置, 床装置などは, すべての矯正装置の主要部分を占めている. 線材料としての所要性質は, 持続的な力を発揮できる弾性があること, 屈曲しやすいこと, 熱処理硬化性を持つこと, 鑞着が容易であることなどがあげられる. 線材料はAngleによって初めて矯正装置の構成材料として用いられた. 当初は洋銀が使用されており, 次いでアルミニウム合金, 青銅なども使用された時代があったが, 強さならびに耐久性に優れた18-8ステンレススチールがホウプトメア(Hauptmere)によって歯科材料として応用されるようになり, 矯正用材料＊として主に使われている. 線材は, 通常, 直径数ミリのものから何度かの伸線処理を行うことにより, 必要な線径や形状にされる. よって, 表面に伸線処理時についた傷がある程度は残る. 現在ではコバルトクロム合金, ニッケルチタン合金なども使われている. 線材料の形態的な種類はレクタンギュラーワイヤー＊(rectangular wire), ラウンドワイヤー＊(round wire)があり, そのほか前歯部がレクタンギュラーワイヤーで臼歯部がラウンドワイヤーのコンビネーションワイヤー, 数本のワイヤーを束ねたツイステッドワイヤーやコアックスワイヤー, ユニバーサル装置に使用するフラットワイヤーなどがある. そのほかプラスワイヤー(真鍮線), リガチャーワイヤー(結紮線), コイルスプリングなどがある.

**前歯の前傾症例の改善法(MTMによる)**

　MTM＊にて前傾した前歯を改善するには, パワーチェーンを用い前歯の舌側移動を効果的に行う. しかし, パワーチェーンを用いると, オーバーバイトの増加を伴う.

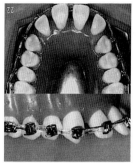

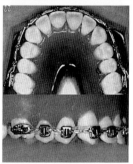

パワーチェーンを用いて前歯の舌側移動を効果的に行う方法.

**前歯部交叉咬合** anterior crossbite〔反対咬合〕

　一般的に前歯部交叉咬合は反対咬合とよばれ, 臼歯部交叉咬合が交叉咬合とよばれる.

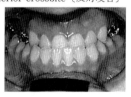

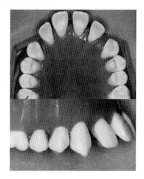

**栓状歯** conical tooth, peg-shaped tooth

　円錐形をした矮小歯＊で上顎側切歯や智歯および過剰歯などに多く発現する. 先天性の異形成があるときにみられ, 常染色体性優性遺伝で歯の形態分化期に起こった障害の結果とされている. 本症の発現は乳歯に少なく, これは乳歯列の歯が永久歯列の歯に比べると退化現象に対して強い抵抗性を持っているためと考えられる. 日常臨床において, 歯の形態異常に起因する不正咬合にしばしば遭遇する. 上顎側切歯などに栓状歯がみられる場合, 上下顎の歯冠近遠心幅径の不調和をいかに補償し, 咬合関係の調和をはかるかということは, 矯正治療上重要な問題である. ⇨円錐歯

**前床突起**　anterior clinoid process
　蝶形骨小翼から後方へ伸びた丸みをおびた突起をいう．上面は平滑で前頭蓋窩の一部をなし，下面は大翼との間に上眼窩裂を挟む．頭部X線規格側貌写真上において，計測点であるセラ*（sella）を求めるときに利用される．
⇨下垂体窩，後床突起

**前歯用バンドリムーバー**
anterior band removing pliers
　バンドの試適の過程の前歯のバンドをはずすときや，治療完了時などにセメント合着されているバンドを撤去するときに用いる鉗子である．この鉗子は長さの異なった2つのビークを持っており，長いビークを前歯の切縁にあて，短いほうをバンドの辺縁にかけてバンドを取りはずす．バンドをはずす際には，歯冠破折を起こさないように注意する必要がある．また臼歯部のバンドを取りはずすためには，臼歯用のバンドリムーバー*がある．

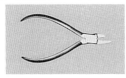

**全身的原因**　general causes〔一般的原因〕
　全身的原因とは，全身として内分泌などの諸機能を含むすべての機能，総合的な咀嚼器官を含む諸組織の発育，栄養などの障害による種々の機能障害，疾病などによるものである．全身性の何らかの疾患あるいは異常に随伴して，部分症状として顎性，歯槽性の不正咬合が発現する．全身的原因は，個体の成長発育を考慮すると，若年におけるものほど不正咬合の成立には大きな影響を与えるものと考えられ，代表的なものに次のようなものがある．
1）発疹性疾患：幼少年期に麻疹，水痘，猩紅熱などに罹患すると，歯の形成障害による催奇性の誘因になるといわれている．またこのような現象は胎児期に母体が罹患した場合にも起こる可能性があるとされている．
2）内分泌障害：脳下垂体や甲状腺の機能異常は不正咬合の誘因となる．末端肥大症，クレチン病などはその典型的なものである．またそのほか，副腎，胸腺，生殖腺などの異常と不正咬合との関連が考えられる．
3）栄養障害：くる病はその典型的なもので，アデノイドとの関係，顎骨の成長発育への影響などがいわれている．また，くる病に限らず何らかの栄養障害があれば，全身の発育障害の一部分症としての顎骨の発育不良による不正咬合をまねく可能性がある．

**全身的検査**　general examination
　矯正治療において治療目標と治療方針の決定，治療術式の選択ならびに治療経過の予測と予後の推定などを含めた正確な診断を行う際に必要不可欠な形態的検査*の1つである．全身的な疾患あるいは症候の局所症状であることが疑われる場合には，必要に応じて専門家による診察を受けたり，種々のX線写真の撮影，心電図，脳波，血液検査などを行う．
【全身的検査事項の要点】
1）家族歴：遺伝，先天的異常の有無，家族の顔貌や顎態．
2）母親の健康状態：妊娠中および授乳期の母親の健康や栄養状態．
3）栄養，体格：母乳か人工栄養か．
4）離乳時期：栄養状態の判定（身長，体重から指数を求めて判定する）．

$$\text{Kaup 指数}：\frac{\text{体重(g)}}{\text{身長}^2\text{(cm)}} \times 10$$

$$\text{鶴見・中楯の栄養指数}：\frac{\sqrt{\text{体重(g)} \times 10}}{\text{身長(cm)} \times \frac{1}{2}} \times 100$$

$$\text{Rohrer の身体充実指数}：\frac{\text{体重(g)}}{\text{身長}^3\text{(cm)}} \times 10^4$$

5）発育と健康状態：全身の状態．
6）既往歴および現症：内科的疾患，鼻咽頭疾患あるいは外傷の有無．
7）悪習癖：その種類，動機，期間および程度．
8）乳歯について：乳歯う蝕，乳歯列期における不正咬合．
9）心理的背景：気質，家族内における子どもの位置，嗜好など．
10）矯正治療に対する要求の度合：知識あるいは協力程度．

**全帯環装置**　multi-banded appliance
　萌出している全部あるいは大部分の歯にブラケットやバッカルチューブの付いた帯環を装着し，アーチワイヤーやエラスティックなどによる力を利用して，歯を三次元的に移動する装置の総称で

ある．現在では帯環を使用せずにダイレクトボンディング法により，ブラケットやバッカルチューブを直接歯に接着する方法が一般的である．
⇨マルチブラケット法

**先端肥大症** acromegaly ＝末端肥大症

**先天疾患** congenital disease
　国の定める先天疾患としては，以下の50の疾患がある．唇顎口蓋裂，ゴールデンハー症候群（鰓弓異常症を含む），鎖骨・頭蓋骨異形成，トリチャーコリンズ症候群，ピエールロバン症候群，ダウン症候群，ラッセルシルバー症候群，ターナー症候群，ベックウィズ・ヴィードマン症候群，ロンベルグ症候群，先天性ミオパチー（先天性筋ジストロフィーを含む），顔面半側肥大症，エリス・ヴァン・クレベルド症候群，軟骨形成不全症，外胚葉異形成症，神経線維腫症，基底細胞母斑症候群，ヌーナン症候群，マルファン症候群，プラダー・ウィリー症候群，顔面裂，大理石骨病，色素失調症，口-顔-指症候群，メービウス症候群，カブキ症候群，クリッペル・トレノーネイ・ウェーバー症候群，ウィリアムズ症候群，ビンダー症候群，スティックラー症候群，小舌症，頭蓋骨癒合症（クルーゾン症候群，尖頭合指症を含む），骨形成不全症，口笛顔貌症候群，ルビンスタイン-ティビ症候群，常染色体欠失症候群，ラーセン症候群，濃化異骨症，6歯以上の先天性部分(性)無歯症，チャージ症候群，マーシャル症候群，成長ホルモン分泌不全性低身長症，ポリイエックス症候群，リング18症候群，リンパ管腫，全前脳(胞)症，クラインフェルター症候群，偽性低アルドステロン症（ゴードン症候群），ソトス症候群，グリコサミノグリカン代謝障害（ムコ多糖症）．

**先天性歯** congenital tooth
　先天性歯は出生時すでに萌出している乳歯あるいは過剰歯を示していう．下顎乳中切歯部に好発し，単数ときには複数の萌出が認められる．三村によれば日本人の発生頻度は新生児で0.1%ときわめて稀であり，その形態は正常な乳歯の形態に近いもの，歯根を欠如し歯肉によって保持されている状態のもの，矮小傾向の強いものなどさまざまな様相を呈する．リガ・フェーデ病を誘発したり，歯根の欠如によって動揺の著しいものでは誤嚥，吸引の可能性があり，さらに授乳困難や母親の乳腺炎を起こすこともあるため，必要に応じて適宜，削合や抜歯などが行われるのが通常である．
⇨早期生歯

**先天性梅毒と不正咬合**
malocclusion by congenital syphilis
　先天性梅毒によって生ずる不正咬合は，晩発性先天性梅毒（syphilis congenita tarda）でみられるハッチンソン歯，フルニエ歯（ムーン歯ともいう）といわれる歯の形態異常に由来するものが一般的である．ハッチンソン歯は切縁部の半月状の切痕，樽型の歯冠形態などを特徴として前歯部にみられ，頻度的には上顎切歯（主に中切歯）に多く，ときに下顎切歯や犬歯に認めることもある．フルニエ歯はハッチンソン歯の歯冠形態の特徴が臼歯に現れたものをいい，桑実状あるいは蕾状を呈し，第一大臼歯にその多くを認めるものである．いずれも歯の形成不全に由来するものであるため，歯冠幅径が正常範囲を超えて小さく矮小傾向を認め，そのために空隙歯列を呈するのが通常であり，ときとして転位を示す場合もある．治療は永久歯列の完成を待ち，主に空隙閉塞を主体とした処置をマルチブラケット装置によって行うが，形態異常の程度によっては，補綴処置を必要とすることもある．

**先天的原因** congenital causes
　先天的原因とは受胎以後出生時にいたるまでの体内生活中に生ずる種々の原因によるものであり，次のようなものがある．
1）発育障害または欠陥と考えられるもの：すでに受胎時に決定づけられた遺伝的影響を別にして，発生中の各種突起，たとえば口蓋，上顎突起の癒合などは多く早期胎生期に行われると考えられ，以下のようなものがある．
①顎顔面裂：口唇裂*，口蓋裂*，歯槽裂*，兎唇
②歯数の異常：欠如歯*，過剰歯*
③歯の形態異常：巨大歯*，矮小歯*，癒合歯*，円錐歯，癒着歯*，栓状歯*
④舌の形態異常：大(巨)舌症*，小舌症*，無舌症*
2）胎児および母体に与えられた諸種の圧力および外力が原因と考えられるもの：胎児は母胎内において正常な場合においても相当な圧力を受けているはずであるが，それが子宮の大きさあるいは胎児の姿勢によっては一部に異常な圧として，むしろ外力として圧迫を加えることになる．そして，

この圧によって下顎の変形や突出，後退，あるいは開大，狭窄が起こり，さらに胎児の手の位置が，これらのことを助長すると考えられる．
3）母体の健康状態および栄養が原因と考えられるもの：胎児の発育は母体の状態によって大きく左右され，とくに特殊性炎症や妊娠中の諸中毒，発疹を伴う各種高熱病などは胎児に影響を及ぼす．また母体の栄養が低下した場合には，さらにその影響が大きい．

**前頭上顎縫合** frontmaxillary suture
　鼻骨の外側で上顎骨の前頭突起と前頭骨骨部との間の縫合である．頬骨上顎縫合*，頬骨側頭縫合*，翼突口蓋縫合*とともに上顎複合体の前下方への成長に大きく関与する．
⇨鼻上顎複合体の成長発育

**前頭隆起** frontal protuberance
　顔の発生は胎生3週頃に口窩とよばれる浅い外胚葉性陥凹の形成が始まる．胎生の4週半までに口窩は周囲に隆起群(前頭隆起，上顎突起，下顎突起)を形成する．そのうちに前頭隆起は鼻窩の外側を囲む外側鼻突起*と内側鼻突起*を形成する．⇨頭部の成長発育，鼻板

**前鼻棘** anterior nasal spine〔ANS〕
　上顎骨口蓋突起の上面の鼻腔および前方に面する部の水平方向に突出している突起をいう．矯正学的にはこの突起の最先端を前鼻棘として頭部X線規格側貌写真の計測点*の1つとしている．これはヒト特有のもので，上顎骨の退化の結果，この部分は退化せずに棘となった．なお通常，ANSと略記する．⇨後鼻棘，オピスチオン

**全部性無歯症** anodontia ＝無歯症

**腺様増殖症** adenoid ＝アデノイド

**戦略的抜歯法** strategic extraction
　通常の抜歯部位の選定(上下顎左右4本の小臼歯抜歯)と異なり，主として治療期間の短縮・治療方法の容易性・患者に対する負担軽減やアンチエイジングの観点からできるだけ抜歯数を減少させて治療目標を設定し，一定水準の治療結果を出すものである．
　戦略的抜歯を行うときには，通法とは異なった観点からの診断(differential diagnosis)，多面的治療計画の立案が不可欠である．一番よく行われているのは，下顎切歯1本の抜歯*である．
⇨下顎切歯1本の抜歯，スリーインサイザース，トゥースサイズレシオ

【症例(23歳6か月の女性の開咬)】

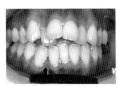
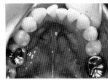

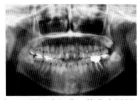

上顎左右2本の小臼歯，下顎1本切歯の抜歯症例(比較的成功した症例．↑は治療前にあった)．

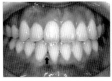
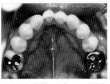

治療終了時(25歳4か月)．ベッグブラケット，Ni-Ti角ワイヤー，ステンレス角ワイヤーを使用(↑は治療前にあった)．

動的治療終了時の下顎咬合面．治療期間は22か月．

動的治療終了時のデンタルX線写真(歯根吸収などはない)．

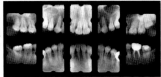

**線鑞** wire solder〔銀鑞〕
　矯正装置作製時のワイヤーとワイヤー，頬面管とワイヤー，帯管とワイヤーの鑞着に用いる線状の形状をした歯科用銀鑞である．

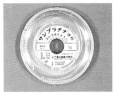

矯正装置の鑞着時に用いる歯科用銀鑞．

## そ

**早期生歯** premature eruption, early eruption
〔早期萌出〕

早期生歯は平均的萌出期より著しく早く萌出する早期萌出で，永久歯の場合，臨床的意義は少ない．乳歯の場合，出生の際に萌出している歯を先天性歯(congenital tooth)とよび，そのうち出生時には萌出していなかったが，生後1か月以内に萌出したものを新生歯(neonatal tooth)と称する．一般的に下顎乳中切歯部に発現し，1本のことが多く，2本のこともある．形態は乳歯に近いもの，瘢痕的なもの，歯根が欠如しているものなどがある．発現頻度は0.1%(三村)といわれている．原因には歯胚の早期形成，位置異常，発育促進などが考えられる．乳歯の早期生歯が多いが，乳歯が形成される前に生じた過剰歯(乳前歯)の場合もある．過剰歯の場合は一般的に抜歯が適応されるが，乳歯の早期生歯でも授乳障害を起こしたり，リガ・フェーデ(Riga-Fede)病(患児の舌下面に褥創性潰瘍を形成する)の誘因となる場合には抜歯が必要となる．

**早期脱落**
early loss of deciduous tooth ＝乳歯の早期喪失

**早期治療(不正咬合に対する)**
early orthodontic treatment

永久歯列期の咬合の成立に何らかの影響を及ぼすことを期待して，乳歯列期や混合歯列期の咬合に対して行う矯正治療をいう．この時期の治療は，個々の歯の位置異常に対する歯槽性の移動よりも，顎の成長発育のコントロールによる顎骨の成長抑制，促進が治療目標の主眼になる．たとえば下顎近心咬合の場合は，早期にオトガイ帽装置*などを用い下顎骨の成長抑制を行ったり，上顎前方牽引装置*による上顎骨の成長促進を行う．上顎前突過蓋咬合の場合は，早期(混合歯列期)にオーバーバイトを減少させることで，下顎の成長発育を促進させ，Ⅰ級咬合関係に質的変化をさせることができ，また上顎歯列の狭窄を伴う交叉咬合の場合は，顎の偏位を起こす可能性があるため，早めに歯列弓の拡大を行う．さらに乳歯列期や混合歯列期における不良習癖は，その後の不正咬合要因となる可能性があるため，不良習癖除去装置の使用など，早期に対策を講ずる必要がある．
⇨不正咬合の予防，上顎前突過蓋咬合の早期非抜歯矯正治療で利用されるメカニズム，ツーバイフォーシステム

**臓器発育曲線** organic growth curve

同一個体内でも成長発育の度合は時期や部位により大きな差異があり，異なった組織が異なった場所により，異なった成長発育の様相を示すものである(差動成長，differential growth)．各種臓器の発育過程はハリス(Harris)とスキャモン(Scammon)が4型に分類した．

1）一般型：筋肉，骨格，身長，体重などが含まれ，顎顔面の成長発育もこの曲線を示す．乳幼児期と思春期とに顕著な成長発育を示し，少年期には緩慢な様相を呈する．グラフ上，その曲線がS字の形を示すことからS字曲線またはシグモイド曲線とよばれる．

2）神経型：脳，脊髄など神経系の成長発育を表している．頭蓋骨とくに脳頭蓋底の成長もこの型に属し，脳の発育に影響を受ける．6歳頃にはすでにその90%程度に達し，以後徐々に完成していく．

3）性器型：睾丸，卵巣，子宮など生殖器関係の成長発育を表している．神経型とは逆に思春期以降に顕著な成長発育を遂げることを示している．女子10歳，男子は12，13歳ころスパートが認められる．

4）リンパ系型：胸腺，リンパ腺などリンパ組織

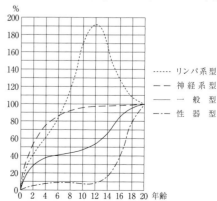

臓器発育曲線(Harris, J.A. & Scammon, R.E.より)．

と内分泌腺の一部が属する．リンパ系は12歳前後に最高の発育を遂げ，以降退縮して，20歳ぐらいで正常な値，つまり成人の大きさに達する．

**早期萌出**　premature eruption, early eruption
＝早期生歯

**象牙質異形成症**　dentin dysplasia〔無根歯〕
　象牙質異形成症は象牙質の特異な形成異常を起こすきわめて稀な疾患で，髄腔の閉鎖や歯根の形成障害などによる無根歯を呈するものである．本症はシールズによって2型に分類され，遺伝型式については不明なところがあるが，各型は異なる．
1）象牙質異形成症シールズ(Shields)Ⅰ型：歯冠の形態は，ほぼ正常であるが，歯の位置異常や動揺が顕著でX線像で歯根の短小や多発性の根尖部不透過像を認め，組織的には正常歯冠象牙質の根側に骨様象牙質や象牙質粒が散在する．遺伝形式は不明である．
2）象牙質異形成症シールズ(Shields)Ⅱ型：肉眼的には正常であるが，X線像で歯髄腔は狭小となっていたり消失している．前歯や小臼歯では歯髄腔がアザミ状を呈し，歯髄結石が散在する．根管腔は，ほとんど完全に閉鎖され，常染色体優性遺伝形式を示す．病理組織像について，エナメル質は正常で象牙質も外套象牙質と髄腔周囲の一部は正常である．しかし歯髄腔を埋めている象牙質を含むほかの部分では，特徴的な所見を示す．すなわち，球状ないしは螺旋状の象牙質粒様構造物が不規則に配列しており，またこれらは著しく乱れた象牙細管を有している．

**象牙質形成不全症**　dentinogenesis imperfecta
〔遺伝性オパール様象牙質〕
　象牙質形成不全症は遺伝的因子により象牙質の形成が原発的に障害され，歯が灰青色ないし灰褐色の透明度の高いオパール様色調を呈する稀な疾患である．本症は乳歯および永久歯ともに発現し，エナメル質が剥離または破折しやすく，露出した象牙質が高度に咬耗していることが多い．また歯は歯頸部で狭窄し，歯根は著しく短く，歯髄腔および根管の閉鎖を伴うことが多い．病理学的に外套象牙質は正常で，ほかは不正な象牙細管や封入細胞を有する象牙質からなる．本疾患は常染色体優性遺伝を示し，その浸透率はきわめて高い．1973年にシールズらは，本症を骨形成不全症との関連ならびに象牙質の組織像などから3型に分類しているが，それらの分類に該当しないものもある．発現頻度については，1962年のウィットコップ(Witkop)によれば8,000人に1人の割合でみられるという．

**象牙質減形成**　dentine hypoplasia
　象牙質の減形成は，歯の形成期の局所的または全身的な障害により起こる歯の形成不全の中の1つであり，形態的欠損と石灰化不全を伴う．通常，象牙質のみではなく，同時にエナメル質の減形成が認められる．局所的原因には，外傷，放射線曝，局所の炎症などがあり，多くは左右非対称に発現する．ターナーの歯はこれらの局所的原因によるものである．全身的原因には，急性熱性疾患，栄養障害，消化器系疾患，ビタミン・カルシウム・リン欠乏，フッ素の過剰摂取，テトラサイクリンの多量投与，先天性梅毒，遺伝的因子などがある．先天性梅毒では前歯に現れるハッチンソンの歯，臼歯に現れるムーンの歯，フールニエの歯などがある．
⇨象牙質異形成症，象牙質形成不全症，象牙質の形成障害

**象牙質の形成障害**
disturbance of dentinogenesis
　象牙質の形成障害には象牙質異形成症\*，象牙質形成不全症\*，象牙質減形成\*などがある．象牙質異形成症とは歯髄腔の閉塞や歯根の形成障害などを呈する遺伝性の象牙質形成異常である．常染色体優性遺伝を示し，遺伝的因子によって象牙質の形成が原発的に障害され，歯が乳白色に光る障害である．象牙質減形成は，歯の形成期に局所的または全身的な障害が作用することにより起こる障害である．

**造血幹細胞**　hematopoietic stem cells
　血液細胞を生産する造血器官とは，骨髄，脾臓およびリンパ節である．いずれの造血器官も，血球の増殖，分化を支持する細胞群(造血支持細胞)となっていて，造血支持細胞は血液細胞増殖因子の生産をしている．白血球，赤血球，血小板，リンパ球などの血液細胞は，共通の祖先である多能性造血幹細胞に由来している．多能性幹細胞はさらにそれぞれ好中球，赤血球，血小板，リンパ球の生産を担当する幹細胞へ分化し，さらに何回か

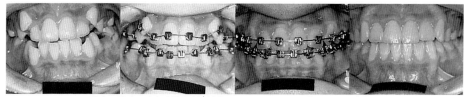

叢生の治療:小臼歯抜歯($\frac{4|4}{5|5}$)後,マルチブラケット装置による治療.

の分裂を経て成熟した血球となる．幹細胞は自己再性能(自分とまったく同じ細胞を作る能力)を持つことが必須である．

**造骨細胞** osteoblast ＝骨芽細胞

**叢生** crowding

不正咬合\*の数歯にわたる位置不正\*の1つで，歯が交互に唇側(頬側)，舌側に転位を起こしている状態をいう．現代人においては，顎と歯の大きさの不調和から生じるこの種の不正がきわめて多い．

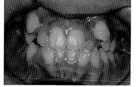

**叢生の治療** treatment of crowding

乳歯咬合期および混合歯咬合期では，乳歯う蝕や乳歯または永久歯の早期喪失に対し，歯列弓長の減少を予防する治療が必要である．また切歯部の叢生により，機能的に問題が生じている場合は，セクショナルアーチ，舌側弧線装置，床矯正装置などにより治療を行う．その際，必要ならば，乳犬歯の抜歯を行う場合もある．さらに連続抜去法を適用して，歯列周長と顎の周長の調和をはかる場合もある．永久歯咬合期では，一般的にマルチブラケット装置による治療が行われる．歯と歯槽基底の不調和(ディスクレパンシー)が大きい場合は，小臼歯の必要抜歯を行い，また非抜歯症例では歯列弓の拡大やストリッピングによりスペース不足を改善する． ⇨不正咬合の治療

**叢生を改善する方法(MTMによる)**

MTM\*にて上下前歯部叢生を改善するには，主線と，叢生を除去するための専用の弾性の強いセクショナルなワイヤーの組み合わせによる方法と弾性の強い主線のみを用いる方法がある．具体的には主線のワイヤーには.016″，.018″の太さのもの(ライトワイヤー)を用い弾性の強いセクショナルなワイヤーにはニッケルチタニウム形状記憶合金アーチワイヤーなどが用いられる．また主線として用いられる弾性の強いワイヤーには.016″×.016″ツイステッドアーチワイヤー，Co-Axワイヤー，ニッケルチタニウム形状記憶合金アーチワイヤー

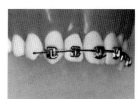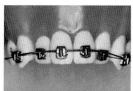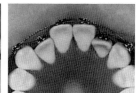
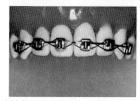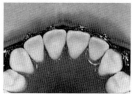

叢生を改善する方法(MTMによる):主線と.016″×.016″ツイステッドアーチワイヤーを用いた方法．

(.016″round, .016″×.016″square, .018″×.018″)
などが用いられる.

**双線弧線装置**　twin arch wire appliance
　ジョンソン(Johnson, J.E.)により1932年に考案された．この装置は従来の装置が発揮する強大な矯正力による歯根や歯周組織に対する為害作用を改善するため，2本の細い主線を使用し，非常に弱い持続的な力で歯の移動を行うのが特徴である．わが国では榎により1949年に紹介されて以来，歯の移動を比較的容易に行うことができ，作製や調整が簡単であったことより急速に広まり，矯正治療の主流を占める装置となった．しかしその後，ベッグ法，エッジワイズ法，ジャラバック法などが広まり，これらの全帯環装置にとって代わられた．この装置を大きく分けると次のようになる．
1) 双線装置(ツインワイヤー)：直系0.20〜0.25mmの弾性の強いステンレススチールのワイヤーを2本使用する．
2) エンドチューブ：2本の主線を保持するもので，内径0.5mm，外径0.9mmの長さ25〜30mmのチューブでバッカルチューブに挿入される．
3) 頬面管(バッカルチューブ)：内径0.9mmのものが一般的であり，エンドチューブが挿入される．また顎外装置が併用される場合は，さらにもう1つのチューブが鑞着される．
4) ブラケット：前歯部のバンドに溶接され，その溝にツインワイヤーが挿入される．
5) 舌側弧線装置：第一大臼歯の加強固定に用いる．
6) コイルスプリング：歯列弓の前方拡大や犬歯の遠心移動などに用いる．
⇨マルチブラケット法

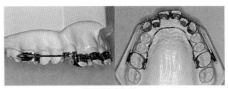
双線弧線装置．

**相対成長**　relative growth
　生体の2つの部分あるいは器官相互の成長の相対性について検討する方法である．成長系の2つの部分を相対的に比較することから，これまでの時間という尺度を離れて，成長現象を実態的に評価できる．成長中の生体の一部(X)を基準としたときの，他の部分(Y)との関係は，$Y = \beta \times a$ ($a$：相対成長係数，$\beta$：初成長指数)という式で表されることが確立され，これをアロメトリーの式とよぶ(Huyley, J.S., 1932, Teissier, G., 1934)．さらにThompson(1942)は，これらの関係について簡便な一次式 $Y = aX + b$ が成立することを発表した．この式は整数のままで処理できる点で，実際の臨床応用に有効である．矯正領域においては，下顎骨の長さ(Cd-Go, Go-Gn, Gn-Cd)と身長は相対成長するが，上顎骨の長さ(ANS-PNS)と身長は相対成長しない．⇨平均成長，個成長，絶対成長

**相対捻転**　winging, counter winging　＝対称捻転

**相反移動**　reciprocal movement
⇨ディファレンシャルフォース

**相反固定**　reciprocal anchorage
　固定*の性質による分類の1つであり，2本の

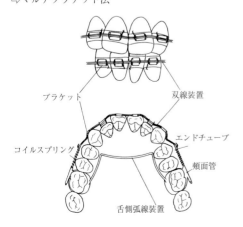

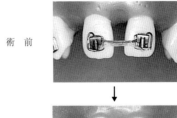
術　前

↓

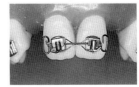
術　後

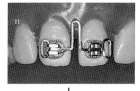

術前

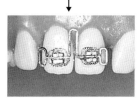

術後

歯あるいは歯群が相互に被移動歯や抵抗歯になる場合をいう．たとえば，上顎両中切歯間の正中離開を矯正用ゴムリングの収縮力を利用して閉鎖する場合，それぞれの中切歯は互いに抵抗源となりながら正中に向かって相接するまで移動する．すなわち両中切歯が被移動歯とも固定歯ともなる．両中切歯の移動が傾斜移動（単純固定*）であっても歯体移動（不動固定*）であっても，同時に移動が起こる場合は相反固定である．
⇨準備固定，加強固定

**相反トルク** reciprocal root torque
＝レシプロカルルートトルク

**束状骨** bundle bone
　皮質骨，海綿骨とともに歯槽突起を構成するもので歯槽内面部の骨質をいう．歯根膜線維の付着部であり，歯の骨植に直接関係する部分であることから歯科臨床領域では重視されており，固有歯槽骨，篩状板などともよばれる．またX線写真上では不透過性を示し，歯槽硬線として認められる．歯に矯正力を作用させると歯槽骨に骨改造の機転を生じるが，このとき圧迫側では破骨細胞の出現によって束状骨に始まる吸収が，牽引側では骨芽細胞の増殖，これに伴う類骨の形成，さらに石灰化が進行して束状骨の形成が行われる．

**側貌** profile
　側貌は頭蓋骨の形態や相互の位置関係と軟組織の状態により強く影響される．そのため患者の側貌を記録することは，治療前後の比較や治療方針の樹立において重要な意義を持つ．歯牙移動により側貌が大きく影響を受ける場合もあるので治療計画は骨格の分析に加えて，軟組織（とくに口唇

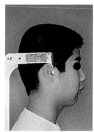

図1　顔面写真．

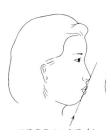
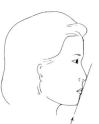
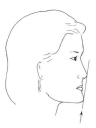

図2　顔面のタイプ．左から凸型，直線型，凹型．

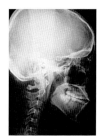

図3　頭部X線規格側貌写真．

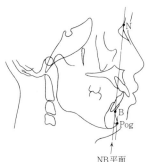

図4　エフェクティブシンフィージス．

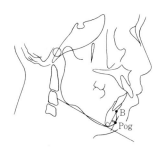

図5　アクチュアルシンフィージス．

の分析が必要となる．側貌の検討には顔面写真と頭部X線規格側貌写真が用いられる．

1．顔面写真による検討(図1)：一般的にエステティックライン*と口唇との位置関係により以下①〜③のように分類する．①凸型(convex type)，②凹型(concave type)，③直線型(straight type)(図2)．

2．頭部X線規格側貌写真による検討(図3)：頭蓋に対するオトガイ部の位置が問題となる．頭蓋に対するオトガイ部の位置関係はエフェクティブシンフィージス*(effective symphysis)とアクチュアルシンフィージス*(actual symphysis)により評価するが，臨床上重要なのはエフェクティブシンフィージスである．

1）エフェクティブシンフィージス(effective symphysis)(図4)．これは，①側貌に対してオトガイ部の突出状態を相対的に表現する計測項目であり，②下顎の脳頭蓋に対する付着状態(SN to Md)に影響される．③NB平面に対するポゴニオン*(Pog)からの距離(mm)で表現する(NB to Pog*)．④ポゴニオン(Pog)がNB平面より前方位である場合を(+)，後方位にある場合を(−)とする．⑤日本人の平均値(NB to Pog)：1.5±1.5mmである．⑥NB to Pog(mm)≦0(mm)はオトガイ後退型(retrognathic type)，NB to Pog(mm)≧3.0(mm)はオトガイ突出型(pro-gnathic type)，0(mm)＜NB to Pog(mm)＜3.0(mm)は正常型(normal type)とされる．なお正顎型(orthognathic type)ともいわれる．

2）アクチュアルシンフィージス(actual symphysis)(図5)は，B点*から下顎下縁平面*に下した垂線とポゴニオン(Pog)から下顎下縁平面に下した垂線との垂直的距離(mm)で表現する．実際のオトガイ部(actual symphysis)はオトガイ部そのものの突出状態を示すものであるが，下顎の脳頭蓋に対する付着の仕方(SN-Mdの大きさ)によっては，オトガイ部の大きさは相対的に変わってくる．(effective symphysis)

⇨顔面のタイプ，軟組織側貌の分析，下顎下縁平面傾斜角

## 咀嚼　mastication

咀嚼とは，食物を粉砕し，唾液とともに嚥下しやすい状態にすることで，歯，歯根膜，舌，口唇，頬，硬口蓋粘膜，咀嚼筋，唾液腺，顎関節などが関与し，これらの諸器官の複雑な神経筋機構により調節され，協調して働いている．咀嚼には次のような意義がある．①食物を粉砕し消化を助ける．②食塊を形成し嚥下を容易にする．③消化液の分泌を促進する．④口腔顔面領域の健全な発育や健康保持に役立つ．⑤心理的な欲求を満足させる．

新生児では主に吸啜運動により流動食を摂取するが，離乳期には歯槽堤や口蓋雛襞を利用して半流動食を摂取するようになる．その後，歯の萌出に順応して中枢神経系の成熟が促進され咀嚼機能が発達する．歯が萌出して初期の咀嚼運動は不規則なものであるが，乳歯列が完成するにつれ，効率的な咬頭嵌合での咬合パターンで安定するようになる．この時期は，顎骨，歯および筋肉の発育が盛んな時期であり，高い順応性を持つ．したがって，この時期に乳歯の先天的欠如，萌出異常，う蝕による歯冠崩壊などが存在すると，将来の咀嚼パターンに重大な変化が起こり，顎のゆがみを生じる可能性が懸念される．またこの時期に軟食のみを摂取していると，咀嚼刺激が顎に伝わらず，発育が不良となり，顎と歯の大きさの不調和が誘発されて不正咬合の原因となることがある．

⇨口腔機能の発育

## た

### ターナーの歯　Turner's tooth

ターナーの歯とは歯の形成時期に起こる形成異常歯のうち局所の炎症に起因するものをいう．以前には全身的な石灰新陳代謝障害のときにみられる歯の形成異常と類似しているため同様に取り扱われてきたが，ターナー(1912)がこれを局所的な原因によるものであることを指摘して以来，彼の名を冠してよぶようになった．一般的には乳歯の根尖性歯周炎によって後継永久歯の形成が障害され，下顎小臼歯にみられることが多い．これは下顎乳臼歯が根尖性歯周炎を起こしやすいためであると考えられる．その変化は原則として歯冠の一部に限られ，主にエナメル質の形成障害である．エナメル質にわずかの凹みができるにすぎないものから，著しく障害されるものまで種々の変化がみられ，ときには象牙質の石灰化が悪く，球間象牙質が多く認められるものもある．これは炎症の強さとその影響を受ける歯の形成時期に関係する．
⇨エナメル質形成不全

### ターミナルプレーン　terminal plane

乳歯列期*における第二乳臼歯の中心咬合位における咬合関係は，上下顎第一大臼歯の咬合関係と同様に重視される．上下顎の第二乳臼歯の関係をボウム(Baume)は次の3つに分類している．
1) バーティカルタイプ(vertical type)：ターミナルプレーン(terminal plane＝上下顎第二乳臼歯の遠心面を結んだ面)が垂直な面を形成するタイプで，出現率は60〜70%である．
2) メジアルステップタイプ(mesial step type)：下顎の遠心面が上顎の遠心面の近心位にあるタイプで，出現率は15〜20%である．
3) ディスタルステップタイプ(distal step type)：下顎の遠心面が上顎の遠心面の遠心位にあるものである．

上下顎第二乳臼歯の咬合関係がバーティカルタイプのものは上下第一大臼歯の咬合関係がアングルI級やII級になる場合が多く，またメジアルステップタイプはアングルI級やII級，ごく稀にアングルII級になる．ディスタルステップタイプはアングルII級になりやすい．

Vertical type

Mesial step type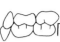

Distal step type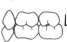

### 第一大臼歯の咬合調整　adjustment in the occlusion of the first molar

混合歯列期*において一般的に最初に萌出が開始するのは第一大臼歯であり，正常な永久歯咬合を得るためには上下第一大臼歯の咬合関係が重視される．この第一大臼歯は第二乳臼歯の遠心に萌出するため，乳歯の咬合関係によって左右される．乳歯咬合関係の多くはターミナルプレーン*がバーティカルタイプ(vertical type)であるため，萌出後間もない上下顎第一大臼歯は1歯対1歯の咬合関係を営んでいることが多い．しかし第二乳臼歯脱落後，上下顎側方歯群のリーウェイスペース*(leeway space)の差により下顎第一大臼歯が近心移動をすること，下顎の成長が上顎に優ること，乳歯列の咬耗により下顎歯列弓が前進することなどにより，第一大臼歯関係は正常な1歯対2歯の咬合関係を営むようになる．しかし下顎第二乳臼歯の晩期残存などでは下顎第二乳臼歯の遠心面のトリミングを積極的に行うことが必要な場合もある．次に多いタイプは，メジアルステップタイプ(mesial step type)である．このタイプでは，上下顎第一大臼歯は，場合によっては近心咬合になる場合もあるが，咬合位に達すると直ちに正常な咬合関係となる．またディスタルステップタイプ(distal step type)では，下顎遠心咬合になりやすい．したがって早期に上下顎第一大臼歯の咬合関係を正常にするために下顎第二乳臼歯の遠心面のトリミングを行うこともある(次頁図参照)．

【上下顎第一大臼歯が正常な咬合を営むための条件】
1) 上下顎のリーウェイスペースの差を利用する．
2) 下顎の成長が上顎より優ること．
3) 乳歯列の咬耗により下顎歯列弓が前進すること．
4) 側方歯群の交換が理想的に行われること．
5) 下顎の霊長空隙*を利用すること．

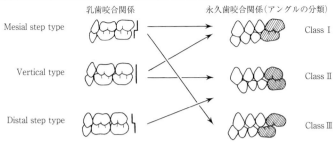

ターミナルプレーンと永久歯咬合の関係.

## 第一・第二鰓弓症候群
first and second branchial arch syndrome

　胎生期における第一・第二鰓弓の発生障害によって，口唇，口蓋，顎骨，耳などに先天的奇形を生ずる症候群である．トリチャー・コリンズ症候群*，ピエール・ロバン症候群*もその一型と考えられている．また巨口症，小下顎症，耳の奇形などもある．これらの疾患を有する不正咬合を持つ矯正患者はその矯正治療に際して，健康保険の適用がなされる(2002年4月以降)．

## 対角ゴム　diagonal elastic, oblique elastic

　矯正治療中，正中線の偏位を改善するために用いられる顎間ゴム(オブリークエラスティック)．対顎対側の犬歯間に40～60gの矯正力を作用させる．
⇨オブリークエラスティック

## 帯環形成鉗子　band forming pliers
＝バンドフォーミングプライヤー

## 帯環追進器　band pusher〔バンドプッシャー〕

　バンドの圧接，挿入および結紮線切断端の折り返しに使用する．帯環追進器の先端は口腔内で使いやすいように屈曲されており，表面は滑り止めのために各面に溝が付けてある．形態や用途に応じてさまざまなものが考案されており，バンドプッシャー*，モラーバンドシーター*，斎藤式バンドプッシャー*がある．

## 帯環撤去鉗子　band removing pliers
＝バンドリムービングプライヤー

## 帯環賦形鉗子　band contouring pliers
＝バンドカンタリングプライヤー

## 第三歯堤　tritomer

　哺乳類は二生歯性で乳歯(第一生歯)が脱落し，永久歯(第二生歯)が生えてくるが，この永久歯が脱落するとこれに代わる歯(第三生歯)は生えてこない．これに対し，爬虫類や両生類や魚類は何度でも歯が生えてくる多生歯性である．しかし，哺乳類においてもごく稀に永久歯の舌側に上皮の肥厚がみられることがあり，これを第三歯堤としてみることもあるが，エナメル器まで分化することはなく消失する．また，これは第三歯堤というよりも単なる過剰歯の歯堤にすぎないとする説も多い．

## 対称捻転　winging, counter winging〔相対捻転〕

　不正咬合*の数歯にわたる位置不正*の1つで，上顎両中切歯が対称的に捻転したものをいう．一般的にはモンゴロイドに特有の近心捻転しているものを示し，翼状捻転，相対捻転ともよばれるが，白人に多くみられる対称的な遠心捻転を示す場合もある．

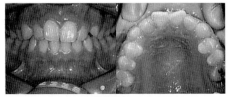

近心捻転．

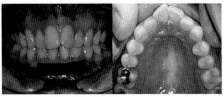

遠心捻転．

## 代生歯　successional tooth

ヒトの歯は一生に1回歯が生え代わる二生歯性である。最初に生える歯を乳歯といい，20歯ある。これら乳歯に代わった後に生えてくるものが，先行乳歯の代生歯である。つまり代生歯は中切歯，側切歯，犬歯，第一小臼歯，第二小臼歯の20歯である。これらの代生歯は永久歯群に属する。代生歯の形態が前歯は先行する乳歯に似ており，第一小臼歯と第二小臼歯は先行する第一乳臼歯・第二乳臼歯とは異なる歯冠形態を示している。また第二小臼歯を除いて歯冠近遠心幅径が，その先行乳歯より大きい。

## 大舌症　macroglossia〔巨舌症〕

舌が著しく巨大なものをいう。先天的には筋線維の過剰発達による肥大，ダウン症候群など，後天的には末端肥大症，クレチン病などを原因とする。臨床的には舌側縁の歯による圧痕，開口時の舌による下顎歯列の被覆を認め，舌の過剰な機能力により空隙歯列弓，開咬，下顎前突などの不正咬合などの原因となる。矯正治療後の後戻りの防止を目的として舌縮小術が行われることがある（次頁の右下図参照）。

## ダイナミックポジショナー　dynamic positioner

シリコーンゴムあるいはポリウレタンゴムなどの柔軟な弾性高分子材料よりなる可撤式矯正装置。1945年H.D.Keslingにより発明されたトゥースポジショナーにヒントを得たものである。装置は不正位にある歯を理想とする位置に移動し，排列した予測模型（セットアップモデル）より作製され，これを患者の口腔内に装着したときに生じるゴムの復元力を矯正力に利用している。トゥースポジショナー*は，動的矯正治療の仕上げおよび保定装置として用いられるのに対し，ダイナミックポジショナーは，動的矯正治療を主体に保定まで行おうとするものである。
【適応症】機能的因子を持つ非抜歯症例に最適である。たとえば軽度な上顎前突や下顎前突，交叉咬合や捻転，わずかな叢生や過蓋咬合などである。
【禁忌症】骨格型の各種不正咬合　⇨トゥースポジショナー，プリフィニッシャー

## 第二大臼歯のコントロール　control of second molar

第二大臼歯は，上顎は頰側，下顎は舌側傾斜／転位して萌出することが多い。下顎頭（支点）に距離が近い第二大臼歯（力点）は，周囲の組織（作用点）に及ぼす影響が大きい。そのため，早期接触に留意し，早い時期からのコントロール（特に頰舌側のずれの修正）が重要である。

## タイバックループ　tie back loop

マルチブラケット装置に用いるアーチワイヤーに付与するワイヤー形態の1種である。最後方臼歯近心に相当する部分に屈曲されたストップループ*，あるいはヘリカルループ*がバッカルチューブと結紮されたループをいう。このループは，アーチワイヤーの前方移動を防止する場合や空隙の閉鎖に使用されるコントラクションアーチを活性化する場合に用いられる。

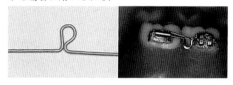

## タイポドント　typodont

矯正装置による歯の移動様相を観察するための教育用矯正咬合器である。構造は咬合器本体の歯植立用ワックスフォームに有根人工歯（金属製あるいはレジン製）が植立されている。使用方法はワックスフォームにパラフィンワックスで有根歯を排列し不正咬合の状態を再現し，そのうえで装置を作製した後，装置を装着し，ワックスフォームを軟化させ歯の移動様相を観察する。ワックスフォームの内部まで一様に軟化するために一定温度を維持させる。通常，歯科用パラフィンワックスを用いた場合，51℃前後が適切とされている。このように治療進行状態が再現されるので，動的な実習が可能であり，このタイポドント実習が歯科矯正学の教育の一環として行われている。

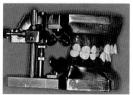

## ダイレクトボンディングアタッチメントリムーバー　direct bonding attachment remover

ブラケットやチューブの撤去および歯面に付着

した接着剤の除去に用いられるプライヤーである．形態には2種類あり，1つは先端の長さが等しいもので，もう1つは先端の長さが異なるものである．前者は双方の先端に付いたビークをブラケットやチェーンの間の接着剤部分にくさびのように挟み，剥離するように用いる．後者は刃が付いた短いほうの先端でブラケットやチューブおよび接着剤を除去するように用いる．

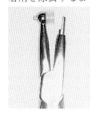 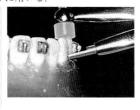

## ダイレクトボンディング法
direct bonding technique〔直接接着法〕
　ブラケット類を矯正用接着剤\*で直接エナメル質に接着する方法をいう．この方法を開発発展させたのはブオーノコア（Buonocore，1968），ニューマン（Newman，1964：世界最初の市販の接着剤：1965），増原や三浦（1971）で，1970年ごろから一般化され，現在広く用いられている．ブラケット類をエナメル質に接着させる接着剤は世界的には非常に多くある．しかし，これらのものがまったく異なった成分から成り立ち，各々違った特徴を持つというわけではない．これらを大別するとMMA系，Bis-GMA系の2種に分けることができる．これらの接着剤の接着機構\*は，主に酸エッチングあるいはレーザーエッチング法などの前処理によりエナメル質表面に形成された凸凹構造に接着剤が嵌合した結果，生じる投錨効果によるものである．引っ張り試験によるとこれらの接着剤は$100kg/cm^2$以上の接着力があると報告されている．
【接着手順】①ブラケット類の接着準備，②口腔清掃ならびに歯面の研磨，③エナメル質の表面処理（酸エッチング法，レーザーエッチング法），④歯面の乾燥，⑤接着剤の適応，⑥ブラケット類の装着，⑦仕上げ．
【適応症および長所と短所】ほとんどすべての症例に応用できる．本法は審美性に優れており，埋伏歯，形態異常歯などの歯の移動にも利用でき，帯環製作のような熟練をあまり必要とせず，患者の苦痛も軽減できるなど応用範囲は広い．しかし，接着に際して歯面を脱灰すること，接着力の問題，バンドと比較して正しいポジショニングに十分な注意を必要とすること，また撤去方法，口腔衛生学上の問題など多くの課題がある．
⇨エッチング法，インダイレクトボンディング法

## ダイレクトボンディング用レジン
direct bonding resin　⇨矯正用接着剤

## ダウン症候群　Down's syndrome
　1868年，Down, L.が最初に報告した染色体異常に基づく発育異常で，21番（G群）の染色体が3個あるトリソミー21が原因である疾患である．出産約650に対して1の割合で生ずるといわれ，母親の出産年齢が高いほど多い．
【症状】肉体的および精神的に発育遅延があり，四肢，骨格，内臓などに種々の異常を生じる．頭蓋は短頭型で顔面は扁平，いわゆる蒙古人様顔貌を呈し，頭は太く短い．蒙古人様顔貌はダウン症候群の特有の顔貌である．この特徴は，眼裂斜上，内眼角贅皮，扁平鼻梁である．口腔領域では顎骨の発育が不良で，口蓋は前後に短縮し，幅狭くにみえる．しばしば溝状舌や相対的大舌症を伴い，唇顎口蓋裂の発正頻度も高い．歯の萌出遅延，先天的欠如，形成異常，不正咬合などをみることも多い．
【治療】対症療法を主体とし，形成手術を行い，全身的治療はない．咬合障害がある場合には，矯正治療が必要である．その矯正治療に際しては健康保険の適応ができる（2002年4月以降）．

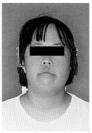

扁平鼻梁．

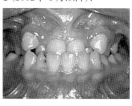

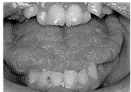

溝状舌の大舌症．

## ダウンズ法　Downs analysis method

1948年にダウンズ(Downs, R.B.)が発表した頭部X線規格側貌写真の分析法である．正常咬合者(臨床的)に共通な顔のパターンが，どの程度の変異幅で存在するかを検討した．12〜17歳の男女各10名を対象とした．ダウンズ法は顔面のパターンを骨格型と歯槽型の2つに分けて検討する方法である．

1) 骨格型

①顔面角*：フランクフルト平面と顔面平面とのなす角度である．上顎に対するオトガイ部の前後的関係を表す．平均値は87.8°±3.75°である．

②上顎突出度*：ナジオン(N)およびA点(A)を結んだ直線とA点(A)およびポゴニオン(Pog)を結ぶ直線が作る角度の補角である．上顎基底部の前突，後退を表す．平均値は0.00°±5.09°である．

③A-B平面角*：A点(A)とB点(B)を結んだ直線と顔面平面がなす角度である．上下顎歯槽基底部のそれぞれの関係と側貌に対する上下顎歯槽基底部の突出の程度を表す．平均値は-4.6°±3.67°である．

④下顎下縁平面傾斜角*：下顎下縁平面とフランクフルト平面のなす角度である．顔面角と相関関係があり，顔面角が減少すると，下顎下縁平面は増加する傾向にある．またこの角度が大きい場合，一般的に矯正治療の予後は不良であるといわれている．下顎下縁平面角は増齢的に減少する傾向がある．ツイード三角*におけるFMA*である．平均値は21.9°±3.24°である．

⑤Y軸角*：セラ(S)とグナチオン(Gn)を結んだY軸とフランクフルト平面がなす前下方の角度で

ダウンズ法の分析項目．

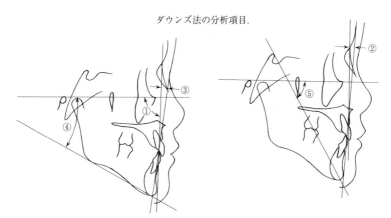

骨格型分析項目：①顔面角．②上顎突出度．③A-B平面角．④下顎下縁平面傾斜角．⑤Y軸角．

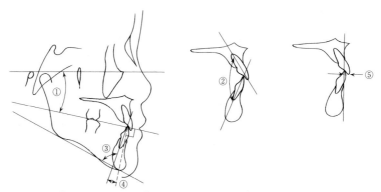

歯槽型分析項目：①咬合平面傾斜角．②上下顎中切歯歯軸角．③下顎中切歯歯軸傾斜角(下顎下縁平面に対する)．④下顎中切歯歯軸傾斜角(咬合平面に対する)．⑤上顎前歯突出度(mm)．

ある．脳頭蓋に対する顔面の成長発育の方向を表す．平均値は59.4°±3.82°である．
2）歯槽型
①咬合平面傾斜角＊：咬合平面とフランクフルト平面のなす角度である．顔面角と相関関係があり，顔面角が増加するにつれて咬合平面はフランクフルト平面と平行になる．平均値は9.3°±3.83°である．
②上下顎中切歯歯軸角＊：上下顎中切歯歯軸のなす角度である．上下顎中切歯の関係と突出度を評価する．平均値は135.4°±5.76°である．
③下顎中切歯歯軸傾斜角（下顎下縁平面に対する）：下顎下縁平面と下顎中切歯歯軸のなす角度の外角から90°を引いた値である．下顎中切歯の唇側傾斜，舌側傾斜を評価する．平均値は1.4°±3.48°である．
④下顎中切歯歯軸傾斜角（咬合平面に対する）＊：咬合平面と下顎中切歯歯軸とのなす角度から90°を引いた値である．97°であれば＋7°となる．平均値は14.5°±3.48°である．
⑤上顎前歯突出度＊：上顎前歯の切縁からA点（A）とポゴニオン（Pog）を結ぶ直線に対する垂直距離である．ミリメーター（mm）で表す．上顎中切歯の突出度を評価する．これは骨格型分析5項目，歯槽型分析5項目の合わせて，10項目中唯一の距離的計測項目である．平均値は2.7±3.05mmである．

**他科との協同による治療**
team approach, team dental and medical care

　歯科治療は個人の口腔を一単位として行われるものであり，矯正治療もすべてを単独に行うことはできない．矯正科と他科との協同治療は，保存科，補綴科，歯周科などとも当然関連するが，口腔外科との外科的矯正治療＊はその代表的なものである（下図参照）．⇨不正咬合の治療，顎変形症，包括矯正歯科治療

**高橋新次郎**　Takahashi shinjiroh
　1897年2月4日，埼玉県生れ．1919年（大正8年）に日本歯科医学専門学校（現在の日本歯科大学）を卒業後，1924年に渡米し，ペンシルバニア大学歯学部を卒業．翌年同大学院で矯正学の課程を終了し帰国．その後，1949年から1962年まで東京医科歯科大学教授，歯学部附属病院長，附属技工士学校校長を歴任．1958年から1962年まで日本矯正歯科学会会長．1960年から1962年まで東京医科歯科大学歯学部長．1962年には同大名誉教授となる．1973年10月5日逝去．機能的顎矯正法の提唱者であり，1935年に発表した下顎前突，上顎前突，上

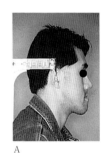
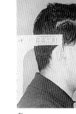
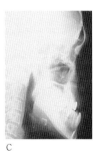
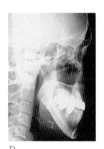
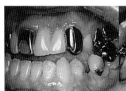
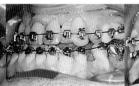
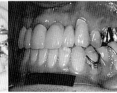

下顎枝矢状分割法による外科的矯正治療．A：治療前の側貌写真．B：治療後の側貌写真．C：治療前の頭部X線規格側貌写真．D：治療後の頭部X線規格側貌写真．E：治療前の口腔内．F：術前矯正治療．G：術後矯正治療．H：治療後の口腔内（補綴処理終了）．

顎犬歯の低位唇側転位に関する不正咬合の分類法は，上顎歯列弓そのものに異常を認めなかったアングルの不正咬合の分類法と異なり，応用価値が大きいとされている．⇨高橋の（不正咬合の）分類

## 高橋の（不正咬合の）分類
Takahashi's classification (of malocclusion)

　高橋新次郎（1935）は最も目につきやすい誰にでも明確な不正状態を，上顎前突，下顎前突，上顎犬歯低位唇側転位の3つに分け，さらにその不正状態を作り出す要因によってタイプ別の分類を行ったものである．

1）下顎前突の分類法：上下前歯の咬合関係が正常とまったく反対になっているもので，通常反対咬合といわれているものの総称である．
第1類：上顎前歯の舌側転位，傾斜によるもの．
第2類：下顎前歯の唇側転位，傾斜によるもの．
第3類：下顎歯列弓の近心転位によるもの．
第4類：第1類，第2類，第3類の合併症．

2）上顎前突の分類法：上下前歯の前後的な隙間すなわちオーバージェットが7〜8mm以上もあるような不正状態の総称である．
第1類：上顎前歯の唇側転位．
第2類：下顎前歯の舌側転位．
第3類：上顎歯列弓の近心転位．
第4類：下顎歯列弓の遠心転位．
第5類：第1類，第2類，第3類，第4類の合併症．

3）上顎犬歯の低位唇側転位の分類法：これは上顎犬歯の萌出余地が狭いために，同歯が低位で，唇側に転位している状態を総称したものである．
第1類：臼歯の近心転位．
第2類：上顎前歯の舌側転位．
第3類：臼歯の舌側転位．
第4類：犬歯の歯胚位置の異常．

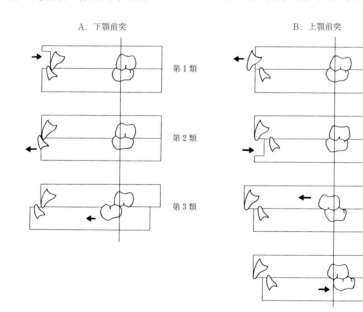

A．下顎前突　　B．上顎前突

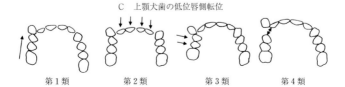

C．上顎犬歯の低位唇側転位

高橋の不正咬合の分類（高橋新次郎・新編歯科矯正学．京都：永末書店，1975より引用改変）．

第5類：第1類，第2類，第3類，第4類の合併症．
⇨不正咬合の分類

## 足し算の矯正治療
addicted type orthodontic treatment

　引き算の矯正治療とともによく用いられる語句であり，不正咬合の診断から治療計画の立案にあたって，当初設定された矯正装置や矯正治療法に加えて，その装置では治療目標の達成が困難となった場合や，より容易に目標を達成するために，種々の矯正治療や矯正治療法を追加していく矯正治療法である．具体的には床矯正装置，機能的矯正装置，顎および歯列弓拡大装置（クワドヘリックス拡大装置），顎外固定装置，筋機能療法，外科的矯正治療法などを主として，マルチブラケット装置に次々と追加していくことが行われる．この方式は運用を誤ると矯正料金の増加と治療期間の延長につながりやすく，患者の不信感の増大やトラブルの誘発を起こしやすい．
⇨引き算の矯正治療

## 多数歯欠如
missing of many teeth〔部分性無歯症〕

　先天的な何らかの原因により，多数歯にわたる歯胚の欠如または無形成を認めるものをいい，部分性無歯症の同義語として用いられることが多い．全部性無歯症と同様，外胚葉異形成症のような全身疾患に栄養障害，薬剤による障害などの部分症状としてみられたり，あるいは系統発生学的退化現象とみる向きもある．また局所的原因としては放射線，外傷などによる歯牙原基の形成障害などが考えられるが，明らかな原因を欠く場合もある．欠如の程度にもよるが，不規則な空隙歯列，咬合高径の減少，顎の偏位などを伴うものが多く，一般的に補綴処理を前提として意図的に空隙を分散させたり，逆に特定の箇所に空隙を集めるといった治療が行われ，矯正治療がよく利用される．

## 脱灰（矯正治療中の）　demineralization

　脱灰とは骨や歯など石灰化組織の無機質（ハイドロキシアパタイト）が溶解し，除去される現象をいう．矯正治療中にはブラケット類の口腔内装着または接着により，あらゆる方面から歯は脱灰の危険性にさらされる（下図参照）．矯正治療に伴い生じる可能性のある脱灰を以下にあげる．

1）ダイレクトボンディング法によりブラケット類を接着する場合，前処置として酸エッチング法が不可欠となる．この操作によりエナメル質表面に白濁や脱灰を起こすことがある．

2）ブラケット，バッカルチューブなどの矯正用アタッチメントの使用により，不潔域が拡大し，それに伴う口腔内の衛生状態の悪化から，う蝕が生じ，歯質の脱灰が起きることがある．

3）ブラケット除去後，歯質は5～10μmの表層エナメル質（無定型エナメル質）が喪失し，同部位での歯質脱灰が進行しやすい．

　これらの脱灰への対策として，次のような処置が施される．

1）患者に対する刷掃指導の徹底．
2）接着剤，接着操作に付随した方面からの対策．
3）フッ化物の応用による歯質強化という面から

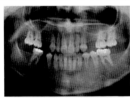

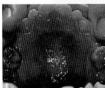 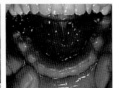

$\underline{5\ 4\ |\ 4\ 5}$の欠如．
　　$5$

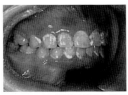 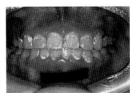 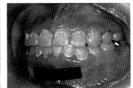

矯正治療中の脱灰．ブラケット周囲，歯頸部付近が好発部位である．

の対策.

　これらの3方向からの総合的な対策によって矯正治療中の歯質の脱灰防止が行われている．しかし，何よりも大切なことは歯と口腔の刷掃は患者の自己責任であるとの自覚である．

## ダブルセイフティーロックピン
double safety lock pin

　ベッグ法で用いられるロックピン*の1種で，前歯部の叢生の除去時にメインアーチワイヤーとCo-Axワイヤーなどの2本ワイヤーをブラケットに装着するために用いる．つまり2本のワイヤーを装着し，しかもフリースライディングメカニクスを行うこともできる．材質は真鍮(brass)製で，サイズは厚さが.016″，長さが.022″である．

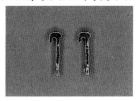

## ダブルバッカルチューブ　double buccal tube

　上下顎大臼歯に，ボンディングあるいはバンディングされるチューブのうち，2つのチューブが付与されたバッカルチューブをいう．一般的にスタンダードエッジシステム，ストレートエッジシステムなど，各種のエッジワイズ法で治療を行ううえで，顎外固定としてヘッドギアを使用するため，ヘッドギアチューブとアーチワイヤーチューブを付与したダブルバッカルチューブが使用される．

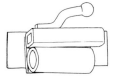 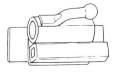

## ダブルビークバンドフォーミングプライヤー
double beak band forming pliers

　バンドを作製するための鉗子で，把持部，関節部，ビークからなっており，この鉗子のビークの先端はバンド保持部と歯面適合部に分かれている．ダブルビーク帯環形成鉗子は前歯部用と臼歯部用があり，前歯部用では適合部が歯面に合うように凸彎しており，臼歯部用では凹彎している．最初にバンド材料を溶接することによって大小2つの

ループを作っておく．バンドを歯面に適合させるにはビークの片側(保持部)を小ループに入れ，もう一方のビーク(適合部)の溝に大小のループの交差部を入れ，鉗子を絞る．

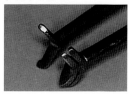

## タレット　turret

　エッジワイズ法で用いられる角型ワイヤーの前歯部をアーチワイヤーを歯列弓の形に屈曲し，かつ同一平面に位置するように用いる器具をいう．直線のアーチワイヤーをタレットに刻んである線の太さに応じた溝に沿わせて，ワイヤーをしごいて適当なカーブを与え，アーチブランクといわれる馬蹄形の形にする．タレットには数種のワイヤーが使用できるもの(.016″～.022″)や，1つのサイズのワイヤーしか使用できないが，トルクを入れることができるもの(.018″，.022″)などがある．

## たわみ試験　deflection test

　棒状または板状の試験板を曲げて変形させ，その変形量(たわみ)から変形抵抗または変形能力を判定する試験である．この試験には片持はりの曲げ試験と両端支持はりの曲げ試験がある．片持はりの曲げ試験は試験片の一端を固定して他端に荷重をかける方法であり，両端支持はりの曲げは試験片の両端を支持し中央部に荷重をかける方法である．試験片の幅をa，弾性係数をEとすれば，片持はりの荷重端のたわみ(変形量)$\delta_1$は①式で，両端支持はりの中央部のたわみ$\delta_2$は②式で求められる．

① → $\delta_1 = 4Wl^3/ab^3E$
② → $\delta_2 = Wl^3/4ab^3E$

鉤線，矯正用弾線は曲げに対する強さが必要となるため，その弾力性に関しては片持はりのたわみ試験で測定される．

## タングスパイク(タングクリブ)
tongue spike (tongue crib)　⇨パラタルクリブ

## 単式弾線　simple spring　⇨補助弾線

## 単純鉤
simple clasp〔一腕鉤,単翼鉤,Cクラスプ〕

1つの鉤腕のみで保持を求め,臨床的には床矯正装置などによく用いられる維持装置である.クラスプの中でも最も単純な線鉤でアルファベットの「C」に似ていることからCクラスプともよばれ,一腕鉤,単翼鉤と同義である.主として前歯あるいは犬歯の唇側に適応される.
【長所】①作製が容易である,②修復が容易である,③歯周組織への悪影響が少ない.
【短所】①維持力が弱く,ほかの維持装置との併用が望ましい.②1本の鉤腕のみでは鉤歯を確実に把持することが困難であるため,鉤歯の舌面に接する床縁の利用が必要である.

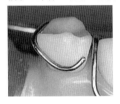 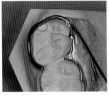

## 単純固定　simple anchorage
固定*の性質による分類の1つであり,抵抗となる歯(固定歯)が傾斜するような形で矯正力に抵抗する場合をいう.たとえば同一顎内の大臼歯を固定歯として,前方歯を遠心に移動させる場合,大臼歯は多根歯で歯根面積も大きいので,強い矯正力を用いないかぎり前方歯だけが傾斜移動なので遠心に移動する.しかし,強い矯正力を用いれば大臼歯も傾斜移動をする.このような固定を単純固定という.
⇨不動固定,相反固定,準備固定,加強固定

## 弾性エネルギー　resilience　=レジリエンス

## 弾性限　limit of elasticity　⇨比例限

## 弾性線維　elastic fiber
弾性線維はゴム様弾性を持つ線維で,膠原線維とともに結合組織の主要な線維成分であるが,その分布は組織によってかなり大きな差異がある.血管,肺,弾性軟骨,項靱帯のように生理的に弾性が強く要求される組織に豊富に存在する.大動脈では40～60%,腰椎の靱帯では70%のエラスチンが含まれているといわれている.また歯科領域においては,歯根膜線維や歯肉線維にも分布している.主成分はエラスチンとよばれるタンパク質であるが,そのほか糖質と脂質が含まれる.エラスチンのアミノ酸組成は,グリシン,アラニンなどの非極性アミノ酸を約80%,プロリンを約10%含む特異的な組成を示すという特徴がある.

## 弾線　elastic wire, spring wire
歯の移動に用いられるワイヤーで,口腔内に装着後,弱い持続的な矯正力によって,ワイヤーが元の状態に戻る復元力を備えたものをいう.矯正装置に使用されるワイヤーは断面形態,直径,組成によって分類される.断面形態には円形,半円形,楕円形,正方形,長方形がある.太さは.008″～.060″のものがあり,それぞれの用途に応じて使い分けられる.組成は金合金,ステンレス,エルジロイ,銀-ニッケル合金,ニッケルチタン合金のナイチノール,チタンモリブデン合金,α-チタニウムも使用される.

## 断層X線撮影法　X-ray tomography
被写体の特定部位を縦,横,または横断状の層面に分け,その部位だけを明瞭な像として,ほかの部位をボケ像としてフィルム上に捉えるX線撮影法である.X線管,被写体,フィルムのうち被写体を固定し,これを回転中心としてX線管とフィルムを反対方向に移動させて撮影する.回転中心となる部分は写し出され,それ以外の部分は

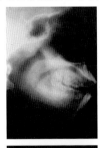 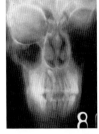

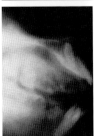 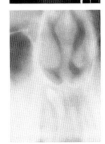

側面断層像(埋伏歯).　　　正面断層像.

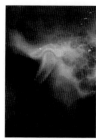
顎関節断層像(TMJ).

運動によるボケによって写し出されない．移動方式として直線軌道方式，円軌道方式，多軌道方式などがある．通常，1つの断層は1回の照射で得るが，多くの層を得るには，同時多層断層撮影装置を用いる．矯正歯科領域では，埋伏歯の牽引の際，単純撮影法では重積像のため埋伏歯の状態がよく把握できない場合，顎変形症など上顎骨あるいは下顎骨の形態，また顎関節症の顎関節部の形態や下顎頭の位置についての三次元的検討に用いる．
⇨X線検査，X線コンピュータ断層撮影法，CBCTと矯正治療

**断続的な力** interrupted force

矯正力の作用様式は力の持続の仕方により①持続的な力\*，②断続的な力，③間歇的な力\*に分けられる．断続的な力とは矯正力が最初は強いが，すぐに0となり，これを繰り返すことによって短期間で歯や顎を動かす力をいう．たとえば結紮線のねじりで歯間離開をしたり，拡大ネジで上顎正中縫合を離開させるような整形力\*(orthopedic force)を発揮させるような力である．

**単翼鉤** simple clasp ＝単純鉤

## 力の大きさ　degree of force

一般に矯正力の大きさは便宜上強い力，弱い力，最適矯正力に大別できる．これらの力はそれぞれ異なった歯周組織の変化をもたらす．弱い力と強い力はそれぞれ直接性吸収*，穿下性吸収*とよばれる組織変化が生じる．さらに歯根膜の圧迫側の歯周組織に最も効果的な改造現象が引き起こされたときの力を最適矯正力という．ストーレー，スミス(Storey & Smith, 1952)らはエッジワイズ装置を用いて臨床的に矯正力を弱い力*(light force)，中程度の力*(moderate force)，強い力*(heavy force)に分類し，それぞれ150～250g，300g，400～600gとし，矯正歯科治療における差動矯正力(differential force)の考えを確立した．ベッグは差動矯正力の理論をベッグ法に導入し，それぞれの力を使い分けて歯の移動を行った．すなわち，弱い力(60～70g)は前歯の移動に，中程度の力(80～100g)は前歯と臼歯の相対的移動に，強い力(100～120g場合によっては150g)は臼歯の移動に用いた．またホーセーバー(Hocevar, 1985)，亀田は非常に弱い力，ウルトラライトフォース(ultra light force*)を主張し，歯と歯槽突起の変形に良好な成績を上げている．

## 力の作用方向　direction of force

矯正力*の要素は，①力の大きさ，②力の作用分布，③力の作用様式，④力の作用方向の4つがある．力の作用方向とは歯をある一定の方向に移動させる矯正力をいう．以下の5つがあげられる．
1) 近遠心方向への移動(mesial or distal movement)：歯に近心方向への力を加えると，力の方向(近心)に圧迫帯が生じ(傾斜移動では近心の歯頸部と遠心の根尖部の歯根膜に，歯体移動では近心の歯根全長の歯根膜に生じる)，その反対側(遠心)に牽引帯が生じる(傾斜移動では遠心の歯頸部と近心の根尖部の歯根膜に，歯体移動では遠心の歯根全長の歯根膜に生じる)ことで，歯槽骨の骨吸収と添加により近心移動する．歯に遠心方向への力を加えた場合は，近心方向へ力を加えた場合と逆の組織変化が生じて遠心移動する．

2) 唇(頰)舌方向への移動(labial or buccal or lingual movement)：歯に舌側方向への力を加えると，力の方向(舌側)に圧迫帯が生じ(傾斜移動では舌側の歯頸部と唇側の根尖部の歯根膜に，歯体移動では舌側の歯根全長の歯根膜に生じる)，その反対側(唇側)に牽引帯が生じる(傾斜移動では唇側の歯頸部と舌側の根尖部の歯根膜に，歯体移動では唇側の歯根全長の歯根膜に生じる)ことで，歯槽骨の骨吸収と添加により舌側移動する．歯に唇(頰)側方向への力を加えた場合は，舌側方向への力を加えた場合と逆の組織変化が生じて唇(頰)側方向へ移動する．

3) 挺出(elongation)：歯が歯槽から抜け出る方向に力を加えると歯槽底が牽引帯となって骨添加が生じる．このとき，わずかではあるが歯槽頂にも新生骨の添加がある．

4) 圧下(depression)：歯を挺出方向とは逆の力を加えて圧下すると歯槽底が圧迫帯となって歯槽底部の歯槽骨が吸収する．この場合の矯正力は歯根膜線維の斜走線維に打ち勝つ強い力が必要となり，骨のみでなく根尖も吸収を起こしやすい．

5) 回転(rotation)：歯の長軸方向を中心とする回転力は単根歯であってもその横断面は円形でないので，部分的に圧迫帯と牽引帯が生じ，骨に吸収と添加が生じることで回転移動する．歯の回転は歯根膜線維のみでなく歯肉の線維も引かれ，移動後，歯根膜線維の緊張状態の消失後も残存するため，後戻りに関与するとされている．
⇨歯の移動方法と移動の際の支点の位置，バイオロジックスプリント

## 力の作用様式　duration of force

矯正力は，①力の大きさ，②力の作用様式，③力の分布，④力の作用方向の4つの要素がある．力の作用様式とは力の持続の仕方であり，力の加わる時間の長さと力の減衰の速さにより次の3種類に分けることができる．
1) 持続的な力*：指様弾線のような補助弾線やコイルスプリング，ニッケルチタニウムワイヤーなど矯正力が持続的に働き，力が減少していく程度が，比較的穏やかな力をいう．
2) 断続的な力*：結紮線によるねじりや拡大ネジのようなスクリューなど，矯正力が最初は強いがすぐに0となり，これを繰り返すことによって歯を動かす力をいう．
3) 間歇的な力*：アクチバトール，ヘッドギア，

チンキャップなど，1日に数時間（一定時間）だけ矯正力を働かせる力をいう．⇨ストナーの4D

### 力の分布　distribution of force
　矯正力*は，①力の大きさ*，②力の作用様式*，③力の分布*，④力の作用方向*の4つの要素がある．この力の分布は歯頸部と歯根尖に対する荷重の配分である．すなわち，力を歯頸部に集中させると傾斜移動*が，歯根の全長に配分させると歯体移動*が起こる．⇨ストナーの4D

### （遅発性）骨形成不全症
osteogenesis imperfecta tarda
　常染色体優性遺伝による易骨折性を主徴とする骨系統疾患．骨コラーゲン形成障害および造骨機能障害を原因として若年齢より多発性の病的骨折を繰り返す．X線所見では全身的な骨萎縮，多発性の骨折像，彎曲，変形や脊椎椎体の萎縮，偏平化による脊柱の側彎をみる．骨折後の仮骨形成は良好であり，正常期間内に癒合するのが一般的である．思春期以降に骨折は減少する．難聴を伴うこともある．超短頭型の顔貌を呈し，口腔内は上顎骨の劣成長による反対咬合などが認められ，また，歯自体に象牙質形成不全症を伴っていることが多いのも特徴といわれる．

### チャーターズ法　Chaters' method
⇨ブラッシング法

### チャンネルブラケット（ツインタイチャンネルブラケット）
channel bracket（twin-tie channel bracket）
　双線弧線装置に使用されるブラケット*である．チャンネルブラケットは1932年にジョンソン（Johnson, J.E.）によって発表されたブラケット（twin-tie appliance）を改良したものである．ジョンソンの考案したブラケットはフリクションタイプで，これは精密に適合するカバーからなっている．チャンネルブラケットのブラケットの溝はエッジを形成していないので，トルキングなどを行うには適さない．上顎前歯用と下顎前歯用の大小2種類がある．前歯部のバンドに電気溶接され，主線の矯正力を歯に伝達するものである．

### 中心位　centric relation
　顎運動の機能的検査*の項目の1つである下顎位，つまり上顎歯列弓に対する下顎の位置を表現するには中心位，中心咬合位，下顎安静位，最大開口位などが用いられる．これらの中で中心位は顎関節における下顎頭によって決定される位置であり，下顎の基準の位置として比較的安定している．このことから中心位は，他の顎位における機能的な異常を検査する際の基準となる顎位となる．従来，中心位は下顎頭が関節窩内で緊張することがなく，最も後方の位置にあり，かつそこから自由に側方運動が可能な下顎位であると定義されてきた．その後，中心位の定義は下顎頭が関節窩内で最も上方の位置であるというものに変化した．さらに，1977年にAmerican Equilibration Societyでは中心位の定義を最も前上方の位置であると変更した．そのため，現在では下顎頭，関節円板，関節窩の関節面の3者が解剖学的に安定した位置，すなわち下顎頭が関節窩内において緊張することなく，最も前上方にある位置を中心位とし，これを基準位と考えるのが適切である．矯正治療中に発生することがある顎関節症の原因の1つにこの中心位の誤りがある．とくに上顎前突の治療では適正な位置に中心位を誘導し，良好な上下顎の咬合関係を確立する必要がある．
⇨中心位の誘導法

### 中心位の誘導法　guidance of centric relation
　中心位*の誘導法には，両手誘導法すなわちドーソン（Dawson, P）の誘導法と片手誘導法とがある．以下にそれぞれの誘導法について述べる．
1）両手誘導法（ドーソンの方法）
①患者を診療台に水平に寝かせる．
②患者の後方に座り，患者の頭部が下顎の誘導中に動かないように術者の腹部で固定する．
③両手の小指を下顎後縁に，そして親指を除く他の3本はすべて下顎下縁にあてる．これは下顎頭に前上方の圧を加えるためであるが，力は下顎骨の下縁に加え，決して軟組織に加えてはならない．
④両手親指はオトガイ部にあてる．つまり，親指と人差し指でオトガイ部を軽くつまむことになる．
⑤開口した状態から，下顎を約5～8mmの弧を描かせるように動かして，上顎と下顎の歯が接触しないように注意しながら中心位へ軽く誘導する．下顎が顆頭軸を中心に自由に動くように感じられたなら，強い力をかけて顆頭軸を確実に固定し，靱帯と結節に押しつける．この際，オトガイ部にあてた親指により後方への力をかけるが，やや後

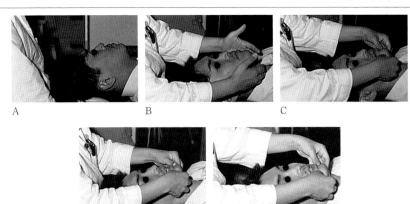

中心位の両手誘導法.A:患者の後方に座り,術者の腹部で患者の頭部を固定する.B:両手の小指を下顎角下縁に添える.C:両手の親指と人指し指でオトガイ部を軽くつまむ.D:両手のほかの指を下顎骨下縁に添える.E:下顎をそっと弧を描かせるように小さく開閉しつつ終末蝶番位に両手で誘導する.

方へ向かわせるようにすることが大切である.前上方への力は下顎下縁にかけた3指によりも強くかける.これらの力は総合されて下顎を回転させるように働き,下顎頭を最も前上方の位置へ押し込んで安定させる.これにより中心位への誘導は完了する.

⑥⑤の段階において,下顎が自由に,また疼痛がなく回転しているならば,下顎を終末位に固定したまま徐々に閉口量を大きくして,上顎と下顎の歯が接触する位置まで閉口させる.

⑦この上顎と下顎の歯の接触は中心位における最初の干渉を示している.下顎を終末位に保持したまま干渉部位で2~3回タッピングさせ,患者に早期接触を覚えさせる.そして,下顎をこの位置へ閉じさせた後,1秒間保持してから歯をすり合わせるようにして咬み込ませる.このようにして最終的に咬み合わせた位置が咬頭嵌合位である.

2)片手誘導法
①患者を診療台に水平に寝かせる.
②患者の側方に座り,右手の人差し指を患者の左側下顎下縁に,右手の中指を右側下顎下縁にあてる.
③右手親指をオトガイ部に軽くあて,これら3指により下顎を保持する.
④下顎を弧を描かせるように,そっと動かしながら小さく開閉口させ,終末蝶番位に誘導する.
⑤両手誘導法の⑤からと同様の手法により行う.

この片手誘導法にはもう一方の手で咬合紙やバイトワックスを保持できるという長所があるが,筋異常が強い場合などでは,片手誘導法を行うと下顎が側方に偏位してしまうことがあるので,注意が必要である.

**中心咬合位** centric occlusion
中心咬合位とは咬頭と窩あるいは斜面が最大限に嵌合し,上下顎歯群が最多接触点で顎位が静止する咬合状態をいう.有歯顎では,中心位*と一致する例はきわめて少なく,通常中心位よりも1mm前後,前方に位置する.中心位と中心咬合位が合致する咬合状態を理想とする考え方もあるが,天然歯列ではごくまれにしかみられない咬合

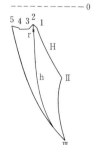

| | |
|---|---|
| 0 | :咬合平面と平行な線 |
| 1 | :最後方位 |
| 2 | :中心咬合位(咬頭嵌合位) |
| 3 | :切縁咬合位 |
| 4 | :下顎切歯が上顎切歯を逆被蓋するような前方咬合 |
| 5 | :最前方位 |
| r | :下顎安静位 |
| h | :習慣性運動路(通常の閉鎖経路) |
| H | :終末蝶番運動路 |
| II | :終末蝶番運動からさらに後方への開口運動 |
| III | :最大開口位 |

下顎切歯(点)の可動範囲.正中矢状面(左側)(Posseltより).この図の中で中心咬合位は2の位置である.中心咬合位は,上下顎を閉合し,上下顎歯が最大な咬合斜面で接触し,下顎が最も安定した位置である.

状態であり，必ずしも一致することが良いとは限らないという意見もある．また，中心位から中心咬合位へ滑走するときや，中心咬合位または中心位から側方へ滑走する際の下顎頭の円滑な運動が，咬頭干渉などにより阻害されると外傷性咬合やブラキシズムの発現に起因すると考えられている．つまり中心咬合位は中心位とともに顎運動の最初の起点として重要であり，歯科矯正臨床では歯の移動に伴い中心咬合位は変化してくるので，できるだけ中心位で咬合できるように中心咬合位を確立しなければならない．

## 中程度の固定

moderate anchorage, Type B anchorage

抜歯症例における抜歯空隙利用による固定の分類*の１つであり，Type B anchorage ともいう．固定大臼歯の近心移動の許容量が抜歯空隙の1/4～1/2の範囲である場合をいう．小臼歯の抜歯空隙を6mmとすると1.5～3.0mm（両側で3.0～6.0mm）の範囲で臼歯の近心移動が許されることであり，前歯部の後退量は4.5～3.0mm（両側で9.0～6.0mm）必要となる症例である．中程度の固定が求められる症例としては，上顎切歯の圧下による咬合挙上をあまり必要としないオーバージェット３～４mm程度のアングルⅡ級１類や中程度の叢生の場合である．
⇨顎外固定，準備固定，加強固定，抜歯空隙の利用度における固定の分類，クワドダイアグノーシスシステム（QDS），抜歯基準

## 中程度の力　moderate force

ストーレー，スミス（Storey & Smith）の実験によれば弱い力*（150～250g）は犬歯が，強い力*（400～600g）は臼歯が移動し，これらの中間の強さ（300g）は犬歯と臼歯がともに移動したと報告している．さらにベッグは差動矯正力の理論をベッグ法に導入してブラケットとラウンドワイヤーの間の摩擦が小さいので，前歯と臼歯をともに移動させる力は弱い力（60～70g）と強い力（100～120g場合によっては150g）の中間の強さ（80～100g）を用いた．すなわち，中程度の力は前歯と臼歯をともに動かす力で，強い力と弱い力の中間の強さである．⇨力の大きさ

## 中胚葉　mesoderm

脊椎動物発生初期の初期段階では，胚盤は外胚葉と内胚葉からなり２層性胚盤（ヒトでは受精15日目頃）という．その正中に原始線条が現れ，ここから外胚葉の細胞が陥入して中胚葉を形成し３層性胚盤となる．中胚葉は沿軸中胚葉，中間中胚葉，側板中胚葉（壁側中胚葉と臓側中胚葉）に分化する．中胚葉は間葉という胚性疎性結合組織を形成し，間葉細胞から線維芽細胞，骨芽細胞，軟骨芽細胞などに分化する．中間中胚葉から腎臓などの泌尿器や生殖器，壁側中胚葉から消化管壁・血管，臓側中胚葉から腹膜や四肢の筋が発生する．
⇨内胚葉，外胚葉

## 蝶顎裂　pterygomaxillary fissure〔Ptm〕

頭部X線規格側貌写真上の計測点*の１つである．X線写真上で翼口蓋窩は上顎骨後壁と蝶形骨翼状突起前縁とによって涙滴状の形態として認められるが，この最下点が蝶顎裂（Ptm）であり，前方は上顎結節へと移行し，後方は翼状突起となる．翼口蓋後縁上部は正円孔の開口部Ptポイント*（Ptと略記する）である．なお通常Ptmと略記する．

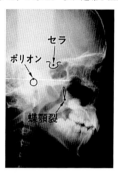

## 蝶形後頭軟骨結合　spheno-occipital synchondrosis　⇨頭部の成長発育

## 蝶形骨間軟骨結合　spheno-ethmoidal synchondrosis　⇨頭部の成長発育

## 蝶形骨内軟骨結合　inter-sphenoidal synchondrosis　⇨頭部の成長発育

## 蝶形篩骨軟骨結合　spheno-ethmoidal synchondrosis　⇨頭部の成長発育

## 聴診　auscultation

特殊な工夫により患者の体内に起こる音響の変

化を聴取することである．聴取する方法には聴診器を用いない直接聴診法と，検査する部位と耳の間に聴診器が存在する間接聴診法がある．歯科矯正の分野では主に直接聴診法が行われている．直接聴診法により患者の体内から機能的に生じる音，すなわち言語音，関節雑音，上顎と下顎の歯の咬合音などを聴取することにより異常の有無を診査する．

### 超弾性型Ni-Ti合金線
nickel titanium wire ＝ナイチノールワイヤー

### 鳥貌　bird face
　上顎が正常に発育するのに対し，さまざまな原因により下顎が劣成長を示し，オトガイ隆起が消失して小下顎症*を呈する．この小顎症の側貌形態が鳥の側貌に似ていることから呼称される症状名である．先天的原因としてはピエール・ロバン症候群*，第一・第二鰓弓症候群*など，後天的原因としては幼児期の中耳炎，顎関節炎，下顎骨骨髄炎，顎関節強直症などがあげられる．口腔内は下顎前歯の著しい唇側傾斜を伴う場合が多い．
⇨下顎後退症

### 直接性骨吸収　direct bone resorption
　歯に最適な矯正力を与えたときに，圧迫側でみられる骨表面が吸収される組織変化のこと．このとき，圧迫側の歯根膜にはわずかな充血が認められ，骨表面には破骨細胞の出現がみられる．直接性吸収による歯の移動は，臨床的に不快な症状が少なくかつ停滞することなく連続的に移動されることから，臨床的にも組織学的にも最も効率が良い歯の移動の様式と考えられている．その反面，強固な固定が要求される固定歯には不向きな様式であり，その場合より強い力を固定歯に与えることで圧迫側の歯根膜に硝子様変性を起こさせ，固定歯を一般に停止させた状態とすることで固定力

を高める必要がある．
⇨間接性骨吸収，穿下性骨吸収

### 直接接着法　direct bonding technique
＝ダイレクトボンディング法

### 直線型（顔面のタイプの）
straight type(of facial type)〔ストレートタイプ〕
　顔面写真の側貌における顔面のタイプ*の1つである．一般的にはエステティックライン*を基準として判定する方法が用いられ，口唇がエステティックライン上にある状態を直線型とする．また，前額（眉間点）と口唇とオトガイとを結んだ線を基準線とする場合もあり，その基準線が口唇を中心に直線的である状態を直線型とする．直線型の顔は正常咬合やアングルⅠ級の不正咬合（叢生，空隙歯列など）で近遠心的に顎関係の不調和のある症例で認められることが多く，治療上では歯の排列のみを行えば側貌にそれほど注意を払う必要がないタイプである．
⇨凸型，凹型

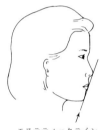
エステティックライン

### 治療時期　timing of orthodontic treatment
　治療（開始）時期はアメリカ矯正歯科学会による歯科矯正学教授要項から，以下の4カテゴリーに準拠する．
1）予防矯正*(preventive orthodontics)：不正咬合を惹起する可能性のある原因を早期に除去し，不正咬合の発現を阻止する．
2）抑制矯正*(interceptive orthodontics)：すでに存在しつつある不正咬合を早期に治療することにより，その後の不正の増悪を可及的に阻止する．
3）限局矯正治療(limited corrective orthodontics)：歯列全体ではなく，とくに不正状態を呈している部分のみを改善し，より良い咬合を形成する．具体的にはツーバイフォーシステム（大臼歯2本を固定歯として，第二乳臼歯にもブラケットを装着し，切歯4本を矯正する方法）などが使用される．最近では診断や技術の進歩から，またアンチエイジングの観点から，非抜歯で安定咬合に結びつき，本格広範囲矯正治療の必要がない場合もある．ただし，同義的に用いられる局所的

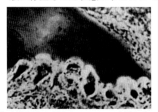
骨小梁を破骨細胞が吸収している．破骨細胞によりハウシップ窩が形成されている（Graberより引用）．

矯正治療（MTM）とは本質的に区別されていたが，AAO, The Bulletin 1996：vol. 14, (1). によればMTMも含めてlimited orthodontic treatmentという概念ができ，この範囲が拡大された．
4）広範囲矯正治療（extensive corrective orthodontics）：すべての永久歯を移動して歯列全体を再構成することであり，不正咬合の症状がかなり進行した場合に適用される．
　また，治療時期は顎顔面頭蓋の成長発育から若年者の矯正治療と成人の矯正治療とに分けられる．
1）若年者矯正：成長期にある場合の治療．
2）成人矯正：成長期が終了した場合の治療．
〔注〕1996年1月AAO, Bulletinの用語解釈によれば，矯正治療は次の3つに分けられる．①limited orthodontic treatment. ②interceptive orthodontic treatment. ③comprehensive treatment.
⇨上顎前突過蓋咬合の早期矯正治療法，上顎前突過蓋咬合の早期非抜歯矯正治療で利用されるメカニズム，ツーバイフォーシステム

**沈下舌**　glossoptosis〔舌根沈下，舌後退〕
　ピエール・ロバン症候群*にみられる特徴的な所見の1つで，舌根沈下，舌後退と同義語である．沈下舌は呼吸困難，嚥下困難あるいはチアノーゼなどの諸症状をもたらすが，詳しくはピエール・ロバン症候群の項を参照されたい．なお，日本語の表現に類似しているため混乱しやすいが，下顎前突症にときどきみられる低位舌*とはまったく異なるものである．

**沈下乳歯**
infraocclusal deciduous tooth　＝低位乳歯

**チンキャップ**　chin cap　＝オトガイ帽装置

## ツイードのアーチベンディングプライヤー
Tweed' arch bending pliers

ツイードによって考案されたプライヤーで，エッジワイズ法でよく用いられる鉗子である．このプライヤーは角線にトルクを付与したり，屈曲したりするのに適している．この鉗子の2つのビークは同型で内面は平らな約1mmの幅を持っている．ワイヤーを把持することによってビークの内面は平行になり，線全体に均等な力を加えることができる．

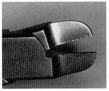 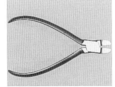

## ツイードの三角
Tweed's facial diagnostic triangle

頭部X線規格側貌写真上にフランクフルト平面，下顎下縁平面および下顎切歯歯軸によって作られる三角である．FMAに応じたFMIAを選択し，セファログラムコレクションを行う．また，上下顎のアーチレングスディスクレパンシー*を測定し，これらの総和をもってトータルディスクレパンシーを求め抜歯，非抜歯の判定に用いられる．治療計画立案の際には下記の表の値を基準にして角度の設定を行う．⇨ツイード法，抜歯基準（ツイードの），クワドダイアグノーシスシステム（QDS）

## ツイードの準備固定
Tweed's prepared anchorage

ツイード（Tweed）によって提唱されたものである．アングルⅡ級1類の矯正治療を行う場合，下顎を抵抗源として顎間Ⅱ級ゴムにより上顎前歯部の後退を行うが，たとえ不動固定を行っても顎間Ⅱ級ゴムの相反的な作用で下顎歯群が近心に傾斜する傾向がある．エッジワイズ法によるⅡ級1類の矯正治療に際して，ツイードはアンカレッジプレパレーション（固定準備）として，下顎のアーチワイヤーにあらかじめセカンドオーダーベンド*（アンカレッジベンド）を加え，さらに顎間Ⅲ級ゴムを使用して下顎臼歯部を一度遠心に傾斜させ，この遠心傾斜を上顎前歯部後退の際の固定源として用いた．つまり，下顎臼歯部を一度良好な歯軸傾斜よりさらに遠心に傾斜させておくことで，上顎前歯部後退の際に用いられる顎間Ⅱ級ゴムの

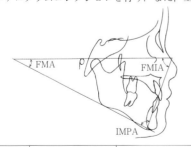

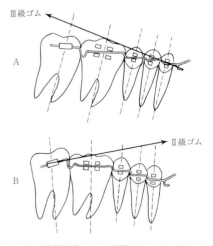

| FMA | FMIA<br>白人（Tweed） | FMIA<br>日本人（岩沢ら） |
|---|---|---|
| 30°以上 | 65° | 55°〜58° |
| 21°〜29° | 65°〜75° | 57° |
| 20°以下 | 68°〜80°<br>IMPAは94°を超えない | IMPAが98°を超えないFMIAを選択 |

ツイードの準備固定．A：下顎のアーチワイヤーにセカンドオーダーベンド（アンカレッジベンド）を加え，さらに顎間Ⅲ級ゴムを使用して下顎臼歯部の遠心傾斜をはかる．B：のちに顎間Ⅱ級ゴムの使用により上顎前歯部の後退をはかる．

力の反作用として歯軸が近心に傾斜してくると，最終的に良好な歯軸傾斜が得られるという方法である．ベッグ法においてオーバージェット，オーバーバイトがともに大きいアングルⅡ級1類の矯正治療を行う場合には，アーチワイヤーに上顎第一大臼歯の前で最大限の固定*を求めるためのアンカレッジベンド*を付与し，固定大臼歯を一度遠心傾斜（トウホールド状態）にさせておく．これは顎間Ⅱ級ゴムを使用した場合の上顎前歯部後退の際の固定源となる．これがベッグ法における第一大臼歯の準備固定である．⇨セカンドオーダーベンド，アンカレッジベンド，ハンモック効果

## ツイードのループベンディングプライヤー
Tweed' loop bending pliers

ツイードによって考案されたプライヤーで，ループを作るのに適したプライヤーである．2つのビークの形態は異なっている．一方の先端は断面が丸で，3段階に細くなっている．もう一方はそれと対照的に陥凹している．ツイードのループベンディングプライヤーはオメガループを作るのに便利なプライヤーである．

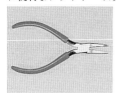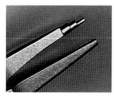

## ツイード法　Tweed method

いわゆるエッジワイズ法*は多くの治療法があるが，いずれも独自のフィロソフィーを持ち，固定に対する考え方，歯の移動法，矯正力の選択，ブラケットの種類などによって確立されたものである．これらの方法の1つにツイード法がある．ツイード（Tweed, C.H.）は自らの臨床経験から，アングルの教えどおりにⅡ級1類の治療を行うと，上下顎前突を作る危険性があると述べた．そして下顎歯列の固定をより強固にするとともに，上下顎前突のような症例では4本の第一小臼歯の抜歯の必要性を説いた．これがツイードによって提唱された抜歯論の根源であり，準備固定の起用の出発点となった．しかしツイードは抜歯症例ばかりでなく，非抜歯症例の治療法も確立している．この抜歯症例，非抜歯症例の判定はツイードのトータルディスクレパンシーによって決定される（ツイードの抜歯基準）．ツイード法の治療の特徴であり，この方法で最も重視しているのは固定準備である．

以下ツイード法による非抜歯症例および抜歯症例の治療段階について述べる．
【ツイード法による非抜歯症例（Ⅱ級1類）の治療段階】①上下顎歯列の標準化，②下顎歯列の固定準備，③上顎歯列の全体的遠心移動，④歯の理想的な（芸術的な）位置づけ．
【ツイード法による抜歯症例（上下顎前突）の治療段階】①下顎歯列の標準化，②下顎歯列の標準化（再），③下顎歯列の固定準備（下顎犬歯の部分的遠心移動），④下顎切歯の部分的舌側移動，⑤上顎歯列の標準化，⑥上顎切歯歯軸傾斜の減少，⑦上顎歯列の固定準備（歯の全体的遠心移動），⑧上顎切歯の部分的舌側移動，⑨下顎犬歯の完全な遠心移動，⑩下顎切歯の完全な舌側移動，⑪上顎犬歯の完全な遠心移動，⑫上顎切歯の完全な舌側移動，⑬歯の理想的な（芸術的な）位置づけ，⑭最終的なスペース閉鎖，⑮バンド撤去とバンドスペースの閉鎖．
⇨マルチブラケット法

## ツイード法（頭部X線規格側貌写真の）
Tweed analysis method

1962年ツイード（Tweed, C.H.）によって発表された頭部X線規格側貌写真の分析法である．ツイード法は矯正治療後，保定が十分で満足な咬合関係と側貌を持つ100症例を選択し，治療前後を検討した．その結果に基づく資料から考案されたものである．

1）FMA：下顎下縁平面とフランクフルト平面のなす角度である．ダウンズ法の下顎下縁平面角と同一である．FMAの大きさは治療後の予後に影響する．FMAが16°〜28°の場合は予後が良好であるとされ，28°〜35°では予後がほぼ良好，35°以上の場合は予後が不良であるとされる．

2）FMIA：下顎切歯軸とフランクフルト平面のなす角度である．

3）IMPA：下顎切歯歯軸と下顎下縁平面とのなす角である．

ツイードは下顎中切歯の位置の重要性を強調し，FMA25°，FMIA65°，IMPA90°が最も後戻りが少なく安定した値であるとした．しかし，FMAの値によって他の値も変化することから，個々の症例に対し，下顎の位置（FMA）に応じた下顎中

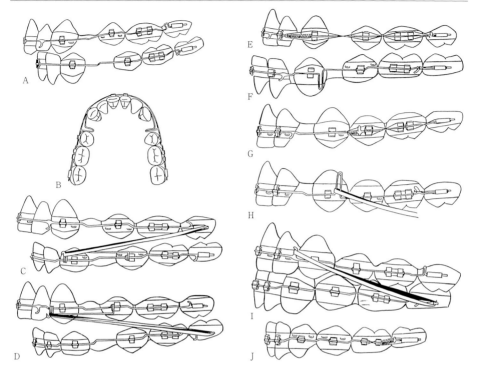

ツイード法．A：4|4 抜歯後．018″ワイヤーで上下顎歯列の標準化．B：上下犬歯の整直；.019″×.026″レクタンギュラーワイヤー（ホリゾンタルループ付）を用いる．C：下顎歯列の固定準備；上顎に.0215″×.027″，下顎に.019″×.026″レクタンギュラーワイヤーを用いる．アーチワイヤーにはセカンドオーダーベンドが入れられ，顎間Ⅲ級ゴムが併用される．D：上顎歯列の固定準備；上顎に.019″×.026″，下顎に.0215″×.027″レクタンギュラーワイヤーを用いる．顎間Ⅱ級ゴムが併用される．E：上顎犬歯の遠心移動；.019″×.026″レクタンギュラーワイヤーにオープンコイルスプリングを用いる．F：下顎切歯の移動；.019″×.026″レクタンギュラーワイヤーにブルのクローズドループを付与し，行われる．G，H：上顎切歯の舌側移動；.019″×.026″レクタンギュラーワイヤーが用いられ，顎間Ⅱ級ゴムが併用される．I，J：咬合の緊密化；歯の理想的な位置づけにより行う．顎間垂直ゴムなどが併用される（Salzmann, J. A.: Practice of orthodontics. Philadelphia and Montreal, J.B. Lippincott Company, 890-893より引用改変）．

切歯の位置（FMIA）を設定する．すなわちFMAが12°～20°の場合，FMIAが68°～80°，FMAが20°～30°の場合，FMIAが65°～75°，FMAが30°以上の場合，FMIAが65°になるとした．
⇨ツイードの三角，抜歯基準（ツイードの）

**ツイステッドアーチワイヤー**　twisted arch wire
　数本の細い弾線を束ねた矯正線で，アーチワイヤーとして用いられている．丸線と角線があり，用途に応じて使い分けることができる．叢生や捻転の改善，小臼歯や第二大臼歯のレベリングを目的として用いられるワイヤーである．丸線には.015″～.0215″があり，角線には.016″×.016″～.021″×.025″のサイズがあるが，同じサイズの1本の金属線に比べてばね率が低く，しかも作用距離が大きいため叢生捻転の改善のために有効である．角線を用いることによってトルクコントロールや治療中のアーチフォームのゆがみの改善に用いることができる．また上下顎前歯部にセクショナルワイヤーとして用いることによって（コントロールバー\*）上下顎前歯歯軸をコントロールすることができる．このように非常に有用なワイヤーであるが，ライトワイヤーと異なりワイヤー単独で大臼歯の固定が困難でかつ剛性

が低く，たわみやすいために，エラスティックの併用には無理がある．これに代わるものとして，Ni-Ti線で作製された .016″×.016″または.018″×.018″，.020″×.020″ ワイヤーなどが頻繁に用いられている．

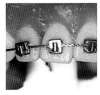
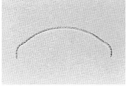

## ツイステッドワイヤー　twisted wire

数本の細い弾線を束ねたワイヤーで，マルチブラケット装置のアーチワイヤー*として用いられる．市販されているものは，丸線で.015″×.022″，角線で.016″×.016″〜.021″×.025″などの数種類のサイズがある．同じサイズの１本のワイヤーに比べると，弾性が大きく叢生や捻転の改善にはNi-Ti線には及ばないが，きわめて有効である．また角線のものは三次元的な歯の誘導やアーチフォームのくずれの改善に効果がある．
⇨アーチワイヤー

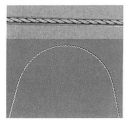
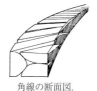

角線の断面図．

## ツインブラケット　twin bracket
⇨エッジワイズブラケット

## ツインワイヤー用ブラケット　twin wire bracket

双線弧線装置において前歯バンドの唇面に溶接され，主線の矯正力を歯に伝達するアタッチメントをいう．数種類のタイプがあり，ジョンソンの考案したフリクションタイプはブラケットとそれに精密に適合するカバーからなっている．ほかに２つのチューブの間に２本のワイヤーを装着し，結紮線で固定するチャンネルブラケット*が使われている．このタイプのものはブラケットの溝がエッジを形成していないのでジョンソンの意図したようなトルクを行うには適していない．

## ツーバイフォーシステム
$2\times4$ system, two-by-four appliance（$2\times4$）

混合歯列期で，主として上顎中側切歯と左右第一大臼歯が萌出し，他の永久歯が未萌出の時期に上顎前突・過蓋咬合の改善，前歯反対咬合の改善や側切歯の舌側転位の改善などに用い，6|6 にバッカルチューブ，E 2 1|1 2 E にブラケットを付け，.016″または.016″×.016″ Ni-Tiワイヤー（過蓋咬合には日本人用スピーの彎曲）を用いて主訴を改善し，咬合誘導につなげていくシステムで，限局矯正ともいう．その後の成長発育の助けを積極的に利用して，積極的咬合誘導を行い，非抜歯で安定咬合を確立できる場合も多くある．
⇨混合歯咬合期における治療，上顎前突過蓋咬合の早期矯正治療法，治療時期

## 月決処置料　monthly maintenance fee

矯正治療の計画に基づき，矯正装置の主線，弾線，スクリューなどの調整や床の削除・添加により歯・顎の移動・コントロールを行った際にかかる料金．なお矯正装置の取り扱い，口腔内衛生，栄養，日常生活，その他療養上必要な指導なども料金に含まれるのが一般的であり，１か月以内に２回以上処置を行っても処置料は１回のみとなる．完全トータル・フィー方式の場合には，月決処置料はすでに含まれているので請求できない．

## 強い力　heavy force〔ヘビーフォース〕

矯正力の大きさは便宜上，強い力（heavy force），弱い力（light force），最適矯正力（optimal orthodontic force）に大別でき，強い力とは矯正力が強く歯根膜の圧縮の度合いが大きいときに，圧迫帯に硝子様変性が生じて歯の移動が一時的に停止し，さらに力が持続すると穿下性吸収*（間接性骨吸収）が生じるような力をいう．臨床的に，ストーレー（Storey）らはエッジワイズ装置で400〜600gの力を，ベッグはベッグ法で100〜120g（場合によっては150g）の力を強い力としている．両者とものこの強い力は臼歯の移動に利用した．強い力は前歯部で硝子様変性が生じて，移動が停止することで臼歯を近心移動させ，前歯部が固定源となるいう考えであるが，歯根膜の面積比による固定の保たれ方によっては加強固定*が必要となる．

tr  trichion  ＝トリキオン

## 低位  infraversion

不正咬合*の個々の歯の位置不正*の1つで，咬合線に達しない位置に止まるものをいい，犬歯低位唇側転位や癒着による低位などがある．低位と反対に咬合線を超える位置をとるものは高位（挺出）とよばれる．

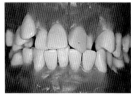

3̲|の低位唇側転位．

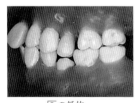

|5̲ の低位．

## 低位舌  low tongue, low lingual〔舌低位〕

低位舌とは安静状態において舌が下顎歯列内に低く充満した状態をいい，主に下顎前突症に随伴してみられる．下顎歯列自体には際だった不正がないことを特徴とするが，時として舌尖部が下顎前歯部を被覆していたり，下顎前歯間に空隙を求めることもあるため，巨舌症との鑑別が必要である．扁桃肥大*，鼻疾患などにより習慣化した口呼吸*に伴って生じる（呼吸障害性症候群）ともいわれ，原因の本態としてはまだ不明なところが多い．また唇顎口蓋裂*においては，上顎の劣成長による口腔容積の狭小に伴って舌の下降を生じ，類似の所見を呈することがある．

【処置】通常下顎前突の治療法に準じるが，鼻腔の拡大により鼻呼吸を容易にし，上顎の発育を促進することを目的として拡大ネジなどを用いて上顎骨の拡大を行うことが多い．なお明らかな原因が存在する場合は，その除去を第一に考慮し，必要があれば他科との対診を十分に行う．矯正力に対して舌圧が強い抵抗を示すと治療がきわめて困難となるため，矯正装置の使用に関しては，慎重な対応が必要である．

⇨沈下舌，呼吸障害性症候群，下顎前突

## 低位乳歯

infraocclusal deciduous tooth〔沈下乳歯〕

低位乳歯とは，咬合平面に達せず低位を示す乳歯をいい，主に混合歯列期や永久歯列期の晩期残存歯であることが多い．下顎第一乳臼歯あるいは下顎第二乳臼歯に好発する．咬合を営んでいた乳歯が何らかの原因によって歯槽骨と骨性癒着し，周辺の永久歯の萌出による咬合高径の増大に伴って相対的に低位を示すようになったものと理解され，その意味で沈下乳歯という同義語は不適当であるという説もある．

【原因】外傷や局所の代謝障害などが主たる原因であるといわれ，そのほかにも後継永久歯の欠如をはじめ多くの原因が報告されているが，いずれも確たる証明はなされていない．

【処置】永久歯の萌出期においては該当歯の抜歯による後継歯の咬合誘導，あるいは必要に応じて後継歯の矯正的な牽引などが施されるが，比較的早期である場合には暫間的な補綴的処置によって対処されることもある．

## DAW  double arch wire

セトライン（Cetline）によって上顎前歯を歯体移動によって後退させることを目的に考案されたワイヤーである．しかし，前歯圧下の反作用で大臼歯が遠心傾斜や挺出を起こすので，一般には普及しなかった．DAWは第一小臼歯から第一大臼歯にかけての.016″×.022″のセクショナルワイヤーと，これに鑞着した.016″×.016″の唇側弧線，および左右側中側切歯に装着した.016″×.022″ワイヤーからなる．前歯部セクショナルワイヤーの断端はフック状に屈曲されており，これを唇側弧線にかけることにより上顎前歯部に圧下力が加わる．また第一小臼歯から第一大臼歯は挺出し咬合高径が増加する．すなわち，現在では咬合高径の不足している下顎遠心咬合の治療初期に用いられ，まず咬合高径の回復をはかり生理的な下顎位がどのような位置にあるかを判断する．その後，

抜歯の必要性などを検討し，最終的な咬合を完成させる目的で使用される．

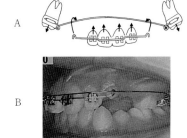

A：セトラインによるオリジナルDAWの力系．
B：口腔内写真．

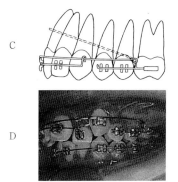

C：改良型のDAWの力系．D：口腔内写真．

**釘管装置** pin and tube appliance

1912年にアングル（Angle, E.H）により初期の歯列弓拡大装置を発展させる目的で考案された装置である．本装置は従来の歯列弓拡大装置が歯の傾斜移動のみであったのに対し，主線に鑞着されたピンが，帯環に鑞着された縦長のチューブに入り込むことによって歯根の移動も期待した装置である．本装置はさらに改良を受け調節可能な装置となったが，矯正力のコントロールが困難であったため，紐状弧線装置*の発達とともにほとんど使用されなくなった．現在では，ほとんど局所的な歯の小移動を目的として利用され，その代表例は上顎の正中離開である．本装置の作用機序は主線の有する弾性であり，主線に鑞着されたピンが帯環に鑞着されたチューブに連結したときに矯正力が働く．

【基本構造】

1）主線：弾性のある0.5mm線に矯正力の調節を目的としたバーティカルループを屈曲し，さらにピンを鑞着する．
2）帯環：帯環は唇頬面に歯軸に一致した方向のチューブが鑞着される．帯環の幅は4mm以上の幅を有するものを使う．
3）維持装置：長さ4mm以上，直径0.5～0.8mmのチューブを帯環に鑞着し，主線のピンを受け入れる構造を有する．
⇨唇側弧線装置

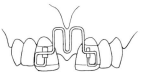

正中離開閉鎖用の釘管装置．

**テイクアップループ** take up loop

動的矯正治療終了後に使用する保定装置のワイヤーに付与されるループである．通常，犬歯と小臼歯間に屈曲され直径7～10mmのU形を呈する（図1）．唇側線はこのテイクアップループの部分で調整され，その結果，口腔内に保定装置は適合する．また矯正用エラスティックをかけるフックとしても使用される（図2）．

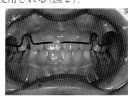

図1

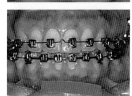

図2

**抵抗源** ＝固定源

**抵抗歯** ＝固定歯

**抵抗中心** center of resistance（C Res）

歯の抵抗中心は，歯の歯体移動を生み出す単一の力が作用する歯の中の点であるとされる．歯の中の移動に対する抵抗中心は数学的分析によって

考察される．無重力空間における自由物体にとって，物体の中心と抵抗中心は一致する．しかし，部分的に骨の中に埋入している歯のように，一部が制限された物体にとっては，抵抗中心は抑制する要因の特徴によるのと同様に，物体の形態によって決定される．抵抗中心の位置は単根歯では歯槽頂から根尖までの1/2から2/3，多根歯では根分岐部付近にあるといわれる．⇨歯の移動方法と移動の際の支点の位置，歯根の移動，回転中心

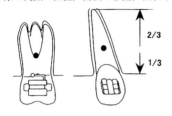

**挺出** extrusion, elongation ＝高位

## ディスキング法　disking

　混合歯列における乳歯の削合により永久歯の萌出を誘導したり，軽度のスペースディスクレパンシーのある場合に永久歯とくに前歯を削合することにより，歯冠幅径を小さくする目的でダイヤモンドディスクやオーソファイル®（電動コントラ接続）などを用いて隣接面のエナメル質の削除を行う方法である．ディスキングを行う際には次のことに注意すべきである．
　1）削除量はエナメル質の厚さの1/2を超えてはならない．エナメル質の削除量は下顎6前歯で2mm前後，上顎6前歯部で4mm程度の削除が為害作用なく削合できる量であるとされている（詳細はP.3の「IER」の【隣接面エナメル質の削除】の項目参照）．
　2）接触面にステップを作らず，正常な接触関係が維持できるような形態を作る．
　3）ディスクを最初から使うのではなく，ストリップスを利用して，接触部位を拡大してからディスクを使用する．
　4）ディスキング後はフッ化ナトリウムや酸性フッ素リン酸溶液などのフッ化物塗布を行い，う蝕予防をはかることが望ましい．また知覚過敏を抑えることもできる．
　5）何よりも歯冠幅径を小さくする目的で行うので，隣接面に平行にストリッピングを行うことが大切である．そのためには歯の排列が一段落してから行うと，ストリッピング（ディスキング）の範囲が明確となり効果的である．
⇨IER，ストリッピング，非抜歯の延長線上の抜歯（遅れて抜歯），スローエクストラクション，抜歯の延長線上の非抜歯（結局非抜歯）

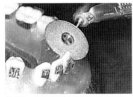

捻転のない場合は両刃を使用．

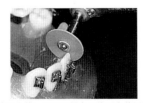

捻転を伴っている場合は片刃を使用．

## ディスタルエンドカッター
distal end cutter

　口腔内でバッカルチューブの遠心に突き出た余剰なアーチワイヤーの切断に使用される．ディスタルエンドカッターの先端はL字型になっており，バッカルチューブの遠心端に到達できる．ディスタルエンドカッターは刃部を欠損させないためにも.020″以下のラウンドワイヤー，.022″×.028″以下の角ワイヤーの切断に使用する．口腔内に切断片が飛ぶのを防ぐために切断片が把持されるセイフティディスタルエンドカッターがある．

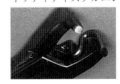
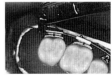

## ディスタルシュー　distal shoe
⇨クラウンディスタルシュー

## ディスタルステップタイプ　distal step type
⇨乳歯列期，ターミナルプレーン

## ディスプレースメント　displacement
　ディスプレースメントとは，下顎閉鎖路が下顎

安静位から始まり，中心咬合位にいたるまでの間に咬合の不調和により発生する下顎の変位のうちスムーズでないものをいう．歯の亀裂や疼痛，歯周組織の損傷を伴うことが多い．ディスプレースメントには側方で発生するものと矢状方向で発生するものがある．

1．側方でのディスプレースメント：しばしば片側性の交叉咬合にみられ，とくに正中のずれがある場合には側方へのディスプレースメント（lateral displacement）の存在を疑うべきである．ディスプレースメントを伴う片側性の交叉咬合では矯正装置により上顎歯列弓を対称的に拡大し，咬合の障害（咬頭干渉）を早期に除去しておく必要がある．

2．矢状方向でのディスプレースメント：矢状方向におけるディスプレースメントは切歯における早期接触を原因として起こることが多く，しばしば下顎の咬み込みすぎ（over closure）を伴う．

1）前歯部におけるディスプレースメント
①切歯が切端咬合となるような中等度のアングルⅢ級症例では，側方歯群を咬合させるために下顎を前方に変位させる．これは乳臼歯の早期喪失によって起こる習慣的Ⅲ級咬合の場合がほとんどであるが，中には乳歯の早期喪失がまったくみられない症例でも起こることがある．中等度のマイナスのオーバージェットとプラスのオーバーバイトを有する症例では切歯が容易に切端咬合となるかどうかを診査し，切端咬合が可能であれば早期に矯正治療を始めるべきである．
②上顎側切歯が舌側転位しており下顎切歯の舌側で咬合している場合にも前歯部でのディスプレースメントは起こる．この場合，ディスプレースメントの量は比較的軽度であり，咬み込みすぎの状態はみられない．他のディスプレースメントと同様に，変位された位置で側方歯群の咬合が確立する以前に咬頭干渉を早期に改善しておくべきである．

2）臼歯部におけるディスプレースメント
臼歯部におけるディスプレースメントは抜歯により後方の支持を失った場合に最もよくみられ，しばしば下顎の咬み込みすぎや筋の疼痛を伴うことがある．この場合，後方歯の修復を行うことにより咬み込みすぎもディスプレースメントも改善される．このようなディスプレースメントは歯の萌出期間を通して長期にわたって形成されることが多いため，可能なかぎり早期に，つまり咬合の発育の間に咬合の不調和を改善することが賢明な方法である．咬耗していない乳犬歯や咬合平面より挺出している乳犬歯では，何か形態的，機能的問題が存在するか，またはそれが発現する兆候を示すということを疑ってみることがきわめて大切である．
⇨デビエーション，下顎の習慣的位置

### ディッシュインフェイス（ディッシュインアピアランス） dished-in face（dishedin appearance）
＝三日月様顔貌，皿状顔貌

### ティップアップ（ダウン）ベンド tip up(down)bend
抜歯空隙が閉鎖して，前歯のバイトをもう少し挙げたいとき，上顎犬歯・小臼歯の間と小臼歯・大臼歯間にそれぞれバイトオープニングのためのティップアップ（ダウン）ベンド，アンカレッジベンドを付与する．その角度はオーバーバイトの残留状態で異なるが，約5°（最大10°）程度である．つまり小臼歯を中心に切歯部と大臼歯部を圧下するようにベンドを付与する．それにより，切歯部に，さらにトルクが作用し，大臼歯は遠心咬頭がディスクルードされることになる．
⇨バイトオープニングベンド，KBテクニック，KBTマルチブラケットシステム

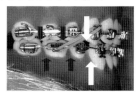

ティップアップ（ダウン）ベンド（白矢印）．

### ティップエッジブラケット tip edge bracket
1937年，スベッド(Sved, A.)によって考案されたスベッドタイプブラケットから派生したブラケットである．スベッドタイプブラケットが開発された後，1971年，Perlow, J.によってPBMブラケットが考案された．PBMブラケットは歯を傾斜させすぎてしまうため，ある程度傾斜が起こるとストッパーにより傾斜が抑制されるLTDブラケット(1985年)が開発された．このように改良を経たのち，1986年にKesling, P.C.によりティップエッジブラケットが考案された．ティップエッジブラケットはエッジワイズ法で用いられるシングルブラケットに26°のティップが付与されたもの

である．このティップにより，歯の傾斜移動を行いながらトルクとティップのコントロールをストレートアーチワイヤーによって与えることができる．この26°のティップは，ラウンドワイヤーとの組み合わせによりフリクションフリーの考え方で作製されている．しかしケスリングにより開発されたティップエッジブラケットの26°のティップでは傾斜させすぎとなってしまうため，亀田は1986年に最大限に傾斜しても6°のティッピングですむようなKBホリゾンタルブラケット*（KB horizontal bracket）を開発した．⇨KBテクニック，KBTマルチブラケットシステム，ティップアップ（ダウン）ベンド

**ティップバックベンド** tip back bend
大臼歯の近心傾斜を防いで歯体で抵抗させたり，歯軸を遠心に傾斜させるためにアーチワイヤーの垂直面で行う屈曲をいい，エッジワイズ法におけるワイヤーベンディングのセカンドオーダーベンドに含まれる1つの方法である．ディスタルティッピングベンド（distal tipping bend）ともいう．そ

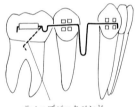

ティップバックベンド．
犬歯の遠心移動に用いられるセクショナルアーチの調節ベンド．

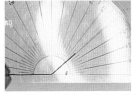

ベッグのアンカレッジベンドは，かつてはティップバックベンドといわれていた．

のうち，大臼歯バッカルチューブ近心部に付与されたティップバックベンド（大臼歯の固定のための曲げ）をベッグ法においてはアンカレッジベンドという．⇨ツイードの準備固定

**Tピン** T-pin
ベッグ法でよく用いられる横長のロックピン*である．ラウンドワイヤーとともに用いることによって歯を近遠心的には傾斜させずに唇舌的に傾斜させる考え方（鉄棒の原理）からできている．しかし唇舌的に歯軸を保持停止させる場合には角型ワイヤー（リボンアーチワイヤー）と組み合わせることができる．TピンにはローテーションTピン（セイフティーTピン*），90°Tピン（オーディナリーTピン*），10°Tピン*，ユニバーサルTピンの4種類がある．ローテーションTピンは原則的に2本のワイヤーをロックするときに用いられ，90°Tピンは1本のワイヤーをロックするときに用いる．しかし現在ではほとんどローテーションTピンが頻用されている．10°TピンはステージⅢでオーバーアップライトした歯軸を保持するために用いられる．

**T-ピンビルトインブラケット** T-pin built-in bracket ＝ロウフリクションブラケット

**ディファレンシャルフォース** differential force
歯を移動するために力を個々の歯に働かせた場合，歯根の形，大きさ，数によって歯の反応は異なる．たとえば，単根歯と複根歯の間に牽引による矯正力を働かせた場合，加えた力が単根歯の移動に適した弱い力であるなら，複根歯は固定源となり，移動せずに単根歯が移動する．逆に複根歯の移動に適した強い力であるなら，単根歯には過剰な力が加わり圧迫側歯根膜に硝子様変性が起き，穿下性吸収が起きるまで移動は停止される．また，両者の中間の力を加えると単根歯，複根歯ともに移動する．このような現象を起こす矯正力をdifferential force（差動矯正力）という．この概念は1952年ストーレーとスミス（Storey ＆ Smith）により実証されている．実験にはエッジワイズ法の装置を利用した．150〜250gの弱い力の範囲では犬歯が移動し，400〜600gの強い力では臼歯群が移動し，300g程度の中間の力の長期間使用では双方が移動すること（相反移動：reciprocal movement）を証明した（1952）．

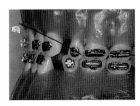

またベッグ法はこの理論を臨床に応用することにより歯や前歯群の後退，臼歯群の近心移動を自由に行い，目的に適した力の組み合わせによって歯・歯群の移動を行っている．ベッグ法では細いワイヤーと縦長のブラケットを使用して，傾斜移動を主体としたライトフォースを用いるため，ストーレーとスミスの主張した力よりも弱い力，つまり前歯部の後退には，70g(60〜70g)，前歯部臼歯部の相反固定には80〜100g，大臼歯の近心移動には100〜120g(場合によっては150g)という力を利用している．しかし臨床的には，①各歯の歯根面積(mm²)，②上下顎第一大臼歯抜歯症例による固定の保たれ方，③第二小臼歯抜歯症例の歯根面積による固定の保たれ方，④上下顎第一大臼歯が喪失して，代わりに第二大臼歯を固定源として用いたときの歯根面積による固定の保たれ方，⑤上下顎第一大臼歯が喪失して，さらに上下顎第一小臼歯を抜歯したときの固定の保たれ方(いわゆる8本抜歯の場合)などを踏まえて，検討し，固定が喪失する可能性がある場合には何らかの加強固定を行う必要がある．

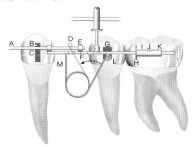

StoreyとSmithのディファレンシャルフォースの実験．A＝.020″セクショナルワイヤ(前歯部)．B＝犬歯に付与したバッカルチューブの計測基準点．Cバンドに付けたバッカルチューブ．D＝スプリングをアクティブにした状態．E＝後方にスライドを可能にするためのアタッチメント．F＝スプリングのアクティベーションの方向．G＝第二小臼歯バンドに付けたブラケット．H＝アーチワイヤに付与したストップ．I＝第一大臼歯バンドに付けたバッカルチューブ．J＝第一大臼歯バッカルチューブ上の計測基準点．K＝アーチワイヤの自由縁．L＝スプリング上に付与したステープル．M＝アクティブにしていないときのスプリング．

## Tループ　T loop

マルチブラケット装置による治療において，アーチワイヤーに付与されるループの形態の1つである．名称のとおり「T」の字の形態をしたルー

プで側方歯および前歯部のレベリングによく用いられる．またエラスティックフックとしても用いられる．使用するワイヤーの距離が長いために，緩和で持続性のある適正な矯正力を歯に作用させることができる．

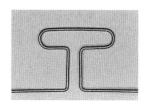

## ディレクター

director　＝リガチャーディレクター

## D-レクトワイヤー　D-rect wire

細いワイヤーを編み込んだ角線で，8本線のものと9本のものとがある．サイズは上顎用，下顎用として数種類があり，選択できるようになっている．治療初期のレベリングに用いられ，またトルクコントロールが早期から可能で，D-レクトワイヤーを屈曲することもできるが，トルク入りブラケットを使うことによってさらにその操作は容易となる．

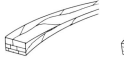

フォース8．　　　フォース9．

## D1トリソミー症候群　D1 trisomy syndrome

染色体の異常による疾患で，D群染色体13番のトリソミーに起因するものである．顎顔面領域における症状は小顎症，唇顎口蓋裂，舌尖部裂などである．全身的には小頭症，難聴，白内障，紅彩欠損，ときに無眼を呈するものもある．四肢にも異常を呈し，また，脳，心臓をはじめとする主要臓器の多発奇形をともない，そのほとんどが早期に死亡する．

## 適応型の嚥下行動

adaptive swallowing behaviour

適応型の嚥下行動とは，口唇の長さが著しく不十分であるか，または上顎と下顎の切歯関係にお

ける不正のためかのどちらかを原因として起こり，さらにその不正咬合の矯正治療を行った後の新しい歯の位置に再び嚥下の行動型が適応するものをいう．適応型の嚥下行動の具体的な例をあげると，口唇の長さが不十分である場合，ならびに切歯関係の不正が原因である場合においてオーバージェット*が大きいときには，前方での口腔の閉鎖は舌と下口唇との間を接触させることにより得られる．下顎安静位において，舌は下顎切歯切縁上に位置し，嚥下は舌をこの位置に保ったまま，しかも上顎と下顎の歯が離開した状態で行われるのである．また切歯関係の不正が原因で，かつオーバージェットが比較的大きい場合には，下顎の習慣的位置が前方位であれば，無意識に行われる嚥下行動は常に下顎をこの位置にして行われる．そして，前歯が開咬状態またはオーバーバイト*が不十分であるときには，習癖や垂直的な骨格型の不正などの因子が作用していることが多く，嚥下運動中には舌は離開している上顎と下顎の切歯の間に前方移動する．このような適応型の嚥下の行動型を，矯正治療によって移動された後の，歯の位置に適応しない異常嚥下癖*と区別するための臨床的な基準は以下のとおりである．
1）嚥下の行動型のうちの多くは適応型であり，適応が可能である要因，すなわち大きく不足している口唇，大きなオーバージェット，拇指吸引癖などによって引き起こされたオーバーバイトの不足などを見きわめること．
2）オーバーバイトが不足している場合の異常嚥下癖では舌前突癖を有し，また外観上では下顔面高が増加している．
3）異常嚥下癖においては口腔周囲筋の相当量の緊張を伴い，舌は適応型の嚥下の行動型よりもさらに前方に強く突出される．
4）異常嚥下癖では，しばしば舌をもつれさせるなどの現象がみられる．しかし，子供の場合には舌がもつれるような現象を呈しても，その多くは正常な嚥下なので注意が必要である．
　しかし適応型の嚥下の行動型と異常嚥下癖とを明確に区別するための基準は何もなく，異常嚥下癖の唯一の証拠は矯正治療後の後戻りである．

## デヒィシェンス　dehiscence
　デヒィシェンスとは，皮質骨が歯頸部より歯根方向に向かってV字型に何らかの原因で"欠如している状態"をいう．もちろん，自然の状態でも歯槽突起が狭く，細長い上下顎前突や骨格性下顎前突の下顎前歯部の歯槽突起で生じやすいが，矯正歯科治療などでその患者の歯槽突起の状態に適合した歯の移動をしなかった場合（多くは骨吸収量が多すぎたり，歯の移動方法に問題があった場合，あるいは患者のインナービューティを考慮しない場合）にも生じる．CBCTなどで歯根の位置と海綿骨の溝の状態を確認しながら，患者の歯周環境を矯正歯科治療によってさらにエイジングさせない歯の移動が重要である．
⇨フェネストレーション

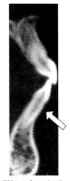

デヒィシェンス．

## デビエーション　deviation
　デビエーションとは下顎閉鎖路が下顎の習慣的位置から始まり上顎と下顎の歯が中心咬合位となったとき，下顎が中心位にあるようなスムーズな変位をいう．つまりデビエーションは下顎の習慣的位置と共存している．下顎の習慣的位置*では上顎と下顎の歯の咬頭間距離は増加しており，下顎頭が関節窩内の前方にある．下顎頭がこの位置から上方および後方へ向かう下顎閉鎖路を経て上顎と下顎の歯が最大に咬合したとき下顎は中心位にある．しばしばアングルⅡ級の上顎前突症例でオーバージェットが大きい場合にみられるが，通常は筋または関節の疼痛がなく歯周組織の損傷，歯の亀裂を伴わないことから，一般的にはとくに治療を必要としない．そして，適正な矯正治療を行うと下顎は習慣的位置に移動する必要がなくなり，デビエーションは消失する．
⇨ディスプレースメント

## デュアルバイト　dual bite　＝二態咬合

## デラローサの鉗子　De La Rosa's pliers
　帯環形成鉗子の1種で，バンドカンタリングプライヤー*よりもビークの形が大きく彎曲が強い

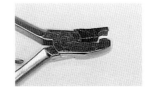

ので大臼歯の賦形に適している．またワイヤーベンディングの際，前歯部のアーチを屈曲するのに用いられることがある．

### デルタループ　delta loop

マルチブラケット装置による治療においてアーチワイヤーに付与されるループの形態の1つである．トライアングルループ*と似ているが，作用は異なり，通常ダブルデルタループとしてスペースはクローズに使用される．使用するワイヤーが長いため持続的な矯正力を歯に作用させることができ，一般的にはスペースクローズにはクローズドバーティカル(ヘリカル)ループ*が使用される．

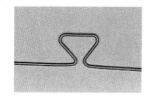

### 転位　malposition

不正咬合*の個々の歯の位置不正*の1つで，転位の方向により次のようなものに分けられる．
1) 近心転位(mesioversion)：歯列弓内での正常位から正中線により近くなっているもの．
2) 遠心転位(distoversion)：歯列弓内での正常位より正中線から遠ざかっているもの．
3) 唇側転位(labioversion)：歯列弓内の正常な位置より唇側(外側)にあるもの(切歯，犬歯に適用)．
4) 頰側転位(buccoversion)：歯列弓内の正常な位置より頰側(外側)にあるもの．
5) 舌側転位(linguoversion)：歯列弓内の正常な位置より舌側(内側)にあるもの(上下顎に適用されるが，上顎の場合は口蓋側転位ともいう)．
(次頁の図参照)

### 電解研磨器　electrolytic polisher

鑞着操作やアーチワイヤーによって生じる酸化膜の除去および研磨のための装置である．またライトワイヤー法では角型のアーチワイヤーの側方歯部を電解作用によって細くするためにも使用されている．基本的には整流器，トランス，電圧器，電流計および電解槽を備えている．電解槽には陰極用のステンレス鋼板，陽極には試料挟み用のクリップが用意されている．電圧は一般に直流5〜10Vで，電流は試料の大きさによって異なるが，最大10A程度の容量を必要とする．電解効率は電解槽の液温によって大きく影響を受けるので，自動的に液温が制御できるものが良い．電解液は使用合金によって異なるが原則として，酸性酸化物を生成する合金にはアルカリ性の液，塩基性酸化物を生成する合金には酸性の液が望ましい．これに緻密で滑沢な表面に仕上げるための緩衝剤(主にグリセリン，寒天，アルコールなど)が添加される．合金の種類別では，非金属合金であるコバルトクロム合金や18-8ステンレス鋼などには正リン酸や過塩素酸，貴金属合金にはとくに電解研磨は必要としないが，シアン化物の液が適する．しかしシアンの毒性，過塩素酸の20℃以上での爆発性には注意を要する．

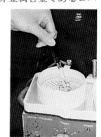

### 電気溶接機
＝スポットウェルダー

### 典型正常咬合　typical normal occlusion

典型正常咬合とはある集団ないし民族あるいは人種別に最も共通している特徴のある正常咬合*をいう．

### 電磁波の生体および矯正装置に対する影響

effects of electromagnetic fields on human body and orthodontic appliances

電磁波は大きく分けて高周波と低周波に分けられる．高周波を発する機器の代表的なものとしては，携帯電話や電子レンジがあげられる．低周波は多くの電子機器で発生しており，口腔周囲で使用するものとしては，電動歯ブラシ，シェーバー，光重合レジン用照射器，歯科用ユニットに付属しているエンジンなどがあげられ，とくにモーターを内蔵しているものからは発生しやすい．

高周波の生体に対する影響としては，電界と磁界の影響がある．これらは遠方まで届く反面，金属板などで容易に防御することが可能である．基本的な生体に対する作用は，組織の発熱作用である．これに対して，低周波領域での生体に対する影響は，電界ではなく，ほぼ磁界による影響であ

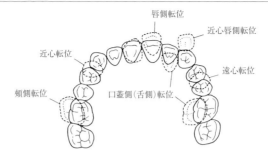

図1 咬合面からみた転位(Andersonより引用改変).

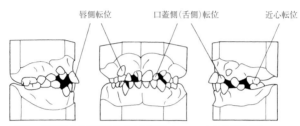

図2 側面および正面からみた転位(Salzmannより引用改変).

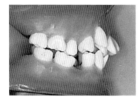
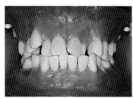
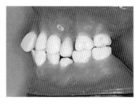
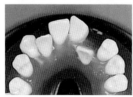

図3 1|1 の唇側転位,2|2 の口蓋側転位,3|の低位唇側転位.

ると考えて良い.これは金属や人体,コンクリートなどを容易に通過するため,防御はきわめて困難である.

防御方法は,磁界源を除去するか,距離を取ることである.最近の研究から,口腔内に装着した金属製の装置(矯正装置を含む)やインプラント,義歯の金属部分,金属製の補綴物などの修復物など,金属の種類に関わらず,電動歯ブラシや光照射器などが発する磁界源がそれらに近づくことにより,それらの中に誘導電流が発生することがわかっている.

この誘導電流は,それらを構成する金属を腐食させ,その構成成分を溶出することが報告されている.とくにステンレススチールでは,その構成成分のニッケルの溶出が金属アレルギーの一因となる可能性があるため注意すべきである.

**テンションゲージ** tension gauge

矯正治療に用いられる顎内あるいは顎間ゴムやコイルスプリングの強さなどを測定する測定器で

ある．測定する強さによりライトフォース用（0〜50g），ヘビーフォース用（0〜500g）があり，使い分けられる．テンションゲージは棒状の形態で，一方には鉤が付いており，エラスティックの牽引力を測る．もう一方には溝が刻まれており，弾力線の強さやコイルスプリングの強さを測定できる．

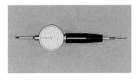

**デンタルＸ線写真** dental X-ray photograph

矯正治療を行うすべての症例について，全顎のデンタルＸ線写真またはパノラマＸ線写真を撮影する．一般に歯列弓の大きさによって異なるが，乳歯列弓では6枚法，混合歯列弓では10枚法，永久歯列弓では10枚法あるいは14枚法で撮影する．【観察の要点】①歯数の過不足（過剰歯，欠如歯の有無），②混合歯列弓期の歯の交換の様相（後継永久歯の萌出状況と歯根の形成状態，乳歯歯根の吸収状態），③未萌出歯の埋伏状態（方向や位置），④歯根の形態や吸収の有無，⑤硬組織疾患の既往歴やその処置の判読，⑥歯槽骨の状態（吸収の有無，緻密性），⑦歯根膜腔の肥厚状態，アンキローシスの有無．⇨Ｘ線検査

**トゥースサイズレシオ**　tooth-size ratio

　正常咬合では，上顎と下顎の歯の歯冠近遠心幅径に高い相関があり，上下顎の歯の大きさが調和するといわれている．この上顎と下顎の歯の歯冠近遠心幅径の総和の比率をトゥースサイズレシオ(tooth-size ratio)という．このトゥースサイズレシオの分析は，ボルトン(Bolton)，スティフター(Stifter)，松本，螺良らによる上下顎6前歯の歯冠近遠心幅径の総和の比率，すなわちアンテリオールレシオ*(anterior ratio)と，上下顎中切歯から第一大臼歯までの12歯の歯冠近遠心幅径の総和の比率，すなわちオーバーオールレシオ*(over-all ratio)を扱ったものが一般的である．その他にもステッドマン(Steadman)による上下顎前歯部のみの歯冠近遠心幅経だけを扱ったもの，ネフ(Neff)による上下顎前歯部の歯冠近遠心幅径の比率とオーバーバイトとの関係を扱ったものなど種々の分析法がある．

1）アンテリオールレシオ(anterior ratio)
①計測方法：石膏模型上で，上下顎左右側中切歯から犬歯までの歯冠近遠心幅径をキャリパスで計測する．

②計算方法
$$\frac{\text{下顎6歯の歯冠近遠心幅径の総和(mm)}}{\text{上顎6歯の歯冠近遠心幅径の総和(mm)}} \times 100\%$$

2）オーバーオールレシオ(over-all ratio)
①計測方法：石膏模型上で上下顎左右中切歯から，第一大臼歯までの歯冠近遠心幅径をキャリパスで計測する．
②計算方法
$$\frac{\text{下顎12歯の歯冠近遠心幅径総和(mm)}}{\text{上顎12歯の歯冠近遠心幅径総和(mm)}} \times 100\%$$

　アンテリオールレシオ，オーバーオールレシオともに，グラフの横軸上に下顎の歯冠近遠心幅径の総和を，縦軸上に上顎の歯冠近遠心幅径の総和をプロットし，その交点で表す．グラフ上の3本の線のうちの中央の太線は平均値を示し，両端の細い線はそれぞれ＋1SDと－1SDを示している．実際の計測値がアンテリオールレシオ，オーバーオールレシオの両端の細い線の内側，すなわち平均値±1SDの範囲内であれば，犬歯および大臼歯咬合関係がⅠ級となり，良好な咬合状態を呈するということになる．トゥースサイズディスクレパンシーが主として前歯部にあるときにはアンテリオールレシオの分析値が標準偏差より逸脱する．また，トゥースサイズディスクレパンシーが主として臼歯部にある場合にはアンテリオールレシオの分析値が平均値±1SD内にあるが，オーバーオールレシオの分析値は標準偏差内より逸脱することになる．トゥースサイズレシオの合わな

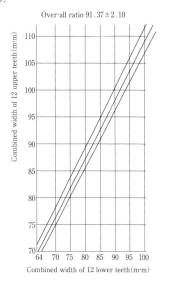

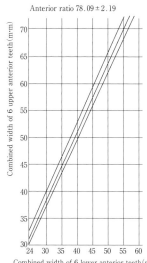

い症例ではストリッピング(stripping)の必要な部位，ならびにその量を判定することができ，当該部位のストリッピングを行うことにより犬歯および大臼歯咬合関係のⅠ級化を確立することができる．下顎切歯が3本しかない症例(スリーインサイザルケース*：three incisor case)の治療方針を決定するには，本分析法がとくに有効である．このように，本分析法を用いると歯冠近遠心幅径の不調和，つまりトゥースサイズディスクレパンシー(tooth size discrepancy)がどこにあるかということ，さらにその量も知ることができ，診断の一助として非常に有効である．

⇨IER，ストリッピング，ディスキング法

**トゥースポジショナー**　tooth positioner

ケスリング(Kesling, H.D., 1945)により考案されて以来，保定装置*として使用されるようになったが，とくに抜歯症例用として価値がある．動的治療終了時に印象を採得し，模型上で個々の歯を切り離しワックスにより再排列を行い，この模型を用いてトゥースポジショナーを作製する．この装置は，通常弾性ゴムや高分子材により作られる．弾性軟性レジン製のポジショナーは，歯の小移動，空隙閉鎖，側方歯群の咬合関係のわずかなずれの修正などが可能である．このように三次元的な歯のコントロールが可能であることからワーキングリテーナー*(working retainer)またはアクティブリテーナー(active retainer)とも称されており，精密咬合仕上げ用としても使用することが可能である．さらに，日本人の歯牙素材の大きさ，歯列弓の大きさについての亀田らの研究(1982)から作製された既製のトゥースポジショナーも市販されており，プリフィニッシャー*(prefinisher)と称されている．動的治療終了後に歯面の研磨を十分に行った後，付属の計測器により上顎犬歯間幅径を計測し，犬歯間幅径に適合したプリフィニッシャーを選択して使用する．なお，犬歯間幅径の計測は上顎犬歯遠心隣接面部から尖頭および切端上を通過し，反対側犬歯遠心隣接面部まで行う必要がある．トゥースポジショナーあるいはプリフィニッシャーを保定装置として装着，使用するには夜間のみ比較的パッシブに用いるが，精密咬合仕上げ用として使用するには昼間4～6時間のうち1時間(15分：咬み込む×4回)，とくに咬み込む訓練が必要であり，また夜間も使用することが重要である．患者が確実に使用している

ことを確認する方法として，来院時持参したプリフィニッシャーの白濁(昼夜使用)や半白濁(夜間使用)で確かめられる．また最近ではホワイトニングジェルと組み合わせて咬み込むことにより，歯のホワイトニングと歯列の保定を同時に行う試みも広く行われている．

⇨プリフィニッシャー，保定

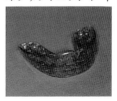 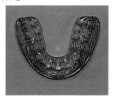

**頭蓋指数**　cephalic index

頭の形態には2種の基本的な形がある．すなわち長頭型と短頭型であり3番目として両者の中間に位置する中頭型である．頭蓋指数はこの頭の形態を評価する指数で，頭の長さと幅との比で表される．長頭型の頭は前後的に長く比較的細いのに対し，短頭型では前後的には短いが幅のある形をしている．一般に頭蓋指数は長頭型が75.9以下，中頭型が76.0～80.9，短頭型が81.0以上といわれているが，さらに細分化した頭蓋の区分もある(下表)．日本人の平均は男子84.3，女子85.8となっており短頭型のうちでも超短頭型に属する．

⇨頭部の成長発育

頭蓋指数 cephalic index =
最大頭幅径／最大頭長径×100

| | |
|---|---|
| 75.9以下 | 長頭型(黒人に多い) |
| 76.0～80.9 | 中頭型(白人に多い) |
| 81.0以上 | 短頭型(日本人に多い) |

頭型(頭示数)の区分

| 頭　型 | 男　子 | 女　子 |
|---|---|---|
| 過 長 頭 | X～70.9 | X～71.9 |
| 長　　頭 | 71.0～75.9 | 72.0～76.9 |
| 中　　頭 | 76.0～80.9 | 77.0～81.9 |
| 短　　頭 | 81.0～85.4 | 82.0～86.4 |
| 過 短 頭 | 85.5～90.9 | 86.5～91.9 |
| 超 短 頭 | 91.0～X | 92.0～X |

**頭蓋底**　cranial base

脳頭蓋の底部を構成し，頭蓋腔へ出入りする脈管と神経を通じる部分である．内面を内頭蓋底，外面を外頭蓋底という．頭蓋底を構成する骨は軟

骨内骨化により形成され，骨質は主として海綿質でできている．矯正学では頭蓋底を頭部X線規格側貌写真上で図形的に捉えることとしている．すなわち，頭部X線規格側貌写真上での頭蓋底は，セラ*(S)，ナジオン*(N)およびバジオン*(Ba)を用いるのが通法で，このうちセラ-ナジオン(S-N)を前頭蓋底，セラ-バジオン(S-Ba)を後頭蓋底と考えている．しかし，バジオン(Ba)を設定できない場合は，アーティキュラーレ*(Ar)を代用したり，ボルトンポイント*(Bo)を使用する．また，S-Nは純粋に前頭蓋底の成長だけでなく前頭骨の成長も加わっている．以上の頭蓋底の軟骨結合の成長が抑制されると，早期に石灰化による結合の完成あるいは発育が遅れてしまい，頭蓋底は矢状方向に短くなる．結果として，中顔面や上顎の成長不良となり臨床的には上顎の後退となって現れる．⇨頭部の成長発育

**動的矯正装置(狭義の矯正装置)**
orthodontic appliance
　不正咬合の改善の目的で利用される装置の中で，とくに歯の移動を目的とした装置，つまり動的矯正治療を目的とした装置の総称である．本装置の概念の範疇に含まれる装置は次のとおりである．①マルチブラケット装置，②舌側弧線装置，③双線弧線装置，④唇側弧線装置，⑤アクティブプレート，⑥その他．⇨矯正装置

**頭部X線規格写真**　roentgenographic cephalogram〔セファロ(グラム)〕
　頭部X線規格写真は一定の規格のもとに撮影された頭部のX線写真で，1931年ブロードベント(Broadbent)，ホフラート(Hofrath)らによって紹介され，頭蓋顔面部の成長発育の研究に用いられた．1948年，ダウンズ(Downs)により臨床面での症例分析における応用が始まり，現在，矯正歯科の診断に必須となっており，顎顔面の成長発育の研究，顎顔面頭蓋の形成異常の把握，不正咬合の診断およびそれに伴う予後の把握，矯正治療の評価などの目的で用いられている．なおセファログラムともいわれる．
1. 一定の規格
1）頭部固定装置のイヤーロッド*を外耳孔に挿入し，頭部を固定する．
2）中心X線の照射方向が側面の撮影時にはイヤーロッドの軸と一致すること．
3）被写体と管球の焦点との距離(150cm)，ならびに被写体とフィルム間の距離(15cm)が常に一定であること(側面の頭部X線規格写真では正中矢状面とフィルム間の距離が一定である)．
　頭部の固定位置によって側貌位(90°)，前後位，斜位(45°，30°)の写真が撮影でき，それぞれ頭部X線規格側貌写真*，頭部X線規格正貌写真*，頭部X線規格斜方写真*といわれている．また，撮影時の下顎の状態により中心咬合位，安静位，早期接触位，最大開口位での写真が得られる．
2. 頭部X線規格写真の長所，短所
【長所】
1）外側から観察できない頭蓋内部構造を写し出す．
2）X線量の調整により硬組織と軟組織を同一映像の中に写し出すことができる．
3）異なった個体を同一条件下で撮影できる．
4）同一個体を経時的に撮影できる．
5）治療の効果を判定できる．
【短所】
1）正面像，側面像とも二次元的表現である．
2）映像は拡大，ゆがみおよびボケによって，必ずしも個体の形態を正しく表現しない．
3）軟組織，硬組織の詳細な各部組織の像を分離できるとはかぎらない．
4）放射線の被曝を受ける．
3. 頭部X線規格写真の直視的観察
　頭部X線規格写真は計測を行う目的のために考案されたものであるが，通常のX線写真として観察することもでき，以下の形態や疾患などの直接観察が可能である．
1）脳頭蓋の形態．
2）顔面頭蓋の形態と大きさ，脊椎などとの各部の相互関係．
3）顎骨と舌骨および脊椎との位置関係．
4）トルコ鞍の形態：下垂体の発育異常はトルコ鞍の形態に影響を与える．
5）顎顔面の軟組織の形態．
6）口唇の形態．
7）舌の形態．
8）鼻咽頭の疾患：アデノイドの有無など．
9）第三大臼歯の存在と埋伏歯の位置，方向の確認．
4. 頭部X線規格写真の応用法
1）頭部の成長発育の研究ならびに人種の形態的特徴の比較ができる．

2）不正咬合の形態的な診断：顎骨の形態，顎骨と歯との関係，また顎骨と軟組織との関係などを把握することができる．
3）矯正治療前後の顎骨ならびに歯の位置の変化を検討することができる．
4）治療計画の立案に利用できる．

**頭部X線規格写真による機能分析法**
functional analysis with lateral roentgenographic cephalogram(Thompson's functional analysis)
〔トンプソンの機能分析〕

　トンプソン(Thompson)により発表された方法で，下顎安静位と中心咬合位の頭部X線規格側貌写真の撮影を行い，得られた2枚のフィルムをトレースしてS－N平面で重ね合わせることにより，下顎安静位から中心咬合位までの経路における下顎の変位の方向を把握しようとするものである．この下顎の運動経路は下顎閉鎖路(path of closure)といわれ，顎関節を軸とした回転を伴う運動であるため，下顎前歯部と下顎頭部では変位の様子が異なる．その変位の方向は下顎切歯点の変位の方向で表される．機能的正常咬合の場合，咬合閉鎖路は下顎切歯点が描いた円弧の弦の方向が上前方に向かうものであり，機能的下顎遠心咬合では咬合閉鎖路は後上方に，機能的下顎近心咬合では機能的正常咬合よりもさらに前方に向かうことになる．この方法の短所は，基準となる下顎安静位の客観的な決定法がないことであり，より正確な分析のためには2枚以上の下顎安静位の頭部X線規格側貌写真を撮影し，その変動の有無を検討する必要がある．

1）計測点：
　　I：咬合位における下顎前歯切端
　　I'：下顎安静位における下顎前歯切端
　　D：後頭骨基底下縁上における下顎頭の中点
　　Gn：咬合位におけるグナチオン
　　Gn'：下顎安静位におけるグナチオン
2）閉鎖路の方向：閉鎖路の方向は∠II'－SNによって評価する．機能的正常咬合者では，この角度が76.59°±12.04°である(神山)．機能的下顎近心咬合では機能的正常咬合に比べて，この角度が小さくなり，機能的下顎遠心咬合では大きくなる．
3）機能的誘導量：機能的誘導量はDGn'－DGnによって評価する．機能的正常咬合では理論上DGn'－DGn＝0となるが，神山によればこの値は0.95±0.82mmである．機能的下顎近心咬合では機能的正常咬合に比べてDGn'－DGnが小さくなり，機能的下顎遠心咬合では大きくなる．

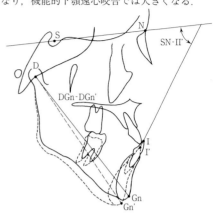

機能的下顎近心咬合の機能分析．

**頭部X線規格斜方写真**　oblique cephalogram
〔オブリークセファロ(グラム)〕

　カートライト(Cartwright)とハーボルド(Harvold)(1954)により紹介された頭部X線規格写真*の1種である．左右の頭部X線規格斜方写真は側貌撮影位に対して45°で撮影される．わずかな傾斜がゆがみやそれによる計測の誤差を生じるので被写体のフランクフルト平面*に水平に維持する必要がある．得られた画像はチスチンスキーの第二斜位に似たX線像であるが，画像のゆがみや拡大が少ない．歯科矯正領域においては，規格性を持つことにより利用範囲は広いが，頭部X線規格側貌写真*のような一般的な分析方法は確立されていない．しかし，中心線がほぼ直角にあたっている側の臼歯部の正確な位置関係を撮影することができ，歯根の整直(アップライト)の状態，歯槽骨の歯槽骨頂縁の吸収(crystal bone loss)の有無，

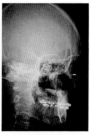
45°斜位(右)．

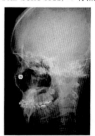
45°斜位(左)．

## 頭部X線規格正貌写真　postero-anterior cephalogram〔正面セファロ（グラム）〕

　頭部X線規格正貌写真は1931年ブロードベント（Broadbent）により頭部X線規格側貌写真*と同時に考案された頭部X線規格写真*の1種で，頭部を後前方向から撮影した正面の規格写真である．X線の主軸が外耳道軸を二等分するように頭部を90°回転させ，ゆがみやそれによる計測の誤差を生じないよう，被写体のフランクフルト平面*を水平に維持する必要がある．頭部X線規格側貌写真ほど利用度は高くはないが，骨格性不正咬合や顎変形症などの顎顔面の変形の程度を知るために用いられる．

⇨頭部X線規格斜方写真

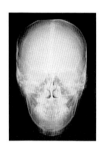

## 頭部X線規格正貌写真の分析法　antero-posterior roentgenographic cephalogram analysis

　頭部X線規格正貌写真を用い，頭蓋，上顎骨および下顎骨の相対的な位置関係，さらに頭蓋，上顎骨および下顎骨に対する歯の位置関係を数値として表すことで，矯正診断，治療効果の判定に使用する．とくに顔面の左右の対称性を評価する際に有効であり，外科的矯正治療時の診断や術後の評価に使用されることが多い．頭部X線規格正貌写真*の分析法には，①サッスーニ法*，②リケッツ法*，③日本歯科大学方式*がある．

## 頭部X線規格側貌写真
lateral roentgenographic cephalogram

　1931年ブロードベント（Broadbent, B. H.）とホフラート（Hofrath）によってほぼ同時に発表され，当初，子供の成長に伴う頭蓋顔面，顎，歯の形態変化を研究する目的で使用された．その後ブロディーら（Brodie, A. G. et al）によって矯正治療による顎態や歯の移動の変化の検討に用いられたが，矯正診断に応用したのは1948年のダウンズ（Downs, W. B.）である．管球と被写体，被写体とフィルムの距離が一定であり，外耳孔に挿入して頭部を固定しているイヤーロッドの軸をX線の照射方向と一致させることで，一定規格のX線写真を撮影する．頭部固定装置を回転させることで側貌のほか，正貌，斜位の撮影が可能である．通常，中心咬合位で撮影を行うが，必要に応じて安静位，最大開口位などでも行うことができる．一定の規格で撮影を行うことにより，異なった個体を同一条件で撮影可能で，また同一個体を経時的に観察できることから，治療方針の立案とともに治療効果の判定にも用いられる．さらに，硬組織にかぎらず，X線量の調節によって軟組織も同一フィルム上に撮影できることから，口唇の形態の検討やアデノイドの有無の判定にも用いられる．

【頭部X線規格側貌写真の診査要点】
1）脳頭蓋の形態．
2）頭蓋底部を基準とした顎骨，歯の位置および傾斜．
3）上下顎の形態と相互関係．
4）顎骨内での歯の位置と傾斜．
5）上下顎歯の相互関係．
6）顎顔面の軟組織，口唇の形態．
7）鼻咽腔疾患，気道狭窄の状態．
8）顎骨と舌骨および脊柱との位置関係．

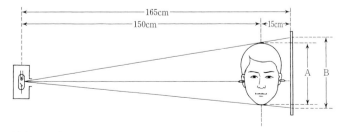

管球－被写体間が150cm，被写体－フィルム間が15cmの規格写真である．したがってフィルム上の被写体は実際の被写体より1.1倍に拡大されている．B = A×1.1.

【頭部X線規格側貌写真の応用】
1）頭部の成長発育の研究や人種間の形態の相違を検討ができる．
2）顎骨の形態，顎骨と歯の関係，顎骨と軟組織の関係を検討し，不正咬合の形態的診断を行う．
3）治療計画の樹立．
4）矯正治療前後の顎骨ならびに歯の位置の変化の検討ができる．⇨頭部X線規格正貌写真

## 頭部X線規格側貌写真の重ね合わせ
superimposition of roentgenographic cephalometric tracings

頭部X線規格側貌写真の透写図を重ね合わせて，治療前後の，頭蓋に対する歯軸の変化，歯槽骨に対する歯軸の変化，あるいは成長発育の評価を行う方法である．頭部X線規格側貌写真の重ね合わせ法には以下のような方法があげられる．①S－N法*，②口蓋穹法*，③シンフィージス法*，④ビヨルク法*，⑤坂本法，⑥ブロードベント法*．

## 頭部X線規格側貌写真の分析法
lateral roentgenographic cephalogram analysis

頭部X線規格側貌写真を用い，頭蓋，上顎骨および下顎骨の相対的な位置関係，さらに頭蓋，上顎骨および下顎骨に対する歯の角度および距離を数値として表すことで，矯正診断，治療効果の判定に使用する．頭部X線規格側貌写真の分析法には次のようなものがあげられる．①ダウンズ法*，②ツイード法*，③ワイリー法*，④ノースウエスタン法*，⑤スタイナー法*，⑥コーベン法*，⑦ヴィッツ法*，⑧サッスーニ法*，⑨ジャラバック法*，⑩リケッツ法*．

## 頭部の成長発育
growth and development of cranium and face

頭蓋は脳髄を包含する脳頭蓋（頭蓋骨）と顔面を構成する顔面頭蓋（顔面骨）とからなる．脳頭蓋は前頭骨，頭頂骨，後頭骨，側頭骨，蝶形骨，篩骨，下鼻甲介，涙骨，鼻骨，鋤骨の10種，顔面頭蓋は上顎骨，口蓋骨，頬骨，下顎骨，舌骨の5種から構成されている．脳頭蓋のうち前頭骨，側頭骨，頭頂骨，後頭骨，蝶形骨，篩骨の一部は脳を覆う骨かごを作るが，この半球形の上方に膨らんだ部分を頭蓋冠，底の部分の脳頭蓋底と顔面頭蓋との境の部分を脳頭蓋底とよぶ．脳頭蓋は神経系型の成長発育を示し，幼年期までにその大部分を形成する．顔面頭蓋の成長発育は一般型に属し，その成長発育の曲線はシグモイド曲線を描く．脳頭蓋と顔面頭蓋（上顔面頭蓋，下顔面頭蓋）の比率も年齢の増加とともに異なり，年齢0歳では8：1，6歳では5：1，成人になると2：1となり出生以後は顔面頭蓋の成長する割合が大きくなる．上顎骨と下顎骨はともに一般型に属する成長発育曲線を示すが，上顎骨は脳頭蓋底に直接付着して一体となっているため，脳頭蓋の成長（神経系型）に類似した一般型の成長曲線を示し，これに対して下顎は上顎よりも一般型の成長発育曲線に似た曲線となる．したがって，思春期性の成長発育の場合は上顎よりも下顎で明確となる（図1）．

1．脳頭蓋の成長発育：脳頭蓋の成長発育は頭蓋冠の成長発育と脳頭蓋底の成長発育とに分けられる．脳の成長発育は神経系型に属すので，脳頭蓋の成長発育は乳幼児期で旺盛でとくに出生後1～2年が最も盛んである．また6歳ごろには成人の脳頭蓋量の90％以上を占めるようになる．

1）頭蓋冠の成長発育：脳を覆い脳を保護している頭蓋冠の成長発育は，脳頭蓋底よりも脳の成長発育の影響を大きく受ける．頭蓋冠の大きさの増加は主に縫合部での結合組織の増殖と化骨や骨の表面や内面で起こる添加と吸収（骨膜性化骨）により成長発育する．頭蓋冠の幅の増加は，矢状縫合，前頭縫合の部分で行われ，高さの増加は骨の表面への添加と頭頂骨，側頭骨，後頭骨および蝶形骨の接する縫合部が関与する（表1）．

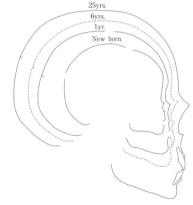

図1 出生時，1歳時，6歳時，25歳時のセファログラムの重ね合わせ，これによって脳頭蓋の成長発育が顔面頭蓋のそれよりも早期に盛んであることがわかる．ちなみに6歳時では成人の脳頭蓋容量の90％が完成する．

2）脳頭蓋底の成長発育：脳頭蓋底は主に脳神経系型の成長発育をするが，顔面頭蓋との境に位置することから部分的に顎顔面の成長発育，つまり一般型の成長発育の影響も受ける．また上顎骨や下顎骨の成長発育に影響されるとともに，影響を与えるといわれている．脳頭蓋底は蝶形篩骨軟骨結合，蝶形骨間軟骨結合および蝶形後頭軟骨結合での軟骨の成長によって，その前後径を増大させるが，これらのうち蝶形骨間軟骨結合部での成長は出生時に消失し，後頭骨内軟骨結合は3～5歳で停止する．頭蓋底*の成長に寄与する2つの主な軟骨結合は，蝶形後頭軟骨結合と蝶形篩骨軟骨結合である．蝶形篩骨軟骨結合は生後約7年で化骨する．したがって，それ以後は頭蓋底の前方での前頭骨の成長発育があり，また蝶形後頭軟骨結合では18～20歳頃まで活動がみられるので，頭蓋底の後部の成長発育をみることができる（図2）．

2．顔面頭蓋の成長発育：顔の成長発育も成長（グロース：大きさの増加）と発育（デベロップメント：分化と成熟）とが同時に，しかも相互に独立して起こる．成長の割合が早められる時期を"スパート（spurt）"という．逆に，成長の割合が少なくなる時期を"平坦期（plateau phase）"という．出生後の顔面の成長発育には2つのスパートと2つの平坦期がある．第1番目のスパートは5～6歳までであり，第2番目は思春期を挟んで思春期前と思春期中である．平坦期は第1と第2番目のスパート以後になる．

1）出生前（胎生時）の顔の形成
（1）顔の形成：顔の発生は胎生3週頃に口窩とよばれる浅い外胚葉性陥凹の形成が始まる．胎生の4週半までに口窩は周囲に隆起群（前頭隆起，上顎突起，下顎突起）を形成する．胎生5週中に外側および内側鼻突起が生じ，のちに鼻窩とよばれる陥凹の底をなす鼻板を取り囲む．外側鼻突起は鼻翼を形成し，内側鼻突起は一次口蓋全体だけでなく鼻の正中部，上唇の正中部を形成する．胎生7週間頃には上顎突起は内側に成長しつづけ，内側鼻突起を正中線に向けて圧迫し，その後，突起同士が相互に癒合する．上唇は2個の内側鼻突起と2個の上顎突起とで形成される．外側鼻突起は上唇の形成に関与しながら鼻翼を形成する．上顎突起は下顎突起ともわずかな距離だけ癒合する．その結果，頬が形成され口の大きさが決まる．下顎は第5週から第8週まで正中で突起が癒合し，胎生の第12週目までに眼瞼や鼻孔が形成される（図3）．

（2）口蓋の発育：口蓋の発育は次の3つの過程よりなる．
①口蓋を構成する成分ができる．つまり胎生5週頃内側鼻突起から切歯部の口蓋（一次口蓋）が生じる．胎生6週頃両側鼻突起からそれぞれ口蓋突起

表1 脳頭蓋および顔面頭蓋の成長率の差

| 年齢<br>部位 | 0～5歳 | 5～10歳 | 10～20歳 |
|---|---|---|---|
| 脳頭蓋 | 85% | 96% | 100% |
| 上顔面頭蓋 | 45% | 65% | 100% |
| 下顔面頭蓋 | 40% | 64% | 100% |

（Graberより引用）

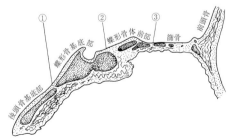

図2 頭蓋骨の発育部位．①：蝶形後頭軟骨結合．②：蝶形骨間軟骨結合．③：蝶形篩骨軟骨結合（Maronneaudより引用改変）．

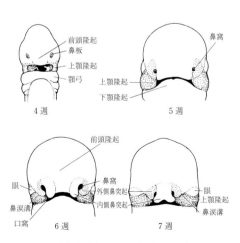

図3 出生前（胎児期）における顔面の発生（Langmanより引用改変）．

の形成が生じる．
②側方の口蓋突起が垂直位から水平位をとると同時に舌の上に位置する．
③胎生8週頃には口蓋突起が癒合して二次口蓋を形成し，一次口蓋(内側鼻突起からの内側口蓋起)と癒合する(図4).
2）出生後の顔の成長発育：増齢的に数多くの形態的特徴や変化が顔面頭蓋に起きてくる．顔の大きさの増加だけでなく，種々の割合で成長していくこの成長を，ディファレンシャルグロース(differential growth)という．一般的に頭が最初に完了し，次に顔の幅，最後に顔の長さと深さの順に完了していく．
（1）顔の高さ：顔の高さは一般的には3歳までに約73％は成長が完了する．その後，ストラッツ(Stratz)によると第1の成長のスパート(5～7年)と思春期のスパート(11～15年)との間の平坦期でさらに16％が成長し，残りの11％の増加は思春期性成長のスパートの間に起こる．顔の高さは一般的には，男子のほうが女子よりも大である．

また後顔面高(下顎頭から顎角部まで)の全顔面高に占める割合は年齢とともに増加する．すなわち顔の後方部分は前方部分よりも比較的大きく増加し，結果として下顎下縁平面の傾斜は増齢的にゆるやかになる．矯正治療を行ううえで顔の高さについて注目すべき点は，全顔面高の少なくとも70％が3歳までに完了し，85～90％が一般的に矯正治療を受ける年齢の10歳までに完了してしまうということである．
（2）顔の幅：顔の幅には上顎幅(頬骨弓幅)と下顎幅(顎角間幅径)とに分けられる．このうち上顎幅の計測は頬骨弓の外側面の間の最大幅径を示すものであり，もう1つの下顎幅の計測は1966年メレディッシュ(Meredith)によれば，①外皮の両顎角間距離として，あるいは②骨格上の両顎角のX線写真上で計測される．上顎幅は2歳時にすでに成人の大きさの70％が完了され，10歳時では90％が形成されている．下顎幅は主に出生後5年の間に成人時までの下顎面幅の増加量の66％が形成される．そして第一大臼歯萌出時期までには85％が

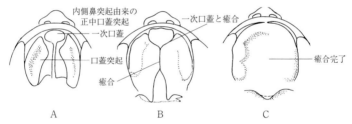

図4 口蓋の形成を示す図(Averyらより引用改変)．A：前方では，内側鼻突起由来の正中口蓋突起が生じる(一次口蓋)側方では，両側上顎突起から口蓋突起が生じる．
B：前方の口蓋突起が垂直位から水平位となり，相互に癒着し，前方部では一次口蓋と癒合する．
C：癒合がすべての場所で完了したところ．

表2 顔の高さ，幅，深さの成長(％)

| 年齢 | 顔の大きさ | | | | | | 脳頭蓋に対する顔面頭蓋の比率 | 歯牙萌出 |
|---|---|---|---|---|---|---|---|---|
| | 高さ | | 幅 | | 深さ | | | |
| 歳 | mm | % | mm | % | mm | % | | |
| 0 | 47 | 38 | 78 | 56 | 40 | 40 | 1：8 | 無 |
| 2 | 83 | 68 | 111 | 80 | 75 | 75 | 1：6 | 乳歯咬合 |
| 6 | 96 | 80 | 117 | 83 | 80 | 85 | 1：5 | 第一大臼歯萌出 |
| 12 | 109 | 89 | 126 | 90 | 87 | 87 | ——— | 第二大臼歯萌出 |
| 18 | 122 | 100 | 140 | 100 | 98 | 98 | 1：2 | 第三大臼歯萌出 |

(Horowitazらより引用)

完了する．上顎幅に対する下顎幅の割合はわずかに増加する傾向にある．また上顎幅と上顎歯列弓の幅との間，下顎幅と下顎歯列弓の幅との間には相関関係はない．
（3）顔の深さ：顔の深さは矯正学上，不正咬合において前後的方向での異常要素を持つことが多いので重要である．顔の深さは上顔面部，中顔面部，下顔面部の3つに分けられ，3歳で上顔面部が成人量の80％，中顔面部が同量の77％，下顔面部が同量の69％まで成長をすでに完了させている．5～14歳までに上顔面部の深さは15％増加し，中顔面部は18％，下顔面部は22％増加していく．すなわち下顔面部が深さでは中顔面部よりもより多く成長し，中顔面部は上顔面部よりも多く成長する．また下顔面部は中顔面部よりも下前方により速く成長し，中顔面部は上顔面部よりも速く成長していく．したがって，小児の凸型全貌側貌は成長とともに直線的な側貌となっていく（前頁の表2）．⇨臓器発育曲線，口蓋裂

### トゥループ
toe loop ＝ホリゾンタル（ヘリカル）ループ

### ドーソンの誘導法（中心位への）
⇨中心位，中心位の誘導法

### トータルクロスバイト　total crossbite
⇨交叉咬合，不正咬合

### トータルディスクレパンシー　total discrepancy
⇨抜歯基準（ツイードの），アーチレングスディスクレパンシー

### ドーティーのブラケットポジショニングゲージ
Doughterty's bracket positioning gauge
　ブラケットを歯の一定の位置に接着するために用いられるゲージである．このポジショニングゲージはドーティーによって作製されたもので角柱状の棒型をしており，両端には，歯の切端または咬頭頂に接する平板とブラケットのスロットを

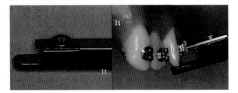

位置づける平板があり，ゲージの高さが3.5/5.0mmと4.0/4.5mmの2種類がある．このほかにブーンのブラケットポジショニングゲージがある．

### 特発性歯根吸収　idiopathic root resorption
　発現は非常に稀だが，先天的または原因不明の強い吸収が広範にセメント質に生じる場合がある．BecksとMarshall（1930）が歯根吸収の原因と栄養不全との関連を指摘して以来，全身的な栄養状態，とくにビタミン，ホルモンなどの内分泌の不均衡が特発性歯根吸収発生の要因ではないかと推測されているように，歯根吸収は各個体それぞれの全身的な因子と関連しており，さまざまなカルシウム代謝，骨代謝などの個体自身の各条件に影響を受けると考えられている．また，これらの吸収の発現時期が歯根の形成，萌出途中，また歯根完成後なのかは不明であり，進行性か一過性かも不明である．

### 兎唇　cleft lip（lip cleft）　＝口唇裂

### 凸型（顔面のタイプの）　convex type（of facial type）〔コンベックスタイプ〕
　顔面写真の側貌における顔面のタイプ*の1つである．一般的にはエステティックライン*を基準として判定する方法が用いられ，エステティックラインより口唇が突出している状態を凸型とする．また前額（眉間点）と口唇とオトガイとを結んだ線を基準線とする場合もあり，その基準線が口唇を中心に凸型を示す状態を凸型とする．凸型の顔は上顎前突で多く認められ，オトガイ部突出型かオトガイ部後退型かが問題となる．凸型の顔貌の場合NB to Pog（mm）*がマイナスまたは0となることが多い．中にはプラスとなり+3.0mm以上のオトガイ部突出型もある．凸型でオトガイ部突出型の側貌を持つ上顎前突は上顎前歯の前傾に比べて下顎前歯は整直されており，顎角が小さく，さらに下顎下縁と顔面頭蓋とのなす角度も小さく，ロウアングル症例（low angle cases）の場合が多い．このような症例では咬合挙上に長期間を要する．しかし，矯正治療

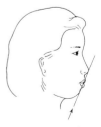

エステティックライン

後の側貌は良好な状態となることが多い。したがって，側貌という面からは治療結果は良好となる。逆に凸型でオトガイ後退型の側貌を持つ上顎前突は上顎前歯の前傾とともに下顎前歯も前傾されており，FMAが大きく，ハイアングル症例(high angle cases)が多い。このような症例では咬合挙上にそれほど時間を必要としないが，側貌という面から矯正治療結果は良好とはなりにくい。歯列は改善されても側貌は依然としてオトガイ部後退型となることが多い。 ⇨凹型，直線型

### トライアングルループ
triangular loop〔三角ループ〕

マルチブラケット装置による治療においてアーチワイヤーに付与されるループの形態の1つである。デルタループと似ているが作用は異なり，オープンバーティカル(ヘリカル)ループ*と似た働きをし，とくに歯の挺出，圧下などに有効である。またエラスティックフックとしても使用される。

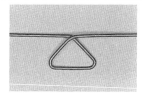

### トラギオン　tragion　＝耳珠点

### トラクションフック　traction hook　⇨開窓術

### トリキオン　trichion〔tr〕

頭部X線規格側貌写真上における軟組織側貌の分析*に用いられる計測点*の1つで，髪際点のことである。また顔面写真における写真分析法*に用いられる計測点の1つでもあり，前頭部頭髪

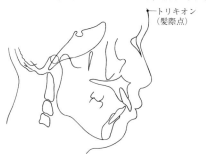

頭部X線規格側貌写真の透写図．

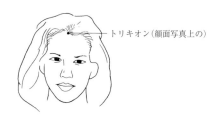

の毛生際と正中矢状面との交点である．なお両者とも通常trと略記する．

### トリソミー21症候群　Trisomy 21 syndrome

21番染色体の全体もしくは部分的なトリソミー(1本余分な染色体が存在する状態)が原因の疾患で，Downs症候群ともいわれる．不分離(90〜95％)，モザイク型(5〜6％)，転座(1〜3％)がある．わが国の統計では一般出生頻度は約1/1,000である．身体的特徴としては，あまり起伏のない顔立でとくに鼻根部が低い．目は切れ上がっており，頭は前後方向が短い．頭蓋骨については，泉門閉鎖遅延がしばしば認められ，口腔内所見は，高口蓋，溝状舌，巨舌症，歯数不足，歯の萌出遅延，歯列不正(上顎骨発育不全による反対咬合)，歯周病などが認められるが，う蝕は少ない．この症例群による咬合異常は2002年4月1日より唇顎口蓋裂以外の先天的異常を持つ他の6つの咬合異常(Hemifacial microsomia，第一・第二鰓弓症候群，鎖骨頭蓋異骨症，Crouzon症候群，Treacher Collins症候群，ピエール・ロバン症候群)とともに，健康保険適用で歯科矯正治療を行うことができるようになった． ⇨ダウン症候群

### トリチャー・コリンズ症候群
Treacher Collins syndrome

下顎顔面異骨症*の症状が両側性に発現したものである．本症は常染色体優性遺伝によるが，症状の発現が不規則で変異に富む．第一，第二鰓弓由来の先天性形態異常である．顔貌が特徴的で，外眼角が下がり(逆モンゴロイド型眼裂)，下眼瞼が欠損していることもある．下顎関節の形成異常，下顎骨下縁が陥凹状態になるなどの下顎骨の発育不全が常に起こるため，下顎は後退し，相対的に上顎前突を呈する．下顎前歯の前傾や咬合の異常が著しい．また舌の偏位，高口蓋や口蓋裂などを伴う場合もある． ⇨第一・第二鰓弓症候群

## トリプルバッカルチューブ　triple buccal tube

上下顎大臼歯にボンディングあるいはバンディングされるチューブのうち3つのチューブが付与されたバッカルチューブ．ダブルバッカルチューブはスタンダードエッジシステム，ストレートエッジシステムなど各種エッジワイズ法で治療を行ううえで顎外固定としてヘッドギアを使用するため，ヘッドギアチューブとアーチワイヤーチューブが付与されている．トリプルバッカルチューブは，そのダブルバッカルチューブにさらにオーギジリアリーチューブを付与したチューブである．

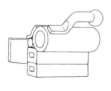

## トリプルブラケット　triple bracket
⇨エッジワイズブラケット

## トルキングオーギジリアリー　torquing auxiliary

ベッグ法のステージⅢで前歯の唇舌的な歯根の移動（トルキング）を行うための付加物である．一般的に上顎前突症例では上顎前歯根の舌側へのトルキング（リンガルルートトルク），下顎前突症例では下顎前歯根の舌側へのトルキングのために用いる．現在のKBテクニックではステージⅡからリボン（角型）アーチワイヤーとトルキングブラケットの組み合わせによりトルキングが自動的に行われるので，ステージⅢでトルキングオーギジリアリーを使用することは少なくなっている．屈曲手順は，.014″ライトワイヤーを用い，左右中切歯遠心端で約135°に屈曲しスパーを作製する．このときスパーの先端が歯軸の中心に届き，かつ歯頸部歯肉に接触しないようにその長さを調節する．同様に側切歯遠心端においてもスパーを屈曲する．ワイヤーの遠心端を犬歯遠心端でループ状とする．この基本形をボールアンドソケットのプライヤーを用いて歯列弓の彎曲に合わせる．このトルキングオーギジリアリーのスパーは水平面と一致してできているので，100%アクチベーション（activation）され，トルクの力が強すぎてしまう．そこで水平面とスパーのなす角度を中切歯部では25°～30°に，側切歯部では45°～50°にスパーを調整する．ショートタイプにおいてはレギュラータイプの側切歯部のスパーの先端でループを作製し，それより遠心部を切断したような形態である．

なおブラケットへの装着は主線を先にスロット内に挿入し，次いでトルキングオーギジリアリーをセットする．この付加物は前歯群の挺出およびクラウントルクを生じること，側方歯群の頬側への拡大および圧下という副作用を有するので，主線は電球状のアーチフォームにし，ティップアップ（ダウン）ベンドを付与し顎間Ⅱ級ゴムの併用が必要である．また犬歯から犬歯までをセットできるレギュラータイプと切歯から側切歯までのショートタイプのトルキングオーギジリアリーの2種類がある．

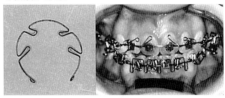

上顎切歯部のトルクと下顎切歯部のリバーストルク（ラビアルルートトルク）．

## トルキングキー　torquing key

棒状の形態をしており両端に溝が刻み込まれている．本来，角型ワイヤーにトルクを与えたりワイヤーのねじれを除去するために用いる器具であるが，実際の臨床では角型ワイヤーをブラケットのスロットに誘導して適合させるために用いられる．トルキングキーの先端の溝は1つのタイプと2つに分かれているタイプがある．また角型ワイヤーのサイズに合わせて溝が刻み込まれている．この溝の幅は.018″，.020″，.021″のものがあり，深さは.035″である．

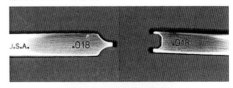

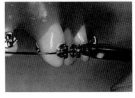

## トルキングブラケット　torquing bracket

KBテクニックにおいてコンビネーション

ワイヤーおよびリボンアーチワイヤー(.022″×.016″, .022″×.018″)と併用してトルクを行うもので，ベッグ法で用いられるブラケット*に20°のトルキングベースを付与した形態を持つ．
トルキングブラケットの使用に際しては，最終的な咬合の仕上げ段階でその歯をトルクするのか，リバーストルク(ラビアルルートトルク)を行うのか，トルクを行わないのかを判断しなければならない．一般的にKBテクニックを用いた上顎前突症例においては，上顎の中切歯，側切歯，犬歯に20°トルキングブラケット，下顎の中切歯，側切歯，犬歯に10°リバーストルキングブラケット*を装着する．また下顎前突症例においては上顎の中切歯，側切歯，犬歯に10°リバーストルキングブラケット，下顎の中切歯，側切歯，犬歯にトルキングブラケットを装着する場合が多い．

み合わせや，付加物(トルキングオーギジリアリー)などにより行う．このうち，ブラケットと角ワイヤーを組み合わせてトルクを行うものをクラウントルクといい，ブラケットから離れた場所を主として付加物で押すことにより，トルクをかけるものをリンガルルートトルク，またはラビアルルートトルク(リバーストルク)という．また切端(咬頭)の位置の保持には顎間ゴムを併用することが多い．

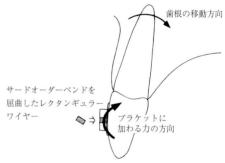

サードオーダーベンドによるクラウントルキング．

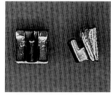

トルキングブラケット．

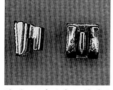

リバーストルキングブラケット．

## トルク　torque

トルクとは歯冠部に回転中心をおいて主に歯根を唇(頬)舌的に傾斜させることをいう．サードオーダーローテーション(third order rotation)ともいう．矯正治療において歯を頬側あるいは舌側に傾斜させたままで終了させると後戻りを引き起こすので，切端(咬頭)の位置をそのまま維持させながら，歯根を治療目標の歯軸まで唇(頬)・舌側に傾斜させる必要がある．トルクのかけ方は，サードオーダーベンドの屈曲されたレクタンギュラーワイヤーとエッジワイズブラケット，あるいはリボンアーチワイヤーとトルキングブラケットの組

## トルク量と歯根吸収の関係

relationship of root resorption with angulation and torquing of orthodontic bracket to be used

トルクの量(角度)と歯根吸収に関しては過去の研究(亀田，1982)から密接な関係があることは報告されている．とくに上下顎切歯のトルクに関しては治療目標として設定したトルク量が多すぎると皮質骨の板に触れやすく，フェネストレーションや歯根吸収を起しやすくなる．

これらを避けるためには，まずアウタービューテイからの治療目標達成のための上下顎前歯のトルクとそれに伴って生じる負の産物である歯根吸収について，アウタービューテイとインナービューテイの両方からみて妥協できる範囲内で治療目標を設定し，トルクによる歯根吸収をコント

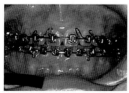

オーギジリアリーによるトルキング．

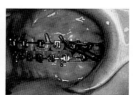

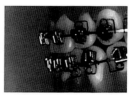

トルキングブラケットによるトルキング．

ロールすることである．この症例を以下にあげる．
【症例の概要】
1．患者：16歳0か月のⅢ級開咬の女性(上顎44,下顎55抜歯症例：動的治療期間：24か月).
2．トルクに使用したワイヤーと期間：16歳11か月から下顎前歯をNi-Ti角線で6か月間マイルドなトルクを行い，次にステンレス角線(.022″×.018″)で7か月間本格的トルクを行った．
3．トルクの量：13か月間で下顎切歯軸角(L1-Md)を78°から82°まで4°トルクで改善した(18歳0か月)
4．使用ブラケット：ベッグ(TP256)を使用した．
　この症例では下顎歯槽突起が薄く長く，下顎切歯根尖付近の骨が薄くなっているのでトルクはマイルドに作用するというNi-Ti角線(.016″×.016″, .018″×.018″)でマイルドなトルクにより歯根膜線維を柔軟にし，硝子様変性を引き起こしにくくしてから，ステンレス角線(.022″×.018″)で7か月間，本格的にトルクを行った．

その間，定期的にパノラマX線，頭部X線規格写真により歯根吸収，下顎切歯根尖付近の歯槽骨部の状態をチェックしアウタービューテイ的にもインナービューテイ的にも妥協できるトルクの範囲内(過去の研究：1982, 亀田ら)より，下顎切歯のトルク量は5°以内ならば，歯根吸収を最小限度に抑えられるので，本症例では4°のトルクとした．治療目標を設定しトルクによる歯根吸収のコントロールができ，その後の患者の安定咬合に寄与したことになる．

つぎに，患者のインナービューテイ*を考慮に入れず，アウタービューテイ*優先の治療目標を達成したために下顎前歯のトルクに伴って著しい歯根吸収と下顎歯槽突起部の骨量の減少による菲薄化と歯根の逸脱をまねいた症例が米国矯正学会雑誌1996年3月号(Wehrbein H. et al. Mandibular incisors, alveolar bone, and symphysis of orthodontic treatment. A retrospective study. Am. J. Orthod. Dentofacial Orthop. 1996；110(3)：241.)に掲載されている．以下その症例の概要を述べる．
【その症例の概要】
1．患者は19歳の女性で19か月間矯正治療を受けたまま事故死した．
2．使用矯正装置：エッジワイズ装置(スロット：.018″×.025″SWA)を使用した．
3．治療経過および使用ワイヤー：.016″ライトワイヤー(2か月)，TMAワイヤー(5か月)，空隙閉鎖のためのエラストメリックチェーンを併用してTMA(.016″×.016″) 4か月，TMA(.016″×.022″) 3か月，ステンレス(.016″×.022″) 5か月であった．

この患者は19か月間の矯正治療(SWA)により下顎歯槽突起の舌側での骨吸収は著しく，下顎切歯はブラケットに付与されたトルクにより12°トルクされ(舌側への移動量3mm)，根尖が歯槽突起より舌側の皮質骨を破り逸脱していたという．

さらに事故死により残った下顎骨の軟組織を除去してみると下顎切歯根は歯槽突起より舌側の皮質骨を破って逸脱しているのみでなく歯根が大根の輪切り状に吸収し，かなり短くなっていたとされる．

この著しい歯根吸収と著しい骨吸収による下顎歯槽突起の狭小化は，治療前に存在しなかったの

【治療前】

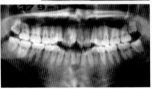

初診時の口腔内写真．

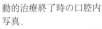

左図：頭部X線規格側貌写真．右図：初診時パノラマX線写真．

【動的治療修了時】

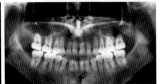

動的治療終了時の口腔内写真．

左図：動的治療終了時の頭部X線規格側貌写真．右図：パノラマX線写真．左図から下顎切歯は歯槽突起限界にトルクされてることがわかる．右図から終了時パノラマX線写真で骨の菲薄化した部分はあるが，目立った歯根吸収がないことがわかる．

に，矯正治療によって生じてきたことになり，アウタービューテイ的には12°のトルクで術者はマニュアルどおりの矯正治療により理想値を達成していたが，インナービューテイの面からは・歯肉の退縮・歯根の露出・骨の著しい吸収・著しい歯根吸収，そして歯槽突起からの逸脱という負の結果を示している．

治療時の年齢は，まだ約20歳と若いが，年齢相応の歯根，歯槽骨，歯槽突起，歯周状態ではない．この状況を"特殊な例であり，大半の症例は正常である"と考える術者が多いと思われるが，CBCTなどの診断・評価機器が普及した現在では矯正歯科治療中の患者の評価をしてみると決して特殊な例ではないことがこの症例からわかる．

つまりトルクの量が多くなるにつれて，歯肉の退縮，歯根の露出が生じ，トルクの量が一定の基準を超えると骨の著しい吸収，歯根吸収，広範囲にわたる皮質骨の破壊と歯根の歯槽突起からの逸脱などを生じることになる．下顎切歯では7°のトルクが限界であり，治療目標としては5°のトルクで留めておくのが歯根吸収を引き起こさないためには無難である(1982，亀田ら)．

とくに治療前にCBCTなどの患者のインナービューテイの診断結果から歯槽突起が薄く長く海綿骨の溝が狭い場合はマニュアルどおりの矯正治療の適用には細心の注意が必要であり，トルクの量を少なく設定(場合によってはノントルクブラケットの使用)することが大切である．

**トンプソンの機能分析**　Thompson's functional analysis　⇨頭部X線規格写真による機能分析法

**内線** inner bow

　ヘッドギア*はヘッドキャップ，フェイスボウ，維持バンド，頬面管などで構成されるが，フェイスボウはさらに内線と外線*に分けられる．内線はヘッドキャップと外線を連結するゴムの牽引力を大臼歯に伝えるために，その遠心端近くに止めを作って頬面管に挿入される．

**内側鼻突起** median nasal process

　胎生4週半後において前頭鼻突起(隆起)のうち鼻板*とよばれる外胚葉性の肥厚部が口窩の上外側に形成される．鼻板の周縁では間葉が増殖して周囲の外胚葉を馬蹄形に隆起する．この馬蹄の縁に相当する部分の内側を内側鼻突起，外側を外側鼻突起*という．内側鼻突起の発育は外側鼻突起に比べて速く，胎生6～7週頃に左右の内側鼻突起と上顎突起が癒合し上唇の基礎を作り，鼻の内側部，上唇の内側部，上顎の前方および一次口蓋を形成する(P.337の図3参照)．

**ナイチノールワイヤー** nitinol wire, nickel titanium wire〔超弾性型Ni-Ti合金線〕

　超弾性，形状記憶という性質を有するニッケルチタン合金からなるワイヤーで，G.F. Andreasen (1971)によって報告され，一時期Unitek社のナイチノールがその代表的商品となっていたため，この名称でよばれるようになった．現在は第三世代の弾性を有するものが起用されている．治療初期のレベリングに用いられるものから，bite opening用，bite closing用，歯をstabilizingすることのできるものまで多種類が市販されている．

超弾性能を有する合金であるため，特に叢生除去に積極的に用いられることが多い．ステンレス鋼やコバルトクロム合金と比較すると弾性係数が低く，比較的小さい矯正力を発揮する．さらにこの合金は「超弾性」を持つため，歯の移動に適する大きさの力を持続的に発揮するという特性がある．超弾性変形領域では，変形量に対する荷重の変化が小さくなるという特性があるため，最近では熱処理により形態を付与した超弾性型のアーチフォーム状になっているものが主に使用されているが，当初は術者が形態を付与後に通電して焼き入れを行い，形状を付与していた．しかし，超弾性能が均一にならないなどの問題もあり，最近ではあまり行われなくなった．また，ニッケルチタン合金のニッケルを，銅に数%程度置き換えた組成のニッケルチタン銅合金ワイヤーや逆変態終了変化させることによって矯正力を変化させるタイプのもの，また特殊な熱処理で温度変化による矯正力の変化を抑制したローヒステリシスのワイヤーも開発されている．ただし，いわれる効果ほど実感した効果がなく，高価であることから，通常の超弾性型のものが最もよく用いられている．またこの性質は組成や加工方法，熱処理によって変化する．ニッケルチタンワイヤーは，ニッケルが約半分(54～57wt%)を占めることから，ニッケルにアレルギーのある患者には用いられない．この場合，代わりにβチタンワイヤーが使用されることが多い．また，フッ素により成分，特にニッケルの溶出が起こることが報告されている．ニッケル以外の残りの約半分をチタンが占めているため，チタンの脆さを引き継いでいる一面があり，超弾性能を持つ反面，繰返し応力により折れることがある．また，製品によって折れやすいものと折れにくいものがあるため，選択には注意を要する．ナイチノールワイヤーの種類は，直線になったものとプリフォームの状態になったものがある．プリフォーム状のものはナチュラルフォーム型とアイデアルフォーム型がある．一般的にはナチュラルフォーム型が多用されている．断面形態は，ラウンドワイヤー(丸線 .016″, .018″, .020″)，レクタンギュラーワイヤー(角線 .016″×.016″, .018″×.018″, .020″×.020″)がある．
⇨ニッケルチタン合金線，スピーカーブのNi-Tiワイヤー

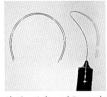

リバースカーブのついた Ni-Tiワイヤー．

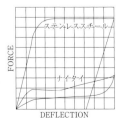

## ナイトガード　night guard

不正咬合の誘因の1つに歯ぎしりがあげられる．歯ぎしりにより起こる咬合性外傷と歯周組織の炎症性変化が合併すると，高度の歯周炎に発展し，歯の支持力低下により不正咬合が発生する．ナイトガードは，本来は咬合治療に用いられるバイトプレーンの1種で，前歯部の切縁と臼歯部の咬合面を覆うことにより，均等な歯の接触を保つことを目的としたものである．この装置を夜間就寝時に使うことにより異常な筋のスパスムを排除し，歯ぎしりを防止することができる．基本構造は上顎の前歯部の切縁および臼歯部の咬合面をレジンで覆い下顎歯と接触する面は平坦になるように作製する．下顎歯とは中心位ですべての支持咬頭がナイトガードに接触し，側方運動時には，作業側で作業咬頭が均等に接触し，平行側ではディスクルージョンするように調整する．正しく調整されたナイトガードは歯周組織に悪影響を起こさせる側方力を垂直力にし，かつ多数歯に分散させ為害作用を減少させる作用を持つ．現在では熱可塑性を有する弾性材を用いて作られることもある．
⇨不良習癖除去(防止)装置

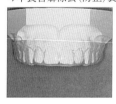 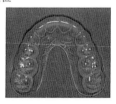

## 内面的審美性　inner beauty
⇨矯正歯科におけるインナービューテイ，矯正歯科におけるアウタービューテイ，矯正歯科医の責務，外面的審美性

## ナジオン　nasion〔N点，N〕

頭部X線規格側貌写真における計測点*の1つで，鼻骨前頭縫合の最前点である．鼻根点ともいわれている．上顔面と頭蓋境界部を示し，また前頭蓋底(S-N平面*)の基準点でもある．ナジオンは前頭鼻骨縫合線が不規則で，かつ角度を有し，また日本人の場合，眼瞼が重なるために，理想的な鮮明度で写し出されることは少ない．ナジオンの位置は長期にわたる連続的な成長変化によって影響を受ける部位であるため注意を要する．なお通常Nと略記する．

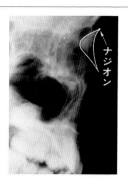

## ナジオン（軟組織上の，顔面写真上の）
skin nasion, nasion(of facial photograph)〔n〕

頭部X線規格側貌写真における軟組織側貌の分析*に用いられる計測点*の1つで，S-N平面*を軟組織へ延長した交点である．ナジオン(軟組織上の)とグナチオン(軟組織上の)との垂直的高さ(n-gn)は前顔面高を示し，ナジオン(軟組織上の)とサブナザーレ(sn)との垂直的高さ(n-sn)は中顔面高を示す．ナジオンは顔面写真上でも写真分析法に用いられる計測点の1つでもあり，正中矢状面に交わる鼻根の点である．なお両者とも通常nと略記する．

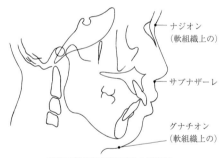

頭部X線規格側貌写真の透写図．

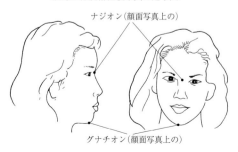

**軟骨外骨化**　perichondral ossification
〔膜性骨化，結合組織性骨化〕
　間葉が軟骨を形成することなしに直接骨化することをいう．すなわち，軟骨の表面に骨芽細胞が付着して骨板を生じるが，初めその表面は凹凸があり，その後外側から新生する骨板でふさがれてハバース管*ができ平坦化する．このような軟骨外骨化は長幹骨の中央部で認められ，骨の太さの増加に関与する．軟骨外骨化は骨化の場所により，長幹骨の骨髄腔を覆う骨内膜での骨化（骨内膜性骨化）と，骨外側の骨膜での骨化（骨外膜性骨化）に分けられる．　⇨軟骨内骨化

**軟骨形成不全症**　chondrodysplasia
　全身の軟骨発育（軟骨内骨化）が障害される疾患である．造血および破骨細胞は正常である．原因は不明であるが，遺伝的因子（一般に常染色体優性，稀に劣性）が関与するといわれている．多くは出生後すぐに死亡するか，あるいは生後わずかな期間しか生存することができない．骨格の形成異常により身体の不調和な小人症をきたす．口腔内所見では，歯胚の欠如，歯胚の位置異常，永久歯の萌出遅延，乳歯の矮小化と歯根の形成異常，タウロドンティズムなどがみられる（千葉ら，1976）．また，下顎下縁平面角が大きく，下顎枝の著しい劣成長がみられる．

**軟骨性骨化**　cartilaginous ossification
　中胚葉性組織が軟骨に分化し，石灰化した後，骨組織に置換される成長様式である．すなわち骨体の軟骨基質に石灰化が起こり（石灰化点），その表面に細胞と血管に富んだ造骨組織が現れ，軟骨内に侵入し，石灰化して基質を破壊し，軟骨細胞は遊離し消滅する．骨化は軟骨骨体表面に骨芽細胞が付着し，骨板を形成することと相まって，さらに骨質形成や骨発育を促進する．そのため，一部に軟骨部分を残す（長管骨-骨端軟骨，頭蓋底-軟骨結合）．これらは成長の場（growth site）となり，活性化された成長発育の旺盛期には盛んに増殖する．部位としては，四肢など長管骨の骨端軟骨（活性時期：男子は12～14歳，女子は11～13歳），下顎頭，頭蓋底の軟骨結合（蝶形後頭軟骨結合：成人まで成長，蝶形骨間軟骨結合：出生直後癒合，蝶形篩骨軟骨結合：生後7年で化骨），鼻中隔軟骨にみられる．　⇨骨膜性骨化，縫合性成長

**軟骨性頭蓋**　chondrocranium
　軟骨性頭蓋は，軟骨性脳頭蓋と軟骨性内蔵脳頭蓋に分類できるが，通常，軟骨性頭蓋という場合，前者を示すことが多い．軟骨性脳頭蓋とは，頭蓋内に最初に発生する軟骨は脳底を支える軟骨であり，篩骨，蝶形骨，耳嚢，側頭骨の岩様部および後頭骨の発生母体となる軟骨である．最初はこれらの軟骨は別々に骨化中心として出現するが，やがて癒合して，脳の腹側面全体の下に位置する単一の連続した軟骨となる．

**軟骨内骨化**　endochondral ossification
　骨形成の1つの形式である．軟骨内で軟骨の崩壊を伴う骨細胞の新生増殖が起こり，二次的に骨組織へと変わっていく骨化現象をいう．すなわち，骨体の軟骨基質に石灰化が起こり（石灰化点），その表面に細胞と血管に富んだ造骨組織が現れる．この造骨組織が軟骨内に侵入し骨を形成する．これとともに，軟骨基質は破壊され軟骨細胞は遊離，消滅する．軟骨内骨化は軟骨外骨化と相まって骨形成を促進する．頭部領域では頭蓋底，鼻中隔や下顎関節頭がこの骨化様式をとる．
⇨軟骨外骨化

**軟骨無形成症**　achondroplasia
　四肢短縮型小人症（手足が短いため背が大きくならない）のうちもっとも頻度が高いもので，発症は1万人～2万5千人に1人といわれている．常染色体優性遺伝の疾患である．原因の1つは第四染色体の短腕上（4p16.3）に存在するFGFR3（線維芽細胞増殖因子受容体3）遺伝子のmutationとされている．代表的な症状としては，主として低身長があげられ，成人男子の平均身長は130cm程度である．頭囲が大きく鼻の部分が低く，上顎骨の劣成長がしばしば認められる．

**ナンスのクロージングループプライヤー**
Nance closing loop pliers
　線屈曲鉗子の1つで，アーチワイヤーに一定の高さを持ったループを作るのに用いるプライヤー．ビークの形態は板状になっており，幅が4段階になっている．この各段階を利用してさまざまな高さのループを作ったり，ループの脚を閉じるのに用いる．またビークは左右同じ幅なので，バーティカルループの左右の脚の高さをそろえて屈曲する

ためにも用いられる．

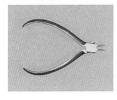
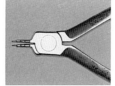

**ナンスのホールディングアーチ** Nance holding arch appliance

　上顎の歯列周長の維持を主目的として使用される固定式保隙装置*で，使用目的，構成などはほとんど舌側弧線装置*と同じであるが，主線部が近遠心的に短く，上顎歯の口蓋側面にワイヤーを沿わせるのではなく，中切歯の口蓋側から約10～15mm後方の口蓋雛襞斜面上におかれ，この部に縦10mm，横15～20mm程度の大きさのレジン製のボタンが付与され，これにより維持を歯だけでなく口蓋にも求めようとする装置である．本装置の主な目的は両側性の中間歯欠損の保隙であり，とくに第一大臼歯の近心移動を防止する目的に使用されることが多い．このほか矯正治療の中で加強固定として用いられることもある．⇨保隙装置

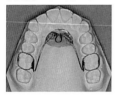
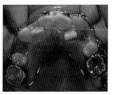

**軟組織側貌の分析** soft tissue analysis

　矯正治療の形態的検査の1つで，軟組織側貌の形態を分析する方法である．従来，「調和のとれた顔貌を創造することは矯正治療の重要な目的の1つである」と唱えたアングル(Angle)をはじめ，ツイード(Tweed)，サブテルニイ(Subtelny)，バーストン(Burstone)，リケッツ(Ricketts)，ホールダウェイ(Holdaway)およびスタイナー(Steiner)など数多くの研究者により口腔周囲の軟組織と硬組織との形態的調和の重要性が強調され，軟組織側貌の審美的評価方法が検討されてきた．軟組織は，その直下の顎顔面および歯などの硬組織に必ずしも追従するものではなく，実際の軟組織の評価は少なくとも骨格的調和に関する硬組織の評価と同様に重要であり，現在では軟組織側貌の分析は治療方針の樹立あるいは矯正治療の結果の評価

の手段として行われている．矯正治療による側貌の変化は主に上下顎切歯の後退の結果として生じる口唇の後退である．すなわち口唇の分析がとくに重視される．軟組織側貌の分析は一般的に大別して側貌の分析と口唇の分析に分類される．

1．側貌*の分析：頭部X線規格側貌写真上の軟組織上に種々の計測点を設定し，各計測項目〔角度的計測項目，水平(距離)的計測項目，垂直(距離)的計測項目〕について計測し，その結果に基づいて軟組織側貌の評価を行う．代表的分析法としてはホールダウェイの軟組織側貌の分析がある．
⇨ホールダウェイの軟組織側貌の分析法

2．口唇の分析：口唇の計測を行い評価する方法と口唇の基準線を用いた分析法とがある．

1）口唇の計測による評価方法(次頁図参照)

①上口唇の長さ(サブナザーレ・ストミオン：sn-sto)：バーストンによると上口唇の長さ(平均値)は男性が24mm，女性が20mmである．アングルⅡ級，Ⅲ級の不正咬合では上口唇の長さがそれぞれ22.0mm，20.9mm(12歳)を示し，アングルⅠ級の不正咬合と比べるとわずかに短い．治療期間中に起こる変化は成長と咬合挙上が原因と考えられる．

②下口唇の長さ(ストミオン．グナチオン：sto-gn)：バーストンによると下口唇の長さ(平均値)は男性が50mm，女性が45mmである．咬唇癖を伴うアングルⅡ級の不正咬合では上顎前歯を後退させると下口唇は前方へ移動し，アングルⅢ級の不正咬合では下顎前歯を舌側傾斜させると，下口唇は後方へ移動する．治療期間中に起こる変化は主に成長と咬合高径の増加によるもので，アングルⅡ級よりⅢ級の不正咬合のほうがわずかに長くなる．

③上口唇の厚さ：上顎前歯の唇面から上口唇の最突出点(ラブラーレ スペリウス：ls)までの距離をいい，平均値は11.5mmである．アングルⅡ級の不正咬合では上口唇は薄く(10歳で平均10.8mm)，アングルⅢ級の不正咬合では前方に変位した下口唇上にあるため厚い(10歳で平均12.4mm)．治療によってアングルⅡ級の不正咬合では厚く，アングルⅢ級の不正咬合では薄くなる．

④下口唇の厚さ：下顎前歯の唇面から下口唇の最突出点(ラブラーレ インフェリウス：li)までの距離をいい，平均値は12.5mmである．この距離はアングルⅡ級の不正咬合(10歳で14.0mm)よりアングルⅢ級の不正咬合(10歳で11.9mm)のほうが

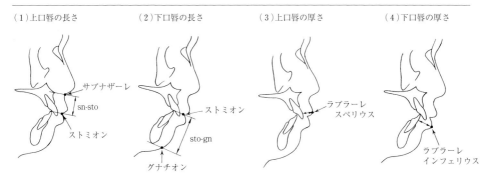

口唇の計測による評価方法.

短いが，治療によってアングルⅡ級の不正咬合では下顎の位置の変化と下顎の唇側傾斜により薄くなり，アングルⅢ級の不正咬合では下顎前歯の舌側傾斜により厚くなる．

2）口唇の基準線を用いた分析法：口唇の位置を評価する方法はリケッツ，ホールダウェイ，スタイナーの分析法などがある．

①リケッツの分析：鼻尖と軟組織オトガイ部前端とを結んだ線を基準線（エステティックライン*）とし，白人においてはこの基準線に対し，上口唇は4mm，下口唇は2〜3mm後方に位置する場合，最も調和がとれているとしている．

②ホールダウェイの分析：軟組織オトガイ部最突出点と上口唇最突出点を結んだ線を基準線（ホールダウェイライン*）とし，この基準線とNB平面がなす角度をH角（H angle）とした．理想的なH角はANBが1°〜3°のとき7°〜8°であるが，ANBの大きさによって変化するとしている．また，ホールダウェイラインに対する上唇部最陥凹点からの距離が白人で5mmのとき，最も審美的である．

③スタイナーの分析：軟組織オトガイ部最突出点と鼻尖から最下点までとを結んだ線を基準線（スタイナーライン*）とし，口唇の前後的位置を判定する．理想的な側貌では上下の口唇の最突出点がスタイナーライン上にあるとしている．

⇨計測点（軟組織側貌の分析の），側貌，オトガイ（頤），下顎下縁平面傾斜角，ロウアングルケース，ハイアングルケース

**ニードルホルダー** needle holder〔持針器〕

一般的に外科の手術で縫合針を把持するのに使用される器具であるが，矯正治療ではエッジワイズブラケットにアーチワイヤーを結紮するときや，ワイヤーとバッカルチューブを結紮するときに用いる．把柄部を手で握ることによってリガチャーワイヤーを保持できる．このプライヤーと同様に結紮する際に用いる器具としてリガチャータイニングプライヤーがある．

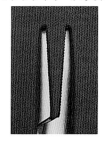
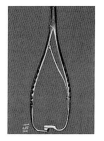

**Ⅱ級ゴム** classⅡ elastics ⇨顎間Ⅱ級ゴム

**Ⅱ級症候群** classⅡ syndrome

アングル(Angle)は不正咬合を上下顎第一大臼歯の近遠心位置関係から，Ⅰ級，Ⅱ級およびⅢ級と分類した．これに対して，モイヤース(Moyers)はアングルのいうⅡ級不正咬合に対し，Ⅱ級症候群という用語を用いた．Ⅱ級症候群(遠心咬合，正常より後方での咬合)は最もよくみられる重篤な不正咬合症候群である．この不正関係は，基底骨の形成不全，上顎歯列弓と歯槽突起の前方転位，あるいは骨格性と歯槽性の因子の合併によるものである．Ⅱ級1類ではオーバージェットが，非常に大きく被蓋は深くなる．Ⅱ級2類は上下顎前歯部の被蓋が深く，上顎側切歯の唇側転位およびⅡ級1類よりも正常な口唇機能に特徴がある．またⅡ級2類の顔面骨格は通常Ⅱ級1類に比べ，それほど下顎が後退しているようにはみえない．
⇨アングルの不正咬合の分類，Ⅰ級症候群，Ⅲ級症候群

**二次口蓋** ⇨頭部の成長発育，一次口蓋

**二次性徴年齢** secondary sexual character

二次性徴の出現から成人までの発育変化をいくつかの段階に分け，思春期を分類し，その個体の身体成熟度を判断するものである．二次性徴年齢に用いられる基準に，外性器，陰毛，乳房，腋毛，初潮，髭，のどぼとけ(喉頭の隆起)，声変わりなどがあり，これらを生理的年齢*として利用する．このうち，外性器，乳房，陰毛の変化によって5段階に評価するTannerの分類が多く利用されている．

**二生歯** diphyodont

生涯を通じて1回生え代わる歯を二生歯という．歯の生えることを生歯といい，ワニ，サカナなどのように数回歯が生え変わるのを多生歯，1回生えて生え代わることのない歯を一生歯という．ヒトは乳歯と永久歯に区別されるので二生歯性の歯を持つ．永久歯で乳歯と交代する代生歯は二生歯性の歯であり，大臼歯は交代する歯がない一生歯性の歯で，加生歯という．顎の各部で最初に生える歯を第一生歯，これと交代する歯を第二生歯という．歯堤や歯胚に第一あるいは第二生歯などと属性をつけてよぶことがある．歯を持たない動物ヒゲクジラなどは，第一生歯に属する歯胚が胎仔期に顎骨内で吸収されており，モルモットなどが持つ胎生歯とよばれる第一生歯は胎仔期に脱落する．

**二態咬合** dual bite〔デュアルバイト〕

二態咬合とは習慣的開閉運動の終末と一致せず別の咬合位を示すことをいう．つまり1つは習慣性咬合位であり，もう1つは偏心咬合位である．矯正治療中に二態咬合が発生する原因として顎間Ⅱ級ゴムの使用，下顎を前進させる咬合斜面板，アクチバトールなどの装置の使用があげられる．したがって二態咬合を避けるためには，その患者の下顎を故意に前進させた位置でなく，正しい中心位で矯正治療を進めることが重要となる．もし誤った顎位で治療を進めると，顎関節症*を発症する場合がある．⇨咬合，固定式Ⅱ級改善装置

**ニッケルチタン合金線** nickel titanium wire(Ni-Ti wire)

最近ではニッケルチタン合金線がマルチブラ

ケット装置に不可欠のものとして定着してきた．ニッケルチタン合金線は永久変形を起こしにくく，形状記憶で超弾性があるため弱い矯正力を持続的に加えられる．この超弾性は一定の環境温度下において応力を加えることにより，結晶の配列が変化し，応力誘起マルテンサイト変態を生じた結果により発現する．またニッケルチタン合金線は組成，加圧方法，熱処理によって性質が変化する．このような性質よりニッケルチタン合金線は矯正治療の初期に用いるが，bite opening用(.016″, .016″×.016″, .016″×.022″, .018″×.018″, .020″×.020″)，bite closing用(.016″, .016″×.016″, .016″×.022″, .018″×.018″, .020″×.020″)，stabilizing用(rectangular)など種類も豊富になってきている．したがって矯正治療の大半はこのニッケルチタンワイヤーを用いて十分可能となってきている．このワイヤーの特徴としては次のようなことがあげられる．レベリングが早期にできること，それに伴い咬合が閉鎖してくること，従って咬合挙上を必要とする症例ではcurve of Spee, reverse curve of Speeの付与されたニッケルチタン合金線を使用する必要があること，そして臼歯部に対する矯正力はそれほど大きくないことなどである．ニッケルチタン合金線の種類は直線のものとプリフォーム(オーソフォームとスタンダードフォーム)のものがある．形態の種類は丸型と角型があり，サイズは丸型では.014″〜.022″，.028″〜.036″，また.045″や.051″がある．角型には.016″×.016″，.017″×.017″，.021″×.021″，.016″×.022″，.017″×.022″，.017″×.025″，.018″×.025″，.021″×.025″がある．代表的なものにナイチノールワイヤー*(nitinol wire)がある．

⇨矯正用材料，線材料，スピーカーブのNi-Tiワイヤー，ナイチノールワイヤー

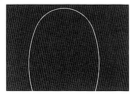

**日本歯科大学方式（頭部X線規格正貌写真の）**
antero-posterior roentgenographic cephalogram analysis(Nippon Dental University type)
　頭部X線規格正貌写真の分析法の1つである．サッスーニ法*やリケッツ法*などを基に近藤が考案した方法である．乾燥頭蓋骨と頭部X線規格正貌写真を比較検討し，頭部X線規格正貌写真上で頭部固定の方法の成否の影響を受けにくく，比較的判別しやすい本橋らが示した計測点を用いて18の計測項目について分析を行う方法である．分析項目は距離的計測項目と角度的計測項目に分けられる．距離的計測項目は，左右側での眼窩外側縁と側頭窩近心壁の影像の交点(左側をLo，右側をLo′とする)を結ぶ直線(Lo平面)に垂直で，鶏冠頸部(CG)を通る直線を正中線として利用する．この正中線から計測点までの垂直距離を測り，左右差をプラスマイナスで表示する．右側が左側より大きい場合をプラス，右側が左側より小さい場合をマイナスとする．角度的計測項目も同様に右側の角度が左側より大きい場合をプラス，右側の角度が左側より小さい場合をマイナスとする．計測項目および平均値は以下のとおりである．

1．距離的計測項目(正中線から計測点までの距離の左右差である)
1) 上顔面に関する項目
①正中線から側頭鱗の最突出点(MHW, MHW′)までの距離の左右差．平均値は$-1.72\pm3.89$mmである．
②正中線から眼窩外側縁と側頭窩近心壁の影像の交点(Lo, Lo′)までの距離の左右差．平均値は$-0.04\pm1.25$mmである．
③正中線から蝶形骨小翼と眼窩板内側の断端の影像の交点(OSM, OSM′)までの距離の左右差．平均値は$-0.09\pm1.37$mmである．
④正中線から正円孔の最内側部の影像までの距離の左右差．平均値は$0.15\pm1.38$mmである．
2) 中顔面に関する項目
①正中線からイヤーロッドの上縁の影像と側頭骨外側の影像の交点までの距離の左右差．平均値は$0.00\pm3.84$mmである．
②上顎骨から頬骨へ移行する骨の影像の外縁と下顎骨上行枝の影像の内側縁との交点(Zm, Zm′)から正中線への距離の左右差．平均値は$-0.17\pm2.04$mmである．
③正中線から上顎第一あるいは第二大臼歯の外側歯頸部の影像が同部歯槽突起歯槽縁の影像と接する点(CMo, CMo′)までの距離の左右差．平均値は$-0.19\pm1.31$mmである．
④ZmとCMoの間の上顎骨の影像の最深点(Mx, Mx′)から正中線までの距離の左右差．平均値は

0.00±1.15mmである.
⑤正中線から上顎左右中切歯の中点(U1)までの距離．右側に偏位している場合をプラス，左側に偏位している場合をマイナスとする．平均値は0.03±0.18mmである.
　3) 下顎面に関する項目
①正中線から下顎左右中切歯の中点(L1)までの距離．右側に偏位している場合をプラス，左側に偏位している場合をマイナスとする．平均値は−0.10±0.40mmである.
②正中線から乳様突起の最尖端の点(Ms, Ms')までの距離の左右差．平均値は−0.31±4.96mmである.
③正中線から乳様突起の外縁影像と下顎骨上行枝の影像の外側縁との交点(ARE, ARE')までの距離の左右差．平均値は−0.14±3.31mmである.
④正中線から下顎角部の最外側点(Go, Go')までの距離の左右差．平均値は−0.10±3.75mmである.
⑤正中線からオトガイの外形の影像の最下点(Me)までの距離．右側に偏位している場合をプラス，左側に偏位している場合をマイナスとする．平均値は−0.08±0.32mmである.
2．角度的計測項目(左右の角度の差である．右側の角度が左側より大きい場合をプラス，右側の角度が左側より小さい場合をマイナスとする)
　1) ∠OGoGo'，∠OGo'Go：Lo平面とこれに直

| | MEAN | S.D. | PATIENT BEFORE | AFTER |
|---|---|---|---|---|
| Lo | −0.04 | 1.25 | | |
| OSM | −0.09 | 1.37 | | |
| Ro | 0.15 | 1.38 | | |
| Po | 0.00 | 3.84 | | |
| Zm | −0.17 | 2.04 | | |
| Mx | 0.00 | 1.15 | | |
| CMo | −0.19 | 1.31 | | |
| U1 | 0.03 | 0.18 | | |
| Ms | −0.31 | 4.96 | | |
| ARE | −0.14 | 3.31 | | |
| Go | 0.10 | 3.75 | | |
| L1 | −0.10 | 0.40 | | |
| ∠OGoGo' | 0.0 | 1.6 | | |
| ∠RomGoMe | −0.3 | 1.8 | | |
| ∠Mo | 0.3 | 1.7 | | |
| ∠OCMoCMo' ♂ | 0.2 | 1.9 | | |
| ♀ | 0.1 | 2.2 | | |

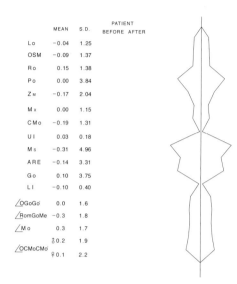

ポリゴン図表．

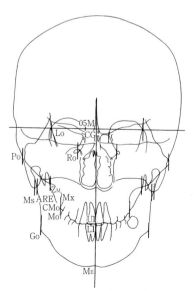

P.A. セファログラムの透写図．各計測点間の幅径計測部および基準線，正中線を示す．

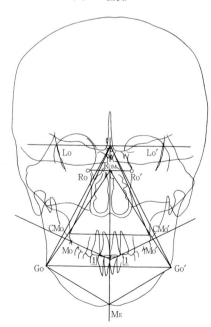

P.A. セファログラムの透写図上での角度計測部位を示す．

行する鶏冠頸部(CG)を通る直線(正中線)の交点(O)，左右のゴニオン(Go, Go')の3点よりなる角度の左右差である．平均値は0.0°±1.6°である．
2) ∠RomGoMe, ∠RomGo'Me：RoとRo'を結ぶ直線が正中線を交わる点をRomとし，この点とGoまたはGo'およびMeの3点よりなる角度の左右差である．平均値は−0.3°±1.8°である．
3) ∠Mo, ∠Mo'：上顎中切歯の近遠心幅径の中点と最外側にある上下顎大臼歯の影像の交点(Mo, Mo')を結ぶ直線がLo平面よりなる角度の左右差である．平均値は0.3°±1.7°である．
4) ∠OCMoCMo', ∠OCMo'CMo：O点およびCMo, CMo'の3点よりなる角度の左右差である．平均値は男性が−0.2°±1.9°，女性が0.1°±2.2°である．

**乳臼歯の異常吸収**
abnormal resorption of primary molar
　乳歯根の吸収過程は，厳密な意味での持続的な吸収現象によって成立するものではなく，そこには活発な吸収が起こる時期と吸収の休止される時期とが存在する．この休止期において歯根にセメント質が添加され歯槽骨との骨性癒着を起こした場合，後継永久歯は萌出の阻害あるいは埋伏という形で不都合が生じ これにより種々の歯列不正の原因となる．また失活歯や歯周疾患を伴う場合なども歯根の吸収が遅延される傾向があるため，やはり歯列不正の原因となりやすい．このような場合には適正な時期における抜歯，保隙を含む咬合誘導を行うのが望ましい．
⇨低位乳歯，乳歯の晩期残存

**乳臼歯の早期脱落** early loss of primary molar
　乳臼歯が永久歯との交換期前に，何らかの原因によって脱落あるいは喪失することをいう．乳臼歯の早期脱落でとくに重要視されるのは第二乳臼歯である．この喪失によって第一大臼歯が近心萌出，近心傾斜，転位してアベイラブルスペースが減少し，その結果，第一大臼歯より前方歯であって最も萌出順序の遅い歯，すなわち上顎では犬歯，下顎では第二小臼歯の転位が高頻度に発生する．また第一大臼歯が高度に近心転位すると，咬合高径が減少し，過蓋咬合を発生しやすくなる．処置には各種保隙装置が用いられ，第一大臼歯の未萌出の症例では，一般的にディスタルシューが適用され，萌出後の症例ではクラウンループ，バンド

ループ，リンガルアーチなどが用いられ，対合歯の挺出の防止を合わせてはかる場合には，乳歯義歯の装着が適切である．⇨保隙装置

**乳歯う蝕** caries in primary dentition
　咀嚼障害，歯周疾患の併発による永久歯歯胚のエナメル質形成障害などさまざまな場合がある．とくに乳臼歯歯冠部の崩壊は，正常な咬合接触関係の喪失をまねくのみならず，隣接面部の崩壊によって第一大臼歯の近心転位を起こし，永久歯列における叢生をもたらす．また，う蝕が多数歯に及ぶ場合には，下顎の偏位を起こすことも稀ではないため，その後の永久歯咬合に与える影響は無視できないものとなる．臨床的によく認められるのは，明らかな後継永久歯の萌出空隙不足，永久歯の転位萌出，顎の偏位による前歯部反対咬合，片側性臼歯部交叉咬合などである．治療としては，発見が早期であれば適切な歯冠修復処置のみで良いが，既述のような所見をみるものに対しては，保隙装置，ネジ，スプリングなどを応用した床矯正装置やヘッドギア，3Dリンガルアーチなどによって積極的な空隙の確保をはかる．

**乳歯咬合期における矯正治療**
orthodontic treatment of primary occlusion
　矯正治療は，骨格型や機能型の不正咬合のように早期に動的治療を行って形態的および機能的な発育を正常な軌道にのせようとするものと，顎骨と歯の大きさとの不調和のように動的処置が主に混合歯列期以後に行われ，永久歯咬合期を待って完了するものとがある．乳歯咬合期における矯正治療では，正常な歯列，咬合の発育を維持するための予防矯正や，骨格型や機能型に不正が存在する場合では顎骨の成長発育を誘導したり，機能的な障害を除去する抑制矯正に重点がおかれ，次のような状態に注意して治療が行われる．①咬合の機能的障害，②乳歯のう蝕，早期喪失，③第二乳臼歯の対咬関係(ターミナルプレーン)，④乳犬歯の対咬関係，⑤上下の顎関係の異常，⑥不良習癖．
1) 下顎前突：歯槽性と骨格性のもの，さらに咬頭干渉や早期接触により下顎が前方へ偏位する機能性のものがある．反対被蓋部が1個の犬歯から他側の犬歯まで及び，ターミナルプレーンがメジアルステップタイプの骨格性のものは，オトガイ帽装置などを使用して，下顎の成長抑制に重点がおかれる．下顎が後方へ可動する機能性のものは，

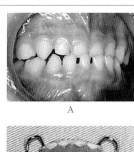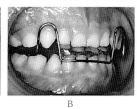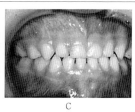
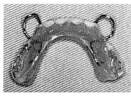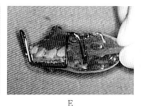

アクチバトールを用いた乳歯咬合期における下顎前突の治療．
A：治療前．B：装置装着時．C：治療後．D，E：治療に用いたアクチバトール．

咬頭干渉や早期接触部を削合したり，アクチバトールなどの機能的矯正装置を用いた治療を行う．
2) 上顎前突：一般的には経過観察を行い積極的矯正治療は行わない．
3) 過蓋咬合：一般的には経過観察を行い積極的矯正治療は行わないが，下顎の前方および側方への運動制限や成長発育の制限がある場合，または顎関節症を招来する場合などは，咬合挙上を主体とした矯正治療に着手する．
4) 開咬（不良習癖の除去）：拇指吸引癖，弄舌癖，異常嚥下癖などの不良習癖が原因で，将来骨格性開咬に移行する危険性がある場合は，その習癖の除去を行う．
5) 交叉咬合：乳歯の位置異常が原因で顎の側方偏位を招来し，骨格性咬合異常に移行する危険性がある場合，coffinなどの拡大装置による上顎の側方拡大や咬頭干渉や早期接触部の削合を行う．
⇨不正咬合の治療，早期治療

## 乳歯の早期喪失
premature loss of deciduous tooth〔早期脱落〕
　永久歯との交換期にいたる前に，何らかの原因による乳歯の喪失のことをいう．乳歯の早期喪失の結果として起こる不快事項としては，喪失部の骨閉鎖，粘膜の肥厚に伴う永久歯の萌出遅延，埋伏歯の誘発などが代表的である．また喪失時期によっては隣接歯のみならず対合歯も含むより広い範囲にわたる叢生成立の要因となったり，多数歯にわたる場合には咀嚼能率の低下による全身発育への影響や，あるいは歯を介しての機能的刺激の減少による顎骨発育への影響も懸念される．
【治療】クラウンループ，ディスタルシュー，リンガルアーチ，乳義歯などの保隙装置によって，近遠心的，垂直的な咬合誘導を行うのが通常である．

## 乳歯の晩期残存
prolonged retention of primary tooth
　永久歯の発育や萌出に伴って乳歯は歯根の生理的吸収現象を起こし，その交換期に自然脱落するのが通常であるが，これが何らかの原因によって本来の脱落期を経過しても口腔内に残留する場合を晩期残存という．晩期残存歯の歯根は，不規則な吸収をみるもの，吸収が軽微なもの，まったく吸収のないものなどさまざまな様相を呈する．
【原因】①後継永久歯の先天的欠如，埋伏，転位，②乳歯の歯髄あるいは歯周組織の炎症性病変，③乳歯の骨性癒着，④歯牙腫，濾胞性歯嚢胞，歯根嚢胞などの腫瘍性病変，⑤顎骨の発育過大による余剰な萌出空隙の存在，⑥くる病，先天性梅毒などの全身性病変などがあるが，日常臨床で遭遇する機会の多い①，②によるものの場合，X線写真上では，①にはほとんど歯根吸収を認めないか，

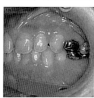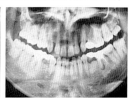

25歳の女性．$\frac{\mathrm{E}}{\mathrm{E}|\mathrm{E}}$は乳歯の晩期残存．

あっても軽度であるのに対し，②では不規則な吸収を認めるのが通常である．好発しやすい歯種は，上顎では乳犬歯，乳側切歯，第二乳臼歯などといわれているが，これは永久歯の先天的欠如やう蝕の発現頻度，萌出順序などの要素が複雑に絡み合って影響を与えるものと考えられる．
【治療】特殊な場合を除いては抜歯が適用され，後続永久歯の咬合誘導，必要に応じて埋伏歯の牽引，転位歯に対する動的治療などが施されるのが一般的である．

**乳歯列期** primary dentition
　乳歯の萌出開始から第一大臼歯または永久歯の萌出がみられるまでの期間をいう．乳歯の歯胚は胎生7週頃より形成され，胎生4～6か月までに石灰化を開始し，生後6か月頃より乳中切歯が萌出を開始する．乳歯の萌出は約2年で完了する．また乳歯の萌出順序は次のとおりである．
　$\overline{A} \to \underline{A} \to \overline{B} \to \underline{B} \to \overline{\underline{D}} \to \overline{\underline{C}} \to \overline{E} \to \underline{E}$
　乳歯列期では歯列および咬合について次のような特徴が観察される．
1．前歯部における生理的空隙
　乳歯列期の生理的空隙には発育空隙*(developmental space)と霊長空隙*(primate space)がある．このように生理的な歯間空隙のある歯列弓を有隙歯列弓*(space type dentition)といい，歯間空隙のない歯列弓を閉鎖歯列弓*(closed type dentition)という．
2．乳歯前歯の咬合関係の特徴
　乳歯列が完成されると前歯部は，オーバーバイト*が大きく下顎が後退している咬合となる（オーバーバイト，オーバージェット*ともに大きい値を示す）．しかし，発育につれて下顎乳歯列の前進と乳歯の切縁の咬耗によりオーバーバイト，オーバージェットはともに減少し切端咬合になる．また第一大臼歯の萌出時期にも一時的にオーバーバイト，オーバージェットがともに減少する．これは第一大臼歯の萌出期に大臼歯を覆っている歯肉が咬合位に達する以前に接触し，一過性にオーバージェットが減少するためである．第一大臼歯の萌出が完了し，咬合するようになるとオーバージェットは元に戻る．また乳歯期の上下顎前歯歯軸のなす角度は，永久歯列期に比べ大きくなっている．饗庭ら（日補誌．2：1958）によると乳中切歯ならびに永久切歯歯軸傾斜の平均値は乳中切歯で146.4°，永久切歯で128.4°であると報告している．

3．乳歯咬合のターミナルプレーン*
　バウム(Baume)は，乳歯咬合において上下顎第二乳臼歯の咬合関係を次の3つに分類している．
1) バーティカルタイプ(vertical type)：ターミナルプレーン(terminal plane＝上下顎第二乳臼歯の遠心面を結んだ面)が垂直な面を形成するものである．出現率は60～70％である．
2) メジアルステップタイプ(mesial step type)：下顎の第二乳臼歯遠心面が上顎の第二乳臼歯遠心面の近心位にあるものである．出現率は15～20％である．
3) ディスタルステップタイプ(distal step type)：下顎の第二乳臼歯遠心面が上顎の第二乳臼歯遠心面の遠心位にあるものである．

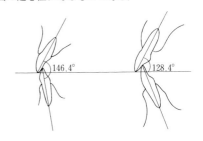

**乳歯列の正常咬合**
normal occlusion of deciduous dentition
　正常な乳歯列の咬合状態は乳歯が解剖学的に特徴のある形態を有し，乳歯から永久歯へ成長発育していく過程にあるため特徴的である．バウム(Baume, L.J.,1950)は歯列の成長発育の研究から正常な乳歯列の特徴を以下のように述べている．
1) 歯列：①有隙型(spaced type)：霊長空隙*や発育空隙*のある歯列，②閉鎖型(closed type)：歯列に歯間空隙がまったくないもの．
2) 前歯部の被蓋関係：正常な上下顎の乳切歯の関係はわずかなオーバーバイト，オーバージェットを有するが，乳歯咬合の末期になるに伴って咬耗により切端咬合になることが多い．
3) 第二乳臼歯の咬合関係：第二乳臼歯の遠心面の関係(ターミナルプレーン*)によって，咬合関係を判定することが多い．
①vertical typeあるいはflush terminal plane：上下顎第二乳臼歯の遠心面が同一面にあるもの．
②mesial step type：上顎第二乳臼歯の遠心面に対して，下顎第二乳臼歯の遠心面が近心位にある

もの．
③distal step type：上顎第二乳臼歯の遠心面に対して下顎第二乳臼歯の遠心面が遠心位にあるもの．
　以上の3つのうち正常とみなされるのが①，②とされている．それは第一大臼歯が1歯対2歯咬合を営むこととなるからである．日本人の場合，①が60〜70％，②が15〜20％といわれている．
4）乳犬歯の咬合関係：乳犬歯の咬合関係は正常な永久歯列の犬歯関係と同様な関係が正常である．
⇨有隙歯列弓，閉鎖歯列弓

**人中**　philtrum
　上唇中央の皮膚表面に垂直に形成される比較的幅の広い溝．この部の左右の隆起部は上顎突起*と球状突起との境界に生じ，上唇挙筋の辺縁部である．

**ネイザルフロア** nasal floor ⇨口蓋平面

**ネジ(拡大ネジ)** expansion screw

　矯正装置の1つで，一般に拡大ネジ*とよばれる．拡大ネジにはネジをレジン床に埋め込むタイプと鑞着タイプおよび歯科矯正用アンカースクリュー*と拡大ネジを直接連結したもの(bone-borne typeおよびhybrid type)がある．拡大ネジの作用様式により緩徐拡大と急速拡大に分類される．緩徐拡大を行う場合，拡大ネジは最初の1～2週は毎日1/4回転で，その後3日ごとに1/4回転する程度で良い．1/4回転の拡大量は0.20～0.25mmである．急速拡大を行う場合，拡大ネジは1日2回，朝と夕方に1/4回転だけさせる．このときの移動距離は14日間で5.6mmである．急速拡大ネジでは，歯に過大な力が加えられるため，歯の移動は正中口蓋縫合が離開されて上顎骨そのものが側方に拡大される．なお1/4回転の拡大量は緩徐拡大と同様に0.20～0.25mmである．構造はネジとガイドピンからなり，ネジの回転により拡大を行うが，拡大部位や方向により構造が異なる．

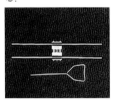
拡大ネジとネジを回わすスクリュードライバー．

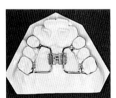
スケルトン型の拡大装置．

**ネックバンド** neck band

　顎外固定装置の一部で，固定源を頸部に求める場合に使用するパッド状のもの．ヘッドキャップと比べて簡便であるが，牽引方向の調節が難しい．
⇨顎外固定

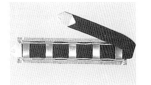

**熱処理** heat treatment

　金属材料に適切な性質を与えるために，固体状態で加熱冷却する操作をいう．熱処理には加工硬化した材料を加熱する焼きなまし*のほかに，鋳造した材料を加熱して均質化する操作や高温と低温での相の変化を利用して金属に適切な性質を与える操作がある．

**捻転** torsiversion, rotation

　不正咬合*における個々の歯の位置不正*の1つで，歯が長軸に対して回転しているものをいう．

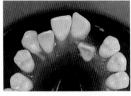

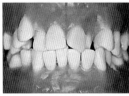

|1の遠心捻転．

**捻転歯の改善法(MTMによる)**

treatment procedure of first-order rotation

　MTM*において捻転歯の改善法には，弾性の強い主線を用いる方法(Ni-Tiの.016″線，.016″×.016″線)と主線(.018″×.018″または.020″×.020″ステンレス線)とともにローテーションスプリングピンやパワーチェーンを使用して捻転歯を除去する方法がある．捻転を除去するためのスペースがない場合は，ストリッピングにより確保する(次頁の図参照)．

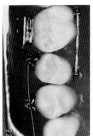 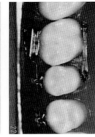 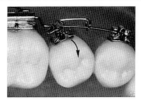 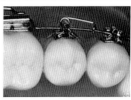

主線とローテーションスプリングピンやパワーチェーンを使用した捻転歯の除去法.

## ノースウエスタン法
Northwestern analysis method〔グレーバー法〕

頭部X線規格側貌写真の分析法の1つである．ノースウエスタン法では基準平面としてS−N平面を用いる．これはセラ(S)およびナジオン(N)が頭部X線規格側貌写真上で比較的容易に決定できるからである．ノースウエスタン法の特徴は，頭蓋に対する上下顎の前後的関係をSNA*とSNB*を用いて評価し，上下顎歯槽基底部の前後的な関係をANB*によって評価することで治療の難易を判断することである．治療目標の設定の際には側貌，顔面型，上下基底骨の関係を考慮して設定する．分析法はダウンズ法と同様に骨格型と歯槽型に分けられ，分析項目は以下のとおりである．

### 1．骨格型
1）上顎突出度：ナジオン(N)およびA点(A)を結ぶ直線とA点(A)およびポゴニオン(Pog)を結ぶ直線のなす角度である．上顎基底部の前突，後退の度合いを表す．平均値は1.62°±4.78°である．

2）基底部関係：SNAはS−N平面とナジオン(N)とA点(A)を結ぶ直線のなす角度であり，頭蓋底に対する上顎歯槽基底部の前後的評価を表す．SNBはS−N平面とナジオン(N)とB点(B)を結ぶ直線のなす角度であり，頭蓋底に対する下顎歯槽基底部の前後的評価を表す．また上下顎の相対的な前後関係をANBで表す．SNA，SNB，ANBの平均値はそれぞれ82.01°±3.89°，79.97°±3.60°，2.04°である．

3）下顎下縁傾斜角：S−N平面と下顎下縁平面のなす角度である．平均値は31.71°±5.19°である．ダウンズ法の下顎下縁傾斜角と同様に臨床的に重要な計測項目であり，この値が大きい場合には下顎枝高の短小，下顎頭の成長が不足している場合が多く認められ，矯正治療を困難なものにすることが多い．また日本人では白人と比較して，上顎突出度，SNA，ANB，下顎下縁傾斜角が大きく，SNBが小さい傾向が認められる．

### 2．歯槽型
1）上顎切歯歯軸傾斜角：上顎切歯歯軸とS−N

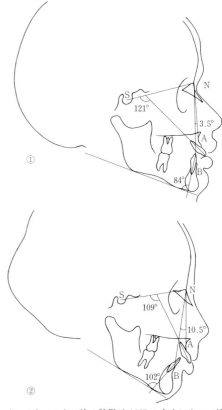

ノースウエスタン法の特徴はANBの大小によって治療の難易を判定することである．①はANB3.5°で比較的治療は容易であろうと考えられ，②はANB10.5°で治療後の側貌は理想的なものとはならないと考えられる(Graber, T.M. New horizons in case analysis-clinical cephalometrics. 1952：Am. J. Orthod, 38：603-624．より引用改変)．

平面がなす角度である．平均値は103.97°±3.39°である．

2）下顎切歯歯軸傾斜角(下顎下縁平面に対する)：下顎切歯歯軸と下顎下縁平面がなす角度である．ツイードの三角のIMPAに相当する．平均値は93.10°±6.78°である．

3）下顎切歯歯軸傾斜角(咬合平面に対する)：咬合平面と下顎切歯歯軸がなす角度である．歯槽型分析項目の中で最も重要な分析項目であるといえる．すなわち下顎切歯歯軸は下顎の形態より，筋肉，機能によって作られ，咬合と密接に関連している

からである．平均値は69.37°±6.43°である．
4）上顎切歯歯軸と下顎切歯歯軸のなす角度：上顎切歯歯軸と下顎切歯歯軸のなす角度は矯正治療によって最も影響を受ける．平均値は130.98°±9.24°である．
5）顔面平面に対する上顎切歯切縁の位置：上顎中切歯切縁から顔面平面に垂直に降ろした線の長さ（mm）で表す．上顎切歯の突出は重要であり，患者にとっても最も関心のある部位である．平均値は5.51±3.15mmである．
　ノースウエスタン法はグレーバー（Graber, T.M.）が考案したことからグレーバー法ともよばれる．

**ノースウエスト法**　Northwest method
　エッジワイズ法\*を含めたマルチブラケット法には多くの治療法があるが，これらはいずれも独自のフィロソフィーを持ち，固定に対する考え方，歯の移動法，矯正力の選択，ブラケットの種類などによって確立されたものである．これらの代表的な治療法の1つにノースウエスト法がある．本法は，フィッシャーやルイス（Fischer, M., Lewis, P.D.）ら米国ノースウエスト地方，ワシントン州の矯正臨床医グループによって発展させられた方法であり，そのことから本法を通常ノースウエス

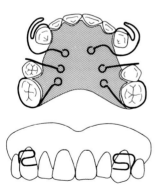

上顎犬歯の初期の遠心移動に用いるactive plate.

ト法とよばれるようになった．本法の特徴は次のようになる．
1．上顎犬歯の完全萌出前に上顎第一小臼歯を抜去する．
2．次の目的のため上顎にホーレータイプの床を使用する．
1）上顎犬歯の初期の遠心移動．
2）咬合干渉の除去．
3）上顎後方歯の安定維持．
3．下顎犬歯の遠心移動にインターキャナインコイルスプリングを使用する．
4．インターマキシラリーエラスティックの使用に対し下顎歯列を安定に維持するため，下顎にヘッドギアを使用する．
　以下，ノースウエスト法のオリジナルとまではいえないが，本法のフィロソフィーを十分生かした一変法について記す．
1）①初期の上顎犬歯の遠心移動．
　　②：a＝下顎側方歯群の標準化，b＝下顎犬歯の遠心移動．
2）下顎歯列の標準化．
3）①：a＝上顎側方歯群の標準化，b＝上顎犬歯の遠心移動．
　　②下顎切歯の舌側移動．
4）上顎歯列の標準化．
5）上顎切歯の舌側移動．
6）理想的な歯の位置および歯列弓への仕上げ．
⇨マルチブラケット法

**ノラの歯年齢**　Nolla's dental age
　歯の石灰化状態から生理的年齢\*を判定する方法の1つである．ノラ（Nolla, C.M., 1960）がピニー（Pinny）の方法に準拠して，上下顎の全永久歯についてミシガン大学小児発育研究室の経年X線資料（男子25人：1,656枚　女子25人：1,746枚）を用いて歯の発育段階を10段階評価したものである（次頁の図参照）．
⇨歯（年）齢，ローターシュタインの歯年齢

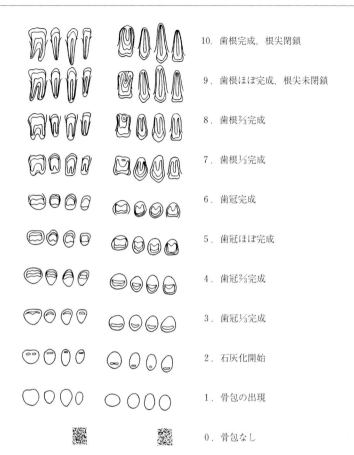

歯の石灰化段階による年齢評価(Nollaより引用改変). 歯の発育が2つのステージにまたがる場合には中間評価, またはプラスのほうのスコアを用いる.

## は

### パーカースプリング　parker spring
クローズドコイルスプリングの1種である。コイルの部分とそこから延長した直線部分からなり、主に後方牽引のために使用される。コイル後方のループ部をバッカルチューブに引っかけてストレートエンドを引っ張り、ブラケットまたはアイレットに結紮する。

### バーティカルスロット　vertical slot
矯正用ブラケットは通常エッジワイズ型ブラケットとベッグ型ブラケットに大別される。バーティカルスロットはローテーションTピン、ロックピンなどでロックされるベッグ型ブラケットなどに付与されている咬合平面に対して、垂直的なスロットである。またエッジワイズ型ブラケットにもオーギジリアリーを選択的に使用するために付与されているものもあり、Vスロット付きともよばれている。

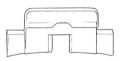

### バーティカルタイプ　vertical type
⇨乳歯列期、ターミナルプレーン

### バーティカルループ　vertical loop
マルチブラケット装置による矯正治療でライトワイヤーを使用する場合、ワイヤーが長いほうが弱い力で持続的な矯正力を歯に作用させることができる。そこで咬合平面から歯頸側に垂直に屈曲したループをバーティカルループという。これは前歯部の叢生の除去、あるいはエラスティックをかけるフックなどに使用される。一般的にループの高さは、6～8mmでループの幅は、1mmに屈曲する。下顎ならびに上顎正中部のループの高さは4～6mm程度が適切である。とくに下顎正中部にループを必要とする場合は4mm程度の高さが良い。バーティカルループにヘリックス(helix)を付与したものがバーティカルヘリカ

ルループで、スペースクロージングに使用するクローズドバーティカル(ヘリカル)ループ*とスペースオープニングに使用するオープンバーティカル(ヘリカル)ループ*がある。

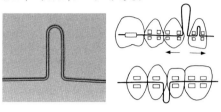

### バードビークプライヤー　bird beak pliers
ビークは小型で、断面が丸い形態のもの(コーン型)と四角い形態のもの(ピラミッド型)がある。主にエッジワイズ法で用いるアーチワイヤーの屈曲に用いられ、各種のループの形成に適している。

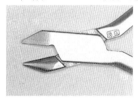

### ハーボルド分析　Harvold analysis
頭部X線規格側貌写真の分析法の1つであり、顎態異常の程度を表現するのに有効である。計測項目として上顎骨単位長は顎関節点(下顎関節窩の後壁)から下ANSの点(前鼻棘が3mmの厚さを示す前鼻棘下部の陰影像の点)までの距離。下顎骨単位長は顎関節点(下顎関節窩の後壁)からプログナチオンまでの距離。下顎面高は前鼻棘の上方の外形線上の上ANS点(棘が3mmの厚さを

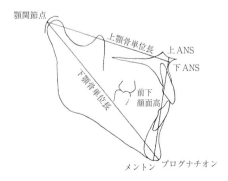

示す陰影像の点)からメントンまでの距離である．上顎骨単位長と下顎骨単位長の計測値の差が上下顎骨の大きさの不調和を示す指標であり，顎骨間の垂直距離が短いとオトガイは前方に位置することになる．

## ハーモニーライン　Harmony line
＝ホールダウェイライン

## ハーラー症候群　Hurler's syndrome
1919年，ハーラーが最初に報告した酸性ムコ多糖類の代謝異常により中胚葉組織，中枢神経系に異常を生じる常染色体性劣性遺伝性疾患である．Mucopolysaccharidosis Ⅰ(MPS Ⅰ)と略称され，また，ガルゴイリズム(gargoylism)ともよばれている．一般に生後1年以内に発症し，10歳くらいまでに死亡する例が多い．
【症状】生下時に大頭症，陥没した鼻根，身長は低く，骨格の多発性異骨症，脊椎後彎があり，頸は短く，頭蓋の形が異常で大きい．顔面口腔所見では前頭部突出や臓器間離開症を伴う特異なガルゴイリズム様顔貌，短頭，鞍鼻，口唇肥厚，開口，舌の突出，歯肉肥厚，歯の形成・萌出の遅延，形態異常，小顎，下顎頭，切痕の変形をみる．
【治療】対症療法を主体とし，咬合障害がある場合に矯正治療が必要である．

## ハイアングルケース　high angle case ⇨下顎下縁平面傾斜角(S−N平面に対する)，下顎下縁平面傾斜角(フランクフルト平面に対する)，FMA，クワドダイアグノーシスシステム(QDS)

## バイオネーター　Bionater
1952年バルター(Balters)により考案された機能的矯正装置で，アンドレーゼン(Andresen)とホイップル(Häupl)のアクチバトール*より派生した装置である．本装置の特徴の1つは，アクチバトールに比較すると口蓋前方部分がない分，小さな構造をしており，装置を装着したままの会話もでき，1日中の装着が可能な点にある．バルターは，歯列の健康と正常な顎関係の維持は舌の機能空間としての口腔容積と，舌と口唇との平衡が必須条件であり，その平衡が乱れたときに歯列はゆがみ成長に悪影響を与えるとし，舌を口腔における反射活動の中心と位置づけ本装置を考案した．

1．治療目的
1) 口唇閉鎖の確立と舌背の軟口蓋への接触
2) 口腔容積の増大とその機能訓練
3) 切歯の切端咬合の確立
4) 下顎の前方位の達成と口腔容積の増大と舌位の改善
5) 顎，舌，歯列ならびに周囲軟組織の改善(つまり顎顔面部の代謝を良好にすること)

2．種類と基本的構造：症例に応じて標準型，Ⅲ級型，開咬型の3種があり，どの装置も基本的には床部，ベスティブラルワイヤー(vestibular wire)，パラタルワイヤー(palatal wire)からなる．
1) 標準型装置
(1) 構造
①床：下顎歯列弓と一部の上顎歯列弓の舌側面に適合する細長いレジン床よりなる．
②ベスティブラルワイヤー：0.9mm線によりできた上顎切歯部唇側線とバクシネーターベンドよりなる．
③パラタルワイヤー：1.2mm線のワイヤーよりなり，遠心に向けて屈曲されている．
(2) 構成咬合：基本的には切端咬合位とする．
(3) 目的
①アングルⅡ級1類症例：舌の後退位の是正とそれに伴う症状の改善．
②狭窄歯列を伴うアングルⅠ級症例：舌訓練を行うことにより舌機能を刺激し，舌の体積増加をはかる．
2) Ⅲ級型装置
(1) 構造
①床部：下顎床と上顎の小臼歯から大臼歯に及ぶ床部分が一体となっており，上顎切歯が下顎舌側

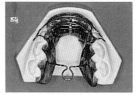
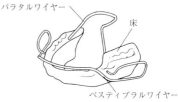

標準型バイオネーター．

を超え移動できるように咬合挙上(約2mm)がされている.
②ベスティブラルワイヤー：0.9mm線よりなる下顎の唇側線と後方部のバクシネーターベンドよりなる.
③パラタルアーチ：標準型とは逆の構造となっており，左右第一小臼歯の中央を結ぶ部位で前方を向いたような形態をとる.
(2)構成咬合：下顎を可及的に後方位をとらせた状態で採得する.
(3)目的
①アングルⅢ級症例：舌の前方位を是正する目的で用いる.
3) 開咬型装置
(1)構造
①床部：上顎前歯の口蓋側のレジン床は，臼歯部分と同じ高さまで延長され下顎床と連続した構造となる.
②ベスティブラルワイヤー：標準型と同じ構造である.
③パラタルワイヤー：標準型と同じ構造である.
④ベスティブラルスクリーン：ワイヤーフックあるいは，レジン延長部によりバクシネーターベンドの遠心向き屈曲部に付加され，隣接する歯槽部への治療効果を期待する.
⑤リップシールド：口腔前庭部に装着され，治療に悪影響を及ぼす可能性のある下唇の力を排除する.
(2)構成咬合：大臼歯関係に応じて，それぞれ標準型，Ⅲ級型の構成咬合をとる.
(3)目的：舌の悪習癖を防止するとともに，前歯部または側方歯部にある開咬の閉鎖に利用する.
3．使用方法および作用機序
(1)作用機序：上顎の口蓋部に接するパラタルワイヤーのループにより装着時に舌根面を刺激し，大臼歯関係がⅡ級の場合には，舌を前方に押し出すことで下顎の近心移動を促進する．一方，Ⅲ級の場合はアングルⅡ級症例の治療装置とパラタルワイヤーのループ方向が逆になることで，舌を刺激し，後退させるので下顎自身も後退する.
(2)使用方法：原則として1日(24時間)の装着とする.
⇨機能的顎矯正法(機能的矯正法)

## バイオプログレッシブテクニック
bioprogressive technique

R.M. Rickettsにより提唱された．Bioは生物学的な背景(Biological background)に基づいた治療体系であり，また生物学的な発達段階(Biological progression)に応じて，段階的(progressive)に治療装置を適用していくという意味が込められ，以下の思考に支えられている．①Bioprogressive philosophyはsegmentationによる効率的な治療テクニックであるというだけでなく，診断と治療計画において，どのような治療目標に向けて歯を移動し，また骨格系に対してどの程度の整形的変化を求めるかというような基本的な考え方に指針を与えるものである．②解剖学的，生理学的背景に基づいた，診断と治療計画の立案，段階的な治療術式，不正咬合のunlock,保定，咬合理論にいたる一連の臨床体系を包括している．③矯正治療において最も重要なことは，症例をどのように診断し，治療を進めていくかということであり，症例に隠された可変的な要素，すなわち成長発育，形態的，機能的問題などを理解し，それを治療体系に組み込むことである．VTO(vertical treatment objectives)を駆使し治療結果を予測したのち，全体の治療体系をプログラムするという点に特徴がある.
【Zero Base Concepts】C.F. Gusinoは，マネージメントの考え方を矯正臨床に導入し，診断から治療，治療後にいたるBioprogressive philosophyを一貫したシステム管理のもとに整理，体系化して"Zero Base Concepts"ないし"Zero Base Orthodontics"として提示している．"Zero Base Concepts"とは，事実に基づいて歯列，骨格，軟組織，機能的障害およびそのアプローチについて，偏った概念にとらわれずに思考することであるとしている．⇨リケッツ法

## バイオロジックスプリント (歯を結びとめる結合組織の膜・ヘチマのタワシ)biologic splint
【バイオロジックスプリントについて理解すべき基礎的事項】

　バイオロジックスプリント(biologic splint)とはextra alveolar connective tissue envelopeともいわれ，歯・歯列を取り囲む一連の結合組織の膜が存在しているという概念であり，これにより，歯根膜・骨膜様構造物が1つの結合した単位となり，骨を囲みすべての歯を1つのアーチに保持し，結び止める作用をしているという概念である．その構造は次頁の図に示すとおりである.

矯正力が加わると歯を支えている歯根膜に変形が生じ，骨吸収を促進させ歯が移動する．その際にバイオロジックスプリントにバランスの崩れを生じる．この膜は，①歯を安定化させる因子，②歯を移動させる因子，③骨吸収・添加をコントロールする因子の3つの役目を持っている．そのほかに，④加齢的やその他の原因でバイオロジックスプリントは収縮する．

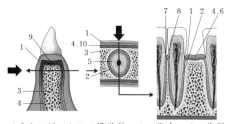

バイオロジックスの構造①．1：歯肉，2：歯根膜，3：骨，4：骨膜，5：歯，6：歯間水平線維，7：自由歯肉線維，8：環状靭帯，9：歯肉乳頭線維膜，10：外側の平行線維．

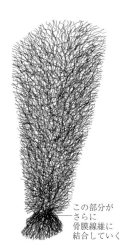

バイオロジックススプリントの立体構造．歯根膜線維の立体走行状態はまるでヘチマのタワシ状である．Meyer BN et al. Does the center of resistande depend on the direction of the tooth movement? Am J Orthop 2010；137(3)：354-361, Fig.2より引用改変．

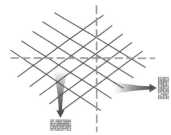

バイオロジックスプリントの構造②．図解すると編みこまれた膜で，水平・垂直方向とも短くなった平行な線維群としてみえる（ヘチマのタワシ状）．

この概念はArnimとHagermanにより1953年に発表されたものであるが，実際に目でみえるエビデンスを提示していないので，その後普及しなかった．しかし，2010年にMeyer, B.N.らはこのバイオロジックスプリントの構造を，マイクロCTを使用してFEモデルを作製し，ヘチマのタワシ状の線維構造であることを3Dで再現し実証した．

【バイオロジックスプリントの役割】
普段は歯の位置を安定化させるのに重要な役割（①歯の安定化因子）を果たすが，ある片側のシステムが何らかの破壊を受けると，その部位を中心にシステムにアンバランスを生じ，歯が次に安定化する位置に移動する．この時点で，②歯を移動させる因子となる．その後，骨の修復の時点でバイオロジックスプリントが収縮して，結果的に骨の修復をコントロールし，③骨の量を左右する因子になる．また，④バイオロジックスプリントは加齢的に収縮し，下顎切歯の叢生や，線維の切断や骨吸収で歯槽骨の支持を失うと収縮が促進され歯間離開，歯の前傾，挺出，捻転，ワンダリングなどを引き起こす．さらに，⑤バイオロジックスプリントは医療行為・歯周疾患によってもバランスを変化させる．

【矯正歯科治療による歯の移動で収縮が促進される】
とくに抜歯矯正治療の場合は，抜歯により歯槽（皮質）骨の吸収とバイオロジックスプリントのバランスの崩れが治療後，元の骨の状態に修復されないうちに骨とバイオロジックスプリントの新しい調和が確立されやすく，矯正治療による骨の吸収が多すぎたときには結果としてバイオロジックスプリントが骨の形成を抑制し，ブラックトライアングルが生じる．歯周疾患による骨吸収で弛緩し歯周処置により収縮が促進される．また抜歯や外科的手術や外傷による骨の喪失や線維の切断によっても収縮が促進される．

さらに成長発育完了後の成人矯正治療患者では，

矯正治療などで減少した骨量の回復や断絶されたバイオロジックスプリントの回復などにも長期間を要し，それに加齢変化による歯周疾患，歯槽骨の吸収も伴ってくる．すると元の状態に回復しないうちに，骨が吸収された状態でバイオロジックスプリントは新しいバランスを求め収縮する，一方で加齢変化でも収縮する．つまり，骨の修復は制約され骨の吸収量が多い場合は患者の持つ矯正学的インナービューテイのエイジングにつながってくる．最近では小児患者でも矯正治療によりブラックトライアングルが生じるという．したがってベッグ(Begg, P.R.)の主張(1965)するように現代成人では矯正治療中，その後，歯間三角＊をストリッピング＊(I.E.R)などで人為的に小さくし，歯間乳頭で十分に満たす必要があると思われる．⇨歯根膜線維，咬耗，咬合のダイナミックプロセス，ブラックトライアングル，歯肉退縮

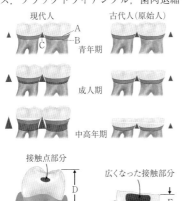

現代人(左図)と隣接した古代人(右図)との歯間三角(interproximal triangular space)の相違．A：歯肉の自由縁．B：歯肉の付着位置．A-B：歯肉裏の深さ．C：歯間三角の形．D：咬耗を受けていない歯冠の長さ．E：咬耗を受けた歯冠の長さ．

### バイトオープニングエイド　bite opening aid

混合歯列期に昼間および夜間に口腔内に装着し，咬合使用して上顎前突や過蓋咬合の改善をはかることを目的として1992年に亀田により考案出願され，1994年にバイトクロージングエイドとともに実用新案として公報に記載公開された．

作用機序は患者が切歯部の咬合板を日常の生活の中で咬合することによって臼歯部が徐々に挺出し，結果としてバイトがあがっていくとした，できるだけ最小の費用で咬合の改善と誘導をはかり後の本格矯正の負担を減らすことを目的としたいわば，つなぎの装置である．

### バイトオープニングベンド　bite opening bend

バイトオープニングベンドはオリジナルのベッグ法での従来のアンカレッジベンドによるバイトオープニングでは犬歯に強く作用するために(次頁の図①)，犬歯が圧下されなければ，切歯が圧下されずに，むしろ歯根面積の大きな犬歯に引きずられ切歯が挺出し，咬合が下がるという短所を持つ．この短所を改善するために開発された(1981，亀田)．上下顎前歯(とくに上顎切歯)を安全に，確実に速く圧下させるためには，オーバーバイトの大きい症例では，アンカレッジベンドとは別に犬歯遠心部にバイトオープニングのためのベンドを付与する．これをバイトオープニングベンド(上顎ではティップアップベンド，下顎ではティップダウンベンド)という．バイトオープニングベンドを付与することによって，咬合挙上の力は中切歯に確実に作用し，中切歯，側切歯の圧下が確実にしかもほぼ同時に起きてくる．そして，切歯のオーバーバイトの減少だけでなく，犬歯のオーバーバイトの減少も確実に行え，Ⅱ級ゴムが使用されても犬歯遠心に付与されたバイトオープニングベンドにより犬歯は遠心傾斜せず，ほぼそのまま遠心移動していくという長所を有している(次頁の図②)．

このバイトオープニングの考え方は，ヒトの顎では，バイトのコントロールの中心は小臼歯部にあり，切歯を圧下すると大臼歯部が挺出し，大臼歯部を圧下すると切歯部が挺出しバイトが深くなるという理論を応用したものであり，小臼歯を中心に切歯のバイトをあげ，また大臼歯部の挺出をアンカレッジベンドにより遠心傾斜させることで近心咬頭のみで抑え固定を強化するということである．したがって，固定が十分に確保されていれば，切歯のバイトもあがるが，大臼歯の遠心咬頭も圧下され後方が離開されることになる(ディスクルード)．

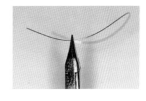

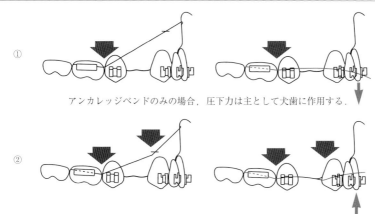

アンカレッジベンドのみの場合，圧下力は主として犬歯に作用する．

バイトオープニングベンドを与えると確実に上顎中切歯，側切歯の圧下が起こる．しかしアンカレッジベンドのみの場合は，犬歯が圧下されないと中切歯，側切歯の圧下が起こらない．

また混合歯列弓にこの理論を適用して咬合挙上するときは，小臼歯部または第二乳臼歯部にブラケットを装着し，ワイヤーとロックしておく必要があるのはいうまでもない．さらに1990年代に入ってはバイトオープニングベンド，アンカレッジベンドがすでに付与されたNi-TiワイヤーがスピーカーブのNi-Tiワイヤーとして円線・角線，白人用アーチフォーム・日本人用アーチフォームともに既製品ができ上がり，各メーカーで製作され世界中で市販されているので，それを適切に選択，利用すれば簡単に誰でもバイトのコントロールすることができる．
⇨カーブオブスピーワイヤー，KBテクニック，KBTマルチブラケットシステム，ティップアップ(ダウン)ベンド，上顎前突過蓋咬合の早期矯正治療法

## バイトクロージングエイド　bite closing aid

混合歯列期に昼間および夜間に口腔内に装着し，咬合使用して開咬の改善をはかることを目的として1992年に亀田により考案され，1994年にバイトオープニングエイドとともに実用新案として公開された．作用機序は患者が臼歯部の咬合板を日常の生活の中で咬合することによって臼歯部が徐々に圧下され，またその間に切歯部が挺出し，結果としてバイトが下がっていくといった，できるだけ最小の費用で咬合の改善と誘導をはかり後の本格矯正の負担を減らすことを目的としたいわば，つなぎの装置である．

## バイトプレーン効果　bite plane effect

前歯舌側装置のバイトプレーン効果(bite plane effect)はバイトオープニング(咬合挙上)に有効で

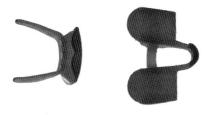

バイトオープニングエイド．　バイトクロージングエイド．

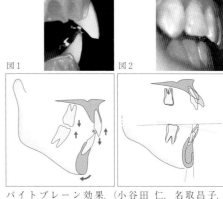

バイトプレーン効果．(小谷田 仁，名取昌子．GUMMETALとセルフライゲージングによる舌側矯正「部分・全部」．東京：クインテッセンス出版．2013．より転載)．

ある．ただし，咬合挙上は上下前歯の圧下，臼歯の挺出は同率で起こる（図1）のではなく，主に下顎前歯の圧下によって起こる（図2）（上顎前歯は挺出傾向）．したがって，咬合平面がスティープ（steep）になる傾向がある．この傾向に対して，十分に上顎臼歯を整直（upright）しないと臼歯の咬合干渉が生じる（いわゆるディスクルージョンの状態が作りにくい）．バイトオープニングは主に前歯部の変化が要因となる．したがって，下顎の後下方への開大（FXの増加）は起こりにくい．
⇨リンガルブラケット法，舌側矯正

### バイパスクランプ　by-pass clamp

ベッグ法において第一小臼歯または第二小臼歯に，アーチワイヤーとブラケットの間に生じる運動摩擦力を軽減させスムーズな歯の移動を行わせる目的で装着される付加物である．小臼歯部のアーチワイヤーが咬合圧を受けないように歯頸部方向に装着するが，未萌出歯に対しては装着方向を逆にすることもある．しかしアーチワイヤーとの接触点が1点であることから，小臼歯の捻転，傾斜，沈下が生じやすい．とくに第二小臼歯に沈下，捻転，近心傾斜などが生じると，第二小臼歯と第一大臼歯の歯根が接触し，抜歯空隙の閉鎖を困難にすることがある．これらを改善する目的で，近遠心の2点で小臼歯をコントロールすることができるバイパスループ*が開発された．

 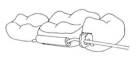

バイパスクランプ．

### バイパスループ　by-pass loops

1986年，亀田によりバイパスクランプの代わりに考案された小臼歯のバイパス装置である．従来のベッグ法では第一小臼歯を抜歯するとステージⅠとステージⅡの抜歯空隙を閉鎖する段階で第二小臼歯とワイヤーの間に生じる運動摩擦力を小さくするためにバイパスループを用いてきた．しかしバイパスループは小臼歯が捻転したり，傾斜，沈下したりという短所を有していたため，これを改良してバイパスループが考案された．すなわちこのバイパスループは，臼歯部に生じる運動摩擦力を減少させ効率の良い歯の移動を可能にし，か

つある程度の捻転の改善をしたり，大臼歯の近心移動に際して小臼歯の捻転や傾斜，沈下を防止することができる．バイパスループにはエッジワイズタイプとベッグタイプがある．

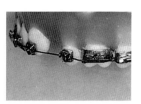

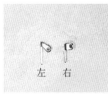 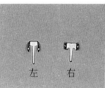

エッジワイズタイプ．（左）　　　ベッグタイプ．（右）

### ハイハットロックピン　high hat lock pin

ベッグ法において使用される縦長のロックピンの1種である．その使用目的は，歯頸部に伸びているピンヘッドを利用して顎間ゴム（交叉ゴム，垂直ゴム）や顎内ゴムを任意のブラケットに使用する場合に用いられ，ワイヤーのロックも同時になされる．ハイハットロックピンはステンレス製と真鍮（brass）製があり，ステンレス製は厚さが.015″，長さが.265″，ブラス製は厚さが.016″，長さが.265″である．さらに複数のゴムがかけられるようにピンヘッド部をより高くしたスーパーハイハットロックピンもあり，ステンレス製で厚さが.018″，長さが.311″である．最近ではベッグのセラミックブラケットの犬歯部に用いられる．

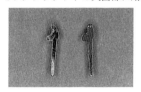

### ハイプルチンキャップ　high pull chin cap

通法のチンキャップの牽引方向よりも垂直方向に調整したオトガイ帽装置*である．主に骨格性開咬症例に用いられ，ポステリオバイトブロック*と併用されることがある．本装置の使用は，臼歯歯槽部の垂直的な成長を抑制したり，臼歯を

圧下することで下顎骨の後方回転を防止し，上方回転を期待できる．また，後方への牽引力の成分もあり，これは下顎骨の前下方への成長を抑制する．

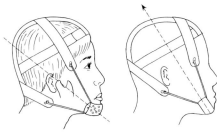

通常の牽引方向．　　ハイプルチンキャップ．

### ハウのプライヤー　Howe's pliers

ハウによって考案されたプライヤーで，用途は多種多様である．主にワイヤーの結紮，主線の着脱適合，バンドの適合，ロックピンの保持，アーチワイヤーのエンドロックなどに用いられる．ビークの先端はものを把持しやすいように平坦で，円形になっており，内面には滑り止めのための細かい溝が刻み込まれている．

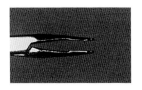

### バクシネーターベンド　buccinator bend

バルターのバイオネーター*でベスティブラルワイヤーの側方部分に与えられたベンドであり，次の2つの治療上の目的を有する．①咬合面間のスペースに入り込む軟組織を排除し，それにより咬合のレベリングをはかり，側方歯群の萌出を促進させる機能を有する．②口腔頬カプセルとよばれる領域を保護する機能を有する．つまり頬を側方に押し広げ口腔容積を増大させ，この効果によ

り筋の緊張から歯列を保護し，上顎歯列の拡大もしくは横方向の成長を促進させる．

### バクシネーターメカニズム
buccinator mechanism〔頬筋機能機構〕

ブローディー（Brodie，1952）は歯列や咬合の保持に大きく関与する歯列の外からの機能力（機構）をバクシネーターメカニズムとよんだ．歯列は口輪筋と口角部で結び付いている頬筋によって包み込まれ，頬筋は臼歯の後方部の翼突下顎縫線で上咽頭収縮筋と結び付く．歯列を包み込むこれらの筋は外側から歯を内側への機能力を与えるが，舌がこれに内側から拮抗する．このような筋肉の機能力なバランスによって歯列や咬合が保持されることをバクシネーターメカニズムという．
⇨正常咬合の成立と保持されるための条件

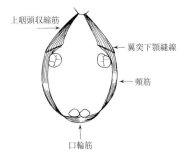

歯列弓を帯状に包む口輪筋，頬筋，上咽頭収縮筋と内側よりこれらに拮抗する舌が咬合の保全に寄与している（Brodieより引用改変）．

### 破骨細胞　osteoclast〔オステオクラスト〕

骨吸収に際して現れる多核巨細胞である．2～100個の核を有し，直径は20～100μmで，典型的なものは破骨細胞自身によって形成された骨表面の浅い小窩（ハウシップ窩）に存在する．骨吸収面の破骨細胞には明帯（clear zone）と波状縁（ruffled border）が観察され，明帯でシールドされた波状縁部において，破骨細胞より分泌された加水分解酵素による有機基質の消化吸収，酸によるミネラ

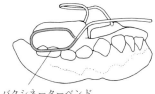

バクシネーターベンド

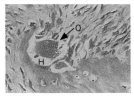

O: 破骨細胞，H: ハウシップ窩．

ル溶解と吸収が起こり、骨吸収が起こると考えられている。矯正力を作用させると圧迫側にこの細胞が出現する。適切な矯正力により歯に持続的な圧力が作用した場合、圧迫側歯根膜では血流量が減少し、血管壁の透過性の亢進に伴い単核細胞が刺激されて36〜72時間後に破骨細胞の形成が起こるといわれている。破骨細胞は血液幹細胞から分化した多核のマクロファージの1種である。

**鋏状咬合** bilateral buccal crossbite, total lingual occlusion, scissors bite

上下歯列弓の水平的位置の不正で、すべての上顎臼歯の舌側咬頭が下顎臼歯の頬側に鋏状に咬合するもので、小下顎症を伴う骨格性のものと、下顎の歯数の不足や小臼歯の舌側転位による歯槽性のものがある。過蓋咬合のような上下歯列弓の垂直的位置の不正を伴う症例も稀ではない。
【治療方法】非抜歯または必要抜歯を伴う上下顎マルチブラケット装置による本格的矯正治療を行う場合が多い(下図参照)。
⇨不正咬合、上下歯列弓関係の不正

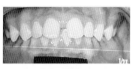
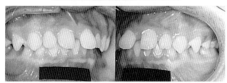

**バジオン** basion〔Ba〕

頭部X線規格側貌写真上の計測点*の1つで、大後頭孔の最前縁が正中矢状面と交差する点であり、後頭骨基底部下縁の後端で第二頸椎歯突起の上方5〜7mmに位置する。矯正学では頭蓋底*を頭部X線規格側貌写真上で図形的に捉えると、セラ(S)を中心としてナジオン(N)とバジオン(Ba)に引いた線を頭蓋底とし、このうちS-Nを前頭蓋底、S-Baを後頭蓋底としている。すなわちバジオンは頭蓋底の後方限界点である。またBa-N平面を基準平面とすることにより、頭蓋底と顔面の関係や成長発育による変化を把握することができる(リケッツの分析法)。なお通常Baと略記する。

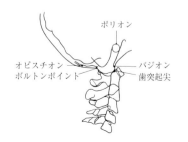

**破歯細胞** odontoclast

細胞学的には破骨細胞*や破セメント細胞*と同様のもので、とくに象牙質の吸収に関与するものをいう。生理的な条件下では乳歯歯根の吸収を行う程度であるが、局所の炎症、歯列不正に伴う外傷性咬合、また過度の矯正力を作用させたときや持続的なジグリングを行ったときまた皮質骨に強く接したときにも出現し歯根を吸収する。
⇨破骨細胞

**バス法** Bass method ⇨ブラッシング法

**破セメント細胞** cementclast

細胞学的には破骨細胞*や破歯細胞*と同様のもので、とくにセメント質の吸収に関与するものをいう。乳歯の歯根吸収のような生理的条件下のほか、局所の炎症、歯列不正に伴う外傷性咬合、また矯正治療の際にも高頻度に出現し、セメント質表面を吸収する。破骨細胞とは類似しているが、セメント質は歯槽骨よりも吸収が遅いため、適正な矯正力を作用させている場合には、セメント質の吸収は軽度か、まったく認められず、吸収したとしても保定期間中にセメント芽細胞によって修復される。しかし過度の矯正力を作用させたときや持続的なジグリングによって皮質骨に強く接し、セメント質が不可逆性に穿孔することもある。

**8の字結紮** eight figure ligature tying

マルチブラケット装置では個々の歯が所定の位置に移動した場合、治療中に後戻りを防止する目

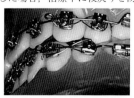

的で複数の歯を直径.009″〜.012″の結紮線で連続結紮することがある.この連続結紮する方法がちょうど8の字状に結ばれることから8の字結紮とよばれる.ステージⅠでの上下顎前歯部の叢生が除去された後,前歯群を一塊とした歯の移動(en masse tooth movement)を行うため,アーチワイヤーに付与されたサークルフックと犬歯ブラケットを.010″または.012″の結紮線で8の字結紮する.
⇨レイスバック

**発育空隙** developmental space

乳歯列期*にみられる空隙には発育空隙と霊長空隙があり,どちらも乳歯と永久歯の歯冠近遠心幅径の総和の差を補償するための空隙である.このように空隙のある歯列を有隙歯列弓*とよび,空隙のない歯列弓を閉鎖歯列弓*という.発育空隙とは,乳歯列期の前歯部にみられる生理的空隙*の1つであり,顎の大きさに対して排列する乳歯が小さい場合,または顎の側方発育が著しい場合にみられる.ただしこの発育空隙が存在しない個体だからといって,前歯部が永久歯列で叢生になるとは限らない.

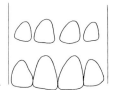

発育空隙や歯列弓の側方成長により前歯部における乳歯と永久歯の歯間近遠心幅径の総和の差が補償される.

**発音** pronounciation

発音とは言語の音声を発することで,次の5段階に分けられる.①呼吸:呼吸による気流が発音のエネルギーとなる.②発声:呼気が声帯を振動させて喉頭音を作る(有声音).③共鳴:喉頭音が,咽頭腔,口腔,鼻腔に共鳴して,聞こえる音になる.④調音:可動的器官(舌,口唇,軟口蓋など)と不動的器官(歯,口蓋など)により,さまざまな音が調整される.⑤制御・統合:声帯筋などの発声に関与する各筋の機能は,神経系統によって,中枢性または末梢性に微妙に調整される.

乳児の言語はいわゆる喃語であるが,乳歯が萌出し始める頃にはカタ言発音を始め,周囲の会話を模倣するようになる.やがて会話の内容を理解し,自ら話せるようになり,会話は1語文から多語文へ発達する.4歳頃には語順にも留意してよくしゃべるようになり,混合歯列期にはほぼ発音が完成される.不正咬合のため適切な舌腔が得られないような場合には,発音障害が起きる可能性がある.前述のように言語が比較的早くから形成されることから,ある種の不正咬合は早期に治療(外科的治療,矯正治療,言語治療)を行う必要がある.上顎前突症例では上下口唇を接して発音させる二唇音[p,m,b]が上顎前歯と下口唇との間によって生ずる唇歯音となる.開咬症例では舌尖の前方位による歯擦音[s,z]が影響を受け,sがθ,zがðとなるリスピング(lisping)がみられる.また下顎前突症例では下唇と上顎前歯の接触による唇歯音[f,v]が影響を受ける.さらに口蓋裂症例などでは,発音時呼吸が裂を通じて鼻腔へ漏出することにより,いわゆる開鼻声を生じ,破裂音[t,d,k,gなど]の発声が不明瞭となる.
⇨口腔機能の発育

**発音の検査**
clinical examination of pronunciation

発音とは言語音を発することをいい,音声器官すなわち肺,気管支,気管,喉頭,咽頭,口腔,鼻腔,およびこれらに隣接する諸器官が働いて行われる.高度の不正咬合を有するにもかかわらず何ら構音障害を認めないものや,逆に咬合には何も問題がないはずなのに構音障害を呈することがあるように,言語音の伝達系の中には構音障害を引き起こす原因が数多く存在し,相互に影響し合っているのである.ブルーマー(Bloomer)は,口腔と顎の構造とその機能の関係について,①正常な構造+正常な運動=正常な発音,②異常な構造+非順応的な運動=発音不良,③正常な構造+非順応的な運動=発音不良,④異常な構造+順応しない運動=正常(代償的),とまとめている.

すなわち,舌,口唇,その他の音声器官は口腔や顎の構造的変異に柔軟に対応し,代償的な運動を行うのである.しかし,無声歯茎摩擦音〔s〕は最も誤って発音されやすい音であり,構音障害を有するものの90%近くが〔s〕音の発音に困難を伴うといわれている.そして,このような構音の誤

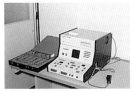

エレクトロパラトグラム.

りは年齢を重ねるごとに強く条件づけられ，また誤り方もより固定化されたものとなる．発音の検査は，この誤りの存在を明確にすることを目的としており，発音時の患者の口元の様子の視診とともに，発せられた言語を術者が聴診することにより検査を行う．そのほか客観的な方法として，エレクトロパラトグラム，音声パワースペクトラムなどがある．唇顎口蓋裂，骨格性反対咬合などでは術後の効果判定に有効である．

**バッカルシールド** buccal shield
⇨フレンケルの装置

**バッカルチューブ** buccal tube〔頰面管〕
　アーチワイヤーエンドを維持するために固定大臼歯の頰側に付けられるアタッチメントである．装着するにはバンドに鑞着もしくは電気溶接されたものをセメントによって合着，あるいはダイレクトボンディングによって接着する．バッカルチューブの形態はチューブの断面の形態が丸形と角形の組み合わせにより，シングルタイプ，ダブルタイプ，トリプルタイプなどに分けられる．またバッカルチューブにエラスティックなどをかけるためのフックが付いているもの，付いていないものもある．上下顎左右の部位により異なった形態や第二大臼歯用の区別もある．種類としてはラウンドバッカルチューブ*，エッジワイズバッカルチューブ*，フラットオーバルチューブ*(flat oval tube)，KBバッカルチューブ*，KBTチューブ*などがある．

**抜歯基準**
standard of extraction, extraction criteria
　矯正歯科治療の治療方針の決定に際して抜歯，非抜歯の判定(抜歯基準)は非常に重要な問題である．この判定は，模型分析だけでできるものではなく，頭部X線規格側貌写真の分析が重要な役割を占めている．模型分析と頭部X線規格側貌写真の分析とを連動させた抜歯基準には，ツイード(Tweed)，スタイナー(Steiner)，亀田などの抜歯の判定基準がある．ツイードは模型分析から得られたアーチレングスディスクレパンシーと，頭部X線規格側貌写真の分析によって求めたセファログラムコレクションより求めたトータルディスクレパンシーの値を用いて抜歯と非抜歯の判定を行った．スタイナーは模型分析と頭部X線規格側貌写真の分析とを組み合わせて，抜歯と非抜歯の判定を行った．亀田はセファログラムコレクションを患者の口腔模型上に移し，アベイラブルスペースを算出し，リクワイアードスペースとの差でアーチレングスディスクレパンシーを求め，その値を用いて抜歯と非抜歯の判定，および小臼歯の抜歯部位を決定した．

**抜歯基準(亀田の)** standard of extraction (Kameda's), Kameda's criteria of extraction
　アーチレングスディスクレパンシー*の大きさによる小臼歯の抜歯部位の選定法である．従来，アーチレングスディスクレパンシーは口腔模型上で計測されてきたが，亀田は，1981～1982年に治療目標を数値化し，1983～1984年に口腔内模型と頭部X線規格側貌写真の連動によるアーチレング

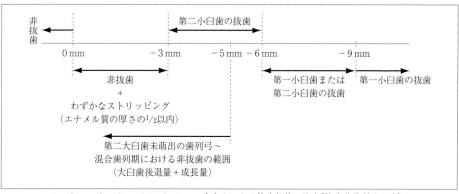

アーチレングスディスクレパンシーの大きさによる抜歯部位の決定[抜歯基準(亀田の)]．

スディスクレパンシーの計測法を抜歯空隙の利用度による固定の分類\*を応用して考案し，それによる抜歯部位の選定法（抜歯基準）を確立した．その後，1990年にクワドダイアグノーシスシステム（QDS）\*のソフトが開発され，抜歯部位の選定がパーソナルコンピュータにより自動診断化された．
【方法】
①治療目標を設定し，頭部X線規格側貌写真上でセファログラムコレクションを行う．②セファログラムコレクションの値からアベイラブルスペースを求める．③次にリクワイアードスペース\*を求める．④アベイラブルスペース\*とリクワイアードの差であるアーチレングスディスクレパンシーを求める．⑤このアーチレングスディスクレパンシーの値から抜歯部位を選定する．つまり，この値が（＋）の値を示す場合は非抜歯，0〜−3mmの場合はストリッピング併用の非抜歯，−3〜−6mmの場合は第二小臼歯の抜歯，−6〜−9mmの場合は第一あるいは第二小臼歯抜歯，−9mm以上の場合は第一小臼歯抜歯となる．ただし，混合歯列では，アーチレングスディスクレパンシーが−5mm以下ならば，成長を見越して非抜歯の範囲となる．
⇨クワドダイアグノーシスシステム（QDS）

## 抜歯基準（スタイナーの）
standard of extraction（Steiner's）

　スタイナーの抜歯基準は頭部X線規格側貌写真の分析と模型分析の組み合わせにより，抜歯，非抜歯の判定が次の項目により行われる．①下顎歯列弓について模型上での切歯位置の移動量（1 is out of good arch form, Relocation 1）．②アーチレングスディスクレパンシー（Discrepancy）．③スピーの彎曲の平坦化による影響（Curve of Spee），リーウェイスペース（E Space）．④治療による下顎第一大臼歯の移動量（Relocation 6）．⑤歯列の拡大（Expansion）．⑥抜歯によって得られる空隙量（Extraction）．⑦顎間力や顎外力の使用による影響（Intermaxillary EXT-Oral）である．これらを検討し抜歯，非抜歯の判定を行う．

## 抜歯基準（ツイードの）
standard of extraction（Tweed's）

　ツイード（Tweed）はトータルディスクレパンシーを用いて抜歯，非抜歯の判定（抜歯基準）を行った．これはアーチレングスディスクレパンシー\*とセファログラムコレクション（ツイードにおけるヘッドプレートコレクション）との和である．まず下顎歯列弓上において，利用できる歯列弓長としてのアベイラブルスペース（一側の第一大臼歯近心面から他側の第一大臼歯近心面までの歯列弓上における長さ）と歯の排列に必要な空隙としてのリクワイアードアーチレングス（左右側第一大臼歯より前方の歯をすべて排列するのに必要な量）との差であるアーチレングスディスクレパンシーを求める．次いで，頭部X線規格側貌写真上において，下顎切歯歯根を通り，白人ではFMIAを65°，日本人では57°とするような下顎切歯の仮想軸を引き，これと実際の切歯軸との切縁の位置の咬合平面方向での差（mm）を求める．あるいは角度的に移動量2.5°を1mmに換算する方法もある．これらを2倍にした値がセファログラムコレクション（ヘッドプレートコレクション）となる．これらから求められた値のアーチレングスディスクレパンシーとセファログラムコレクションの総和がトータルディスクレパンシーとなり，4mm以下である場合を非抜歯症例，それ以上を抜歯症例とする．また5mmを標準として，判定する場合もある．⇨ツイードの三角

抜歯基準（ツイードの）

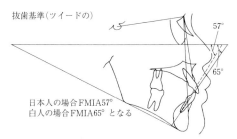

日本人の場合FMIA57°
白人の場合FMIA65°となる

## 抜歯空隙の利用度による固定の分類
classification of anchorage with utilization of premolar extraction spaces

　抜歯症例においては抜歯空隙が正しく利用されるような固定源が選ばれなければならない．そして，抜歯によって得られた空隙を閉鎖するのに前歯および犬歯を遠心に移動させる距離と臼歯を近心に移動させる距離の割合が治療方針どおりに遂行されなければならない．ストナー（Stoner）は抜歯空隙を利用する抜歯症例において固定を下顎小臼歯の抜歯空隙の利用の程度によって最小の固定\*（type C anchorageともいう），中程度の固定\*（type B anchorageともいう），最大の固定\*（type

⇨クワドダイアグノーシスシステム(QDS), 抜歯基準(亀田の)

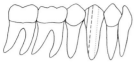

抜歯空隙利用量による固定の分類(ストナーより).
点線：最小の固定の許容範囲. 破線：中等度の固定の許容範囲. 実線：最大の固定の許容範囲.

## 抜歯症例の頻度(最近の12年間)
extraction frequencies at orthodontic clinics in the last 12 years

　Jackson, T. H. ら(2017)によるとノースキャロライナ大学病院矯正歯科外来での2,184症例中, 第三大臼歯を除く何らかの必要抜歯を受けた矯正治療症例の頻度は, 2000年においては37.4%であったものが年々減少し, 2006年以降は25.0%であり, 2011年には22.9%にまで減少している. また, いわゆる小臼歯4本の抜歯症例は2000年には16.5%であったものが, 2011年には12.4%にまで減少している. 逆に非抜歯矯正治療は診断と治療技術の進歩から世界的に年々増加傾向にある.
⇨IERを利用した非抜歯矯正治療法

## 抜歯の延長線上の非抜歯(結局非抜歯)
orthodontic treatment with interproximal enamel reduction, resulted into nonextraction

　いわゆるスローエキストラクションで矯正治療を行う過程において治療目標が達成されたために, 抜髄・根治した小臼歯などの抜歯を結果として行わないですみ, それを歯科的に修復し, 機能回復と患者の歯・歯列の長寿に関して, 非抜歯で達成, 利用できた場合を"抜歯の延長線上の非抜歯"という(結局非抜歯ともいう). 今後, この抜歯の延長線上の非抜歯は増加してくると思われる.

## パッシブアーチ　passive arch
⇨アーチワイヤー

## パッシブファンクション　passive function
⇨アーチワイヤー

## 抜歯論　extraction rationale
　19世紀末から20世紀初頭にかけて, アングル(Angle)の咬合主体論, すなわち非抜歯論*が主流となり, 矯正治療においては, 抜歯が禁忌とされ, 正常咬合を樹立することによって顎は発育するものと考えられていた. これに対しアングルの弟子の1人であるケース(Case)らは, 審美性, 咬合の安定性の面から矯正治療において抜歯が必要であると主張し, その当時のデンタルコスモス(Dental Cosmos)誌上において抜歯の是非が大論争となった. しかし, 当時は非抜歯論が主流であった. 一方, 1923～1925年にかけてルンドストローム(Lundström)は歯槽基底論*(アピカルベースセオリー)を唱え, 矯正治療によって歯槽基底, すなわち顎の基底は改造することはできず, この顎基底が歯の大きさに比較して, 小さいときには抜歯をしなければ, 矯正治療によって得られた咬合は安定せず, 後戻りは避けられないと主張した. これによりアングル派の人々は非抜歯論に疑問を抱くようになってきた. その中で, アングルの弟子の1人であるツイード(Tweed)は治療後の後戻り症例を, 小臼歯4本を抜歯して再治療し, この咬合が最初の治療よりはるかに安定していることを発見した. 後に彼の小臼歯を抜歯した治療例が発表され, 1940年代後半に矯正治療に抜歯が広く紹介されるようになった. ツイードと同時期にアングルのもう1人の兄弟子であるベッグ(Begg)もまた, 非抜歯による治療は予後が不良であるとの結論に達した. ベッグ(世界で最初にエッジワイズブラケットによる矯正治療を行った)は最初はエッジワイズ法を用いて, 非抜歯の矯正治療を行っていたが, 1928年より歯の大きさと顎の大きさにずれのある場合には歯の減少, すなわち抜歯を行って矯正治療を行うようになった. その後, アーサー. J. ウィルコック(A. J. Wilcock)と共同でライト(ラウンド)ワイヤーの開発と, オーストラリア原住民(アボリジニ)の咬耗咬合の研究を経てベッグライトワイヤーテクニックを確立した. そのほかアングル学派の中心人物の多くが, 臨床経験に基づき抜歯を許容する立場となり, その後, 抜歯論は一般的に必要な場合に認められるようになった.
⇨アングル, 非抜歯論, 抜歯症例の頻度

## 歯の異形成　malformation of tooth
　歯の異形成は歯の形成過程に生じた歯の形や構造, 数などの異常をいう. 歯胚の形成が障害されると欠如歯などの歯の異常, 矮小歯, 巨大歯, 癒

合歯, 癒着歯, 多根歯などの形態異常が起こり, 不正咬合の原因となる. 象牙質やエナメル質の形成が障害されると斑状歯, ターナーの歯などの形態不全が発生する.
【原因】梅毒や風疹, フッ素の多量摂取などさまざまな原因が考えられる.
【分類】
①大きさの異常：円錐歯*, 矮小歯*, 巨大歯*など.
②形の異常：癒合歯*, 癒着歯*, 歯内歯, 根屈曲歯, 中心結節, カラベリー結節など. ③数の異常：過剰歯*, 欠如歯*など. ④構造の異常：ターナーの歯*, ハッチンソン歯, 斑状歯, エナメル質形成不全など.

## 歯の位置不正（個々の歯の位置不正）
malocclusion of teeth

　個々の歯の位置不正の判定は, その基準を何にするかの判断は困難であるが, 一般的には全歯が正しく排列された歯列弓を想定し, この歯列弓や正中線, 咬合線などの関係に基づいて, 歯の偏位をその方向によって一定の呼び名で表現している. 個々の歯の位置不正は, 次のように分類される. ①転位*（近心転位, 遠心転位, 唇側転位, 頬側転位, 舌側転位）, ②傾斜*, ③捻転*, ④高位*, ⑤低位*, ⑥移転*　⇨不正咬合

## 歯の位置不正（数歯にわたる位置不正）
malocclusion of teeth

　個々の歯の位置不正が2歯ないしは数歯に現れたもので, 次のように分類される. ①正中離開*, ②対称捻転*, ③翼状捻転, ④叢生*（上図参照）.
⇨不正咬合

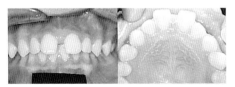

正中離開.

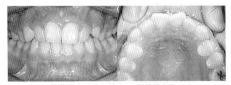

対称捻転（近心捻転, 翼状捻転）.

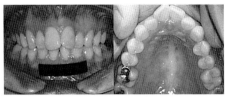

対称捻転（遠心捻転）.

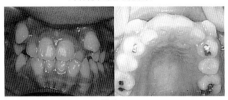

叢生.

## 歯の移動手順
procedures of orthodontic tooth movement
⇨歯の移動方法と移動の際の支点の位置

## 歯の移動方法と移動の際の支点の位置
relationship between the center of resistance and the direction of tooth movement

　歯の移動の際の支点に関しては, ①従来は根尖から2/3, 歯槽骨頂から1/3（33.3%）に歯の移動の際の支点（近遠心・唇舌的とも）があるといわれ近心心的と唇舌的移動を同様に考えている歯科医師が多いが（むしろ歯の移動というと近遠心的移動と考えている歯科医師が残念ながら大半であるが）, マイクロCTを用いた歯周組織の3D画像から有限要素モデルを作成し, その分析（Brandon Meyer, N.らの研究：2010）結果からは唇舌的と近遠心的の移動で抵抗の中心が異なることを発見した. ②唇舌的の移動では抵抗の中心（CRes）が歯槽骨頂から43〜51%に, 平均では46.2%の位置にある. ③近遠心的移動ではCResが31〜43%に, 平均では38.3%の位置にある（統計的に有意差あり）. ④近遠心的移動より, 唇舌的移動のほうがCResが根尖側にくることになる. ⑤ブラケットから支点までの距離で歯の移動のモーメントが決まるので, 近遠心的と唇舌的移動が同時に生じる（SWAブラケットでは）と, 幅が狭い海綿骨の溝との組み合わせの場合（日本人）, 歯根は皮質骨により触れやすくなるため, 歯根吸収や皮質骨の破壊によるフェネストレーション*やデヒィシェンス*が生じやすくなる. また当然, 支点が異なるので骨の吸収量が広範囲にわたり多

くなり，骨レベルが下がり，ブラックトライアングル*はできやすくなる．
⑥そのため，唇舌的移動で先にトルキングにより海綿骨の中央に位置づけ，その後近遠心的移動で海綿骨の溝の広い部分を利用してアップライティング*すると皮質骨に接触する危険性が少なく，歯根吸収を引き起こさないですむ．したがって，唇舌的移動で近遠心的移動は分離して行うほうがより安全であるということが，Brandon Meyer, N.ら(2010)の研究から裏づけけられている． ⇨近遠心的歯の移動，唇舌的歯の移動，歯根の移動，回転中心，抵抗中心(C Res)．

**歯の形態異常** abnormalities in shape of teeth
　歯の形態異常は歯の形態が解剖学的に正常とされる範囲を超えて種々の変異を示す場合の表現として用いられる．乳歯，永久歯を通してみられるが，よく知られるものとしては矮小歯*，巨大歯*，癒合歯*，著しいシャベル型切歯などがあり，永久歯歯根の屈曲，著しい彎曲などもこれに含まれる．矯正治療上しばしば問題とされるのは永久歯の形態異常である．形態異常歯が隣在歯の萌出位置にまで影響を与えることもあるので，一形態異常歯のために歯列弓全体が影響を受け，上下顎の咬合接触関係にまで不調和を認めることもある．したがって，咬合誘導や矯正治療を行ううえでは，形態異常歯と対合歯との望ましい咬合関係を得ることを含め，上下顎のトゥースサイズレシオに配慮した治療方針の樹立が望ましい．具体的には咬合誘導や動的処置に際し，該当歯の形態修正，隣接面ストリッピングあるいは補綴処置，必要に応じて対顎の複数歯にわたる隣接面ストリッピング*などが施される．また上顎のシャベル型切歯に対しては，オーバージェットが過大となる傾向を認める場合において適宜辺縁隆線の形態修正を行うのが通常である．一方，歯根の屈曲，彎曲を認め

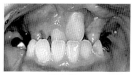
巨大歯．

| | 種 | 歯胚形成 | 石灰化開始 | 歯冠完成 | 萌出 | 歯根完成 | 吸収開始 | 脱落 |
|---|---|---|---|---|---|---|---|---|
| 乳歯 | i 1 | 胎生7週 | 胎生4～4½月 | 1½～2½月 | 7½月 6 | 1½年 | 4年 | 6～7年 |
| | i 2 | 胎生7週 | 胎生7½月 | 2½～3月 | 9月 7 | 1½～2年 | 5年 | 7～8年 |
| | c | 胎生7½週 | 胎生5月 | 9月 | 18月 16 | 3¼年 | 7年 | 9～12年 |
| | m 1 | 胎生8週 | 胎生5月 | 5½～6月 | 14月 12 | 2½年 | 8年 | 9～11年 |
| | m 2 | 胎生10週 | 胎生6月 | 10～11月 | 24月 20 | 3年 | 8年 | 10～12年 |
| 永久歯 | I 1 | 胎生5～5½月 | 3～4月 | 4～5年 | 7～8年 6～7年 | 9～10年 | | |
| | I 2 | 胎生5～5½月 | 10～12月 3～4月 | 4～5年 | 8～9年 7～8年 | 10～11年 | | |
| | C | 胎生5½～6月 | 4～5月 | 6～7年 | 11～12年 9～10年 | 12～15年 | | |
| | P 1 | 出生時 | 1½～2年 | 5～6年 | 10～11年 10～12年 | 12～13年 | | |
| | P 2 | 7½～8月 | 2～2½年 | 6～7年 | 10～12年 10～12年 | 12～14年 | | |
| | M 1 | 胎生3½～4月 | 出生時 | 2½～3年 | 6～7年 | 9～10年 | | |
| | M 2 | 8½～9月 | 2½～3年 | 7～8年 | 10～12年 10～12年 | 14～16年 | | |
| | M 3 | 3½～4年 | 7～10年 | 12～16年 | 17～21年 | 13～25年 | | |

(Schour, Masslerより)

る埋伏歯の牽引誘導を行う場合，その変形された位置によっては予後に与える影響が大きいため治療開始に先立ち十分な診査行われる．⇨埋伏

## 歯の小移動　⇨MTM

## 歯の成長発育
growth and development of dentition
　歯胚は乳歯において胎生8週頃より形成され，胎生4〜6か月までに石灰化を開始する．乳歯は，歯根形成とともに萌出を開始する．また乳歯の萌出は2歳半までに完了し，完全な機能を営むようになる．乳歯の歯根は3歳半までに完成される（前頁の下記表参照）．
【乳歯の萌出順序】
$\overline{A} \to \underline{A} \to \overline{B} \to \underline{B} \to \frac{D}{D} \to \frac{C}{C} \to \overline{E} \to \underline{E}$
　また永久歯の歯胚は，胎生13週頃より形成され，出生時に石灰化を開始する．一般的に最初に萌出する歯は第一大臼歯で，6〜7歳頃に萌出を開始する．永久歯の望ましい萌出順序は岩澤によれば次のようである．
上顎：$6 \to 1 \to 2 \to 4 \to 5 \to 3 \to 7$
　　　（$6 \to 1 \to 2 \to 4 \to 3 \to 5 \to 7$）
下顎：$6 \to 1 \to 2 \to 3 \to 4 \to 5 \to 7$
　　　（$6 \to 1 \to 2 \to 4 \to 3 \to 5 \to 7$）
⇨乳歯列期，永久歯列期

## 歯の生理的移動現象
physiological migration of teeth
　⇨歯の生理的近心移動

## 歯の生理的近心移動
physiological mesial migration of teeth
　歯の生理的近心移動についてステイン（Stein）とワインマン（Weinmann）は1925年に組織学的な証明を試みている．すなわち成人遺体より得た正常歯列の下顎骨標本により，近心側歯槽壁における骨吸収，遠心側歯槽壁における新生骨の石灰化を示唆する所見を得たことから隣接面が摩耗しても経年的な接触関係の喪失をみない理由として，歯が常に近心側歯槽壁の骨吸収と遠心側壁の骨添加によって連続的な近心方向へ移動を行っているためであると推論した．日常の臨床においてわれわれが目にする生理的近心移動は咬合にとって不都合な結果をもたらすもののほうが多い．たとえば，う蝕に伴う乳歯の歯冠崩壊，早期喪失，不適当な修復などに起因する第一大臼歯の近心移動による，後継永久歯の萌出余地不足などである．

## 歯の退化傾向
degeneracy determination of tooth
　現代人の咬合素材の変異の中で歯の退化傾向は最も多い現象である．歯の退化傾向に関してはバトラー（Butler），ダールベルグ（Dahlberg），藤田らの研究があるが，これらの報告を総括すると，切歯群では側切歯，小臼歯群では第二小臼歯，大臼歯群では第三大臼歯（知歯）が退化の傾向が強く，異変（anormaly）が多く現れるので，咬合の生体的調和を乱す因子となるのである．たとえば，側切歯には錘状や栓状の小さい歯がよくみられるのもその1つである．藤田は歯数不足は人類の歯の退化現象の現れであって，歯数不足の現れる部位に関しては一定の法則があり，下顎切歯部を除いて，切歯部，小臼歯部，大臼歯部のそれぞれの遠心（後方）の歯から消失が起こると述べている．
　矯正学的には歯の退化傾向のため歯の先天的欠如を生じると，不正咬合の原因となり矯正治療の適応となることが多い．たとえば，2本切歯（Two-incisor）症例，3本切歯（Three-incisor）症例など，先天的欠如歯を伴ういわゆる不全症例（mutilated case）となる．

上顎側切歯に現れる退化傾向（正面観）．

## 歯の動揺度　tooth mobility　⇨歯周診査表

## パノラマX線写真（撮影法）
panoramic X-ray photograph（radiography）
　上下顎のすべての歯，歯槽骨，顎骨の形状さらに上顎洞，鼻腔，顎関節の状態も1枚のフィルム上で全体像の把握と観察が可能である．主として歯列に合わせるように行う断層撮影法（曲面断層方式）を用いたものと，X線源を口腔内に挿入して撮影（体腔管方式）する2方式に大別することができる．
1．曲面断層方式：①1軸回転方式（パントモグラフィ＝Pantomography），②2軸回転方式（パノレックス＝Panorex），③3軸回転方式（オルソパ

ントモグラフィ = Orthopantomography），④楕円軌道方式（エリプソパントモグラフィ = Elipsopantomography）
2．体腔管方式（パナグラフィ = Panagraphy）：矯正治療を行うすべての症例について，パノラマX線写真または全顎のデンタルX線写真を撮影する．
【観察の要点】①口蓋裂症例の顎骨および歯の状態，②歯数の過不足（過剰歯，欠如歯，埋伏歯の有無），③歯の形態異常，④歯の交換の様相（後継永久歯の萌出状況と歯根の形成状態，乳歯歯根の吸収状態，萌出路の異常），⑤第三大臼歯の有無および萌出方向，⑥骨性癒着，⑦歯槽骨の状態（吸収の有無，緻密性），⑧顎関節の形態．
⇨X線検査

### ハバース管　Haversian canal
　Havers, C. によって命名された骨単位の中心管をいう．皮質骨骨単位の中心に位置する毛細血管や細動静脈を通る直径20〜120μmの管をいい，ときに神経線維や毛細リンパ管を含む場合もある．血管，神経の周囲はわずかな疎性結合組織で満たされ，そこには未分化の骨原性細胞，骨芽細胞，破骨細胞，大食細胞などが存在する．ハバース管の先端では常に骨改造が営まれ血管先端部には多数の破骨細胞が出現し，新しいハバース管の形成が行われている．

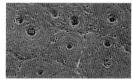
ハバース管．

### 歯ブラシ（矯正用）　tooth brush
　歯ブラシは目的に応じて種々の形態のものがあるが，口腔内を隅々まで効率良く刷掃できるものを選択すれば良く，とくに歯ブラシを限定する必要はない．また歯磨剤に関しては，どれを使用しても薬効はほとんどなく，重要な因子ではない．矯正用歯ブラシは，一般にマルチブラケット装置が装着された場合を想定して考案されており，3列または4列の中央の列が他の列より植毛の高さを低くし，凹型にしてあるもの，逆に中央部を高くして山型にしてあるもの，横からみて毛束を3〜4個の山型に段カットしてあるものなどがあ

る．マルチブラケット装置などの矯正装置が装着されている口腔内を刷掃する場合，ある程度の硬さと腰のあるものを選ばないとブラシの痛みが激しく，すぐに毛先が広がってしまい，肝心の部分の刷掃が十分にできない．またワイヤーの下の不潔域を十分に刷掃するためには，ある程度の毛の弾力性が要求される．しかし歯肉炎が重篤な患者には，むしろ柔らかい歯ブラシによる歯肉のマッサージが必要である．また治療の初期段階でワイヤーが複雑に屈曲されている場合や，衛生状態が著しい場合にも柔らかい歯ブラシが使いやすい．最近では超音波を用いた電動歯ブラシが多く用いられている．
⇨口腔衛生（矯正患者の），歯口清掃，プラークコントロール，ブラッシング法

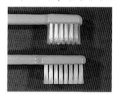
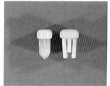

### バラードのスケレタルパターンの分類
classification of Ballard's skeletal
　スケレタルパターンとは不正咬合を咬合関係から分類するだけでなく，その顔や顔面頭蓋との関係も考慮に入れて，上下顎歯槽基底の前後的関係に適用される分類法である．バラード（Ballard）が提唱し，イギリス学派で広く使用されてきた．バラードはANBの大きさに応じて，スケレタル1，スケレタル2，スケレタル3と分類した．
【skeletal 1】ANBがそれぞれの年齢に応じた正常範囲にあるもの．
ディビジョン1は切歯，犬歯，小臼歯のいずれかの局所的不正位である．
ディビジョン2は上顎切歯の前突である．
ディビジョン3は上顎切歯の舌側転位である．
ディビジョン4は両顎前突である．
【skeletal 2】ANBが正常範囲を超えて，プラス側に大きいもの．つまり下顎歯槽基底が上顎歯槽基底に対して，正常より後方にあるもので，上顎骨の突出と下顎骨の後退が関与する．
ディビジョン1：上顎歯列弓が下顎のそれより狭く，犬歯部の叢生，交叉咬合，垂直高径の過小などがあり，上顎切歯の前突がみられる．
ディビジョン2：上顎中切歯が舌側傾斜し，上顎

バラートのスケレタルパターンの分類.

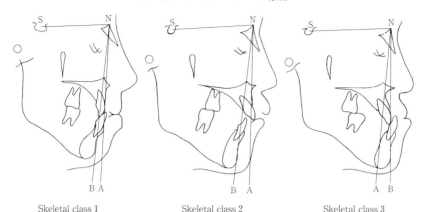

Skeletal class 1　　　　Skeletal class 2　　　　Skeletal class 3

側切歯の傾斜は正常か唇側傾斜を示す.
【skeletal 3】ANBが正常範囲を超えてマイナス側に大きいもの．つまり下顎歯槽基底が上顎歯槽基底に対して，正常より前方にあるもので，下顎骨の前突と上顎骨の後退が関与する．
⇨不正咬合の分類

## パラタルアーチ　palatal arch

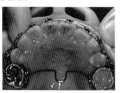

上顎歯列に適用される舌側弧線装置*のことで，乳歯列期および混合歯列期の両側にまたがる臼歯部の中間歯欠損に対する保隙や動的矯正治療に対する加強固定，また補助弾線を鑞着し，数歯にわたる歯の移動に応用される．本装置の中で固定源を歯だけでなく，口蓋にも求める形態のものをとくにナンスのホールディングアーチ*とよんでいる．⇨保隙装置，固定式保隙装置

## パラタルクリブ　palatal crib

弄舌癖*，とくに舌前突癖を伴う混合歯列期の開咬症例の治療に用いられる装置であり，舌癖防止装置，タングクリブ，タングスパイクまたはリンガルクリブともよばれている．基本構造は第一大臼歯を固定源とし，前歯部を避けて舌側弧線を作製し，咬合状態を考えて舌の突出を妨げるような柵（クリブ）や鋭利なトゲ状のワイヤーを鑞着した固定性のものが一般的であるが，直接前歯部に突起物（リンガルクリートやリンガルボタン）を直接接着する方法や，ホーレータイプの床矯正装置に固定性のものと同様にクリブやトゲ状の突起を組み込んだ可撤性のものもある．また，本装置は舌の動きによって，上顎にも下顎（下顎の場合はリンガルクリブという）にも装着される．パラタルクリブは，器械的に舌の前方への突出を防止するので，上下前歯の挺出や前歯部歯槽骨の垂直的発育が得られ，開咬状態が改善されるが，パラタルクリブの装着により常に舌機能が順応するとは限らないため，舌の訓練を指導しながら使用することが大切である．本装置の使用は6～10か月を基準に装着されるが，これにより舌突出癖は改善されても，患者にとってストレスになったり，クリブやトゲにより舌の損傷や発音障害が発生したり，また前歯部の開咬が側方に移行したり，舌圧

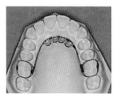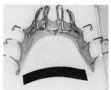

パラタルクリブ．

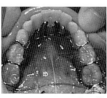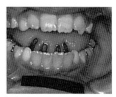

リンガルクリブ．

によりパラタルクリブが沈下して，大臼歯の挺出を起こす可能性があるので，注意を要する．⇨不良習癖除去(防止)装置

### パラタルプレート　palatal plate
　パラタルプレートは口蓋粘膜上に設定される連結装置の1種で異物感や発音障害を少なくし，かつ十分な強度と支持力を与えるために，板状に幅広く設定されるもの．補綴学的には，義歯の維持安定をはかるために用いられるが，矯正臨床においては固定大臼歯相互を連結し上顎固定大臼歯の加強固定*を目的として使用される．本装置は大きく分類すると，固定大臼歯に装着された維持帯冠に直接鑞着された固定式のものと，維持帯冠に付与されたアタッチメントを介して左右側の大臼歯を連結する可撤式のものがある．
【適応】
1) ヘッドギアの装着が困難で，ほかに固定を必要とする症例．
2) 骨吸収などにより，固定歯が不安定な症例．
3) アングルⅡ級1類の上顎前突症例で，高度な叢生を有し通常の抜歯では十分なディスクレパンシーの改善が得られない症例．
⇨顎内固定装置，顎間固定装置

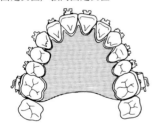

### パラタルボウ　palatal bow　⇨フレンケルの装置

### パラトグラム　palatogram　⇨口蓋図

### パルマ法　Parma projection
　顎関節部の側面像を得るための撮影法で，患側の顎関節が健側の顎関節と重ならないように，患側を撮影するときは，カセッテを患側におき，指示用コーンをはずしてX線管を健側の耳珠1cm前方に主線が通過するよう近接させ照射する方法である．このため健側の顎関節は拡大してボケるので患側の顎関節が明瞭に写ることになる．通常，患側と健側の両方を開口位，閉口位で計4枚撮影

する．矯正診断においては，一般的なX線写真のほかに，症例に応じて精密な診査として顎関節X線写真*が必要となる．顎関節癒着症，顎の過形成や減形成，その他の顎関節症にはパルマ法やシューラー法*などにより顎関節の形態，位置，動きなどを知ることが重要である．

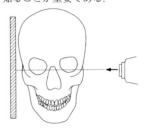

### パワーチェーン　power chain
⇨エラスティックチェーン

### パワーピン　power pin
　KBテクニックにおいて使用されるピンである．Tピンを用いて主線をロックした後，主線より舌側のブラケットスロットを利用して装着し，任意の部位に顎間ゴム(Ⅱ級ゴム，Ⅲ級ゴム，交叉ゴム，垂直ゴム)や顎内ゴムを使用する目的で利用される．従来はエラスティックをかけるためのピンとしてハイハットロックピン*が使われたが，Tピンとの併用が不可能であった．すなわち移動歯の近遠心的傾斜を抑制したい場合や，近遠心的に歯を停止させた状況でエラスティックを使用したい場合，Tピンにて主線をロックし，パワーピンと併用することで，安全確実な歯の移動が行えるようになった．パワーピンはステンレス製で，厚さが.018"，幅は3.5mm，長さは7.0mmである．
⇨ロックピン

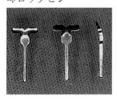
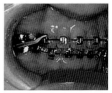

### 半円管　half round tube
　唇舌側弧線装置の維持部に使われる半円筒形の維持装置の一部である．矯正用バンドの舌側あるいは唇側の中央部に縦方向に鑞着される．半円管の内径は1.7mmで，これに半円線が挿入される．

断面が半円形であるため,維持歯の回転を避けることができる.

## 半円線　half round wire

舌側弧線装置の維持装置の一部で,ムシャーンによって1918年に考案された.主線の大臼歯バンド相当部に垂直に鑞着した半円管*に挿入されて維持力を得る.遠心主線に鑞着されているロックワイヤーによりロックされて,脱落が防止されるようになっている.半円線の大きさは通常1.6mmで,長さ2.5mm程度のものが使用されている.

## 半下顎症　congenital hemignathia

下顎骨の起源である第一鰓弓の形成障害により先天的な片側下顎骨欠如が生じるもので,本症は関節突起欠如から下顎枝欠如,下顎体の低形成および欠如まで種々の程度がある.本症は第二鰓弓より発生する外耳の異常を伴っていることがあり,第一・第二鰓弓症候群*の1分症とされる.顔面は左右非対称で鳥貌*を呈する.口腔内は咬合平面の異常が認められる.治療は顎形形成術を行う.また片側の関節突起の完全欠損の場合,対側の関節突起が無抑制的に成長することが稀にあり,このような場合には,健側の関節突起の切除を行うこともある.

## 晩期生歯　delayed eruption of tooth

晩期生歯とは通常の萌出時期よりも遅く萌出する乳歯または永久歯をいう.永久歯の晩期生歯は第三大臼歯を除く永久歯列の完成が13〜15歳程度,第三大臼歯の萌出が20〜22歳程度であるので,それ以後に萌出するものをいい,乳歯の晩期生歯は乳歯列の完成は生後2〜2年半であるので,生後1年以上たってもまったく歯が萌出してこない場合をいうのが一般的である.しかし,晩期生歯は性別,成長発育の個体差,栄養状態,萌出順序などによって影響を受けるため,一概に定義できず慣行的にこの表現が用いられる.つまり一般的に晩期生歯は歯種の平均的な萌出時期を経過しても萌出しない歯に対して用いるものである.

【原因】全身的な原因として,カルシウム代謝障害,くる病*,内分泌機能障害,下垂体の機能障害,鎖骨頭蓋骨症,ダウン症候群,先天性梅毒などがある.局所的なものとして,歯胚の位置異常や形成不全,濾胞性歯嚢胞*のような腫瘍性病変,歯肉の皮質骨の厚みの問題,萌出空隙の不足や乳歯の晩期残存などがある.

【処置】X線写真により歯胚の位置を確認し,明らかな局所的原因があり,その除去によって萌出促進がはかられるものに対しては,積極的に原因を取り除き,必要があれば開窓,牽引などが施される.また診断によっては,矯正治療以外の歯科領域に処置をゆだねたり,その発生原因によりやむなく抜去されることもある.

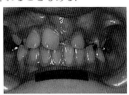

## 半固定式矯正装置
semi-fixed orthodontic appliance

矯正装置の中で,アタッチメントを介して口腔内の維持装置に固定される構造をしており,患者自身は着脱不可能であるが,術者は着脱可能で,口腔外での調整が可能な装置の総称である.本装置の概念に合致する装置は,たとえば,維持装置にS.T.ロックを有する舌側弧線装置*,マルチブラケット装置などがあげられる.本構造を有する装置は固定式矯正装置*として考えられることもある.

## 半固定式保隙装置　semi-fixed space maintainer

固定式保隙装置*の1つで,一端が遊離端で他端が固定されているものをいい,クラウン(バンド)ループ,クラウンバー,ディスタルシューなどを含む.これらは1歯欠損の場合には確実な保隙ができるが,固定歯または支持歯が脱落した場合の装置の変更,咬合機能を持たないなどの制約を有する.
⇨保隙装置,可撤式保隙装置

## ハンター症候群　Hunter's syndrome

1917年,Hunterが最初に報告した.酸性ムコ多糖類の分解に関与しているL−イズロン酸2−硫酸スルファターゼの欠損による遺伝性ムコ多糖類代謝異常である.

【症状】主にガルゴイリズム様顔貌,低身長,心拡大,腹部膨満,関節拘縮などを示す.さらに,口唇肥厚,巨舌,開口,歯の形成・萌出遅延,形態異常,下顎変形などを示すこともある.精神発

達は遅延しており，15歳前後で多くは死亡する．
【治療】対症療法を主体とし，外科的再建術が行われており，特別な治療法はない．咬合障害がある場合には矯正治療が必要である．

**反対咬合**　anterior crossbite〔前歯部交叉咬合〕
　反対咬合とは中心咬合位において上顎と下顎の歯列弓が前歯部で数歯にわたり正常な被蓋と逆に咬合するような場合をいい，歯槽性，機能性，骨格性に分類される．一般的に前歯部の1歯や2歯または臼歯部の逆被蓋は反対咬合とはいわない．また上下顎臼歯部の近遠心的関係にかかわらず，アングルの分類ではⅠ級やⅢ級が多い．
⇨下顎前突，切端咬合

**バンドおよびスパーによる保定装置**
band and spur retainer　⇨固定式保定装置

**バンドカンタリングプライヤー**
band contouring pliers〔帯環賦形鉗子〕
　ビークの内面形態は，一方は凸彎していて他方がこれと対称的に凹彎している．このようなビークの彎曲によって，バンド試適の際に平らなバンドの細部を賦形調整したり，バンドに膨隆を与えたり，バンドの辺縁をしぼって歯面の適合を良くすることができる．バンドを賦形するためにビークの大きさや形の違いによってデラローサの鉗子*（De La Rosa pliers），ムシャーンの鉗子*（Mershon's pliers），アンテリアバンドストレッチャー*（anterior band stretcher），シームレスモラーバンドストレッチャー*（seamless molar band stretcher）などがある．

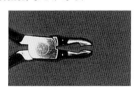

**バンド合着材料**　band cementing material
　バンドを歯に装着する際に，バンドと歯面の間に合着材として歯科用セメントを介在させる．この際のセメントとしては，リン酸亜鉛セメント，カルボキシレートセメント，グラスアイオノマーセメントが用いられ，場合によってはレジンセメントを使用する場合もある．頬面管用のレジンセメントとしてデュアルキュア型のものも発売されている．これらのセメントの中で特にリン酸亜鉛セメント，カルボキシレートセメント，グラスアイオノマーセメントでは口腔内で唾液に溶出することがある．歯科用セメントのような粉と液の練和物では，可溶性の成分の溶出と，その構造の一部が溶液中に溶け出すことがある．化学的に安定した材料ほど溶解性は低い．材料の溶出は，溶液のpHが低いほど，また，環境の温度が高いほど大きくなる．さらに，材料から溶出する成分の量が極めて微量であったとしても，その成分の毒性が強い場合には，生体に為害作用を及ぼすことがある．特に問題となるのは，歯科用金属から溶出する金属イオン（アレルギー性の高い金属としてはNi, Co, Cr）などで，微量であったとしても接触性皮膚炎のようなアレルギー性疾患の原因となることがある．歯科用セメントの場合は，そのような問題よりも辺縁からの細菌の侵入，バイオフィルムの形成，そしてう蝕への進展が問題になってくる．

**バンドシーティングラグ**　band seating lug
　矯正用バンドの舌側部に溶接された平坦な突起物のことである．矯正用バンドを歯に試適あるいはセメント合着する際，これにバンドプッシャーをあてがいバンドの追進を容易にするものである．バンドの変形を防ぎ，あるいはバンドプッシャーが滑って粘膜を傷つけないようにする効果がある．またバンドシーティングラグを付けると，広い歯面や歯の最大豊隆部を超えてバンドの試適がしやすくなる．なお矯正用バンドの舌側にゴムをかけるためのリンガルクリートやリンガルボタンなどによって代用することができる．

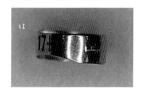

**バンドストリップ**　band strip
　ピンチ法あるいはテーラー法で用いられる18-8鋼やニッケルクロム合金などの材料からできている矯正用バンドで，厚さ0.08～0.15mmのものがある．バンドの種類は直状バンドストリップス，単純曲面バンドストリップス，完全曲面大臼歯バ

ンドストリップス，完全曲面小臼歯バンドストリップス，完全曲面犬歯バンドストリップス，ループ状バンド材料など用途に合わせた厚さ，幅のものがある．

## バンドスリッティングプライヤー
band slitting pliers

プライヤーの先端に刃（カッター）が付いており，バンドを切断して撤去する．通常のバンドリムービングプライヤーでは，バンドの撤去が困難な場合に用いる．

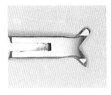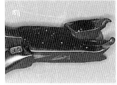

## バンド（帯環）材料　band material

バンドは固定歯，被移動歯に装着され，歯の移動用の各アタッチメント（付加物）を付着させるもので矯正装置の基盤となるものである．現在ではダイレクトボンディングが多くなっているため利用価値は減少したが，物理的な強度を期待して大臼歯はもちろん，小臼歯，犬歯にも用いられる．バンドは固定歯や被移動歯に装着されブラケットやバッカルチューブなどのアタッチメントを鑞着させるものである．バンド材料の所要性質は，容易にかつ精密に歯に適合させやすいこと，厚さが薄くても歯間に圧入できるほどの強さが必要であること，溶融点が高く，かつ酸化しにくいこと，電気溶接や鑞着が可能なことなどがあげられる．このような性質を満たす材料は，ニッケルクロム合金やステンレススチールがある．種類としては長く巻いたロールになっているもの，一定の長さになっているバンドマテリアル，ならびに各歯について20〜30サイズがある既製バンド（シームレスバンド）がある．既製バンド（シームレスバンド）が現在主流を占め，その厚さが大臼歯で0.005″，小臼歯・前歯で0.004″程度のものがよく用いられている．⇨矯正用材料

**バンドチューブ**　band tube　⇨クラウンループ

**バンドバー**　band bar　⇨クラウンループ

## バンドフォーミングプライヤー
band forming pliers〔帯環形成鉗子〕

バンドの作製に用いるプライヤーで，バンドマテリアルを直接法または間接法によって形成するための鉗子である．この種のプライヤーは狭い口腔内でも使いやすいように体部は長く，1方向へ屈曲されていて，左右のビークが対称的で絞る面をもっている．帯環形成鉗子には形態や用途によって数種類ある．たとえば，アングルのバンドフォーミングプライヤー*，プレーンのバンドフォーミングプライヤー*，ダブルビークバンドフォーミンググプライヤー*，ベッタ型バンドフォーミングプライヤー*，ピークモラーバンドピンチングプライヤー*がある．

## バンドプッシャー　band pusher

バンド追進器の1種で，バンドの適合や結紮線切断端の折り返しに使用する．バンドプッシャーの先端は口腔内で使いやすいように屈曲されており，表面は滑り止めのために各面に溝が付けてある．先端の部分には，側面は横溝，底面は網目状の部分となっている．側面の横溝に沿ってバンドの切端側を適合し，バンドを歯間に圧下し，底面の網目状の部分でバンドを圧迫して歯面に合わせるようにする．同じ用途のものとしてモラーバンドシーター*がある．

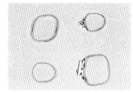

プリフォームドのバンド（左）とすでにブラケットとチューブが溶接されたバンド（右）．

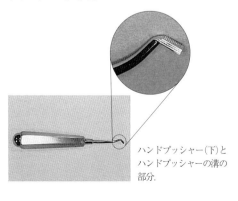

ハンドプッシャー（下）とハンドプッシャーの溝の部分．

## バンドリムービングプライヤー
band removing pliers〔帯環撤去鉗子〕

　バンド試適の過程において前歯のバンドをはずすときや，治療完了時などにセメント合着されているバンドを撤去するときに用いる鉗子である．プレーンによって考案されたものが原型で，プレーンのバンド撤去鉗子ともよばれ，現在では，さまざまな種類がある．前歯部用バンドリムーバー*と臼歯部用バンドリムーバー*があり用途に応じて使い分けることができる．

## バンドループ　band loop　⇨クラウンループ

## ハンモック効果　hammock effect

　ツイード法のセカンドオーダーベンドで準備固定をするときに小臼歯を中心に挺出させることによって，フリーウェイスペースがなくなったり，ベッグ法のアンカレッジベンドで固定大臼歯が少しずつピバタルムーブメント（軸方向の回転）を起こすことによって患者のフリーウェイスペースがなくなってくる．すると咀嚼筋（主として咬筋）は固有の長さを超えて伸びることができないため，緊張を生じ，ツイード法の場合は小臼歯部，ベッグ法の場合は固定大臼歯部を咀嚼筋が抑え込むことで挺出歯周囲の歯根膜線維が緊張し，ハンモックで吊られたようになる．このため上下顎で歯を抑え込むことになり固定が長い間，より強固になる．これをハンモック効果（McDowell, C.S.1967）という．⇨固定効果，セカンドオーダーベンド，アンカレッジベンド

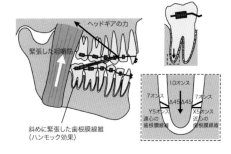

**B**　point B　＝B点

**Pr**　prosthion　＝プロスチオン

**prn**　pronasale　＝プロナザーレ

**Ba**　basion　＝バジオン

**BAL**　basal arch length
⇨歯槽基底弓の分析（計測）

**BAW**　basal arch width
⇨歯槽基底弓の分析（計測）

**PNS**　posterior nasal spine　＝後鼻棘

**Pmポイント**　protuberance menti
　頭部X線規格側貌写真上における計測点＊の1つで，主にリケッツ（Ricketts）の分析で用いる点である．下顎結合部のB点とポゴニオン（Pog）との間で凹から凸への移行点で下顎結合部皮質骨像の上部にある．明瞭な凹部と凸部の間の不明瞭な直線部分の中点をPmポイントとする．B点からポゴニオンまでが直線的であり，かつ皮質骨像が不明瞭な場合にはB点とポゴニオンとの中点をPmポイントとする．

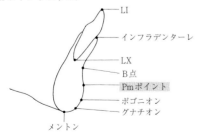

**Bo**　bolton　＝ボルトンポイント

**Po**　porion〔ポリオン（頭部X線規格側貌写真の）〕
　頭部X線規格側貌写真上の計測点の1つである．また，頭部X線規格正貌写真上における計測点の

1つでもあり，イヤーロッド＊の上縁の影像と側頭骨外側の影像との交点である．右側の点をPo，左側の点をPo'とする．⇨ポリオン

**pog**　skin pogonion　＝ポゴニオン（軟組織上の）

**Pog**　pogonion　＝ポゴニオン

**ピークモラーバンドピンチングプライヤー**
peak molar band pinching pliers
　帯環形成鉗子＊の1種である．バンドを歯に適合させるには，バンド材料をループ状にして歯を取り巻いて，ループの一端をこのプライヤーで挟む．このプライヤーのビークは鍵状になっているため，バンドのループの一端をプライヤーで挟むことによって，バンドは絞られ歯に適合するようになっている．この鉗子はビークの向きによって，下顎左側，上顎右側の臼歯用と下顎右側，上顎左側の臼歯用の2種類に分けられる．

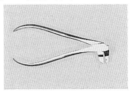

**ピーソーのストレッチングプライヤー**　Peeso's stretching pliers　＝ストレッチングプライヤー

**ピーソーのプライヤー**　Peeso's pliers
　線屈曲のためのプライヤーで，形態の違う2つのビークを持っている．一方のビークは丸い断面を持ち，先端にいくに従い徐々に細くなっている．他方は平坦な内面を持ち先端にいくに従って細くなっている．このような形態のため，ワイヤーを急角度に屈曲したり，緩やかに屈曲したりするのにも扱いやすい．ヤングのプライヤー＊も同様な役割をする．

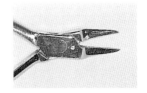

**Pt**　pterygoid point　⇨蝶顎裂

**Ptm**　pteryomaxillary fissure　⇨蝶顎裂

**Ptポイント**　pterygoid point　⇨蝶顎裂

**B点**　point B〔B〕
　頭部X線規格側貌写真の分析に用いる計測点の1つで，下顎歯槽基底の前方限界を示す．インフラデンターレ*（下顎中切歯間歯槽部突起最先端点）とポゴニオン*とを結ぶ直線から最深部に位置する唇側歯槽骨縁上の点である．この点は切歯歯根の移動によりしばしば変位するので，このことに留意してB点の位置評価を行う必要がある．なお通常Bと略記する（前頁のPmポイントの図参照）．⇨A点

**ヒートトリーター**　heat treator
　矯正治療に用いるステンレススチールの熱処理を行うもので，電流を流すことによって，残留ひずみを除いたり，焼き入れを行うための装置である．ワイヤーの両端に電極をつなぐことによって，電流を流すことができる．

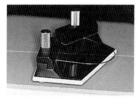

**鼻咽腔疾患**　respiratory disease
　不正咬合の原因の中で鼻咽腔疾患は，局所的原因の1つである．アデノイド*，扁桃肥大*，鼻閉鎖，鼻中隔彎曲症などの鼻咽頭系に異常があれば，気道が狭窄されるため，正常な鼻呼吸が営まれず，口で呼吸するような状態になる．すなわち口呼吸*を引き起こす原因となり，Ⅱ級1類の不正咬合の様相を呈するようになるため，矯正治療と密接に関係する疾患である．
【臨床所見】①アングルⅡ級1類，②上顎前歯の唇側転位，③上顎歯列の狭窄，④開咬状態，⑤口輪筋の弛緩，⑥低位舌→反対咬合（アングルⅢ級）
【治療】耳鼻咽喉科と慎重に対診する．矯正学的治療が可能であれば，口

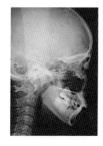

呼吸に対してオーラルスクリーンなどの不良習癖除去（防止）装置を使用して，咬合の改善をはかる．⇨呼吸障害症候群

**ピエール・ロバン症候群**　Pierre Robin syndrome
　先天的小下顎症，舌後退（舌根沈下），気道狭窄による呼吸障害を示す症候群で，口蓋裂を合併することが多い．原因は不明であるが，先天的遺伝性下顎減形成であると考えられている．出生時よりオトガイの後退感が顕著で鳥貌*を呈する．口腔内は舌や口底軟組織によって占められている．また高口蓋あるいは口蓋裂を伴う場合に，多くみられ，下顎前歯は著しく前傾している．全身症状として，重症の呼吸障害がある場合は，チアノーゼや心窩部の陥凹が認められる．このほか，第一鰓弓症候群として眼奇形（先天性緑内障，白内障，網膜剥離，内斜視，小眼球など），多指症，指趾癒合，脊柱奇形，消化管奇形，知的障害などを合併することもある．軽症例では腹臥位や側臥位にすると気道が確保されるが，重症例では舌の前方牽引を行い，呼吸障害の改善を行う．下顎の後退は乳幼児期から矯正治療を行うことにより著しく改善される．この症候群による咬合異常は健康保険適用で矯正治療を行うことができる（2002年4月1日以降）．

**鼻下点**　subnasale　＝サブナザーレ

**光重合（型）レジン**　light curing resin
　可視光線とカンファーキノン（＋還元剤）で硬化するコンポジットレジン．光重合（型）レジンは可視光線によって重合硬化するレジンを一般的に示す．最近では光重合と化学重合の双方の性質を持つデュアルキュア型も登場してきている．光重合型は照射器にもよるが，光照射時間数秒から数十秒で硬化する．使用する光は，初期には200～400nmあたりの紫外線領域であったが，歯肉への為害性（特に発ガン性）の問題などから現在では470（400～500）nmあたりの可視光領域にシフトしてきている．そのため，以前よりもユニットの光でも硬化しやすくなっているので注意が必要である．光重合（型）レジンは，化学重合型レジンに比べて術者がブラケット，チューブの位置づけを十分に時間をかけて行うことができ，必要量の調整も可能なため経済的である．しかし，照射器が必要であり，硬化深度に限界があることから，ボ

ンディング面積が広い場合には，光量の不足による未重合モノマーが残存する可能性があるため，照射位置を変えて行う必要がある．なお照射器の光源については，ハロゲンランプのものとLEDのものがあり，LEDのほうが消費電力は低く輝度が高い．その反面，距離に対する減衰がハロゲンランプよりも大きいため，ハロゲンランプ以上に接着面に近接した部位から照射する必要がある．LEDタイプのものは発熱が少ないと思われがちだが，製品によってはハロゲンと同等もしくはそれ以上に発熱するものもあるので使用前に確認が必要である．

### 引き算の矯正治療
subtracted type orthodontic treatment

足し算の矯正治療に対して使用される用語であり，できるだけ当初に設定した1つの矯正装置や矯正治療法のみで治療目標を達成させるために矯正装置そのものを単純化し，またできるだけ付加物を使用せず，矯正装置を装着している患者の不快さを最小限度とし，治療時間（チェアータイム），治療期間も短縮化をはかり，術者の時間と労力も少なくし，過剰矯正治療（診療）も行わず，患者の料金的負担も少なくできる矯正治療をいう．
⇨足し算の矯正治療

### ピグテイル　pig tail〔リガチャータイフック〕

マルチブラケット法で使用される結紮法の1つである．豚の尻尾に類似した形状の突起を結紮線でねじって組み込み，その突起部に顎間ゴム，水平ゴム，エラストメトリックチェーンなどを装着するためのフックとして利用する．埋伏歯の牽引の際には，この突起の輪の中にエラスティックスレッドなどを通して用いることもある．

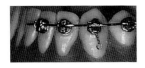

### 皮質骨の厚み，海綿骨の幅，歯槽の幅
thickness of cortical plate, width of cancellous alveolar bone, width of alveolar trough

最近，矯正歯科分野で診断・治療方針の樹立・治療途中での評価のためにCBCTが利用されるとともに患者の皮質骨の厚みや，海綿骨の溝の幅（歯槽の幅）がさまざまであることが明らかとなり，またその量についても正確に3Dで診断できるようになった．そのため歯の移動方法や歯科矯正用アンカースクリュー（歯科矯正用スクリュー）の活用に際して患者の皮質骨の厚みや海綿骨の幅，歯槽の幅をあらかじめ診断して患者ごとに最適の矯正治療を行うのが当然となってきている．一般的にこれらの計測は正中矢状断面を撮り，それをフランクフルト平面の平行となるようにして歯槽頂より5mmで計測する．⇨CBCT（cone-beam computed tomography）からみた第一大臼歯歯槽突起と歯軸の関係，CBCTと矯正治療

### 鼻上顎複合体　nasomaxillary complex

上顔面を構成する上顎骨と隣接する顔面骨（鼻骨，涙骨，篩骨，口蓋骨，頬骨および鋤骨）は互いに縫合で接合しているが，これらを総称して上顎複合体（maxillary complex）という．鼻骨と涙骨以外の顔面骨は鼻と顎に関連する鰓弓由来の膜性骨であり，成長発育を論じるうえで鼻上顎複合体（nasomaxillary complex）とよぶ．鼻上顎複合体の成長*は，①鼻骨間，上顎骨間および口蓋骨間の縫合，上顎骨とその周囲の顔面骨間の縫合および顔面骨と頭蓋骨間の各縫合系での成長，②骨の添加と吸収により生じる変化，③骨の転位により生じる変化によって行われる．これらの変化により鼻上顎複合体は高さ，深さ，幅を増大し，頭蓋底に対して前下方に移動する．
⇨エンローのV原理

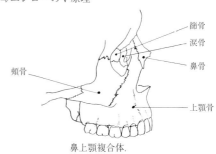

鼻上顎複合体．

### 鼻上顎複合体の成長発育
growth of nasomaxilla-ry complex

上顎骨，解剖学的に述べれば鼻上顎部分は，一連の骨や各領域によって構成される複合体である．この部分には鼻腔，上顎洞，眼窩底と上顎歯列弓と上顎複合体に付属した突起（前頭突起，歯槽突起，口蓋突起，頬骨突起）ならびに口蓋骨，鼻骨

などが含まれる．上顎には4つの主な縫合部（前頭上顎縫合，頬骨上顎縫合，頬骨側頭縫合，翼突口蓋縫合）が互いに平行に存在し，同じ前下方へ走行しているために，この縫合部の成長は上顎複合体の前下方への移動に重要な役割を果たす．したがって，鼻上顎複合体は，これら縫合部における骨形成，後上顎結節部における骨添加，歯槽部における骨添加，骨全体における骨の吸収，添加機序によって骨の改造を行いながら脳頭蓋に対して前下方に成長する．また上顎骨の幅の成長には，主に正中口蓋縫合，その他，蝶形骨翼状突起，篩骨上顎縫合，涙骨上顎縫合，頬骨縫合，鼻骨縫合と上顎骨側壁の骨の添加性発育が関係している．上顎の成長の時期は10歳頃まで各縫合部での成長が盛んであり，とくに2〜3歳頃が一番成長量が多い．その後10歳頃からは骨の表面添加，歯槽部での成長が主体となる．

【上顎骨における成長発育】
1）上顎歯列（槽）弓
①上顎結節部への添加（上顎外側唇面骨皮質の吸収と内側舌側骨皮質の添加）により歯槽弓の長さが増加すると同時に遠心に移動する．
②歯槽の唇側の吸収，舌面への添加により歯槽弓が後方に移動する．
③頬骨突起より後方における歯槽の唇側への添加により歯槽弓（後縁）の幅が拡大する．
④歯の萌出に伴う歯槽突起への骨添加により上顎複合体の高さが増大する．
※①〜③はエンローのV原理*（Enlow's "V" principle）に準じた成長発育の様相を呈する．
2）口蓋：口蓋弓は垂直的にV字形を呈する．骨の添加は口蓋窩内面の全面に起こり，同時に反対側が吸収される．この反対側は鼻腔底部でもあるので，口蓋が下方へ移動すると同時に鼻腔も下降し，周囲の上顎骨と鼻腔は垂直的に拡大する．すなわち，エンローのV原理に基づいて内面は添加性，外面は吸収性である．
3）切歯部付近：外側唇面での吸収，内側舌面への添加により切歯部は下後方に移動する．
4）頬骨突起：上顎がその後端で添加成長により長さが増加すると頬骨突起は後方ならびに側方に移動する．前面の骨の吸収と後面の骨の添加が起こり，前面が側面へ移行すると骨吸収は終わり，外面に骨の添加が起こる．その反対の側面は吸収性である．後方への頬骨突起の移動の結果，成長している上顎結節部，眼窩，鼻ならびに頭蓋底に

対する頬骨弓の相対的位置が一定に保たれ，頬骨の側方移動により面の添加が，また内側面の吸収により頬骨突起が後方ならびに側方移動して顔の幅が広くなる．
5）鼻部付近：鼻の部分は上顎骨の前頭突起と隣接する鼻骨よりなっており，側方，前方，上方の3方向が外側に面している．これらの表面は骨添加性が特徴であり，また内面では骨の吸収を伴う．鼻壁外面への骨の添加により鼻全体が前方に移動し，鼻腔が拡大し，鼻そのものの深さが増加する．
6）眼窩底部：眼窩底は主に上顎骨によって作られている．この部分の骨は単一の皮質により構成される非常に薄い骨で，中間層は存在しない．表面の添加，内面（上顎洞上面）の吸収により骨は側方，上方，前方に移動する．眼窩底の側方への成長により眼窩が互いに離れ，鼻腔の幅を増大させる．

**ヒスの線**　His' line　⇨オピスチオン

**鼻尖**　tip of nose〔no，鼻尖点〕
　解剖学的において外鼻の最突出部である．また，頭部X線規格側貌写真上における軟組織側貌の分析*に用いられる計測点*の1つをも鼻尖といい，外鼻の最突出点である．鼻尖は軟組織側貌の評価を行うのに用いる主な基準線であるエステティックライン，ホールダウェイラインならびにスタイナーラインにより側貌の調和，不調和を判定する際に重要な点である．なお通常noと略記する．また鼻尖点ともいう．

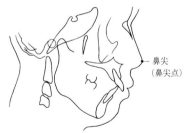

頭部X線規格側貌写真の透写図．

**鼻尖点**　tip of nose　＝鼻尖

**非対称ヘッドギア**　asymmetric headgear，unilateral headgear，eccentric headgear
　左右側で異なった矯正力を作用させるために設計されたサービカルプルあるいはストレートプル

ヘッドギアの変形で，アウターボウが左右側で非対称になっている．片側のみの大臼歯の遠心移動を試みる場合などに使用する．

**非適応型の嚥下行動**　non-adaptive swallowing behaviour　⇨異常嚥下癖

**非抜歯の延長線上の抜歯（遅れて抜歯）**　orthodontic treatment with inter proximal tooth reduction, resulted into extraction (slow extraction)　⇨スローエクストラクション

**非抜歯論**　non-extraction rationale
　アングル（Angle）により提唱されたもので，矯正治療に抜歯は必要ないとする理論．元来，アングルも1900年の教科書"Treatment of Malooclusion of the Teeth and Fractures of the Maxillae"では抜歯基準を記載している．しかし，歯列の拡大のためのエクスパンションアーチやリボンアーチの開発に伴い非抜歯論へと移行していった．1911年に非抜歯論者であるデューイ（Dewey）と抜歯論者であるケース（Case）が抜歯論争を行った．一時期，非抜歯派が優勢であったが，ルンドストローム（Lundström）の歯槽基底論が発表されて以降は，抜歯治療の妥当性が広く認められるようになった．またベッグ（Begg）*が抜歯の妥当性をオーストラリア原住民（アボリジニ）の研究から咬耗理論として裏づける形となった．なおアングル自身も著書に抜歯基準があるので，強硬な非抜歯論者ではなかったという意見もある．
⇨アングル，抜歯論，抜歯症例の頻度

**鼻板**　nasal placode
　胎生4週の後半に，口窩のすぐ上方の前頭鼻突起に外胚葉の局所的肥厚が認められ，これを鼻板という．胎生5週になると鼻板の左右が肥厚して内側鼻突起*，および外側鼻突起*を形成する．また内側鼻突起と外側鼻突起の間のくぼみを鼻窩という．鼻窩はしだいに深くなり，口腔と連結することにより一次口蓋*が形成される．
⇨頭部の成長発育（P.337の図3参照）

**ビムラー**　Bimler, H.P.
　ビムラーのアダプター*の考案者として知られている．ドイツのビムラー（Bimler, H.P.）は第二次世界大戦中の顎損傷患者の治療に従事してたが，下顎骨の片側顎角部を損傷した患者の治療の際に，現在のアダプターの原型となる薄い上顎床とスプリントからなるアクチベーター様装置を考案した．この装置を実際に患者に応用することにより良好な治療成績が得られた事実からビムラーは，下顎の側方運動を行う筋活動により上顎歯列弓に拡大が起きるという仮説を唱えた．そしてビムラーはこの仮説を証明するために多数の装置を考案したが成功しなかった．その後，1949年，彼は新しい装置の考案に成功した．その装置は彼自身により"elastischer Gebiss-former（弾性歯列矯正器）"と名づけられた．この装置が現在でも用いられている能動的作用と受動的作用を兼ねたビムラーのアダプターである．本装置は当時機能的矯正法を用いていた人々には受け入れられなかったが，後年，発展した機能的矯正装置にはビムラーの新理論が受け入れられた．

**ビムラーのアダプター**　Bimler adaptor
　アンドレーゼン（Andresen）とホイップル（Häupl）によって考案された機能的矯正装置は1948年ビムラーによって一部変更された．この装置は機能的矯正装置と器械的矯正装置の両者の長所を取り入れたものである．筋の機能力を利用するという基本的な考え方に加え，レジン床の一部を金属線に置き換えることにより装置そのものに弾性を与え，その反発力も利用して，歯の移動をはかるという装置である．ビムラーによれば，上下顎の口腔模型を中心咬合位で咬合させた状態での特殊な咬合器であるアジャスタブルアーティキュレター（adjustable articulator）に装着し，上顎の固定台を調整し，上下歯列をアングルI級の対向関係に修正した後，装置の作製を行う．ただし，構成咬合はアクチバトール*とまったく同じく行った場合，バイトワックスを咬ませた上下顎の口腔模型を作業模型として使用すれば簡易咬合器を用いて本装置を作製することができる．
1）基本構造
①上顎唇側線（maxillary labial arch；0.9mm）．
②上顎前方スプリング（maxillary frontal spring；0.8mm）．
③上顎口蓋床（maxillary palatal wing）．
④コフィンのスプリング（Coffin spring；0.9〜1.0mm）．
⑤下顎ラビオリンガルアーチ（mandibular labio-lingual arch；0.9mm）．

2）種類：前歯部の被蓋状態によって，A型（上顎前歯が唇側に傾斜しているもの），B型（上顎前歯が舌側に傾斜しているもの），C型（前歯部が反対被蓋しているもの）の3型に分けて，原型（Aoタイプ）としてA型は6タイプ，B型は4タイプ，C型は6タイプがあり，それぞれ治療に適した形態と付加物の設計が施されている．
3）使用方法ならびに作用機序：本装置の作用機序は大きく分けて機能的顎矯正力と器械的矯正力の2つに分類することができる．
①機能的顎矯正力：構成咬合で強制的に採られた咬合位から元の習慣的咬合位に戻ろうとする力が，装置の上下顎歯列を連結する金属線のループを介して，上下顎に伝達され機能的矯正力となる．この矯正力は緩徐であり歯に対する不快感は少ない．
②器械的矯正力：上顎のコフィンのスプリングや拡大ネジによる歯列弓の拡大とそれに伴う下顎のアーチが連動し，さらに上顎の唇側弧線が器械的矯正力として作用する．
③使用法：通常は1日(24時間)の使用とする．
⇨機能的顎矯正法（機能的矯正法）

在広く用いられているマルチブラケット装置の原型となった装置である．本装置の構造は，これ以前の装置とは異なり，あらかじめブラケットがバンドの唇頰側面に鑞着されているブラケットバンドが使用された．このブラケットには縦長のスロットが，現在使用されているベッグ型ブラケットのスロット開放方向とは逆方向の歯冠側方向に開いており，ワイヤーをロックピンによりブラケット内に維持する構造となっていた．大臼歯部には頬側管の鑞着されたバンド，前歯，犬歯と小臼歯にはこのブラケットバンドを装着し，ここに縦0.036″，横0.022″の角ワイヤーを挿入し，ロックピンで維持することでワイヤーの弾性力が矯正力として働き，歯の移動が起きるというメカニズムであった．本装置の出現で，ワイヤーにアーチフォームを与え，これにより自在に歯列形態の修正を行うという概念が生まれ，さらに従来の装置では非常に困難であった捻転歯の改善や垂直的移動が容易にできるようになったが，本装置では近遠心的な歯軸のコントロールが難しく，とくに側方歯群の遠心傾斜移動が困難であった．

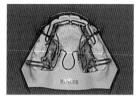

④コフィンのスプリング
③上顎口蓋床
②上顎前方スプリング
①上顎唇側線
⑤下顎ラビオリンガルアーチ

ビムラーのアダプター．

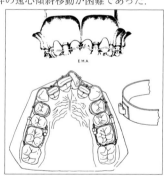

(Steiner, C.C.The Angle orthodontist, Brooklyn, NY. 1933：EH Angle Society of Orthodontia. 284. より引用)

**ピューピル** pupil
　顔面写真上での写真分析法*に用いられる計測点*の1つで，瞳孔に設定される点である．

**標準偏差図表**　⇨ポリゴン(図)表

**ビヨルク法**　Björk analysis
　頭部X線規格側貌写真の分析法の1つである．ビヨルク法はジャラバックが改良を加え，ジャラバック法として用いられている．ビヨルク法の分析項目は以下のとおりである．①サドルアングル，

### 紐状弧線装置
ribbon arch appliance〔リボンアーチ装置〕
　歯列弓拡大弧線装置*（expansion arch appliance：1899，1902），釘管装置*（pin and tube appliance：1912）に続きアングル（Angle, E.H.）により考案された装置であり，のちにアングル自身の手で新紐状装置（edgewise arch appliance：1926～1929）として改良がなされた．本装置は現

②関節角，③ゴニアルアングル，④スリーアングル，⑤前頭蓋底の長さ，⑥後頭蓋底の長さ，⑦下顎枝の高さ，⑧下顎骨体長．⇨ジャラバック法

## ビヨルク法(頭部X線規格側貌写真の重ね合わせの) Björk metal implant analysis

頭部X線規格側貌写真の重ね合わせ*法の1つであり，ビヨルク(Björk)が考案した方法である．骨に生体親和性の高い金属を打ち込み，それを基準に頭部X線規格側貌写真の透写図を重ね合わせて評価を行う．きわめて信頼性の高い方法であるが，骨の成長に悪影響を及ぼす可能性があるため成長期の骨には適応が難しいと考えられる．メタルインプラント法ともよばれる．

## 比例限　proportional limit

矯正治療には症例に応じて多種多様の装置が使用されている．それらの装置により歯を動かすためには，ワイヤーやループのような金属材料およびゴムリングのような弾力性を持つ高分子材料が広く利用されている．これらの材料の力学的な特性は，材料の一端を固定し，他端に荷重を加えたときに生じるたわみの関係を，荷重－たわみ曲線に表して，その線図の全体的な型，その線図に描記される諸点，ならびに直線の勾配などから知ることができる(P. 54の応力－ひずみ曲線の図を参照)．荷重が0から徐々に増加するとしばらくの間，たわみは荷重に比例して増大する．荷重がA点に達するまでの0－Aの間は荷重とたわみとは比例関係にあるので直線になる．このときのA点を比例限という(フックの法則が成立する応力の上限)．A点をわずかに超えたB点までは荷重を除くとたわみも同時に0に戻り，ワイヤーは元の状態に復元する．このような性質を弾性といいB点を弾性限という．実際には比例限と弾性限の間にはほとんど差がない．歯の移動に際しては弾性限内の矯正力を歯に加えると，ワイヤーの復元力が十分に活用できるため，ワイヤーの弾力によって歯を能率良く移動できる．荷重がB点を超えてさらに増大すると荷重を除いてももはやワイヤーは元に戻らず永久変形*を起こし，歯の移動が能率的に行えなくなる．このように比例限を超えてひずみが急激に増加する(永久変形を起こす)点を降伏点というが，明確な降伏点を示さない材料では，0.2%の永久ひずみを生じるときの応力をもって降伏点に代えて，耐力として表す．

## ピンアンドリガチャーカッター　pin and ligature cutter〔ピンカッター〕

リガチャーワイヤー，ロックピン，.015″以下の細いワイヤーを切断するのに用いるプライヤー．刃と柄のなす角度が用途により0°，15°，45°と，多くの種類あり，また大きさや形態も，数多の種類がある．刃の部分は鋭利で硬いが欠けやすいため，太いワイヤーや硬いものを切断するには不適切である．

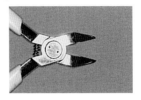

## ピンカッター　pin and ligature cutter
＝ピンアンドリガチャーカッター

## ピンチバンド　pinch band

ピンチ法によりバンド材料を直接個々の歯に圧接適合して作る矯正用バンド．作製法はバンド材料を歯に適合させてバンド形成鉗子によって絞る．次いでバンドプッシャーなどを用いてバンドを歯に適合し，バンドを取り出した後，重ね合わせた部分の電気溶接を行って，再度バンドを歯に試適し咬合面側の適合を行う．余剰部分を切断し，その残りは通常，舌側部で折り曲げ，同部を圧接し電気溶接する．最終的にバンドを再度，歯に適合させて終了となる．

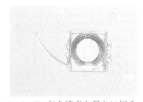

ロールバンドを適当な長さに切る．

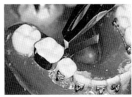

バンドフォーミングプライヤーでピンチする．

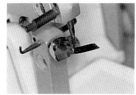

ピンチしたものをスポットウェルディングする．

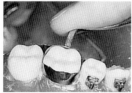

試適し，こまかな豊隆をフッシャーで合わせる．

## ファーストオーダーベンド　first order bend

　スタンダードエッジワイズ法\*で用いるレクタンギュラーワイヤーの屈曲は，いわゆるファーストオーダーベンド，セカンドオーダーベンド\*およびサードオーダーベンド\*とに分けられる．これらのうち，ファーストオーダーベンドは，アイデアルアーチフォームを作る最も基本的な型で，アーチワイヤーの水平面を変化させることなく，唇(頰)舌側的に行う屈曲で，インセットやオフセットなどを与える屈曲をいう．この屈曲によって，アイデアルアーチワイヤーが作られ，このアーチワイヤーで歯の唇(頰)側，舌側，回転などの移動を行わせる．そして，この屈曲のため，ボンウィルホーレーグラフやアーチフォーメーションカードが用いられる．上顎には，中切歯と側切歯の間にラテラルインセット，側切歯と犬歯の間から遠心にケナインオフセット，第二小臼歯と第一大臼歯の間から遠心にモラーオフセットを作る．下顎には側切歯と犬歯の間から遠心にラウンドケナインベンド（またはケナインオフセット），犬歯と第一小臼歯の間から遠心にプレモラーオフセット，第二小臼歯と第一大臼歯の間から遠心にモラーオフセットが与えられる．

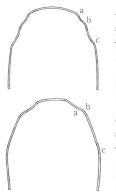

ファーストオーダーベンドを持つ下顎のアーチワイヤー（アイデアルアーチ）．
a：round canine bend または canine offset.
b：premolar offset.
c：molar offset.

ファーストオーダーベンドを持つ上顎のアーチワイヤー（アイデアルアーチ）．
a：lateral inset.
b：canine offset.
c：molar offset.

## ファーストオーダーローテーション
first order rotation　⇨捻転

## ファンクショナルワックスバイト法(による機能分析法)　functional wax bite method

　モイヤース(Moyers)により発表された方法で，患者に軟化した蠟堤を咬み込ませることにより早期接触による求心性刺激を遮断し，個体の理想的咬合位を記録することを目的としている．モイヤースによれば理想的咬合位とは筋平衡の位置，つまり無意識の嚥下をしている間の顎の位置であり，通常の咬合位のように歯によるものでも，また後退接触位のように骨の関係によるものでもなく，むしろ本質的な反射によって決定された顎関係であるとしている．ファンクショナルワックスバイト法により採得された理想的咬合位と習慣性咬合位が一致していれば，その個体は機能的正常咬合を有しているということになり，一致していなければ機能的な異常が存在するということになる．この方法はすべての機能的不正咬合の診査，診断，そして乳歯列や混合歯列において咬合調整を行う際の早期接触部位検査にも有効である．術式は以下のとおりである．

1）幅13mm，長さ130mmの板状のワックスを両端から巻いて，患者の上顎模型上において口蓋正中部に適合し上顎臼歯部を覆うような高さ6mm程度の蠟堤を作製する．
2）蠟堤の下顎の歯に接する部分を両側とも軟化する．
3）患者のフランクフルト平面と床面が平行になるようにまっすぐ座らせ，蠟堤を口腔内に挿入し，蠟堤に歯が接したことを感知するまで静かに閉口させる．
4）蠟堤を口腔内より取り出し，蠟堤上の下顎歯が印記された部分を再度軟化し，口腔内に挿入して，患者に蠟堤に歯が接触するまで咬合させる．
5）この動作を2～3回繰り返すが，蠟堤に穴があくほど患者に咬み込ませてはいけない．この記録は垂直的よりもむしろ前後，左右的な上顎と下顎の関係を問題としていることから，上顎と下顎の歯は咬合してはならない．
6）理想的咬合位と習慣性咬合位が一致していれば機能的正常咬合であり，一致していなければ機能的不正咬合である．
　なお蠟堤を口腔外において軟化している間は，患者の口腔内にプレート状のワックスを挿入しておき，上顎と下顎の歯が接触しないようにすることを忘れてはならない．

### V原理　"V"principle　＝エンローのV原理

### V字形歯列弓　V-shaped arch
不正咬合*の歯列弓形態の不正*の1つで，狭窄歯列弓*に属するが，前歯の唇側転位と犬歯間隔の狭小により，その形がまるでV字形にみえるところからこのようによばれる．

### VTO　visual treatment objective
頭部X線規格側貌写真の分析法であるリケッツ法*をもとに，顎顔面の平均成長との比較から個人の顎顔面の成長を予測し，これを視覚化したものをVTOとよぶ．すなわち分析法の中に予測される治療変化と成長変化を考慮し，頭部X線規格側貌写真のうえで治療結果を予測して最良の治療方針，治療方法を検討する．この方法はコンピュータの普及とともにアメリカを中心に臨床応用されている．しかし，現在では確実な個々の成長変化の予測が困難であること，治療に対する個々の変化がさまざまであり，正確に予測できないことから，平均的成長量と平均的治療変化をもとに治療開始時から2〜3年の変化を予測し，VTOが試みられている．⇨リケッツ法，オクルゾグラム

### ブーツループ
boots loop　＝ホリゾンタル（ヘリカル）ループ

### ブーンのブラケットポジショニングゲージ
Boone's bracket positioning gauge
歯の一定の位置にブラケットを接着するために用いられるゲージである．別名クモ型ゲージともよばれている．このポジショニングゲージはブーンによって作製されたものでX型をした平板状の形をしており，それぞれの先端には円柱が付いている．円柱にはピンが平板と平行に立てられていて，ピンの高さは3.5mm，4.0mm，4.5mm，5.0mmの高さになっている．ブラケットのポジショニングは，歯の切縁または咬頭頂をゲージの平板の先端に接触させることによってピンの先端がブラケットの位置を指示する．このほかに，ドーティのブラケットポジショニングゲージ*がある．

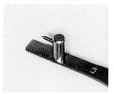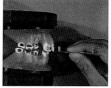

ブーンのゲージ（左）とその使用（右）．

### フェイスボウ　face bow
ヘッドギア*を構成する装置の一部．フェイスボウは内線*（inner bow）と外線*（outer bow）からなり，両者は正中部で鑞着されている．内線はその遠心端に止めを作り頬面管に挿入され，口腔内に装着し，外線はヘッドキャップあるいはネックバンドとゴムを介して連結される．この装置はゴムリングの弾性が矯正力として働き，大臼歯の遠心移動には1日18時間以上，大臼歯の固定保持には14時間以上の装着を必要とする．牽引力は通常片側300〜500gである．フェイスボウは外線の角度，長さや牽引方向を調節することで大臼歯の圧下や挺出，遠心移動などの動きをコントロールすることができる．

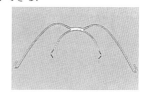

### フェイスボウアジャスティングプライヤー
face bow adjusting pliers
フェイスボウのインナーボウ，アウターボウや．062″以下の硬いワイヤーの屈曲に用いられる．ビークは対称的で内面が平坦で3本の太い溝が刻み込まれている．この溝でワイヤーを把持することによって固定することができる．

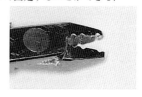

### フェネストレーション　fenestration
フェネストレーションとは歯槽突起の途中で皮質骨が何らかの原因で島状に穿孔し，歯肉軟組織の下に直接歯根がみえる状態をいう．自然の状態でも上下顎前突患者の場合など歯槽突起が狭く，長い場合に，植立している歯根との差が極端に少なくなり，CBCT画像などでみると島状に皮質骨がないようにみえる．矯正歯科治療など

でその患者の歯槽突起の状態に適合した歯の移動をしなかった場合(多くは骨吸収量が多すぎたり,歯の移動方法に問題があった場合,患者のインナービューテイを考慮しない場合)にも生じる．CBCTなどで歯根の位置と海綿骨の溝の状態を確認しながら患者の歯周環境を矯正歯科治療によってさらにエイジングさせない歯の移動が重要である．⇨デヒィシェンス

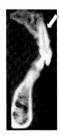

### フォースシステム　force system

フォースシステムは歯科矯正においては，歯や顎を移動する際に用いる矯正力*の負荷様式を意味する．顎や歯を移動するためには矯正力を発生させる装置(ゴム，ネジ，ワイヤー)と装置によって生じる力に抵抗する固定*が必要である．したがって，矯正装置を装着して力を作用させるときには固定源と作用力との間の抵抗力の関係により合理的な移動がなされるように設計しなければならない．たとえば，オトガイ帽装置は頭部を固定源として，ゴムの牽引力を利用して下顎骨の成長を抑制させるものであり，マルチブラケット装置は顎外固定装置や顎内固定装置，あるいはアンカレッジベンドなどを固定源としてワイヤーやゴムの力により歯の移動を行っている．

### フォーンズ法　Fones' method
⇨ブラッシング法

### 複式弾線　double spring　⇨補助弾線

### 老け顔　aged face

1960年代から第一小臼歯上下顎4本の抜歯矯正歯科治療によりバイオロジックスプリントのバランスが崩れることや過剰な骨吸収，また口腔周囲筋の後退しすぎにより，老け顔を作り出すのではないかという議論がなされてきた．さらに連続抜歯矯正を含めた抜歯矯法により小児の丸型の顔を早期に成熟型の大人の顔の変化させるのは，そ の後の小児の老化をかえって促進することになるのではないかとの論議も行われている．いずれにしても最小限度の骨吸収によって治療目標を達成する矯正治療での老け顔を防止する努力が必要である．
⇨矯正歯科治療の副作用

### 不正咬合　malocclusion

不正咬合とは，顎，顔面，歯などが何らかの原因で形態や発育および機能に異常を起こし，その結果として正常な咬合状態を営むことができない咬合状態を総称してよぶものである．不正咬合は以下のように分類される．
1．個々の歯の位置不正：①転位*(近心転位,遠心転位,唇側転位,頬側転位,舌側転位),傾斜*,②捻転*,③高位*,低位*,④移転*.
2．数歯にわたる位置不正：①正中離開*,②対称捻転*,翼状捻転,③叢生*.
3．歯列弓形態の不正：①空隙歯列弓*,②狭窄歯列弓*,③V字形歯列弓*,④鞍状歯列弓*.
4．上下歯列弓関係の不正
1）近遠心的関係の不正：①上顎前突*(骨格性上顎前突,歯槽性上顎前突),②下顎前突*(骨格性下顎前突,歯槽性下顎前突),③切端(縁)咬合*,④上下顎前突*(骨格性上下顎前突,歯槽性上下顎前突).
2）垂直関係の不正：①開咬*(骨格性開咬,歯槽性開咬),②過蓋咬合*(骨格性過蓋咬合,歯槽性過蓋咬合).
3）水平関係の不正：①交叉咬合*；a．片側性交叉咬合(骨格性,歯槽性,機能性)，b．両側性交叉咬合，②鋏状咬合*.
5．先天的異常などに伴う咬合の異常：①唇顎口蓋裂*,②鎖骨頭蓋異骨症,③脳性麻痺,④その他の各種症候群.

### 不正咬合による障害
impediment by malocclusion

矯正治療によってどのような効果がもたらされるかということを明確に把握するためには，不正咬合によって引き起こされるさまざまな障害に関する知識を持つことが，きわめて大切である．不正咬合による障害は，高橋によれば生理的障害と心理的障害の2つに大別される．しかしその後，病理的障害も加えるようになった．これは，不正咬合によってある病変が引き起こされ，その病変が

さらに新たな不正咬合を惹起するというものである.

1）生理的・病理的障害

①咀嚼機能障害：高度な不正咬合や異常咬合は，上下顎の咬合接触面積が解剖学的に正しい咬合を持つ個体よりも減少するので，その程度により咀嚼能率が低下するといわれている．とくに真性下顎前突，開咬，オーバージェットの著しい上顎前突および交叉咬合などが影響を受けやすいといわれている．マンリー（Manly）によれば，咀嚼能率は6歳から10歳まで年齢とともに上昇し，その後は一時減少する．そして，14歳になると再び高くなるという．

②歯槽突起や顎骨の成長障害：顎骨は遺伝的要因と咀嚼運動の影響を受けながら成長する．たとえば，乳歯咬合や混合歯列咬合の時期に切歯の反対咬合が存在する場合，上顎切歯部の歯槽突起や歯間骨（切歯骨）の成長に影響を及ぼす．また交叉咬合では顎の非対称性成長を，過蓋咬合では下顎の前方成長抑制を起こすこともある.

③発音の障害：上顎前突，正中離開，上顎前歯の先天的欠如，下顎遠心咬合，下顎前突および開咬などの場合，正常な子音の発声に何らかの悪影響を及ぼすと考えられている．前歯部開咬患者では歯擦音〔s, z〕の発音が影響を受け，〔s〕が〔θ〕，〔z〕が〔ð〕となるリスピング（lisping）が認められる．下顎遠心咬合患者で，著しい上顎前歯の唇側転位を伴っている患者では口唇の緊張度を欠いているために〔p, b, m〕のような二唇音（bilabial sound）の発音に影響を受ける．反対咬合患者では口唇や舌の運動がかなり制限されるので，狭母音〔i〕，両唇音〔p, b〕，歯音〔s, z〕，歯茎音〔t, d〕などを正しく発音することが困難である．口蓋裂患者では，口腔と鼻腔間の閉鎖が不完全なため，発音に際して鼻に抜ける鼻音化が生じる．

④う蝕発生の誘因：不正咬合によって両隣在歯の接触点が失われたような場合，あるいは前歯に叢生が存在する場合では自浄作用が十分に行われず，また刷掃もしにくいので歯が不潔となりやすく，う蝕発生の誘因となる．う蝕によって歯冠崩壊や歯の喪失が生じると，両隣在歯や対咬歯との接触が完全に失われて，不正咬合をさらに増悪させることになる．

⑤歯周疾患の誘因：口腔清掃が十分に行われにくい部位では，プラークや歯石が付着しやすく歯肉炎からさらに重篤な歯周疾患を起こす危険性がある．また上顎切歯の前突により口唇の閉鎖が妨げられると，歯肉が乾燥して炎症を引き起こしやすくなり，過蓋咬合で下顎切歯が上顎口蓋歯肉に強く咬み込んでいる場合，さらに乾燥しやすくなる．両隣在歯との接触関係が不良な場合，食片の圧入により歯周疾患を誘発する．また早期接触する歯に過度な咬合力が加わると，外傷性咬合の状態となり歯周疾患を生じ，逆に開咬の場合まったく咬合力を受けないので，廃用歯となり歯周疾患を誘発する原因となりやすい．

⑥外傷受傷の誘因：上顎前歯の過度な唇側傾斜や反対咬合状態にある下顎切歯は，転倒や衝突などで歯を破折することがある．また打撲によって口腔粘膜も損傷を受けやすく，不正位置にあった歯が別の位置に移動したり，骨内に圧入されたりすることもある．

⑦補綴作業を困難にする障害：歯の高度な位置異常，歯間空隙，喪失歯および傾斜歯などがあると，理想的な補綴物の作製は困難となる．これは審美的，機能的にも好ましくなく，無理にブリッジなどの補綴物を装着すると過度な咬合圧が加わり，歯周組織に負担をかけることになる．

⑧顎関節の障害：顎の閉鎖時に不正咬合の種類によっては，早期接触や咬頭干渉により顎を異常方向に誘導することがある．このような状態が長期間にわたり続くような場合，顎関節に障害を起こすことがある．また著しい過蓋咬合が顎関節の違和感や疼痛を訴えることもある．

⑨筋機能異常：筋肉の異常な形態および行動型が不正咬合の成立に関与する場合がある．また逆に不正咬合が筋の形態や行動に影響を与えることもある．たとえば，開咬の患者では開咬部に舌を突出（タングスラスト：tongue thrust）して，異常な嚥下運動を行ったり，上顎前突の患者ではしばしば咬唇癖がみられ不正咬合を増悪させている．

⑩歯根吸収の誘因：萌出余地不足のため埋伏した永久歯が隣在歯の歯根を吸収することもある．

2）心理的障害：不正咬合により起こる心理的障害は不正咬合を意識しすぎて，劣等感，すなわち引け目が強まり，すべてに控えめな態度をとったり，消極的になり，友人などとの付き合いも避け，社会に対する適応性も失うようになる．心理的障害を取り除くことは，生理的障害を除去することに勝るとも劣らぬ医療行為である．すなわち，矯正治療は良く咬めるようにすることと同時に悩みを取り除くことにも大きな意義を有しているので

## 不正咬合の原因
etiology of malocclusion〔不正咬合の病因〕

不正咬合の原因は便宜的に以下に示すような3つのカテゴリーに分類される.
- 遺伝的原因＊
- 環境的原因＊ ─ 先天的原因＊
　　　　　　　後天的原因＊ ─ 全身的原因
　　　　　　　　　　　　　　 局所的原因

遺伝的原因とは精子細胞と卵子細胞の結合すなわち受精時にすでに決定されるいわゆる遺伝子の作用によるものである.先天的原因とは受胎以後,固体発生すなわち胎生中に生じたさまざまな原因によるものである.また後天的原因とは,出生後の環境的な原因であって,全身的原因と局所的原因に分けられ,おそらく無数にあり測り切れるものでないであろう.

1.矯正学領域における遺伝(heredity)
遺伝は以下のものについて何らかの役割を演ずるものとして考えられている.①先天的欠如,②顔面の左右非対称,③顎の異常な大小,④歯の異常な大小,⑤歯数の減少または歯の欠如,⑥歯の形態の変化,⑦口蓋裂および兎唇,⑧正中離開,⑨過蓋咬合,⑩叢生および回転,⑪下顎突出,⑫下顎の後退.

2.環境的原因(environment)
1)先天的原因(congenital causes):先天的原因は,受精時以後出生児にいたるまでの胎生生活中に生じる種々な原因によるものであって,大別すれば次のようなものが考えられる.
(1)先天的原因:①唇顎口蓋裂,②鎖骨頭蓋異骨症,③脳性麻痺.
(2)歯数の異常:①欠如歯,②過剰歯.
(3)歯の形態異常:①巨大歯,②矮小歯,③癒合歯,癒着歯.
(4)口腔軟組織の形態異常:①巨(大)舌症,②小舌症,無舌症,③口唇の異常,④胎児の栄養障害および特殊疾患

2)後天的原因:臨床上不正咬合の原因を追及するうえで比較的容易なものはこの後天的原因によるものである.全身的原因と局所的原因とに分けられる.
(1)全身的原因(general causes):①感染性疾患(ポリオ,高熱性疾患,結核),②栄養障害(くる病,リボフラビン欠乏症),③内分泌異常(脳下垂体,甲状腺).
(2)局所的原因(local causes):①歯の萌出異常(早期萌出,萌出遅延,萌出位置の異常),②歯の交換錯誤,③永久歯の喪失,④口腔軟組織の形態異常(小帯の異常,舌の異常,口唇の異常),⑤小帯の異常,⑥不良習癖(ゴム製乳首の習慣的な使用,吸指癖,弄唇癖,弄舌癖,口呼吸,異常嚥下癖,咬爪癖,睡眠態癖),⑦歯科疾患,⑧顎関節障害,⑨鼻咽腔疾患,⑩歯ぎしり,⑪口腔腫瘍,⑫外傷(乳歯への外傷,永久歯への外傷),⑬不良補綴物.

## 不正咬合の治療　treatment of malocclusion

1)乳歯咬合期における治療＊:乳歯咬合期において矯正治療を行う目的は,顔面と歯列の正常な成長発育に対する障害を取り除き,正常な機能を回復させ,それを維持することにある.乳歯咬合期で注意すべき状態は以下のものがある.①咬合の機能的障害,②乳歯のう蝕,早期接触,③第二乳臼歯の対咬関係(ターミナルプレーン),④乳犬歯の対咬関係,⑤上下の顎関係の異常,⑥不良習癖.乳歯咬合期での治療には次のようなものがある.①下顎前突(反対咬合),②上顎前突,③過蓋咬合,④開咬,⑤交叉咬合,⑥不良習癖の除去

2)混合歯咬合期における治療＊:この時期は顎の成長発育が旺盛であり,永久歯の萌出に伴い種々の不正咬合が明らかになってくるため,矯正治療開始の頻度の高い時期である.顎関係に異常がなく歯列の治療のみで良い場合は,歯列と顎の発育を考慮した治療が必要となる.混合歯咬合期での治療には次のようなものがある.①正中離開,②上顎前突,③下顎前突,④叢生,⑤開咬,⑥過蓋咬合.

3)永久歯咬合期における治療＊:永久歯咬合期では各症例ごとの主訴,診断,治療目標を適確に把握し,各種の装置を適正に使用して治療を行う.永久歯咬合期での治療には次のようなものがある.①個々の歯,または数歯にわたる位置不正,②習癖にかかわる不正咬合,③上顎前突,④下顎前突,⑤犬歯低位唇側転位,⑥上下顎前突,⑦過蓋咬合,⑧開咬,⑨交叉咬合.

4)唇顎口蓋裂などに伴う咬合異常の治療＊:唇顎口蓋裂は,口唇,歯槽堤,口蓋などの口腔組織に破裂や欠損を有する先天的異常であるため,顔貌は変形し,顎態や咬合の異常が著しい.その結果,咀嚼障害,言語障害,耳鼻咽喉科疾患,ある

いは心理的問題など，疾患の様相が多岐にわたるため，総合診療体系が必要であり，矯正治療領域は重要な分野である．
5）他科との協同による治療＊：歯科治療が個人の口腔を一単位として行われるように，矯正治療もすべてを単独で行うことはできない．矯正科と他科との協同治療は，当然保存科，補綴科，歯周科とも関連するが，口腔外科との外科的矯正治療は代表的なものである．
6）筋機能療法＊：口腔周囲筋，咀嚼筋の筋力強化に対しての訓練のみならず，嚥下機能も含めた舌の行動型と姿勢位の改善を目的に治療が行われる．

## 不正咬合の病因
etiology of malocclusion ＝不正咬合の原因

## 不正咬合の分類　classification of malocclusion
　原因による分類法と症状（形態）による分類法とがある．不正咬合はいわゆる原因が異なっていてもまったく同じような形態的表現を示したり，同じ原因であってもかなり異なった形態的表現であることが比較的多く，また，実際に原因に基づく分類は確立されていない．ヨーロッパでは原因論に基づく分類法が一時提唱されたが，個々の症例の原因を追及することの困難さから，今日では姿を消している．したがって，現在においては症状（形態）による分類に頼るほかない．不正咬合の分類にはアングル（Angle）の分類＊，高橋の分類＊，ジモン（Simon）の分類，バラード（Ballard）のスケレタルパターンの分類＊，アッカーマン—プロフィット（Ackerman-Proffit）の分類＊など種々あるが，そのうちの1つであるアングルの分類が一般的に広く用いられている．

## 不正咬合の予防　prevention of malocclusion
　本来予防の概念は，ある事象（疾病）に対してその原因を明らかにし，その原因を早期に取り除くことにより，起こるであろう事象（疾病）の発現を未然に阻止し，健康を保持しようとするものである．これに対し，不正咬合は原因や発症機序が単一の要因であることは稀であり，一般的には多数の要因が関与することが多く，しかもその要因同士の因果関係は不明な場合が多い．不正咬合の予防は原因の除去のみではなく，初期の咬合異常に対する早期の治療を含めた包括的な概念と考えられている．つまり，予防的な矯正歯科治療は永久歯列期における健康的な咬合を保持，育成する手段として，その前段階にある乳歯列期や混合歯列期での軽度の咬合異常に対し早期治療を施し，その進行を阻止し，その後起きるであろう永久歯の不正咬合を未然に防止するものである．したがって，歯列期別に初期の不正を十分理解しておくことが重要なのである．ブロイアー（Brauer）によれば，予防矯正処置を行うにあたって，次のような能力が必要であるといっている．
①初期の不正が判別できる，②その原因が理解できる，③予防処置を説明することができる，④簡単な矯正処置が行われる能力を持つ．
　予防矯正を行うにあたっては，これらの能力を持つと同時に正常な歯列を保持するために，個々の歯列期別に歯列の不正につながる可能性のある現症を判断することが必要となる．それらの時期における初期の不正を判別するための歯列期別判断要素は次のようなものである．
1．乳歯咬合期で注意しなければならない事項
1）咬合の機能障害があるか：上下顎の前後的位置関係が正常であっても，乳歯列弓の咬合に機能障害があれば，それがときとして形態的な顎間関係の不正へと増悪することがある．
①機能的反対咬合：前歯部の早期接触による反対咬合．
②機能的交叉咬合：乳犬歯，乳臼歯の咬頭干渉による交叉咬合．
　これらの処置に対する予防法は基本的には咬合調整であるが，オトガイ帽装置や拡大床などの装置を利用することも多い．
2）乳歯のう蝕があるか：乳歯のう蝕は咀嚼機能の低下をもたらすとともに咬合機能に障害を与え，それが不正咬合を誘発する可能性がある．
3）乳歯の修復処置は完全に行われているか：乳歯の治療はう蝕の治療はもちろんのこと，隣在歯との接触関係と対合歯との咬合関係が機能的に正常に営まれるような修復処置がなされていない場合には不正咬合を惹起する可能性がある．
4）ターミナルプレーンはどうか：乳歯咬合のターミナルプレーンは第一大臼歯の萌出状態や，顎関係の異常を示す指標となる．この関係を見極め適切な処置を説明する必要がある．とくに近心ステップ型，遠心ステップ型のときは注意を必要とする．
5）上下顎関係に異常はあるか：乳歯列期で，す

でに上下顎間関係に近遠心的なずれがある場合には，永久歯列期になってからの改善ではかなりの困難を伴う．このような症例では成長過程においてこれを改善したり，増悪を阻止したりする早期治療が必要となる．これに相当する乳歯列期の不正咬合は次のとおりである．①下顎前突，②著しい上顎前突，③交叉咬合，④開咬，⑤過蓋咬合．

6）不良習癖（悪習癖）はあるか：不正咬合の予防における不良習癖は，本来の予防の原点である原因除去という意味において，もともと具現できるものである．不良習癖を持つものは，必ずしも不正咬合を惹起するものではないが，その強さ，頻度，期間の3つの要素の閾を超えると発現する．不良習癖として該当するものは次のとおりである．①ゴム製乳首の習慣的使用，②弄唇癖，③弄舌癖，④異常嚥下癖，⑤弄指癖，⑥その他．

　不良習癖の除去には，ほとんどが不良習癖除去装置を用いる．

2．混合歯咬合期で注意しなければならない事項

1）過剰歯があるか：過剰歯が存在すると存在部位の歯の排列に大きく関係する．過剰歯がある場合は早期に抜歯する必要がある．

2）歯の大きさおよび形態の異常があるか：歯の大きさの異常（矮小歯，巨大歯）はそれ単独の問題ではなく，顎との大きさの相対的関係が問題となる．顎の大きさに対して歯が大きいときは，IERやストリッピング，積極的咬合誘導，場合によっては，連続抜去（歯）などの対策を講じなければならないし，逆に顎の大きさに対し歯が小さいときには，空隙歯列弓を予想し対策を講じる必要がある．同様に歯の形態の異常に対しても，不正咬合を惹起する可能性があるので，形態修正などの対策を講じる必要がある．

3）歯の先天的欠如はあるか：歯の先天的欠如を有するときは，その欠如部位を最終的にどのように処置するかを決定する必要がある．欠如部位を保隙により一時保持し最終的に補綴により処理するか，矯正治療により空隙を閉鎖するかを決定する．

4）上唇小帯，頰小帯の発育過剰があるか：上唇小帯や頰小帯の付着異常があるときは，歯冠の離開を起こす可能性がある．このような症例に対しては永久歯萌出後も離開が改善されないときに限って外科的に切離する．

5）乳歯の早期喪失があるか：長期にわたる乳歯の喪失は永久歯の萌出余地不足につながる．通常は喪失箇所の保隙により空隙を保持するが，顎の発育が劣っているような症例では，保隙による空隙確保においても永久歯の萌出余地の不足が起き，永久歯の抜歯が必要となる場合もある．

6）乳歯の晩期残存歯があるか：乳歯の晩期残存歯の原因は脱落期の変異，乳歯歯根の吸収遅延，または歯根の異常吸収型などがあるが，これにより後続永久歯の異所萌出や低位歯を惹起する可能性がある．乳歯の晩期残存歯は早期に抜歯されるべきである．

7）永久歯の萌出遅延があるか：永久歯の萌出遅延は歯根の彎曲，歯胚の損傷または回転によるものが多く，それにより萌出しない部位の空隙の閉鎖，対合歯の挺出が惹起される可能性が高い．また萌出しても歯としての機能を持たないこともある．⇨不正咬合の原因，咬合誘導，ツーバイフォーシステム，連続抜去法（連続抜歯法）

### フックピン　hook pin

　ベッグ法で用いられるロックピン*の1種で，2本のワイヤーをブラケットに装着する場合や，ベッグセラミックブラケット（Low friction bracket）にワイヤーを装着する場合で使用することが多い．デュアルアーチワイヤーやトルキングオーギジリアリーなどをブラケットに装着したとき，埋伏歯の牽引や舌側位にある側切歯のレベリングの際にも使用することがある．材質は真鍮（brass）またはステンレス製で，サイズはフックピンの厚さや長さによって4種類に分けられる．

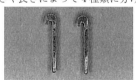

### フッ素洗口法　flouride mouth rinse

　一定量のフッ素を含む溶液で定期的に洗口を行い，う蝕予防を期待する方法である．特徴は，専門家の処置を必要とせず自分自身でできること，特殊な装置や器具を必要としないこと，方法が簡単であること，安価であること，個人衛生手段や公衆衛生手段ともに適していること，またフッ素塗布以上の効果も期待できることなどである．う蝕予防効果の増大にはフッ素の濃度が低くても毎日，長期間，洗口を続けることである．したがって，学校などで集団的に応用するのが効果的であ

る．洗口剤に用いられるフッ化物はフッ化ナトリウムが多く，顆粒状の製剤として市販されている．洗口にはフッ化ナトリウムとして0.05～0.2%（フッ素225～900ppm）が用いられる．フッ化物溶液の洗口法は，事前に洗口練習を十分にさせ，飲み込まずに吐き出せるようになった5歳児で永久歯が萌出する直前から洗口を始めると，う蝕予防効果が大であると報告されている．

本法は，いわゆる水道水のフッ素化に用いられる低濃度フッ素（フッ素1ppm）とフッ素塗布法に用いられる高濃度フッ素（フッ素9000ppm）の中間的作用を示すと考えられている．つまり，フッ素洗口は萌出後の歯面に対する局所的作用ではあるが，比較的高濃度のフッ素が歯に繰り返し接触することによりフッ化カルシウムの生成，再石灰化促進などエナメル質との反応は常時進行し，またプラークの細菌叢もう蝕に対し抑制的影響を絶えず受けることになる．さらに歯面上に生成されたフッ化カルシウムから口腔内へフッ素が遊離し全身的作用として，フルオルアパタイトの生成も起きると考えられている．矯正学的意義はフッ素の適用によりエナメル質の歯質強化\*が矯正治療中，治療後における歯質の白濁，脱灰を抑える意味で有用と考えられる．

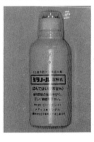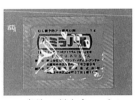

フッ素洗口剤を左のプラスチック容器の中に溶解して使用する．

### フッ素による矯正装置の腐食
corrosion of orthodontic appliances by fluoride

ハロゲンは17族に属する元素の総称であり，フッ素（F），塩素（Cl），臭素（Br），ヨウ素（I），アスタチン（At）の5つがある．これらの元素はほかのものとの反応性が高く，単独でも有毒である．これらは，金属の酸化膜や不動態膜を破壊してその金属を腐食する．口腔内で使用するハロゲン元素はフッ素が主なものである．フッ素による腐食としては，純チタン，チタン合金およびステンレススチールが報告されている．つまり歯科矯正装置に使用される金属はほぼ含まれる．

実際に腐食が起こると，その金属の構成元素が口腔内へ溶出する．それが金属アレルギーの一因となる可能性がある．ジルコニアはフッ酸（フッ化水素HF）で激しく浸食されるが，フッ酸を口腔内で使用することはないので問題ない．そのため金属製の矯正装置が装着された口腔内へのフッ素塗布を行う場合は，注意が必要となる．

### 不動固定　stationary anchorage

固定\*の性質による分類の1つであり，抵抗となる歯（固定歯）の移動が歯体移動の形で起こるような場合をいう．両中切歯の離開を矯正する場合，傾斜を防ぐために長いスロットのあるブラケットを付け，この両者をスロットに適合するワイヤーで連結して，ループあるいはゴムリングで牽引すると，両中切歯は歯体移動をしながら相接するまで移動する．歯の歯体移動では傾斜移動に比べて矯正力が大きくなる．これは抵抗となる歯（固定歯）が単純固定\*より不動固定でほかの歯を移動させる場合のほうが抵抗力が大きいことを意味する．したがって，大きな矯正力が必要なときや，固定歯の移動を少なくしたい場合には不動固定が望ましい．⇨相反固定，準備固定，加強固定

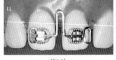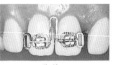

術前．　　　　　術後．

### 部分性無歯症
oligodontia, partial anodontia　＝多数歯欠如

### プラークコントロール　plaque control

プラークコントロールとは一般にブラッシングと同義語のように用いられているが，食事指導による対策などより幅広い意味を持つ．すなわちプラークの形成を抑制するとともに形成されたプラークを除去し，う蝕と歯周疾患の予防をはかるものである．プラークの形成を抑制するには，軟らかく歯に付着停滞しやすい食品や，砂糖の摂取を控えさせ，繊維質の硬い食物をよく噛んで食べさせることが大切であり，矯正患者にとってはとくに重要となる．プラークコントロールは，歯科医師や歯科衛生士が行う部分のみではなく，患者自身（幼児の場合は保護者）が行う部分の占める割合がきわめて大きい．矯正治療開始にあたっては，

まずプラークコントロールを徹底的に指導し，治療終了後も患者自身が健康を維持できるようにすることが大切である．⇨口腔衛生（矯正患者の），歯口清掃，ブラッシング法

## ブラケット　bracket

歯を移動する際，主線を維持するための付加装置でバンドに付着させたり，歯に直接接着させて使われる．またブラケットとしての所要性質は，主線維持に対し変形しないような強固な材質であること，主線をよく把握し維持しやすい形であること，主線を結紮しやすい形であることなどである．材質はニッケルクロム合金やステンレススチールのものが主であるが，コバルトクロム合金系，セラミックス，ファインセラミックスなどもある．材料形態は接着様式によりウエルド用とダイレクトボンディング用がある．またブラケットは矯正治療術式の違いにより，エッジワイズブラケット*（edgewise bracket），ベッグブラケット*（Begg bracket），チャンネルブラケット*（channel bracket），リンガルブラケット（lingual bracket）などがある．

## ブラケットアンギュレーション　bracket angulation

ブラケットポジション*のうち，歯の長軸に対する近遠心的な角度を示す用語であり，複雑なワイヤーの屈曲をできるだけ避けるために行うものである．ブラケットアンギュレーションの目的として，①前歯の審美的排列，②準備固定のための臼歯の遠心傾斜，③抜歯空隙の閉鎖時の歯根の平行化などがあげられる．

## ブラケットポジショニング　bracket positioning

＝ブラケットポジション

## ブラケットポジショニングゲージ　bracket positioning gauge

ブラケットを歯に接着する際，ブラケットを各々の歯における一定の位置に設定するために用いられるゲージである．ブラケットポジショニングゲージには棒状のドーティ型*と平板状のブーン型*の2種類がある．

## ブラケットポジション　bracket position〔ブラケットポジショニング〕

マルチブラケット装置において歯に適合したバンドに対するブラケットの位置，あるいはダイレクトボンディング法において歯面に接着するブラケットの位置のことをいう．歯冠に対するブラケットの高さと，歯軸に対するブラケットの近遠心的角度（ブラケットアンギュレーション*）に分けられる．ブラケットが精密に作製されればされるほど，正確なブラケットポジションを与えることは速やかな治療の進行と治療後の理想的な咬合を確立するうえで重要な事項である．ブラケットの位置の決定に用いられる器具としてブーンのブラケットポジショニングゲージ*，ドーティのブラケットポジショニングゲージ*がある．
⇨舌側矯正

## プラスティックブラケット　plastic bracket

ダイレクトボンディング法のために開発されたポリカーボネートやコンポジットレジン製のブラケット*である．無色透明であるため審美性に優れ，素材のポリカーボネートはMMA系レジンと相溶性を示すので，プラスティックブラケットと接着剤とは一体化して硬化し，きわめて安定した接着強さを示す．Bis-GMA系接着剤使用の場合には，ブラケット内面にプラスティックプライマーをあらかじめ塗布して使用するが，いわゆる一般的なセラミックブラケットと同様に機械的強度が弱く変形，破損を起こしやすく確実に矯正力を歯に伝えることができず，歯牙移動が遅いという短所がある．⇨セラミックブラケット，審美ブラケット，金属ブラケット

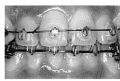

## ブラスワイヤー　brass wire

焼鈍された丸型の真鍮線で，歯間分離やアーチワイヤーに鑞着してフックとして用いられる．歯間分離に用いるときは，前歯の分離には.014″～.012″が使われ，臼歯の分離には.020″が用いられる．⇨線材料

## プラセボ（プラシーボ）　placebo

プラシーボ，無作用プラシーボ，プラセボー，気休め投薬，偽薬ともいわれるもので，薬物療法

に対する患者の心理的欲求を満たすために与えられる効力のない物質または薬剤である．薬剤の効果を決めるために対照群（コントロール群）をおいた研究に使われる．また同様の目的で本質的な治療的価値のない治癒手段を意味することもある．

### プラセボ効果　placebo effect
　プラセボを開始してから，その物質あるいは治療手段のいずれかの特性や効果に直接関係なく，患者に身体的，心理的効果が起こることをいう．

### プラセンタ療法　placental therapy
　プラセンタとは胎盤のことで，この抽出物を製剤としたものが，いわゆるプラセンタ製剤（胎盤抽出物）で，わが国では稗田憲太郎教授（久留米大学）が導入し製剤の開発が行われ，ヒト胎盤から得られたものをとくにヒト胎盤抽出物といい，特定生物由来製品として厚生労働省より医薬品として認可され販売されている．使用にあたって，術者は患者の同意書を提出し，許可を得ることを必須条件としている．現在2種類があり，ラエンネック（Laennec 肝機能改善剤，肝予備機能賦活剤）とメルスモン（Melsmon タンパクアミノ酸製剤）である．基本的にはこの2種類のプラセンタ製剤を皮下または筋肉（歯科領域では歯肉頬移行部付近）に注射（週3～4回・1回1～2ml）することにより，肝機能の回復，更年期障害などの回復をはかるものであるが，同時に体内で患者自身の身体の免疫力を高める作用がきわめて高く，種々のサイトカインを作り出すためにアトピー性皮膚炎，肩こりや腰痛の改善，しみ・そばかす・しわなどの消失，美白効果などがあるため美容外科でアンチエイジング療法（通称若返り療法）に好んで用いられ，歯科においては顎関節症の疼痛除去と改善，いわゆる歯痛の除去，歯肉炎，歯周疾患の改善などに効果があり，かつ体内で各種サイトカインを作り出す作用があるため組織再生能力を高める作用を持ち，矯正歯科の領域にも利用可能と考えられている．ラエンネックには経口剤（ラエンネックP.O.）もある．
⇨ラエンネックP.O.投与法

### フラックス　flux　⇨自在鑞着

### ブラックトライアングル　black triangle
　ブラックトライアングルとは歯間三角部にできる歯肉により満たされない三角形の空間であり，日常の会話時や笑ったとき，開口したときなどに黒い空間としてみえるので黒い三角（ブラックトライアングル）といわれている．主として下顎前歯部に生じやすい．
　下顎前歯のこの部分は審美ゾーンといわれ，この黒い三角（ブラックトライアングル）はとくに外観上目立ち，プラークが溜まりやすく，知覚過敏や歯周病を悪化させる．いわゆる歯間三角を巡る悪循環*の元になるものでもある．加齢による歯肉の退縮（バイオロジックスプリント*の加齢的収縮）で高齢者の前歯・臼歯部歯肉によくみられる．
　矯正歯科治療では主として成人の歯の移動の際に，使用するブラケット類や使用するワイヤー，トルクの量，アンギュレーションの量，ブラケット間距離，歯の移動方法などで骨を必要以上に吸収させすぎると歯肉（バイオロジックスプリントの）の修復機転で起きやすくなることはよく知られている（小児の歯の移動でも生じることがあるが，その後の成長により小児の場合は回復することが多い）．矯正歯科治療の副作用*（骨の過剰吸収，歯根吸収，歯肉の退縮，歯根の露出，ブラックトライアングル，老け顔，機能低下）の1つとして，その回避は矯正歯科医の責務*（orthodontic responsibility）であるといわれている．つまり矯正歯科医は患者のインナービューテイをあらかじめ診断して，患者の持つインナービューテイに合わせて矯正治療を行い，できるだけ矯正歯科治療によるブラックトライアングルを生じさせないよう努力する必要がある．
　なお矯正歯科治療でのブラックトライアングルの防止法や生じたブラックトライアングルの改善の程度，ブラックトライアングルの生成に関連するブラケット，ワイヤー，歯の移動方法などに関しては以下を参照のこと．

【ストリッピングと形態修正によるブラックトライアングルの防止法】
1．矯正治療後の後戻りの防止と成人矯正患者における歯間三角をめぐる歯周環境の悪循環の改善のため，隣接面でのストリッピングはデンタルX線写真でcrestal boneの骨の状態をみながらエナメル質の厚さの半分を限度として行い，接触点を下げることにより，歯間三角をより小さくすることができる．そのため治療後ブラックトライアングルの出現頻度を軽減できる．矯正治療後の歯

周環境の管理面からも審美ゾーンの内外的審美性保持（インナー・アウタービューテイ）からも成人矯正治療中必ず行っていかなければならない大切な過程である．ただし，矯正治療による骨吸収が多すぎるとストリッピングでは防止できないので注意を要する．また矯正治療に使用するブラケットやワイヤーの種類もブラックトライアングルの生成に影響する．

2．また，保定期間中，保定期間後の後戻りは，その咬合(organized occlusion)が個々の患者の歯牙素材の組み合わせで，左右されるので，歯牙素材に対する可能なかぎりの形態修正は，後戻りの防止上のみでなく，歯周環境のエイジング防止の観点からも，年齢ごとの管理(age-management)をもって行う審美的加齢(beautiful aging/successful aging)の達成の観点からも必要かつ大切なことである．

【審美ゾーンにおけるブラックトライアングルの生成と切歯トルク量との関係について（亀田, 2004）】

1．下顎歯槽突起内での切歯のトルク量は6°〜7°を超えると発生しやすい．

2．とくに下顎歯槽突起が薄く，長く，海綿骨の溝の幅と歯根の間に骨が少ないと思われるとき（CBCTで確認できる）は，トルクにより歯肉の退縮，骨の吸収に伴い歯根の露出やブラックトライアングルが出現する．

3．そのような症例では，治療目標の設定で下顎切歯のトルク量を最小限(5°)にするか，まったくトルクをかけない配慮がインナービューテイの保全の観点から必要である（治療の途中でCBCTなどにより確認できる）．

【ブラックトライアングルの生成と使用ブラケット，ワイヤーとの関係（亀田, 2009）】

CBCTの画像で患者の持つインナービューテイの状態がブラックトライアングルが発生しやすいと思われた場合，ただルーテインに従った矯正治療法を決められたとおりに（教科書どおり，マニュアルどおりに）行うのではなく，どのような歯の移動方法にすべきかを症例ごとに検討する．そのため最小限度の骨吸収と最小限度のバイオロジックスプリントでのバランスの崩れですむブラケットとワイヤーによる歯の移動を行い，ブラックトライアングルの発生を予防するのが肝要である．

1．そのためには使用するブラケットの形状，サイズ，テイプ（アンギュレーション）とトルクの量を再確認して，どのブラケットを使用すべきか検討する．

2．使用するワイヤーはどの形状でどのサイズとするべきかを検討する．

3．そのときのトルクの量などを再検討して，症例ごとに使い分ける必要がある．

4．何よりもストリッピング併用の非抜歯で改善できないかを検討してみる必要がある．

【使用ブラケット，ワイヤーによるブラックトライアングルの発現率の相違（亀田, 2009）】

1．丸ワイヤーで少なく，角ワイヤーで多くなる．

2．角ワイヤーではNi-Ti角ワイヤーで少なく，ステンレス角ワイヤーで多くなる．

3．ベッグブラケットで少なく，エッジワイズブラケットで多くなる．

4．エッジワイズブラケットではシングルよりツインで多くなる．

5．スタンダードタイプよりストレートワイヤータイプのブラケットで多くなる．

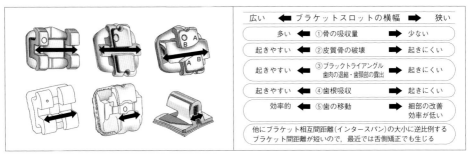

使用するブラケットスロットの横幅の長さと，それを使用した矯正治療による骨吸収量，皮質骨の破壊，ブラックトライアングルの生成，歯肉の退縮，歯頸部の露出，歯根吸収，歯の移動効率との関係を示した図（2011：亀田）．

6．ブラケットスロットの横幅が3.2mmを超えると，確実にブラックトライアングルの発現率が増加する．
7．またブラケット間距離(インターブラケットスパン)が小さいと，ブラックトライアングルの発現率が大きくなる．

スロットの長さによる骨吸収量や皮質骨の破壊，ブラックトライアングル，歯肉の退縮，歯根吸収，歯の移動の効率性の影響(2009，亀田)は前項の図のとおりである．

【わが国で一番使用されている既製のストレートワイヤータイプのエッジワイズブラケットでなぜブラックトライアングルの発生が多いのか】

結論的には既製のストレートワイヤーブラケットの使用では，骨吸収量が多く日本人の矯正学的インナービューテイに適合しないということである．
①既製のストレートワイヤーブラケットでは，その多くがティップ(アンギュレーション)とトルクを同時に付与されてワイヤーの挿入により自動的に同時進行して2方向(近遠心移動と唇舌的移動)への骨吸収が自動的に起こるので，骨吸収量が多くなる，そのため皮質骨の破壊が起こりやすく，歯肉の退縮，歯頸部の露出，ブラックトライアングルができやすくなると考えられている．
②したがって，トルクにより海綿骨の溝*の中央深くに歯根を位置づけてから，テイップ(アンギュレーション)による歯根の近遠心的移動を後から行ったほうが歯根吸収，歯肉の退縮，歯頸部の露出，ブラックトライアングルはできにくく，矯正学的インナービューテイ*から望ましい．
③海綿骨の溝の狭い日本人ではテイップ(アンギュレーション)による近遠心的移動とトルクによる唇舌的移動を同時に行うと，骨吸収量が多くなると同時に皮質骨に触れやすいので，分離すべきである．
④治療前のCBCTなどによる検査で患者の持つ矯正学的インナービューテイに不安のあるときは(フェネストレーションやデヒィシェンスがあるとき)，最小限度の骨吸収で治療目標の達成ができる日本人用のブラケット(たとえばKBTブラケット)やワイヤー(Ni-Ti)の選択使用するべきである．

【成人矯正患者で患者の持つ矯正学的インナービューテイを悪化させないために守るべき注意事項】

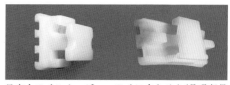

日本人のインナービューテイに合わせた(骨吸収量を最小限に抑えた)ジルコニアブラケットの開発(2001〜)が行われ，2011より市販された．KBTブラケット*(スロット長さ2mm)とチューブ．

①CBCTでフェネストレーション*，デヒィシェンス*が認められるときは，SWAブラケットの使用は禁忌と考えること．
②歯周疾患が疑われるときは，SWAブラケットの使用は避けるべきである．
③下顎切歯のブラケットはノントルク・ノンティップで横スロット幅が狭い(3mm以下，できれば2mm程度：KBTブラケットなど使用)ブラケットを使用するのが良い(上図)．
④下顎切歯部ではインターブラケットスパンを長く取ること．
⑤成人矯正治療(16歳以上)では，治療後，骨の成長発育による増加が期待できないので，マニュアルどおりの矯正治療ではなく，患者の持つ矯正学的インナービューテイをみてから使用するブラケットやワイヤーを決めるべきである．
⑥下顎前歯部の叢生の矯正ではブラックトライアングルができやすい(下図)．

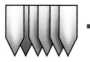 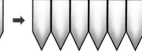

叢生状態． 　　　　排列後の状態．

叢生部位では歯間三角部の歯肉の量が少なくなっているので叢生が改善されると本来の歯間三角の状態となる．そのため歯肉の量が当然不足する(ブラックアングルはできやすくなる)．

⑦下顎前歯部の歯肉肥大について，歯石，プラークの除去などを行い，叢生が改善されると，歯肉肥大が消失する場合が多い．叢生改善後，歯肉肥大の改善が必要な場合はブラックトライアングルを引き起こさないように適切に行う．歯周処置はバイオロジックスプリント*を収縮させる可能性があることを常に考慮すべきである．
⑧歯周疾患と矯正治療による改善のどちらを優先すべきかについては，歯周病の本格的治療を先

に行うとバイオロジックスプリント*は収縮しやすいので，術後ブラックトライアングルができやすくなる．たとえば歯肉肥大で叢生があるときは排列をしながら，歯肉の状態をみて，歯周処置を併用するかを検討し，その方法を考える．
⑨開咬の改善時にブラックトライアングルはできやすい．開咬の改善を上下顎前歯部の挺出によってはかると歯間三角が大きくなり，歯肉量が不足してブラックトライアングルができる．開咬の改善にはまず歯列全体のレベリングを行い，それによる開咬の改善状態をみてから輪ゴムなどの使用を検討すべきである．
【生じてしまったブラックトライアングルはストリッピング(IER)と形態修正でどの程度改善できるか】
　下図に矯正歯科治療後ブラックトライアングルが生じ，その改善を主訴として再来院した成人に対してストリッピングと歯冠の形態修正併用で矯正治療の再治療で改善した結果を示す．

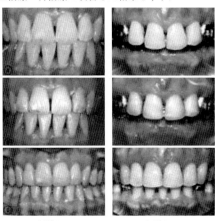

症例1　　　　　症例2
ストリッピング(IER)と歯冠形態修正によるブラックトライアングルの防止はどの程度できるか．上より処置前，IER処置直後，矯治療後．

**ブラックトライアングルが途中で生じた場合の対処法とう蝕対策**　elimination of black triangles and their interdental caries caused during orthodontic treatment
⇨ブラックトライアングル，接触点

**ブラックトライアングルと使用ワイヤー，使用ブラケットと骨吸収量の関係**　relationship of black triangles amongs archwires, type of bracket and amounts of bone resorption to be caused
⇨ブラックトライアングル

**ブラックトライアングルの生成メカニズム**　formation mechanism of open gingival embrasure (black triangle)
　矯正力が加わると歯根膜に変形が生じ，骨吸収を促進させ，歯が移動する．その際に，バイオロジックスプリントにバランスの崩れが生じる．また骨吸収が多すぎたり，皮質骨が破壊されるとその修復過程で先にバイオロジックスプリント*が収縮し始め，骨の形成をコントロールする因子となり骨の再生は抑制される．結果として歯間三角に歯肉が満たされないと，ブラックトライアングルが生じる．したがって皮質骨の破壊や過剰の骨吸収を起こさせない努力が矯正治療では大切である．⇨矯正歯科医の責務

**ブラックトライアングルのできやすい不正咬合と防止法**　prevention of black triangles during orthodontic treatment of malocclusions having their tendencies　⇨ブラックトライアングル

**ブラッシング法**　tooth brushing
　歯ブラシ*を用いて歯面や歯肉に付着しているプラークなどを清掃し，歯肉に適度な刺激を与えて血行を促進し，歯と歯周組織との健康を維持する方法である．矯正患者に対するブラッシング法は，歯列の不正状態や矯正装置の種類などを考慮に入れて，さまざまな方法を工夫することが大切である．患者に適する歯ブラシを選択し(歯磨剤に関しては，何を使用しても重要な因子ではない)，主にフォーンズ法，ローリング法とバス法の組み合わせによる指導を行う．この組み合わせはあくまでも基本なので，汚れを完全に除去しきれないような症例ではブラシを立ててヘッドを使ったり，振動を加えたりするほかの方法との併用を考える．
【各種ブラッシング方法とその特徴】
1）水平法：歯ブラシを歯面に直角にあて，近遠心方向に前後運動を行う．平滑面や咬合面の清掃には優れているが，歯頸部歯質に楔状欠損を起こしやすい．
2）垂直法：歯ブラシを歯面に直角にあて，歯軸方向に上下運動を行う．平滑面のみの清掃であり，歯肉縁を傷つけやすい．
3）フォーンズ法：歯ブラシを歯面に直角にあて，

頬側面は描円運動，舌側は前後の往復運動を行う．清掃効果が高く，ブラッシング法も容易なため，子供やハンディキャップ者に適しているが，歯間部の清掃が不十分で歯肉を傷つけやすい．

4）ローリング法：歯ブラシの毛先を根尖方向におき，その後歯冠方向に，上顎は上から，下顎は下から回転させる．正常歯列では清掃効果が高く，歯肉のマッサージ効果もあるが，歯列不正部や歯肉溝部は清掃しにくい．

5）スティルマン法（改良法）：毛先は付着歯肉部で根尖方向に歯軸に対して45°とし，毛束の脇腹で圧迫振動しながら歯冠方向に移動する．また改良法では，その後に回転運動を加える．歯間部の清掃と歯肉のマッサージ効果に優れているが，プラークの除去効果は低いとされ，操作がやや難しい．

6）チャーターズ法：毛先は歯肉縁部で歯冠方向に45°とし，毛束の脇腹で圧迫振動しながら根尖方向に移動し，その後回転運動させる．歯間部空隙の大きい場合の清掃に優れているが，操作が行いにくい．

7）バス法：毛先は歯肉溝内に入れ，歯軸に対して45°とし，歯肉溝内で前後に微振動を行う．歯肉溝内の清掃に適しているが，ほかの方法との併用が必要である．

8）スクラッビング法：歯ブラシを歯面に直角にあて，前後に短いストロークで振動させる．操作が簡単で清掃効果も高いが，歯肉を傷つけやすい．
⇨口腔衛生（矯正患者の），プラークコントロール，歯口清掃

**フラットオーバルチューブ**　flat oval tube
　ベッグ法においてラウンドバッカルチューブ*による固定大臼歯の頬舌的傾斜に対する短所を改善する目的で考案されたバッカルチューブ*である．チューブの形態は楕円形をしており，この際に用いる主線は平らな楕円管に挿入するため，ダブルバックエンド（doubled back end）とする．しかし現在ではKBバッカルチューブ（角型）に代用されている．

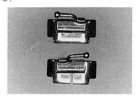

**フラットワイヤー**　flat wire
⇨ユニバーサル装置，アーチワイヤー

**プラナーの咬合の概念**
Planer's concept of occlusion
　プラナー（Planer, H., 1930）は正常咬合が単に歯の咬合接触のみにより成立するのではなく，咀嚼能率およびその健全性は歯の咬頭嵌合のうえに成り立ち，正常咬合を維持するためには筋肉の機能的要因が必要であるという考えを発表した．

**フランクフルト平面**　Frankfort horizontal plane
〔眼耳平面，アキシスオルビタールプレーン〕
　頭部Ｘ線規格側貌写真の基準平面*の１つで，眼耳平面，アキシスオルビタールプレーンともよばれる．生体顔面では両眼点（眼窩骨縁最下点）と両耳点（耳珠最上縁点）で設定されるが，４点が同一平面にないときは左右耳点と左側眼点で設定する．頭部Ｘ線規格側貌写真上ではポリオン（Po）と左右側オルビターレ（Or）を結ぶ直線である．フランクフルト平面はポリオンの設定とオルビターレのトレースが困難であるが，Ｓ-Ｎ間と

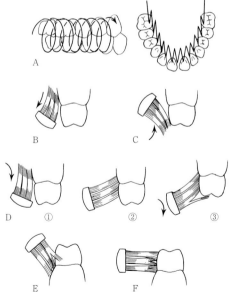

A：フォーンズ法．B：ローリング法．C：チャーターズ法．D：スティルマン改良法（①回転，②圧迫振動，③回転）．E：バス法．F：スクラッビング法．

比較して距離が長く，計測点誤差による角度に与える影響が少なく，顔の特徴を表すのに適している．フランクフルト平面は頭部X線規格側貌写真の分析法であるダウンズ法*，ツイード法*，コーベン法*，ワイリー法*の基準平面である．

## フランチェッティ症候群
Franceschetti syndrome

1944年，Franceschettiによって最初に報告された顎骨や顔面に発育障害をきたす疾患である．
【原因】胎生初期に障害を受けて発症する．
【症状】顎骨や頰骨の発育障害，下眼瞼の部分欠損，下睫毛の欠如，咬合不全，高口蓋，口蓋裂を主症状とし，これに巨口症，口角と外耳を結ぶ線上の皮膚小隆起，盲瘻，耳下腺欠損，先天性心疾患，四肢奇形などが随伴することがある．
【治療】対症療法を主体として外科的再建術が行われており，特別な治療法はない．咬合障害がある場合は，矯正治療が必要である．

## プリフィニッシャー　prefinisher

1979年5月フランスのシュトラスブールでのEBS学会で亀田は招待講演の後，米国のPeter C.Keslingとの数時間にわたる話し合いを行った．その際，亀田はKeslingから，日本人用の既製ポジショナーの共同での作製のため，亀田の主張を基にした日本人の数々の歯牙素材・歯列弓の形態や大きさなどの計測値や各種不正咬合の上下顎第一小臼歯抜歯ならびに第二小臼歯抜歯の治療前後の口腔模型，頭部X線規格側貌写真，日本人成人男女100名の頭部X線規格側貌写真の計測値やフリーウェイスペースなどの研究成果の提供の依頼を受けた．その後，米国での数回にわたるPeter C.Kesling, TP Orthodonticsとのデイスカッションと亀田のもとでの臨床試験を経て亀田の主張を基にして1982年にOriental(Asian)Prefinisherとして完成し，35年経過した現在でも広く使用されている．

このプリフィニッシャーは日本人の平均的フリーウェイスペース3 mmで作製されているので，上顎前突症例のみでなく下顎前突症例の保定や第一小臼歯・第二小臼歯いずれの抜歯症例にも使用できる．また治療目標が合えばどのテクニックでも使用できる．

さらに動的治療終了時のオーバーコレクトされた咬合をできるだけ早い時期，すなわち歯根膜線維が再排列しないうちに，プリフィニッシャーの助けを借りて日常の咀嚼機能を営みつつ機能と形態の調和を目指し，理想的咬合またはコレクトオクルージョンを確立させるために，このプリフィニッシャーは理想的咬合にセットアップされている．種類は，小臼歯抜歯用と非抜歯用があり，いずれも，犬歯間幅径を上顎切歯の切縁上を通して上顎犬歯遠心部より反対側犬歯遠心部までを計測し，選択使用する．

患者には，昼間，約1時間(15分連続使用×4回)にわたって意識的に咬み込ませ，夜間は装着したままでの就寝を指示する．昼間の咬み込みにホワイトニングトレイを兼ねてホワイトニングジェル(16%程度)をソケットに貼付し使用させれば，ホワイトニングもできるので好評である．

ただし，ホワイトニングに関しては，2日に1回程度が望ましい．昼間・夜間ともに使用していると，白濁する．夜間のみ使用は半透明を呈し，まったく使用していなければ，透明のままであるので，来院時に持参させたプリフィニッシャーで患者の使用状況が判定できる．

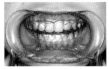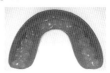

昼間1時間(15分×4回)咬み込み，夜間も装着したままならば，白濁している．

プリフィニッシャーの利用応用編としては，治療後のオーバーバイト，オーバージェットを減少させたいとき，またはそのまま保持したいときは，犬歯間幅径の小さめのプリフィニッシャーを使用すると，前歯部は咬み込み不足となり，オーバーバイトは大きくならない．

逆に，オーバーバイト，オーバージェットを増加させたい場合や臼歯部の咬合を圧下したいときには，少し大きめのプリフィニッシャーを使用すると，臼歯部が圧下され前歯部が挺出し，オーバーバイトは大きくなっていく．⇨トゥースポジショナー

## プリモラーオフセット　premolar offset
⇨メジアルモラーオフセット

## 不良習癖　abnormal habit〔異常習癖，悪習慣〕

不良習癖とは，歯列弓あるいは口腔周囲の口腔

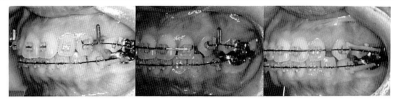

図1 ブループによる犬歯の遠心移動.

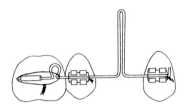

図2 ブループ．セクショナルアーチを用いて第二小臼歯と第一大臼歯とを固定源として犬歯を遠心に移動する．

環境に悪影響を及ぼす不正咬合の原因となる可能性を持っている習癖の総称をいう．不良習癖の種類には弄舌癖\*，弄唇癖\*，異常嚥下癖\*，弄指癖\*，咬頬癖\*，吸唇癖\*，吸指癖\*，舌前突癖\*，咬唇癖\*，咬舌癖\*，咬爪癖\*，睡眠態癖\*などがある．

【習癖の誘因と治療】
1) 無意識に常習化したもの：患者に自覚を求め，習癖に対する意識をうながすことが最も重要である．
2) 鼻咽腔疾患によって誘発されるもの：原因となる疾患に対する処置が優先されるのは，言うまでもなく，処置が行われたのちも習癖が常習化して残留する場合には，1)の治療法に準ずる必要がある．
3) 心理的原因によるもの：1)，2)に比べ，治療が若干困難である．すなわち患者の周囲環境に基づく心理的背景を調査し，そのストレスの原因となっているものを解明しないと，単に矯正的に習癖を止めさせようとしても，まったく改善しないのみならず，新たなストレスを生む誘因ともなりかねない．したがって，ストレスの原因になっているものを保護者あるいは本人との問診から解明する努力と両者から，十分な協力がないと治療は成功しない．いずれにしても不良習癖除去(防止)装置を使用するのは，最後の手段であり，ストレスの原因を除去することによって不正咬合を自然治癒傾向に向かわせ，必要に応じて筋機能療法などを行い，矯正装置は補助的に使用するのが望ましい治療方法である．

### 不良習癖除去(防止)装置　habit breaker

弄舌癖，弄指癖，弄唇癖などのいわゆる不良習癖が起因となった不正咬合において，この不良習癖を除去する装置を総称して不良習癖除去装置という．本装置は不良習癖を除去することで症状の改善または進行防止が望める場合に，本格的矯正前の抑制矯正で用いられることが多いが，本格的矯正後のいわゆる後戻り防止対策で行われることもある．不良習癖として代表的な不良習癖と防止装置をあげると次のようになる．
1) 弄唇癖\*：リップバンパー\*
2) 弄舌癖\*：パラタルクリブ\*
3) 弄指癖\*：指サック\*
4) 口呼吸\*：口腔前庭スクリーン\*(オーラルスクリーン)
5) 歯ぎしり：ナイトガード\*

### ブル法　Bull method

いわゆるエッジワイズ法\*には多くの治療法があるが，いずれも独自のフィロソフィーを持ち，固定に対する考え方，歯の移動法，矯正力の選択，ブラケットの種類などによって確立されたものである．これらの方法の1つにブル法がある．ブル法は，ツイードが矯正臨床における抜歯の必要性や固定に対する考え方を発表後，1951年にブル(Bull, H. L.)によってアングルⅡ級および上下顎

前突の治療法として考案された．本法は，歯列弓幅および歯列弓長を増加させてはならないという信念に基づく治療法であり，歯の移動を歯列弓幅，歯列弓長，顎関係という制限内で行う方法であるため，抜歯が必須となる．ブルはツイードのいう固定には賛同せず，正しい治療開始時期と力のコントロールが，固定歯の前方移動を最小にするのに不可欠としている．そして大臼歯のⅠ級達成には臼歯の前方移動も許されるとしている．また本法の装置の特徴は，抜歯後の犬歯の遠心移動にセクショナルアーチワイヤー（ブルループ）を使用することにある（前頁の図1，2参照）．ブルはⅡ級1類（また2類）の治療に際し，次のような基本的概念を述べている．

1）下顎大小臼歯の前方移動が許されている間に下顎犬歯の遠心移動を行うこと．
2）下顎大小臼歯の前方移動がなお許されている間に下顎切歯の舌側移動も行うこと．
3）下顎大小臼歯の前方移動が継続している間に上顎犬歯の遠心移動を行う．なお上顎大小臼歯は現状位置に保持すること．
4）下顎大小臼歯の前方移動が終了した頃に上顎切歯の舌側移動を行う．なお上顎大小臼歯は移動しないように十分注意すること．

以下にブル法のオリジナルではないが，ブルのフィロソフィーを持つ1変法を述べる．
1）上下顎側方歯群の標準化．
2）犬歯および切歯の後方移動：下顎犬歯の遠心移動，下顎歯列の標準化，下顎切歯の舌側移動，上顎犬歯の遠心移動，上顎歯列の標準化，上顎切歯の舌側移動．
3）理想的な歯の位置および歯列弓への仕上げ．

## ブレイデッドワイヤー　Braided wire
　ステンレススチールの細線をより合わせた特殊線であり，緩やかな力を持続的に発揮する．丸型と角型があり，数本の細線をより合わせたものと，1本の線材を中心に数本の細線がより合った同軸構造のものがある．丸型には，.016″，.0175″，角型には，.016″×.022″，.017″×.025″などがある．ブレイデッドワイヤーにはスプラーフレックスワ

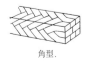
角型．

丸型．

イヤー，レスポンドワイヤー，スパイラルワイヤー，Co-Axワイヤー*などの商品が市販されているが，使用目的や性能に大差はない．
⇨矯正用材料，線材料，ステンレススチール線

## プレーンのバンド撤去鉗子　Pullen's band removing pliers　⇨臼歯用バンドリムーバー

## プレーンのバンドフォーミングプライヤー　Pullen's band forming pliers
　帯環形成鉗子*の1種で，把持部，関節部，ビークからなっている．ビークの先端は口腔内での使用を容易，かつ口唇を挟まないようにするために先端側1/3で屈曲されている．この鉗子は主に前歯部のバンド作製に用いられるが，そのほかに大臼歯のバンド作製の際にカッパーバンド（copper band）とともに用いて大臼歯の周囲の測定にも使用される．⇨帯環形成鉗子

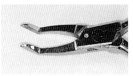

## フレンケルの装置　Fränkel's function regulator
　フレンケル（Fränkel, R.）により考案された可撤式矯正装置であり，いわゆる機能的顎矯正装置*の1種である．正式にはファンクションレギュレター（function regulator：FR）とよばれ，装置の大半が口腔前庭の中にあるという特徴を有する．装置の特徴であるこの構造はフレンケルの基本的な考え方に基づく．つまり，頰筋機能機構（buccinator mechanism）や口唇部の諸筋（orbicularisoris complex）は，機能的成長発育の場（functional matrix）であり，歯列や歯槽骨の発達，発育に影響を与えるというものである．
1）基本的構造
①唇側線（次頁図参照）
②ケナインループ：主に装置の保持と装置同士の連結に供する．
③バッカルシールド：歯槽骨への不良頰筋機能機構の排除と歯槽骨基底部の新生骨形成の促進効果．
④リップパッド：オトガイ筋の過度の筋圧の排除，下唇の不良習癖の除去など．
⑤パラタルボウ：主に装置の保持と萌出途上の犬歯のガイドとなる．

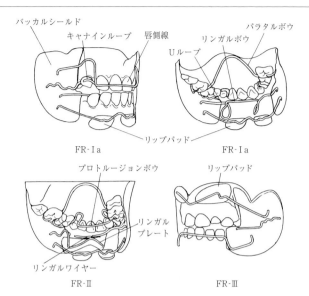
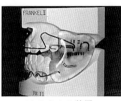

フレンケルの装置．

⑥リンガルボウ：下顎を新しい位置の，とくに前方位への誘導と装置の保持．
⑦Uループ：リンガルボウの補助的作用．
2）種類と構成咬合：本来，本装置の治療対象は主にアングルⅡ級1類であったが，アングルⅡ級2類とⅢ級，そして開咬にも応用できる．装置は各不正咬合に対応する形態を有する．
①FR Ⅰa：FRの基本型であり，軽度の叢生や歯槽骨基底部の発育不全を伴うアングルⅠ級の不正咬合の治療に用いる．
構成咬合：原則的に下顎の前後的位置は移動しない．
②FR Ⅰb：リンガルボウの代わりにリンガルプレートを有し，過蓋咬合を伴ったアングルⅡ級Ⅰ類の治療に用いる．とくにオーバージェットが7mm以下で，遠心咬合の程度が咬頭対咬頭の関係を超えていない症例が良い．
構成咬合：切端咬合位．
③FR Ⅰc：オーバージェットが7mm以上で，遠心咬合の程度が咬頭対咬頭の関係を超えているような重症のアングルⅡ級Ⅰ類に用いる．本装置はⅠ級関係での構成咬合は患者にとって無理があるので，構成咬合は最初咬頭対咬頭にとどめておき段階的に切端咬合位をとらせる．
④FR Ⅱ：本装置にはプロトルージョンボウとよばれる補助線を舌側傾斜した上顎前歯の舌側面に加えた装置で，主にアングルⅡ級2類の不正咬合の治療に用いる．
構成咬合：切歯の切端咬合位での採得を基本とするが，FR Ⅰcと同様に行う場合もある．
⑤FR Ⅲ：アングルⅢ級症例に用いる本装置は，リップパッドの位置の下顎から上顎への変更，上顎のプロトルージョンボウ，下顎の唇側線を備え，さらに下顎最後臼歯咬合面上にオクルーザルレストを有する．
構成咬合：下顎最後退位
⑥FR Ⅳ：バッカルシールド，2つの下唇のリップパッド，上顎唇側線，パラタルボウ，ならびに4つのオクルーザルレストを有する．主に混合歯列期の開咬症例，ならびに上下顎前突の治療に用いる．永久歯列期の開咬症例は本装置ではなく顎関係によりFR ⅠまたはFR Ⅲを用いる．
構成咬合：大臼歯関係により構成咬合は異なる．アングルⅠ級症例は下顎の位置は変えず，アングルⅡ級症例では切端咬合位，またアングルⅢ級症例では下顎最後退位とする．
3）使用方法ならびに作用機序：FRは基本的にアクチバトールとは異なり24時間の装着とする．FRの治療効果は基本的には筋機能異常を排除することにより得られるものであり，歯の移動を行う矯正装置ではない．また，アクチバトールを代表とするほかの機能的矯正装置とも異なっている．

たとえば，アクチバトールは装置が歯および歯槽骨に接触しており，口腔周囲組織の圧を装置を介して作用させるものであるのに対し，FRは装置の主要部を口腔前庭におくことで，発育途中の顎と歯，歯槽部に対し頰筋機能機構や口唇部の諸筋の影響を取り除き，さらに下顎舌側の歯槽基底部のみによって保持することから矯正力を導き出す．そして，顎顔面に対して次のような治療効果をもたらす．
①前後的，側方的，垂直な口腔内容積の増大．
②下顎の前方移動．
③新しい運動機能パターンの形成，筋緊張状態の改善および口腔閉鎖の確立．
⇨機能的顎矯正法（機能的矯正法）

## ブロードベント法（頭部X線規格側貌写真の重ね合わせの）
superimposition method by Broadbent

　頭部X線規格側貌写真の重ね合わせ*法の1つであり，ブロードベント（Broadbent）により考案された．セラ（S）からナジオン（N）-ボルトン（Bo）平面に対しての垂線の中点（R点）を原点とし，ナジオン（N）-ボルトン（Bo）平面に平行に頭部X線規格側貌写真のトレース図を重ね合わせる方法である．この方法は成長の全体像を明確にするという．

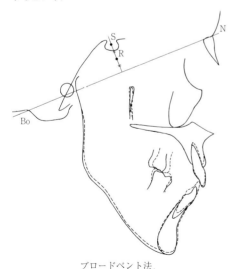
ブロードベント法．

## プロスチオン　prosthion〔Pr，上歯槽点〕
　上顎中切歯歯槽中隔上縁最前方点を結ぶ線に対する最深点であり，頭部X線規格側貌写真上でA点*を設定するために用いられる．また，頭部X線規格側貌写真分析において，頭蓋底に対する上顎歯槽突起部の前突起（∠S-N-Pr）の評価や垂直的位置（N-Pr）を検討するために利用される．なお通常Prと略記する．

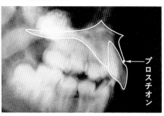
プロスチオン．

## ブロディー　Brodie, A.G.
　ブロディーはバクシネーターメカニズム*を発表し，これが歯列や咬合の形の保持に大きく関与することを示した．

## プロナザーレ　pronasale〔prn〕
　顔面写真上での写真分析法*に用いられる計測点*の1つで，鼻尖の最前出点である．なお，通常prnと略記する．

## プロフィログラム　profilogram
　頭部X線規格側貌写真の主な計測点であるセラ（S），アーティキュラーレ（Ar），ゴニオン（Go），メントン（Me），ポゴニオン（Pog），B点（B），下顎切歯切縁（L1），上顎切歯切縁（U1），A点（A），前鼻棘（ANS），眼窩下点（Or），ナジオン（N），後鼻棘（PNS），モラーレ（Mo）の平均的位置を，セラ（S）を原点としてフランクフルト平面に平行な直線とこの直線に直交する直線からなる直交座標系上に設定し，これらの計測点を結んだ多角形のことである．ウイリアムズ（Williams）によって考案された方法であり，これを坂本が日本人の平均値に応用したものが頻用されている．すなわちグループⅠ～Ⅴに分けられた年齢層の平均的プロフィログラムに患者のプロフィログラムを重ね合わせることにより顔面頭蓋の成長発育や不正咬合の状態の評価検討を行う（次頁図参照）．
⇨頭部X線規格側貌写真の重ね合わせ，坂本法

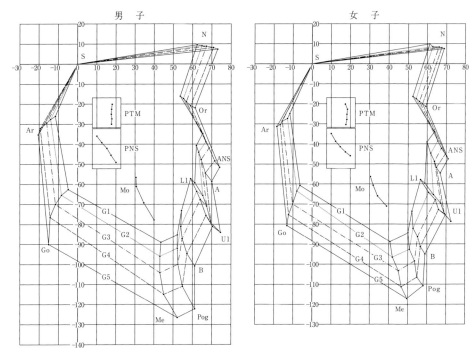

平均的プロフィログラム(坂本による). S点を原点としX軸をフランクフルト平面に平行にとった座標上に, それぞれのグループの各計測点を実測値(平均値)によって作図したものを示す(単位mm). 実線(細)グループⅠ(G1), 点線グループⅡ(G2), 鎖線グループⅢ(G3), 破線グループⅣ(G4), 実線(中)グループⅤ(G5).

**平均成長** average growth

ある集団(母集団)についてある年齢における計測値の平均値で同一年齢群を代表させ,成長発育を評価する方法である.たとえば,身長,体重あるいは上顎骨,下顎骨などの平均成長曲線などがある.集団の全体像を把握しやすく,臨床的には個人の成績変化の指標となり,また資料収集が短期間で経済的であるという長所を有する.しかし,個体の特異性が平均化によって隠蔽される.
⇨個成長,絶対成長,相対成長

**平行移動** parallel movement　⇨歯体移動

**平行模型** paralleling model

口腔内を直接観察することは困難な場合が多い.そこで口腔模型により,口腔内の状態を口腔外で再現すると,観察できない歯列の舌側の咬合状態や観察しにくい後方臼歯部の正確な観察が可能となる.口腔模型*には平行模型,顎態模型*および予測模型がある.口腔模型の1つである平行模型は歯肉頬移行部まで正確に印象された口腔模型を頭蓋との関係を一切考慮せず,咬合平面と平行な上下顎の基底面を持つように仕上げた模型であり,基底部の前面,側面,後面は基底面に対し,上下顎とも同一の垂直面で仕上げる.なお同時に正中口蓋縫合線を模型の正中と一致させる.また作製の方法が簡単で実用的である.この模型から,不正咬合の分類,オーバージェット,オーバーバイト,上下歯列弓の正中線の関係,歯の萌出状態,歯列弓の形と大きさ,垂直・水平方向の歯の位置異常,歯の形態と大きさ,歯軸傾斜の程度,各種小帯の付着状態などが観察できる.
⇨模型分析法

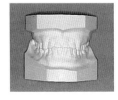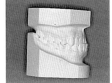

**閉鎖歯列弓** closed type dentition

有隙歯列弓*に対して用いられ,乳歯咬合において終始,空隙を生じない歯列のことである.閉鎖歯列弓の発現頻度は有隙歯列弓に比べるとかなり少なく,上下顎別にみると下顎においての出現率が高い.まったく空隙のない乳歯列は永久前歯のみでなく臼歯の咬合成立に良い影響を与えない場合が多い.⇨乳歯列期

**ベーサルボーン** basal bone　＝歯槽基底

**ベスティブラルスクリーン** vestibular screen
⇨バイオネーター

**ベスティブラルワイヤー** vestibular wire
⇨バイオネーター

**ベッグ** Percival Raymond Begg

ベッグ法(Begg technique)の創始者であり,1898年10月13日に西オーストラリア州クールガーディ郊外のゴールドマイニングキャンプで生まれた.ベッグは,メルボルン(Melbourne)大学卒業後,1924年3月から1925年11月までアングル学校(Angle school)で矯正学を学び,臨床上の技術を習得した.その時期はアングルが紐状弧線装置に代わってリボンアーチブラケットスロットを90°回転させたエッジワイズスロットを用いたエッジワイズ装置(1926年)に移行する時期でもあった.このエッジワイズ装置の開発に際しては興味深いエピソードが残されている.1924～1925年当時,叢生の患者の場合,とくにリボンアーチスロットに角線をうまく挿入できない矯正歯科医がいるのでその対策をアングルは検討していた.これに対してベッグはアングルスクール*の同級生である石井房次郎氏(Fred Ishii,元S.S.White東京支社長)の助けを借りてスロットを90°回転させて前方から角線を挿入しやすくするエッジワイズスロットを開発し,世界で初めて臨床でエッジワイズ矯正治療による矯正治療を行った.オーストラリアに帰ったベッグは,師であるアングルの教えに従って1925年から2年間,エッジワイズ法*により多くの症例を非抜歯で治療した.ところが,その中のほとんどの症例で固定は崩壊し,すべての歯が近心に移動して歯槽基底から外れて前方移動してしまうことに気がついた.ベッグは,アングルのいう仮想的な咬合斜面論に支えられている

緊密な咬頭嵌合は，ヒトの咬合としての正しい機能を営むために必要なのかどうか，またヒトの歯は本来近心移動するという生物学的な性質を持っているのではないかという疑問を抱いた．そこで彼は，多くの症例では歯数を減少させたほうが歯槽基底に対して安定した咬合が得られると推測し，抜歯により多くの症例を治療した後，1928年にオーストラリアの矯正歯科学会にこのことを報告したが，非抜歯矯正治療の全盛期のこの時代においてはほとんど無視されてしまった．

当時ベッグが講師として勤務していたアデレード(Adelaide)大学では，地理的有利さから原住民の人類学的研究が盛んに行われていた．ベッグはこれら先人の研究からオーストラリア原住民(Australian aborginals)の咬耗と咬合に興味を持ちこの研究を進め，咬耗咬合の所見から不正咬合の成り立ちやこれを矯正治療にどのように生かしていけば良いかについて，臨床的な見地から矯正治療に関連づけて研究を行った．

やがて，彼は治療目標として咬耗咬合のシミュレーションを矯正治療に取り入れた．フォースシステム(force system)についても，ストレーとスミス(Storey and Smith)の実験にヒントを得てデファレンシャルフォースシステム(differential force system)を臨床に応用し，またエクストラオーラルアンカレッジ(extraoral anchorage)の代わりにアンカレッジベンド*(anchorage bend)を考案，またブラケットの改良も行うなど彼独自の治療システムを見い出した．そして，1946年にウィルコック(Wilcock, A.J.)とともにオーストラリアンライトワイヤー*(Australian Light Wire)を考案した．1954年「Stone Age man's dentition」を American Journal of Orthodontics 誌上に発表し，その後さらに改良がなされ1961年に発表された「Light Arch Wire Technique」によってほぼオリジナルなベッグ法が完成されたといって良い．その後，Kesling, H.D. によって pure Begg technique が完成された．

長年にわたり研究と臨床に携わってきたベッグは1983年1月18日，オーストラリアのアデレードの地でその生涯を終えた．享年85歳であった．

## ベッグブラケット　Begg bracket

ベッグ法で用いられるブラケットはアングルのリボンアーチ用のブラケット(1915年)を改良したものであり，歯に自由な傾斜を与えるためにワン

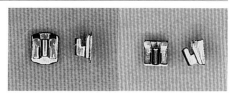

レギュラー(ノントルク)．　　20°トルクベース付．

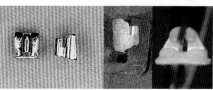

10°リバーストルク付．　　ベッグタイプのセラミックスブラケット(256Mxi ceramic Begg bracket, TP Orthodontics, Inc.)．

ポイントコンタクトを目的とした縦長のブラケットである．ブラケットの溝(スロット)は歯頸部に向かって開いており，直径.010″〜.020″のラウンドワイヤーおよびリボンアーチワイヤー(.022″×.016″, .022″×.018″)を装着できるようになっている．ブラケットの種類はそのベースの形態によってベーシックブラケット，トルキングブラケット，リバーストルキングブラケット，ローテーションブラケット，ハイプロファイルブラケット*，ロウフリクションブラケット(ベッグセラミックブラケット)などに分類される．

1) ベーシックブラケット(basic bracket)：従来のベッグ法で用いられ，Kesling, H.D.によりTP256 bracket として改良されたものであり，コンベンショナルブラケットともいわれている．これにはベース形態が平坦なストレートタイプ(切歯用)，曲面のカーブタイプ(犬歯，小臼歯用)がある．

2) トルキングブラケット，リバーストルキングブラケット(torquing bracket, reverse torquing bracket)：1985年に亀田により開発されたブラケットでリボンアーチワイヤー(.022″×.016″, .022″×.018″)とともに切歯や犬歯に用いてトルキングやリバーストルキングを行うためのブラケットである．KBテクニックで用いられている．通常，上顎前突では上顎前歯に20°のトルキングブラケットを，下顎前歯には10°のリバーストルキングブラケットを用いる．下顎前突では上顎前歯に10°のリバーストルキングブラケットを下顎前

歯には20°のトルキングブラケットを用いる．
3）ローテーションブラケット(rotation bracket)：1982年に開発されたブラケットで，捻転歯に用いて捻転歯改善後のオーバーコレクションを促す目的で使われる．また本ブラケットにはクロックワイズ(clockwise)用とカウンタークロックワイズ(counter clockwise)用がある．しかし現在ではあまり使用されていない．
4）ハイプロファイルブラケット(high profile bracket)：1983年に開発されたブラケットである．通常，側切歯の切縁と犬歯の尖頭を同一のアーチフォーム上に排列するため，側切歯の切縁から唇面までの距離と犬歯の尖頭から唇面までの距離の差を，アーチワイヤーに1/2mmのケイナインオフセットを屈曲して補償する．このハイプロファイルブラケットを側切歯に装着することにより，アーチフォームにケイナインオフセットを屈曲することなしにアイデアルアーチとすることを可能にしたブラケットである．しかし，口腔清掃が不良となるため現在ではあまり使用されていない．
⇨ロウフリクションブラケット

## ベッグ法
Begg technique (Pure Begg technique)

ベッグ(Begg, P.R.)により1954年に初めて発表されたマルチブラケット法*の術式で，その後多くの改良がなされ，1961年にほぼ現在のベッグ法の基礎が完成した．わが国には1961年に榎，本橋により紹介され，わが国におけるマルチブラケット装置による治療の草分けとなった．本法の背景は，オーストラリアの原住民の咬耗咬合の研究にあり，現代人において顎骨と歯の大ききとの間にアンバランスがあれば，咬耗による近遠心的幅径の減少に類似した現象を人為的に起こさなければならないという考えから，ストリッピングを含めて抜歯による治療が行われた．ベッグ法の特徴は，縦長のスロットを持つベッグブラケットとラウンドワイヤーをピンでロックすることにより，ライトフォース(矯正力として歯に働く最も弱い力)と差動矯正力を適用し，傾斜移動によって歯の移動を行うことにある．さらにベッグ法ではその術式の中で，叢生の改善，咬合挙上，抜歯スペースの閉鎖，咬合関係の改善，軸関係の改善など，いく種類ものことがいつも同時に行われている．また治療後の後戻りに対応する方法として，オーバーコレクション(行きすぎ矯正)が行われのもベッグ法からである．ベッグ法の術式は3つの段階に分かれ，それぞれステージⅠ，ステージⅡ，ステージⅢとよばれる．ベッグ法におけるアングルⅡ級1類の術式を次に記載する(次頁図参照)．
ステージⅠ：①上下顎歯の排列不正の改善，②前歯間空隙の閉鎖，③捻転の改善，④過蓋咬合の改善(咬合の挙上)，⑤開咬の改善(正常な被蓋を得るまで改善する)，⑥臼歯の近遠心関係の矯正(Ⅱ級関係であればⅠ級にする)，⑦抜歯空隙の閉鎖(ただし空隙の半分くらいをつめる)，⑧頰舌的あるいは唇舌的な交叉咬合の改善．
ステージⅡ：抜歯スペースを完全に閉鎖する．
ステージⅢ：これまでのステージで傾斜したすべての歯の歯軸を唇舌的・近遠心的整直する．

ベッグ法はこのアングルⅡ級1類の基本術式にあまり変化を与えることなく，すべての不正咬合に適応することができる．また原則的に，顎外固定を必要としないのも大きな特徴である．これらのものはPure Beggといわれ，その後1980年代後半に大幅に改良され，現在ではKBテクニック*，KBTマルチブラケットシステム*と呼ばれる方法が一般的である．⇨KBテクニック，KBTマルチブラケットシステム

## ベッグ用のバイパスループ
Begg type by-pass loops　⇨バイパスループ

## ベッタ型バンドフォーミングプライヤー
Betta type band forming pliers

帯環形成鉗子*の1種で，バンドの両端をビークの先端に付いた釘で，バンドを穿孔するときに固定してループを作る．このループで歯を取り囲み，もう一方のビークでバンドを絞り込み，歯に適合させる．このプライヤーにはビークの形態の違いによって前歯用と臼歯用とがある．

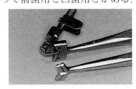

## ベッティオット　BEDDTIOT
ベッティオット(BEDDTIOT：the Begg-Edgewise Diagnosis-Determind Totally Individualized Orthodontic Technique)とは，ベッグ法と数々のエッジワイズ法の長所を吸収，強調し，それらの

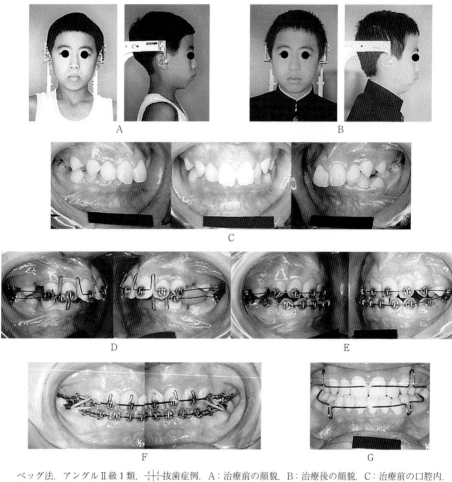

ベッグ法．アングルⅡ級１類，4+4/4+4 抜歯症例．A：治療前の顔貌．B：治療後の顔貌．C：治療前の口腔内．D：ステージⅠ．E：ステージⅡ．F：ステージⅢ．G：ベッグタイプリテーナーによる保定．

短所を除き，術者の思うままに作用させ，精密なコントロールを可能にする目的で，フォーセバー（Hocevar, R.A.）によって1985年に発表されたマルチブラケット法*である．ベッグ法の大きな特徴は差動矯正力を利用することと，エラスティックを使用することにより著しく強大なバイトオープニング能力が得られることであるが，ベッグブラケットおよびバッカルチューブは，ワイヤーとの間にあそびが多いため，歯のコントロールが難しく，また必要以上に近遠心傾斜を引き起こしやすく，ブラケット自体も弱くゆがみやすいため，精密な仕上げは困難である．ベッティオットはそ

の名前が示すように多くはベッグ法から派生しており，歯の動きのタイプと順序や治療術式はほぼ同じであるが，そのブラケットとバッカルチューブに特徴がある．

ブラケットは，ワイヤースロットが.022″×.028″のナローシングルのエッジワイズブラケットであり，舌側に.020″×.020″のバーティカルスロットがある．ワイヤースロットにはトルク付とトルクなしのものがあり，適切なブラケットを使用することができる．標準トルクは0°，5°，10°，15°，20°と順々のセットになっている．またブラケットはトルクを除いてはすべて同一の

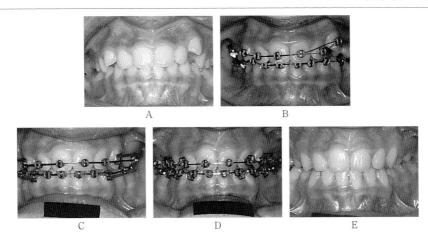

A：アングル I 級叢生症例．B：$\frac{4|4}{5|5}$抜歯後，上下顎に .016″ ラウンドワイヤーおよび上下顎の犬歯から犬歯間に .010″ シュープリームワイヤーを装着し，叢生捻転を除去．C：上下顎に .022″×.016″ リボンアーチワイヤーを装着し，上下顎顎間水平ゴムを用いて抜歯空隙を閉鎖．D：上下顎 .022″×.016″ リボンアーチワイヤーを装着し，$\frac{532|235}{432|234}$ をアップライティング．E：動的矯正治療終了．

ため，どのブラケットでも好きな歯に使用できる．

バッカルチューブは基本的には長さ45mm，.022″×.028″のエッジワイズチューブで，下顎第一大臼歯用には25°，上顎第一大臼歯用には10°のリンガルクラウントルクが付いている．上下顎第一大臼歯抜歯症例において，主たるアーチワイヤーとエラスティック（II級ゴム）によりバイトオープニングを行い，内側のチューブに入れた角のセクショナルワイヤーにより第二小臼歯を第一大臼歯と固定させ，強大な固定を供給する．以上のように，ベッグ法における矯正の知識と技術を比較的簡単に，しかも効果的に利用できるように考案されたものがベッティオットであるが，各歯のブラケットのトルク量の選択が難しく，症例によっては，治療途中で数回の交換が必要となる．また，.050″のナローシングルブラケットであるため，ややトルクが効きにくく，歯がローテーションしやすいなどの短所もいくつかある．

## ベッティオットバッカルチューブ
BEDDTIOT buccal tube ⇨ベッティオット

## ベッティオットブラケット
BEDDTIOT bracket ⇨ベッティオット

## ヘッドギア　head gear

固定源を頭部あるいは頸部に求める顎外固定装置．ヘッドキャップ*またはネックバンド*とフェイスボウ*，維持バンド，頬面管で構成される．フェイスボウは内線*(inner bow)と外線*(outer bow)とからなっており，内線の遠心端の近くに止めを作って維持バンドに鑞着された頬面管へ挿入される．外線はヘッドキャップまたはネックバンドとゴムで連結されることにより，大臼歯を遠心移動させるような矯正力*(orthodontic force)や大臼歯を介して上顎骨の前方への成長を抑制するような整形力*(orthopedic force)を与える（下図参照）．

ヘッドギアの使用目的として次のことがあげられる．①上顎大臼歯の遠心移動（前方移動抑制），②中顔面の成長抑制，③上顎歯列の前方成長抑制，もしくは積極的遠心移動，④咬頭関係改善による

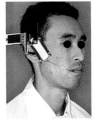
ヘッドギア．

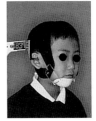
ヘッドキャップ．

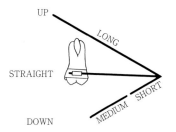

A: これはGreenspanがface bowの使用において，face bowのouter bowの異なった長さ（短い，中等度，長い），傾斜（上方，水平，下方）の組み合わせから，どのような影響を第一大臼歯に与えるかを説明するための鍵を図示したものである．なお，長さのSHORTはouter bowが大臼歯より前方，MEDIUMは大臼歯付近，LONGは大臼歯より遠心を意味し，傾斜のUPは30°上方，DOWNは30°下方，STRAIGHTは水平を意味する．

B: cervical appliance (neckstrap) を使用した場合で，大臼歯の挺出と遠心移動がみられ，条件によって傾斜がみられる．

C: occipital headgear (head cap) で，straight pullの場合であるが，主に遠心力が配布され，条件によって挺出，圧下，傾斜が加わる．

D: high pull headgear (head cap) を使用した場合であるが，強い圧下力と遠心力が生み出され，条件によって傾斜が加わる．

(Greenspan, R. A.: Reference charts for controlled extraoral force application to maxillary molars. Am. J. Orthod, 58 : 486-491, 1971より引用改変)．

下顎の二次的近心移動，⑤咬合挙上．
　またフェイスボウの牽引方向は垂直牽引（vertical pull），上方牽引（high pull），水平牽引（straight pull），下方牽引（low pull）があり，牽引の方向とフェイスボウの長さにより大臼歯の動態が異なってくる．またヘッドキャップの形態も，フェイスボウの牽引方向により種々ある．⇨顎外固定

**ヘッドキャップ** head cap
　顎外固定装置を設計する場合，矯正力の固定源を頭部に求める場合が多い．このとき頭部にネット状あるいはベルト式の帽子をかぶせて固定装置の一部とするが，これをヘッドキャップという．ヘッドギア*やオトガイ帽装置*はこの帽子により固定源を得ている．またヘッドキャップに付ける輪ゴムをかけるためのフックの位置により，上方・水平・垂直・下方など牽引方向を調節することができる．⇨顎外固定

**ヘッドプレートコレクション** head plate correction ＝セファログラムコレクション

**ヘビーフォース** heavy force ＝強い力

**ヘリカルループ** helical loop
　マルチブラケット装置による治療においてアーチワイヤーに付与されるループの1つの形態で，ヘリックス(helix)が組み込まれたループである．ヘリカルループは，アーチワイヤーに組み入れて歯列のレベリングに用いられる．ループにヘリックスを組み込むのは弾性エネルギーの吸収能力を増大させ，弱い持続的な矯正力を与えるためである．一定荷重に対するたわみが大きいことから，長い距離の移動に適している．ヘリカルループは，オープンバーティカル(ヘリカル)ループ*としてスペースオープニングに，クローズドバーティカル(ヘリカル)ループ*としてスペースクロージングに，さらにホリゾンタル(ヘリカル)ループ*としてレベリングなどに使用され応用範囲が広い．

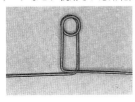

**ヘルマンおよびフリールの説**
theory of Hellman and Friel
　ヘルマン(Hellman, 1921)とフリール(Friel, 1927)は正常咬合者の中心咬合位における上下顎歯の接触状態を研究し，理想的な咬合を歯の接触関係に要約した．上下顎の接触関係は次の4つの因子に分類できる．
①歯面接触：上顎前歯および犬歯舌面は下顎前歯，犬歯の唇面および第一小臼歯は歯面近心1/3を覆い，接触する．②咬頭頂と窩との接触：たとえば上顎第一小臼歯の舌側咬頭頂は下顎第一小臼歯の遠心窩に，上顎第一大臼歯の近心舌側咬頭は下顎第一大臼歯の中央窩に接触する．③隆線と歯間鼓形空隙との接触：たとえば上顎第一小臼歯頰側咬頭の三角隆線は下顎第一，第二小臼歯の歯間鼓形空隙に接触する．④隆線と溝との接触：たとえば上顎第一大臼歯近心頰側咬頭の三角隆線は下顎第一大臼歯の頰面溝に接触する．
　ヘルマンの説では以上の4つの接触関係は理想的な咬合状態では138か所あり，そのうち1つでも接触状態を失うと1/138つまり0.8％不正咬合であるということになる．ヘルマンは138か所すべて接触する100％理想的な咬合は仮説にすぎず，90±6％が正常咬合と考えられる咬合形態とした．
⇨永久歯列の正常咬合

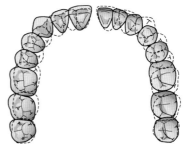

正常な永久歯咬合における上下顎歯の接触関係を示す．左：上顎歯に下顎歯を投影した状態．右：下顎歯に上顎歯を投影した状態(Friel, S.: Occlusion. Observation on its development from infancy to old age. Int. J. Orthodont., Oral surg. & Radiog, 13：322-343, 1927. Hellman, M.: Variation in occlusion. Dent. Cosmos, 63：608-619, 1921より引用改変)．

**ヘルマン(Hellman)の咬合発育段階**
Hellman's developmental stage
　さまざまに推移する個体の咬合状態を標準的な所見と比較して，どのような状態にあるかを評価する方法である．咬合の発育段階を無歯期から永久歯が完成するまで，大きく5段階に分けて評価している．生理的年齢*である歯(年)齢*の1つであり，歯の萌出状態から判断する歯の萌出年齢である．Ⅰ段階の次にⅡ段階はAとC，Ⅲ段階はA，BおよびC，Ⅳ段階はAとC，Ⅴ段階はAであるが，通常ⅣAまでが使用されている．

| Stage Ⅰ | 乳歯咬合の完成前 |
|---|---|
| Stage Ⅱ A | 乳歯咬合の完成期 |
| Stage Ⅱ C | 第一大臼歯萌出開始期 |
| Stage Ⅲ A | すべての第一大臼歯と前歯萌出の完了期 |
| Stage Ⅲ B | 側方歯群脱落期・後継永久歯萌出期 |
| Stage Ⅲ C | 第二大臼歯萌出開始期 |
| Stage Ⅳ A | 第二大臼歯萌出完了期 |
| Stage Ⅳ C | 第三大臼歯萌出開始期 |
| Stage Ⅴ A | 第三大臼歯萌出完了期 |

Aはattained, Cはcommenced, Bはbetween

A and Cの各々の英語の頭文字を示している．
⇨歯列の発育

### ヘルマンの成長分析法
Hellman's growth analysis〔ウィグル法〕

成長分析法\*の1つである顔の生体計測学分析法であり，ヘルマン(Hellman)により考案された．主として不正咬合と顔の成長との関係を把握するために行われる．1927年ヘルマン(Hellman, M.)は顔の成長のうち高さと深さの分析を独自のプロフィログラム\*(profilogram)で表そうと試みた．その後1939年に顔の幅の計測を加えて三次元的な症例分析法を発表した．顔の高さおよび幅の計測にはスライディングキャリパー(sliding calipers)を，また顔の深さの計測にはヘッドスパナー(head spanner)を用いて計測する．顔の高さは全顔面(total face)，上顔面(upper face)，下顔面(lower face)，デンタル(Dental)，ナザール(Nasal)，ナジオン-インサイジョン(Nasion-Incision)，ジーエル-インサイジョン(GL.-Incision)，ジーエル-グナチオン(GL.-gnathion)の8項目について，顔の幅はビィジィゴマティック(Bizygomatic)，バイゴニアル(Bigonial)，ナザール(Nasal)の3項目について，そして顔の深さはオーリキュロ-グラベラ(Auriculo-Glabella)，ナジオン(Nasion)，サブナジオン(Subnasion)，エル．エスユーピー(L. Sup.)，プロシチオン(Prosithion)，インサイジョン(Incision)，インフラデント(Infradent)，エル・アイエヌエフ(L. Inf.)，ポゴニオン(Pogonion)，グナチオン(Gnathion)，オルビターレ(Orbitale)，セントラーレ(Centrale)について計測する．以上の各計測値をあらかじめ作成された正常咬合を有する集団の正常な顔の分析値から得られた標準偏差図表にプロットし検討する．このプロットした点をつらねる線が稲妻状を呈することよりウィグル(wiggle)法ともよばれている(右図および次頁の表を参照)．

### 片側性交叉咬合　unilateral posterior crossbite
⇨交叉咬合，不正咬合

### 扁桃肥大　hypertrophy of tonsil
一般的に扁桃肥大とは，口蓋扁桃の肥大を示すことが多いが，矯正領域では口蓋扁桃の肥大よりも臨床症状が著しく，アングルⅡ級1類，呼吸障害性症候群(respiratory obstruction syndrome)による下顎前突など，顎顔面や歯列の発育に影響を与える可能性の強い咽頭扁桃の肥大(すなわちアデノイド)についての臨床的意義が大きい．咽頭扁桃と口蓋扁桃は，生下時には小さく次第に生理的肥大を示すが，通常3～7歳にかけて大きく発育し，12～13歳より縮小傾向に転じて思春期以降にはほとんど消失する．

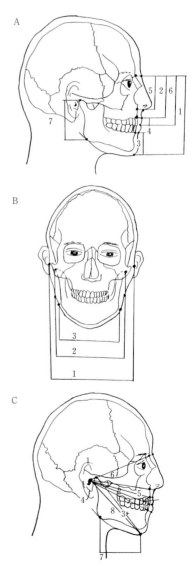

図1　A：HEIGHT．B：WIDE．C：DEPTH．

【症状】①鼻閉を伴う閉鼻声, ②口呼吸, ③いびき, ④難聴, ⑤高口蓋, ⑥上顎狭窄歯列(V字型歯列弓), ⑦上顎前突, ⑧開咬, ⑨下顎角の開大, ⑩下顎面高の増大や口唇肥厚, ⑪鼻唇溝の消失, ⑫顔面筋の緊張の低下によるアデノイド, ⑬漏斗胸, ⑭鳩胸などがあり, また身長が平均値以上を示す一方で胸囲, 体重が平均値以下を示すことも多い.

【診断】臨床症状と頭部Ｘ線規格側貌写真によってある程度確認可能なので, 疑われる場合には耳鼻科に対診する.

【処置】通常の動的治療に加え筋機能療法が必要に応じて施される. ただし主因であるアデノイドが完治後に行うのが原則であり, 治療開始時期を誤ると後戻りを繰り返す可能性が多分にあるので, 耳鼻科との密接な連携が重要である.

表1 ヘルマンの成長分析法(オトガイが後退した正常咬合者の計測値の記入例).
＊左端の番号→図1と対応

| | Mean | Standard Deviation | − | A | + |
|---|---|---|---|---|---|
| Age | 23.02 | 2.41 | | | |
| Height | 68.98 | 2.67 | | | |
| Weight | 162.99 | 22.50 | | | |
| A-1 Total Face | 123.13 | 5.46 | | | |
| 2 Upper Face | 73.40 | 4.47 | | | |
| 3 Lower Face | 39.37 | 2.51 | | | |
| 4 Dental | 7.95 | 2.39 | | HEIGHT | |
| 5 Nasal | 57.15 | 3.27 | | | |
| 6 Nas.-Incision | 80.03 | 4.05 | | | |
| 7 Ramus | 66.71 | 4.30 | | | |
| B-1 Bizygomatic | 140.90 | 5.45 | | | |
| 2 Bicondylar | 137.42 | 5.49 | | WIDE | |
| 3 Bigonial | 103.94 | 5.61 | | | |
| 4 Nasal | 36.39 | 2.20 | | | |
| C-1 Aur.-Nasion | 99.45 | 3.61 | | | |
| 2 Aur.-Prosthion | 100.16 | 4.32 | | | |
| 3 Aur.-Infradentale | 100.26 | 4.80 | | | |
| 4 Aur.-Menton | 118.02 | 5.61 | | DEPTH | |
| 5 Aur.-Incision | 101.89 | 4.50 | | | |
| 6 Aur.-Infradentale | 97.20 | 4.23 | | | |
| 7 Gonio-Menton | 98.14 | 5.13 | | | |
| 8 Condylo-Menton | 136.64 | 6.00 | | | |

(Hellman, M.: Some facial features and their orthodontic implication. Am. J. Orthodont. 1939: 25(10): 927. より)

## ほ

### 包括矯正歯科治療
comprehensive orthodontic treatment

　一般の不正咬合の患者や，頭頸部の機能障害・顎顔面の変形を伴う患者に対して，既存の矯正治療のみでは患者・術者にとって矯正歯科治療環境が整っていない，矯正歯科治療のみで解決することはきわめて難しい，あるいは補綴，保存，歯周，口腔外科の他分野，さらには美容外科などと協力することで，期間・労力・治療結果などが有効となる場合に行われる総合的な矯正治療のことである．具体的な治療方法は，顎顔面のさまざまな成長発育段階において明確な到達目標を設定し，いくつかの段階を合わせて患者と術者の十分な話し合いを基に，その患者の社会的背景に合わせて総合的に行われる．つまり，補綴処置，保存修復および歯周病治療，抜歯，顎変形症治療，外科的矯正治療，筋機能療法，言語治療を付加した処置などが，その患者の社会的背景，生物学的背景に合った最良の到達結果に最短距離でいたるために同時に行われる．一般的に動的な包括的矯正歯科治療の終わりには，個々の歯はその患者に良く適応した位置にあることになり，その患者の社会的背景や生物学的背景の範囲内で審美や咬合において最適な条件が得られている．動的処置に続く総合歯科の管理は到達した治療結果の維持管理に重要な役割を果たし，加齢および機能が変化していく中で患者の自己責任，自己管理が重要なポイントとなる．また包括矯正治療の料金は，一般歯科医で行われる場合には，補綴など種々の処置が含まれた料金設定であることが多い．

### 縫合性成長　sutural growth

　骨と骨との間に存在する縫合部に新生骨が添加することで起こる骨の成長様式である．原則的には骨膜性成長（膜内骨化）の1つである．頭蓋を構成する骨の縫合部では，相互の骨表面に増殖した骨芽細胞とその間に存在する繊維に富む組織により構成されている．この部位に脳実質の増大に伴う刺激が加わると，結合組織細胞や骨芽細胞，血管などが増殖し新生骨が作られる．部位としては頭蓋骨間縫合部や鼻上顎複合体縫合部でみられる．矯正学的に縫合を開大させた後にはその治癒過程で膜内骨化を促進させるが，軟骨組織が形成される場合もある．⇨骨膜性骨化，軟骨性骨化

### ボーイング効果　bowing effect
【垂直的ボーイング効果】

　En masse retractionの際，舌側矯正ではとくに強い力を加えなくても上顎前歯は舌側傾斜してくる．遠心方向への力および前歯に加わる挺出力によるリンガルクラウントルク（lingual crown torque）は前歯のバイトプレーン効果（bite plane effect）および臼歯の離開を生じさせる．これにより臼歯の近心への傾斜が生じやすくなる．この状態が，いわゆる垂直的弓なり現象（vertical bowing effect）である（図1）．

【水平的ボーイング効果】

1）上顎

　舌側前歯の舌側移動においては，原則として小臼歯部の頬側傾斜，大臼歯部の舌側傾斜，および大臼歯の近心移動による舌側の近心回転を伴なう，図2のAのライン方向への歯列変形が起こる．したがって，この変形に拮抗するアーチフォームにする必要がある．

2）下顎

　下顎前歯の舌側移動においては，大臼歯の舌側面は近心方向に回転する．またルートバイアルトルクがかかるため，近心頬側根は厚い頬側皮質骨に圧接して，いわゆる皮質骨固定（コーティカル・ボーン・アンカレッジ）がかかる．このため舌側矯正では自然なアンカレッジ・ロス（Anchorage Loss）が起こりにくく，下顎の空隙閉鎖は比較的困難である．したがって，図3のBのラインに示すようなアンチ・ボーイング・ベンドをワイヤーに入れる必要がある．⇨リンガルブラケット法，舌側矯正

### ボールクラスプ　ball clasp

　床から出たワイヤーの先端がボール状の形態をした床矯正装置に多く使用されるクラスプである．アローピンクラスプなどとともに既製のクラスプが市販され臨床的にも広く使用されている．

【長所】①歯肉などの歯周組織に悪影響が少ない，②作製が容易である，③破損した場合に修復が容易である，④アンダーカットの少ない乳歯あるいは前歯部においても使用可能で適応範囲が幅広い．

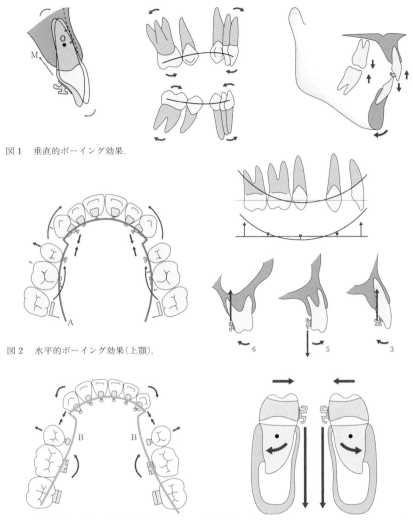

図1 垂直的ボーイング効果.

図2 水平的ボーイング効果(上顎).

図3 水平的ボーイング効果(下顎)(図1〜3：小谷田仁, 名取昌子. GUMMETALとセルフライゲージングによる舌側矯正「部分・全部」. 東京：クインテッセンス出版, 2013. より転載).

【短所】維持力が強固でない.

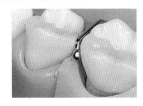

## ホールダウェイの軟組織側貌の分析法
soft tissue analysis of Holdaway

　軟組織側貌の形態を分析する方法の1つで, ホールダウェイにより考案された. 矯正治療において治療方針の立案, 矯正治療中および治療後の側貌の評価の手段として行われる.
【特徴】
1) 矯正診断における軟組織側貌の分析＊の重要

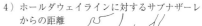

convexity（突出度）A to n-pog

| −5 | −4 | −3 | −2 | −1 | 0 | 1 | 2 | 3 | 4 | 5 | 6 | 7 | 8 | 9 | 10 |
|---|---|---|---|---|---|---|---|---|---|---|---|---|---|---|---|
| 5 | 6 | 7 | 8 | 9 | 10 | 11 | 12 | 13 | 14 | 15 | 16 | 17 | 18 | 19 | 20 |

理　想　値

H角

1）軟組織顔面角

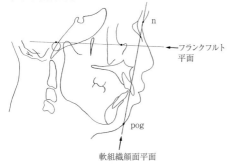

4）ホールダウェイラインに対するサブナザーレからの距離

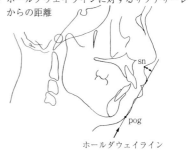

2）鼻部突出度

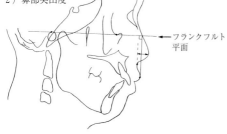

5）骨格性側貌突出度

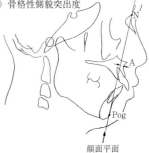

3）上唇溝の深さ

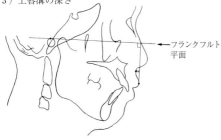

6）上唇基底部の厚さ

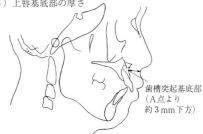

7）上唇緊張度

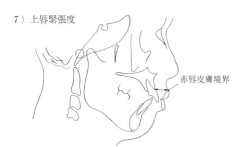
赤唇皮膚境界

9）ホールダウェイラインに対する下唇の距離

pog
ホールダウェイライン

8）H角

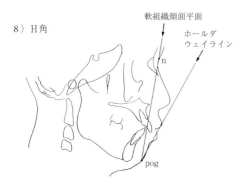
軟組織顔面平面
ホールダウェイライン
n
pog

10）ホールダウェイラインに対する下唇溝までの距離

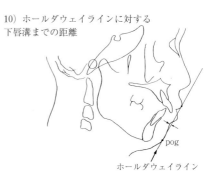
pog
ホールダウェイライン

性を強調している．とくに顔面型の決定には硬組織の顔面角より軟組織の顔面角のほうが優れているとしている．
2）側貌に対して，軟組織の顔面平面，ホールダウェイライン*（Holdaway line）とフランクフルト平面を基準にして評価する．
3）ポゴニオン（軟組織上の）としてPmポイントに相当する点を用いている．
4）ホールダウェイの法則（治療計画の際用いる）
$\overline{1}$ to NB = NB to Pog ± 2 mm（理想的）
　　　　　　　　± 3 mm（理想的ではないが許容範囲）
　　　　　　　　± 4 mm以上（抜歯が必要となる）
5）調和のとれた側貌が矯正治療の目標であることから軟組織を中心とした独自のV.T.O.（visual treatment objective）の作製法を考案した．
【点と平面】
1）計測点*
①ナジオン（軟組織上の）（skin nasion, n）
②ポゴニオン（軟組織上の）（skin pogonion, pog）
③鼻尖
④サブナザーレ（subnasale, sn）

11）軟組織のオトガイの厚さ

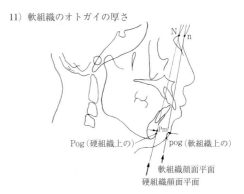
N n
Pm
Pog（硬組織上の） pog（軟組織上の）
軟組織顔面平面
硬組織顔面平面

⑤上唇最突出点
⑥下唇最突出点
2）平面
①フランクフルト平面
②ホールダウェイライン（Holdaway line）
③軟組織顔面平面：ナジオン（軟組織上の）とPmポイントを覆うオトガイ上の点であるポゴニオン（軟組織上の）を結んだ平面

【分析法】
1）軟組織顔面角（soft tissue facial angle）
①計測部位：軟組織顔面平面とフランクフルト平面とのなす角．
②解釈：以下のとおりである．
 i．顔面におけるオトガイ部の突出状態を評価する．
 ii．顔面型を決定するには硬組織顔面角より軟組織顔面角のほうが優れている．つまり軟組織オトガイの厚さには，かなりの範囲があるためである．
③標準値：理想値は91°，許容範囲は±7°である．

2）鼻部突出度（nose prominence）
①計測部位：フランクフルト平面に対し，上唇赤唇部（vermilion）へ接線を引く．この線に平行に上唇最深部より引いた線と鼻尖との距離．
②解釈：以下のとおりである．
 i．鼻部の高低を評価する．
 ii．鼻は顔面型に影響を与える要素の1つである．とくに鼻骨よりも鼻部軟組織や鼻軟骨によって鼻の高さは影響を受ける．
③標準値：理想値は16mmである．14mm以下の鼻は小さい．24mm以上の鼻は大きいか突出している．

3）上唇溝の深さ（superior sulcus depth）
①計測部位：上唇赤唇縁に対するフランクフルト平面への垂線と上唇最深部との距離．
②解釈：以下のとおりである．
 i．上唇の形や彎曲について評価する．
 ii．この部分は矯正治療により影響を受けやすい部分である．
 iii．上唇を評価する．鼻唇角（nasolabial angle），エステティックライン（Eライン），ホールダウェイライン（Hライン），スタイナーライン（Sライン）より優れている．
③標準値：理想値は3mm．許容範囲は1mm～4mmである．

4）ホールダウェイライン（H-line）からサブナザーレ（subnasale）までの距離（H-line to subnasale）
①計測部位：ホールダウェイラインに対するサブナザーレからの距離．
②解釈：以下のとおりである．
 i．上唇の形態に影響を与えるサブナザーレのホールダウェイラインに対する位置を知る．
 ii．V.T.O.(visual treatment objective, Holdaway)の設定にとくに重要である．

③標準値：理想値は5mm．許容範囲は3mm～7mmである．

5）骨格性側貌突出度（skeletal profile convexity）
①計測部位：顔面平面（N-Pog）からA点までの距離．
②解釈：この計測部位は軟組織ではないが，A点の突出度は直接的に口唇の位置に影響を与えるため計測する．
③標準値：理想値は0mm．許容範囲は－2mm～＋4mmである．

6）上唇基底部の厚さ（basic upper lip thickness）
①計測部位：歯槽突起基底部（A点より約3mm下方）における上唇の厚さ．
②解釈：以下のとおりである．
 i．上顎前歯突出によりどの程度口輪筋に緊張を伴うかを決定する．赤唇皮膚境界と歯冠部とを覆う口唇の厚さを比較するのに有効である．
 ii．上唇緊張度の測定値より1mm大きい値が理想的である．
③標準値：理想値は15mmである．

7）上唇緊張度（upper lip strain measurement）
①計測部位：赤唇皮膚境界における上唇の厚さ．
②解釈：以下のとおりである．
 i．上唇が著しくうすい状態（上唇基底部の厚さと比較）は上顎前歯の突出が著しい場合，あるいは垂直高径が大きい場合に生じる．
 ii．上唇が著しく厚い状態は過蓋咬合を伴う下顔面高の垂直的な成長不足の場合に生じる．
③標準値：理想値は14mmである．上唇基底部の厚さより1mm少ない値．

8）H角（H angle）
①計測部位：ホールダウェイラインと軟組織顔面平面（n-pog）とのなす角度．
②解釈：以下のとおりである．
 i．軟組織全体に対する上唇の突出度を検討する．
 ii．骨格性側貌突出度と関連して考慮する必要がある．たとえば，突出度0°の場合．H角10°が最も調和がとれている．
③標準値：前頁の表のように突出度（convexity）A to n-pogと関連して考慮する．突出度が増加するにつれてH角も同率で大きくなる．

9）ホールダウェイラインに対する下唇の距離（lower lip to H-line）
①計測部位：ホールダウェイラインに対する下唇までの距離．

②解釈：以下のとおりである．
ⅰ．矯正治療により著しく影響を受ける．
ⅱ．通常ホールダウェイラインより2mm以上下唇が突出している場合，上顎前歯が突出し，著しいオーバージェットやオーバーバイトを伴う．
ⅲ．上唇に異常を伴う兎唇の場合には下唇がホールダウェイラインに対して突出することが多い．
ⅳ．上唇の長さ，厚さについても検討する必要がある．
ⅴ．硬組織，軟組織のオトガイのいずれか，あるいは両者が不足している場合，下唇がホールダウェイラインに対して突出することがある．
③標準値：理想値は0mm．許容範囲は−1mm〜+2mmである．
10）ホールダウェイラインに対する下唇溝までの距離 (inferior sulcus to H-line)
①計測部位：下唇赤唇縁から軟組織のオトガイの間の最も彎曲の強い点とホールダウェイラインとの距離．
②解釈：下顎前歯歯軸をどのように治療すべきかの指標となる．
③標準値：理想値は5mmである．
11）軟組織のオトガイの厚さ (soft-tissue chin thickness)
①計測部位：硬組織顔面平面と軟組織顔面平面のPmポイントにおける水平距離．
②解釈：以下のとおりである．
ⅰ．硬組織顔面平面，軟組織顔面平面はオトガイへ向かってやや開く傾向にある．
ⅱ．この値には大きな偏位を伴う．
③標準値：理想値は10mmである．

### ホールダウェイライン　Holdaway line (harmony line)〔Hライン，ハーモニーライン〕

軟組織側貌，とくに口唇の位置の審美的評価をする際に用いられる基準線の1つで，ホールダウェイ (Holdaway) により提唱された．頭部X線規格側貌写真上において軟組織オトガイ部最突出点と上口唇部最突出点を結ぶ直線をいう．なおハーモニーラインともいわれ，Hライン (H-line) と略称される．ホールダウェイはホールダウェイラインとNB平面とのなす角度をH角 (H angle) とし，理想的な側貌を次のように定義している．
①ANB 2°でH角は7°〜8°である．
②下口唇はHラインに接する．
③鼻と上口唇とは互いにバランスが保たれている．
④鼻尖の位置はHラインより前方9mmにある (13歳の平均値)．
⑤口唇の緊張はない．
⇨軟組織側貌の分析，計測点 (軟組織側貌の分析)，エステティッククライン，スタイナーライン

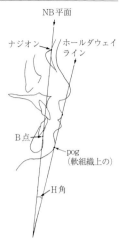

### ホールダウェイレシオ　Holdaway ratio

頭部X線規格側貌写真の分析法の1つであるスタイナー法*による分析の際に用いるもので，下顎中切歯最突出部からナジオン (N) とB点 (B) を結ぶ直線への垂直距離およびポゴニオン (Pog) からナジオン (N) とB点 (B) を結ぶ直線への垂直距離の比率をいう．これは，治療目標を設定する際にスタイナー法で重視される下顎前歯の角度と位置を決定するときに用いられ，治療後の理想的な比率が白人では1：1であるとされるが，日本人では2：1ないしは4：1である．これにより設定された目標値とANBにより設定された目標値に術者の経験による目標値を考慮して，治療目標を設定する．

### ホーレータイプリテーナー
Hawley type retainer

ホーレー (Hawley) が1919年に発表した保定装置*である．前歯部に用いる唇側線と大臼歯に使用するクラスプを備えた床タイプの保定装置であり，非抜歯症例用と抜歯症例用とがある．非抜歯症例用では犬歯近心端から歯肉頬移行部へ向かう垂直ループが唇側線に存在するが，抜歯症例用では，垂直ループが抜歯部位よりも後方に位置している．大臼歯部のクラスプは，可能なかぎり第一大臼歯にかける．このホーレータイプリテーナーにより，歯の小移動と空隙のコントロールを行うこともできる．また永久固定式，あるいは可撤式の修復が行われるまで，矯正治療によって得られた空隙を保つための人工歯を床に付け加える

こともできる．このホーレータイプリテーナーを応用した保定装置にツイードの保定装置やベッグの保定装置がある．

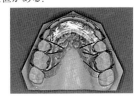

### ボクセル値　voxel size

ボクセル値とは，CBCTにおいてその解像度を示す値で，ピクセル値に体積を与えた値であり pixel + volume = voxel という三次元での解像度を示す造語である．したがってボクセル値で0.125mmということは，0.125mmの立体で3D画像が構成されているということを示している．

つまりボクセル値を小さくすることは解像度を上げ3D画像をより鮮明にすることを意味する．しかしそれは同時に被曝線量を上げることにもつながるので，いかに，被曝線量を抑えて鮮明な解像度の3D画像にするかが，これからのCBCTに求められている．

【ボクセル値の大小とCBCTで確認できる皮質骨の関係（ボクセル値と皮質骨の厚み）】

CBCTでみてフェネストレーション*やでディヒィシェンス*が疑われたとき，本当に骨がないのか，あるいはごくわずかに存在しても解像度により骨がないようにみえるのか，これに明確な解答を出すためにボクセル値の違いによるCBCTでの下顎前歯部被覆歯槽骨の評価の正確性ついて献体を使用しての研究（Pactas, R.ら，2012）が行われた．その結果は以下のとおりである．

1. CBCTは正確な計測値と現実の解剖学的状態を提供している．そのため，口腔関連の距離的計測には適切な手段である．実物とのずれは$-0.13 \sim +0.13$mmで有意差は統計的にない．しかし，測定法やボクセル値によっては2.10mmのずれが発生する．
2. ボクセル値（3D画素値）の高(0.125mm)低(0.4mm)が計測値の正確性に影響を与える．
3. ボクセル値を選択して限界をみる必要がある．
4. フェネストレーション，デヒィシェンスをCBCT画像で評価するときは高解像度でも低解像度でも過大評価のリスクはある．
5. 1mmの厚さの歯槽骨は高解像度(0.125mm：ボクセル値)でも完全に消失する（みえない）ことがある．
6. 骨の基準点を決めるときに，その上を覆う軟組織の存在がCBCTの正確性に省略効果（curtailing effect）を与えるようである．そのため，視診で以下のように判断すると良い．
7. MGJ（歯肉歯槽粘膜境界）は歯槽突起の辺縁を位置づける場合に有効である．
8. 平均でMGJより1.67mm上方にABM唇側歯槽骨上縁がある（下図）．

⇨ CRCT（cone-beam computed tomography）からみた第一大臼歯歯槽突起と歯軸の関係，CBCTと矯正治療

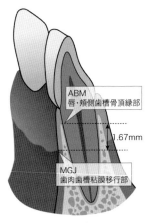

Pascs, R. et al. Accuracy of cone-beam computed tomography at different resolutions assessed on the bony covering of the mandibular anterior teeth, Am. J. Orthod. Dentofacial Orthop. 2012;141(1):41-50. より引用改変．

### 保隙装置　space maintainer

乳歯列期より混合歯列期を通して起こる乳歯，または永久歯の早期喪失や欠損によって生じる近遠心的な空隙の閉塞および垂直的空隙の閉塞を防止し，後続永久歯の萌出や補綴処置が行われるまでの一定期間空隙を確保する装置の総称である．また長期間の乳歯う蝕や早期喪失によって生じる可能性の高い歯列弓の近遠心的空隙の狭窄，閉鎖，永久歯の不正位置への転位などを予防し，さらにそれらの症状に継発して起こる不正咬合も予防しようとする抑制矯正を行う手段の1つと考えられている．本装置は一般的に，固定式保隙装置，半

固定式保隙装置，可撤式保隙装置の3つに分類することができる．
1）固定式保隙装置*：クラウン，バンド，インレーなどを支台歯とし，それに架工歯，金属線，バーなどで連結したブリッジ型の保隙装置である：①固定式可動性架工義歯，②リンガルアーチ．
2）半固定式保隙装置*：支台歯にクラウン，インレー，バンドなどを装着し，それからワイヤーループ，バー，ディスタルシューなどを空隙部に延ばして，保隙するものである．この構造を有する装置は，クラウンディスタルシューを除いて，片側性の中間歯1歯のみ適用されることが多い：①バンドループ，②バンドバー，③バンドチューブ，④クラウンループ，⑤クラウンバー，⑥クラウンディスタルシュー，⑦インレーループ，⑧インレーバー．
3）可撤式保隙装置*：レジンまたは金属で連結した，可撤式の床応用の保隙装置であり，保隙が多数歯にわたり必要なときに用いる：乳歯義歯．
⇨矯正装置

**ポゴニオン** pogonion〔Pog，オトガイ前点〕
頭部X線規格側貌写真上における計測点*の1つで，ダウンズ（Downs, 1948）によりフランクフルト平面*を基準として下顎結合部正中外形像の最前点と定義されているが，日本人の場合，決定しにくいことがあるので，下顎下縁平面*に対する垂線が正中外形像前縁に接する点とする場合もある（飯塚，石川，1957）．また，この点はオトガイ前点ともよばれている．頭蓋計測人類学においてはオトガイ正中の最前出点と定義されている．なお通常Pogと略記する．

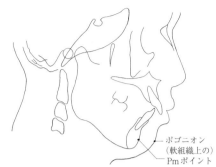
頭部X線規格側貌写真の透写図．

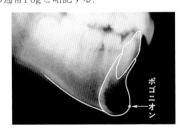

**ポゴニオン（軟組織上の）** skin pogonion〔pog〕
頭部X線規格側貌写真上における軟組織側貌の分析*に用いられる計測点*の1つで，Pmポイント*に相当する軟組織上の点である．Pmポイントが成長による変化がない安定した点であるため利用されている．なお通常pogと略記する．

**拇指吸引癖** thumb sucking
吸指癖*の中で拇指を吸引する場合をいい，最も高頻度に現れる．乳幼児によくみられ，問診および該当指にできる「タコ」が診断の決め手となる．授乳時の吸啜の代償行為とも考えられ，3歳程度まではこれをむしろ正常な行為であるという意見もある．しかし，この時期を経過してもなお習癖が残存する場合は，種々の不正咬合の原因となりがちな不良習癖の1つとされる．誘発される不正咬合には，①吸引時の口腔周囲筋の緊張の結果生ずる上顎の歯列弓狭窄，②上顎犬歯間の狭小化による上下顎犬歯同士の咬頭干渉，③機能的臼歯部交叉咬合や下顎の偏位，④骨格性臼歯部交叉咬合の誘発，⑤上顎前歯の前突，⑥開咬，⑦下顎前歯の内傾などがあり，また二次的に異常嚥下癖をまねくこともある．
〔治療〕可及的早期に中止させることが肝要であり，若年であるほど習癖を中止させるのみで不正咬合の自然治癒が期待できる．中止させるにあたっては指サックなどの矯正的手段だけでなく心理的アプローチによる改善が最も好ましい方法と考えられる．習癖を中止させても自然治癒が期待できない患児に対しては，症例に応じて通法に則った動的治療が施されるが，習癖が残留していると，後戻りを繰り返すことになるため，習癖が

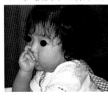
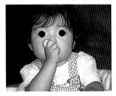

完全に除去されたことを確認後に治療を開始しなくてはならない．

**拇指吸引癖防止装置**　finger gurad　⇨指サック

**拇指尺側種子骨**　sesamoid bone
　第一中手指節関節掌側面で尺側に位置する種子骨で手根骨（リストボーン，wrist bone）のX線写真*によって撮影を行う．この拇指尺側種子骨の出現時期と身長の思春期性スパートの発現時期はほぼ一致しており，ビヨルク（Björk）は，全身的な成長のスパートより約1年早く出現するとし，黒田は一般的に男子で約半年前，女子で約1年前に種子骨の石灰化が開始されるとしている．基準平均値と比較検討して症例の骨年齢*を知り，下顎骨が長管骨と同等の発育をするといわれているので，下顎骨の形成状態と今後の発育量が予測することができる．⇨X線検査，骨年齢，思春期性成長

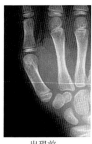

出現前．　　　出現後．

拇指尺側種子骨（Sesamoid bone）の出現時期（黒田らによる）

|  |  | 拇指尺側種子骨 | 最大思春期性成長 |
|---|---|---|---|
| 男子 | 平均 | 12歳3か月 | 12歳10か月 |
|  | 最小 | 10歳8か月 | 10歳8か月 |
|  | 最大 | 14歳2か月 | 14歳2か月 |
| 女子 | 平均 | 10歳1か月 | 11歳0か月 |
|  | 最小 | 8歳3か月 | 9歳3か月 |
|  | 最大 | 12歳2か月 | 13歳2か月 |

男子：全身的スパートより約半年早く発現．
女子：全身的スパートより約1年早く発現．

**補助弾線**　auxiliary spring
　主に舌側弧線装置*や唇側弧線装置を構成する付加的な線で歯に持続的な矯正力を作用させるために用いられる．弾線は通常0.4〜0.5mm線を用い主線に鑞着した後に屈曲調整する．屈曲する形態により単式弾線，複式弾線，指様弾線，連続弾線に分類される．
【分類】
1）単式弾線（simple spring）：主に歯の唇側移動を目的に使用される．非常に単純な構造であるため，力を加える方向が限定されたり，力の強さの調整が難しいという短所を有する．さらに歯の移動量が大きいときには歯が主線を離れ，弾線の遊離端が歯頸部に接触せず，舌面傾斜に沿って歯冠の切端方向に移動してしまうことが多いので注意を要する．
2）複式弾線（double spring）：弾線の遊離端がループ状に二重に屈曲されているもので，主に前歯部の唇側移動や小臼歯の頰側移動を目的に使用される．単式弾線と異なり弾線を長くすることで力のモーメントが長くなり長期間持続的な力を得ることが可能となる長所を有する．さらに力の調整を容易に行うことができ，折り返した線の部分の歯頸部への適合度を調整することによって，ある程度の矯正力の方向をコントロールできる．

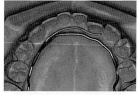

単式弾線．

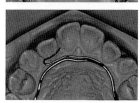

複式弾線．

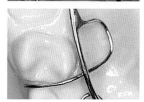

指様弾線．

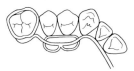

連続弾線．

3）指様弾線（finger spring）：弾線を主線に対して直角に鑞着し粘膜に沿い指のような形状を描きながら主線の下を通り，非移動歯の隣接面歯頸部に屈曲適合される．主に前歯，小臼歯の近遠心方向への移動を目的に使用されるものである．

4）連続弾線（continuous spring, looped spring）：弾線の両断端とも主線に鑞着される．主に小臼歯の頰側移動を目的に使用される．弾線の両端が主線に鑞着されるため，力のモーメントは小さくなり，逆に弾性が強くなる．そのため通常0.4mmの矯正用線が用いられるが，矯正力が強く力の調整が難しい．かつては中切歯の対称捻転の矯正には，両側にループを作って，モーメントを大きくし，弾線が歯に接触する側の反対側を結紮して用いられた．

## ポステリアディスクレパンシー
posterior discrepancy

　ポステリアディスクレパンシーとは6～6までの永久歯の排列に直接関係するのがアーチレングスディスクレパンシーであり，これに対して後方歯群の萌出スペースの不足を表現する語句がポステリアディスクレパンシーである．これは1970年代から概念的には主張されていたが，当時は小臼歯抜歯矯正治療が全盛期で，注目されなかった．

　1990年代後半より非抜歯矯正治療に焦点があたり始め，患者のアンチエイジングの観点（患者の持つ矯正学的インナービューテイ*をそれ以上老化させないために）から，早期非抜歯矯正治療により第一大臼歯の遠心傾斜・移動を行い排列させるようになった．その場合，当然しわ寄せが後方歯群のスペース不足として生じ，その一部は成長発育により解消されるが，大部分はポステリアディスクレパンシーの増加として，第二大臼歯の萌出遅延，埋伏，異所性萌出などを生じることになる．

　このポステリアディスクレパンシーに対しては側方歯群はもとより後方歯群のIERや歯列・顎の側方拡大などによって，その解消をはかることが大切である．⇨IER，IERを利用した非抜歯矯正治療，第二大臼歯のコントロール，アーチレングスディスクレパンシー，クワドダイアグノーシスシステム（QDS），ストリッピング法，ディスキング法，上顎前突過蓋咬合の早期非抜歯矯正治療で利用されるメカニズム

## ポステリオバイトブロック
posterior bite block〔臼歯部用バイトブロック〕

　成長期にある骨格性開咬症例において，ハイプルチンキャップ*による治療効果を高めるために用いる装置である．主に上顎に適応する場合が多い．
【適応症】骨格性開咬症例である．
【構造】臼歯の咬合面部をレジンで覆い，対合歯と1～2mmの間隙ができるように接触させる．臼歯部を覆ったレジンはクラスプで維持され，左右をワイヤーやレジンなどで連結される．
【効果・作用機序】骨格開咬症例でとくに下顎前突傾向がある場合，ハイプルチンキャップは下顎骨の後方回転を防止し，臼歯の圧下により上方回転が期待できる．また下顎骨の後方への力の成分もあり，これは下顎骨の前方への成長抑制に有効である．さらに，このハイプルチンキャップに本装置を併用すると，臼歯部を覆ったレジンを支点に上記の作用効果が助長され，治療効果を高める．
⇨オトガイ帽装置

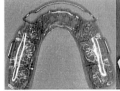 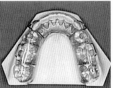

**ボタン付きピンセット** ＝矯正用ピンセット

## ボックスタイプエラスティック
box type elastics ⇨四角ゴム

## ボックスループ　box loop
　マルチブラケット装置による治療においてアーチワイヤーに付与されるループの形態の1つで，四角形でボックス状であることからこの名称でよばれている．マルチブラケット法における初期のレベリングの段階ではいろいろな形態のループがアーチワイヤーに屈曲されるが，シングルブラケットが使用されている場合には，アーチワイ

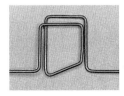 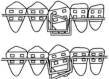

ヤーのブラケットのスロットと接触する面が小さいために，歯が著しく傾斜している場合などは整直するのが困難である．ボックスループは，このような状態の整直に有効なループである．
⇨アップライティング

## ポッセルトフィギャー　Posselt figure
ポッセルト（Posselt, 1962）は咬合運動における下顎の運動を下顎切歯（点）の動きとして左側からの可動範囲を図示した（P. 313の下図参照）．上下的には咬頭嵌合位から最大開口位，前後的には最前方位から最後方位および習慣性運動路などを示している．これはその形からポッセルトフィギャー（Posselt figure）またはスウェーデンバナナ（Swedish banana）とよばれている．　⇨咬合

## 保定　retention
矯正治療によって位置異常の歯ならびに顎を移動させた後，その全周囲組織が新しい条件に適応するように，構造的および機能的変化が終了するまで目的とする位置に歯あるいは顎を保持しておくことをいう．保定は矯正治療のうちの最も大切な最終処置で，動的治療を第一の治療（primary treatment）というのに対して，第二の治療（secondary treatment）といわれている（McCoy）．この保定の成否が矯正治療の成否をも決定するといえる．保定は，一般的に自然的保定，器械的保定（永久保定を含む）とに大別される．自然的保定とは，矯正治療により歯ならびに顎を移動させた後の新しい咬合状態を自然の力，すなわち筋の回復力，咬合関係，歯周組織をもって保持することである．器械的保定とは，自然的保定の条件が不十分である場合，それが充足されるまで器械的装置により保定を行うことをいい，この目的で使用するものが保定装置*である．また，永久保定*とは連続舌面ピンインレー，Bond-A-Splint，ブリッジなどにより移動歯を永久に保定することをいう．保定の期間は患者の年齢，不正咬合の種類，不正咬合の原因，動的治療の期間などによって一律に決定することは困難であるが，通常1～2年は必要であるとされている．移動された歯ならびに顎と，これに加わるすべての力との機能的調和が得られるまで保定を行うべきである．そして，この機能的調和が得られたときが理論的には保定装置を除去する時期ということになる．しかし，保定装置そのものの使用はあくまでも患者の自己管理で行うものであり，したがって保定期間中の患者の自己責任はきわめて大きく，患者の自己管理が適切でなかった場合には，いわゆる再発の危険性が大となる．
⇨可撤式保定装置，固定式保定装置，ボンダスプリント

## 保定装置　retaining appliance
動的治療終了時には，ほとんどの症例において程度の差こそあれ器械的保定を行ってから自然的保定に移行する．この器械的保定に使用する装置の総称である．保定装置としての所用条件は以下のとおりである．
1）個々の歯の生理的運動を可及的に阻害しないこと．
2）成長期の顎骨にあっては，その成長発育を妨げないこと．
3）口腔の機能，すなわち発音，咀嚼などを妨げないこと．
4）口腔内を清潔に維持できること．
5）審美性に優れていること．
6）作製が容易であり，かつ強度を有すること．
7）可撤式の保定装置は，調節および着脱が容易であること．

保定装置は可撤式保定装置*と固定式保定装置*に大別される．可撤式保定装置にはホーレータイプリテーナー*，トゥースポジショナー*，アクチバトール*，オトガイ帽装置*などがあげられる．また固定式保定装置のうち，一時的あるいは長期に使用されるものとして，犬歯-犬歯間保定装置，Bond-A-Splint，バンドおよびスパーによる保定装置が，永久保定*として連続インレー，連続舌面ピンレッジなどがあげられる．
⇨保定

## ポリオン（頭部X線規格側貌写真の）
porion〔Po〕
頭部X線規格側貌写真上の計測点*の1つで，イヤーロッド（ear-rod）陰影像の最上縁点である．イヤーロッドの挿入状態によりポリオンが外耳道と一致しない場合があるので設定には注意が必要である．すなわち，イヤー

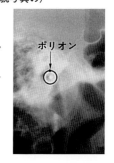

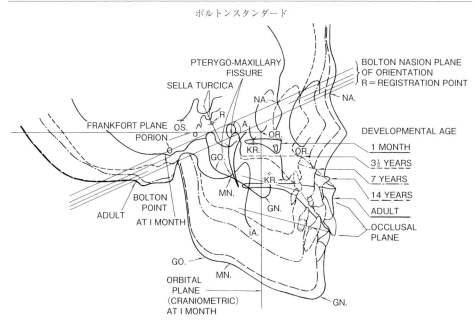

(Broadbent, B.H. : Ontogenic Development of Occlusion. Angle Orthodontist. 1941 : 11 : 223-241. より引用).

ロッド陰影が外耳道より著しく変位し、脳頭蓋底より下方にある場合には骨性ポリオンをポリオンとし、上方にある場合にはイヤーロッド陰影をポリオンとする。なお通常Poと略記する。

**ポリゴン(図)表** polygons〔標準偏差図表〕

ヘルマン(Hellman)が、生体計測値の図示的評価法として生物の正常変異の概念を導入し、考案した標準偏差図表をポリゴン(図)表という。それぞれの計測項目について、ある母集団から得た計測平均値を中央部の垂直線で示し、その両側に平均値の1SDの値を、垂直線に向かって右側を(+)、左側を(−)として記入し、各点を結んで作成する。模型分析、頭部X線規格写真分析値の評価に用いられ、各項目の分析値のうち正常とみなされる変異は、このポリゴン、つまり多角形の中に含まれる。

| CASE NO. | | ♂ ♀ PATIENT | |
|---|---|---|---|
| | Mean | S.D. | Before After |
| SNA | 82.08 | 2.66 | |
| SNB | 78.55 | 2.75 | |
| ANB | 3.53 | 2.35 | |
| NP to SN | 79.47 | 3.58 | |
| FMA | 30.23 | 5.51 | |
| Mand.p. to SN | 34.84 | 4.74 | |
| Y Axis to SN | 71.29 | 2.99 | |
| Occ.p. to SN | 17.29 | 3.37 | |
| Gonial angle | 121.72 | 4.45 | |
| UI to LI | 125.81 | 4.94 | |
| UI to SN | 103.67 | 5.99 | |
| UI to AP | 27.81 | 4.18 | |
| LI to mand.p. | 95.56 | 4.48 | |
| LI to SN | 49.56 | 5.48 | |
| ● UI to AP (m.m.) | 7.99 | 2.15 | |
| ● LI to AP (m.m.) | 4.87 | 1.93 | |

太字…骨格型分析項目／無印…咬合型分析項目／●……距離的計測項目を(計測値−平均値)×2mmでポリゴン(図)表上にプロットする。

## ホリゾンタル(ヘリカル)ループ　horizontal (helical) loop〔Lループ，ブーツループ，トゥループ〕

ホリゾンタルループは，バーティカルループと同様によく使用されるループで形状からLループ，ブーツループ，トゥループともよばれる．このループは，単独で使用される場合と組み合わせで使用される場合とがある．単独の場合は歯の挺出，圧下，傾斜移動などの矯正に使用され，組み合わせの場合は，レベリングなどの段階でよく用いられる．またこのループを小さく屈曲し，インターマキシラリーフックとして使用するものもある．ヘリックス(helix)の加わったホリゾンタル(ヘリカル)ループは矯正力を緩和し，持続的に矯正力を作用させる．

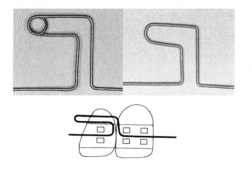

## ボルトンスタンダード　Bolton standard

クリーブランド住民のうち0～18歳の1,700人を対象に，3～6か月ごとに5年間以上撮影された頭部X線規格写真より得られたデータから健康な子供の顔と歯の成長発育段階の標準値を示したチャートである．1941年にウエスタンリザーブ大学のボルトン研究機関の研究結果としてブロードベント(Broadbent, B.H.)により発表された(前頁の図参照)．⇨ブロードベント法〔頭部X線規格側貌写真の重ね合わせの〕

## ボルトンの歯冠近遠心幅径調和の分析
Bolton's strips tooth-size analysis

ボルトン(Bolton, W.A., 1937)の歯幅分析は，上下顎全体の歯の歯冠幅径の比率(オーバーオールレシオ*)と上下顎前歯部の歯冠幅径の比率(アンテリオールレシオ*)からなる．試料は良好な咬合を有する55症例の石膏模型を用いた．オーバーオールレシオ(%)は，下顎12歯の歯冠近遠心幅径の総和(mm)と上顎12歯の歯冠近遠心幅径の総和(mm)の比率で，その値は91.3±1.91であった．アンテリオールレシオ(%)は，下顎6歯の歯冠近遠心幅径の総和(mm)と上顎6歯の歯冠近遠心幅径の総和(mm)の比率で，77.2±1.65であった．日本人では，松本らがアンテリオールレシオは78.3±2.01，螺良がアンテリオールレシオは78.09±2.19，オーバーオールレシオは91.37±2.10であると報告した．また，本橋らは螺良の成績からアンテリオールレシオとオーバーオールレシオの分析表を作成し，臨床に応用している．
⇨トゥースサイズレシオ

## ボルトン平面　Bolton plane

頭部X線規格側貌写真の基準平面の1つである．後頭骨外側の左右の後頭顆後縁の最高位点であるボルトン(Bo)と鼻骨前頭縫合の最前縁点であるナジオン(Na)を結ぶ平面である．ブロードベント(Broadbent, B.H.)は顔面頭蓋の成長研究を行う際，頭部X線規格側貌写真をR点(Sからボルトン平面への垂線がボルトン平面と交わる点；レジスターポイント)を基準にして重ね合わせ，ボルトン平面に平行に写真を回転させて評価を行った．

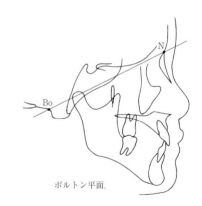

ボルトン平面．

## ボルトンポイント　Bolton point〔Bo〕

頭部X線規格側貌写真上の計測点*の1つで，後頭顆後縁の最上点が下後頭孔縁と交わる点である．この点は左右に存在し，乳様突起の緻密骨が重なり判別しにくいことが多い．この点とナジオンを結んだ線はボルトン平面*という．なお通常Boと略記する．

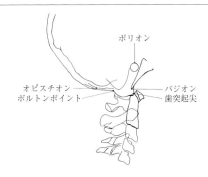

### ボンウィルホーレーグラフ
Bonwill-Hawley graph

エッジワイズ法における基本的ワイヤーベンディングの1つで，ファーストオーダーベンドを屈曲したアイデアルアーチホームを作る方法である．この方法はグラフ上で上顎のアイデアルアーチを屈曲し，それに下顎のアイデアルアーチを調和させ，上下顎のアイデアルアーチを完成させる方法である．
⇨アーチフォーメーションカード

### 本格的矯正治療　corrective orthodontics
⇨治療時期

### ボンダスプリント　Bond-A-sprint
⇨保定，固定式保定装置

### ボンディング剤
bonding material　=矯正用接着剤

### ボンディング法　bonding technique〔接着法〕

従来，矯正治療に使用されていた全帯環装置は，バンド作製に高度な技術と多大な労力が要求されたが，既製バンドが市販されるようになり，これらのバンド作製の負担はかなり軽減されたが，全帯環装置の調整にかなりの時間を要した．さらに歯にバンドをセメント合着することは，口腔衛生的あるいは審美的見地からも好ましくない．そこで，矯正治療の簡素化のために歯にブラケットなど各種矯正装置を直接接着させる接着法が考察された．これがボンディング法である．このボンディング法は，ブオーノコア(Buonocore, 1968)，ニューマン(Newman, 1964：世界初の市販の接着剤：1965)によって開発され，増原，三浦(1971)らによって1970年ごろからわが国においても一般化した．現在，ボンディング法は世界的に広く用いられ，矯正歯科治療上普遍的位置を確立したといえる．わが国においても臨床的に広く用いられており，歯に対するアタッチメントの接着はほとんどボンディング法が行われている．ボンディング法には，アタッチメントのポジショニングを模型上で調整後，間接的に歯に接着するインダイレクトボンディング法*と，直視下で直接歯に接着するダイレクトボンディング法*がある．マルチブラケットシステムが主として，ワイヤーの屈曲を最小限度とする現在の方式では，正しいブラケットポジショニングが成功の秘訣とされ，コンピュータを用いて正しいブラケットポジショニングでダイレクトボンディングを行うシステム(Ortho CAD bracket service)も市販されている．
⇨矯正用接着剤，ダイレクトボンディング

### ボンディングリムーバー
bonding bracket removing pliers

アタッチメントの撤去に用いられるプライヤーで，先端には歯とアタッチメントの間に食い込むような刃が両端に付いており，アタッチメントを挟み込むようにして接着されたアタッチメントを撤去することができる．

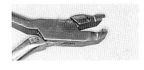

### ポンの指数　Pont's index

個々の歯を理想的に排列するために必要な歯列弓幅径を決定するものであり，ポン(Pont, 1909)によって考案された．これは上顎前歯4歯の歯冠近遠心幅径の総和と，それに対応するための理想的な上顎歯列弓幅径との関係を指数で表したものである．ポンによる正常咬合者の上顎前歯4歯の歯冠近遠心幅径の総和(S)と第一小臼歯間の歯列

正常咬合者のPont指数

| S | 4+4 | 6+6 |
|---|---|---|
| 20 | 25 | 31.94 |
| 22 | 27.5 | 34 |
| 23 | 28.75 | 35.94 |
| 25 | 31 | 39 |
| 27 | 33.5 | 42.5 |
| 29 | 36 | 45.3 |
| 30 | 37.5 | 46.87 |

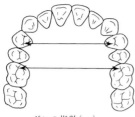

ボンの指数(↔).

弓幅径と第一大臼歯間の歯列弓幅径との間には相関関係があるとし，その指数はＳと第一小臼歯間幅径から計算された小臼歯間歯数が80，Ｓと第一大臼歯間幅径から計算された大臼歯間幅径が64であるとした．この指数を用いて算出された歯列弓幅径と症例とを比較することにより，歯列弓の狭窄や開大などの程度が検討される．⇨顎態模型

**埋伏過剰歯** impacted supernumerary tooth

　歯胚の過形成や分裂などによって正常の歯数より過剰に形成された歯のうち萌出スペースの不足のために未萌出で埋伏状態にあるものをいう．発現頻度の高い過剰歯は正中歯であり，上顎前歯の口蓋側正中付近に発生することが多く，形態は円錐形を示すことが多い．矯正学的問題点としては正中離開を含む上顎の歯列不正であろう．
【処置】通常抜歯であるが，過剰歯に隣接している永久歯の歯根を傷つけないよう隣在歯の歯根完成度と位置のX線診査を十分に行う必要がある．抜歯後のスペースクロージングは周囲の歯の萌出の影響を受ける．たとえば側切歯の萌出力が残っており，なおかつ側切歯の歯胚の位置が唇舌的異常のない場合，側切歯の萌出に伴いスペースクロージングは自然に行われる．しかし，側切歯の萌出が完了している，萌出部位が唇舌的に転位して萌出するような場合は，自然治癒は期待できず，矯正治療が必要となる．

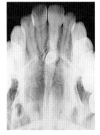
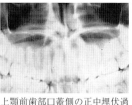

上顎前歯部口蓋側の正中埋伏過剰歯．

**埋伏犬歯の診断** diagnosis of impacted canine

　埋伏犬歯は主として上顎に生じやすく，埋伏上顎犬歯は唇舌的・近遠心的に厚く，歯根も長いので周囲の歯，とくに側切歯に対して歯根吸収の原因となる．また牽引誘導に際して周囲の歯根を吸収させやすい．

　診断治療方針の樹立に際しては，CBCT画像による詳細な診断が必須である．埋伏犬歯に関するCBCT画像は正面観，頬側面観，舌側面観のみではなく，斜め側方観，頭頂方向観（rostral view），尾部方向観（caudal view）を加えて6方向からの診断を行わないと正確な治療方針の決定はできない（下図参照）．

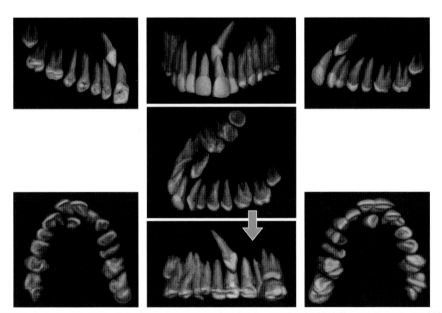

別方向（Rostral : Caudal : 尾部，Oblique）を加えてCBCT画像で診ると，側切歯の根吸収を伴っているのがわかる（↓）．

### 埋伏歯　impacted tooth

萌出時期が経過しても歯冠の全部あるいは一部が萌出せずに，口腔粘膜下または顎骨内にとどまる歯をいう．1歯または数歯が埋伏しているものと，多数歯が埋伏しているものがあり，また歯冠の全部が埋伏している完全埋伏と歯冠の一部が露出している不完全埋伏とがある．乳歯よりも永久歯に発現頻度が高い．乳歯では乳臼歯，乳犬歯，乳切歯の順に，永久歯では下顎智歯，上顎智歯，前歯，小臼歯の順に多い．永久歯の前歯部の頻度として，バーデン(Baden)は，上顎犬歯，下顎犬歯，上顎中切歯，上顎側切歯，下顎切歯の順に，また藤岡らは上顎中切歯，上顎犬歯，下顎犬歯，上下顎側切歯の順に好発すると報告している．埋伏歯の原因としては不明の場合が多いが，一般的には次のようなものが考えられる．

【原因】全身的原因としては，くる病，ダウン症候群，クレチン病，鎖骨頭蓋異常症，小児性粘液水腫，結核，先天性梅毒，内分泌機能異常，外胚葉異形成症などがある．局所的原因としては，乳歯の晩期残存，早期喪失，骨性癒着，歯槽骨の肥厚，口腔粘膜の肥厚，隣接歯の位置異常，形態異常，歯牙腫，慢性骨髄炎，濾胞性歯嚢胞などがある．

【処置】矯正治療上，埋伏歯を持つ不正咬合であるからといって，特殊な見方をする必要はなく，全体的，総合的にその不正咬合の診断を行う．とくにアーチレングスディスクレパンシーの計測を十分に行い，次に埋伏歯をどのように処置していくかを決定することが重要である．歯根が形成されても埋伏または萌出遅延しているときは，矯正学的に牽引誘導も考えなければならない．重要なことは本来埋伏歯はhandicapped teethであることが多く埋伏歯の牽引誘導をするべきかどうかは十分に考慮する必要がある．

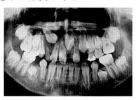

### 埋伏歯の治療(牽引)
treatment(traction) of impacted tooth

矯正治療上，一般的に埋伏歯が存在する不正咬合であっても特殊な診断をする必要はなく，全体的，総合的にその不正咬合の診断を行い，アーチレングスディスクレパンシーの分析により埋伏歯*の処置を決定する．その結果，その埋伏歯が治療上必要であれば牽引を考え，抜歯しても問題のない場合，または形成不全や骨との癒着(アンキローシス)などにより牽引が不可能な場合には，他の小臼歯などとともに必要抜歯の対象とする．埋伏歯の牽引は，一般的に歯根が完成した永久歯咬合期に行われる．マルチブラケット装置や舌側弧線装置により牽引歯の萌出スペースを確保し，その後開窓術*を行う．開窓して露出した歯面にブラケットやリンガルボタンを接着し，矯正用エラスティックやアーチワイヤーにより牽引を開始する．牽引の際に，固定となるマルチブラケット装置のアーチワイヤーは，咬合平面のゆがみを防止するために，太く硬いワイヤーが使用される．亀田ら(1982)は，臨床的に牽引頻度の高い埋伏上顎中切歯について，歯冠軸をパラタル平面を基準として計測し，それらの角度から唇側群(168.00°～

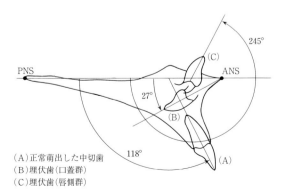

(A)正常萌出した中切歯
(B)埋伏歯(口蓋群)
(C)埋伏歯(唇側群)

図1　埋伏中切歯の歯冠軸の計測法(palatal planeを基準として)．

250.00°），正常群(105.00°〜134.00°）および口蓋側群(15.00°〜30.50°）に分類し，それらから埋伏が予測される範囲（萌出が予測される範囲の30.50°〜168.00°以外）を求め，正常に萌出するか，埋状歯となるか，埋状歯となるときには牽引誘導すべきかどうか，特に埋伏歯根未完成時にその彎曲を避けるために早めに牽引誘導することなどを考察し，治療に役立てている．⇨不正咬合の治療

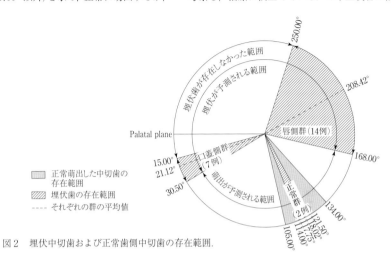

図2　埋伏中切歯および正常歯側中切歯の存在範囲．

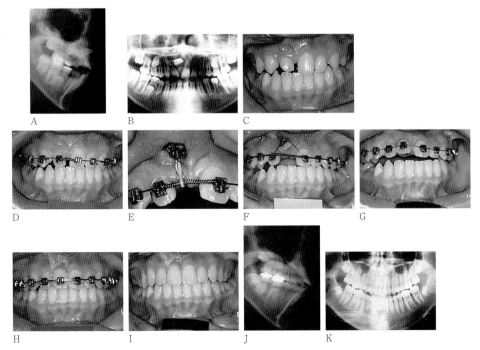

図3　症例1．1⌋の埋伏歯の牽引．

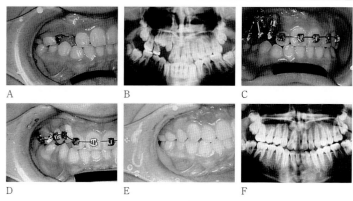

図4 症例2. 5 4 3|の埋伏歯の牽引.

## 埋伏歯の部分骨性癒着の診断
diagnosis of partial ankylosed impacted tooth

　埋伏歯の牽引誘導に際して，デンタルX線写真，オクルーザルX線写真やパノラマX線写真からでは，矯正治療により牽引誘導可能にみえるが，実際，牽引誘導してみると少しも動かず，かえってその部位が固定源となり，周囲の歯が圧下され開口状態を示すことがよくある．

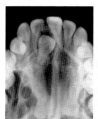

【CTスキャナーでの診断】
スキャニングの位置を決めるために，パントモX線写真や咬合型X線写真などを撮影しておく．
約1mm間隔でスキャニングしていき，歯根膜空隙のなくなる部分が出現してくれば，部分的癒着となる．

図1　埋伏歯の骨性癒着をCTで初めて診断した例（亀田，1981）．

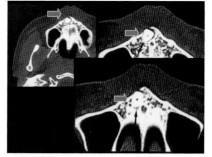

図2　部分癒着しているのがわかった（牽引不可能と診断した）．

　このような場合CTで再診断してみると，どこかで歯根が骨性癒着していることがある（図1，2）．埋伏歯の正確な診断のためにはCT画像（とくに3D画像）による診断をもって牽引誘導の可否，さらに埋伏犬歯については，周囲の歯根に吸収などのトラブルが引き起こされずに牽引誘導できる方法を判断することは重要なツールである．

## 埋伏智歯
impacted wisdom tooth, impacted third molar

　萌出しないで口腔粘膜下または顎骨内にある萌出異常の第三大臼歯．埋伏歯の中では下顎智歯がもっとも多い．歯胚が下顎角近くに形成され，下顎骨の発達が不良だと萌出部位がとれず歯が完全に顎骨内にある完全埋伏，または歯冠の一部を口腔に露出している不完全埋伏となる．下顎智歯は近心傾斜や水平位をとりやすく，上顎では垂直位や遠心傾斜をとる．また歯冠周囲炎から蜂巣織炎，顎骨炎などを起こすことから骨削除あるいは歯の分割などによる抜歯を行う．矯正治療では後戻り（再発）に対する第三大臼歯の影響については多くの論議があり，保定後の咬合の安定に及ぼす影響について明確な評価は定まっていないが，予防的な意味で抜歯することが多い．

## マインの保隙装置　space maintainer by Mayne

　マイン（Mayne, W.R.）は保隙と同時に空隙獲得もできるような非咬合型の保隙装置*を設計した．第一大臼歯に，矯正用バンドか金属冠のどち

らかを装着し，それから0.036″のアームを近心に延長する．第一乳臼歯が喪失すると，このアームを曲げて萌出中の第一小臼歯に接触させ，適当な空隙を作るために，近心に第一小臼歯を誘導する．またこのアームを微調整して，萌出中の第二小臼歯を舌側または遠心に移動することもできる．

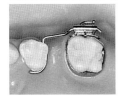 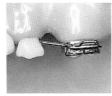

## マウスガード　mouth guard
　格闘技など対戦者と接触する機会の多いスポーツを行う際に，歯を覆い保護するために使用される熱可塑性材料で作製された可撤式装置．
⇨オーラルスクリーン，口腔前庭スクリーン

## マウススクリーン　mouth screen, oral screen
　口唇の位置を改善し，オーバージェットの減少のために口腔前庭に装着される軟性レジンやシリコーンゴムなどで作製された可撤式装置．舌前突癖や咬舌癖のある患者においては，タングクリブと併用されることがある．

## 膜性骨化　＝軟骨外骨化

## 膜内性骨化
membrane ossification　＝骨膜性骨化

## マッコイ(閉口)印象(法)
McCoy's closed-mouth impression
　1回の印象で上下顎の前歯部の咬合(関係)を記録するために用いる印象採得法．印象材を特殊なトレーに盛り，咬合させて唇側および頬尾側から前歯部側方歯群の印象を採得する．唇顎口蓋裂，開咬，重度の上顎前突，下顎前歯の動揺を持つ反対咬合で，通常の模型では咬合状態の記録が困難な場合に，治療中の前歯部関係の記録などに用いられる．

## 末端肥大症　acromegaly
〔肢端肥大症，先端肥大症，アクロメガリー〕
　末端肥大症とは骨端線閉鎖後の成人期以降に成長ホルモンの過剰分泌が生じ，骨格，結合組織，筋肉，内臓などが異常に発育する疾患である．
【原因】下垂体腫瘍による成長ホルモンの過剰分泌による．このホルモンの過剰分泌には視床下部の成長ホルモンの放出因子と抑制因子が関与している可能性がある．
【症状】手足の容積の増大，下顎前突症，巨大舌，視力障害，性機能低下などを主症状とする．
【合併症】高血圧，糖尿病，甲状腺腫などを合併することがある．
【診断】成長ホルモン過剰分泌(10ng/ml以上)とCTスキャンなどによる下垂体腫瘍の証明によって診断される．近年，マイクロアデノーマの時点で発見されることも多く，外科手術(Hardyの手術)の発達もあり，治療効果が上がっている．末端肥大症に伴う下顎前突症には，それに準じた矯正治療または下顎前突症の外科的矯正術が行われる．
⇨成長ホルモン過剰症

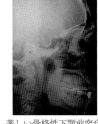

著しい骨格性下顎前突症．

## マルチブラケット法　multibracket method
　マルチブラケット装置を用いて行う矯正治療法をいう．マルチブラケット装置とは，多数歯にブラケットおよびバッカルチューブを装着し，アーチワイヤーの弾性やゴムなどの付加物の力を利用して三次元的な歯の移動を行う装置の総称で，ブラケットやバッカルチューブを直接歯に接着して用いる．また，ブラケットやバッカルチューブを溶接したバンドをセメントにて合着して用いるものは全帯環装置とよばれる．歴史的には，アングル(Angle, E.H.)が1899〜1907年に歯弓拡大線装置，1912年に釘管装置，1916年に紐状装置(現在のベッグブラケットの原型)を発表し，1928〜1929年に新紐状装置(現在のエッジワイズ装置の原型)として完成させたことに始まる．その後，ツイード(Tweed, C.H.)，ブル(Bull, H.L.)，ベッグ(Begg, P.R.)らが抜歯論を立証したことにより本治療法の適応症は飛躍的に拡大した．
　本法の長所は，歯軸の三次元的なコントロールが可能，精密な咬頭嵌合が得られる，治療期間が短い，永久歯列期の症例に効果を発揮するなどがあるが，外観上審美性に劣る，口腔清掃が行いにくい，治療に熟練が必要である，混合歯列期に治

療を行えない症例もあるなどの短所もある．本法の代表的なものには，横長のブラケットを用いて主に歯体移動を行うツイード法をはじめとするエッジワイズ法*や，縦長のブラケットを用いて弱い力により主に傾斜移動を行うベッグ法*，さらにエッジワイズ法とベッグ法の特徴を調和させたジャラバック法*やKBテクニック*，KBTマルチブラケットシステム*，ティップエッジブラケット*，などがある．また，ブラケットスロットに三次元的な傾斜をつけたストレートワイヤー法などが発表され，ワイヤーベンディングの必要性が少なくなった．さらに，セラミック（アルミナポーセレン，ジルコニア）やグラスファイバーを用いた透明または白色の各種審美ブラケットやリンガルブラケット装置が開発され，審美的に優れた装置が使用できるようになっている．1990年代に入り形状記憶合金を用いた既製のワイヤー（Ni-Tiワイヤー）が主流を占めることにより，ワイヤー屈曲がほとんど行われなくなり，現在ではマルチブラケット法は，従来からの主としてワイヤーを屈曲することで歯を移動する方法（1980年代までの）と，ワイヤーの屈曲はほとんど行わず，ワイヤーをレールとして歯を移動させて歯牙移動する，いわゆるスライディングメカニックス応用のマルチブラケット法（1990年以降の主流）とがある．

### マンディブラーキネジオグラフ
mandibular kinesiograph〔MKG〕

　ジャンケルソン（Jankelson, B.）により1969年に開発され，Myotronics社から1975年に発売された非接触型下顎運動描記装置である．この装置の原理は，下顎中切歯の歯頸部に取り付けた磁石の下顎運動に伴う磁場の変化を頭部に固定したセンサーにより捉え，下顎の運動をブラウン管上に描記するものである．

## み

**三日月様顔貌** dished-in face, concaved face
〔ディッシュトインフェイス〕

骨格性下顎前突患者にみられる特有な側貌で，主に中顔面部の劣成長と下顎の過成長によって起こる．⇨凹型（顔面のタイプの），下顎前突

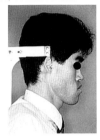

**ミッドポイント** midpoint

左右側中切歯隣接面正中線上の舌側歯間乳頭の最前部をいう．この点と左右側第一大臼歯の遠心面を結ぶ直線を設定し，正中線上で計測した距離が歯列弓の長径，すなわちコロナルアーチレングス（coronal arch length）である．
⇨歯列弓の分析（計測）

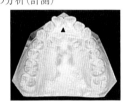

**みにくいあひるの子の時期** ugly duckling stage
〔アグリダックリングステージ〕

上顎前歯の萌出過程では，両側中切歯の正中離開や歯軸の遠心傾斜，側切歯の遠心傾斜や捻転がみられることがある．しかしこの空隙は側切歯や犬歯の萌出により閉鎖され，それと同時に中切歯や側切歯の歯軸も正しくなる．このように歯列の発育過程にみられる一過性の空隙や傾斜のある時期のことをブロードベント（Broadbent）は，「みにくいあひるの子の時期（ugly duckling stage）」とよんでいる．したがって，みにくいあひるの子の時期の正中離開や歯軸の傾斜に対しては矯正治療を行う必要はない．⇨混合歯列期

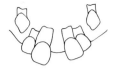 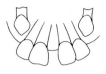

正常な歯列の発育過程にみられる切歯の交換．Broadbentは，「みにくいあひるの子の時期」とよんでいる．

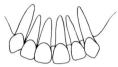

**ミニスプリング** mini spring

アップライティングスプリング*の1種で，傾斜した歯の整直に用いられている．.010″，.012″のライトワイヤーで作られており左右側用がある．ミニスプリングによる歯のアップライティングはメインワイヤーをTピンで（セラミックブラケットのときはlock pinで）ロックした後，ワイヤーより舌側のスロット（slot）に歯頸側より挿入し，脚を屈曲してフックをメインワイヤーにアクティブにかけて行う．したがって，入れたままにしておいても約5°のオーバーアップライティングの状態のままという長所がある．一般的には歯のアップライティング終了後，パッシブにミニスプリングを装着してオーバーアップライティングの状態の保持を行う．

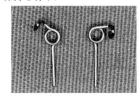

**ミニトーチ** mini torch

液化プロパンガスまたは液化ブタンガスを燃料とする小型のガスバーナーである．ワックスの作業や鑞着に用いられる．燃焼温度は1,200〜1,300℃程度で1,700℃になるものもある．同様な鑞着器具としてグリュンバーグのブローパイプ*がある．

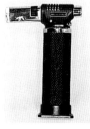

**ミューテクニック** MEAW technique = MEAW

**ミルウォーキーブレイス**　Milwaukee brace

　特発性脊椎側彎症の治療に用いられる整形外科装具である．側彎した脊椎を引き伸ばすために，腰部，後頭部，下顎下縁を支えにしている．とくにチンパッドを介して強力な荷重が下顎下縁に加わることにより，顎顔面頭蓋に次のような障害を引き起こす．かつてはこの装置を下顎前突の矯正装置として使用しようとする試みもあった．

1）上顎骨：口蓋平面の上方傾斜，口蓋高径の減少，A点の成長方向の変化

2）下顎骨：下顎角の減少，下顔面高の減少，オトガイ部の成長方向の変化

3）歯列弓：臼歯の圧下による過蓋咬合，前歯の唇側傾斜

　これらの障害を防ぐために，最近ではチンパッド部分が下顎下縁に直接あたらないように改良された．

# む

**無顎症** agnathia, agnathie

　無顎症は先天的に顎の全部または一部が欠損する稀な疾患である．下顎骨の欠如は第一鰓弓症候群(first branchial arch syndrome)とよばれる．部分的な下顎の欠如は半顎症(hemignathia, hemignathie)といわれ，下顎枝の欠如，関節突起の無形成，オトガイ部の無形成などが報告されている．これらは耳介の異常や大口症を伴うことが多く，下顎顔面骨形成不全症(mandibulofacial dysostosis)に包括されるトリチャー・コリンズ症候群(Treacher-Collins syndrome)，フランチェッティ症候群(Franceschetti syndrome)，両側性顔面形成不全(bilateral facial agenesis)，半小口症(hemifacial microstomia)，眼耳脊椎形成異常(oculoauriculovertebral dysplasia)などの症候群の症状の1つとして現れる．
【症状】①顔面の非対称性，②咬合異常などがみられ，とくに骨の欠如している顔面部はくぼんでいる．
【治療】欠如している部分の骨移植などを行って形成外科的処理が行われる．また，一側の関節突起の欠如の場合，ほかの健康側の関節突起が無抑制的な成長をすることが稀にあり，健康側の関節突起の切除が良いという報告もある．

**無根歯** rootless teeth ＝象牙質異形成症

**無歯期** predental period

　出生から第一生歯の萌出をみるまでの6～8か月をいう．出生時の下顎は未発達で上顎に対して遠心に位置する．また上下顎の歯槽堤は口唇を閉じた状態でも接触せず，顎間空隙(intermaxillary space)が存在する．そして，この時期には幼児型嚥下を行う特徴がある．幼児型嚥下は離開した上下顎歯槽堤の間に舌を位置させた状態で行う．この嚥下運動は前歯の萌出に伴い成熟型嚥下に移行する．成熟型嚥下は歯が接触するのが特徴的であり舌尖歯部は口蓋の上顎切歯部の上後方に位置する．

**無歯症** anodontia
〔全部性無歯症，完全無歯症，欠歯症〕

　無歯症は，歯胚の欠如による歯のまったくない症状をいう．これには乳歯，永久歯とも全歯無形成の全部性(完全)無歯症(total anodontia)と，多数の乳歯，永久歯とも無形成の部分性無歯症(oligodontia, partial anodontia)があり，前者は欠歯症ともいう．
【成因】成因に関しては未だ定説はなく種々の見解がある．外胚葉性異形成症の1分症としての無歯症以外に，歯の欠如に関する遺伝的要因，内分泌腺障害，妊娠初期における母体の疾患と栄養障害＊などがあげられる．

**ムシャーンのバンドコンタリングプライヤー**
Mershon's band contouring pliers

　帯環形成鉗子の1種で，バンドの一部開大，または膨隆に用いられるプライヤーである．バンドコンタリングプライヤー＊の中ではビークが最も短くなっている．ビークが小さいため微調整に適している．

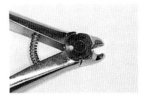

**無舌症** aglossia

　舌が形成されないきわめて稀な奇形である．嚥下運動不能による誤飲によって嚥下性肺炎を起こし，生後まもなく死亡することが多い．また本症は，無舌症，小舌症，小下顎症，歯の欠如，指足の欠如などを主徴候とする舌指形成不全症候群の一部症状として認められる．小下顎症などの患者には，極端な叢生が多くみられるが，これはバクシネーターメカニズムのバランスが崩れ，乱れたものである．

**無力性口唇** hypotonic lips, incompetent lips

　無力性口唇は上顎前突や下顎骨発育不全ないし後退の様相を示す不正咬合者によくみられ，常に，閉鎖不全の口裂から上顎切歯が露出している．この場合，しばしば上顎切歯部歯肉は乾燥状態にあり，角化傾向がみられる．また，強い舌前突型の異常嚥下の行動型を示す．ここでいう無力性とは

機能不全性，あるいは頼りない"incompetent"と称すべき口唇の状態を示している．グレーバー(Graber, 1972)によると，咬合状態の異常が指しゃぶり，舌前突癖，口呼吸などの外力によって生ずると，代償性の口顎系筋活動がその形態異常をより強めるようになってくる．そのうちオトガイ筋や頰筋などの代償性活動が進行し，上下の口唇は本来の括約筋活動を行わなくなり，上唇は緊張性と機能性を失った状態になる．その結果，上唇は収縮して短くみえるとしている．

【治療】不正咬合の形態的改善に加え，舌や口輪筋などの筋機能訓練が必要不可欠となる．

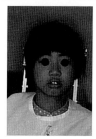

無力性口唇．

**メインアーチワイヤー** main arch wire ＝主線

**メジアルステップタイプ** mesial step type
⇨乳歯列期，ターミナルプレーン

**メジアルモラーオフセット** mesial molar offset
　マルチブラケット装置において，歯の再排列を行うためにアーチワイヤーに頬側方向の屈曲を与える必要がある．この屈曲をオフセットという．第一大臼歯が第二小臼歯よりも頬側に位置しているので，大臼歯の近心部に頬側方向へのオフセットを付与しなければならない．このオフセットをメジアルモラーオフセットという．また，一般的に単にモラーオフセットとよぶこともあり，小臼歯と大臼歯の近遠心裂溝を同一線上とするために大臼歯頬面から近遠心裂溝までの距離と，小臼歯近遠心裂溝から頬面までの距離との差を水平のオフセットとして第二小臼歯と第一大臼歯の間に付与する．一方，犬歯遠心部に小臼歯のブラケットの頬舌的厚さだけ水平的に付与したオフセットはプリモラーオフセットという．⇨オフセットベンド，アイデアルアーチ（フォーム）

**メタルインプラント法(頭部X線規格側貌写真の重ね合わせの)** metal implant method ⇨ビヨルク法（頭部X線規格側貌写真の重ね合わせの）

**メッケル軟骨** Meckel's cartilage 〔下顎軟骨〕
　哺乳類の発生初期において下顎の原基である軟骨であって，第一鰓弓の下顎突起中に発生し，下顎軟骨ともいう．メッケル軟骨は線維性の軟骨膜で覆われ，左右の下顎突起＊の癒合である正中線方向へ伸びている．左右のメッケル軟骨は正中線上で薄い間葉組織によって隔てられており，癒合することはない．胎生6週中にメッケル軟骨の外側で間葉の増殖が起こり，胎生7週にはこの間葉から軟骨外骨化が起こる．そして胎生10週までに下顎骨の原基がすべて軟骨外骨化によって形成される．メッケル軟骨は下等脊椎動物の下顎となるが，ヒトでは退化・消失し，下顎骨の形成には直接関係しない．しかし，この軟骨を取り巻く間葉組織の膜性骨化により下顎骨が形成される．

**メビウス症候群** Moebius syndrome
　この症候群に関しては，1868年にvon Graefeが先天性両側末梢顔面神経麻痺と報告している．その後，Moebiusが1882年に小児の脳神経麻痺症例を加えて，先天性両側顔面神経麻痺および両側性外転神経麻痺を伴った症例について報告し，それ以来，ほかの先天的奇形を含めてメビウス症候群といわれるようになった．
【成因】①神経原性説：脳幹部運動核の形成不全による．②筋原性説：筋組織の形成不全による．
【症状】先天的に両側の顔面筋を主として，他の脳神経の運動麻痺を伴っていることが多い．両側性末梢顔面神経麻痺（眼裂閉鎖不能，流涙，ベル現象，口裂閉鎖不全，流涎，仮面様顔貌，口笛不能，口唇音の構音障害など），両側外転神経麻痺がみられる．また，これらの麻痺によるう蝕や辺縁性歯周炎の発生率も高くなっている．顎骨形態については正常との報告から，小下顎症を呈するもの，下顎前突，巨頭症を示すものまであり，本症における顎骨形態の特徴は一定していない．
【治療】対症療法を主体として外科的再建術が行われており，特別な治療法はない．

**メントン（頭部X線規格側貌写真の）**
menton〔Me，オトガイ下点〕
　頭部X線規格側貌写真上における計測点＊の1つで，下顎結合部正中外形像の下端と下顎下縁像の最前端とが一致する点である．オトガイ下点とよばれることもある．なお通常Meと略記する．

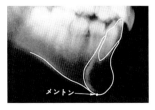

### モアレ縞解析　moiré topography

　モアレは仏語で"波形をつけた"の意味で，モアレ縞は2種類以上の紋様を重ねるときに生ずる新しい縞模様をいう．このモアレ縞を物体の形状測定に応用したのが等高線モアレ縞解析である．等高線モアレ縞計測装置は投影系と結像系から構成されている．まず基準格子を物体に投影し，物体上に格子像を形成する．さらにこの格子像を結像系のレンズに撮影すると，物体の形状に応じて変形を受けた変形格子像として結像系の基準格子上に結像される．この変形格子と基準との重なりによって物体形状を示す等高線モアレ縞が形成される．モアレ縞は被検体とともにカメラに撮影することによって画像として記録される．歯科矯正学の研究において，この解析法は歯や顎骨に矯正力を作用させたときの力の強さや分布の検討に用いられる．

### モイヤースの混合歯咬合の分析
Moyers' mixed dentition analysis

　混合歯列期では未萌出歯（主として犬歯，第一および第二小臼歯）を収容するのに十分な空隙が存在するか否かということが治療方針や予後を決定するうえでの1つの大きな基準となる．モイヤース（Moyers, 1969）は，一口腔内の各歯群間で歯冠近遠心幅径の総和が高い相関を示すという統計学的研究の結果に基づき，1つの歯群，たとえば下顎切歯群の歯冠近遠心幅径を計測することにより，他の歯群の歯の大きさをかなり高い精度で予測可能にする混合歯咬合の分析方法を発表した．これがモイヤースの混合歯咬合の分析である．口腔内において下顎4切歯群は比較的早く萌出し，また空隙についての諸問題の中心となることから，この下顎4切歯群の最大歯冠近遠心幅径を計測し，将来萌出する上顎あるいは下顎の側方歯群，すなわち犬歯，第一および第二小臼歯の幅径の総和を予測するのである．

1）方法
①キャリパスを用いて下顎4切歯のそれぞれの歯冠近遠心幅径を計測する．
②右側の中切歯と側切歯の歯冠近遠心幅径の総和と等しい数値に固定したキャリパスの一方の端を左右側中切歯間の歯槽上の正中におき，他方の端を歯列上に接触させて，その触れた部分を正確に印記する．左側についても同様の方法で印記を行う．この印記された2点間の距離が下顎4切歯の排列に必要な空隙量である．
③4切歯の排列後に側方歯群と大臼歯の咬合関係の調節に利用できる空隙を求めるため，②において歯列上に印記した点から第一大臼歯近心までの距離を計測する．
④側方歯群の歯冠近遠心幅径の総和をモイヤースの数表*より予測する．この数表は下顎4切歯の歯冠近遠心幅径の総和から上顎の側方歯群の歯冠近遠心幅径を予測するためのものと，下顎の側方歯群のそれを予測するためのものとが存在するので，予測しようとする側方歯群に適した表を使用する．モイヤースの数表において確率75%で予測された数値と③で計測した数値との差を求める．この数値が負の値であれば側方歯群が萌出する空隙が不足しているということを示す．
⑤4切歯の排列後に歯列弓内において利用できる空隙と，側方歯群の予測された大きさとの差を求める．この空隙は切歯群と側方歯群の排列後に歯列弓に残るもので，大臼歯の調節のために使用される．

2）長所
①誤差が小さく，その範囲が正確に知られている．
②術者の技能にかかわらず，高い信頼性を前提に行うことができる．
③特殊な器具を必要とせず，短時間で分析が可能である．
④模型上はもちろん，口腔内でも分析が行える．
⑤上下顎の歯列弓に用いることができる．

3）短所
①第一大臼歯より前方の部分に限局して分析を行っている．

　モイヤースの混合歯咬合の分析は臨床的な価値が高いものであるが，問題は第一大臼歯より前方の部分に限局して分析を行っている点であり，第二，および第三大臼歯の萌出を考慮するとき，第一大臼歯の後方の空隙（ポステリアディスクレパンシー*）の重要さも認識すべきである．

### モイヤースの数表　Moyers' probability chart
　モイヤースの混合歯咬合の分析*に用いる確率

## 下顎

| Σ21/12 = | 19.5 | 20.0 | 20.5 | 21.0 | 21.5 | 22.0 | 22.5 | 23.0 | 23.5 | 24.0 | 24.5 | 25.0 | 25.5 | 26.0 | 26.5 | 27.0 | 27.5 | 28.0 | 28.5 | 29.0 |
|---|---|---|---|---|---|---|---|---|---|---|---|---|---|---|---|---|---|---|---|---|
| 95% | 21.1 | 21.4 | 21.7 | 22.0 | 22.3 | 22.6 | 22.9 | 23.2 | 23.5 | 23.8 | 24.1 | 24.4 | 24.7 | 25.0 | 25.3 | 25.6 | 25.8 | 26.1 | 26.4 | 26.7 |
| 85% | 20.5 | 20.8 | 21.1 | 21.4 | 21.7 | 22.0 | 22.3 | 22.6 | 22.9 | 23.2 | 23.5 | 23.8 | 24.0 | 24.3 | 24.6 | 24.9 | 25.2 | 25.5 | 25.8 | 26.1 |
| 75% | 20.1 | 20.4 | 20.7 | 21.0 | 21.3 | 21.6 | 21.9 | 22.2 | 22.5 | 22.8 | 23.1 | 23.4 | 23.7 | 24.0 | 24.3 | 24.6 | 24.8 | 25.1 | 25.4 | 25.7 |
| 65% | 19.8 | 20.1 | 20.4 | 20.7 | 21.0 | 21.3 | 21.6 | 21.9 | 22.2 | 22.5 | 22.8 | 23.1 | 23.4 | 23.7 | 24.0 | 24.3 | 24.6 | 24.8 | 25.1 | 25.4 |
| 50% | 19.4 | 19.7 | 20.0 | 20.3 | 20.6 | 20.9 | 21.2 | 21.5 | 21.8 | 22.1 | 22.4 | 22.7 | 23.0 | 23.3 | 23.6 | 23.9 | 24.2 | 24.5 | 24.7 | 25.0 |
| 35% | 19.0 | 19.3 | 19.6 | 19.9 | 20.2 | 20.5 | 20.8 | 21.1 | 21.4 | 21.7 | 22.0 | 22.3 | 22.6 | 22.9 | 23.2 | 23.5 | 23.8 | 24.0 | 24.3 | 24.6 |
| 25% | 18.7 | 19.0 | 19.3 | 19.6 | 19.9 | 20.2 | 20.5 | 20.8 | 21.1 | 21.4 | 21.7 | 22.0 | 22.3 | 22.6 | 22.9 | 23.2 | 23.5 | 23.8 | 24.1 | 24.4 |
| 15% | 18.4 | 18.7 | 19.0 | 19.3 | 19.6 | 19.8 | 20.1 | 20.4 | 20.7 | 21.0 | 21.3 | 21.6 | 21.9 | 22.2 | 22.5 | 22.8 | 23.1 | 23.4 | 23.7 | 24.0 |
| 5% | 17.7 | 18.0 | 18.3 | 18.6 | 18.9 | 19.2 | 19.5 | 19.8 | 20.1 | 20.4 | 20.7 | 21.0 | 21.3 | 21.6 | 21.9 | 22.2 | 22.5 | 22.8 | 23.1 | 23.4 |

## 上顎

| Σ21/12 = | 19.5 | 20.0 | 20.5 | 21.0 | 21.5 | 22.0 | 22.5 | 23.0 | 23.5 | 24.0 | 24.5 | 25.0 | 25.5 | 26.0 | 26.5 | 27.0 | 27.5 | 28.0 | 28.5 | 29.0 |
|---|---|---|---|---|---|---|---|---|---|---|---|---|---|---|---|---|---|---|---|---|
| 95% | 21.6 | 21.8 | 22.1 | 22.4 | 22.7 | 22.9 | 23.2 | 23.5 | 23.8 | 24.0 | 24.3 | 24.6 | 24.9 | 25.1 | 25.4 | 25.7 | 26.0 | 26.2 | 26.5 | 26.7 |
| 85% | 21.0 | 21.3 | 21.0 | 21.8 | 22.1 | 22.4 | 22.6 | 22.9 | 23.2 | 23.5 | 23.7 | 24.0 | 24.3 | 24.6 | 24.8 | 25.1 | 25.4 | 25.7 | 25.9 | 26.2 |
| 75% | 20.6 | 20.9 | 21.2 | 21.5 | 21.8 | 22.0 | 22.3 | 22.6 | 22.9 | 23.1 | 23.4 | 23.7 | 24.0 | 24.2 | 24.5 | 24.8 | 25.0 | 25.3 | 25.6 | 25.9 |
| 65% | 20.4 | 20.6 | 20.9 | 21.2 | 21.5 | 21.8 | 22.0 | 22.3 | 22.6 | 22.8 | 23.1 | 23.4 | 23.7 | 24.0 | 24.2 | 24.5 | 24.8 | 25.1 | 25.3 | 25.6 |
| 50% | 20.0 | 20.3 | 20.6 | 20.8 | 21.1 | 21.4 | 21.7 | 22.0 | 22.2 | 22.5 | 22.8 | 23.1 | 23.3 | 23.6 | 23.9 | 24.1 | 24.4 | 24.7 | 25.0 | 25.3 |
| 35% | 19.6 | 19.9 | 20.2 | 20.5 | 20.8 | 21.0 | 21.3 | 21.6 | 21.9 | 22.1 | 22.4 | 22.7 | 23.0 | 23.2 | 23.5 | 23.8 | 24.1 | 24.3 | 24.6 | 24.9 |
| 25% | 19.4 | 19.7 | 19.9 | 20.2 | 20.5 | 20.8 | 21.0 | 21.3 | 21.6 | 21.9 | 22.1 | 22.4 | 22.7 | 23.0 | 23.3 | 23.5 | 23.8 | 24.1 | 24.3 | 24.6 |
| 15% | 19.0 | 19.3 | 19.6 | 19.9 | 20.1 | 20.4 | 20.7 | 21.0 | 21.3 | 21.5 | 21.8 | 22.1 | 22.4 | 22.6 | 22.9 | 23.2 | 23.4 | 23.7 | 24.0 | 24.3 |
| 5% | 18.5 | 18.7 | 19.0 | 19.3 | 19.6 | 19.9 | 20.2 | 20.4 | 20.7 | 21.0 | 21.3 | 21.5 | 21.8 | 22.1 | 22.4 | 22.6 | 22.9 | 23.2 | 23.4 | 23.7 |

表であり,使用が簡単であるために広く用いられている.まだ萌出していない側方歯群すなわち犬歯,第一および第二小臼歯の歯冠近遠心幅径の総和の近似値を,たとえば下顎4切歯を計測することによって求めることができ,しかも排列の予測を確率で見積もることができる.上下顎別の数表からなり,それぞれの表の最上段の数値が下顎の4切歯の近遠心幅径の和を示し,その下方の数値が側方歯群の空隙量で,それに対応した左端の数値が永久歯側方歯群の排列できる確率(%)の表示である.永久歯側方歯群の排列に必要な空隙量としては,臨床的には確率75%レベルの数値が利用されている. ⇨早期治療,ツーバイフォーシステム,混合歯列期における治療,咬合誘導

**模型計測法** plaster model analysis

模型計測法は模型分析法の1種で,診断ならびに治療方針の樹立を行ううえで必要不可欠な分析法である.一般的に,上下顎の矯正用の平行模型を用いて以下の項目について行われる.
1)歯冠近遠心幅径の計測*.
2)歯列弓の計測:①歯列弓幅径の計測,②歯列弓長径の計測.
3)歯槽基底弓の計測:①歯槽基底弓幅径の計測,②歯槽基底弓長径の計測.
4)トゥースサイズレシオの分析.
5)アーチレングスディスクレパンシーの計測.

**模型分析法** model analysis

患者の口腔の視診によって観察できなかった部分を口腔模型によって正確に再現することができる.この口腔模型を用いて診査あるいは分析(計測)を行う方法が模型分析法である.模型分析法は以下に示した「口腔模型の観察」と「模型計測法」とに大別される.通常,模型計測法は歯冠近遠心幅径の計測*と,歯列弓,歯槽基底弓の分析(計測)*,トゥースサイズレシオ*の分析法などがある.
【口腔模型の観察】
1)上下歯列弓の咬合関係(不正咬合の分類).
2)上下歯列弓と正中線の関係.
3)上下前歯部の咬合状態(オーバージェット,オーバーバイト)と側方歯群の近遠心的,頬舌的咬合関係.
4)上下歯列弓の形態と左右対称性.
5)歯列弓,歯槽基底弓の分析.
6)個々の歯の状態,近遠心幅径.
7)歯冠近遠心幅径の分析.
8)歯数,形態,咬耗,摩耗,歯の交代の様相.

9）口蓋の形態，深さ，各種小帯の付着状態．
10）その他（顎態模型の場合，①咬合平面と眼耳平面との関係，②咬合平面に対する歯軸の傾斜，③眼窩平面の通過様相）．

　これらの観察結果から，診断および治療方針を確立するのみならず，矯正治療による変化の比較検討を行うことができる．ゴッドリーブは矯正治療前後の模型を比較観察し，点数評価する方法（ゴッドリーブの評価法*）を考案した．

【模型計測法】
1）歯冠近遠心幅径の計測
2）歯列弓，歯槽基底弓の分析
3）トゥースサイズレシオの分析
4）アーチレングスディスクレパンシー*の分析

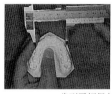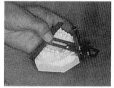

歯列弓幅径と長径の計測．

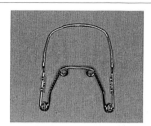

3Dクワードヘリックス．

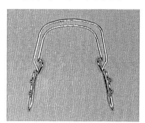

3Dクワードアクション．

## モジュール矯正　modular orthodontics

　ウイルソン（Wilson, W.L.）が考案，1981年に発表した既製の矯正装置（バイメトリックディスタライジングアーチ，バイメトリックアーチ，3Dセクショナルアーチ，3Dリンガルアーチ，3Dクワードヘリックス，3Dクワードアクション）などを使用して行われる矯正治療で，マルチブラケット法の前段階的な治療として用いられる場合が多い．矯正装置の特徴として，①既製品化されているので，サイズを選択すれば適合が簡単である，②第一大臼歯のみにリンガルシース付きのバンドを装着すれば使用可能である（バイメトリックディスタライジングアーチを使用する場合は上顎前歯にブラケットを装着する），③装置の着脱が容易である，④再来院時における調整が簡単で，短時間に行える，⑤症例によってマルチブラケット法による矯正治療の治療期間が短縮される，⑥ヘッドギアなどの顎外固定装置が不要な場合がある，⑦上顎大臼歯の遠心移動が比較的短期間で行われるため，抜歯症例が減少するなどがある．

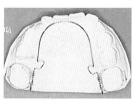

3Dリンガルアーチ．　　　リンガルシース．

## モデリングコンパウンド　modeling compound

　熱可塑性材料で口腔内の印象採得に用いられる非弾性印象材の1種．天然樹脂に可塑剤を加えた混合物に，粘り強さを与え，粘着性を減少させるために充填材が添加してあり，軟化温度は50～60℃である．この材料は熱伝導率が小さくて均一に軟化，硬化させにくく，ほかの印象材と比較して流動性が劣るため，印象法としては圧迫印象法となる．軟化方法として，材料を火炎にかざし，軟化する乾熱法と，適当な温水中で軟化する湿熱法とがある．熱可塑性の材料のため歯肉頬移行部などの筋圧形成が行えるので無歯顎の印象に適しているが，アンダーカット部の再現性は劣る．矯正領域では唇舌側弧線，ナンスのホールディングアーチなどの作製時に用いる作業模型を作るための作業印象（working impression）として用いられる．

## モデルトリーマー　model trimmer

　石膏模型の台座部外形の整形や余剰部分の削除に用いる技工用機械である．円板状の砥石をモー

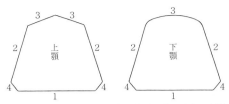

1. 後方の削除．模型の後方部を正中線に直角に削除する．削除は上顎臼歯または上顎結節の後方約2～3 mmのところまで行う．
2. 側方の削除．正五角形の補角は72°となるので72°を基準として削除する．歯肉頬移行部より約2～3 mmのところまで削除する．

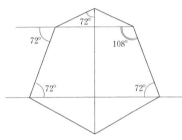

3. 前方の削除．
4. 後側方の削除．
5. 上顎模型のアウトラインができたら，下顎を咬合させ上顎に重ね合わせて下顎を削除する．ただし下顎模型の前方は円弧(犬歯から犬歯まで)を描くように削る．

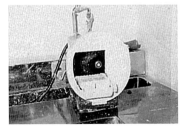

モデルトリーマー．

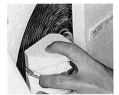 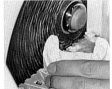

注水しながら模型を押し当てて研磨する．

ターで回転させ，その側面で注水しながら模型を押し当てて研磨する．主に模型の整形，平行模型の作製，フラスコ埋没の際に模型の余剰部分の削除に用いられる．モーターと砥石の大きさは機種によって異なり模型を乗せる角度目盛りが付いた調節台座を備えているものもある．水道に接続するため技工室の流し台上に設置する．

### モノブロック　monobloc

1902年，ロビン(Robin, P.)は上下顎歯列弓を拡大する目的で使用するモノブロックを発表した．この装置は上下顎の位置を変化させることにより筋の活動を変化させ機能的矯正力を得ようとするものである．ロビンは小顎症を伴う舌沈降症(いわゆるピエール・ロバン症候群)の治療に関してこの装置の有効性を説いた．"生命維持に必要な機能的集合体(vital functional confluent)"すなわち顎骨の拡大に伴う舌位置の改善を行うことで，病態の改善につながると考えた．しかしこの考えは極論であり支持されなかった．この後，本装置はアングルⅡ級1類の不正咬合は身体の姿勢と筋活動の乱れにあると考えたワトリー(Watry, F.)により"機能的再訓練(functional reducation)"のための物理療法的な訓練装置として応用され，満足な結果を得たと報告された．この作用機序はアクチバトールの作用様式と近いものであるが，アクチバトールの作用機序が口腔内で可動性のある装置の働きによって無意識的に筋が活性化され機能的矯正力が生じるのに対して，本装置は患者の意識的な動作により筋が活性化され機能的矯正力が生じるという違いがある．基本的構造は上下顎にまたがる床部と唇側線よりなり，構造はアンドレーゼンのアクチバトールに類似しているが，この両装置は異なる目的でそれぞれ別々かつ独自に発達した装置であり機能的矯正力を得るために結果的に類似構造となったものである．
⇨機能的顎矯正装置(機能的矯正装置)

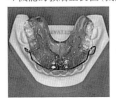 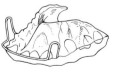

モノブロック．

### モラーオフセット　molar offset
⇨アイデアルアーチ(フォーム)

## モラーバンドシーター　molar band seater

バンド追進器の1種で，大臼歯のバンドの圧入に用いる．棒状のもので先端はプラスチック製で円柱状または三角状の金属の突起がつけられている．突起部には滑り止めの溝が付けられている．この突起部をバンドの縁に当て手指または咬合圧によってバンドを圧入する．

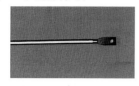

## モラーレ（頭部Ｘ線規格側貌写真の）
molare〔Mo〕

頭部Ｘ線規格側貌写真分析で用いる計測点*の1つで，Ｘ線写真上で上顎および下顎第一大臼歯の咬合面の重なるところの中点である．通常Moと略記する．左右の大臼歯がずれている場合はその中点をとる．モラーレと上下顎切歯の咬合の中点を結んだ線を咬合平面*という．

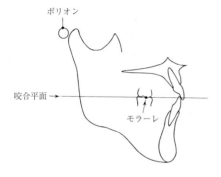

## 問診　clinical question, clinical examination

現症，既往歴，家族歴などについて術者が把握するために，患者およびその保護者に対して直接質問することにより情報を収集することをいう．質問は，患者および保護者が理解しやすい平易な用語，表現を用いて行うことが大切である．また，時間をおいてから同一の質問内容について再度異なる角度から質問することにより，回答内容の整合性を確認することも時として必要な場合がある．さらに，術者の質問に対する受け答えから家庭での躾の程度，協調性などについて推測することができる．問診に先立って質問調査用紙にあらかじめ記入してもらうことも問診を確実に行ううえで有効である．しかし，記載内容がすべて信頼できるとはかぎらないので補足質問を行って質問調査用紙の記載内容との照合，確認を行う必要がある．

質問するべき内容を以下に示す．
1）主訴の確認．
2）現症．
3）既往歴：①出生前，出生時の状態，②授乳の状態，③疾病，④習癖，⑤食生活，⑥心理的背景，⑦矯正治療に対する要求の度合い，知識，協力の程度．
4）家族歴．

## モンソンカーブ　Monson curve

モンソンが1920年に報告したモンソンの球面説*による彎曲である．このカーブは，篩骨鶏冠付近を中心とした直径8インチの下方に，凸な球面に切端や咬頭頂が接触するような咬合彎曲であり，側方からの観察でみられる前後的な彎曲だけでなく，前方ないし後方からの観察でみられる側方的な彎曲もある．モンソンカーブは咬耗咬合によりその彎曲は平坦となり，さらに咬耗を受けるとアンチモンソンカーブ*が生じてくる．

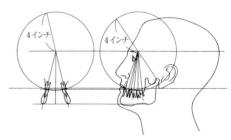

モンソンカーブ（前後，側方）(Monson, G.S.: Occlusion as applied to crown and bridge work. J. Natl. Dent. Assoc. 7(5) : 404, 1920より引用改変).

### 焼入れ　quenching
　金属の熱処理のことで，相変態を持つ合金をその相変態温度以上に加熱し一定時間保持した後，急速に冷却させる操作をいう．歯科でよく用いられる金合金では徐冷によって硬化するものもあるが，急冷によって軟化する場合があるので，混同しないように注意する必要がある．エルジロイなどでは屈曲時に比較的軟らかく種々のループを形成しやすいものが，熱処理によって固くなり弾性限度が上昇するため，弾性の範囲が拡大し，矯正力の発現にはきわめて都合の良い状態になる．

### 焼なまし　annealing
　金属の熱処理の1つで金属や合金を軟化させるために加熱，冷却させることで焼鈍ともいう．一般的に歯科では鋳物や冷間加工したものを対象とし，鋳物を焼なますと結晶組織は拡散して多角形の安定したものとなり，鋳造時に生じた内部応力は取り除かれる．また冷間加工したものを焼なますと加工によって変形し，ゆがんだ結晶は加熱による原子運動の活発化によって正規の状態に戻り材料は軟化する．加熱温度や保持時間および冷却速度は焼なましの目的や対象によって違う．矯正ではNi-Tiのような弾性力の強いワイヤーをディスタルエンドロック(distal end lock)する際に，ワイヤーを焼なますことによって軟化させ，容易にディスタルエンドロックすることができる．

### 焼戻し　tempering
　金属の熱処理の1つで焼入れ*をした材料を変態温度以下に加熱した後，条件に応じた冷却速度で冷却することをいう．鉄鋼の場合，焼戻しによって焼入れによる効果が失われ硬化していくが，非鉄合金の場合には焼入れによって生じた過飽和固溶体からの析出が始まり，焼戻し時効によって硬化する場合がある．

### ヤングのプライヤー　Young's pliers
　ヤングによって考案された太いワイヤーの線屈曲のためのプライヤーであり，形態の違う2つのビークを持っている．一方のビークは先端が丸い断面を持ち，太さが3段階に分かれている．他方は平坦な内面を持ち先端にいくに従って細くなっている．それぞれの内面にはワイヤーを保持できるような溝が刻み込まれている．このような形態をしているため，ワイヤーを急角度に屈曲したり，緩やかに屈曲したりするときにも扱いやすくなっている．また丸いビークの最先端は細く，変形しやすいため，この部で0.7mmより太いワイヤーの屈曲を行ってはならない．

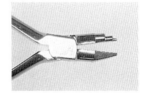

### ヤング率　Young's modulus
　弾性変形する物体では応力$\sigma$とひずみ$\varepsilon$はフックの法則に従って比例する．引っ張り試験または圧縮試験を行った場合，縦応力$\sigma 1$と縦ひずみ$\varepsilon 1$は，$E = \sigma 1/\varepsilon 1$となり，比例定数Eを縦弾性係数またはヤング率という．Eが大きくなると一定ひずみ$\varepsilon$あたりの応力$\sigma$は増大して矯正力は強くなる．しかし，弾性係数の大きいワイヤーでも，ループやコイルスプリング状に形成して，歯に加わる力を弱くすることができる．

## UI

頭部X線規格側貌写真*上における計測点*の1つで，上顎中切歯切縁であり，UIとUX*を結んだ直線が上顎中切歯歯軸となる．また，頭部X線規格正貌写真上における計測点の1つでもあり，上顎左右側中切歯の近心切縁隅角を結んだ線の中点である．

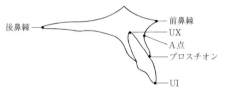

## USR, USL

頭部X線規格正貌写真*上における計測点*の1つで，解剖学的基準点ではなく，X線写真上に現れた点である．蝶形骨小翼の影像と眼窩外縁との交点であり，右側の点をUSR，左側の点をUSLとする．

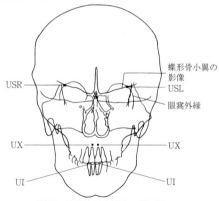

頭部X線規格正貌写真の透写図．

## UX

頭部X線規格側貌写真*上における計測点*の1つで，上顎中切歯歯根尖端である．X線写真上においてUXは隣接している上顎側切歯根尖などと重なり合い，かなり判読しにくい点である．なお，UXとUI*を結んだ直線が上顎中切歯歯軸となる．

## 有隙歯列弓　space type dentition

上下前歯部に生理的な空隙(発育空隙*，霊長空隙*)の存在する乳歯列をいう．これに対して空隙の存在しない歯列を閉鎖歯列弓*という．この有隙歯列弓は乳歯咬合完成期にすでに存在するといわれている．この生理的空隙はどちらの空隙も永久歯と乳歯の交換をスムーズに行うための保障として役立つ．有隙歯列弓における霊長空隙と発育空隙の発現率は霊長空隙と発育空隙の両方ともが存在する場合が最も多く，次いで霊長空隙のみ，発育空隙のみとなる．上顎で多く出現するのは霊長空隙と発育空隙の両方とも存在する場合で，次に霊長空隙のみが存在する．下顎で多く出現するのは発育空隙のみの場合であり，次に閉鎖歯列弓の場合である．一般的に，有隙歯列弓である乳歯咬合のほうが永久歯咬合の成立に良い影響を与えるといわれている．⇨乳歯列期

## 融合歯　fused teeth ＝癒合歯

## 有効歯列弓長

available arch length ＝アベイラブルスペース

## ユーティリティーアーチ　utility arch

バイオプログレッシブテラピーにおいてこのユーティリティーアーチは，ベッグ法の咬合挙上の考え方をより具体化したもので，側方歯群に何らかのセクショナルアーチを用いて側方咬合を獲得しながら第一大臼歯をスタビライズし，切歯と第一大臼歯を連結して側方歯群全体を固定源として上下顎切歯を圧下しながら，咬合挙上を行うために用いられる．通常，下顎のユーティリティーアーチにより切歯を圧下する場合には，.016″スクエアのブルーエルジロイを用い，ティップバッ

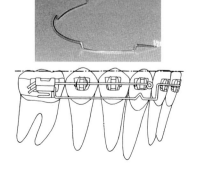

クベンドを40°〜45°に屈曲し，後方のバーティカルステップから後方を部分的に熱処理する．一方，上顎では，.016″×.022″のブルーエルジロイを用い，ティップバックベンドを40°〜45°に屈曲すれば，下顎に行ったような部分的な熱処理を行わずに必要な圧下力を得ることができる．下顎ユーティリティーアーチによる下顎切歯の適正な圧下力は80〜120g，上顎ユーティリティーアーチによる上顎切歯の適正な圧下力は140〜210gである．

**ユーティリティープライヤー** utility pliers

ハウのプライヤーと同様な多種多様な用途があり，ワイヤーの結紮，主線の着脱適合，バンドの適合，ロックピンの保持，アーチワイヤーのエンドロックなどに用いられる．ビークは先端にいくに従い細くなり，なだらかに彎曲している．先端の内面には滑り止めの細かい溝が刻み込まれている．ビークの先端が細くなっているため，狭い部分でも作業ができる．

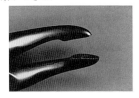

**誘導線** guiding bow ⇨アクチバトール

**誘導面** guiding surface ⇨アクチバトール

**癒合歯** fused teeth〔融合歯〕

互いに近接した歯胚が，その発育の種々な段階において組織的に結合したり，1個の歯胚が不完全分裂したものをいう．癒合の程度によって完全型と不完全型に，部位によって歯冠型，全長型，歯根型に分けられ，完全型ないし全長型では，外見上は癒合部が明らかでなく，1個の大きな歯のようにみえることもある．組織学的には，癒合の程度により多少異なるが，それぞれの歯の象牙質とエナメル質あるいは象牙質とセメント質が移行しており，歯髄腔は歯冠部または歯根部で分離していることが多い．しかし象牙質間には癒合が認められ，この点で癒着歯*とは異なっている．癒合歯は，乳歯，永久歯ともに前歯部に発生頻度が高い．これは歯胚の位置が密である部位に歯胚の

合体が多いことによる．一般的に乳歯が癒合した場合，その後継永久歯は欠如したり癒合したりすることが多く，癒合乳歯の近心側後継永久歯の欠如がみられることがある．

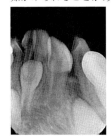
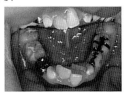

下顎切歯の癒合歯.

**癒着歯** adhesion teeth

別々の2つの歯が，それぞれ象牙質の形成が終了後にセメント質によって結合したもので，癒合歯*とは異なり歯髄腔が独立している．癒着歯によりトゥースサイズレシオの不調和によって不安定な咬合関係となっていることが多く，該当歯の補綴処置，対合歯のストリッピングなどが行われる．また，大きな咬合の不調和が認められる場合は，マルチブラケット装置によって治療されるのが通常である．また癒着歯は歯根面積が大きく移動しにくいのが特徴である．

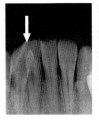
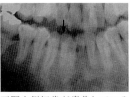

下顎中側切歯が癒着している（矢印）．

**ユニバーサル装置** universal appliance

アトキンソン*（Atkinson, Spencer R., 1886〜1970）により考案された歴史的装置であり，岩垣宏（日大歯矯正）によりわが国に導入され（1951），個々の歯の高度なコントロールが可能であったが，現在ではほとんど使用されていない．本装置は，リボンアーチブラケットにオープンフェースのスロットを組み合わせた特殊なブラケットを用いる．すなわち，このブラケットには2つのスロット（切端側スロット，歯頸部側スロット）があり，切端側スロットには.010″〜.015″×.028″のフラットワイヤーが，歯頸部側スロットに.008″〜.015″

のラウンドワイヤーが装着され，縦長のロックピンにより維持される．唇側線は，まっすぐな弾線を大臼歯部のスロットに挿入することによってできる弧線をもってそのアーチフォームとしている．このため，側切歯が唇側に傾斜する短所がある．なお，直径.030″の舌側弧線を大臼歯舌側のチューブに装着している．
【特徴】
1）最初は細い.008″～.010″のラウンドワイヤーを使用する．
2）治療の進行に従ってフラットワイヤーを使用する．
3）側方への拡大を防止するため，舌側弧線装置を使用する．
【短所】
1）弧線の上にすべての歯を自動的に排列するため，治療後の歯列弓の形態は一定になる．
2）前歯部被蓋のオーバーコレクションが困難である．

**指サック**　finger suck
　弄指癖\*，とくに拇指吸引癖の防止のために用いられる不良習癖除去装置\*である．本装置は0.9～1.2mm線を屈曲鑞着し，夜間に拇指を筐状に覆うことで習癖の改善を期待するもので，指サックとストッパーからなりストッパーから続く紐を手首に固定することにより維持される．拇指吸引癖は通常は永久歯の交換が開始される時期（6歳頃）には大部分が停止されるものであり，5～6歳になっても拇指吸引癖を続けている患者のみに適応と考えられている．⇨吸指癖

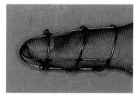

**指しゃぶり**　finger sucking　＝吸指癖

# よ

## 幼児型嚥下　infantile swallowing

出生後，幼児が授乳や流動食を嚥下する場合，嚥下は本能的な律動的蠕動様筋肉運動によって行われる．このときに行われる嚥下型式が幼児型嚥下である．幼児型嚥下には次のような特徴がある．
1) 上下顎は離開し，舌は上下顎の歯槽堤間に位置している．
2) 下顎は主として顔面神経支配筋の収縮と上下顎の間に介在する舌によって安定した位置となる．
3) 上下顎口唇や舌の相互の知覚支配によって嚥下が導かれ，また嚥下動作は大部分の知覚支配によりコントロールされる．

また，グレーバーが示す幼児型嚥下を要約すると次のようである．嚥下運動を行っている間，上下顎歯槽堤は普通接触していない．本能的な律動的蠕動様筋肉運動によって，流動食や食塊は口腔を通過した後咽頭へ送られていく．その後食物は，上中下の咽頭収縮筋によって咽頭中を進み，喉頭蓋の部分を通って食道へ入る．そのとき喉頭蓋の後部周辺部が，上部環状咽頭括約筋部分に対して後方に押しやられ，喉頭蓋は咽頭を閉鎖する．したがって，幼児期の嚥下は，口腔形態異常があること，舌が大きいこと，舌の形や位置および舌を懸垂している筋肉系の問題で起こるものである．

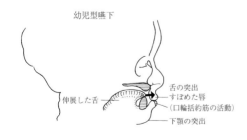
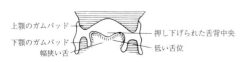

(Graber, T.M.：1963より引用改変)

## 翼状捻転　winging　⇨対称捻転

## 抑制矯正　interceptive orthodontics

矯正治療はアメリカ矯正歯科学会が編さんした歯科矯正学教授要項により①予防矯正*(preventive orthodontics)，②抑制矯正(interceptive orthodontics)，③限局矯正治療(limited corrective orthodontics)，④広範囲(本格)矯正治療(extensive corrective orthodontics)の4つのカテゴリーに分類される．抑制矯正とは発育成長期の幼児，児童について不正咬合を早期に発見し，その不正咬合の憎悪を抑制することを目的として行う処置である．これは予防矯正と同様に正常な永久歯咬合への誘導をはかるための操作の一段階であるが，治療を施す時期により区別される．適切な時期に適正な治療を施すことにより正常咬合は自発的な順応作用により正常な咬合へと誘導回復される．もし手遅れとなれば，限局的ならびに本格矯正に頼らなければならない．具体的には次の内容がある．
1) 乳歯の形態的・機能的不正咬合の治療および咬合干渉の除去(乳歯のトリミングや削合)．
2) 歯の交代錯誤の防止(乳歯の妥当な抜去，連続抜歯法)．
3) 不正咬合の原因となっている不良習癖の除去および筋機能訓練．

## 翼突口蓋縫合　pterygopalatine suture

蝶形骨翼状突起と口蓋骨との間の縫合で，前上方から後下方に向かって走っている．前頭上顎縫合*，頬骨上顎縫合*，翼突口蓋縫合とともに上顎複合体の前下方への成長に大きく関与する(P.108の右下図参照)．
⇨鼻上顎複合体の成長発育

## 予測模型　set up model〔セットアップモデル〕

矯正治療を行うにあたって，必要に応じて患者の口腔模型*により個々の歯を移動させ，動的処置後の咬合状態を予測する目的で使用される模型であり，セットアップモデルともよばれる．この模型の使用目的は診断や治療のための予測模型と装置作用予測模型の2つがある．

【診断あるいは治療用予測模型】

不正位にある歯を模型上で理想的な咬合になるように再排列したもので，治療目標を視覚的に把握できるとともに，抜歯部位を検討したり個々の

歯の移動の方向と量を知ることができる．
【装置作製用予測模型】
　個々の歯の再排列を行った予測模型を，装置作製用作業模型として利用するもので，トゥースポジショナー*やダイナミックポジショナーの作製を行ったり，マルチブラケット装置における各ステップごとのワイヤーの屈曲に利用される．
【予測模型の作製手順】
　まず，上下顎の印象採得を行った後，歯頸部からおよそ5mmのところまで石膏を注入し，石膏硬化後その表面に分離剤を塗布する．その上に石膏の追加注入を行い咬合器に装着する．次いで分離剤の部分で歯槽骨部分を含む歯の部分を分離し，歯根側から金属ノコで歯を分割し，ワックスを用いて咬合器上で再排列する．
【使用例】
　①抜歯部位の検討，②歯の移動に必要な方向と量を検討，③患者説明用，④歯の移動を予測した模型上でワイヤーベンディングを行う場合，⑤トゥースポジショナーを作製する場合，⑥ダイナミックポジショナーを作製する場合．
⇨模型分析，形態的検査

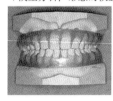 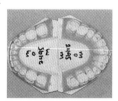

**予防矯正**　preventive orthodontics
　矯正治療は，アメリカ矯正歯科学会が編さんした歯科矯正学教授要項により①予防矯正（preventive orthodontics），②抑制矯正 *（interceptive orthodontics），③限局矯正治療（limited corrective orthodontics），④広範囲（本格）矯正治療（extensive corrective orthodontics）の4つのカテゴリーに分類される．このうち，将来生じるであろう不正咬合を矯正装置を用いず正常な永久歯咬合への一連の誘導操作を行うことを予防矯正という．具体的には，以下のとおりである．
　1）口顎系の異常な筋機能に対する訓練．
　2）不良な口腔習癖の排除．
　3）歯の交代錯誤の防止．
　4）不正歯列を引き起こさせる過剰歯や小帯の除去．
　5）う蝕コントロールおよび根尖病巣への対処を含めたスペースコントロール．

**弱い力**　light force〔ライトフォース〕
　矯正力*の大きさは便宜上，強い力（heavy force），弱い力（light force），最適矯正力（optimal orthodontic force）に大別できるが，この中で弱い力とは矯正力が弱く歯根膜の圧縮の度合いが少なく，直接性吸収（direct resorption）を生じる力をいう．臨床的にストーレー（Storey）らはエッジワイズ装置で弱い力を150～250gとし，ベッグはベッグ装置ではワイヤーとブラケット間の摩擦が小さいので弱い力を60～70gであることを示した．弱い力は差動矯正力の理論によれば，前歯の移動を行う力の範囲であるとされている．しかし，この差動矯正力の考えは概念的なものであり，ホールディングアーチ，顎外固定装置（ヘッドギア）やアンカレッジベンドを臼歯に付与して加強固定を行って前歯の移動を行うことが多い．この弱い力（ライトフォース）はブラケットあたり30gとなるため根尖1/3が回転の中心となり約15gの反作用の力でも根尖が唇側に移動しやすい．さらに，その半分の15gの力すなわち，よりもっと弱い力が望ましいとする考え方があり，ウルトラライトフォース（ultra light force）と呼ばれ，1980年代より広く使用されている．
⇨ウルトラライトフォース

**ライトフォース**　light force　＝弱い力

**ライトワイヤーエッジワイズ法（装置）**
light wire edgewise method (appliances)
＝ジャラバック法

**ライトワイヤー（オーストラリアンライトワイヤー）**
light wire (Australian wire)

　ベッグ法やライトワイヤーエッジワイズ法（ジャラバック法），マルチブラケット法のアーチワイヤー＊として用いられるラウンドワイヤーであり，ベッグ（Begg, P.R.）の要望を取り入れてウィルコック（Wilcock, A.J.）によって1946年に開発された弾性力に富む矯正線である．通常，使用されるサイズは直径.010″～.022″のもので，.016″～.022″のものは主線として，.014″のものは付加物として，.010″のものは叢生や捻転の除去や犬歯間の保持に用いられる．ライトワイヤーはコイル状に巻いてあるものと，あらかじめアーチフォーム（オルソフォーム）の形態に屈曲されているプリフォームドアーチワイヤーがある．焼き入れの硬さによってスペシャル（special），スペシャルプラス（special plus），エクストラスペシャルプラス（extra special plus），プリミウムプラス（primium plus）などに分けられている．⇨シェープリームワイヤー

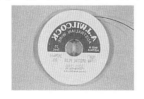

**ライトワイヤーテクニック**　light wire technique
　マルチブラケット法＊の1種で，レジレンスの高く細いラウンドワイヤーを使用し，弱い持続的な力により個々の歯を同時に移動させる方法であり，ベッグ法＊とジャラバック法＊，ライトワイヤーエッジワイズ法が代表的である．ライトワイヤーエッジワイズ法は，エッジワイズ法＊の持つ正確な歯の排列と，広範囲な症例に対する適応とに加えて，生物学的に好ましい強さでの歯の移動を可能にしており，歯根や歯周組織に対する為害作用が少なく，治療期間も短縮できる．これらの考え方がツイードなどのオリジナルなスタンダードエッジワイズ法にも応用され，ストレートワイヤーテクニックなどへ発展している．

**ライトワイヤープライヤー**　light wire pliers
　.014″～.022″までの比較的細いワイヤーの屈曲に適したプライヤーである．主にループやアーチフォームなどの屈曲に用いられる．形態はビークの一方が円錐型で，もう一方は四角錐型となっており，把持する面は平面である．この平面に溝が付いていて，ここでワイヤーを固定することができる．⇨アーチシェイピングプライヤー

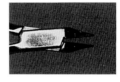 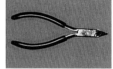

**ラウンドノーズドプライヤー**
round nosed pliers
　ライトワイヤーの屈曲のために用いられるプライヤーである．プライヤーのビークは両側とも円錐状となっており，コントラクションループやエキスパンジョンループのヘリカルの直径などを自由に変えて屈曲できる．

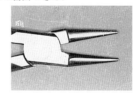

**ラウンドバッカルチューブ**　round buccal tube
　内径.036″，長さ.175″～.250″のラウンドチューブである．用途としては唇側弧線装置，顎間固定装置，リップバンパー，ベッグ法，ライトワイヤーエッジワイズ用などがある．ラウンドバッカルチューブは.016″～.020″のアーチワイヤーを用いるため太いチューブの中をアーチワイヤーがアンカレッジベンド（anchorage bend），トゥーイン（toe-in），トゥーアウト（toe-out）などを付けたまま自由にスライドできるようになって

いる．またラウンドバッカルチューブの近心端にエラスティックをかけるためのフックが付いたものや，固定大臼歯の近心傾斜に備えて，固定大臼歯の積極的整直を測るためのバーティカルスロット（vertical slot）付きのラウンドバッカルチューブがある．
⇨バッカルチューブ，KBバッカルチューブ

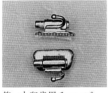
第一大臼歯用チューブ．

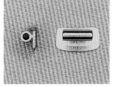
第二大臼歯用チューブ．

### ラウンドワイヤー　round wire

断面の形態が円形のワイヤーで，マルチブラケット装置のアーチワイヤー*，床矯正装置の鉤や唇側線，舌側弧線装置の主線や補助弾線などに使用され，目的によって高い弾性のものと，弾性の少ないものがある．マルチブラケット装置のワイヤーとして用いるものは，ブラケットやバッカルチューブとの間の摩擦力が小さく，弱い力でもスムーズな歯の移動を行うことができるため，主に治療の初期段階で用いられることが多い．しかし，三次元的な歯の誘導や維持には不向きである．ワイヤーのサイズは，マルチブラケット装置のアーチワイヤーとしては直径が．010″，.012″，.014″，.016″，.018″，.020″のものが使用され，床矯正装置や舌側弧線装置などには．028″〜.036″（0.7〜0.9mm）のものが用いられる．

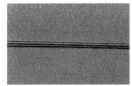

### ラエンネックP.O.投与法
Laennec P.O. regimen

歯科領域の適用のみならず，医科領域でもヒト・プラセンタ製剤の注射適用の代わりにヒト・プラセンタ抽出物製剤であるLAENNEC P.O.の経口投与が，老化の4大現象（①さびる：細胞の酸化による老化，②しぼむ：成長ホルモンなどの分泌減少，③風化する：神経機能の低下，④黄ばむ：糖化する）を抑え免疫力を高める作用が，注射と同等または症例によっては，それ以上の全身的効果があるということで行われている．

歯科においては，注射に比べて，その薬理効果としての局所作用（その部位の痛みや不具合などの改善作用）はあまり期待できないが，歯周疾患の動揺歯や，成人矯正後の歯，インプラント施術後の骨植強化には患者自身の「しっかり感」などで一定の効果があがっている．そのため，今後，全身的効果（免疫力を高める）も期待して経口投与が増加していくものと思われる．

【本薬剤の作用機序】

ヒト・プラセンタの持つ種々の生理活性物質を臨床応用する目的で，肝機能改善剤であるラエンネック（日本生物製剤）や更年期障害治療剤であるメルスモンが開発され，すでに数十年が経過し，保険適用（肝機能改善，更年期障害）されているが，近年，組織再生剤としてアンチエイジングの分野（医科の分野では，免疫力を高め内面から美しくするといういわゆる，インナービューティ*（beautful aging）を実現させるための，年齢ごとの管理：Age-managementに頻繁に適用されている．また膠原病などの自己免疫系疾患（アトピーなど）で，自律神経失調，神経麻痺，神経痛，うつ病などの神経系疾患で免疫力を高め，副作用がなく安全に効くということで，保険適用外で盛んに使用されている．

皮膚科や，化粧品の領域では，従来の考え方の主流である化学物質で皮膚のバリアーを壊して有効成分を浸透させ，合成皮膜で覆うという理論に懐疑感をいだき，ヒトの皮膚が本来持つ天然のバリアーをより強化し，大切にし，肌そのものを健康にし，足りない皮質や水分を天然のもので補おうという発想から胎盤抽出物や羊水抽出物などが化粧品などに使用され効果をあげている．

ヒト・プラセンタのどのような成分がさまざまな活性を出して効いていくのかを知ることは，非常に意義のあることである．一言でいえば，ヒト・プラセンタに存在する生理活性物質である細胞増殖因子（growth factors）がそれぞれターゲットとしている正常細胞にのみ作用して細胞の成長を促進し，組織再生を行うのである．

ヒト・プラセンタ由来の代表的な細胞増殖因子（GF）は，以下のとおりである．

1．HGF（HepatocyteGF）：肝細胞（肝実質細胞）増殖因子．

2．NGF（NerveGF）：神経細胞（知覚・交感神経節細胞）増殖因子．

3．EGF（EpidermalGF）：上皮細胞（皮膚，肺，角膜，気管上皮細胞）増殖因子．

4．FGF（FibroblastGF）：線維芽細胞（ヒト線維芽細胞，グリア細胞，血管内皮細胞）増殖因子．

5．CSF（ColonySF）：コロニー形成刺激因子：顆粒球，マクロファージなどの幹細胞の増殖・分化．

6．IGF（InsulinelikeGF）：インシュリン様成長因子：軟骨細胞，平滑筋細胞の増殖・分化．

7．TGF（TransformingGF）：形質転換増殖因子：非形質転換細胞を可逆的に形質転換細胞に転換（a, b, r2）．

8．IL1（Interleukin 1）：インターロイキン 1：免疫担当細胞（T・B・NK），胸腺細胞の増殖，リンホカインの産生促進．

9．IL2（Interleukin 2）：インターロイキン 2：T細胞の増殖・分化（ヘルパーT，キラーT，サプレッサーT細胞）．

10．IL3（Interleukin 3）：インターロイキン 3：造血幹細胞，肥満細胞の増殖・分化．

11．IL4（Interleukin 4）：インターロイキン 4：B細胞の増殖および抗体産生細胞への分化促進．

【細胞増殖因子】

　動物細胞の成長を in vitro, in vivo にターゲットを定めて成長促進するものであり，栄養物質（栄養物質は対象物が，非特異的なので，与えればすべてに作用し成長させる）ではないということである．

1．タンパクアミノ酸製剤：メルスモンの有効成分．

2．核酸関連成分：ウラシル，アデニン，グアニン，チミン，シトシン．

3．アミノ酸：リジン，アラニン，アスパラギン酸，ロイシン，グルタミン酸，グリンバリン，セリン，チロシン，フェニルアラニン，スレオニン，アルギニン，プロリン，シスチン，イソロイシン，メチオニン，ヒスチジン．

4．ミネラル：ナトリウム，カリウム，カルシウム，マグネシウム，リン，鉄．

5．その他：キサンチン．

【メルスモン・ラエンネックの作用機序】

1．組織呼吸促進作用．

2．創傷治癒促進作用．

3．抗疲労作用．

4．硝子体および球結膜下出血の呼吸促進作用

　以上の4大作用があり細胞呼吸促進，創傷治癒促進，抗疲労などの生物学的活性作用が広汎な生体過程への賦活作用を示し，組織細胞の新陳代謝を高め身体の異常状態を正常化するものと考えられている．

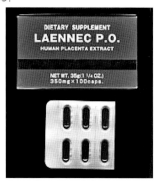

ラエンネックP.O.錠（ヒト・プラセンタ製剤：日本生物生剤）．

【服用方法】

1．まず患者に使用するときには十分な説明と同意を得て，患者ごとの同意書を提出し，許可を得ることが必要である．歯科においては，保険適用外使用である．

2．1日2カプセルから始める．

3．患者の体調や生活状況により1日2カプセルから6カプセルの間で調整する．

4．1日2〜3回に分けても，一度に服用しても問題はない．

5．ラエンネック内服剤（LAENNEC P.O.）はラエンネック注射液3アンプル分の human-placenta を含有しているが，経口投与であるので消化器官内での分解や吸収を受ける．したがって，2カプセルで1アンプル分の力価に相当すると予測されている．

6．ただし，これには，個人差があるので，個々の患者による．あるいは，同一患者においても，その日の体調や生活状況で分解や吸収や薬理作用に差があるので多少の調整は必要である．

7．アレルギーなどの副作用は，現時点で報告はないが，もしあれば，当然投与は中止し，経過の観察が必要である．

8．またラエンネックは，強塩基性（pH8.5以上）の薬剤と併用すると，その薬理活性が減弱することが知られている（添付資料を参照）．その場合は，

時間差服用などが必要となる場合もある.
9. なお日本国内で販売されているブタまたはヤギのプラセンタP.O.はサプリメントとしての市販であるので，医療用薬剤として使用されるヒト・プラセンタ製剤のLAENNEC P.O.とは異なりその薬効も低く，一定の効果をあげるためには，約2倍量の投与が必要ともいわれている.
⇨プラセンタ療法．インナービューテイ，アンチエイジング，老化のメカニズム

## ラテラルインセット　　lateral inset
⇨アイデアルアーチ（フォーム）

## ラビアルルートトルクオーギジリアリー
labial root torque auxiliary
⇨リバーストルキングオーギジリアリー

## ラビオメンターレ　　Labiomentale
下唇下縁とオトガイを結ぶ弧状陥凹（labiomental sulcus）の最深点.

## ラビッティング　　rabbiting
ラビッティングは矯正治療中に上顎前歯が舌側傾斜（内傾）された状態を動物に模した言葉で，上顎前歯の垂れ下がりに継発されるガミーフェイス（gummy face）を伴うことが多いとされる．上下顎前歯がともに内傾して中へこみの状態を示したときに用いられるディッシュインアピアランス（dished in appearance）という言葉とは表現上の区別がなされるが，いずれも近遠心的，頬舌的にまったく自由な傾斜移動によってテクニックを成立させていたかつてのベッグ法やラウンドワイヤーを用いたライトワイヤーエッジワイズ法で治療中に典型的にみられた現象である．しかし今日のベッグ法では偶発的に起こる過傾斜に伴う歯根吸収，アップライトやトルクに要する治療期間の長期化，トルクの不十分な症例にみられるrabbiting，dished in appearanceの残留など数々の問題点を克服するため，ワンポイントのロックピンに代わるTピンの採用，トルクベース付きのブラケットとレクタンギュラーワイヤーの積極的な応用などにより，節度ある傾斜移動による治療展開をたどっている．その結果，現在のKBテクニックではほとんどラビッティングを生ずることはなくなった.

## ラピッドエクスパンション
rapid expansion　　=急速拡大法

## ラブラーレインフェリウス　　labrale inferius〔li〕
頭部X線規格側貌写真上における軟組織側貌の分析*に用いられる計測点*の1つで，下口唇の最突出点である．また，顔面写真上での写真分析法*に用いられる計測点の1つでもあり，正中矢状面と下唇（赤唇縁）下縁の最低点の接線との交点である．なお両者とも通常liと略記する.

## ラブラーレスペリウス　　labrale superius〔ls〕
頭部X線規格側貌写真上における軟組織側貌の分析*に用いられる計測点*の1つで，上口唇の最突出点である．また，顔面写真上での写真分析法*に用いられる計測点の1つでもあり，正中矢状面と上唇（赤唇縁）上縁の最高点の接線との交点である．なお両者とも通常lsと略記する.

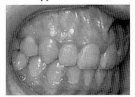

矯正治療で上顎切歯のトルクが不足し，ラビッティングした症例.

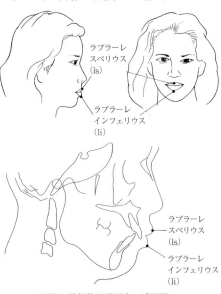

頭部X線規格側貌写真の透写図.

**ランゲ症候群** Lange's syndrome

1993年オランダのCornelia de Langeによって最初に報告された原因不明の先天的疾患である.
【原因】環境因子：X線被曝，妊娠中における特殊薬剤の使用による．遺伝的因子：決定的確証はない．
【症状】全身的には低身長，全身多毛，小頭症，骨端形成遅延，筋緊張亢進，知能発育遅延，大理石様皮膚，左右眉毛癒合，水晶体異常，小下顎症などがある．口腔領域には特有な口唇，高口蓋，口蓋裂，薄い上唇，下方に向いた口角などがみられる．
【治療】対症療法を主体とし，形成手術を行うが，全身的治療はない．咬合障害がある場合は矯正治療が必要である．

## り

### リーウェイスペース　leeway space

混合歯列期\*における乳歯と永久歯の交換の時期や順序は個人差が非常に大きい．そこでナンス（Nance）は側方歯群の交換を円滑に行ううえでの重要な役割を果たしている乳犬歯・第一乳臼歯・第二乳臼歯の歯冠近遠心幅径の総和と，犬歯・第一小臼歯・第二小臼歯歯冠近遠心幅径の総和の差をリーウェイスペースとよんだ．上顎のリーウェイスペースは約1 mm，下顎では約3 mmである．このスペースは第一大臼歯の咬合調整\*に利用される．

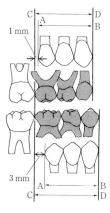

リーウェイスペースはCD－ABの差をいい，上顎は約1 mm，下顎は約3 mmである（Graber, T.M: Orthodontics, principles and practice. W.B. Saunders: 1969より引用改変）．

### 離開空隙の閉鎖法（MTMによる）
space closing procedures

MTM\*による離開空隙の閉鎖法にはパワーチェーンを用いた方法とコイルスプリングを用いる方法がある．パワーチェーンを用いるとオーバージェットの減少を伴うため，減少を望まないときは，コイルスプリングにより空隙を1か所に集めるように閉鎖する（次頁の図参照）．

### リガチャータイニングプライヤー
ligature tying pliers

とくにエッジワイズブラケットにアーチワイヤーを固定するときや，バッカルチューブと主線をリガチャーワイヤーにより結紮する際に用いられる．ビークの先端にはリガチャーワイヤーを通す切り込みがあり，柄を握る強さに応じて結紮の強弱を調整できる．これと同様にリガチャーワイヤーの結紮に用いる器具としてはニードルホルダー\*がある．

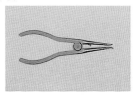

### リガチャータイフック
ligature tie hook　＝ピグテイル

### リガチャーツイスター　ligature twister

ワイヤーとブラケットを結紮する際の結紮用器具である．現在ではペンシル型のツイスターが用いられており，専用のリガチャーワイヤーを差し込み，ツイスターを回すことによってリガチャーワイヤーを結紮することができる．

### リガチャーディレクター
ligature director〔ディレクター〕

アーチワイヤーとブラケットの結紮時やブラケット同士の結紮時などに結紮線の断端処理に用いる．リガチャーディレクターにはシングルとダブルの2種類があり，それぞれの先端に溝が付いており，結紮線の断端を誘導できるようになっている．ディレクターの先端は屈曲しているものから直線になっているものがある．またプラスティック製のものなど数種類がある．

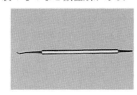

### リガチャーハンドインストゥルメント
ligature hand instrument

結紮線の断端の処理や結紮線をブラケットのウィング部に誘導するときに用いられる．棒状の両端部に作業部位が付いたダブルタイプのものと，片方に付いたシングルタイプがある．作業部位には鋭い切れ込みがあり，直線上になっているもの

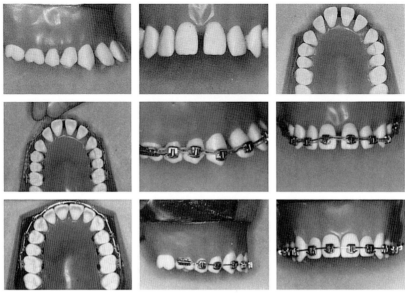

パワーチェーンを用いた離開空隙の閉鎖法.

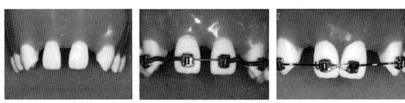

コイルスプリングを用いた離開空隙の閉鎖法.

や屈曲されているものがある．それぞれ使用部位や用途に応じて使い分けることができる．同様の目的で使用されるものにリガチャーディレクター(ligature director)*がある．

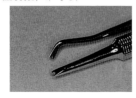

**リガチャーレスブラケット** ligatureless bracket

　リガチャーレス(self ligating)ブラケットは決して新しいものではない．たとえば，ベッグブラケットのその前身であるリボンアーチブラケットはAngle,E.Hによって作られたものであり，エッジワイズブラケットはBegg,P.RとIshii,Fusajiroによって作られたものであった．

　このような歴史は都合の良いように書き換えられていることが多い．それと同様にリガチャーレスブラケットの歴史も実は古いものなのである．古いところでいうと，金属製のピンを使用するペッグブラケット，エッジロック(Ormco社)，スピードブラケット(特許出願は1976年)があげられる．ちなみに，リガチャーレスブラケットとセルフライゲーティングブラケット*は同義語のように使用されるが，リガチャーレスブラケットはワイヤーの結紮をしないブラケットであり，セルフライゲーティングブラケットもこれに含まれる．

　しかし，セルフライゲーティングブラケットは，ブラケットにワイヤーをとどめる装置が組み込まれているブラケットのことである．つまり，ペッグブラケット，エッジロックやクリアスナップのようなものはリガチャーレスブラケットではある

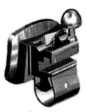 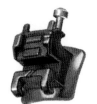 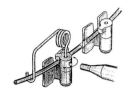

Speed　　　　　　Damon　　　　　Pinless Begg light wire bracket

が，セルフライゲーティングブラケット*ではない．リガチャーレスブラケットは患者の快適性とチェアータイムの短縮，摩擦の低減などを目標としている設計されている．過去の特許書類をみるとさまざまな形状や様式のものが存在するが，実際に市場に出たものはそのうちのごく一部である．

リガチャーレスブラケットは，その様式から3つのタイプに分類できる．それは，①開閉部がスプリングの役割を持ちながらワイヤーを押さえるもの（スピード，クリッピーなど），②開閉部がリジッドなもの（デーモンなど），③ワイヤーを押さえる部分（別部品）をブラケットにセットしてワイヤーを押さえるもの（ベッグブラケット，エッジロック，クリアスナップ）である．

現在は各社からさまざまな製品が発売されている．①のものは審美ブラケットのものもあるが，開閉部は基本的に金属製である．このタイプの特徴は，ワイヤーのサイズによりパッシブ/アクティブライゲーションになったり，叢生部などではワイヤーを弾性を持って押さえることができることである．

②も審美ブラケットが存在するが，このタイプの審美ブラケットはとくに無理が利かない．このタイプはリジッドにできているため，無理な力をかけると開閉部が故障することがあるので注意を要する．

③も審美ブラケットが存在する．ベッグタイプのものは金属ピンの先端を術者が曲げて使用するため問題ないが，ブラケットに嵌めるタイプのものは，叢生のきつい部位などで無理に装着すると外れることがある．

③のタイプは有事においても押さえる部品を撤去すれば対処できるが，①や②のタイプは有事にはワイヤーがはずれなくなったりするなど簡単に対処できなくなる事態に陥りやすいので注意が必要である．

リガチャーレスブラケットは，摩擦がきわめて少ないことが特徴となるが，それはブラケットのワイヤースロットの角の部分にワイヤーが押し付けられるような状況でない場合にかぎられる．叢生やローテーションがきつい場合，通常のブラケットと摩擦は変わらないことが最近の研究で明らかにされている．また，その構造上，とくに①と②のタイプはブラケットが通常のブラケットと比較すると高価である．代表的なものとして，エッジワイズ装置のDamonやSpeedブラケット，ベッグ装置のピンレスブラケットなどがあげられる．

【リガチャーレスブラケットが長所として主張していることについて】

「リガチャーレスブラケットがコンベンショナルブラケット（conventional bracket）より優れているかの検証」については，AJO-DO.2010：138（2）．Aug.Ask usより以下のとおりである．

1．リガチャーレスブラケットによる側方拡大は，頬側の歯槽骨を成長させるか．→これに関しては単独では確認されていないので科学的根拠はない．

2．リガチャーレスブラケットシステムによる側方拡大は急速拡大後，マルチブラケットで行う方法に匹敵するか．→これに関しては単独で確認されていない．急速拡大（RME）とは比べ物にならない．

3．リガチャーレスブラケットシステムにより得られた歯列弓の拡大状態は，長期にわたって安定するか．→これに関しても科学的根拠はない．

4．リガチャーレスブラケットシステムは，既存のマルチブラケットシステと比較して，より効率的で効果的か．→これに関してはリガチャーレスブラケットシステムが優れているということはない．最初の20週間の比較において前歯の排列，抜歯空隙の閉鎖状態の両者に差はない．治療期間，排列に要する期間，空隙の閉鎖,最終アーチの位

置づけ，咬合状態ともに変わらない．
5．リガチャーレスブラケットシステムは，ブラケットとワイヤーとの摩擦が少ないか．→これに関してはin vitroの実験下では確かに少ないというエビデンスは出ている．しかし，これが即，臨床に該当するわけではない．
6．リガチャーレスブラケットシステムは，フリクションを減少させることができるか．→これに関しては細いラウンドワイヤーでは，コンベンショナルブラケットシステムよりフリクションは少ない．しかし，生体内では，種々の歯の移動を行うので，歯の傾斜，バインディングとも両者とも変わりはない．
7．リガチャーレスブラケットシステムは，コンベンショナルブラケットシステムより臨床的に弱い矯正力か．→現在,これに関する解答はない．ただし，in vitroの研究で頰舌側に転位した歯の場合，コンベンショナルブラケットシステムよりリガチャーレスブラケットシステムのほうが最初に加わる矯正力は大きいという結果が出ている．
8．リガチャーレスブラケットシステムでは治療期間中，患者の受ける痛みは少ないか．→現在，これに関する十分なデータはない．研究では，.014″Ni-Tiでの最初の8日間は，リガチャーレスブラケットシステムのほうが痛みは少ない（統計的には有意差なし）が，.016″×.025″Ni-Tiになると，リガチャーレスブラケットシステムは有意に痛みがコンベンショナルブラケットシステムより増大する．現時点では，"初めの1週間は両者とも変わらない"が結論である．
9．リガチャーレスブラケットシステムはコンベンショナルブラケットシステムに比べて，口腔衛生的にはどうか．→これに関しても両者のどちらが口腔衛生状態において優れているとのエビデンスはない．しかし，プラークの蓄積と細菌量はリガチャーレスブラケットシステムのほうが多い．
10．まとめとして，リガチャーレスブラケットシステムの利点といわれているものの多くは，材料の作製販売会社からの宣伝であり，リガチャーレスブラケットシステムが，コンベンショナルブラケットシステムより優れているというエビデンスはないと言えるであろう．

**リガチャーワイヤー**　ligature wire
　アーチワイヤーとブラケットを連結したり，歯間分離，顎間固定装置の結紮固定などにも使用される．種類はステンレス鋼や真鍮線，弾性結紮線，プラスティックリングなどがある．一般的な方法は軟化18-8ステンレス鋼を変形に対する抵抗性を消失させた状態で使う．サイズ別として，直径.010″〜.012″が通常使用されている．

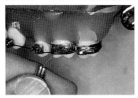

**リクワイアードアーチレングス**
required arch length　＝リクワイアードスペース

**リクワイアードスペース**
required space〔リクワイアードアーチレングス〕
　左右側第一大臼歯より前方の歯をすべて排列するのに必要な量，つまり左右側中切歯から左右側第二小臼歯までの歯冠近遠心幅径の総和である．
【リクワイアードスペースの計測法】
1）口腔内模型で一側の第二小臼歯から反対側の第二小臼歯までの歯冠近遠心幅径を計測する．
2）未萌出歯はデンタルX線写真上で計測し，その値を0.9倍し算出する．
3）次いで，一側の第二小臼歯から反対側の第二小臼歯までの歯冠近遠心幅径の総和を求め，リクワイアードスペースとする．なお上下顎別々に算出する．
⇨アーチレングスディスクレパンシー，アベイラブルスペース，抜歯基準（亀田の），抜歯基準（ツイードの）

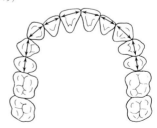

リクワイアードスペース（↔，左右第二小臼歯まで）の歯冠近遠心幅径の総和．

**リケッツ法**　Ricketts analysis
　頭部X線規格側貌写真の分析法の1つである．リケッツ（Ricketts, R.M.）は頭部X線規格側貌写

真の分析項目を6つのフィールドに分け、顎顔面を総合的に評価した。また成長により変化する項目に関しては2,000症例のデータを基にした年齢別の平均値を求め、この平均値を基に成長を予測する方法を考案した。リケッツによると顔面の成長は水平的な成長様式を示す短顔型、垂直的な成長様式を示す長顔型およびその中間で最も平均的な成長様式を示す中間型の3つのタイプに分類できるとした。また、コンピュータを使用して、成長および矯正治療後に生じる変化を予測し、これを可視化して、最良の治療方針の決定を行う方法を考案した(VTO*:visual treatment objective)。リケッツ法の分析項目および12歳白人男性の平均値は以下のとおりである。

【1．フィールドⅠ：歯に関する項目】
①第一大臼歯の関係：咬合平面(機能的咬合平面)上での上下顎第一大臼歯遠心面の距離である。上顎第一大臼歯が下顎第一大臼歯より前方にある場合をプラス、後方にある場合をマイナスとする。平均値は−3.0±2.6mmである。
②犬歯関係：咬合平面(機能的咬合平面)に投影した上下顎犬歯尖頭間距離である。上顎犬歯が近心位にある場合をプラス、遠心位にある場合をマイナスとする。平均値は−0.5±2mmである。
③切歯オーバージェット：咬合平面(機能的咬合平面)に投影した上下顎中切歯切縁間距離である。平均値は3.7±2.6mmである。
④切歯オーバーバイト：咬合平面(機能的咬合平面)に垂直な平面に投影した上下顎中切歯切縁間距離である。平均値は2.1±1.9mmである。

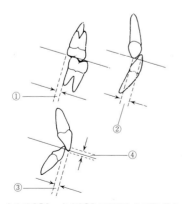

第一大臼歯[①]，犬歯[②]の関係および切歯オーバージェット[③]，切歯オーバーバイト[④] (mm)．

⑤下顎切歯挺出度：咬合平面(機能的咬合平面)と下顎中切歯切縁との垂直距離である。オーバーバイトの異常が下顎切歯に由来するものかどうかを評価する。また、診断用模型や口腔内写真を参考にして臨床歯冠がどの程度であるかも評価する。平均値は2.5±1.9mmである。

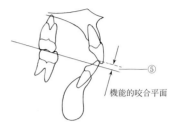

下顎切歯挺出度(mm)．

⑥切歯間歯軸角：上下顎中切歯歯軸のなす角度の内角である。切歯切縁と根尖の距離が短いことから歯軸の設定に誤差を生じやすいので注意を要する。平均値は124.5°±5.6°である。

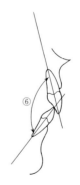

切歯間歯軸角(°)．

【2．フィールドⅡ：上下顎の関係】
①突出度：顔面平面に対するA点(A)の垂直距離である。上顎前突では大きく、下顎前突では小さい値を示す。下顔面の成長が中顔面の成長より遅くまで続くことから増齢的に減少する。12歳白人男性の平均値は5.1±3.1mmであり、20歳白人男性では4.5±3.0mmである。

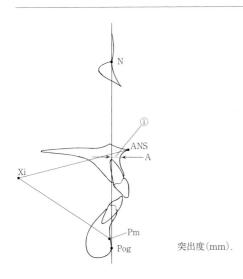

突出度(mm).

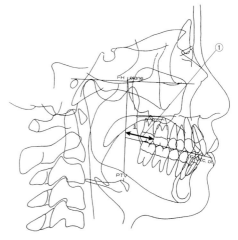

第一大臼歯の位置(mm).

②下顔面高：前鼻棘(ANS)，下顎枝中心(Xi)，Pmポイントの3点がなす角度である．Pmポイントとは下顎結合部でB点(B)とポゴニオン(Pog)の間の凸状から凹状に変化する点である．下顔面高は年齢によって変化を受けない．平均値は48.6°±4.0°である．

②下顎切歯突出度：A点(A)とポゴニオン(Pog)を結ぶ直線に対する下顎切歯からの垂直距離である．上下顎歯槽基底部に対する下顎切歯の位置と下顎歯列弓の突出度を判定する．機能的および審美的にも重要な項目である．平均値は3.6±2.4mmである．

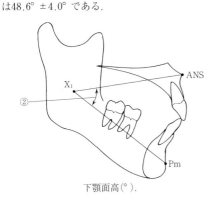

下顎面高(°).

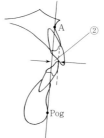

下顎切歯の突出度(mm).

【3．フィールドⅢ：歯と骨格との関係】
①上顎第一大臼歯の位置：PTV(pterygoid vertical：翼口蓋窩を通るフランクフルト平面に垂直な平面である)から上顎第一大臼歯遠心面までの距離である．不正咬合が上顎第一大臼歯によるものであるかを判定し，第一大臼歯の遠心移動の可能性を評価する．増齢的に増加する．平均値は15.7±3.0mmである．

③上顎切歯突出度：A点(A)とポゴニオン(Pog)を結ぶ直線に対する上顎切歯からの垂直距離である．上下顎歯槽基底部に対する上顎切歯の位置と上顎歯列弓の突出度を判定する．機能的および審美的にも重要な項目である．平均値は7.1±2.3mmである．

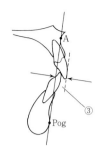

上顎切歯の突出度(mm).

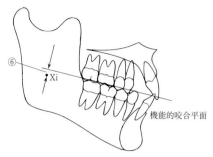

下顎枝に対する咬合平面の関係(mm).

④下顎切歯傾斜度：A点(A)とポゴニオン(Pog)を結ぶ直線と下顎切歯歯軸のなす角度である．大きな値は唇側傾斜を表し，小さな値は舌側傾斜を表す．平均値は23.5°±4.0°である．

⑤上顎切歯傾斜度：A点(A)とポゴニオン(Pog)を結ぶ直線と上顎切歯歯軸のなす角度である．大きな値は唇側傾斜を表し，小さな値は舌側傾斜を表す．上顎切歯の傾斜度は上下口唇の突出度に大きく影響し審美的に重要な項目である．平均値は31.0°±4.2°である．

⑦咬合平面傾斜角：Pmポイント[下顎結合部でB点(B)とポゴニオン(Pog)の間の凸状から凹状に変化する点]と下顎枝中心(Xi)を結ぶ直線(下顎骨体軸)が咬合平面(機能的咬合平面)となす角度である．増齢的に大きくなる傾向を示す．12歳白人男性の平均値は22.3°±3.5°，20歳白人男性の平均値は24.4°±4.3°である．

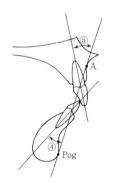

上・下顎切歯傾斜度(°).

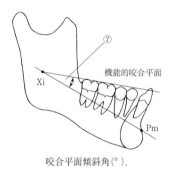

咬合平面傾斜角(°).

⑥下顎枝に対する咬合平面の関係：咬合平面(機能的咬合平面)に対する下顎枝中心(Xi)からの垂直距離である．増齢的に減少する傾向がある．Xiが咬合平面より上方にある場合をプラス，下方にある場合をマイナスとする．12歳白人男性の平均値は1.7±3.0mm，20歳白人男性の平均は−0.3±3.3mmである．

【4．フィールドⅣ：口唇の関係】
①口唇の突出度：E−ラインに対する下口唇最突出部からの垂直距離である．上下口唇と側貌とのバランスを評価する項目であり口唇の突出度は審美的な観点から抜歯，非抜歯の判断基準の1つである．平均値は4.0±1.9mmである．

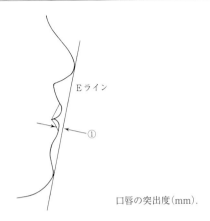

口唇の突出度(mm).

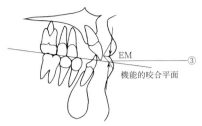

上下口唇接触と咬合平面との関係(mm).

②上唇の長さ:前鼻棘(ANS)と上下口唇接触点間の距離である.ガミーフェイス(笑ったときに上顎歯肉が著しく露出する)の診断に有効で,移動後の歯の位置を決定する要因の1つとなる.平均値は27.7±2.0mmである.

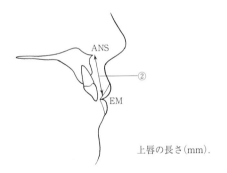

上唇の長さ(mm).

③上下口唇接触点と咬合平面との関係:咬合平面(機能的咬合平面)に対する上下口唇接触点からの垂直距離である.上下口唇接触点が咬合平面より下方にある場合をプラス,上方にある場合をマイナスとする.マイナスの値が著しい場合,咬合平面が低い位置にあり,ガミーフェイスとなりやすい.平均値は−4.5±1.6mmである.

【5.フィールドⅤ:頭蓋と顔面との関係】
①顔面の深さ:顔面平面とフランクフルト平面のなす角度である.オトガイ部の前後的位置関係を評価し,不正咬合が下顎の骨格に起因するものかどうかを判定する.平均値は87.7°±3.0°である.
②顔面テーパー:下顎下縁平面と顔面平面のなす角度である.平均値は65.9°±3.7°である.
③顔面軸:バジオン(Ba)とナジオン(N)を結ぶ直線とPtポイント(X線フィルム上での翼口蓋窩後壁と正円孔下縁との交点である)とグナチオン(Gn)を結ぶ直線がなす角度である.オトガイ部の成長方向を評価する.平均値は85.9°±3.7°である.

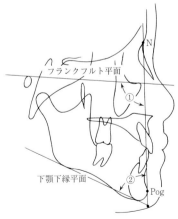

①顔面の深さ(°),②顔面テーパー(°).

⑥口蓋平面角：フランクフルト平面と口蓋平面のなす角度である．著しいプラスの値は口蓋前方部が上方に傾斜し骨格性開咬であることを示す．平均値は1.0°±3.4°である．
⑦下顎下縁平面角：フランクフルト平面に対する下顎下縁平面のなす角度である．この角度が大きい場合，一般的に矯正治療の予後は不良であるといわれている．すなわち，咬合挙上が比較的容易に起こりやすい．したがって，下顎前突では治療中にオーバーバイトが小さくなりやすく，治療が困難な症例であるといえる．また，上顎前突，下顎前突ともに側貌が不良で予後が悪くなりやすい．平均値は25.6°±5.6°である．

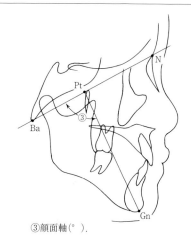

③顔面軸(°)．

④上顎の深さ：ナジオン(N)とA点(A)を結ぶ直線とフランクフルト平面がなす角度である．頭蓋骨に対する上顎骨の位置関係を評価する．不正咬合が上顎の骨格に起因するものかどうかを判定する．平均値は91.7°±3.3°である．
⑤上顎の高さ：ナジオン(N)とフランクフルト平面へのPtポイント(X線フィルム上での翼口蓋窩後壁と正円孔下縁との交点である)の投影点(CF)とA点(A)の3点を結んでできる角度である．上顎の垂直的な位置関係を示す．平均値は59.3°±4.0°である．

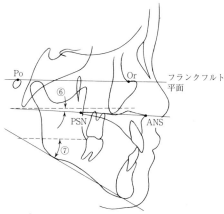

⑥口蓋平面角(°)，⑦下顎下縁平面角(°)．

【6．フィールドⅥ：内部構造】
①頭蓋のゆがみ：バジオン(Ba)とナジオン(N)を結ぶ直線とフランクフルト平面のなす角度である．角度が大きい場合は異常な成長様式を示し，下顎の過成長と関連がある．平均値は29.2°±2.8°である．
②前頭蓋底の長さ：CCポイント(ナジオン(N)とバジオン(Ba)とを結ぶ直線と顔面軸の交点)とナジオン(N)間の距離である．骨格性上顎前突の場合大きく，骨格性下顎前突の場合小さい傾向があるとされる．平均値は56.7±3.5mmである．
③後方顔面高径：フランクフルト平面へのPtポイント(X線フィルム上での翼口蓋窩後壁と正円孔下縁との交点である)の投影点(CF)とゴニオン(Go)間の距離である．この値が小さい場合，開咬症例や骨格性下顎前突であることが多い．平均値は65.9±4.0mmである．

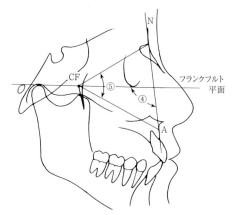

④上顎の深さ(°)，⑤上顎の高さ(°)．

の中央の点)を結ぶ関節突起軸のなす角度である.この角度が大きいとき四角張った下顎で，過蓋咬合であることが多い．小さい場合は開咬や下顎後退症である場合が多い．平均値は27.3±4.0である.
⑦下顎体軸長：Xi(下顎枝中心)とPmポイント[下顎結合部でB点(B)とポゴニオン(Pog)の間の凸状から凹状に変化する点である]間の距離である．平均値は69.3±4.2mmである.

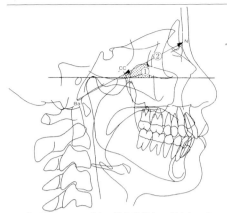
①頭蓋のゆがみ(°)，②前頭蓋底の長さ(mm).

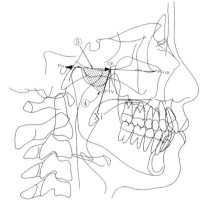
④下顎枝の位置(°)，⑤ポリオンの位置(mm).

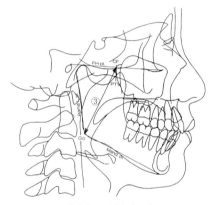
③後方顔面高径(mm).

④下顎枝の位置：CFと下顎枝中心(Xi)を結ぶ直線がフランクフルト平面となす角度である．下顎枝の位置を判定するのに用いられ，この値が小さいと下顎枝が後退していることを示し，大きいと前進していることを示す．平均値は76.5°±2.8°である.
⑤ポリオンの位置：フランクフルト平面へのPtポイント(X線フィルム上での翼口蓋窩後壁と正円孔下縁との交点である)の投影点(CF)とポリオン(Po)間の距離である．下顎前突の場合小さい値を示すことが多いとされる．平均値は−40.6±2.5mmである.
⑥下顎アーク：Xi(下顎枝中心)とPmポイント[下顎結合部でB点(B)とポゴニオン(Pog)の間の凸状から凹状に変化する点である]を結ぶ下顎体軸とXi(下顎枝中心)とDC(Ba−N上で関節突起

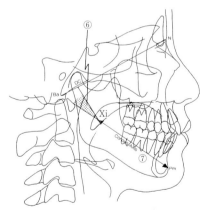
⑥下顎アーク(°)，⑦下顎体軸長(mm).

### リケッツ法(頭部X線規格正貌写真の)
Ricketts analysis(antero-posterior roentgenographic cephalogram)

　頭部X線規格正貌写真の分析法の1つである．頭部X線規格側貌写真の分析法と同様に，分析項目を6つのフィールドに分け，顎顔面を総合的に評価する．リケッツ法による頭部X線規格側貌写

真の分析と合わせて検討を加える．リケッツ法の分析項目および12歳白人男性の平均値は以下のとおりである．

【1．フィールドⅠ：歯に関する項目】
①大臼歯の関係：咬合平面上の上下顎第一大臼歯頰側面間距離によって評価する．平均値は0.7±2.0mmである．上顎大臼歯が頰側にあるときをプラス，舌側にあるときをマイナスとし，＋3mm以上であると鋏状咬合であり，±0mm以下であると交叉咬合であるとされる．

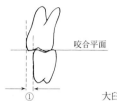

大臼歯の関係(mm)．

②大臼歯間距離：咬合平面上の下顎第一大臼歯頰側面間距離である．歯列の幅を示す．平均値は59.9±2.1mmであるが，日本人では大臼歯間距離は7歳から20歳までほぼ同一の値であるとされる．

③犬歯間距離：下顎犬歯尖頭間距離である．歯列弓犬歯部の幅径を評価し，萌出期には萌出異常を検討する項目である．平均値は28.1±2.0mmである．

④歯の正中線：上下顎中切歯正中間距離によって評価する．正中線のずれに関しては，顎の機能的な偏位であるのか，歯のみが偏位しているのか，骨格の非対称によるものなのか，X線撮影時の固定不良によるものなのかなどを判定する必要がある．平均値は0.0±1.5mmである．

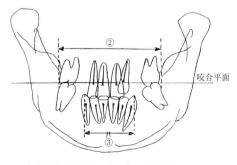

②大臼歯間距離(mm)，③犬歯間距離(mm)．

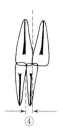

④歯の正中線(mm)．

【2．フィールドⅡ：上下顎の関係】
①上下顎左右の幅：前下顎角隆起の外下縁の点（AG，GA）と，眼窩縁と前頭頰骨縫合内側との交

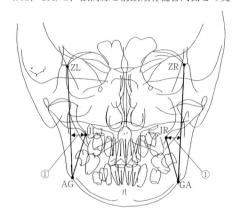

①上下顎左右の幅(mm)．

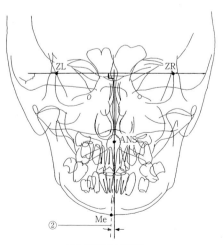

②上下顎正中線(°)．

点(ZL, ZR)を結ぶ直線に対する上顎結節の外形線と頬骨歯槽稜との交点(JL, JR)からの垂直距離である．平均値は12.3±3.0mmであり，大きな値は交叉咬合を表し，小さな値は鋏状咬合を表す．
②上下顎正中線：前鼻棘(ANS)とメントン(Me)を結ぶ直線(顎正中線)と，左右前頭頬骨縫合を結ぶ直線(Z平面)に垂直な平面のなす角度で上下顎骨の偏位の度合いを評価する．平均値は0.0±2.1°である．
③上下顎に対する下顎大臼歯の位置：前下顎角隆起の外下縁の点(AG, GA)と上顎結節の外形線と頬骨歯槽稜との交点(JL, JR)を結ぶ直線に対する下顎第一大臼歯頬側面からの垂直距離である．平均値は9.9±2.0mmである．
④顎正中線に対する歯の関係：前鼻棘(ANS)とメントン(Me)を結ぶ直線(顎正中線)と下顎切歯正中線との距離で評価する．下顎の偏位と歯の正中線の偏位の関係を検討する．平均値は0.0±1.5mmである．
⑤咬合平面傾斜角の差：左右の前頭頬骨縫合を結ぶ直線(前頭頬骨縫合平面)に対する大臼歯咬合平面からの垂直距離の左右差である．平均値は0.0±1.8mmであり，左右差が大きく骨格性の非対称がある場合には顎関節の問題を伴う場合がある．

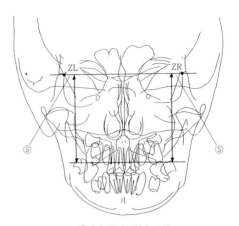

⑤咬合平面傾斜角の差．

【3．フィールドⅢ：歯と骨格との関係】
(P. 469参照)

【4．フィールドⅣ：口唇の関係】
(P. 470参照)

【5．フィールドⅤ：頭蓋と顔面の関係】
①後方の対称性：眼窩縁と前頭頬骨縫合内側との交点(ZL, ZR)，前下顎角隆起の外下縁の点(AG, GA)および頬骨外側中点(ZA, AZ)の3点でできる角度の左右差で評価する．平均値は0.0±2.2°である．撮影時の頭部の固定によって変化しやすいので注意を要する．

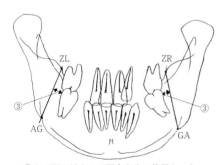

③上下顎に対する下顎大臼歯の位置(mm)．

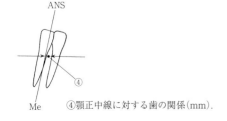

④顎正中線に対する歯の関係(mm)．

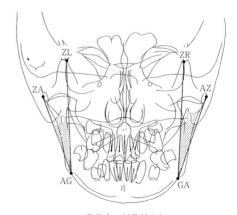

①後方の対称性(°)．

【6．フィールドⅥ：内部構造】
①鼻腔幅径：鼻腔の最大幅径である．口呼吸患者では狭窄している場合が多い．平均値は28.2±2.0mmである．

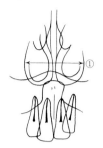

①鼻腔の幅径(mm)．

②鼻腔の高さ：左右前頭頬骨縫合を結ぶ直線(Z平面)から前鼻棘(ANS)への垂直距離である．平均値は49.7±2.0mmである．
③上顎骨の幅径：上顎結節の外形線と頬骨歯槽稜との左右側の交点(JL, JR)間の距離である．平均値は67.0±3.0mmで上顎骨の幅を評価し，上顎骨の拡大の可能性を判断するのに役立つ．
④下顎骨の幅径：左右側前下顎角隆起の外下縁の点(AG, GA)間の距離である．平均値は89.8±3.6mmである．犬歯，大臼歯間の拡大の可能性を評価する．
⑤顔面幅径：左右側頬骨外側中点(ZA, AZ)間距離である．顔面の相対的な幅径を示し，顔面型を検討する際に役立つ．平均値は136.0±3.3mmである．

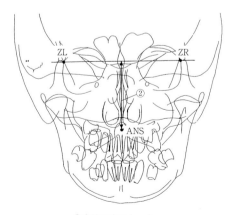

②鼻腔の高さ(mm)．

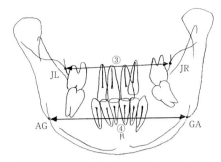

③上顎骨の幅径(mm)．④下顎骨の幅径(mm)．

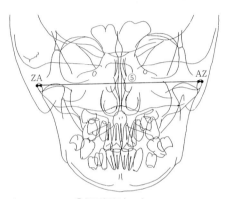

⑤顔面幅径(mm)．

**リシェイピング** reshaping
　後戻りは不良な歯の形態が原因となることがある．とくに日本人では上顎切歯の辺縁隆線がシャベル状に隆起し，それが原因で下顎前歯の叢生を惹起することがある．したがって動的治療期間中に切歯の辺縁隆線をポイントで削除し，形態を修正し後戻りを防止する必要がある．この場合，切歯の辺縁隆線の削除による形態修正をリシェイピングという．その他として，犬歯を側切歯の代わりに使用した場合，犬歯の唇舌的歯質の削除や，尖頭の削除など形態修正をして見た目の審美性を改善することや，小臼歯を犬歯の代わりに使用した場合，小臼歯の形態を犬歯に似た状態に修正し，咬頭嵌合などを改善すること，また下顎切歯部などによくみられる逆三角形の歯牙負担による扇状の後戻りを防止するために，隣接面をストリッピングして歯冠形態を修正することなどもこれに属する．⇨ストリッピング，後戻り(再発の防止方法)

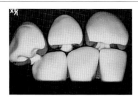

上顎切歯の分厚い辺縁隆線はオーバージェット増加の原因となる．

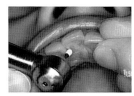

リシェイピング．

**リップシールド**　lip shield　⇨バイオネーター

**リップパッド**　lip pad　⇨フレンケルの装置

**リップバンパー**　lip bumper

　リップバンパーはアメリカで1950年代からリップガード（Renfroe），アクリックラビアルアーチ，リップハビットアプライアンス（Graber）などの名前で報告されていたが，1966年にSubtelnyらによりリップバンパーとして発表された．本装置は下口唇の筋力が強いために下顎の前歯部の平坦化や叢生を生じたり，さらに舌側傾斜が生じている場合，下口唇の過度の筋力が歯列に加わらないように排除する目的で使用する装置である．

1．基本的構造

1）帯環：装置を口腔内に維持する際，固定源の歯に密着させるもの．

2）頰面管：帯環に鑞着または電気溶接し，唇側線と帯環を連結するとともに口唇による機能的矯正力を固定歯に伝える．

3）唇側線：0.9～1.2mm線のワイヤーからなり口唇部の筋の排除に間接的に働き，また機能的矯正力の伝達路となる．

4）唇側線止め：唇側線が回転移動しないように頰面管の前で取り付けられる垂直ループで唇側線の調節にも利用できる．また垂直ループを付けず頰面管の遠心部で鑞着することもある．

5）バンパー：パッドともよばれ直接的には口唇の排除を行い，口唇による機能的矯正力を伝える．レジン製のものやワイヤーの屈曲によるものがある．

2．作用機序および使用目的：本装置の主な作用機序は下口唇の異常機能圧の排除と，この機能圧を利用して矯正力を得ることである．

1）下口唇の機能圧の排除：本装置を上下前歯部と下口唇の間に介在させることにより，上下の前歯部に加わる下口唇の異常な機能圧を排除する．これにより上顎の前歯の舌側移動は容易となり，下顎前歯は舌圧により自然にあるいは，ほかの矯正装置との併用で唇側に移動でき，短期間にオーバージェットが改善される．さらに，オーバージェットが大きい症例にみられる口唇の悪習癖を未然に防ぐことになり動的治療期間の短縮が期待できる．

2）下口唇の機能圧の利用：上下前歯部と下口唇の間に介在する本装置は，下口唇の機能圧を直接受けることになり装置自身を介して下顎大臼歯に伝えられ，これが機能矯正力になる．

①リップバンパーが下顎の前歯の唇面から離れていれば，下口唇の圧は装置を介して下顎大臼歯に伝えられ，これが遠心に移動する力となる．

②固定源の加強として：リップバンパーが下顎前歯の唇面に密着し，舌側より舌側弧線装置で下顎前歯が保持されていれば，Ⅱ級顎間ゴムを使用する際に，その固定源となる下顎第一大臼歯の近心移動を防ぎ加強固定となる．

3．特徴：通常一定の口唇の筋訓練を行わないと上口唇は筋の緊張が低下した状態にあるので，上唇部のリップバンパーに加わる力は少ない傾向である．これに対し，下顎ではオトガイ筋が強い緊張を示し，大きなオーバージェットの中に下口唇が入り込むことがあり，一般的には下顎用のリッ

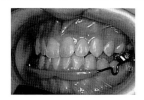

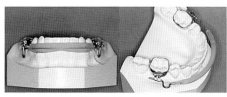

リップバンパー．

プバンパーがより効果的であるといわれてる.
⇨機能的顎矯正法(機能的矯正法)

**リテーナー**　retainer　⇨保定装置

## リトラクションアーチワイヤー
retraction arch wire

　矯正治療で前歯を遠心舌側方向に移動したいときに使用するワイヤーである．多くは抜歯症例において用いられるが，空隙歯列弓などの非抜歯症例にも使用される．種類としてはフルアーチシステム用とセクショナルアーチシステム用がある．セクショナルで用いるときに犬歯が抜歯空隙の閉鎖に伴い外側にフレアリングしやすいため，あらかじめ犬歯部を舌側に保つよう屈曲を与える必要がある．

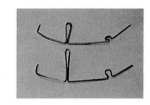

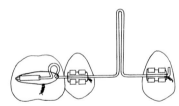

犬歯の後方移動に用いるセクショナルアーチ．

## リバースカーブオブスピー
reverse curve of Spee

　上顎前突症例の治療において，不正なスピーの彎曲*を作らないために，上下顎アーチワイヤーによる歯のレベリングを行うことによりスピーの彎曲を平坦化させ，オーバーコレクションを行わせるためにアーチワイヤーにティップアップ(ダウン)ベンドを付与し，上顎にカーブオブスピー，下顎にリバースカーブオブスピーを生じさせる(既製のカーブオブスピーのNi-Tiワイヤーを使用すれば，屈曲をする必要がないので便利である)．このようにすれば，現代人の未咬耗に近い歯牙素材であっても上下顎前歯を基底骨上に整直させることができる．下顎歯列弓にリバースカーブオブスピーを与える症例とは，Ⅱ級1類およびⅡ級2類の上顎前突でmaximum anchorage caseの場合である．また，矯正治療によってスピーの彎曲が平坦になるということは，下顎が前進しやすくなり，この前進を防ぐ役目をするのがオーバーバイトである．また，非抜歯症例やオーバーバイトの浅い下顎前突症例ではリバースカーブは付与しない．⇨カーブオブスピーのワイヤー，ニッケルチタン合金線，スピーの彎曲

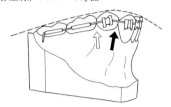

リバースカーブオブスピー(破線)．
チップダウンベンド↑印．
アンカレッジベンド⇧印．

## リバースドヘッドギア　reversed headgear
⇨上顎前方牽引装置

## リバーストルキングオーギジリアリー
reverse torquing auxiliary
⇨ラビアルルートトルクオーギジリアリー

　主としてベッグ法のステージⅢで使用される付加物である．歯根を舌側に移動するリンガルルートトルク(これも単にトルクという)に対して歯根を逆の方向，すなわち唇側に移動することをラビアルルートトルクという．通常のトルクと表現した場合の逆の方向に歯根を移動するので，リバーストルキングとも表現される．

　上顎前突症例の矯正治療に際して，下顎前歯の過度の唇側傾斜に対して歯冠を多少舌側移動させ，歯根尖を唇側に移動し下顎前歯歯軸傾斜角を減少させたいときや，顎間Ⅱ級ゴムの強さを強くした場合の反作用として下顎前歯の唇側傾斜に対して固定の補強をするときに用いる．下顎前突症例の矯正治療に際して，上顎前歯の過度の唇側傾斜に対して歯冠を多少舌側移動させ，歯根尖を唇側に移動し上顎前歯歯軸傾斜角を減少させたいときや，顎間Ⅲ級ゴムを用いて前歯関係，または犬歯関係を速やかに改善したいとき，しかもその際に上顎前歯をこれ以上前傾させたくないときなどに用いる．

KBテクニックでは，ステージⅡから主線をリボンアーチ(.022″×.016″または.022″×.018″)とし，トルクの組み込まれたKBブラケットを使用することで，早期から歯根のレベリングおよびコントロールを行うために，ほとんど使用されることが少なくなった．屈曲手順は犬歯ブラケットのスロットに.014″ワイヤーを挿入し，バーティカルループを屈曲する．この場合バーティカルループの水平部は，ブラケットの上縁で切歯切端近くの唇面を押すように屈曲する．反対側側切歯まで同様にバーティカルループを屈曲し，側切歯遠心のバーティカルループは犬歯ブラケットスロットの高さで屈曲を終了する．この基本形をボールアンドソケットプライヤーで歯列弓に適合させるように調整する．次いで，リンガルルートトルキングオーギジリアリーとは逆にスパーを外側にしてアクチベートする．装置はリバーストルキングオーギジリアリーを先に犬歯ブラケットスロットに挿入した後に主線を入れる．

またベッグ法より派生したベッティオット*のトルキングオーギジリアリーがある．作用はベッグタイプと同じであるが，トルクの力の加減は水平部分をカンタリングプライヤーで曲げて，その曲げ具合で調整する．つまり歯列弓から離れた彎曲にすると最大の力でトルクがかかり，歯列弓に沿った彎曲にすると最小の力となる．

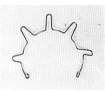
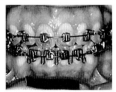

**リバーストルキングブラケット**
reverse torquing bracket
　亀田によって1985年に考案されたブラケット*で，KBテクニックにおいて.022″×.016″または.022″×.018″のリボンアーチワイヤーと併用してトルクを行うもので，ベッグ法で用いられるブラケットに10°のリバーストルキングベースを付与した形態を持つ．一般的にKBテクニックを用いた上顎前突症例においては，上顎の中切歯，側切歯，犬歯に20°のトルキングブラケット*，下顎の中切歯，側切歯，犬歯に10°のリバーストルキングブラケットを装着する．また下顎前突症例においては上顎の中切歯，側切歯，犬歯に10°

のリバーストルキングブラケット，下顎の中切歯，側切歯，犬歯にトルキングブラケットを装着する場合が多い．

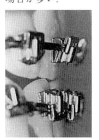
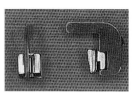

上顎：トルキングブラケット．
下顎：リバーストルキングブラケット．

**リバーストルク** reverse torque
⇨ラビアルルートトルクオーギジリアリー，リバーストルキングオーギジリアリー

**リボンアーチ装置**
ribbon arch appliance ＝紐状弧線装置

**リボンアーチ（ワイヤー）** ribbon arch wire
⇨アーチワイヤー，レクタンギュラーワイヤー

**リボンアーチワイヤー** ribbon arch wire
　レクタンギュラーワイヤーの1つであり，サイズは.022″×.016″と.022″×.018″である．KBテクニックでは，ステージⅡとステージⅢで用いられる．既製のプリフォームのアーチワイヤーが用意されている．本ワイヤーはレクタンギュラーワイヤーとはいえ縦長であることを特徴として，ブラケットのスロットの幅とワイヤーの幅径の差を設けることにより，以下のような数々の長所を有している．

1）個々の歯のある程度の形態の変異はブラケットとワイヤー間のスペースによって吸収されるため，1/2mm canine offsetや1.6mm molar offset以外とくに配慮した処置（ワイヤーの部分的な屈曲など）を必要としないこと．

2）ブラケットとの間に生じる摩擦力が低く，強い力のエラスティックを用いなくても抜歯空隙の閉鎖が行われること．

3）方形の断面を持つワイヤーであるため，ラウンドワイヤーのみを用いたオリジナルベッグ法と異なり，抜歯空隙閉鎖時に前歯部の付加物による加強固定を必要としないこと．

4）トルクを要する歯については，トルキングベ

ス付きのブラケットを併用することにより，抜歯空隙の閉鎖を行いながら積極的なトルクが可能である．⇨レクタンギュラーワイヤー，角線

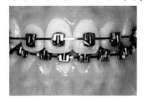

## 料金（矯正料金）
orthodontic treatment fee, orthodontic appliance fee, total orthodontic treatment fee

　歯科医師の行った診療行為に対して支払われる報酬が料金ということになり，矯正料金はほとんどが自由診療方式である．自由診療方式は歯科医師と患者の自由な契約によって，患者が直接歯科医師に料金を支払うことになる．自由診療では，医療機関と患者との個々の自由な取引きが前提となるが，料金の設定は医師および医療機関が国民の健康を守るための義務を維持運営できる経費と，社会通念上妥当と認められる利潤を加えたものが基準となる．しかし，矯正料金はその治療の特殊性から料金の設定条件の決定は難しく，たとえば，料金の決定方法を①一律定額，②使用装置，③咬合の類別，④治療難易度，⑤治療の期間・回数，⑥材料費・技工料のみ，⑦紹介の有無・交渉次第などのいずれを中心にするか．料金の支払い方法を①一括前払い（分割不可），②一括前払い（分割可），③均等前払い，④治療の進行段階別，⑤来院時の治療費のみなどどれを選択するか．また，①全体料金（トータル・フィー）を設定し，頭金（イニシャル・フィー）を20〜30％とし，後は分割請求などという方法（いわゆる完全トータル・フィー方式），②全体料金（トータル・フィー）＋処置料（月決または毎回）の変則的トータル・フィー方式，③初診料，相談料，診断料（検査料），基本技術料＋装置料＋処置料（月決または毎回）などのいわゆる項目加算方式などがあり，欧米では完全トータル・フィー方式が主流である．さらに矯正医の経歴（認定医・指導医など），地域性などを考慮すると料金設定は種々となるのが現状である．矯正治療は長期に及ぶため国内はもちろん海外からのトランスファー時の料金の変更を患者にどう理解してもらうかなども矯正料金の設定には重要である．

## 両側性交叉咬合　bilateral posterior crossbite
⇨交叉咬合，不正咬合

## リラップス　relapse　＝後戻り

## リンガルアーチ　lingual arch　⇨保隙装置

## リンガルクリート　lingual cleat
　矯正材料のひとつで金属製のアタッチメントでバンドの舌面部に鑞付けするタイプ，歯面に直接接着するタイプがある．臼歯の舌側部や犬歯の舌側歯頸部よりに接着する．その部分にエラスティック類などを装着し，臼歯部の歯軸や交叉咬合の改善，抜歯空隙の閉鎖，歯の近遠心的移動，回転などに用いる．また閉鎖された抜歯空隙の開大を防止するための，いわゆる〈スパニッシュウィンドラス（spanish windlass）〉にも用いられる．下顎切歯舌面に接着することにより舌癖防止装置としても用いられる．

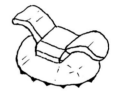

## リンガルクリブ　lingual crib　⇨パラタルクリブ

## リンガルシース　lingual sheath
　リンガルアーチ，パラタルバー，ホールディングアーチなどの装置を簡単に着脱し，調整するのを容易にするためのチューブ状のもので，大臼歯バンドの舌側中央部に溶接され用いられる．種類は水平型と垂直型があり，水平型の中にはフック付き，フックなし，あるいは脱落防止用のラッチ付きのものがある．

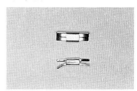

## リンガルブラケット法
lingual bracket method
　矯正治療を希望する患者の多くは，審美的改善

を期待している．リンガルブラケットはこの要望に応えて1967年に藤田により開発され，発展してきたもので，舌側に小さいブラケットやアタッチメントが接着されるので，外観に触れることはほぼない．しかし唇側法と異なり，アーチワイヤーの形態が小さく種々のベンディングを組み込むことが制限されるので，歯の移動の範囲が小さくなり動的治療期間が長くなると同時に，精密な咬合の仕上げは非常に困難であることが多い．
⇨舌側矯正

**リンガルボウ**　lingual bow
⇨フレンケルの装置

**リンガルボタン**　lingual button
　金属製のボタン状のアタッチメントの1つであり歯の舌面に接着して使う．大きさは大小があり歯の形態，大きさによって使い分けられる．大臼歯ではやや近心中央部あるいは近心遠心部の両方に，小臼歯部では舌側中央部，犬歯では舌面の歯頸部に接着してエラスティックをかけることにより歯の捻転，近遠心的移動，臼歯部交叉咬合の矯正に用いられる．また埋伏歯を開窓牽引したり，スパニッシュウィンダラスによる固定などにも用いられる．リンガルボタン装着時には舌感が悪いためモジュールワックスやキャップでボタン部をカバーすると良い．

**リンガルロックピン**　lingual lock pin
　ベッグ法で用いられる縦長のロックピン*の1つでリンガルブラケットとワイヤーのロックに用いる．通常はステージⅠで舌側転位歯をレベリング用のワイヤーにロックする場合，捻転歯にローテーションスプリングをセットした際に主線をロックする目的として，またオーディナリーアップライティングスプリングを使用した場合の結紮の代わりとして使用されるものである．材質はステンレス製で，厚さが.015″，長さが.200″である．

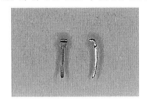

**輪走線維**　circular fiber　⇨歯肉線維

**リンパ系型**　lymphoid type　⇨臓器発育曲線

**類骨組織** osteoid ＝骨様組織

**ルービンスタイン症候群**
Rubinstein's syndrome
　ルービンスタイン・テイビー症候群（Rubinstein-Taybi syndrome）ともよばれ，病因は不明である．常染色体劣性遺伝が疑われているが，ほとんどが散発例である．全身症状は手足の指先が幅広く大きい．精神遅滞（IQ60以下），小頭症，両目隔離症，眼瞼斜下，鳥の嘴様鼻梁，耳介低位，斜視などが認められる．口腔内症状は高口蓋，反対咬合，小顎症などが認められ，比較的寿命は長い．

**ループ** loop
　マルチブラケット装置などの矯正装置に使用するラウンドワイヤーあるいはレクタンギュラーワイヤーには，不正の状態などに応じて各種ループが屈曲される．各種ループにはさまざまな形態，作用があり，単独あるいは組み合わせて矯正治療に使用され，Lループ，Ωループ*，オープンバーチカル（ヘリカル）ループ*，タイバックループ*，ストップループ*，バーティカルループ*，クローズドバーティカル（ヘリカル）ループ*，ホリゾンタル（ヘリカル）ループ*，ボックスループ*，ヘリカルループ*，ブーツループ，エラスティックループ*，Tループ*，デルタループ*，トゥループ*，トライアングルループ*，三角ループ，テイクアップループ*などがある．

**ルフォーの分類**　Le Fort classification
　ルフォーは骨折線を3型に分類した．Ⅰ型は梨状孔の側縁から両側に頬骨突起の下部を上顎洞の前壁，側壁および後壁を回って翼口蓋窩から蝶形骨翼状突起に達するものである．Ⅱ型は鼻骨を横断して両側後方に走り，眼窩側壁から眼窩底を通り下眼窩裂から頬骨上顎縫合部を走り，頬骨突起基部，上顎洞の側壁を通り翼口蓋窩にいたるものである．Ⅲ型は鼻骨前頭縫合部から両側に上顎前頭縫合を経て眼窩内側壁を通り，上限窩裂，眼窩外壁を走り頬骨前頭縫合，頬骨側頭縫合を経るものである．上顎の著しい劣成長を伴う骨格性下顎前突の症例に対して，下顎骨矢状分割法と併用してルフォーⅠ，Ⅱ，Ⅲ型の骨切りを行い，上顎骨の前方移動をはかる．
⇨外科的矯正治療，上下顎同時移動術

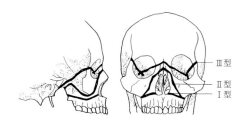

**ルンドストローム**　Lundström, A.F.
　スウェーデンの矯正歯科医で多くの研究を成したが，その中でも後の矯正治療に大きな影響を及ぼしたのが歯槽基底論*である．歯槽基底論によれば，歯列弓を形作っている全歯の歯根尖を連ねる歯槽突起と顎骨体との境界部分である歯槽基底*（アピカルベース）は，歯が喪失しても変化せず，咬合に関係なくその個体が持っている成長，発育のポテンシャリティに従って変化し，咀嚼機能や矯正治療によって大きさや形を改造することはできない．つまり，歯列弓の大きさや形は歯槽基底から影響を受け，歯槽基底を超えて移動された歯は後戻りすると述べている．

# れ

**レイスバックス** lace backs

犬歯の遠心移動や抜歯空隙閉鎖には多くの期間を要するので，抜歯空隙を挟んだ部位の歯の移動をしやすくするための前処置として，ワイヤーを装着する前に4〜6週間，犬歯から第一大臼歯まで8の字縛りをしておくことをレイスバックス"lace backs"という．

その目的は"lace backs"することによって歯根膜空隙を圧縮し，最小限度の傾斜をさせる．そしてアーチワイヤーを装着し，歯軸の整直をすることにある．その後のレイスバックの調整は4〜6週間ごとに行う．

**霊長空隙** primate space

乳歯列時期*の前歯部にみられる生理的空隙*の1つであり原始空隙ともよばれる．乳歯列には上下顎前歯部に歯間空隙が存在することが多い．その中でも上顎側切歯の遠心と下顎犬歯の遠心とにみられる空隙を霊長空隙といい，このように歯間空隙を有する歯列を有隙歯列弓*とよぶ．発育空隙*とともに乳歯と永久歯の歯冠近遠心幅径の総和の差を補償したり第一大臼歯の咬合調整に利用されたりする空隙である．この霊長空隙は，霊長目動物に特徴的にみられるためこのようによばれる．

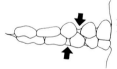

霊長空隙は上顎はB，C間に，下顎はC，D間にみられる．

**レイノルドプライヤー** Leynold pliers

鉤の屈曲やバンド賦形用のプライヤーでレイノルドにより考案された．プライヤーのビークの一方は平面，他方は凸面で，ロビンソンプライヤーのビークを強く屈曲させた形態をしている．使用に際して凸面を屈曲すれば，表面に傷をつけずに加工することが可能となる．

**レーザーエッチング法** laser etching method
⇨エッチング法

**暦齢** chronological age

暦に基づいて出生から数える経年的年齢をいう．受精時を基準にする方法が採られれば，生理的であるが基準として用いるには一般的ではない．そのため成長発育を評価するうえで，便宜的に出生を基準とした暦年齢が一般に広く用いられている．しかし，暦齢は個体の成長発育の評価をするうえで個体間の偏差が大きく不都合な場合が多いため，もう1つの生理的年齢*が必要である．

**暦齢正常咬合** chronological normal occlusion

乳歯咬合と永久歯咬合ではその正常状態に差異があるのは当然で，乳歯咬合，混合歯咬合，永久歯咬合までの各時期にそれぞれ異なった正常な特徴を有する．このように各年齢に応じて正常と考えられる咬合を暦齢正常咬合という．たとえば，乳歯列における発育空隙や霊長空隙，切端咬合，また混合歯列前期における前歯間の空隙や歯軸傾斜（みにくいアヒルの子の時期）などがある．
⇨正常咬合

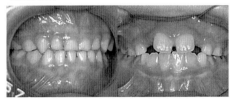

左：乳歯列期の咬合．切端咬合で空隙歯列弓である．
右：混合歯列期の咬合．前歯の歯軸傾斜により正中離開を呈している．

**レクタンギュラーワイヤー** rectangular wire

マルチブラケット装置に使用する断面が角のアーチワイヤー*で，歯を正確にトルキングすることが可能であり，三次元的に誘導し，維持する目的で使用する．フラットワイズの面をブラケットに向けて使用するものをリボンアーチ，エッジワイズの面をブラケットに向けて使用するものをエッジワイズアーチとよぶ．アーチフォームがすでに上下顎用に屈曲されたものが市販されており，トルク付とトルクなしが選択できる．サイズは，.016″×.016″，.018″×.018″，.020″×.020″，.016″×.022″，.018″×.025″，.022″×.016″，.022″×.018″，.022″×.025″，.025″×.028″などその他数十種類のものがあり，ブラケットやバッカルチューブのサイズに応じて適したものを使用する．また，角型ワイヤーのうち断

面の縦型と横型が等しいものをスクエアワイヤー（正四角線）と呼び，サイズは.016″×.016″，.017″×.017″，.018″×.018″，.020″×.020″などがある．

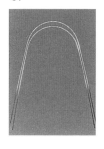

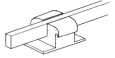

エッジワイズブラケットとエッジワイズアーチワイヤー．

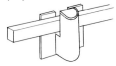

ベッグブラケットとリボンアーチワイヤー．

### レシプロカルルートトルク
reciprocal root torque〔相反トルク〕

相反トルクのことであり，ベッグ法のステージⅢにおいて使用される付加物である．主に上顎左右側中切歯歯根を舌側移動（トルク）させると同時に上顎左右側側切歯歯根を唇側移動（リバーストルク，ラビアルルートトルク）させたり，隣在歯2歯の歯根を唇側（舌側）に他方の歯根を舌側（唇側）に移動させたりするときに用いる．側切歯から側切歯の4前歯用のものの屈曲手順としては.014″ライトワイヤーを用い左右側中切歯の遠心端で135°屈曲し，スパーを作製する．その後スパーと同じ側に側切歯切縁側を押すリバーストルクの作用をする部位を屈曲し基本形とする．

ボールアンドソケットのプライヤーを用いて歯列弓に適合させトルクの作用する部位と，リバーストルクの作用をさせる部位とアクチベートする．たとえば片側の中切歯と側切歯のレシプロカルルートトルクを行う場合，コの字型の基本形を作製し，ボールアンドソケットのプライヤーを用い

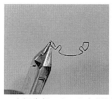
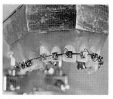

中切歯部のトルクと側切歯部のリバーストルク．

て歯列弓に適合させた後，適度にアクチベートを加え主線とともにセットする．

### レジリエンス　resilience〔弾性エネルギー〕

弾性体をひずませるためには外から力を加えなければならない．ひずまされた弾性体は位置エネルギーを蓄えており，これをレジリエンスまたは弾性エネルギー，ひずみエネルギーという．弾性エネルギー（U）は縦弾性係数（E）の物質に ε のひずみを与えたときの応力を σ とすると次のような式で表される．　$U = 1/2 \cdot \sigma\varepsilon = \sigma^2/2E$

歯の移動ではワイヤーに蓄えられた弾性エネルギーの放出により，ワイヤーの復元力が矯正力として利用されるため，弾性エネルギーの大きいほうが長期間にわたって持続的な矯正力が発揮できる．ワイヤーをループ状に曲げると応力−ひずみ線図で直線の勾配は低くなり，逆に弾性エネルギーは大きくなる．⇨応力−ひずみ曲線

### レジン　resin

矯正で用いられるレジンは床矯正装置，アクチバトールなどに利用される．レジンとしての所要性質は，薄くても破折しないこと，口腔内で膨潤や変形などを起こさないこと，口腔粘膜に為害性がないこと，成型方法が容易なこと，成型による寸法変化のないことなどがあげられる．材質としてはメチルメタアクリレイト（methyl-methacry-late）が主に用いられており，加熱重合レジンと常温重合レジンとがある．加熱重合レジンはアクチバトールに用いられ，常温重合レジンは保定装置，床矯正装置，保隙装置などに使用される．⇨矯正用材料

### レジンタッグ　resin tag

エナメル質表面をリン酸やクエン酸水溶液で処理すると，通常小柱間質部において選択的に脱灰され微細な陥凹を生じる．その部分にレジンを接合させると，レジンの侵入によって蜂巣状構造を呈する突起が形成される．これがレジンタッグである．レジンタッグの形成によってエナメル質とレジンとの間に強い接着力が生じる．一般的には小柱間質部において選択的に形成され，その長さは 7〜30 μm 程度である．良好な接着強さは，このような十分な長さの接着剤の紐状硬化によって得られると考えることができる．この前処理されたエナメル質内へ接着剤が浸透硬化してレジン

タッグを形成する度合いは，エッチングによってエナメル質に生じた微細な裂隙の幅，接着剤の表面張力と粘度，そして接触角によって左右される．さらに接着剤のモノマーのエナメル質に対する親和性，すなわち疎水性部分と親水性部分のバランスも関与するとの報告もある．

### レスポンドワイヤー　respond wire

　柔軟性と弾力性が優れているワイヤーで，構造は中心の1本のワイヤーに5本の細いワイヤーが巻きつけられており，それによって弾力性が得られている．主に矯正治療の初期段階に用いられる．同種類のものとしてスプラーフレックスツイストワイヤー，Co-Axワイヤーなどがあり，それぞれ各種サイズがある．

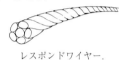

レスポンドワイヤー．

### レベリング(平準化)　leveling

　垂直的にはスピーの彎曲の平坦化をはかり，水平的には平均的な歯列弓形態に近似させるためにマルチブラケット装置を用いた矯正治療の主に初期段階で行う治療手順をいう．たとえば傾斜移動，回転，圧下，挺出などにより叢生・転位の除去，低位・高位の修正，歯列弓形態の修正，スピーの彎曲の平坦化，咬合挙上などをはかる．また抜歯空隙の閉鎖や歯軸の整直をはかるための太い角ステンレスワイヤーを装着するための前準備となる．現在，レベリングの主流は丸または角の超弾性ワイヤー(Ni-Tiワイヤー)であるが，ツイストワイヤー，各種ループが屈曲されたステンレスワイヤーなども，頻度は少ないが用いられることもある．丸ワイヤーから角ワイヤーへ，また細いものから太いものへと順次交換していく．一番ポピュラーなレベリングは.016″→.016″×.016″→.018″×.018″→.016″×.022″とNi-Tiワイヤーを用いてレベリングする方法である．⇨スピーの彎曲

### レベリングによる下顎切歯前傾量

increased mandibular arch length due to leveling the curve of Spee
⇨スピーの彎曲，上顎前突過蓋咬合の早期非抜歯矯正治療で利用されるメカニズム

### 連続弾線　continuous(looped)spring　⇨補助弾線

### 連続抜去法(連続抜歯法)
serial extraction method

　ケールグレン(Kjellgren)，ヘス(Heath)，ナンス(Nance)，ツイード(Tweed)らにより確立された予防矯正*の範疇に含まれる術式である．本法は顎骨と歯の大きさの不調和(ディスクレパンシーケース)で将来の本格的矯正治療で永久歯抜歯の必要性が予想されるようなアングルⅠ級の不正咬合に対して，あらかじめ計画的に乳歯，永久歯を抜去していき，永久歯の叢生状態の進展を予防し，治療を少しでも容易にするための方法である．この方法では理想的に行えた場合には，何ら矯正処置をすることなしに123567という歯式を持つ咬合をほぼ満足する状態で完成させることができる．一方，ツイードは患者の顔の成長の予測を行い治療計画に反映させ，連続抜去法をその治療計画の中に組み込み，最終的には矯正処置で症例を完成させ治療期間を短縮させる方法を採っている．

1) 一般的な術式(次頁図参照)
①まず乳犬歯を抜去して側切歯の正常萌出を誘導する．
②次に第一乳臼歯を抜去して，第一小臼歯の萌出を促進する．
③第一小臼歯が萌出すると直ちにこれを抜去する．
④犬歯はこれによって遠心に誘導され，ほぼ第一小臼歯の位置に萌出する．
⑤第二乳臼歯と第二小臼歯の交換によって完了する．
⑥余剰な空隙は第一・第二大臼歯の近心移動によって閉塞される．
2) 適応症：アングルⅠ級混合歯列期の叢生症例で前歯部の歯軸がほぼ正常な症例．
3) 禁忌症
①アングルⅠ級の叢生症例でも叢生程度がわずかなもの．
②著しいアングルⅡ級1類の不正咬合．
③アングルⅡ級2類およびアングルⅢ級の不正咬合．
④先天的欠如歯や歯数不足のある症例．
4) 問題点
①正確な診断が困難．
②第一小臼歯の後方移動，とくに第一大臼歯の近心移動が起きやすい．

③乳犬歯や第一小臼歯の抜歯によって前歯の舌側傾斜が起こりやすく前歯の被蓋関係が深くなる．
④下顎第一小臼歯の抜去によって犬歯，第二小臼歯は傾斜しやすくなり，スピーの彎曲が折れ曲がり，また，歯槽骨頂が陥没を起こし，スペースが残留することがある．また症例によって，骨吸収量が多くなりすぎるため，老け顔(aged face)*を作りやすいといわれている．

連続抜去法は，一見簡単な方策と考えられる傾向が強く，安易に行われることがあるが，その抜歯の順序，時期などの判定には，咬合の発育とその変異，顎発育などに関する高度な知識と経験を必要とするので，このことを踏まえて行うべきである．適応症はあくまでも大臼歯咬合関係がⅠ級であるが，Ⅲ級またはⅡ級の大臼歯関係の場合，これをⅠ級に変えて上下顎切歯軸をidealとしてから連続抜歯を行う方法も応用法としてあるが，いずれにしても，一度抜去した歯牙は元に戻せないことから，早計に連続抜去法を適用するべきではない．⇨不正咬合の予防

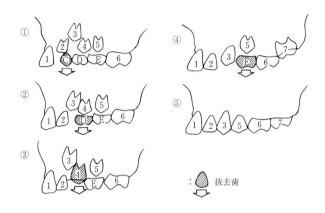

**ロウアングルケース** low angle case
⇨下顎下縁平面傾斜角(S-N平面に対する)，下顎下縁平面傾斜角(フランクフルト平面に対する)，FMA，クワドダイアグノーシスシステム(QDS)

**老化のメカニズム** aging mechanisms
　老化のメカニズムは，①さびる，②しぼむ，③風化する，④黄ばむ，で説明するのがわかりやすい(米井，2013).
【老化】
1．さびる：体内に取り込まれた酸素の一部が変化して発生した活性酸素によって細胞が変化すること．酸化した細胞の増加＝老化の進行．
2．しぼむ：成長ホルモンなどのホルモン分泌の減少によって生命レベルが低下する．ホルモン分泌の減少＝老化．
3．風化する：精神的弱体化：神経細胞の減少により神経機能が低下する．生きがいの喪失＝老化の加速．
4．黄ばむ：糖化する．タンパク質と糖が反応する．1971年から1980年のデータで糖尿病患者と日本人一般の平均寿命を比べると男性で約10年，女性では約15年の寿命の短縮が認められた．
　このメカニズムは高血糖が生体のタンパク質を非酵素的に糖化反応を発生させ，タンパク質本来の機能を損なうことによって障害が発生するものである．この糖化による影響は，コラーゲンや水晶体タンパククリスタリンなど寿命の長いタンパク質ほど大きな影響を受ける．
　たとえば白内障は老化によって引き起こされるが，血糖が高い状況ではこの老化現象がより高度に進行することになる．同様のメカニズムにより動脈硬化も進行する．また糖化反応により生じたフリーラジカルなどにより酸化ストレスも増大させる．
【老化の5大要素】
　血管年齢，神経年齢，筋年齢，骨年齢，ホルモン年齢であり，これらが各個人で調和が取れていると長寿に結びつく．このうち普通の現代日本人では，血管年齢(老化で動脈硬化)とホルモン年齢が弱点(不足)であるという．
【老化の原因】
　一般的老化の原因は遺伝的要因(25%)，ホルモンの分泌変化，細胞の酸化，肥満であり(75%)，生活習慣の改善で老化は制御できる．
【天寿を妨げる因子(老化促進因子)】
　さまざまな要因によって発生する"活性酸素"が健康な細胞を傷害し，それが引き金となって癌・老化・生活習慣病を引き起こし，寿命を縮める．
【さまざまな要因】
　交感神経の緊張・高血糖・肥満・高血圧・喫煙のほか，紫外線・放射線・エストロゲン・テストステロンの減少・過酸化糖質・汚染ガス・有害食品添加物・微生物感染などが要因である．
⇨ラエンネックP.O.投与法

**弄指癖** finger sucking
〔吸指癖，指しゃぶり，手指吸引癖〕
　外観上の身体的表現にやや偏っており，その習癖の本態(すなわち指を吸引するという行為)を適確に表現し難いが，この言葉からは指しゃぶりという俗語をすぐさま連想させ，小児の心理行動をも抽象的に表す優れた名称でもあることから，従来より慣行的に吸指癖にかわる言葉として日常臨床で使用されている．また，矯正領域では吸指癖と同義語で用いられている．
【臨床所見】①下顎前歯の内傾を伴う歯列弓の平坦化と上顎前歯の前傾による開咬，②空隙歯列弓(とくに上顎前歯部)，③上唇の弛緩，④下顎の後退，⑤高口蓋，⑥上顎歯列弓の狭窄などの特徴がみられ，これにより惹起されるのは，上顎前突，前歯部開咬，臼歯部交叉咬合，機能的交叉咬合に伴う顎の偏位などがある．
【治療】心理的アプローチによる動機づけを重視し，可及的早期に習癖を中止させることが大切である．習癖の中止が若年齢であれば，自然治癒に向かう可能性が高いが，習癖の中止のみで治癒が困難と判断される場合は，矯正装置による改善を考慮しなければならない．幼児心理を無視して習癖の中止を強制したり，十分な動機づけを行わず安易に指サックなどの器具に頼ると逆に悪化することがある．また前歯部の開咬によって，異常嚥下癖，舌前突癖などを随伴していることも多いため，合併が認められる場合はこれらの習癖に対する処置も同時に行う必要がある．
⇨拇指吸引癖

## 弄唇癖　lip habit

　口腔習癖の1つで口唇を上下顎前歯で咬み込む咬唇癖*と，上下顎前歯間に口唇を介在させてこれを吸引する吸唇癖*がこれに含まれる．とくに下唇を習慣的に咬み込んだり，吸い込むことにより，上顎前歯の唇側傾斜，開咬などの原因となる．また，上唇の場合では反対咬合を誘発することもある．

## 弄舌癖　tongue habit

　口腔習癖の1つで，咬舌癖*，舌前突癖*，低位舌などがある．このうち，最も頻繁にみられるものは舌前突癖である．
【原因】舌前突癖は，大部分が異常嚥下癖に随伴し，嚥下時に舌を前方に押し出すことにより惹起する．また脱落歯の部位に舌を入れるような行為が，いつのまにか咬舌癖として発現することもある．低位舌は，下顎前突に随伴してみられ，安静位で舌が下顎歯列内に低く位置し，下顎前歯を超えて下唇と接触することもある．
【障害】開咬，前歯部の歯冠空隙，前歯部の前方傾斜，萌出障害および口唇閉鎖障害などを生じることがある．
【治療】患者に悪影響に対する説明を十分に行い，異常嚥下癖*に対する治療も必要である．また場合によっては，舌の前方前突を抑制するパラタルクライブ，リンガルクライブなどの不良習癖除去（防止）装置（habit breaker）を装着させる．

## 鑞着用ピンセット

　鑞着用器具の1つで，ピンセットの先端は直角に屈曲されている．その先端同士が合うようになっていて鑞着する際には1点で把持できるようになっている．そのため熱は奪われにくく，種々な方向から炎を当てることができる．

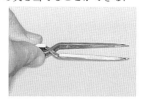

## ロウフリクションピン　low friction pin

　1990年，亀田によって考案されたロックピン*であり，ロウフリクションブラケットにワイヤーを装着する際に使用される．材質はステンレス製である．ロウフリクションブラケットは横長のピン（Tピン）の機能がブラケットに組み込まれており，ロウフリクションピンは従来のベッグ法で用いるワンポイントロックピンと異なり，ワイヤーは近遠心的に1.2mmの幅でロックされる．このことはワイヤー，ブラケットおよびピンの間に生じるバインディング現象を軽減することになる．またスペシャルワイドロックピンはロックする中心を境に近遠心的に3°ずつ歯が傾斜をするように設計されており，制限された傾斜移動がなされ，効率の良い歯の移動が行われる．さらにエラスティックの装着を可能にしたフック付きのスペシャルワイドロックピンもある．

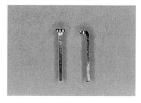

## ロウフリクションブラケット　low friction bracket
〔T-ピンビルトインブラケット〕

　1986年，亀田により考案されたブラケット*である．ベッグ法で用いるブラケット内にTピンが組み込まれているものであり，歯頸部方向に解放した溝にワイヤーを挿入し，縦長または横長のロックピンを装着するものである．従来のベッグタイプのブラケットと横長のセイフティーTピンとの併用による節度ある歯の移動を単一のブラケットにおいて可能にするものである．現在このブラケットはベッグタイプのセラミックスブラケット（256 Mxi ceramic Begg bracket. TP Orthodontics, Inc.）として市販されている．
⇨ベッグブラケット，KBブラケット，ティップエッジブラケット

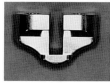
上方観．

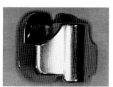
斜側面観．

ベッグタイプのセラミックスブラケット（256 Mxi ceramic Begg bracket. TP Orthodontics, Inc.）

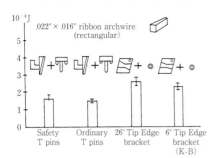

.022″×.016″ ribbon archwire(Rectangular wire)との場合で，Begg bracket(KB tecknique)と tip edge bracketと比較すると，Begg bracketは20°のtorquing base付きとしても horizontal slotのbracketよりもよりkinetic frictionは小さいことが明らかである．

## ローターシュタインの歯年齢
### Lauterstein's dental age

下顎第一大臼歯の石灰化度の状態を表す石灰化年表によって生理的年齢を判定する方法の歯年齢(石灰化年齢)の1つである．

下顎第一大臼歯の石灰化度による評価

| 歯根年齢 | 口内法によるX線所見 |
|---|---|
| 3歳 | 歯冠完成　歯根未完成 |
| 4 | 1～2mm　歯根完成 |
| 5 | 2～3mm　歯根完成 |
| 6 | 根分岐部より3mm以下歯根形成 |
| 7 | 根分岐部より4mm以上歯根完成 |
| 8 | 根尖孔はまだ開いているが全歯根長はほぼ完成 |
| 9 | 根尖孔閉鎖 |

## ローテーションアイレット　rotation eyelet

捻転している歯を長軸に沿って回転させるために，バンドに溶接される付加物である．小さな孔のあいた板状のもので幅の狭いブラケットを用いてワイヤーをスロットに入れやすくし，捻転の強い側にアイレットを取り付ける．

## ローテーションウェッジ　rotation wedge

捻転歯の捻転を除去する目的で用いられる．材料はメタル製またはゴム製があり，くさび状のアタッチメントである．弾力のある薄い金属板をV字状に折り返して結紮線を通すスタイナー型はV字側が歯面とワイヤーを押すことによって歯を回転させる．結紮線を使わずにエッジワイズの双子型ブラケットの左右どちらか半分のウィングにスナップ式に固定できるものもある．

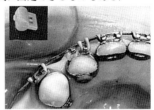

エッジワイズ用のローテーションウェッジ．

## ローテーションスプリング　rotation springs

捻転歯の改善に用いる付加物である．主として犬歯，小臼歯に用い，クロックワイズローテーション用とカウンタークロックワイズローテーション用がある．ローテーションスプリングは.014″のライトワイヤーによって作製される．また装着は回転を必要とする歯の歯面とアームが90°の位置になるように歯頸部側よりブラケット内に挿入し，その脚は回転させなければならない側に，しかも歯頸部に向けて曲げブラケットの辺縁で主線の下をくぐり抜けるようにすると効果的である．そしてアームを歯の回転させる側のワイヤーにローテーションスプリングのフックをかけることによって装着する．ローテーションスプリングは既製のものがあり，サイズはアームの長さが 2.3mm(short)，4.5mm(medium)，8.0mm(long)などの種類がある．またエッジワイズ用とベッグ用のローテーションスプリングがあり，エッジワイズ用はアームの長さがベッグ用より短い．使用方法，作用などに関しては両方とも同じである．⇨捻転歯の改善法

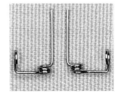
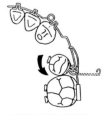

小臼歯の捻転の改善．

## ローテーションTピン
rotation T-pin＝セイフティTピン

## ローテーションブラケット　rotation bracket

回転している歯の矯正治療に用いられるブラケットの1つである．エッジワイズブラケットのベースが近遠心方向に延長させて翼状になっているルイス型とガルウィング型に波打っているものや，ウィングに弾力を持たせたスタイナー型がある．これらのウィングにアーチワイヤーを圧接または結紮することによって回転力が発揮される．

またベッグ法において捻転の改善にはブラケットそのものに角度を付与したローテーションブラケット（クロックワイズローテーションブラケット，カウンタークロックワイズローテーション）が使用されている．

## ローラーコースター現象　roller coaster effect

スライディングメカニックスでの抜歯空隙閉鎖時に使用するチェーンが強すぎると，ワイヤー（特にNi-Tiワイヤー）が負けてしまい咬合が深くなり，側方の開口が生じる．この現象をいわゆる"ローラーコースター現象"という．チェーンで抜歯空隙を閉鎖する際に生じる副作用である（下図参照）．

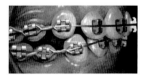

## ローリング法

rolling method　⇨ブラッシング法

## 6°ティップエッジブラケット

＝KBホリゾンタルブラケット

## ロス　Roth, R.H.

ロスは，従来のスタンダードエッジワイズ法，あるいはベッグ法などの治療術式の簡素化を目的としてストレートワイヤーテクニックを開発した．マルチブラケット装置はエッジワイズ法，ベッグ法など，臨床の中で確立された治療法であるが，矯正歯科医にとってワイヤーベンディングは日常的に煩わしく，時間的な問題や，また手で屈曲するため，角線を交換するときに前回と完全に一致した屈曲を与えることがかなり困難であり，アーチワイヤーを交換するたびに歯を揺さぶる（ジグリング）ことになる．このような理由からロスらにより，従来，矯正力の伝達が目的であったブラケット側に，本来，ワイヤーベンディングで与えていた歯の三次元的な解剖学的情報を組み込む治療法が開発された．すなわち，移動される歯の三次元的な情報をブラケットの形状に記憶させることにより，治療の効率化を可能にしたものである．通常，各歯種のトルクおよびティップは下記のとおりである．

| 上　　顎 | | 下　　顎 | |
| --- | --- | --- | --- |
| Central Wide | | Central | |
| Torque | +12° | Torque | -1° |
| Tip | +5° | Tip | +2° |
| Rotation | 0° | Rotation | 0° |
| Central Narrow | | Lateral | |
| Torque | +12° | Torque | -1° |
| Tip | +5° | Tip | +2° |
| Rotation | 0° | Rotation | 0° |
| Lateral | | Univarsal Anterior | |
| Torque | +8° | Torque | -1° |
| Tip | +9° | Tip | 0° |
| Rotation | 0° | Rotation | 0° |
| Cuspid | | Cuspid | |
| Torque | -2° | Torque | -11° |
| Tip | +11° | Tip | +5° |
| Rotation | -4° | Rotation | -2° |
| First Bicuspid | | First Bicuspid | |
| Torque | -7° | Torque | -17° |
| Tip | 0° | Tip | +1° |
| Rotation | +2° | Rotation | +4° |
| Second Bicuspid | | Second Bicuspid | |
| Torque | -7° | Torque | -22° |
| Tip | 0° | Tip | +1° |
| Rotation | +2° | Rotation | +4° |

## ロックピン　lock pin

ベッグ法でワイヤーをブラケットに装着するために用いるものであり，大きく分けて横長のロックピンと，縦長のロックピンとがある．横長のロックピンは歯の傾斜を制限するために用いるロックピンで，縦長のロックピンは積極的に歯の傾斜を起こさせるロックピンである．横長のロックピン

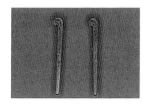

にはセイフティTピン*, ローテーションTピン, ユニバーサルTピン, オーディナリーTピン*, 90°Tピン, 10°Tピンなどがあり, 縦長のロックピンにはオーディナリーロックピン, セイフティロックピン*, ダブルセイフティロックピン*, フックピン*, ハイハットロックピン*, ロウフリクションピンがある. これらのロックピンは用途に応じて使い分けられている. とくにロックピンは現在ではセラミックスブラケットのロックに用いられる.

**濾胞性歯嚢胞**　follicular dental cyst
　濾胞性歯嚢胞は歯の濾胞から生じたもので, 歯胚の発育異常に由来する嚢胞であり, 原始性と含歯性に分けられるが, 一般的には後者を意味する.

1）原始性嚢胞：エナメル器の石灰化前の形成で, 歯の硬組織を含まないものである. 治療は完全摘出が原則で, きわめて大きい場合には顎骨の部分切除を行う. また小児の場合には開窓術を行う.
2）含歯性嚢胞：歯胚の硬組織形成後に成立する. 治療は原則として外科的に全摘されるが, 症例によっては濾胞壁の一部を開放する開窓術が行われ, この場合, 保存可能な歯は, 矯正治療により牽引が行われる.

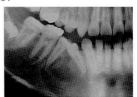

## わ

**ワーキングリテーナー** working retainer
⇨トゥースポジショナー，プリフィニッシャー

**Y型拡大床** Y type expansion plate

上顎拡大装置の1つで床を3分割し，その分割線がY型になるためこの名称でよばれる．口蓋中央部やや前方を中心として両側犬歯方向と後方の3方向に分割線を設定し，3本の分割線にそれぞれ，または前方の2本の分割線に拡大ネジ*を用い，臼歯部を側方に，前歯部を前方に拡大する．
⇨拡大装置

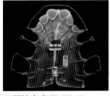 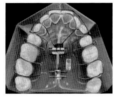

Y型拡大床（J. Wellington Truitt, Jr.: Advanced Orthopedic And Orthodontic Therapy より引用改変）．

**Y軸** Y-axis

頭部X線規格側貌写真*の計測平面*の1つで，セラ(S)とグナチオン(Gn)を結ぶ直線である．この平面とフランクフルト平面のなす角度はY軸角とよばれ，下顎の前下方への成長の度合いの目安として用いられる．

**Y軸角** Y-axis

頭部X線規格側貌写真の分析法であるダウンズ法の分析項目の1つである．セラ(S)とグナチオン(Gn)を結んだY軸とフランクフルト平面がなす前下方の角度である．脳頭蓋に対する顔面の成長発育の方向を表す．Y軸角の平均値は白人で59.4°±3.82°であり(Downs)，日本人では66.83°±4.22°である．（右上図参照）

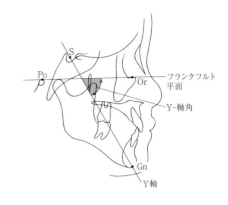

**矮小歯** microdont, dwarfed tooth

正常範囲を超えて小さい歯をいい，矮小傾向が著しい場合には痕跡歯という表現が用いられることもある．正常な歯の萎縮形を示すものから栓状，円錐状あるいは蕾状を呈するものまでその形態には種々のものがあり，先天性梅毒において時にみられるハッチンソン歯，あるいは正中歯のように過剰歯として認められるものなど，その発現の仕方もさまざまである．

【原因】系統発生学的な退化現象，遺伝，下垂体機能低下，栄養障害，梅毒や局所の炎症，外傷などが考えられる．側切歯や第三大臼歯といった各歯種の後方歯にみられる矮小は退化現象の1つと推量するのに妥当性があるが，このような一定の規則性がなく口腔内に散発的に認められるものは局所の炎症，外傷などの既往によることも考えられる．また頻度的には稀だが，すべての歯に矮小傾向がある場合には，下垂体機能低下，何らかの

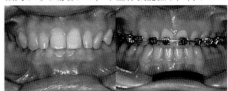

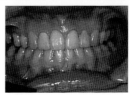

矮小歯の矯正治療．トゥースサイズレシオに十分注意することが大切である．

栄養障害，あるいは遺伝などの関与を考慮してみることが必要である．
【治療】部分的に矮小歯を認める場合には，トゥースサイズレシオの不調和によって不安定な咬合関係となっていることが多く，該当歯の補綴処置，対合歯のストリッピングなどが行われる．また全歯の矮小によって空隙歯列弓を呈している場合には，空隙の閉鎖を主体とした処置が検討されるが，いずれにせよマルチブラケット装置によって治療されるのが通常である．
⇨栓状歯，円錐歯

### ワイドツインブラケット　wide twin bracket
⇨エッジワイズブラケット

### ワイヤーニッパー　wire nipper
　矯正歯科領域だけでなく歯科全般で，一般的に使用される鉗子である．矯正用線材料であればすべて切断できるが，普通は直径0.4〜1.2mm程度の比較的太いワイヤーの切断に用いられる．これ以上太いワイヤーを切断すると破損する危険性があるので，鉗子の根元に近い部分を用いるなどの注意が必要である．

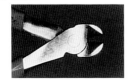

### ワイリー法
Wylie analysis method〔カリフォルニア法〕
　頭部X線規格側貌写真の分析法の1つである．基準平面としてフランクフルト平面を用い，頭蓋基底部，上顎，下顎の各計測点をフランクフルト平面と下顎下縁平面に透写して計測を行う．主に上顎および下顎の前後的な位置関係を評価する．計測項目は以下のとおりである．
1）頭蓋基底部の評価
①フランクフルト平面に下顎頭後縁とセラ(S)を投影した2点間の距離．日本人の平均値は16mmである(吉原)．

②フランクフルト平面にセラ(S)と翼上顎裂(Ptm)を投影した2点間の距離．日本人の平均値は20mmである(吉原)．
2）上顎の評価
①フランクフルト平面に翼上顎裂(Ptm)と前鼻棘(ANS)を投影した2点間の距離．日本人の平均値は48mmである(吉原)．
②フランクフルト平面に翼上顎裂(Ptm)と上顎第一大臼歯頬側溝に相当する点を投影した2点間の距離．日本人の平均値は19mmである(吉原)．
3）下顎の評価
③下顎頭後縁およびオトガイ部からの下顎下縁平面に対する垂線が下顎下縁平面と交わる2点間の距離．日本人の平均値は104mmである(吉原)．
　以上の計測値を標準値と比較し，その差により突顎(Ⅱ級顔貌；prognathism)と直顎(Ⅲ級顔貌；orthognathism)に分け，それぞれの総和により上下顎の前後的な評価を行う．上下顎の前後的な関係を簡便に判断でき，比率によって評価を行うことで顔面頭蓋の大きさによる影響がないことなどが長所としてあげられるが，垂直的な顎関係，歯に対する評価あるいは成長に対する評価が含まれない点に注意を要する．カリフォルニア法ともよばれる．

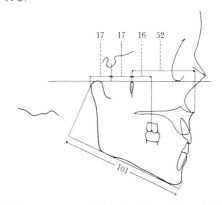

数値はアメリカ人女性(平均年齢11.5歳)の平均値(mm)(Wylie, W.L.The Assessment of Anteroposterior bysplasia, Angle Orthod., 1947：17：97-109. より引用改変)．

# 索引

項目・用語の配列については巻頭の「索引について」を参照されたい.
＊ページを示す数字のうち，太字は見出し項目としての記載ページを，細字は解説文中に含まれていることを示す.

## あ

| | |
|---|---|
| アーチシェイピングプライヤー | 1 |
| アーチシンメトリーチャート | 1 |
| アーチトーキングプライヤーキット | 1 |
| アーチフォーマー | 1 |
| アーチフォーミングタレット | 1 |
| アーチフォーム | 1 |
| アーチフォーメーションカード | 1 |
| アーチブランク | 2 |
| アーチレングスディスクレパンシー | 2 |
| アーチワイヤー | 2 |
| アーティキュラーレ | 2 |
| アーティキュラーレ（頭部X線規格側貌写真上の） | 135 |
| IERを利用した非抜歯矯正治療 | 3 |
| アイデアルアーチ（フォーム） | 4 |
| アイレット | 5 |
| アイレットクラスプ | 5 |
| アウタービューテイ | 5, 22, 265, 343 |
| アキシスオルビタールプレーン | 5, 406 |
| アキシスオルビタールプレーンインジケーター | 5 |
| 悪習慣 | 5, 407 |
| アクチバトール | 5, 84, 103, 363 |
| アクチベーター | 5, 7 |
| アクチュアルシンフィージス | 7, 59 |
| アクティブアーチ | 7 |
| アクティブファンクション | 7, 41 |
| アクティブプレート | 7 |
| アグリダックリングステージ | 8, 443 |
| アクロメガリー | 8, 441 |
| アタッチメント | 8 |
| アダプター | 389 |
| アダムスの鉗子 | 9 |
| アダムスのクラスプ | 9 |
| 圧下 | 9, 311 |
| アッカーマン・プロフィットの分類 | 10 |
| 圧迫習癖 | 10 |
| 圧迫側 | 120 |
| アップライティング | 10, 204, 268, 376 |
| アップライティングスプリングピン | 10 |
| アデノイド | 11 |
| アトキンソン（人名） | 11 |
| アトピー性皮膚炎 | 402 |
| 後戻り | 11, 247 |
| 後戻り（再発）の防止方法 | 12 |
| アピカルベース | 12, 209 |
| アピカルベースセオリー | 374 |
| アピカルベースリレイションシップ | 12, 33 |
| アベイラブルアーチレングス | 12 |
| アベイラブルスペース | 12 |
| アペール症候群 | 13 |
| アラーレ | 13 |
| アラーレ（顔面写真上の） | 134 |
| アルブライト症候群 | 13 |
| アルベオラーオステオトミー | 144 |
| アレキサンダー（人名） | 13 |
| アロービンクラスプ | 13 |

| | |
|---|---|
| アローヘッドクラスプ | 14, 225 |
| アロメトリーの式 | 297 |
| アンカレッジカーブ | 14 |
| アンカレッジブレイクダウン | 176 |
| アンカレッジベンド | 14, 143, 155, 414 |
| アンカレッジロス | 176 |
| アングル(人名) | 15 |
| アングルスクール | 15, 413 |
| アングルの鉗子 | 15 |
| アングルの(不正咬合の)分類 | 15 |
| 鞍状歯列弓 | 16, 242 |
| アンチエイジング療法 | 402 |
| アンチティップ | 16 |
| アンチティップベンド | 16 |
| アンチフラックス | 16 |
| アンチモンソンカーブ | 16, 452 |
| アンテリアバンドストレッチャー | 17 |
| アンテリオールチークポイント | 17 |
| アンテリオールチークポイント(顔面写真上の) | 134 |
| アンテリオールレシオ | 17, 331 |
| アンドリュース(人名) | 17 |
| アンドリュースのブラケット | 39 |

## い

| | |
|---|---|
| Eチェーン | 19, 49 |
| イービーエム | 19 |
| Eライン | 19, 35 |
| E-リンクス | 19 |
| 行き過ぎ矯正 | 12 |
| 育成医療 | 19 |
| 石井房次郎(人名) | 413 |
| 維持装置 | 19 |
| 異常嚥下癖 | 20 |
| 異常習癖 | 20, 407 |
| 異所萌出 | 20 |
| 一次口蓋 | 20 |
| 一腕鉤 | 20, 309 |
| Ⅰ級症候群 | 20 |
| 一般型 | 21 |
| 一般的原因 | 21, 291 |
| 移転 | 21 |
| 遺伝 | 21 |
| 遺伝性オパール様象牙質 | 21, 295 |
| 遺伝的原因 | 21 |
| イニオン | 21 |
| イヤーロッド | 22 |
| 医療としての矯正歯科治療 | 22 |
| 印象採得 | 22 |
| インターキャナインリンガル | 243 |
| インターブラケットスパン | 23 |
| インターブラケットスパンの大小と骨吸収量やブラックトライアングル生成の関係 | 23 |
| インタープレモラーリンガル | 243 |
| インターメディエートツインブラケット | 23, 38 |
| インターモラーセントラル | 244 |
| インターモラーリンガル | 244 |
| インターラビアルギャップ | 23 |
| インダイレクトボンディング法 | 23 |
| 咽頭扁桃肥大 | 11, 24 |
| インナービューテイ | 22, 24, 212, 215, 263, 265, 343, 395, 402, 431, 460 |
| インフラデンターレ | 24 |
| インフラデンターレ(頭部X線規格側貌写真上の) | 135 |
| インレーバー | 24 |
| インレーループ | 24 |

## う

|  |  |
|---|---|
| ヴァーチャル・トリートメント・オブジェクティブ | 25 |
| ウィグル法 | 25, 98, 420 |
| ヴィッツ法 | 25 |
| ウイラーの正常咬合の条件 | 25 |
| ウォーターバス | 25 |
| う蝕発生の誘因 | 396 |
| ウルトラライトフォース | 25, 458 |

## え

|  |  |
|---|---|
| 永久歯咬合 | 29 |
| 永久歯咬合期における治療 | 29 |
| 永久歯の早期喪失 | 31 |
| 永久歯の萌出遅延 | 31 |
| 永久歯列期 | 31, 244 |
| 永久歯列の正常咬合 | 32 |
| 永久ひずみ | 54, 391 |
| 永久変形 | 32 |
| 永久保定 | 32 |
| H角 | 32 |
| Hライン | 32, 427 |
| エイパート症候群 | 13, 32 |
| A点 | 33 |
| A点(頭部X線規格側貌写真の) | 135 |
| ABディファレンス | 33 |
| A－B平面角 | 33 |
| エクストラツインブラケット | 38 |
| エクトカンション | 34 |
| エクトカンション(顔面写真上の) | 134 |
| S-N平面 | 34, 102, 136 |
| S-N法(頭部X線規格側貌写真の重ね合わせの) | 35 |
| S. T. ロック | 35 |
| エステティックライン | 35 |
| S点 | 36, 287 |
| Sライン | 36, 254 |
| Xiポイント | 36 |
| X線検査 | 36 |
| X線コンピュータ断層撮影法 | 37 |
| エッジワイズアーチ(ワイヤー) | 37 |
| エッジワイズトルキングタレット | 1, 37 |
| エッジワイズバッカルチューブ | 37 |
| エッジワイズブラケット | 38 |
| エッジワイズ法 | 39, 413 |
| エッジワイズ用のバイパスループ | 39 |
| エッチング法 | 40 |
| エドワーズ症候群 | 40 |
| エナメル質形成不全 | 40 |
| エナメル質減形成 | 40 |
| エナメル質の形成障害 | 40 |
| エナメル質の歯質強化 | 41 |
| Ni-Tiワイヤーのアクティブファンクションとパッシブファンクション | 41 |
| N点 | 44, 346 |
| 榎 恵(人名) | 198 |
| FH-SN角 | 44 |
| エフェクティブシンフィージス | 44, 59 |
| FMリングレット | 44 |
| MRI磁気共鳴撮像(法) | 45 |
| MPD症候群 | 47 |
| エラスティック | 48 |
| エラスティックオープンアクチベーター | 48 |
| エラスティックスレッド | 48 |
| エラスティックセパレーター | 49 |
| エラスティックチェーン | 49 |

| | | | |
|---|---|---|---|
| エラスティックループ | 49 | オーストラリアンライトワイヤー | 414 |
| エラストオーチェーン | 49 | オーストラリアンワイヤー | 55 |
| エラストメトリックタイイングリング | 50, 189 | 大坪式スライディングキャリパス | 55 |
| エラスロイ | 50 | オーディナリーTピン | 56 |
| エルジロイ（RM） | 50 | オーバーオールレシオ | 56, 331 |
| Lループ | 51, 434 | オーバーコレクション | 11, 12, 56 |
| エレクトリックスポットウェルダー | 51, 259 | オーバージェット | 56, 82, 327, 355 |
| エレクトロパラトグラム | 149 | オーバーバイト | 57, 327, 355 |
| 嚥下 | 51 | オープンコイルスプリング | 57 |
| 遠心移動 | 51 | オープンバーティカル（ヘリカル）ループ | 57 |
| 遠心傾斜 | 133 | オーラルスクリーン | 57 |
| 遠心咬合 | 52 | オクルーザルX線写真 | 36 |
| 遠心転位 | 328 | オクルーザルX線写真（撮影法） | 58 |
| 遠心捻転 | 301, 375 | オクルゾグラム | 58 |
| 円錐歯 | 52 | 遅れて抜歯 | 265 |
| 円線 | 2 | おしゃぶり | 58 |
| エントカンション | 52 | オステオイド | 175 |
| エントカンション（顔面写真上の） | 134 | オステオクラスト | 58, 369 |
| エンドセクション | 52 | オステオブラスト | 58, 172 |
| エンドチューブ | 52, 297 | オッペゲーザ・ダルポン | |
| エンドロック | 52 | （Obwegeser-Dal Pont）法 | 78 |
| エンロー（人名） | 52 | オッペゲーザ法 | 58 |
| エンローのV原理 | 53, 73, 388 | オッペンハイム（人名） | 58 |
| | | オトガイ（頤） | 58 |
| **お** | | オトガイ下点 | 59, 447 |
| | | オトガイ下点（頭部X線規格側貌写真の） | 45 |
| 凹型 | 99, 299 | オトガイ下頭頂方向X線写真 | 37 |
| 凹型（顔面のタイプの） | 54 | オトガイ下頭頂方向X線写真（撮影法） | 59 |
| 横顔裂 | 54 | オトガイ棘 | 71 |
| 横口蓋縫合 | 270 | オトガイ形成術 | 59 |
| 黄金比 | 54 | オトガイ結合 | 60, 70 |
| 黄金分割 | 54 | オトガイ結節 | 70 |
| 横切開 | 240 | オトガイ孔 | 71 |
| 応力－ひずみ曲線 | 54, 391 | オトガイ前点 | 60, 429 |
| 応力誘起マルテンサイト | 54 | オトガイ帽装置 | 60, 87, 266, 368 |

| | |
|---|---|
| オピスチオン | 61 |
| オピスチオン(頭部X線規格側貌写真の) | 135 |
| オフセットベンド | 61 |
| オブリークエラスチック | 61 |
| オブリークセファロ(グラム) | 61, 334 |
| オメガループ | 61 |
| オメガループ鉗子 | 62 |
| オルビターレ | 62 |
| オルビターレ(頭部X線規格側貌写真の) | 135 |

## か

| | |
|---|---|
| ガードナー症候群 | 63 |
| カーブオブスピーワイヤー | 63 |
| 開咬 | 30, 63, 181 |
| 開咬の治療 | 64 |
| 外傷受傷の誘因 | 396 |
| 外傷性咬合 | 64 |
| 外傷性(分娩時)と不正咬合 | 65 |
| 蓋唇小帯 | 65 |
| 外線 | 66 |
| 開窓術 | 66 |
| 外側鼻突起 | 66 |
| 回転 | 66, 311 |
| 回転中心 | 66 |
| 海綿骨の溝 | 5, 23, 66, 204, 210, 246, 404 |
| 外面的審美性 | 67 |
| 改良型ベック法 | 140 |
| カウプ指数 | 67 |
| カウンタークロックワイズローテーション | 67, 130, 160 |
| 過蓋咬合 | 29, 67, 181 |
| 過蓋咬合の治療 | 68 |
| 下顎運動解析装置 | 68 |
| 下顎運動記録法 | 68 |

| | |
|---|---|
| 下顎下縁傾斜角 | 359 |
| 下顎下縁平面 | 68, 69, 136 |
| 下顎下縁平面傾斜角(S-N平面に対する) | 69 |
| 下顎下縁平面傾斜角(フランクフルト平面に対する) | 69 |
| 下顎角 | 69 |
| 下顎関節突起形成不全症 | 70 |
| 下顎顔面異骨症 | 70 |
| 下顎顔面骨形成不全症 | 445 |
| 下顎結合 | 70 |
| 下顎結合部 | 70 |
| 下顎後退症 | 70 |
| 下顎後方牽引装置 | 70 |
| 下顎骨 | 70 |
| 下顎(骨)過成長 | 71 |
| 下顎骨形成不全症 | 71 |
| 下顎骨体部の短縮法 | 71 |
| 下顎(骨)の成長 | 71 |
| 下顎枝 | 70, 74 |
| 下顎枝後縁平面 | 74, 136 |
| 下顎枝矢状分割法 | 74 |
| 下顎枝の成長 | 73 |
| 下顎枝の切断法 | 74 |
| 下顎切歯1本の抜歯 | 74 |
| 下顎切歯歯軸傾斜角 | 359 |
| 下顎切歯歯軸傾斜角(下顎下縁平面に対する) | 76 |
| 下顎前歯の叢生 | 76 |
| 下顎前突 | 29, 76, 181 |
| 下顎前突症の手術 | 77 |
| 下顎前突の治療 | 79 |
| 下顎前方歯槽部骨切り法 | 80 |
| 下顎体 | 70, 80 |
| 下顎大臼歯遠心移動 | 80 |
| 下顎体離断延長法 | 80 |

| | | | |
|---|---|---|---|
| 下顎中切歯歯軸傾斜角（咬合平面に対する） | 80 | 顎口腔機能検査 | 87 |
| 下顎中切歯の切縁（LI）と根尖端（LX） | | 顎骨奇形 | 87 |
| 　（頭部X線規格側貌写真上の） | 135 | 顎性下顎前突 | 87 |
| 下顎頭 | 81 | 顎整形装置 | 87 |
| 下顎頭過形成症 | 81 | 顎整形法（顎矯正法） | 88 |
| 下顎頭の成長 | 73 | 角線 | 2 |
| 下顎突起 | 81 | 拡大装置 | 88 |
| 下顎軟骨 | 81, 447 | 拡大ネジ | 89, 118, 266 |
| 下顎の後下方への回転 | 81 | 顎態模型 | 89 |
| 下顎の習慣的位置 | 82 | 顎態模型調製装置 | 90 |
| 下顎の偏位 | 82 | 顎内固定 | 90 |
| 下顎閉鎖路 | 82, 334 | 顎内固定装置 | 90 |
| 下顎誘導線 | 82 | 顎内水平ゴム | 90 |
| 下顎裂 | 82 | 顎変形症 | 87, 91 |
| 下顔幅 | 82 | 仮骨 | 91 |
| 下顔面高 | 82 | 化骨 | 91, 175 |
| 加強固定 | 83, 320 | 下歯槽点 | 24, 91 |
| 顎運動 | 83 | 荷重－たわみ線図 | 91 |
| 顎運動の検査 | 83 | 窩状吸収 | 92 |
| 顎外固定 | 84 | 過剰歯 | 92 |
| 顎間空隙 | 84 | 顆状突起 | 92 |
| 顎間固定 | 84 | 過剰な骨吸収 | 268 |
| 顎間固定装置 | 84 | 下唇小帯 | 92 |
| 顎間固定法 | 85 | 下垂体窩 | 92 |
| 顎間Ⅲ級ゴム | 84, 85 | 下垂体機能亢進症 | 93 |
| 顎関節X線写真（撮影法） | 85 | 下垂体機能低下症 | 93 |
| 顎関節授動手術 | 86 | 下垂体機能不全症 | 93 |
| 顎関節症 | 86 | （下垂体性）巨人症 | 93 |
| 顎関節のX線写真 | 36 | 下垂体性小人症 | 93 |
| 顎関節の障害 | 396 | 仮性下顎前突 | 93 |
| 顎間Ⅱ級ゴム | 84, 86 | 加生歯 | 93 |
| 顎顔面奇形 | 87 | 過成長 | 93 |
| 顎間誘導線 | 87 | 仮想正常咬合 | 93 |
| 顎矯正手術 | 87 | 家族歴 | 93 |
| 顎矯正力 | 87, 266 | 過多歯 | 92, 94 |

| | | | |
|---|---|---|---|
| 片手誘導法 | 313 | 眼耳平面 | **97**, 406 |
| カッティングプライヤー | **94** | 環状線維 | **97**, 216 |
| 可撤式拡大装置 | 88 | 緩徐拡大法 | 88, 89, **97**, 107 |
| 可撤式拡大ネジ | 89 | 関節円板 | 81 |
| 可撤式矯正装置 | **94** | 関節角 | 221 |
| 可撤式習癖防止装置 | **94** | 間接性骨吸収 | **97**, 289 |
| 可撤式保隙装置 | **94** | 間接接着法 | 23, **98** |
| 可撤式保定装置 | **94** | 間接的圧下 | 9 |
| 顆頭 | 81, **94** | 関節突起 | 71, **98** |
| 顆頭点 | **95**, 207 | 完全無歯症 | **98**, 445 |
| ガミースマイル | 95 | 顔面印象 | 98 |
| ガミーフェイス | **95**, 160 | 顔面角 | 98 |
| カラベリー結節 | **95** | 顔面型 | 98 |
| カリフォルニア法 | **95**, 493 | 顔面規格写真 | 98 |
| ガルヴェスキーのアクチベーター | 7 | 顔面計測法 | 98 |
| ガルゴイリズム | 363 | 顔面指数 | 98 |
| ガルゴイリズム様顔貌 | 363, 381 | 顔面写真 | 98 |
| カルシウム代謝 | **95** | 顔面正中裂 | 99 |
| カルシトニン | **95** | 顔面頭蓋の成長発育 | 336 |
| 感圧型咬合シート | **95** | 顔面突起 | **99**, 234 |
| 眼窩外側縁 | 50 | 顔面のタイプ | 99 |
| 眼窩下顎枝方向撮影(法) | **96** | 顔面破裂 | 99 |
| 眼窩犬歯法則 | **96** | 顔面平面 | **99**, 136 |
| 眼窩内側壁 | 55 | 顔面平面に対する上顎切歯の関係 | **100** |
| 眼窩板 | 55 | 顔面平面に対する上顎切歯切縁の位置 | 360 |
| 眼窩裂 | **96** | | |
| 環境的原因 | **96** | | |
| 間歇的な力 | **96**, 310, 311 | **き** | |
| 還元炎 | 206 | キーリッジ | **101** |
| 還元炎(帯) | **96** | キーリッジ(頭部X線規格側貌写真の) | 135 |
| 嵌合効果 | 285 | 既往歴 | **101** |
| 幹細胞 | **96** | 器械的矯正装置 | **101** |
| 含歯性囊胞 | **97**, 491 | 器械的矯正力 | **101** |
| 眼耳脊椎異形成症 | **97**, 169 | 器械的保定 | **101** |
| 眼耳脊椎形成異常 | 445 | 奇形 | **101** |

| | |
|---|---|
| 切下げ | 102 |
| 基準平面 | 102 |
| 基底骨 | 102, 209 |
| 機能性下顎前突 | 29, 102 |
| 機能性交叉咬合 | 102 |
| 機能性上顎前突 | 29 |
| 機能正常咬合 | 102 |
| 機能的安定 | 102 |
| 機能的顎矯正装置（機能的矯正装置） | 102 |
| 機能的顎矯正法（機能的矯正法） | 103 |
| 機能的矯正力 | 103 |
| 機能的検査 | 103 |
| 機能的咬合系 | 104 |
| 機能的咬合平面 | 104 |
| 機能的不正咬合 | 104 |
| 機能的母体説 | 104 |
| 機能は形態に先んじる | 138 |
| 逆生歯 | 104 |
| キャッチアップグロース | 105 |
| 吸引圧接器具 | 105 |
| 臼後三角 | 105 |
| 臼歯部交叉咬合 | 105 |
| 臼歯部歯軸の近心傾斜の整直法（MTMによる） | 105 |
| 臼歯部用バイトブロック | 105, 431 |
| 吸指癖 | 105, 487 |
| 90°Tピン（90°T-Pin） | 56, 106 |
| 臼歯用バンドリムーバー | 106 |
| 臼歯列指数 | 107 |
| 吸唇癖 | 107 |
| 急速拡大法 | 88, 89, 107 |
| 狭義の矯正力 | 119 |
| 頰筋機能機構 | 107, 369 |
| 頰骨 | 107 |
| 頰骨上顎縫合 | 107, 108 |
| 頰骨側頭縫合 | 108 |
| 狭窄歯列弓 | 108, 242 |
| 鋏状咬合 | 109 |
| 頰小帯 | 109 |
| 頰（唇）側歯槽骨上縁 | 109 |
| 矯正歯科医の責務 | 109, 402 |
| 矯正歯科専門医 | 110 |
| 矯正歯科治療継続依頼書 | 110 |
| 矯正歯科治療などにおける口腔衛生管理に関する提言 | 110 |
| 矯正歯科治療の副作用 | 110 |
| 矯正歯科におけるアウタービューテイ | 112 |
| 矯正歯科におけるアンチエイジング | 112 |
| 矯正歯科におけるインナービューテイ | 113 |
| 矯正歯周治療 | 114 |
| 矯正装置 | 114 |
| 矯正治療確認書 | 115 |
| 矯正治療と歯肉退縮 | 116 |
| 矯正治療における抜歯 | 116 |
| 矯正治療の目的（目標） | 117 |
| 矯正用ゴムリング | 48, 117 |
| 矯正用材料 | 117 |
| 矯正用接着剤 | 118 |
| 矯正用トレー | 119 |
| 矯正用ピンセット | 119 |
| 矯正用模型計測器 | 119, 260 |
| 矯正力 | 119, 266, 458 |
| 矯正力の特性 | 120 |
| 頰側移動 | 120 |
| 頰側転位 | 328 |
| 強直歯 | 120, 173 |
| 頰面管 | 120, 372 |
| 局所的矯正治療 | 120, 315 |
| 局所的原因 | 120 |
| 局所的歯牙移動 | 121 |

| | |
|---|---|
| 曲面断層方式 | 377 |
| 巨口症 | 54, 99, 121 |
| 巨人症 | 93, 121 |
| 巨舌症 | 121, 302 |
| 巨大歯 | 121 |
| 許容応力 | 121 |
| 近遠心的歯の移動 | 121 |
| 筋機能異常 | 396 |
| 筋機能の検査 | 121 |
| 筋機能療法 | 121 |
| キングスレー(人名) | 122 |
| 近心移動 | 122 |
| 近心傾斜 | 133 |
| 近心咬合 | 123 |
| 近心転位 | 328 |
| 近心捻転 | 301, 375 |
| 金属ブラケット | 123 |
| 筋突起 | 71, 123 |
| 筋突起の成長 | 73 |
| 銀鑞 | 123, 293 |

## く

| | |
|---|---|
| 空隙回復処置 | 124 |
| 空隙歯列弓 | 124, 242 |
| 空隙を作る方法(MTMによる) | 124 |
| 偶発事故 | 124 |
| 偶発症 | 124 |
| グナチオン | 124 |
| グナチオン(顔面写真上の) | 134 |
| グナチオン(頭部X線規格側貌写真の) | 135 |
| グナチオン(軟組織上の,顔面写真上の) | 124 |
| グナチオン(軟組織側貌の分析の) | 135 |
| クラウンディスタルシュー | 125 |
| クラウンバー | 125 |

| | |
|---|---|
| クラウンループ | 125 |
| クラスプ | 126 |
| グラベラ | 126 |
| グラベラ(顔面写真上の) | 134 |
| グラベラ(軟組織側貌の分析の) | 135 |
| クリスタガリ | 189 |
| グリュンバーグのブローパイプ | 126 |
| クリンパブルストップ | 127 |
| クリンパブルフック | 127 |
| クリンパブルフックとNi-Tiワイヤーを用いたアベイラブルスペースの増加法 | 127 |
| クルゾン病 | 127 |
| くる病 | 128, 174 |
| グレーバー法 | 128, 359, 360 |
| クレチン病 | 128, 164 |
| 黒い三角 | 128 |
| グロウススパート | 128 |
| グロウストレンド | 128 |
| クローザットの装置 | 129 |
| クローズドコイルスプリング | 130 |
| クローズドバーティカル(ヘリカル)ループ | 130 |
| クローズドバイト | 67, 130 |
| クロックワイズローテーション | 81, 130, 159 |
| クワドダイアグノーシスシステム(QDS) | 130, 140, 262, 373 |
| クワドヘリックス拡大装置 | 132 |

## け

| | |
|---|---|
| 鶏冠頸部最狭窄部 | 54 |
| 傾斜 | 133 |
| 傾斜移動 | 133 |
| 形状記憶効果 | 133 |
| 形状付与 | 133 |
| 計測点(顔面写真上の) | 134 |

| | |
|---|---|
| 計測点（頭部X線規格正貌写真の） | 134 |
| 計測点（頭部X線規格側貌写真の） | 135 |
| 計測点（軟組織側貌の分析の） | 135 |
| 計測平面 | 136 |
| 形態的検査 | 136 |
| 形態年齢 | 136 |
| 軽度の叢生 | 280 |
| ゲイブルベンド | 136 |
| KBTチューブ | 137 |
| KBTブラケット | 42, 137 |
| KBTマルチブラケットシステム | 138 |
| KBテクニック | 10, 15, 140 |
| KBテクニックの特徴 | 142 |
| KBバッカルチューブ | 143 |
| KBホリゾンタルブラケット | 143 |
| ケーレ法 | 80 |
| 外科的矯正治療 | 143 |
| 結合組織性骨化 | 145, 172, 347 |
| 結紮線 | 145 |
| 欠歯症 | 145, 445 |
| 欠如歯 | 145 |
| ケッチャム（人名） | 145 |
| ケナインオフセット | 145 |
| ケナインベンド（カーブ） | 146 |
| ケリオン | 146 |
| ケリオン（顔面写真上の） | 134 |
| 牽引側 | 120 |
| 牽引誘導（MTMによる） | 146 |
| 限局矯正治療 | 146, 315 |
| 言語障害（言語治療） | 146 |
| 犬歯遠心移動 | 146 |
| 犬歯－犬歯間保定装置 | 147 |
| 原始口蓋 | 20, 147 |
| 原始性嚢胞 | 491 |
| 犬歯低位唇側転位 | 29 |
| 犬歯の補償カーブ | 146, 147 |
| 犬歯誘導咬合 | 147 |
| 現症 | 147 |
| 研磨用ストリップス | 147 |

## こ

| | |
|---|---|
| コアシステム | 280 |
| コアックスワイヤー | 148 |
| コイルスプリング | 148, 297, 464 |
| 高位 | 148 |
| 構音障害 | 148 |
| 口蓋 | 148 |
| 口蓋穹法 | |
| （頭部X線規格側貌写真の重ね合わせの） | 148 |
| 口蓋形成術 | 149 |
| 口蓋図 | 149 |
| 口蓋突起 | 149 |
| 口蓋平面 | 136, 150 |
| 口蓋裂 | 150, 245 |
| 口角鉤 | 150 |
| 咬頬癖 | 150 |
| 口腔衛生（矯正患者の） | 150 |
| 口腔顔面指趾症候群 | 151 |
| 口腔管理（矯正患者の） | 150, 151 |
| 口腔奇形 | 151 |
| 口腔機能の発育 | 152 |
| 口腔周囲のシワ対策で | |
| 使用されている各種薬剤 | 152 |
| 口腔前庭スクリーン | 152 |
| 口腔内写真 | 153 |
| 口腔内微生物による矯正装置の腐食 | 153 |
| 口腔模型 | 154 |
| 膠原線維 | 154 |
| 咬合 | 154 |

| | | | |
|---|---|---|---|
| 咬合育成 | 155 | 咬爪癖 | 167 |
| 咬合X線写真(撮影法) | 58, 155 | 後天的原因 | 167 |
| 咬合挙上 | 155 | 後頭部・オトガイ部固定装置 | 167 |
| 咬合挙上板(咬合挙上床) | 156 | 後頭部-頸部固定 | 84, 168 |
| 咬合斜面板 | 157 | 広範囲矯正治療 | 168, 316 |
| 咬合性外傷 | 158 | 後鼻棘 | 168, 270 |
| 咬合調整 | 158 | 後鼻棘(頭部X線規格側貌写真上の) | 135 |
| 咬合の鍵 | 159 | 咬耗 | 168 |
| 咬合のダイナミックプロセス | 159 | 咬耗咬合 | 159 |
| 咬合の発育 | 159, 244 | 口輪筋の訓練法 | 121, 223 |
| 咬合閉鎖路 | 159 | コーカソイド(人種) | 169 |
| 咬合平面 | 136, 159 | ゴードンプライヤー | 169 |
| 咬合平面傾斜角(S-N平面に対する) | 160 | コーベン法 | 169 |
| 咬合平面傾斜角 | | ゴールデンハル症候群 | 169 |
| 　(フランクフルト平面に対する) | 160 | 呼吸障害性症候群 | 171 |
| 咬合誘導 | 160 | コステチカ(Kostečka)法 | 78 |
| 咬合力(圧) | 161 | 個性正常咬合 | 171 |
| 口呼吸 | 161 | 個成長 | 171 |
| 交叉咬合 | 30, 161 | 骨移植 | 172 |
| 交叉咬合の治療 | 162 | 骨化 | 172 |
| 交叉ゴム | 84, 162 | 骨外膜性骨化 | 172 |
| 甲状腺機能亢進症 | 162 | 骨格性開咬 | 63, 172 |
| 甲状腺機能低下症 | 164 | 骨格性過蓋咬合 | 172 |
| 後床突起 | 164 | 骨格性下顎前突 | 29, 76, 79, 80, 172 |
| 口唇圧 | 164 | 骨格性交叉咬合 | 172 |
| 口唇形成術 | 164 | 骨格性上顎前突 | 29, 172, 227 |
| 咬唇癖 | 164 | 骨格性上下顎前突 | 172 |
| 口唇裂 | 165, 245 | 骨格性の後戻り(再発) | 172 |
| 口唇瘻 | 165 | 骨芽細胞 | 172 |
| 更生医療 | 165 | 骨吸収 | 173 |
| 構成咬合 | 165 | 骨形成 | 173 |
| 構成咬合器 | 166 | 骨細胞 | 173 |
| 合成ゴム | 118 | 骨性癒着(歯) | 173 |
| 咬舌癖 | 167, 286 | 骨粗鬆症 | 173 |
| 構造性下顎前突 | 167 | 骨代謝 | 173 |

| | | | |
|---|---|---|---|
| 骨大理石病 | 174 | コルチコトミー | 180 |
| 骨端成長 | 174 | コロナルアーチレングス | 243, 443 |
| 骨端軟骨 | 174 | 根間線維 | 180, 205 |
| ゴッドリーブの評価法 | 174 | コンケイブタイプ | 54, 76, 77, 180 |
| 骨内膜性骨化 | 174 | 混合歯咬合期における治療 | 180 |
| 骨軟化症 | 174 | 混合歯列期 | 181, 244 |
| 骨軟骨異形成症 | 174 | 混合歯列の正常咬合 | 182 |
| 骨年齢 | 175 | 痕跡歯 | 183 |
| 骨膜性骨化 | 175 | 根尖線維 | 183, 205 |
| 骨膜性成長 | 59 | コンソリデーションアーチ | 183 |
| 骨誘導 | 175 | コンディリオン | 183 |
| 骨溶解 | 175 | コンディリオン(頭部X線規格側貌写真の) | 135 |
| 骨様組織 | 176 | コントラクションアーチ | 183 |
| 固定 | 176 | コントラクションループ | 183 |
| 固定源 | 176 | コントロールバー | 183 |
| 固定効果 | 176 | コンバーティブルブラケット | 183 |
| 固定歯 | 176 | コンビネーションアンカレッジテクニック | 184 |
| 固定式拡大装置 | 88 | コンビネーションブラケット | 184 |
| 固定式拡大ネジ | 89 | コンビネーションワイヤー | 184 |
| 固定式矯正装置 | 177 | コンピュータ診断 | 185 |
| 固定式習癖防止装置 | 177 | コンベックスタイプ | 185, 339 |
| 固定式Ⅱ級改善装置 | 177 | | |
| 固定式保隙装置 | 177 | | |
| 固定式保定装置 | 177 | ## さ | |
| 固定大臼歯の挺出 | 178 | サーカムフェレンシャルクラスプ(ワイヤー) | 186 |
| ゴニアルアングル | 221 | サークルフック | 49 |
| ゴニオン | 178, 195 | サードオーダークリアランス | 186 |
| ゴニオン(頭部X線規格側貌写真の) | 135 | サードオーダーベンド | 186, 342 |
| コバルトクロム合金線 | 179 | サードオーダーローテーション | 186 |
| コフィンスプリング | 179 | 最小の固定 | 186 |
| コフィンの拡大床 | 97, 179 | 再接着 | 186 |
| コフィンの破裂床 | 179 | 最大の固定 | 187 |
| ゴム系材料 | 118 | 最適矯正力 | 187 |
| ゴム乳首 | 179 | 斎藤の写真判定法 | 219 |
| コラーゲン | 179 | サイトカイン | 187 |

| | |
|---|---|
| 再発 | 11, 187 |
| サイバネティックモデル | 187 |
| 坂本法 | |
| （頭部X線規格側貌写真の重ね合わせの） | 188 |
| 鎖骨頭蓋異骨症 | 188 |
| サッスーニ法 | 188, 351 |
| サッスーニ法（頭部X線規格正貌写真の） | 189 |
| サテライトリング | 189 |
| 差動矯正法 | 190 |
| 差動矯正力 | 191, 325 |
| 差動成長 | 191, 294 |
| 差動抜歯法 | 191, 268 |
| サドルアングル | 221 |
| サブスピナーレ | 192 |
| サブスピナーレ（軟組織側貌の分析の） | 135 |
| サブナザーレ | 192 |
| サブナザーレ（顔面写真上の） | 134 |
| サブナザーレ（軟組織側貌の分析の） | 135 |
| サブメンターレ | 192 |
| サブメンターレ（軟組織側貌の分析の） | 135 |
| サムガード | 192 |
| 皿状顔貌 | 193 |
| 酸エッチング法 | 40, 193 |
| 三角クラスプ | 193 |
| 三角ゴム | 84, 193 |
| 三角ループ | 193, 340 |
| Ⅲ級ゴム | 193 |
| Ⅲ級症候群 | 193 |
| 三嘴鉗子 | 193 |
| 残留応力 | 194 |
| 残留ひずみ | 194 |

## し

| | |
|---|---|
| Cクラスプ | 195, 309 |

| | |
|---|---|
| シーティングスプリング | 195 |
| CBCT（cone-beam computed tomography） | |
| 　からみた第一大臼歯歯槽突起と歯軸の関係 | 196 |
| CBCTと矯正治療 | 196 |
| シームレスバンド | 197 |
| シームレスモラーバンドストレッチャー | 197 |
| J-フック | 197 |
| 歯音 | 198 |
| 歯牙移動 | 198 |
| 歯科矯正学 | 198 |
| 歯科矯正診断 | 198 |
| 歯科矯正用アンカースクリュー | 199 |
| 四角ゴム | 84, 200 |
| 耳桿 | 22, 200 |
| 歯冠近遠心幅径の計測 | 200 |
| 歯間空隙 | 201 |
| 歯間コルチコトミー | 180 |
| 歯間三角 | 201, 268 |
| 歯間三角を巡る悪循環 | 128, 201, 215, 402 |
| 歯冠歯根比 | 201 |
| 歯間水平線維 | 201 |
| 歯間分離法 | 201 |
| 歯間離開用スプリング | 202 |
| シグモイド曲線 | 202, 294, 336 |
| ジグリング | 202 |
| 歯口清掃 | 202 |
| 歯根吸収 | 23, 110, 202, 268 |
| 歯根吸収の誘因 | 396 |
| 歯根吸収の予防法 | 204 |
| 歯根の移動 | 204 |
| 歯根表面積 | 205 |
| 歯根膜 | 205 |
| 歯根膜細胞由来歯根膜シートによる | |
| 　歯周組織の回復 | 205 |
| 歯根膜線維 | 205 |

| | | | |
|---|---|---|---|
| 自在鑞着 | 126, 206 | 肢端肥大症 | 212, 441 |
| 歯周疾患の誘因 | 396 | 自動ロックブラケット | 39 |
| 歯周診査表 | 206, 268 | 歯突起尖 | 212 |
| 歯周組織 | 207 | 歯突起尖（頭部X線規格側貌写真の） | 135 |
| 歯周治療 | 114 | シニア矯正歯科治療 | |
| 歯周ポケット測定時出血 | 207 | 　（比較的年齢の高い成人の矯正治療） | 212 |
| 歯周ポケット測定値 | 207 | 歯肉歯槽粘膜移行部 | 216 |
| 耳珠点 | 207 | 歯肉線維 | 216 |
| 思春期性成長 | 207 | 歯肉退縮 | 109, 110, 216, 263, 268 |
| 視診 | 208 | 歯肉の退縮・歯頸部の露出リセッションの | |
| 持針器 | 208, 350 | 　矯正歯科治療による発生率 | 216 |
| 歯数の異常 | 209 | 歯（年）齢 | 217 |
| 歯性下顎前突 | 209 | 歯胚の位置異常 | 217 |
| 自然的保定 | 209 | 歯面接触 | 218 |
| 自然頭位 | 209 | ジモンの顎態診断法 | 218 |
| 歯槽基底 | 209 | ジモンの顔面写真診断法 | 218, 219 |
| 歯槽基底弓長径 | 210 | ジモンの三平面 | 218 |
| 歯槽基底弓の分析（計測） | 209 | ジモンの三平面診断法 | 218, 219 |
| 歯槽基底弓幅径 | 210 | ジモンの分類 | 219 |
| 歯槽基底論 | 116, 209, 210, 374 | シャーピー線維 | 205, 219 |
| 歯槽骨 | 210 | 斜眼窩線 | 50, 57 |
| 歯槽歯肉線維 | 211, 216 | 斜顔裂 | 219 |
| 歯槽性移動 | 211 | 写真分析法 | 219 |
| 歯槽性開咬 | 211 | 斜線維 | 205, 219 |
| 歯槽性過蓋咬合 | 211 | シャベル状歯 | 219 |
| 歯槽性下顎前突 | 29, 77, 79, 211 | 斜面理論 | 220 |
| 歯槽性交叉咬合 | 211 | ジャラバックの鉗子 | 220 |
| 歯槽性上顎前突 | 29, 211, 228 | ジャラバック法 | 220 |
| 歯槽性上下顎前突 | 211 | ジャラバック法（頭部X線規格側貌写真の） | 221 |
| 歯槽性の後戻り（再発） | 211 | ジュイジングのクラスプ | 222 |
| 歯槽頂線維 | 205, 211 | 醜形恐怖 | 223 |
| 歯槽突起や顎骨の成長障害 | 396 | 10°Tピン（10°T-pin） | 223 |
| 歯槽裂 | 211 | シュープリームワイヤー | 223 |
| 持続的な力 | 211, 310, 311 | 習癖にかかわる不正咬合の治療 | 223 |
| 歯体移動 | 211 | シュウマッハのアクチベーター | 7 |

| | | | |
|---|---|---|---|
| 手根骨 | 175, 224, 430 | 上顎中切歯の切縁（UI）と根尖端（UX） | |
| 手根骨のX線写真 | 37, 224 | （頭部X線規格側貌写真上の） | 135 |
| 手指吸引癖 | 105, 224, 487 | 上顎突起 | 234 |
| 主線 | 224 | 上顎突出度 | 234, 359 |
| 術後矯正治療 | 225 | 上顎複合体 | 387 |
| 術前矯正治療 | 225 | 上顎誘導線 | 234 |
| ジュニアツインブラケット | 38 | 上顎劣成長 | 234 |
| ジュニアツインブラケット | | 上顎矮小側切歯 | 234 |
| （ナローツインブラケット） | 225 | 上顔幅 | 235 |
| シュラー法（シュラー変法） | 225 | 上顔面 | 235 |
| シュワルツのクラスプ | 225 | 小臼歯の先天的欠如 | 235 |
| シュワルツの床矯正装置 | 225 | 床矯正装置 | 235 |
| シュワルツのボウアクチベーター | 7 | 上下顎前突 | 29, 236 |
| 準備固定 | 225 | 上下顎前突の治療 | 236 |
| 小下顎症 | 226 | 上下顎中切歯歯軸角 | 236 |
| 上顎顎外固定装置 | 88 | 上下顎同時移動術 | 237 |
| 上顎拡大装置 | 88, 226 | 上下歯列弓関係の不正 | 237 |
| 上顎後退（症） | 226 | 小口症 | 237 |
| 上顎（骨）過成長 | 226 | 上歯槽点 | 238, 411 |
| 上顎（骨）体 | 227 | 小上顎症 | 238 |
| 上顎骨体長 | 227 | 硝子様変性 | 238, 289 |
| 上顎歯槽基底部幅 | 46 | 上唇小帯 | 238 |
| 上顎切歯歯軸傾斜角 | 227, 359 | 上唇裂 | 238 |
| 上顎切歯歯軸と下顎切歯歯軸のなす角度 | 360 | 小舌症 | 238 |
| 上顎前歯突出度 | 227 | 常染色体 | 239 |
| 上顎前突 | 29, 181, 227 | 常染色体優性遺伝 | 239 |
| 上顎前突過蓋咬合の早期矯正治療法 | 229 | 常染色体劣性遺伝 | 239 |
| 上顎前突過蓋咬合の早期非抜歯矯正治療で | | 小帯 | 239 |
| 　利用されるメカニズム | 231 | 小帯異常 | 239 |
| 上顎前突症の手術 | 232 | 小帯延長術 | 239 |
| 上顎前突の治療 | 232 | 小帯切除術 | 239 |
| 上顎前方牽引装置 | 233 | 指様弾線 | 211, 240, 431 |
| 上顎側切歯欠如 | 233 | 小児義歯 | 240 |
| 上顎側方拡大（装置） | 234 | 正面セファロ（グラム） | 240, 335 |
| 上顎第一大臼歯（頭部X線規格側貌写真上の） | 135 | 床用レジン | 118 |

| | | | |
|---|---|---|---|
| 床翼部 | 240 | 診断資料 | 248 |
| 触診 | 240 | シンチバック | 249 |
| 初経 | 241 | 伸展鉗子 | 249, 257 |
| ジョンソン（人名） | 241 | 審美的ワイヤー | 249 |
| ジルコニアブラケット | 241 | 審美ブラケット | 249 |
| 歯列拡大（法） | 241 | シンフィージス | 59, 70, 249 |
| 歯列弓および歯槽基底弓の分析（計測） | 241 | シンフィージス法 | |
| 歯列弓拡大弧線装置 | 241 | （頭部X線規格側貌写真の重ね合わせの） | 250 |
| 歯列弓形態 | 242 | シンプルループ | 250 |
| 歯列弓形態の不正 | 242 | 心理的障害 | 250 |
| 歯列弓指数 | 242 | | |
| 歯列弓長 | 242 | | |
| 歯列弓の成長発育 | 243 | **す** | |
| 歯列弓の分析（計測） | 243 | 錐状歯 | 52, 251 |
| 歯列の拡大 | 244 | 垂直ゴム | 84, 251 |
| 歯列の発育 | 244 | 垂直性後戻り（再発） | 251 |
| 白いワイヤー | 244 | 垂直的被蓋 | 57, 251 |
| シロナソグラフ | 68 | 垂直的ボーイング効果 | 282, 422 |
| 唇顎口蓋裂 | 245 | 垂直的弓なり現象 | 282 |
| 唇顎口蓋裂などに伴う咬合異常の治療 | 246 | 垂直法 | 251, 405 |
| 真空形成器 | 246 | 水平コルチコトミー | 180 |
| シングルブラケット | 38, 246 | 水平線維 | 205, 251 |
| 神経型 | 246 | 水平的被蓋 | 56, 251 |
| 真性下顎前突 | 246 | 水平的ボーイング効果 | 282, 422 |
| 新生歯 | 294 | 水平法 | 251, 405 |
| 唇舌側装置 | 246 | 睡眠態癖 | 251 |
| 唇舌的歯の移動 | 246 | スウィングバック | 251 |
| 唇側移動 | 246 | スウェーデンバナナ | 251, 432 |
| 唇側傾斜 | 133 | スクエアワイヤー | 251 |
| 唇側弧線装置 | 247 | スクラッビング法 | 251 |
| 唇側歯槽部弧線装置 | 248 | スクリュータイプインプラント | 251 |
| 唇側線 | 248 | スクリュープリットプレート | 7 |
| 唇側装置 | 248 | スタイナーのステイトメント | 251 |
| 唇側転位 | 328 | スタイナーの分析 | 349 |
| 診断四角法 | 130, 248 | スタイナー法 | 252 |

| | |
|---|---|
| スタイナーライン | 254 |
| スタビライジングアーチワイヤー | 254 |
| スタビライジングプレート | 254 |
| スタンダードツインブラケット | 38, 254 |
| スティルマン法(改良法) | 254, 406 |
| ステンレススチール線 | 254 |
| ストップループ | 254 |
| ストナーの4D | 255 |
| ストミオン | 255 |
| ストミオン(顔面写真上の) | 134 |
| ストミオン(軟組織側貌の分析の) | 135 |
| ストリッピング | 12, 17, 255, 376 |
| ストレインゲージ | 256 |
| ストレートタイプ | 77, 256, 315 |
| ストレートワイヤー法 | 256 |
| ストレートワイヤー用ブラケット | 257 |
| ストレッチャー | 257 |
| ストレッチングプライヤー | 257 |
| スパート | 337 |
| スパイラルワイヤー | 257 |
| スパニッシュウィンドラス | 257 |
| スピーカーブのNi-Tiワイヤー | 258 |
| スピーチエイド | 258 |
| スピーの彎曲 | 258 |
| スピーの彎曲と正常咬合 | 259 |
| スペシャルワイドロックピン | 259 |
| スベドタイプ(Sved type)の咬合斜面板 | 157 |
| スポットウェルダー | 259 |
| スマイルアシンメトリー | 260 |
| スライディングキャリパス | 260 |
| スライディングフック | 260 |
| スライディングプレート | 260 |
| スリーアングル | 221 |
| スリーインサイザーズ | 261 |
| スリーインサイザルケース | 332 |

| | |
|---|---|
| スリージョープライヤー | 262 |
| スローエクストラクション | 212, 262, 268 |
| スローエクスパンション | 97, 265 |

## せ

| | |
|---|---|
| 正円孔 | 3 |
| 性器型 | 266 |
| 整形力 | 84, 119, 266, 310 |
| 成熟型嚥下 | 266 |
| 正常咬合 | 267 |
| 正常咬合の成立と保持されるための条件 | 267 |
| 成人矯正 | 268 |
| 成人矯正治療の基本ルール | 268 |
| 精神年齢 | 270 |
| 生体にやさしい矯正治療 | 270 |
| 正中下顎裂 | 270 |
| 正中口蓋縫合 | 270 |
| 正中口唇裂 | 271 |
| 正中歯 | 271 |
| 正中鼻裂 | 271 |
| 正中縫合不全症候群 | 271 |
| 正中埋伏過剰歯 | 271 |
| 正中離開 | 180, 271, 375 |
| 成長タイミング | 271 |
| 成長と発育 | 272 |
| 成長発育の評価 | 272 |
| 成長分析法 | 272 |
| 成長ホルモン過剰症 | 274 |
| 成長要因 | 274 |
| セイフティTピン | 275 |
| セイフティロックピン | 275 |
| 生理的空隙 | 275 |
| 生理的年齢 | 275 |
| セカンドオーダークリアランス | 275 |

| | | | |
|---|---|---|---|
| セカンドオーダーベンド | 275 | 舌低位 | 285, 321 |
| セカンドオーダーローテーション | 276 | セットアップモデル | 285, 457 |
| セクショナルアーチワイヤー | 276 | Z切開 | 240 |
| セサモイドボーン | 224 | 舌突出癖 | 279, 285 |
| 舌圧 | 276 | 舌の大きさと不正咬合 | 286 |
| 切縁咬合 | 277, 284 | 舌の訓練法 | 122, 224 |
| 石灰化点 | 347 | 舌背高 | 286 |
| 石灰化不全 | 277 | 舌癖 | 286 |
| 舌機能 | 277 | 舌癖防止装置 | 286 |
| 舌訓練法 | 277 | セパレーティングアーラスティックプライヤー | 286 |
| 舌後退 | 277, 316 | | |
| 舌根沈下 | 277, 316 | セファロ(グラム) | 286, 333 |
| 切歯孔 | 270 | セファログラムコレクション | 13, 287 |
| 切歯斜面板 | 277 | セファロ定規 | 287 |
| 切歯乳頭 | 278 | セプトトミー | 12, 287 |
| 切歯の交換 | 278 | セメント芽細胞 | 287 |
| 切歯縫合 | 270 | セメント骨膜線維 | 216, 287 |
| 舌縮小術 | 278 | セメント細胞 | 287 |
| 舌小帯 | 279 | セメント歯肉線維 | 216, 287 |
| 接触点 | 279 | セラ | 287 |
| 舌前突癖 | 279, 286 | セラ(頭部X線規格側貌写真上の) | 135 |
| 舌側移動 | 280 | セラミックブラケット | 287 |
| 舌側矯正 | 280 | セルフライゲーティングブラケット | |
| 舌側矯正装置とブラックトライアングルの関係 | 283 | | 288, 465, 466 |
| | | 線維性骨異形成症 | 288 |
| 舌側傾斜 | 133 | 線維軟骨 | 289 |
| 舌側弧線装置 | 83, 284 | 穿下性吸収 | 320 |
| 舌側装置 | 284 | 穿下性骨吸収 | 289 |
| 舌側転位 | 328 | 線矯正装置 | 289 |
| 絶対成長 | 284 | 線屈曲 | 289 |
| 切端咬合 | 284 | 前骨芽細胞 | 289 |
| 接着機構 | 285 | 線材料 | 118, 290 |
| 接着性舌側リテーナー | 285 | 前歯の前傾症例の改善法(MTMによる) | 290 |
| 接着強さ | 285 | 前歯部交叉咬合 | 290, 382 |
| 接着法 | 285, 435 | 栓状歯 | 290 |

| | | | |
|---|---|---|---|
| 前床突起 | 291 | 叢生の治療 | 296 |
| 前歯用バンドリムーバー | 291 | 叢生を改善する方法(MTMによる) | 296 |
| 全身的原因 | 291 | 双線弧線装置 | 297 |
| 全身的検査 | 291 | 相対成長 | 297 |
| 全帯環装置 | 291 | 相対捻転 | 297, 301 |
| 先端肥大症 | 292, 441 | 相反移動 | 297 |
| 先天疾患 | 292 | 相反固定 | 297 |
| 先天性歯 | 292 | 相反トルク | 298, 484 |
| 先天性梅毒と不正咬合 | 292 | 束状骨 | 298 |
| 先天的原因 | 292 | 側頭筋および咬筋の訓練法 | 122, 223 |
| 前頭上顎縫合 | 108, 293 | 側頭骨錐体部 | 55, 57 |
| 前頭隆起 | 293 | 側貌 | 298 |
| 前鼻棘 | 33, 293 | 咀嚼 | 299 |
| 前鼻棘(頭部X線規格側貌写真の) | 135 | 咀嚼機能障害 | 396 |
| 全部性無歯症 | 293, 445 | | |
| 腺様増殖症 | 11, 293 | **た** | |
| 戦略的抜歯法 | 212, 268, 293 | | |
| 線鑞 | 293 | ターナーの歯 | 300 |
| | | ターミナルプレーン | 300, 355 |
| **そ** | | 第一鰓弓症候群 | 445 |
| | | 第一大臼歯の咬合調整 | 300 |
| 早期生歯 | 294 | 第一・第二鰓弓症候群 | 70, 301 |
| 早期脱落 | 294, 354 | 対角ゴム | 301 |
| 早期治療(不正咬合に対する) | 294 | 帯環形成鉗子 | 301, 383 |
| 臓器発育曲線 | 294 | 帯環追進器 | 301 |
| 早期萌出 | 294, 295 | 帯環撤去鉗子 | 301, 384 |
| 象牙質異形成症 | 295 | 帯環賦形鉗子 | 301, 382 |
| 象牙質異形成症シールズ(shields)Ⅰ型 | 295 | 体腔管方式 | 378 |
| 象牙質異形成症シールズ(shields)Ⅱ型 | 295 | 第三歯堤 | 301 |
| 象牙質形成不全症 | 295 | 対称捻転 | 301, 375 |
| 象牙質減形成 | 295 | 代生歯 | 302 |
| 象牙質の形成障害 | 295 | 大舌症 | 302 |
| 造血幹細胞 | 295 | ダイナミックポジショナー | 302 |
| 造骨細胞 | 172, 296 | 第二大臼歯のコントロール | 302 |
| 叢生 | 181, 296, 375 | タイバックループ | 302 |

| | |
|---|---|
| タイポドント | 302 |
| ダイマクション | 138 |
| ダイレクトプッシュロッド | 177 |
| ダイレクトボンディング | |
| アタッチメントリムーバー | 302 |
| ダイレクトボンディング法 | 303 |
| ダイレクトボンディング用レジン | 118, 303 |
| ダウン症候群 | 303 |
| ダウンズ法 | 304 |
| 他科との協同による治療 | 305 |
| 高橋新次郎(人名) | 35, 198, 305 |
| 高橋の(不正咬合の)分類 | 306 |
| 足し算の矯正治療 | 307 |
| 多数歯欠如 | 307 |
| 脱灰 | 280 |
| 脱灰(矯正治療中の) | 307 |
| ダブルセイフティーロックピン | 308 |
| ダブルバッカルチューブ | 308 |
| ダブルビークバンドフォーミングプライヤー | 308 |
| 多目的ブラケット | 39 |
| タレット | 308 |
| たわみ試験 | 308 |
| タングガード | 64, 224 |
| タングクリブ | 64, 224 |
| タングスパイク(タングクリブ) | 308 |
| 単式弾線 | 308, 430 |
| 単純鉤 | 309 |
| 単純固定 | 309 |
| 弾性エネルギー | 309, 484 |
| 弾性限 | 309 |
| 弾性限度 | 54, 91 |
| 弾性線維 | 309 |
| 弾性ひずみ | 54 |
| 弾線 | 309 |
| 断層X線撮影法 | 309 |
| 断層X線写真 | 37 |
| 断続的な力 | 310, 311 |
| 単翼鉤 | 309, 310 |

## ち

| | |
|---|---|
| 力の大きさ | 311 |
| 力の作用方向 | 311 |
| 力の作用様式 | 311 |
| 力の分布 | 312 |
| 知能指数 | 270 |
| (遅発性)骨形成不全症 | 312 |
| チャーターズ法 | 312, 406 |
| チャンネルブラケット | |
| (ツインタイチャンネルブラケット) | 312 |
| 中心位 | 312 |
| 中心位の誘導法 | 312 |
| 中心咬合位 | 313 |
| 中程度の固定 | 314 |
| 中程度の力 | 314 |
| 中胚葉 | 314 |
| 蝶顎裂 | 314 |
| 蝶顎裂(頭部X線規格側貌写真の) | 135 |
| 蝶形後頭軟骨結合 | 314 |
| 蝶形骨間軟骨結合 | 314 |
| 蝶形骨小翼 | 55 |
| 蝶形骨内軟骨結合 | 314 |
| 蝶形篩骨軟骨結合 | 314 |
| 聴診 | 314 |
| 超弾性型Ni-Ti合金線 | 315, 345 |
| 鳥貌 | 70, 72, 315, 386 |
| 直接性骨吸収 | 315 |
| 直接接着法 | 303, 315 |
| 直接的圧下 | 9 |
| 直線型 | 99, 299 |

| | | | | |
|---|---|---|---|---|
| 直線型（顔面のタイプの） | 315 | ディスキング法 | | 323 |
| 治療時期 | 315 | ディスタルエンドカッター | | 323 |
| 沈下舌 | 316 | ディスタルオフセット | | 143 |
| 沈下乳歯 | 316, 321 | ディスタルシュー | | 323 |
| チンキャップ | 60, 316 | ディスタルステップタイプ | 300, **323**, 355 |
| | | ディスプレースメント | | 82, **323** |
| **つ** | | ディッシュトインフェイス | | 443 |
| | | ディッシュトインフェイス | | |
| ツイードのアーチベンディングプライヤー | 317 | （ディッシュトインアピアランス） | | **324** |
| ツイードのグロウストレンド | 128 | ティップアップ（ダウン）ベンド | | **324** |
| ツイードの三角 | 317 | ティップエッジブラケット | | **324** |
| ツイードの準備固定 | 317 | ティップバックベンド | | **325** |
| ツイードのループベンディングプライヤー | 318 | Tピン | | **325** |
| ツイード法 | 76, **318** | T-ピンビルトインブラケット | | **325**, 488 |
| ツイード法（頭部X線規格側貌写真の） | 318 | ディファレンシャルグロース | | 338 |
| ツイステッドアーチワイヤー | 319 | ディファレンシャルフォース | | **325** |
| ツイステッドワイヤー | 320 | ディファレンシャルフォースシステム | | 414 |
| ツインブラケット | 320 | Tループ | | **326** |
| ツインワイヤー用ブラケット | 320 | ディレクター | | **326**, 464 |
| ツーバイフォーシステム（2×4 system） | 320 | D-レクトワイヤー | | **326** |
| 月決処置料 | 320 | D1トリソミー症候群 | | **326** |
| 強い力 | 320 | ディングマン（Dingman）法 | | 78 |
| 鶴見・中楯の栄養指数 | 291 | 適応型の嚥下行動 | | **326** |
| | | デヒィシェンス | 263, **327**, 375, 404, 428 |
| **て** | | デビエーション | | 82, **327** |
| | | デュアルバイト | | **327**, 350 |
| 低位 | 321 | デラローサの鉗子 | | **327** |
| 低位舌 | 286, **321** | デルタループ | | **328** |
| 低位乳歯 | 321 | 転位 | | **328** |
| 釘管装置 | 248, **322**, 390 | 電解研磨器 | | **328** |
| テイクアップループ | 322 | 電気溶接機 | | 259, **328** |
| 抵抗源 | 176, **322** | 典型正常咬合 | | **328** |
| 抵抗歯 | 176, **322** | 電磁波の生体および矯正装置に対する影響 | | **328** |
| 抵抗中心 | 322 | テンションゲージ | | **329** |
| 挺出 | 148, 311, **323** | デンタルX線写真 | | 36, **330** |

| | |
|---|---|
| 天然ゴム | 118 |

## と

| | |
|---|---|
| トゥースサイズレシオ | 331 |
| トゥースポジショナー | 332 |
| 頭蓋指数 | 332 |
| 頭蓋底 | 332 |
| 動的矯正装置(狭義の矯正装置) | 333 |
| 投錨効果 | 285 |
| 頭部X線規格写真 | 22, 36, 333 |
| 頭部X線規格写真撮影装置 | 22 |
| 頭部X線規格写真による機能分析法 | 84, 334 |
| 頭部X線規格斜方写真 | 334 |
| 頭部X線規格正貌写真 | 335 |
| 頭部X線規格正貌写真の分析法 | 335 |
| 頭部X線規格側貌写真 | 22, 335 |
| 頭部X線規格側貌写真の重ね合わせ | 336 |
| 頭部X線規格側貌写真の分析法 | 336 |
| 頭部の成長発育 | 336 |
| トゥループ | 339, 434 |
| ドーソンの方法 | 312 |
| ドーソンの誘導法(中心位への) | 339 |
| トータルクロスバイト | 162, 339 |
| トータルディスクレパンシー | 339 |
| ドーティーのブラケット ポジショニングゲージ | 339 |
| 特発性歯根吸収 | 339 |
| 兎唇 | 165, 339 |
| 凸型 | 99, 299 |
| 凸型(顔面のタイプの) | 339 |
| トライアングルループ | 340 |
| トラギオン | 207, 340 |
| トラクションフック | 340 |
| トリキオン | 340 |
| トリキオン(顔面写真上の) | 134 |
| トリキオン(軟組織側貌の分析の) | 135 |
| トリソミー21症候群 | 340 |
| トリチャー・コリンズ症候群 | 340, 445 |
| トリプルバッカルチューブ | 341 |
| トリプルブラケット | 341 |
| トルキングオーギジリアリー | 341 |
| トルキングキー | 341 |
| トルキングブラケット | 341, 414 |
| トルク | 342 |
| トルク量と歯根吸収の関係 | 342 |
| トルコ鞍 | 92 |
| トンプソンの機能分析 | 334, 344 |

## な

| | |
|---|---|
| 内線 | 345 |
| 内側鼻突起 | 345 |
| ナイチノールワイヤー | 345 |
| ナイトガード | 346 |
| 内膜性皮質性成長 | 58 |
| 内面的審美性 | 346 |
| ナジオン | 346 |
| ナジオン(顔面写真上の) | 134 |
| ナジオン(頭部X線規格側貌写真の) | 135 |
| ナジオン(軟組織上の,顔面写真上の) | 346 |
| ナジオン(軟組織側貌の分析の) | 135 |
| ナローツインブラケット | 38 |
| 軟骨外骨化 | 347 |
| 軟骨形成不全症 | 347 |
| 軟骨性骨化 | 172, 347 |
| 軟骨性頭蓋 | 347 |
| 軟骨内骨化 | 347 |
| 軟骨無形成症 | 347 |
| ナンスのクロージングループプライヤー | 347 |

| | |
|---|---|
| ナンスのホールディングアーチ | 83, 348 |
| 軟組織側貌の分析 | 348 |

## に

| | |
|---|---|
| ニードルホルダー | 350 |
| Ⅱ級ゴム | 350 |
| Ⅱ級症候群 | 350 |
| 二次口蓋 | 20, 350 |
| 二次性徴年齢 | 350 |
| 二重ホウレイ線 | 152 |
| 二生歯 | 350 |
| 二態咬合 | 350 |
| ニッケルチタン合金線 | 350 |
| 日本歯科大学方式（頭部X線規格正貌写真の） | 351 |
| 乳臼歯の異常吸収 | 353 |
| 乳臼歯の早期脱落 | 353 |
| 乳歯う蝕 | 353 |
| 乳歯咬合期における矯正治療 | 353 |
| 乳歯の早期喪失 | 354 |
| 乳歯の晩期残存 | 354 |
| 乳歯列期 | 244, 355 |
| 乳歯列の正常咬合 | 355 |
| 乳様突起 | 33, 45 |
| 人中 | 356 |
| 認定医制度 | 110 |

## ね

| | |
|---|---|
| ネイザルフロア | 150, 357 |
| ネジ（拡大ネジ） | 357 |
| ネックバンド | 357 |
| 熱処理 | 357 |
| 粘液水腫 | 164 |

| | |
|---|---|
| 捻転 | 357 |
| 捻転歯の改善法（MTMによる） | 357 |

## の

| | |
|---|---|
| ノースウエスタン法 | 76, 80, 100, 359 |
| ノースウエスト法 | 360 |
| ノラの歯年齢 | 360 |

## は

| | |
|---|---|
| パーカースプリング | 362 |
| バーティカルスロット | 362 |
| バーティカルタイプ | 300, 355, 362 |
| バーティカルループ | 362 |
| バードビークプライヤー | 362 |
| ハーボルド分析 | 362 |
| ハーモニーライン | 363, 427 |
| ハーラー症候群 | 363 |
| ハイアングルケース | 44, 69, 363 |
| バイオネーター | 84, 103, 363 |
| バイオプログレッシブテクニック | 364 |
| バイオロジックスプリント | 395, 402, 405 |
| バイオロジックスプリント（歯を結びとめる結合組織の膜・ヘチマのタワシ） | 364 |
| バイトオープニングエイド | 366 |
| バイトオープニングベンド | 143, 155, 366 |
| バイトクロージングエイド | 367 |
| バイトプレーン効果 | 280, 281, 282, 367 |
| バイパスクランプ | 368 |
| バイパスループ | 368 |
| ハイハットロックピン | 368 |
| ハイプルチンキャップ | 368 |
| ハイプロファイルブラケット | 415 |

| | | | |
|---|---|---|---|
| ハウシップ窩 | 369 | 歯の移動方法と移動の際の支点の位置 | 375 |
| ハウのプライヤー | 369 | 歯の形態異常 | 376 |
| バクシネーターベンド | 369 | 歯の小移動 | 377 |
| バクシネーターメカニズム | 267, 369 | 歯の成長発育 | 377 |
| 破骨細胞 | 369 | 歯の生理的移動現象 | 377 |
| 鋏状咬合 | 370 | 歯の生理的近心移動 | 377 |
| バジオン | 370 | 歯の退化傾向 | 377 |
| バジオン(頭部X線規格側貌写真の) | 135 | 歯の動揺度 | 377 |
| 破歯細胞 | 370 | パノラマX線写真 | 36 |
| 波状縁 | 369 | パノラマX線写真(撮影法) | 377 |
| バス法 | **370**, 406 | ハバース管 | 378 |
| バセドウ病 | 162 | 歯ブラシ(矯正用) | 378 |
| 破セメント細胞 | 370 | バラードのスケレタルパターンの分類 | 378 |
| 8の字結紮 | 370 | パラタルアーチ | 379 |
| 発育空隙 | 371 | パラタルクリブ | 379 |
| 発音 | 371 | パラタルプレート | 380 |
| 発音の検査 | 371 | パラタルボウ | 380 |
| 発音の障害 | 396 | パラタルワイヤー | 363 |
| バッカルシールド | 372 | パラトグラム | 380 |
| バッカルチューブ | 291, 372 | パルマ法 | 380 |
| 抜歯基準 | 372 | パワーチェーン | 357, **380**, 464 |
| 抜歯基準(亀田の) | 372 | パワーピン | 380 |
| 抜歯基準(スタイナーの) | 373 | 半円管 | 380 |
| 抜歯基準(ツイードの) | 373 | 半円線 | 381 |
| 抜歯空隙の利用度による固定の分類 | 373 | 半下顎症 | 381 |
| 抜歯症例の頻度(最近の12年間) | 374 | 半顎症 | 445 |
| 抜歯の延長線上の非抜歯(結局非抜歯) | 265, 374 | 晩期生歯 | 381 |
| パッシブアーチ | 374 | 半固定式矯正装置 | 381 |
| パッシブファンクション | 41, 374 | 半固定式保隙装置 | 381 |
| 抜歯論 | 374 | 半小口症 | 445 |
| ハッチンソン歯 | 292 | ハンター症候群 | 381 |
| 歯の異形成 | 374 | 反対咬合 | 290, **382** |
| 歯の位置不正(個々の歯の位置不正) | 375 | バンドおよびスパーによる保定装置 | 382 |
| 歯の位置不正(数歯にわたる位置不正) | 375 | バンドカンタリングプライヤー | 382 |
| 歯の移動手順 | 375 | バンド合着材料 | 382 |

| | | | | |
|---|---|---|---|---|
| バンド材料 | | 118 | 皮質骨の厚み，海綿骨の幅，歯槽の幅 | 387 |
| バンドシーティングラグ | | 382 | 鼻上顎複合体 | 387 |
| バンドストリップ | | 382 | 鼻上顎複合体の成長発育 | 387 |
| バンドスリッティングプライヤー | | 383 | 非常に弱い力 | 27 |
| バンド(帯環)材料 | | 383 | ヒスの線 | 61, 388 |
| バンドチューブ | | 383 | 鼻尖 | 388 |
| バンドバー | | 383 | 鼻尖点 | 388 |
| バンドフォーミングプライヤー | | 383 | 鼻尖(軟組織側貌の分析の) | 135 |
| バンドプッシャー | | 301, 383 | 非対称ヘッドギア | 388 |
| バンドリムーバー | | 106 | 非適応型の嚥下行動 | 389 |
| バンドリムービングプライヤー | | 384 | ヒト・プラセンタ製剤 | 460 |
| バンドループ | | 384 | 非抜歯の延長線上の抜歯(遅れて抜歯) | 265, 389 |
| ハンモック効果 | | 176, 384 | 非抜歯論 | 116, 389 |
| | | | 鼻板 | 389 |
| **ひ** | | | ピヒラー(Pichler)法 | 78 |
| | | | ビムラー(人名) | 389 |
| ヒアルロン酸フィラー | | 152 | ビムラーのアダプター | 103, 389 |
| Pmポイント | | 385 | ビムラーの可撤装置 | 103 |
| Pmポイント(頭部X線規格側貌写真の) | | 135 | 紐状弧線装置 | 390 |
| ピークモラーバンドピンチングプライヤー | | 385 | ピューピル | 390 |
| ピーソーのストレッチングプライヤー | | 257, 385 | ピューピュル(顔面写真上の) | 134 |
| ピーソーのプライヤー | | 385 | 標準偏差図表 | 390, 433 |
| PTV平面 | | 36 | 表面効果 | 285 |
| Ptポイント | | 36, 386 | ビヨルク法 | 390 |
| Ptポイント(頭部X線規格側貌写真の) | | 135 | ビヨルク法 | |
| B点 | | 386 | 　(頭部X線規格側貌写真の重ね合わせの) | 391 |
| B点(頭部X線規格側貌写真の) | | 135 | 比例限 | 391 |
| ヒートトリーター | | 386 | ピンアンドリガチャーカッター | 391 |
| 鼻咽腔疾患 | | 386 | ピンカッター | 391 |
| ピエール・ロバン症候群 | | 70, 386 | ピンチバンド | 391 |
| 鼻下点 | | 192, 386 | ピンブラケット | 38 |
| 光重合(型)レジン | | 386 | | |
| 引き算の矯正治療 | | 387 | **ふ** | |
| ピグテイル | | 387 | | |
| 鼻根点 | | 346 | ファーストオーダーベンド | 393 |

| | | | |
|---|---|---|---|
| ファーストオーダーローテーション | 393 | ブラケットポジショニングゲージ | 401 |
| ファンクショナルワックスバイト法 | 84 | ブラケットポジション | 401 |
| ファンクショナルワックスバイト法 | | プラスティックストリップス | 147 |
| 　（による機能分析法） | 393 | プラスティックブラケット | 39, 401 |
| ファンクションレギュレーター | 409 | ブラスワイヤー | 401 |
| ファン・デル・ワールス（van der Waals） | | プラセボ（プラシーボ） | 401 |
| 　の結合 | 285 | プラセボ効果 | 402 |
| V原理 | 53, 394 | プラセンタ療法 | 402 |
| V字形歯列弓 | 242, 394 | フラックス | 402 |
| V切開 | 240 | ブラックトライアングル | |
| ブーツループ | 394, 434 | | 23, 109, 112, 263, 268, 376, 402 |
| ブーンのブラケットポジショニングゲージ | 394 | ブラックトライアングルが途中で | |
| フェイスボウ | 394 | 　生じた場合の対処法とう蝕対策 | 405 |
| フェイスボウアジャスティングプライヤー | 394 | ブラックトライアングルと使用ワイヤー, | |
| フェネストレーション | 263, 375, 394, 404, 428 | 　使用ブラケットと骨吸収量の関係 | 405 |
| フォースシステム | 395 | ブラックトライアングルの生成メカニズム | 405 |
| フォーンズ法 | 395, 405 | ブラックトライアングルのできやすい | |
| 複式弾線 | 395, 430 | 　不正咬合と防止法 | 405 |
| 老け顔 | 112, 395, 402, 486 | ブラッシング法 | 405 |
| 不正咬合 | 395 | フラットオーバルチューブ | 406 |
| 不正咬合による障害 | 395 | フラットワイヤー | 406 |
| 不正咬合の原因 | 397 | プラナーの咬合の概念 | 406 |
| 不正咬合の治療 | 397 | フランクフルト平面 | 69, 102, 136, 406 |
| 不正咬合の病因 | 397, 398 | フランチェッティ症候群 | 407, 445 |
| 不正咬合の分類 | 398 | フリーウェイスペース | 384 |
| 不正咬合の予防 | 398 | プリフィニッシャー | 332, 407 |
| フックピン | 399 | プリモラーオフセット | 407 |
| フッ素洗口法 | 399 | 不良習癖 | 407 |
| フッ素による矯正装置の腐食 | 400 | 不良習癖除去（防止）装置 | 408 |
| 不動固定 | 400 | ブルサードブラケット | 39 |
| 部分性無歯症 | 307, 400 | フルニエ歯 | 292 |
| プラークコントロール | 400 | ブル法 | 408 |
| ブラケット | 401 | ブレイデッドワイヤー | 409 |
| ブラケットアンギュレーション | 401 | プレーンのバンド撤去鉗子 | 409 |
| ブラケットポジショニング | 401 | プレーンのバンドフォーミングプライヤー | 409 |

| | | | |
|---|---|---|---|
| フレンケルの装置 | 409 | ヘッドプレートコレクション | 419 |
| ブロードベント法 | | ベティスブラルワイヤー | 363 |
| （頭部X線規格側貌写真の重ね合わせの） | 411 | ヘビーフォース | 320, 419 |
| ブローパイプ | 126, 206 | ヘリカルループ | 419 |
| プロスチオン | 33, 411 | ヘルマンおよびフリールの説 | 419 |
| プロスチオン（頭部X線規格側貌写真の） | 135 | ヘルマン（Hellman）の咬合発育段階 | 244, 419 |
| ブロディー（人名） | 411 | ヘルマンの成長分析法 | 420 |
| プロナザーレ | 411 | 片側性交叉咬合 | 161, 420 |
| プロナザーレ（顔面写真上の） | 134 | 扁桃肥大 | 420 |
| プロフィログラム | 273, 411 | ベン（Venn）の図形 | 10 |

## へ

## ほ

| | | | |
|---|---|---|---|
| 平均成長 | 413 | 包括矯正歯科治療 | 422 |
| 平行移動 | 413 | 縫合性成長 | 422 |
| 平行模型 | 413 | ホウレイ線 | 152 |
| 閉鎖歯列弓 | 355, 413 | ボーイング効果 | 282, 422 |
| 平坦期 | 337 | ボールクラスプ | 422 |
| ベーサルアーチウィドス | 210 | ホールダウェイの軟組織側貌の分析法 | 423 |
| ベーサルアーチレングス | 210 | ホールダウェイの分析 | 349 |
| ベーサルボーン | 209, 413 | ホールダウェイライン | 427 |
| ベーシックブラケット | 414 | ホールダウェイレシオ | 427 |
| ヘーレンのアクチベーター | 7 | ホーレータイプ（Hawley type）の咬合斜面板 | |
| ベスティブラルスクリーン | 413 | | 157 |
| ベスティブラルワイヤー | 413 | ホーレータイプリテーナー | 427 |
| ベッグ（人名） | 413 | ボクセル値 | 428 |
| ベッグブラケット | 414 | 保隙装置 | 428 |
| ベッグ法 | 140, 413, 415 | ポゴニオン | 429 |
| ベッグ用のバイパスループ | 415 | ポゴニオン（頭部X線規格側貌写真の） | 135 |
| ベッタ型バンドフォーミングプライヤー | 415 | ポゴニオン（軟組織側貌の分析の） | 135 |
| ベッティオット（人名） | 415 | ポゴニオン（軟組織上の） | 429 |
| ベッティオットバッカルチューブ | 417 | 拇指吸引癖 | 429 |
| ベッティオットブラケット | 417 | 拇指吸引癖防止装置 | 430 |
| ヘッドギア | 83, 266, 417 | 拇指尺側種子骨 | 175, 224, 430 |
| ヘッドキャップ | 418 | 補助弾線 | 430 |

| | |
|---|---|
| ポステリアディスクレパンシー | 431 |
| ポステリオバイトブロック | 368, 431 |
| ボタン付きピンセット | 119, 431 |
| ボックスタイプエラスティック | 431 |
| ボックスループ | 431 |
| ポッセルトフィギャー | 432 |
| ボツリヌス毒素A型 | 152 |
| 保定 | 432 |
| 保定装置 | 432 |
| 補綴作業を困難にする障害 | 396 |
| ポリオン（頭部X線規格側貌写真の） | 135, 385, 432 |
| ポリゴン（図）表 | 433 |
| ホリゾンタル（ヘリカル）ループ | 434 |
| ボルトンスタンダード | 434 |
| ボルトンの歯冠近遠心幅径調和の分析 | 434 |
| ボルトン平面 | 102, 434 |
| ボルトンポイント | 434 |
| ボルトンポイント（頭部X線規格側貌写真の） | 135 |
| ボンウィルホーレーグラフ | 435 |
| 本格的矯正治療 | 435 |
| ボンダスプリント | 435 |
| ボンディング剤 | 118, 435 |
| ボンディング法 | 435 |
| ボンディングリムーバー | 435 |
| ポンの指数 | 435 |

## ま

| | |
|---|---|
| 埋伏 | 437, 438 |
| 埋伏過剰歯 | 437 |
| 埋伏犬歯の診断 | 437 |
| 埋伏歯 | 438 |
| 埋伏歯の治療（牽引） | 438 |

| | |
|---|---|
| 埋伏歯の部分骨性癒着の診断 | 440 |
| 埋伏智歯 | 440 |
| マインの保隙装置 | 440 |
| マウスガード | 441 |
| マウススクリーン | 441 |
| 膜性骨化 | 347, 441 |
| 膜内性骨化 | 441 |
| マッコイ（閉口）印象（法） | 441 |
| 末端肥大症 | 93, 441 |
| マニュアルどおりの矯正治療 | 263 |
| マルチブラケット法 | 441 |
| マンディブラーキネジオグラフ | 68, 87, 442 |

## み

| | |
|---|---|
| 三日月様顔貌 | 443 |
| ミッドポイント | 243, 443 |
| みにくいあひるの子の時期 | 181, 182, 443 |
| ミニスプリング | 443 |
| ミニトーチ | 443 |
| ミューテクニック | 45, 443 |
| ミラクリッド稀釈液 | 152 |
| ミルウォーキーブレイス | 444 |

## む

| | |
|---|---|
| ムーン歯 | 292 |
| 無顎症 | 445 |
| 無機材料 | 118 |
| 無根歯 | 295, 445 |
| 無歯期 | 445 |
| 無歯症 | 445 |
| ムシャーンのバンドコンタリングプライヤー | 445 |
| 無舌症 | 445 |

| | |
|---|---|
| 無力性口唇 | 445 |

## め

| | |
|---|---|
| 明帯 | 369 |
| メインアーチワイヤー | 224, 447 |
| メジアルステップタイプ | 300, 355, 447 |
| メジアルモラーオフセット | 447 |
| メタルインプラント法 | |
| （頭部X線規格側貌写真の重ね合わせの） | 447 |
| メタルストリップス | 147 |
| メッケル軟骨 | 81, 447 |
| メビウス症候群 | 447 |
| メルスモン | 402 |
| メントン（頭部X線規格側貌写真の） | |
| | 44, 135, 447 |

## も

| | |
|---|---|
| モアレ縞解析 | 448 |
| モイヤースの混合歯咬合の分析 | 448 |
| モイヤースの数表 | 448 |
| 模型計測法 | 449 |
| 模型分析法 | 449 |
| モジュール矯正 | 450 |
| モデリングコンパウンド | 450 |
| モデルトリーマー | 450 |
| モノブロック | 451 |
| モラーアップラティング | 105 |
| モラーオフセット | 451 |
| モラーバンドシーター | 452 |
| モラーレ（頭部X線規格側貌写真の） | 46, 135, 452 |
| 問診 | 452 |
| モンソンカーブ | 452 |

## や

| | |
|---|---|
| 焼入れ | 453 |
| 焼なまし | 453 |
| 焼戻し | 453 |
| ヤングのプライヤー | 453 |
| ヤング率 | 453 |

## ゆ

| | |
|---|---|
| 有機材料 | 118 |
| 有隙歯列弓 | 355, 454 |
| 融合歯 | 454, 455 |
| 有効歯列弓長 | 12, 454 |
| ユーティリティーアーチ | 454 |
| ユーティリティープライヤー | 455 |
| 誘導線 | 455 |
| 誘導面 | 6, 455 |
| 誘導面形成法 | 6 |
| ユーリン法 | 80 |
| 癒合歯 | 455 |
| 癒着歯 | 455 |
| ユニバーサル装置 | 455 |
| 指サック | 456 |
| 指しゃぶり | 105, 456, 487 |

## よ

| | |
|---|---|
| 幼児型嚥下 | 457 |
| 翼状捻転 | 375, 457 |
| 抑制矯正 | 315, 457 |
| 翼突筋窩 | 71 |
| 翼突筋の訓練法 | 122, 223 |
| 翼突口蓋縫合 | 108, 457 |

| | |
|---|---|
| 予測模型 | 457 |
| 予防矯正 | 315, 458 |
| 弱い力 | 458 |

## ら

| | |
|---|---|
| ライトフォース | 458, 459 |
| ライトワイヤーエッジワイズ法(装置) | 220, 459 |
| ライトワイヤー（オーストラリアンライトワイヤー） | 459 |
| ライトワイヤーテクニック | 459 |
| ライトワイヤープライヤー | 459 |
| ラウンドエッジタイプ | 143 |
| ラウンドノーズドプライヤー | 459 |
| ラウンドバッカルチューブ | 459 |
| ラウンドワイヤー | 460 |
| ラエンネック | 402 |
| ラエンネック・メルスモン® | 152 |
| ラエンネックP.O. | 402 |
| ラエンネックP.O.投与法 | 460 |
| ラテラルインセット | 462 |
| ラビアルルートトルクオーギジリアリー | 462 |
| ラビオメンターレ | 462 |
| ラビッティング | 462 |
| ラピッドエクスパンション | 107, 462 |
| ラブラーレインフェリウス | 462 |
| ラブラーレインフェリウス(顔面写真上の) | 134 |
| ラブラーレインフェリウス（軟組織側貌の分析の） | 135 |
| ラブラーレスペリウス | 462 |
| ラブラーレスペリウス(顔面写真上の) | 134 |
| ラブラーレスペリウス(軟組織側貌の分析の) | 135 |
| ランゲ症候群 | 463 |

## り

| | |
|---|---|
| リーウェイスペース | 182, 464 |
| リガ・フェーデ(Riga-Fede)病 | 294 |
| 離開空隙の閉鎖法(MTMによる) | 464 |
| リガチャータイニングプライヤー | 464 |
| リガチャータイフック | 387, 464 |
| リガチャーツイスター | 464 |
| リガチャーディレクター | 464 |
| リガチャーハンドインストゥルメント | 464 |
| リガチャーレスブラケット | 465 |
| リガチャーワイヤー | 467 |
| リクワイアードアーチレングス | 467 |
| リクワイアードスペース | 467 |
| リケッツの分析 | 349 |
| リケッツ法 | 351, 467 |
| リケッツ法(頭部X線規格正貌写真の) | 473 |
| リシェイピング | 12, 476 |
| リストボーン | 224, 430 |
| リスピング | 371, 396 |
| リップシールド | 477 |
| リップパッド | 477 |
| リップバンパー | 80, 83, 477 |
| リテーナー | 478 |
| リトラクションアーチワイヤー | 478 |
| リバースカーブオブスピー | 478 |
| リバースドヘッドギア | 478 |
| リバーストルキングオーギジリアリー | 478 |
| リバーストルキングブラケット | 414, 479 |
| リバーストルク | 479 |
| リボンアーチ装置 | 390, 479 |
| リボンアーチ(ワイヤー) | 479 |
| リボンアーチワイヤー | 479 |
| 料金(矯正料金) | 480 |

| | | | |
|---|---|---|---|
| 両側性顔面骨形成不全 | 445 | 暦齢正常咬合 | 483 |
| 両側性交叉咬合 | 161, 480 | レクタンギュラーワイヤー | 483 |
| 両手誘導法 | 312 | レシプロカルルートトルク | 484 |
| リラップス | 11, 480 | レジリエンス | 484 |
| リンガルアーチ | 480 | レジン | 484 |
| リンガルクラウントルク | 282 | レジンタッグ | 484 |
| リンガルクリート | 480 | レスポンドワイヤー | 485 |
| リンガルクリブ | 480 | レベリング（平準化） | 485 |
| リンガルシース | 480 | レベリングによる下顎切歯前傾量 | 259, 485 |
| リンガルブラケット法 | 280, 480 | 連続弾線 | 431, 485 |
| リンガルボウ | 481 | 連続抜去法（連続抜歯法） | 485 |
| リンガルボタン | 481 | | |
| リンガルロックピン | 481 | **ろ** | |
| 輪走線維 | 481 | | |
| リンパ系型 | 481 | ロウアングルケース | 44, 69, 487 |
| | | 老化のメカニズム | 487 |
| **る** | | 老化の4大現象 | 460 |
| | | 弄指癖 | 487 |
| ル・エストロジェル | 152 | 弄唇癖 | 488 |
| 類骨 | 175 | 弄舌癖 | 379, 488 |
| 類骨組織 | 176, 482 | 鑞着用ピンセット | 488 |
| ルービンスタイン症候群 | 482 | ロウフリクション | 143 |
| ループ | 482 | ロウフリクションピン | 488 |
| ルフォー（Le Fort）のⅠ, Ⅱ, Ⅲ型の骨切り術 | 78 | ロウフリクションブラケット | 414, 488 |
| ルフォーの分類 | 482 | ローターシュタインの歯年齢 | 489 |
| ルンドストローム（人名） | 482 | ローテーションアイレット | 489 |
| | | ローテーションウェッジ | 489 |
| **れ** | | ローテーションスプリング | 489 |
| | | ローテーションスプリングピン | 357 |
| レイスバックス | 483 | ローテーションTピン | 275, 489 |
| 霊長空隙 | 483 | ローテーションブラケット | 39, 415, 490 |
| レイノルドプライヤー | 483 | ローラーコースター現象 | 490 |
| レーザーエッチング法 | 40, 483 | ローリング法 | 406, 490 |
| レオロジー効果 | 285 | 6°ティップエッジブラケット | 143, 490 |
| 暦齢 | 483 | ロス（人名） | 490 |

| | | | |
|---|---:|---|---:|
| ロックピン | 490 | Y軸角 | 492 |
| 濾胞性歯嚢胞 | 491 | 矮小歯 | 492 |
| | | ワイドツインブラケット | 38, 493 |
| **わ** | | ワイドブラケット | 38 |
| | | ワイヤーニッパー | 493 |
| ワーキングリテーナー | 332, 492 | ワイリー法 | 493 |
| Y型拡大床 | 492 | 若返り療法 | 402 |
| Y軸 | 136, 492 | | |

# 欧文索引

項目・用語の配列については巻頭の「索引について」を参照されたい.
＊ページを示す数字のうち，太字は見出し項目としての記載ページを，細字は解説文中に含まれていることを示す．

## A

| | |
|---|---:|
| A | 32, 33, **135** |
| a proporsal on the oral health care for orthodontic patients | **110** |
| AB difference | **33** |
| A-B plane angle | **33** |
| ABM | **109** |
| abnormal habit | 5, 20, **407** |
| abnormal location of tooth germ | **217** |
| abnormal resorption of primary molar | **353** |
| abnormal swallowing habit | **20** |
| abnormalities in number of teeth | **209** |
| abnormalities in shape of teeth | **376** |
| abnormalities of arch forms | **242** |
| abnormalities of arch relationships | **237** |
| absolute growth | **284** |
| accident | **124** |
| achondroplasia | **347** |
| acid etching method | **193** |
| Ackerman-Proffit's classification | **10** |
| acp | 17, **33**, 134 |
| acquired causes | **167** |
| acromegaly | 8, 212, 292, **441** |
| activator | **5**, 7 |
| active arch | **7** |
| active function | **7** |
| active passive function of Ni-Ti archwires | **41** |
| active plate | **7** |
| active plate by Schwarz | **225** |
| actual symphysis | 7, 59, **299** |
| Adams (人名) | **9** |
| Adams' clasp | **9** |
| Adams' universal pliers | **9** |
| adaptive swallowing behaviour | **326** |
| addicted type orthodontic treatment | **307** |
| adenoid | 11, 24, **293** |
| adhesion teeth | **455** |
| adhesive strength | **285** |
| adjustment in the occlusion of the first molar | **300** |
| adolescent growth | **207** |
| adult orthodontics | **268** |
| aesthetic bracket | **249** |
| aesthetic wires | **249** |
| aged face | **395**, 486 |
| aging mechanisms | **487** |
| aglossia | **445** |
| agnathia | **445** |
| agreements between orthodontist and his patient | **115** |
| al | 13, **33**, 134 |
| alale | 13, **33**, 134 |
| Albent H. Ketcham (人名) | **145** |
| Albright's syndrome | **13** |
| Alexander, Wick (人名) | **13** |
| allowable stress | **121** |
| alveolar bone | **210** |
| alveolar cleft | **211** |
| alveolar movement | **211** |
| alveolar osteotomy | **144** |
| alveolar ridge fiber | **211** |
| alveologingival fiber | **211** |

| | |
|---|---|
| analysis of plaster model | 241 |
| analyzing plane | 136 |
| ANB | 12, 33 |
| anchorage | 176 |
| anchorage bend | 14, 143, 414 |
| anchorage breakdown | 176 |
| anchorage curve | 14 |
| anchorage loss | 176 |
| anchorage preparation | 225 |
| anchorage tooth | 176 |
| Andreasen(人名) | 345 |
| Andresen(人名) | 5, 103, 165, 211, 389 |
| Andrews, L.F.(人名) | 17, 256 |
| angle of convexity | 234 |
| Angle school | 15 |
| Angle, E.H.(人名) | 15, 38, 39, 60, 85, 89, 116, 241, 248, 322, 350, 390 |
| Angle's classification (of malocclusion) | 15 |
| Angle's pliers | 15 |
| ankylosed tooth | 120 |
| ankylosis (ankylosed tooth) | 173 |
| annealing | 453 |
| anodontia | 98, 145, 293, 445 |
| anomaly of frenulum | 239 |
| ANS | 33, 135 |
| anterior band removing pliers | 291 |
| anterior band stretcher | 17 |
| anterior cheek point | 17, 33, 134 |
| anterior clinoid process | 291 |
| anterior crossbite | 290, 382 |
| anterior divergence | 209 |
| anterior nasal spine | 33, 135, 293 |
| anterior ratio | 17, 331 |
| antero-posterior roentgenographic cephalogram analysis | 335 |
| antero-posterior roentgenographic cephalogram analysis (Nippon Dental University type) | 351 |
| anti-aging related to orthodontic treatment | 112 |
| anti-flux | 16 |
| anti-Monson curve | 16 |
| anti-tip | 16 |
| anti-tip bend | 16 |
| Apert's syndrome | 13, 32 |
| apical base | 12, 209 |
| apical base relationship | 12 |
| apical base theory | 116, 210 |
| apical fiber | 183 |
| appraisal of growth and development | 272 |
| Ar | 2, 32, 135 |
| arch blank | 2 |
| arch form | 1 |
| arch formation card | 1 |
| arch former | 1 |
| arch forming turret | 1 |
| arch length discrepancy | 2 |
| arch shaping pliers | 1 |
| arch symmetry chart | 1 |
| arch torquing pliers kit | 1 |
| arch wire | 2 |
| ARE | 33, 134 |
| ARI | 32, 134 |
| Arnim(人名) | 365 |
| arrow head clasp | 14 |
| arrow pin clasp | 13 |
| arthrosis of temporomandibular joint | 86 |
| articulare | 2, 32, 135 |
| asymmetric headgear | 388 |
| Atkinson, Spencer. R.(人名) | 11, 455 |
| attachment | 8 |
| attrition | 168 |
| auscultation | 314 |
| Australian aboriginals | 159, 414 |
| Australian Ligth wire | 414 |
| Australian wire | 55 |

| | | | |
|---|---|---|---|
| authorized orthodontist | 110 | Basedow's disease | 162 |
| autosomal dominont inheritance | 239 | basic bracket | 414 |
| autosomal recessive inheritance | 239 | basion | 135, **370**, **385** |
| autosome | 239 | Bass method | **370** |
| auxiliary spring | 430 | Baume(人名) | 300, 355 |
| available arch length | 12, **454** | BAW | 210, **385** |
| available space | 12 | BEDDTIOT | **415** |
| average growth | **413** | BEDDTIOT bracket | **417** |
| axis orbital plane | 5 | BEDDTIOT buccal tube | **417** |
| axis orbital plane indicator | 5 | Begg bracket | **414** |
| axiversion | 133 | Begg technique | 413, **415** |
| | | Begg type by-pass loops | **415** |

## B

| | | | |
|---|---|---|---|
| | | Betta type band forming pliers | **415** |
| | | Bhaskar(人名) | 210 |
| B | 135, **385**, 386 | bifid nose | 271 |
| Ba | 135, 370, **385** | bilateral buccal cross bite | **109**, **370** |
| Baker(人名) | 85 | bilateral facial agenesis | 445 |
| BAL | 210, **385** | bilateral posterior crossbite | 161, **480** |
| Baldridge(人名) | 259 | bimaxillary protrusion | **236** |
| ball clasp | 422 | Bimler adaptor | **389** |
| Ballard(人名) | 378 | Bimler, H.P.(人名) | **389** |
| Balters(人名) | 363 | Binet(人名) | 270 |
| band and spur retainer | 382 | biologic splint | **364** |
| band bar | 383 | Bionater | **363** |
| band cementing material | 382 | bioprogressive technique | **364** |
| band contouring pliers | 301, **382** | bird beak pliers | **362** |
| band forming pliers | 301, **383** | bird face | **315** |
| band loop | 384 | bite closing aid | **367** |
| band material | 118, **383** | bite opening | **155** |
| band pusher | 301, **383** | bite opening aid | **366** |
| band removing pliers | 301, **384** | bite opening bend | 143, **366** |
| band seating lug | 382 | bite plane | **157** |
| band slitting pliers | 383 | bite plane effect | 281, 282, **367** |
| band strip | 382 | bite raising plate | **156** |
| band tube | 383 | Björk(人名) | **224** |
| basal arch length | 210, **385** | Björk analysis | **390** |
| basal arch width | 210, **385** | Björk metal implant analysis | **391** |
| basal bone | 102, **413** | Black(人名) | **205** |

| | |
|---|---|
| black triangle | 128, 402 |
| black triangle caused with lingual orthodontics | 283 |
| bleeding on probing | 207 |
| Bo | 135, 385, 434 |
| bodily movement | 211 |
| body dysmorphic disorder | 223 |
| body of maxilla | 227 |
| bolton | 385 |
| Bolton plane | 434 |
| Bolton point | 135, 434 |
| Bolton standard | 434 |
| Bolton's strips tooth-size analysis | 434 |
| Bond-A-sprint | 435 |
| bonded (adhesive) lingual retainer | 285 |
| bonding bracket removing pliers | 435 |
| bonding material | 435 |
| bonding mechanism | 285 |
| bonding technique | 285, 435 |
| bone age | 175 |
| bone formation | 173 |
| bone graft | 172 |
| bone induction | 175 |
| bone metabolism | 173 |
| bone resorption | 173 |
| bone resorption and black triangle | 23 |
| bone transplantation | 172 |
| Bonwill-Hawley graph | 435 |
| Boone(人名) | 1 |
| Boone's bracket positioning gauge | 394 |
| boots loop | 394 |
| Borelli(人名) | 161 |
| Botox | 152 |
| Bowen(人名) | 40, 118 |
| bowing effect | 282, 422 |
| box loop | 431 |
| box type elastics | 431 |
| box (square) elastics | 200 |

| | |
|---|---|
| bracket | 401 |
| bracket angulation | 401 |
| bracket for straight wire appliance | 257 |
| bracket position | 401 |
| bracket positioning | 401 |
| bracket positioning gauge | 401 |
| Braided wire | 409 |
| brass wire | 401 |
| Broadbent(人名) | 89, 333, 335, 411, 434, 443 |
| Broca(人名) | 209 |
| Brodie, A.G.(人名) | 35, 369, 411 |
| buccal movement | 120 |
| buccal shield | 372 |
| buccal tube | 120, 372 |
| buccinator bend | 369 |
| buccinator mechanism | 107, 369 |
| buccoversion | 328 |
| Bull(人名) | 39 |
| Bull method | 408 |
| bundle bone | 298 |
| Buonocore(人名) | 40, 118, 303 |
| Burgett(人名) | 5 |
| Butler(人名) | 377 |
| by-pass clamp | 368 |
| by-pass loops | 368 |

## C

| | |
|---|---|
| C clasp | 195 |
| CAL | 195, 243 |
| calcitonin | 95 |
| calcium metabolism | 95 |
| California analysis method | 95 |
| callus | 91 |
| Campos(人名) | 203 |
| canine bend (curve) | 146 |
| canine curve | 147 |
| canine offset | 145 |

| | | | |
|---|---:|---|---:|
| canine retraction | 146 | chin | 58 |
| cant of occlusal plane | 160 | chin cap | 60, 316 |
| Carabelli's cusp | 95 | chinch back | 249 |
| Carabelli's tubercle | 95 | chondrocranium | 347 |
| caries in primary dentition | 353 | chondrodysplasia | 347 |
| cartilaginous ossification | 347 | chronological age | 483 |
| Cartrigth(人名) | 334 | chronological normal occlusion | 483 |
| Case(人名) | 116, 374, 389 | circle hook | 49 |
| CAT | 184 | circular fiber | 97, 481 |
| catch-up growth | 105 | circumferential clasp(wire) | 186 |
| Caucasoid | 169 | clasp | 126 |
| CBCT and orthodontic treatment | 196 | class Ⅱ correctors | 177 |
| Cd | 134, 135, 183, 195 | class Ⅱ elastics | 86 |
| Cellier(人名) | 60 | class Ⅲ elastics | 85, 193 |
| cementclast | 370 | class Ⅲ syndrome | 193 |
| cement-gingival fiber | 287 | class Ⅰ syndrome | 20 |
| cementoblast | 287 | class Ⅱ elastics | 350 |
| cementocyt | 287 | class Ⅱ syndrome | 350 |
| cement-periosteum fiber | 287 | classification of anchorage with utilization | |
| center of resistance(C Res) | 322 | of premolar extraction spaces | 373 |
| center of rotation | 66 | classification of Ballard's skeletal | 378 |
| centric occlusion | 313 | classification of malocclusion | 398 |
| centric relation | 312 | clear zone | 369 |
| cephalic index | 332 | cleft lip and palate | 245 |
| cephalogram | 286 | cleft lip method | 164 |
| cephalogram correction | 287 | cleft lip(lip cleft) | 165, 339 |
| ceramic bracket | 287 | cleft palate | 150 |
| cervical line of molar | 195 | cleft upper lip | 238 |
| Cetline(人名) | 321 | cleidocranial dysostosis(dysplasia) | 188 |
| CG | 54, 134, 189, 195 | clinical examination | 452 |
| ch | 134, 146, 195 | clinical examination of pronunciation | 371 |
| channel bracket(twin-tie channel bracket) | 312 | clinical question | 452 |
| character of orthodontic force | 120 | clinoideus posterior | 164 |
| Chaters' method | 312 | clockwise rotation | 81, 130, 159 |
| cheek biting | 150 | clockwise rotation of mandible | 81 |
| chelion | 134, 146, 195 | closed bite | 130 |
| chemical healing aids | | closed coil spring | 130 |
| for wrinkled oro-facial skins | 152 | closed type dentition | 355, 413 |

| | | | |
|---|---|---|---|
| closed vertical (helical) loop | 130 | contact point | 279 |
| CMo | 134, 195 | continuous force | 211 |
| Co-Ax wire | 148 | continuous spring | 431 |
| Coben analysis | 169 | continuous (looped) spring | 485 |
| Co-Cr wire | 179 | contraction arch | 183 |
| Coffin's expansion plate | 179 | contraction loop | 183 |
| Coffin's plate | 179 | control bar | 183 |
| Coffin's spring | 179 | control of mandibular second molar | 302 |
| coil spring | 148 | controlled tripping | 27 |
| collagen | 179 | convertible bracket | 183 |
| collagen fiber | 154 | convex type | 185, 299 |
| combination anchorage technique | 184 | convex type (of facial type) | 339 |
| combination bracket | 184 | core system | 280 |
| combination wire | 184 | coronal arch length | 195, 243, 443 |
| comforter | 58 | coronoid process | 123 |
| comprehensive orthodontic treatment | 422 | corrective orthodontics | 47, 435 |
| computed diagnosis | 185 | corrosion of orthodontic appliances | |
| computed tomography | 37, 195 | 　by fluoride | 400 |
| concave type | 76, 77, 180, 299 | corticotomy | 180 |
| concave type (of facial type) | 54 | counter clockwise rotation | 67, 71, 160 |
| concaved face | 443 | counter winging | 297, 301 |
| concavity of upper lip | 34, 135, 192 | CR ratio | 201 |
| conditioned facial photograph | 98 | cranial base | 332 |
| condylar hyperplasia | 81 | cretinism | 128, 164 |
| condylar process | 98 | crimpable hook | 127 |
| condyle of mandible | 94 | crimpable stop | 127 |
| condylion | 135, 183, 195 | crista galli | 189 |
| condyloid process | 92 | cross elastics | 162 |
| congenital causes | 292 | crossbite | 161 |
| congenital disease | 292 | cRot | 66 |
| congenital hemignathia | 381 | Crouzon disease | 127 |
| congenital missing of premolar | 235 | crowding | 296 |
| congenital tooth | 292, 294 | crowding of lower incisors | 76 |
| conical tooth | 52, 251, 290 | crown bar | 125 |
| connective tissue ossification | 145 | crown distal shoe | 125 |
| consolidation arch | 183 | crown loop | 125 |
| constricted dental arch | 108 | crown-root ratio | 201 |
| construction bite | 165 | Crozat's orthodontic appliance | 129 |

| | |
|---|---:|
| CT | 37, 195 |
| curve of Spee | 258 |
| curve of Spee and normal occlusion | 259 |
| curve of Spee Ni-Ti wires | 258 |
| curve of Spee wire | 63 |
| cuspid guidance | 147 |
| cuspid to cuspid retainer | 147 |
| cutting pliers | 94 |
| Cybernetic model | 187 |
| cytokine | 187 |

## D

| | |
|---|---:|
| D1 trisomy syndrome | 326 |
| Dahlberg(人名) | 377 |
| DAW | 321 |
| De La Rosa's pliers | 327 |
| decalcification | 280 |
| deep overbite | 67 |
| deflection test | 308 |
| deformity of jaw | 91 |
| deformity of jaw bone | 87 |
| degeneracy determination of tooth | 377 |
| degree of force | 311 |
| dehiscence | 327 |
| delayed eruption of tooth | 381 |
| delta loop | 328 |
| demineralization | 307 |
| dental age | 217 |
| dental bimaxillary crossbite | 211 |
| dental consonants | 198 |
| dental deep overbite | 211 |
| dental index | 107 |
| dental mandibular protrusion | 209, 211 |
| dental maxillary protrusion | 211 |
| dental open bite | 211 |
| dental posterior crossbite | 211 |
| dental tone | 198 |
| dental X-ray photograph | 330 |
| dentigerous cyst | 97 |
| dentin dysplasia | 295 |
| dentine hypoplasia | 295 |
| dentinogenesis imperfecta | 295 |
| dentofacial orthopedics | 88 |
| denture guidance | 160 |
| depression | 9, 311 |
| development of dental arch | 243 |
| development of dentition | 244 |
| development of labial gingival recessions during orthodontic treatment | 216 |
| development of occlusion | 159 |
| development of oral function | 152 |
| developmental space | 371 |
| deviation | 82, 327 |
| deviation or displacement of mandible | 82 |
| diagnosis of impacted canines | 437 |
| diagnosis of partial ankylosed impacted tooth | 440 |
| diagnostic data | 248 |
| diagonal elastic | 301 |
| differential force | 191, 325 |
| differential force system | 414 |
| differential growth | 191, 294, 338 |
| differential orthodontic treatment | 190 |
| differential site extraction | 191 |
| differential time extraction | 191 |
| diphyodont | 350 |
| direct bonding attachment remover | 302 |
| direct bonding resin | 303 |
| direct bonding technique | 303, 315 |
| direct bone resorption | 315 |
| direct depression | 9 |
| direction of force | 311 |
| director | 326 |
| dished face | 193 |
| dished-in appearance | 193 |

| | |
|---|---|
| dished-in face | 443 |
| dished-in face (dishedin appearance) | 324 |
| disking | 323 |
| disorders of articulation | 148 |
| displacement | 82, 323 |
| distal end cutter | 323 |
| distal movement | 51 |
| distal movement of lower molar | 80 |
| distal offset | 143 |
| distal shoe | 323 |
| distal step type | 300, **323**, 355 |
| distance U1 to A-P | 227 |
| distocclusion | 52 |
| distoversion | 328 |
| distribution of force | 312 |
| disturbance of dentinogenesis | 295 |
| divergence | 209 |
| double arch wire | 321 |
| double beak band forming pliers | 308 |
| double buccal tube | 308 |
| double safety lock pin | 308 |
| double spring | **395**, 430 |
| Doughterty's bracket positioning gauge | 339 |
| Down's syndrome | 303 |
| Downs(人名) | 333, 335 |
| Downs analysis method | 304 |
| D-rect wire | 326 |
| dual bite | 327, 350 |
| dummy | 58 |
| duration of force | 311 |
| Duyzings'clasp | 222 |
| dwarfed tooth | 183, 492 |
| Dymaxion | 138 |
| dynamic positioner | 302 |
| dynamic process of occlusion | 159 |

## E

| | |
|---|---|
| ear rod | 22, 200 |
| early eruption | 294, 295 |
| early loss of deciduous tooth | 294 |
| early loss of permanent tooth | 31 |
| early loss of primary molar | 353 |
| early orthodontic treatment | 294 |
| early treatment of maxillary protrusion with deep overbite | 229 |
| EBM | 19 |
| eccentric headgear | 388 |
| E-chain | 19 |
| ectopic eruption | 20 |
| edewise technique | 39 |
| edge to edge occlusion | 277, 284 |
| edgewise arch (wire) | 37 |
| edgewise bracket | 38 |
| edgewise buccal tube | 37 |
| edgewise torquing turret | 37 |
| edgewise type bypass loops | 39 |
| Edward's syndrome | 40 |
| effect of anchorage | 176 |
| effective symphysis | 44, 59, 299 |
| effects of electromagnetic fields on human body and orthodontic appliances | 328 |
| eight figure ligature tying | 370 |
| ektokanthion | 19, 34, 134 |
| elaslloy | 50 |
| elastic | 48, 117 |
| elastic chain | 49 |
| elastic fiber | 309 |
| elastic loop | 49 |
| elastic open activator | 19, 48 |
| elastic separator | 49 |
| elastic thread | 48 |

| | | | |
|---|---|---|---|
| elastic wire | 309 | expansion arch appliance | 241 |
| elast-O chain | 49 | expansion method | 241 |
| elastometric tying ring | 50 | expansion of dental arches | 244 |
| electric spot welder | 51 | expansion screw | 89, 118, 357 |
| electrolytic polisher | 328 | extensive corrective orthodontics | 168, 316 |
| elgiloy | 50 | extra alveolar connective | |
| elimination of black triangles | | tissue envelope | 364 |
| and their interdental caries casused | | extraction criteria | 372 |
| during orthodontic treatment | 405 | extraction frequencies at orthodontic | |
| E-line | 19 | clinics in the last 12 years | 374 |
| E-Links | 19 | extraction rationale | 374 |
| elongation | 311, 323 | extraoral anchorage | 84 |
| elongation of anchor molars | 178 | extrawide twin bracket | 38 |
| elongation of frenulum | 239 | extrusion | 323 |
| elongation of mandibular body | 80 | eyelet | 5 |
| en | 19, 52, 134 | eyelet clasp | 5 |
| enamel hypoplasia | 40 | | |
| end lock | 52 | | |
| end section | 52 | **F** | |
| end tube | 52 | | |
| endochondral ossification | 347 | face bow | 394 |
| endosteal cortical growth | 58 | face bow adjusting pliers | 394 |
| endosteum ossification | 174 | facial angle | 98 |
| Enlow, D.H.(人名) | 52 | facial cleft | 99 |
| Enlow's "V"principle | 53, 388 | facial impression | 98 |
| entokanthion | 19, 52, 134 | facial index | 98 |
| environmental factors of malocclusion | 96 | facial photograph | 98 |
| EOA | 19, 48 | facial plane | 99 |
| epiphyseal cartilage | 174 | facial type | 98 |
| epiphyseal growth | 174 | factors of development | 274 |
| esthetic line | 35 | false mandibular protrusion | 93 |
| etching method | 40 | family history | 93 |
| etiology of malocclusion | 397, 398 | fenestration | 394 |
| Evidence-Based Medicine | 19 | fenestration operation | 66 |
| ex | 19, 34, 134 | fibrocartilage | 289 |
| excessive eruption of anchor molars | 178 | fibrous dysplasia of bone | 288 |
| exchange of incisors | 278 | fifth cusp | 95 |
| expansion appliance | 88 | finger gurad | 430 |
| | | finger spring | 240, 431 |

| | |
|---|---|
| finger suck | 456 |
| finger sucking | 105, 224, 456, 487 |
| first and second branchial arch syndrome | 301 |
| first order bend | 393 |
| first order rotation | 393 |
| Fischer(人名) | 360 |
| fixed appliance | 177 |
| fixed retaining appliance | 177 |
| fixed space maintainer | 177 |
| fixer for construction bite | 166 |
| FKO(FKOA) | 5, 44 |
| flat oval tube | 406 |
| flat wire | 406 |
| flouride mouth rinse | 399 |
| flux | 402 |
| FM ringlet | 44 |
| FMA | 4, 44 |
| FMIA | 4, 44 |
| Fogel(人名) | 184 |
| follicular dental cyst | 491 |
| Fones' method | 395 |
| foramen rotundum | 3 |
| force system | 395 |
| Form follows function | 138 |
| formation mechanism of open gingival embrasure (black triangle) | 405 |
| forming shaping | 133 |
| forward type | 71 |
| Franceschetti syndrome | 407, 445 |
| Fränkel(人名) | 409 |
| Fränkel's function regulator | 409 |
| Frankfort horizontal plane | 97, 406 |
| Frankfort horizontal plane-SN angle | 44 |
| Frankfort mandibular plane angle | 69 |
| free hand soldering | 206 |
| frenectomy | 239 |
| frenulum | 239 |
| frenulum of cheek | 109 |
| frenulum of upper | 238 |
| Friel(人名) | 32, 218, 419 |
| frist branchial arch syndrome | 445 |
| frontal protuberance | 293 |
| frontmaxillary suture | 293 |
| function regulator | 409 |
| functional analysis | 103 |
| functional analysis of mandibular movement | 83 |
| functional analysis with lateral roentgenographic cephalogram (Thompson's functional analysis) | 334 |
| functional balance | 102 |
| functional jaw orthopedics | 102, 103 |
| functional malocclusion | 104 |
| functional mandibular protrusion | 102 |
| functional matrix theory | 104 |
| functional normal occlusion | 102 |
| functional occlusal plane | 104 |
| functional orthodontic force | 103 |
| functional posterior crossbite | 102 |
| functional stomatognathic system | 104 |
| functional wax bite method | 393 |
| fused teeth | 454, 455 |

## G

| | |
|---|---|
| g | 126, 134, 135, 195 |
| gable bend | 136 |
| Gardner's syndrome | 63 |
| gargoylism | 363 |
| general causes | 21, 291 |
| general examination | 291 |
| general type | 21 |
| genioplasty | 59 |
| genital type | 266 |
| giant tooth | 121 |

| | |
|---|---|
| gigantism | 121 |
| gingival fibers | 216 |
| gingival retraction | 216 |
| glabella | 126, 134, 135, **195** |
| glossoptosis | 316 |
| Gn | 124, 135, **195** |
| gn | 124, **134**, **135**, **195** |
| gnathion | 124, 134, 135, **195** |
| gnathostat | 90 |
| gnathostatic models | 89 |
| Go | 134, 135, **178**, **195** |
| golden proportion | 54 |
| golden section | 54 |
| Goldenhar's syndrome | 169 |
| gonial angle | 59 |
| gonion | 135, **178**, **195** |
| Gordon pliers | 169 |
| Gottlieb's grading analysis | 174 |
| Graber(人名) | 360, 446 |
| Graber analysis method | 128 |
| growth analysis | 272 |
| growth and development | 272 |
| growth and development of cranium and face | 336 |
| growth and development of dentition | 377 |
| growth of mandible | 71 |
| growth of nasomaxillary complex | 387 |
| growth spurt | 128 |
| growth timing | 271 |
| growth trends | 128 |
| Grünberg's blow-pipe | 126 |
| guidance of centric relation | 312 |
| guiding bow | 455 |
| guiding surface | 455 |
| gummy face | **95**, 160 |
| gummy smile | 95 |

# H

| | |
|---|---|
| H angle | 32 |
| habit breaker | 408 |
| habit breaker(fixed type) | 177 |
| habitual position | 82 |
| Hagerman(人名) | 365 |
| half round tube | 380 |
| half round wire | 381 |
| hammock effect | 176, **384** |
| Harris(人名) | 294 |
| Harmony line | 363 |
| Harvold(人名) | 334 |
| Harvold analysis | 362 |
| Häupl(人名) | 103, 165, 363, 389 |
| Hauptmere(人名) | 290 |
| Havers(人名) | 378 |
| Haversian canal | 378 |
| Hawley type retainer | 427 |
| head cap | 418 |
| head gear | 417 |
| head of mandible | 81 |
| head plate correction | 419 |
| heat treatment | 357 |
| heat treator | 386 |
| Heath(人名) | 485 |
| heavy force | 320, **419** |
| Heiborn(人名) | 5 |
| height of lingual dorsum | 286 |
| helical loop | 419 |
| Hellman(人名) | 32, 98, 218, 244, 419, 433 |
| Hellman's developmental stage | 419 |
| Hellman's growth analysis | 420 |
| hematopoietic stem cells | 295 |
| hemignathia | 445 |
| hemignathie | 445 |

| | | | | |
|---|---|---|---|---|
| hereditary factors | 21 | hypoplasia of condylar process | 70 |
| hereditary opalescent dentin | 21 | hypothyroidism | 164 |
| heredity | 21 | hypotonic lips | 445 |
| high angle case | 363 | | |
| high hat lock pin | 368 | | |
| high labial arch appliance | 248 | **I** | |
| high profile bracket | 415 | | |
| high pull chin cap | 368 | ICL | 4, 243 |
| hinge point | 95 | Id | 5, 24, 135 |
| His' line | 388 | ideal arch (form) | 4 |
| H-line | 32 | ideal normal occlusion | 93 |
| Hocevar（人名） | 416 | idiopathic root resorption | 339 |
| Hofrath（人名） | 333, 335 | IER | 3, 263 |
| Holdaway（人名） | 427 | IMC | 4, 244 |
| Holdaway line (Harmony line) | 427 | IML | 4, 244 |
| Holdaway ratio | 427 | IMPA | 4 |
| Holz（人名） | 152 | impacted mesiodens | 271 |
| hook pin | 399 | impacted supernumerary tooth | 437 |
| horizontal elastics | 90 | impacted third molar | 440 |
| horizontal fiber | 251 | impacted tooth | 438 |
| horizontal method | 251 | impacted wisdom tooth | 440 |
| horizontal overbite | 251 | impediment by malocclusion | 395 |
| horizontal (helical) loop | 434 | important points of adult orthodontic treatment | 268 |
| Howe's pliers | 369 | important points of KB technique | 142 |
| Hullihen method | 80 | impression taking | 22 |
| Hunter's syndrome | 381 | improvement of enamel crystallinity | 41 |
| Hurler's syndrome | 363 | incisive papilla | 278 |
| Huter（人名） | 381 | inclined plane | 277 |
| Huyley（人名） | 297 | incompetent lips | 445 |
| hyaline degeneration | 238 | increased mandibular arch length due to leveling the curve of Spee | 485 |
| hyperpituitarism | 93 | index of dental arch | 242 |
| hypersomatotropism | 274 | indirect bonding technique | 23, 98 |
| hyperthyroidism | 162 | indirect bone resorption | 97 |
| hypertrophy of tonsil | 420 | indirect depression | 9 |
| hypocalcification | 277 | indirect resorption | 289 |
| hypomineralization | 277 | individual growth | 171 |
| hypophyseal fossa | 92 | individual normal occlusion | 171 |
| hypopituitarism | 93 | | |

| | | | |
|---|---|---|---|
| infantile swallowing | 457 | inversed tooth | 104 |
| inferior labial frenum | 92 | IPL | 5, 243 |
| infradentale | 5, 24, 91, 135 | IQ | 270 |
| infraocclusal deciduous tooth | 316, 321 | Ishii(人名) | 413 |
| infraversion | 321 | Iwasawa(人名) | 44 |
| inion | 21 | | |
| inlay bar | 24 | | |
| inlay loop | 24 | | |

## J

| | | | |
|---|---|---|---|
| inner beauty | 24, 346 | Jackson(人名) | 374 |
| inner bow | 345 | Jaffe(人名) | 288 |
| inspection | 208 | Jankelson(人名) | 158, 442 |
| Intelligence Quotient | 270 | Jaraback(人名) | 183 |
| inter-bracket span | 23 | Jarabak analysis | 221 |
| inter molar central | 4, 244 | Jarabak technique | 220 |
| inter molar lingual | 4, 244 | Jarabak's pliers | 220 |
| inter premolar lingual | 5, 243 | jaw and palate | 246 |
| interaction of blacket triangle | 23 | J-hook | 197 |
| intercanine lingual | 4, 243 | jiggling | 202 |
| interceptive orthodontics | 315, 457 | Johnson, A.L.(人名) | 93, 102, 171, 241 |
| interdental space | 201 | Johnson, J.E.(人名) | 297, 312 |
| interdental triangle | 201 | jumping plane | 157 |
| interincisal angle | 236 | junior twin bracket | 38 |
| interlabial gap | 23 | junior twin bracket (narrow twin bracket) | 225 |
| intermaxillary anchorage | 84 | | |
| intermaxillary anchorage appliance | 84 | | |

## K

| | | | |
|---|---|---|---|
| intermaxillary fixation | 85 | | |
| intermaxillary guiding bow | 87 | | |
| intermaxillary space | 84 | Kameda's criteria of extraction | 372 |
| intermediate twin bracket | 23, 38 | Kamedanized Begg technique | 140 |
| intermittent force | 96 | Kaup index | 67 |
| Interproximal Enamel Reduction | 3 | KB buccal tube | 143 |
| interradicular fiber | 180 | KB horizontal bracket | 143 |
| interrupted force | 310 | KB technique | 140 |
| inter-sphenoidal synchondrosis | 314 | KBT bracket | 137 |
| intra oral photography | 153 | KBT multibracket system | 138 |
| intramaxillary anchorage | 90 | KBT tube | 137 |
| intramaxillary anchorage appliance | 90 | Kesling, H.D.(人名) | 332, 414 |
| intrusion | 9 | Kesling, P.C.(人名) | 324, 407 |

| | |
|---|---|
| key ridge | 101, 135, 137 |
| key to occlusion | 159 |
| Kim | 45 |
| Kingsley, N.W. | 157, 122 |
| Kjellgren(人名) | 485 |
| Kole method | 80 |
| Korkhaus(人名) | 89 |
| KR | 101, 135, 137 |
| Kronfeld(人名) | 205 |

## L

| | |
|---|---|
| L loop | 51 |
| L1-mandibular plane angle | 76 |
| L1-occlusal plane | 80 |
| labial appliance | 248 |
| labial arch appliance | 247 |
| labial bow | 248 |
| labial gingival recession and orthodontic treatment | 116 |
| labial movement | 246 |
| labial root torque auxiliary | 462 |
| labio-lingual appliance | 246 |
| labio-lingual movement of teeth | 246 |
| Labiomentale | 462 |
| Labioversion | 328 |
| labrale inferius | 50, 134, 135, 462 |
| labrale superius | 50, 134, 135, 462 |
| lace backs | 483 |
| lacunar resorption | 92 |
| Laennec | 402 |
| Laennec P.O. regimen | 460 |
| Lange's syndrome | 463 |
| Langenbeck-Axhausen-Ernst method | 149 |
| laser etching method | 483 |
| lateral facial cleft | 54 |
| lateral inset | 462 |
| lateral nasal process | 66 |

| | |
|---|---|
| lateral roentgenographic cephalogram | 335 |
| lateral roentgenographic cephalogram analysis | 336 |
| latero-orbitale | 50 |
| Lauterstein's dental age | 489 |
| Le Fort classification | 482 |
| leeway space | 182, 464 |
| Levander(人名) | 203 |
| leveling | 485 |
| Lewis(人名) | 360 |
| Leynold pliers | 483 |
| LI | 134, 135 |
| li | 50, 134, 135, 462 |
| Lichtenstein(人名) | 288 |
| ligature director | 464 |
| ligature hand instrument | 464 |
| ligature tie hook | 464 |
| ligature twister | 464 |
| ligature tying pliers | 464 |
| ligature wire | 145, 467 |
| ligatureless bracket | 465 |
| light curing resin | 386 |
| light force | 458, 459 |
| light wire edgewise method (appliances) | 459 |
| light wire pliers | 459 |
| light wire technique | 459 |
| light wire(Australian wire) | 459 |
| limit of elasticity | 309 |
| limited corrective orthodontics | 146, 315 |
| limited orthodontic treatment | 47 |
| limited tooth movement | 47, 146 |
| lingual appliance | 284 |
| lingual arch | 480 |
| lingual arch appliance | 284 |
| lingual bow | 481 |
| lingual bracket method | 480 |
| lingual button | 481 |

| | | | |
|---|---|---|---|
| lingual cleat | 480 | lymphoid type | 481 |
| lingual crib | 480 | | |
| lingual crown torque | 282 | **M** | |
| lingual frenulum | 279 | | |
| lingual lock pin | 481 | macrodontia | 121 |
| lingual movement | 280 | macroglossia | 121, 302 |
| lingual sheath | 480 | macrostomia | 99, 121 |
| linguoversion | 328 | Magill(人名) | 184 |
| lip biting | 164 | main arch wire | 224, 447 |
| lip bumper | 477 | major tooth movement | 47 |
| lip fistula | 165 | malformation | 101 |
| lip habit | 488 | malformation of tooth | 374 |
| lip pad | 477 | malocclusal treatment with cleft of lip | 246 |
| lip pressure | 164 | malocclusal treatment with habit | 223 |
| lip shield | 477 | malocclusion | 395 |
| lip sucking | 107 | malocclusion by congenital syphilis | 292 |
| Lischer(人名) | 121 | malocclusion of teeth | 375 |
| lisping | 371, 396 | malposition | 328 |
| Ll | 50 | mandible | 70 |
| Lo | 50, 134 | mandible and tongue | 82 |
| load-deflection diagram | 91 | mandibular angle | 69 |
| local causes | 120 | mandibular anterior segmental osteology | 80 |
| lock | 19 | mandibular body | 80 |
| lock pin | 490 | mandibular cartilage | 81 |
| loop | 482 | mandibular dysostosis | 71 |
| loop spring | 431 | mandibular fissure median clefts | |
| Lourie(人名) | 248 | of lower lip | 82 |
| low angle case | 59, 487 | mandibular guiding line | 82 |
| low friction | 143 | mandibular kinesiograph | 47, 442 |
| low friction bracket | 488 | mandibular movement | 83 |
| low friction pin | 488 | mandibular movement | |
| low lingual | 321 | analyzing device | 68 |
| low tongue | 277, 285, 321 | mandibular movement | |
| lower face width | 82 | recording method | 68 |
| lower facial height | 82 | mandibular plane | 68 |
| ls | 50, 134, 135, 462 | mandibular process | 81 |
| Lundström, A.F.(人名) | 116, 209, 374, 389, 482 | mandibular protractive appliance | 70 |
| LX | 50, 135 | mandibular protrusion | 76 |

| | | | |
|---|---|---|---|
| mandibular ramus | 74 | measurement (analysis) | |
| mandibular retrognathism | 70 | of dental arch | 243 |
| mandibular symphysis | 70 | measurement of basal arch | 209 |
| mandibulofacial dysostosis | 70, 445 | measurement of tooth size | 200 |
| marble bone disease | 174 | MEAW | 45, 443 |
| marsupialization | 66 | MEAW technique | 443 |
| martensite | 54 | mechanical orthodontic appliance | 101 |
| Masslar（人名） | 31 | mechanical orthodontic force | 101 |
| mastication | 299 | mechanical retention | 101 |
| mastoidale | 45 | mechanisms to be utilized during | |
| mature swallowing pattern | 266 | early treatment of (deep bite) | |
| maxillary body length | 227 | maxillary protrusion cases | 231 |
| maxillary complex | 387 | Meckel's cartilag | 447 |
| maxillary expansion appliance | 226, 234 | median cleft of mandible | 270 |
| maxillary guiding bow | 234 | median clefts of lips | 271 |
| maxillary micrognathia | 238 | median diastema | 271 |
| maxillary process | 99, 234 | median nasal process | 345 |
| maxillary protractive appliance | 233 | median palatine suture | 270 |
| maxillary protrusion | 227 | medical aid for children with | |
| maxillary retrusion | 226 | potential disability | 19 |
| maxillary undergrowth | 234 | medical rehabilitation service | 165 |
| maxillofacial deformity | 87 | Melsomon | 402 |
| maxillomandibular fixation | 85 | membrane ossification | 441 |
| maximum anchorage | 187 | menarche | 241 |
| Mayne（人名） | 440 | mental age | 270 |
| Mccoy（人名） | 198 | menton | 44, 59, 135, 447 |
| McCoy's closed-mouth impression | 441 | mentoplasty | 59 |
| McDowell（人名） | 384 | Meredith（人名） | 272, 338 |
| Me | 44, 134, 135, 447 | Mershon（人名） | 284 |
| measure point | | Mershon's band contouring pliers | 445 |
| (of facial photograph) | 134 | Meryer（人名） | 365 |
| measure point | | mesial molar offset | 447 |
| (of postero-anterior cephalogram) | 134 | mesial movement | 122 |
| measure point | | mesial step type | 182, 300, 355, 447 |
| (of roentgenographic cephalogram) | 135 | mesiocclusion | 123 |
| measure point | | mesiodens | 271 |
| (of soft tissue analysis) | 135 | mesio-distal tooth movement | 121 |
| | | mesioversion | 328 |

| | | | |
|---|---|---|---|
| mesoderm | 314 | Moebius syndrome | 447 |
| metal bracket | 123 | moiré topography | 448 |
| metal implant method | 447 | molar band seater | 452 |
| MHW | 45, 134 | molar offset | 451 |
| microbially influenced corrosion of orthodontic appliances by oral bacteria | 153 | molar uprighting | 105 |
| | | molare | 46, 135, 425 |
| | | monobloc | 451 |
| microdont | 183, 492 | Monson curve | 452 |
| microdont of upper lateral incisor | 234 | monthly maintenance fee | 320 |
| microglossia | 238 | morphological age | 136 |
| micromandible | 226 | morphological examination | 136 |
| microstoma | 237 | Moss（人名） | 104, 187 |
| midline diastema | 271 | mouth breathing | 161 |
| midpoint | 243, 443 | mouth guard | 441 |
| Milwaukee brace | 444 | mouth screen | 441 |
| mini spring | 443 | movement of tooth root | 204 |
| mini torch | 443 | Moyers（人名） | 21, 31, 84, 350, 393 |
| minimum anchorage | 186 | Moyers' mixed dentition analysis | 448 |
| minimum patient compliance | 270 | Moyers' probability chart | 448 |
| minor crowding | 280 | MPD syndrome | 47 |
| minor tooth movement | 47 | MRI magnetic resonance imaging | 45 |
| missing of many teeth | 307 | Ms | 45, 134 |
| missing of upper lateral incisor | 233 | MTM | 47, 105, 124, 146, 280, 296, 357, 464 |
| missing tooth | 145 | | |
| mixed dentition period | 181, 244 | mucogingival junction (MGJ) | 216 |
| MKG | 47, 442 | multi-banded appliance | 291 |
| Mo | 46, 134, 135, 452 | multibracket method | 441 |
| MOAW | 46 | multiloop edgewize arch wire | 45 |
| mobilization of the temporomandibular joint | 86 | multiple attachment lingual orthodontics | 280 |
| | | Murphy（人名） | 168 |
| model analysis | 449 | Mx | 46, 134 |
| model trimmer | 450 | myofascial pain dysfunction syndrome | 47 |
| modeling compound | 450 | | |
| moderate anchorage | 314 | myofunctional analysis | 121 |
| moderate force | 314 | myofunctional therapy | 121 |
| modified offset arch wire | 46 | myxedema | 164 |
| modified Stillman's method | 254 | | |
| modular orthodontics | 450 | | |

## N

| | |
|---|---|
| n | 41, 134, 135, 346 |
| N | 41, 135, 346 |
| Nager(人名) | 71 |
| nail biting | 167 |
| Nance(人名) | 182, **485** |
| Nance closing loop pliers | 347 |
| Nance holding arch appliance | 348 |
| narrow twin bracket | 38 |
| nasal floor | 150, **357** |
| nasal placode | 389 |
| nasion | 41, 44, 134, 135, 346 |
| nasion(of facial photograph) | 346 |
| nasomaxillary complex | 387 |
| national medical care for handicapped adults | 165 |
| natural head position | 209 |
| natural retention | 209 |
| NB to Pog(mm) | 44, 59, 299 |
| NC | 43, 134 |
| neck band | 357 |
| needle holder | 350 |
| Neff(人名) | 331 |
| neonatal tooth | 294 |
| neural type | 246 |
| Newell(人名) | 152 |
| Newman(人名) | 118, 303 |
| NF | 43, 134 |
| nickel titanium wire(Ni-Ti wire) | 315, 345, **350** |
| night guard | 346 |
| nipple | 179 |
| nitinol wire | 345 |
| no | 43, 135, 388 |
| Nolla(人名) | 360 |
| Nolla's dental age | 360 |
| non-adaptive swallowing behaviour | 389 |
| non-extraction orthodontic treatment with use of interproximal enamel reduction(IER) | 3 |
| non-extraction rationale | 389 |
| Nord(人名) | 7, 89, 225 |
| normal occlusion | 267 |
| normal occlusion of deciduous dentition | 355 |
| normal occlusion of mixed dentition | 182 |
| normal occlusion of permanent dentition | 32 |
| Northwest method | 360 |
| Northwestern analysis method | 359 |
| Noyes(人名) | 198 |
| NW | 43, 134 |

## O

| | |
|---|---|
| O | 54, 134 |
| Oakleycoles(人名) | 149 |
| OB | 57, 134 |
| objective of orthodontics | 117 |
| oblique cephalogram | 61, 334 |
| oblique elastic | 61, 301 |
| oblique facial cleft | 219 |
| oblique line | 219 |
| oblique orbital line | 50 |
| Obwegeser method | 58 |
| occipito mental anchorage | 55, 167 |
| occlusal adjustment | 158 |
| occlusal force(biting pressure) | 161 |
| occlusal guidance | 155 |
| occlusal plane | 159 |
| occlusal plane to S-N | 160 |
| occlusal trauma | 158 |
| occlusal X-ray photograph (radiography) | 58, 155 |
| occlusion | 154 |
| occlusogram | 58 |
| oculoauriculovertebral dysplasia | 97, 445 |

| | | | |
|---|---|---|---|
| Od | 56, 135, 212 | orthodontic bonding material | 118 |
| odontoclast | 370 | orthodontic diagnosis | 198 |
| odontoid process | 56, 135, 212 | orthodontic force | 119, 211, 266 |
| O-F-D syndrome | 151 | orthodontic inner beauty | 113 |
| offset bend | 61 | orthodontic material | 117 |
| OI | 55, 134 | orthodontic outer beauty | 112 |
| oligodontia | 400 | orthodontic patient trasfer form | 110 |
| OMA | 55, 167 | orthodontic plate | 235 |
| omega (Ω) loop | 61 | orthodontic responsibility | 109, 402 |
| omegaloop-forming pliers | 62 | orthodontic tray | 119 |
| Ootubo's sliding calipaers | 55 | orthodontic treatment as medical inner beauty aspect | 22 |
| Op | 57, 61, 135 | orthodontic treatment fee | 480 |
| open bite | 63 | orthodontic treatment of primary occlusion | 353 |
| open coil spring | 57 | | |
| open vertical (helical) loop | 57 | orthodontic treatment with inter proximal enamel reduction | 374 |
| operation of mandibular protrusion | 77 | | |
| operation of maxillary protrusion | 232 | orthodontic treatment with inter proximal tooth reduction | 389 |
| opisthion | 57, 61, 135 | | |
| Oppenheim, A (人名) | 58, 187 | orthodontic treatment with minimum discomfort | 270 |
| optimal orthodontic force | 187 | | |
| Or | 55, 62, 135 | orthodontic tweezers | 119 |
| oral deformity | 151 | orthodontics | 198 |
| oral health care | 151 | orthodontist | 110 |
| oral hygiene | 150 | orthognathic surgery | 143 |
| oral prophylaxis | 202 | orthopedic appliance | 87 |
| oral screen | 57, 441 | orthopedic force | 84, 87, 120, 266, 310 |
| oral-facial digital syndrome | 151 | ortho-periodontic treatment | 114 |
| orbit | 96 | OSM | 55, 134 |
| orbital canine law | 96 | ossification | 91, 172 |
| orbitale | 55, 62, 135 | osteoblast | 58, 172, 296 |
| orbitcondyle projection | 96 | osteochondrodysplasia | 174 |
| orbito-ramus projection | 96 | osteoclast | 58, 369 |
| ordinary T-pin | 56 | osteocyte | 173 |
| organic growth curve | 294 | osteogenesis imperfecta tarda | 312 |
| Oriental (Asian) Prefinisher | 407 | osteoid | 482 |
| orthodontic anchor screw | 199 | osteoid tissue | 176 |
| orthodontic appliance | 114, 333 | osteolysis | 175 |
| orthodontic appliance fee | 480 | | |

| | | | | |
|---|---|---|---|---|
| osteomalacia | 174 | pattern of dental arch | 242 |
| osteoporosis | 173 | peak molar band pinching pliers | 385 |
| outer beauty | 5, 67 | pediatric denture | 240 |
| outer bow | 66 | Peeso's pliers | 385 |
| over correction | 56 | Peeso's stretching pliers | 385 |
| over growth | 93 | peg-shaped tooth | 52, 251, 290 |
| over-all ratio | 56, 331 | Percival Raymond Begg (Begg, P.R.) | |
| overbite | 57 | | 14, 140, 366, 374, |
| overgrowth of mandible | 71 | | 389, 413, 459 |
| overgrowth of maxilla | 226 | perichondral ossification | 347 |
| overjet | 56 | perimeter circumference | 242 |
| | | periodontal diagnostic chart | 206 |
| **P** | | periodontal membrane | 205 |
| | | periodontal tissues | 207 |
| pacifier | 58, 179 | periodontogram | 206 |
| palatal arch | 379 | periosteal growth | 59 |
| palatal bow | 380 | periosteal ossification | 175 |
| palatal crib | 379 | periosteum ossification | 172 |
| palatal plane | 150 | Perlow（人名） | 324 |
| palatal plate | 380 | permanent deformation | 32 |
| palatal wire | 363 | permanent dentition | 31, 244 |
| palate | 148 | permanent occlusion | 29 |
| palatine process | 149 | permanent retention | 32 |
| palatogram | 149, 380 | Petrovic（人名） | 187 |
| palatoplasty | 149 | philtrum | 356 |
| palpation | 240 | photometric analysis | 219 |
| panoramic X-ray photograph | | photometric analysis (Simon's) | 218 |
| （radiography） | 377 | physiological age | 275 |
| parallel movement | 413 | physiological interdental space | 275 |
| paralleling model | 413 | physiological mesial migration of teeth | 377 |
| parker spring | 362 | physiological migration of teeth | 377 |
| Parma projection | 380 | Pierre Robin syndrome | 386 |
| partial anodontia | 400 | pig tail | 387 |
| passive arch | 374 | pin and ligature cutter | 391 |
| passive function | 374 | pin and tube appliance | 322, 390 |
| past history | 101 | pinch band | 391 |
| plateau phase | 337 | Pinny（人名） | 360 |
| path of closure | 82, 159, 334 | pituitary dwarfism | 93 |

| | | | |
|---|---|---|---|
| (pituitary) gigantism | 93 | preosteoblast | 289 |
| placebo | 401 | prepared anchorage | 225 |
| placebo effect | 402 | pressure habits | 10 |
| placental therapy | 402 | pressure sensitivity sheet | |
| Planer's concept of occlusion | 406 |   of dental occlusion | 95 |
| plaque control | 400 | presurgical orthodontic treatment | 225 |
| plaster model analysis | 449 | prevention for root resorption | 204 |
| plastic bracket | 401 | prevention of black triangles | |
| PNS | 135, 168, **385** |   during orthodontic treatment of | |
| Po | 134, **385**, 432 |   malocclusions having their tendencies | 405 |
| pog | 135, **385**, 429 | prevention of malocclusion | 398 |
| Pog | 135, **385**, 429 | prevention of relapse | 12 |
| pogonion | 60, 135, **385**, 429 | preventive orthodontics | 315, **458** |
| point A | 32, **33**, 135 | primary and permanent teeth | 278 |
| point B | 135, **385**, 386 | primary dentition | 244, **355** |
| polishing strips | 147 | primary palate | 20 |
| polygons | 433 | primate space | 483 |
| Pont's index | 435 | principal fibers of periodontal ligament | 205 |
| porion | 135, 207, **385**, 432 | prn | 134, **385**, 411 |
| Posselt figure | 432 | probing pocket depth | 207 |
| posterior band removing pliers | 106 | procedures of orthodontic | |
| posterior bite block | 431 |   tooth movement | 375 |
| posterior bite closing block | 105 | processus | 164 |
| posterior crossbite | 105 | Proffit (人名) | 10 |
| posterior discrepancy | 431 | profile | 298 |
| posterior divergence | 209 | profilogram | 273, **411** |
| posterior nasal spine | 135, **168**, 385 | profilogram by Sakamoto | 188 |
| postero-anterior cephalogram | 240, **335** | prolonged retention of | |
| postsurgical orthodontic treatment | 225 |   primary tooth | 354 |
| power chain | 380 | pronasale | 134, **385**, 411 |
| power pin | 380 | pronunciation | 371 |
| Pr | 135, **385**, 411 | proportional limit | 391 |
| predental period | 445 | prosthion | 135, **385**, 411 |
| prefinisher | 332, **407** | protuberance menti | 135, **385** |
| premature eruption | 294, **295** | psaliodont scissors bite | 109 |
| premature loss of deciduous tooth | 354 | psychological disorder | 250 |
| premaxilla | 147 | Pt | 135, **385** |
| premolar offset | 407 | pterygoid point | 135, **385**, 386 |

| | |
|---|---|
| pterygoid root vertical plane | 36 |
| pterygoid vertical | 36, 469 |
| pterygomaxillary fissure | 135, 314, 386 |
| pterygopalatine suture | 457 |
| Ptm | 135, 314, 386 |
| PTV | 469 |
| pubertal growth | 207 |
| pull and guide of impacted tooth | 146 |
| Pullen's band forming pliers | 409 |
| Pullen's band removing pliers | 409 |
| pupil | 134, 390 |
| Pure Begg technique | 415 |

## Q

| | |
|---|---|
| QDS | 107, 130, 140, 248, 262, 373 |
| quad diagnosis system | 107, 130, 248 |
| quad helix | 132 |
| quenching | 453 |

## R

| | |
|---|---|
| rabbiting | 462 |
| ramus plane | 74 |
| rapid expansion | 107, 462 |
| rebonding | 186 |
| reciprocal anchorage | 297 |
| reciprocal movement | 297 |
| reciprocal root torque | 298, 484 |
| rectangular wire | 483 |
| reducing blame (zone) | 96 |
| reinforced anchorage | 83 |
| relapse | 11, 187, 480 |
| relapse of denture pattern | 211 |
| relapse (skeletal) | 172 |
| relation of the maxillary incisor to N-P | 100 |

| | |
|---|---|
| relationship between the center of resistance and the direction of tooth movement | 375 |
| relationship between upper and lower colonal cross-section of alveolar process and the first molar axis evaluated with CBCT | 196 |
| relationship of black triangles amongs archwires | 405 |
| relationship of root resorption with angulation and torquing of orthodontic bracket to be used | 342 |
| relative growth | 297 |
| removable habit breaker | 94 |
| removable orthodontic appliance | 94 |
| removable retaining appliance | 94 |
| removable space maintainer | 94 |
| required arch length | 467 |
| required space | 467 |
| requirements for establishment of its maintenance of normal occlusions | 267 |
| reshaping | 12, 476 |
| residual strain | 194 |
| residual stress | 194 |
| resilience | 309, 484 |
| resin | 484 |
| resin tag | 484 |
| respiratory disease | 386 |
| respiratory obstruction syndrome | 171 |
| respond wire | 485 |
| Restylane | 152 |
| resulted into extraction (slow extraction) | 389 |
| resulted into nonextraction | 374 |
| resverse torquing bracket | 414 |
| retainer | 478 |
| retaining appliance | 432 |
| retarded eruption of the permanent tooth | 31 |
| retention | 432 |

| | | | |
|---|---|---|---|
| retraction arch wire | 478 | round edge type | 143 |
| retractor of mouth angle | 150 | round nosed pliers | 459 |
| retromolar triangle | 105 | round wire | 460 |
| reverse curve of Spee | 478 | Roux(人名) | 103 |
| reverse torque | 479 | Rubinstein's syndrome | 482 |
| reverse torquing auxiliary | 478 | ruffled border | 369 |
| reverse torquing bracket | 479 | | |
| reversed headgear | 478 | | |
| Revised Begg technique | 140 | | |

## S

| | | | |
|---|---|---|---|
| Reynier(人名) | 71 | S | 34, 135, 287 |
| ribbon arch appliance | 390, 479 | S. T. lock | 35 |
| ribbon arch wire | 479 | saddle shaped arch | 16 |
| rickets | 128 | safety lock pin | 275 |
| Ricketts(人名) | 36, 98 | safety T-pin | 275 |
| Ricketts analysis | 467 | sagittal splitting method of mandible | 74 |
| Ricketts analysis(antero-posterior roentgenographic cephalogram) | 473 | sagittal splitting osteotomy of ramus | 74 |
| Ro | 3, 134 | Salzmann(人名) | 209 |
| Robin(人名) | 89, 451 | Sandstedt(人名) | 198 |
| roentgenographic cephalogram | 333 | Sassouni(人名) | 212 |
| Rof | 3, 134 | Sassouni analysis | 188 |
| Rogers(人名) | 103, 121 | Sassouni analysis(antero-posterior roentgenographic cephalogram) | 189 |
| roller coaster effect | 490 | satellite ring | 189 |
| rolling method | 490 | Savara(人名) | 185 |
| Rom | 3, 134 | scale of cephalometric analysis | 287 |
| roof of orbit | 3 | Scammon(人名) | 294 |
| root resorption | 202 | Schour(人名) | 31 |
| root surface area | 205 | Schüller projection | 225 |
| rootless teeth | 445 | Schwarz(人名) | 8, 89, 187, 198, 225 |
| rotation | 66, 311, 357 | Schwarz's clasp | 225 |
| rotation bracket | 38, 415, 490 | scissors bite | 370 |
| rotation eyelet | 489 | scraper | 102 |
| rotation springs | 489 | screw split plate | 7 |
| rotation T-pin | 489 | screw type implant | 251 |
| rotation wedge | 489 | scrubbing method | 251 |
| Roth, R.H.(人名) | 490 | seamless band | 197 |
| rotundum | 3 | | |
| round buccal tube | 459 | | |

| | | | |
|---|---|---|---|
| seamless molar band stretcher | 197 | simple anchorage | 309 |
| seating spring | 195 | simple clasp | 20, 309, 310 |
| secondary sexual character | 350 | simple loop | 250 |
| second order bend | 275 | simple spring | 308, 430 |
| second order clearance | 275 | single bracket | 246 |
| second order rotation | 276 | single bracket with eyelets | 38 |
| sectional arch wire | 276 | single width bracket | 38 |
| self ligating braket | 288 | single-lower-incisor extraction | 74 |
| sella | 34, 36 | size of tongue and malocclusion | 286 |
| sella turcica | 135, 287 | skeletal bimaxillary protrusion | 172 |
| semi-fixed orthodontic appliance | 381 | skeletal deep overbite | 172 |
| semi-fixed space maintainer | 381 | skeletal mandibular protrusion | 87, 172 |
| senior orthodontic treatment | | skeletal maxillary protrusion | 172 |
| 　（orthodontic protocols for middle and/ | | skeletal open bite | 172 |
| 　　or advanced-aged patients） | 212 | skeletal posterior crossbite | 172 |
| separating alastik pliers | 286 | skin gnathion | 124, 135, 195 |
| separating spring | 202 | skin nasion | 135, 346 |
| separation of teeth | 201 | skin pogonion | 135, 385, 429 |
| septotomy | 12, 287 | sleeping habit | 251 |
| serial extraction method | 485 | sliding calipers | 260 |
| sesamoid bone | 224, 430 | sliding hook | 260 |
| set up model | 285, 457 | sliding plate | 260 |
| Sewill（人名） | 60 | S-line | 36 |
| shape memory effect | 133 | slow expansion | 97, 265 |
| Sharpey's fibers | 205, 219 | slow extraction | 212, 262, 268 |
| shovel-shaped tooth | 219 | sm | 35, 135, 192 |
| shrink fit | 285 | smile asymmetry | 260 |
| side-effects of orthodontic treatment | 110 | Smith（人名） | 311, 325 |
| sigmoid curve | 202 | sn | 34, 134, 135, 192 |
| silver solder | 123 | S-N plane | 34 |
| Silverman（人名） | 118 | S-N to mandibular plane angle | 69 |
| Silverstone（人名） | 40 | SNA | 34 |
| Simon（人名） | 90 | SNB | 34 |
| Simon's classification | 219 | SNP | 34 |
| Simon's gnathostatic diagnosis | 219 | soft tissue analysis | 348 |
| Simon's photostatics | 218 | soft tissue analysis of Holdaway | 423 |
| Simon's three dimensional base planes | 218 | somatometry of face | 98 |
| Simon's gnathostatic diagnosis | 218 | space closing procedures | 464 |

| | | | |
|---|---|---|---|
| space control | 160 | Steiner line | 254 |
| space control method | 124 | Steiner's statement | 251 |
| space maintainer | 428 | stem cell | 96 |
| space maintainer by Mayne | 440 | Stiffer(人名) | 331 |
| space regaining | 124 | Stillman's method | 254 |
| space regaining method with use of crimpable stops on Ni-Ti wire | 127 | sto | 35, 134, 135, 255 |
| space type dentition | 355, 454 | stomatognathic functional inspection | 87 |
| spaced arch | 124 | stomion | 35, 134, 135, 255 |
| spanish windlass | 257 | Stoner(人名) | 120, 373 |
| special wide lock pin | 259 | Stoner's 4D | 255 |
| Spee(人名) | 258 | stop loop | 254 |
| speech aid | 258 | Storey(人名) | 311, 320, 325, 458 |
| speech disorder (speech and language therapy) | 146 | straight type | 77, 256, 299 |
| | | straight type (of facial type) | 315 |
| spheno-ethmoidal synchondrosis | 314 | straight wire appliance | 256 |
| spheno-occipital synchondrosis | 314 | strain gage | 256 |
| spiral wire | 257 | Strang(人名) | 39, 258 |
| spot welder | 259 | strategic extraction | 212, 293 |
| spring wire | 309 | Stratz(人名) | 338 |
| spurt | 337 | stress strain curve | 54 |
| square wire | 251 | stretcher | 257 |
| ss | 34, 135, 192 | stretching pliers | 257 |
| stabilizing arch wire | 254 | stripping | 12, 17, 255 |
| stabilizing plate | 254 | structural mandibular protrusion | 167 |
| stainless steel wire | 254 | study cast | 154 |
| standard of extraction (Kameda's) | 372 | submentale | 35, 135, 192 |
| standard of extraction (Steiner's) | 373 | submento-vertical X-ray photograph (radiography) | 59 |
| standard of extraction (Tweed's) | 373 | | |
| standard of extraction | 372 | subnasale | 34, 134, 135, 192, 386 |
| standard plane | 102 | subtracted type orthodontic treatment | 387 |
| standard twin bracket | 38, 254 | successional tooth | 302 |
| stationary anchorage | 400 | super imposition on S-N plane | 35 |
| status dysraphicus | 271 | superimpose method of maxilla | 148 |
| status presence | 147 | superimposing method of mandible | 250 |
| Steadman(人名) | 331 | superimposition method by Broadbent | 411 |
| Stein(人名) | 377 | superimposition of roentgenographic cephalometric tracings | 336 |
| Steiner analysis | 252 | | |

| | |
|---|---:|
| superior prosthion | 238 |
| supernumerary tooth | 92, 94 |
| supplemental tooth | 93 |
| supraversion | 148 |
| supreme wire | 223 |
| surface area of tooth root | 205 |
| surface contact | 218 |
| surgery of prognathia | 232 |
| surgical correction of jaws | 87 |
| surgical orthodontics | 143 |
| sutural growth | 422 |
| Sved(人名) | 324 |
| SWA | 256 |
| swallowing | 51 |
| Swedish banana | 251, 432 |
| swing back | 251 |
| swing back rotation of mandible | 81 |
| swing back type | 71 |
| symphysis | 59, 70, 249 |
| symphysis of chin | 60 |

## T

| | |
|---|---:|
| T loop | 326 |
| Takahashi shinjiroh(人名) | 305 |
| Takahashi's classification (of malocclusion) | 306 |
| take up loop | 322 |
| team approach | 305 |
| team dental and medical care | 305 |
| tectolabial frenulum | 65 |
| teething ring | 58 |
| Teissier(人名) | 297 |
| telescoping occlusion | 109 |
| tempering | 453 |
| temporomandibular joint X-ray Photograph(radiography) | 85 |
| temporozygomatic suture | 108 |

| | |
|---|---:|
| tension gauge | 329 |
| terminal plane | 300 |
| theory of Hellman and Friel | 419 |
| theory of occlusal guide plane | 220 |
| thickness of cortical plate | 387 |
| third order bend | 186 |
| third order clearance | 186 |
| third order rotation | 186 |
| Thomas(人名) | 60 |
| Thompson(人名) | 184, 242, 297, 334 |
| Thompson's functional analysis | 334, 344 |
| Threacher-Collins syndorome | 445 |
| three incisors | 261 |
| three jaw wire bending pliers | 193, 262 |
| three incisor case | 332 |
| thumb sucking | 429 |
| thumb sucking guard | 192 |
| tie back loop | 302 |
| timing of orthodontic treatment | 315 |
| tip back bend | 325 |
| tip edge bracket | 324 |
| tip of nose | 43, 135, 388 |
| tip up(down)bend | 324 |
| tipping movement | 133 |
| Tischler(人名) | 8 |
| toe loop | 339 |
| tongue biting | 167 |
| tongue function | 277 |
| tongue guard | 286 |
| tongue habit | 286, 488 |
| tongue pressure | 276 |
| tongue reduction | 278 |
| tongue spike(tongue crib) | 308 |
| tongue thrusting habit | 279, 285 |
| tongue training | 277 |
| tooth brush | 378 |
| tooth brushing | 405 |
| tooth extraction in orthodontic treatment | 116 |

| | | | |
|---|---:|---|---:|
| tooth mobility | 377 | treatment procedure | |
| tooth movement | 198 | of first-order rotation | 357 |
| tooth positioner | 332 | treatment (traction) of impacted tooth | 438 |
| tooth-size ratio | 331 | triangular clasp | 193 |
| torque | 342 | triangular elastic | 193 |
| torquing auxiliary | 341 | triangular loop | 193, 340 |
| torquing bracket | 341, 414 | trichion | 134, 135, 321, 340 |
| torquing key | 341 | triple bracket | 38, 341 |
| torsiversion | 357 | triple buccal tube | 341 |
| total crossbite | 162, 339 | Trisomy 21 syndrome | 340 |
| total discrepancy | 339 | tritomer | 301 |
| total lingual occlusion | 109, 370 | trough of cancellous alveolar bone | 66 |
| total orthodontic treatment fee | 480 | true mandibular protrusion | 246 |
| T-pin | 325 | tuberculum anamale Carabelli | 95 |
| T-pin built-in bracket | 325 | Turner's tooth | 300 |
| tr | 134, 135, 321, 340 | turret | 308 |
| traction hook | 340 | Tweed (人名) | 39, 116, 117, 225, |
| traction of impacted tooth | 146 | | 317, 318, 373, 374, 485 |
| tragion | 207, 340 | Tweed analysis method | 318 |
| transplantation of (three layered) | | Tweed' arch bending pliers | 317 |
| periodontal ligament cell sheet | | Tweed' loop bending pliers | 318 |
| into area of a periodontal defect | 205 | Tweed method | 318 |
| transposition | 21 | Tweed's facial diagnostic triangle | 317 |
| transseptal fiber | 201 | Tweed's prepared anchorage | 317 |
| transversion | 21 | Tweed's growth trends | 128 |
| traum (when delivery) and malocclusion | 65 | twin arch wire appliance | 297 |
| traumatic occlusion | 64 | twin bracket | 320 |
| Treacher Collins syndrome | 340 | twin wire bracket | 320 |
| treatment of bimaxillary protrusion | 236 | twisted arch wire | 319 |
| treatment of crossbite | 162 | twisted wire | 320 |
| treatment of crowding | 296 | two-by-four appliance $(2 \times 4)$ | 320 |
| treatment of deep overbite | 68 | two-jaw surgery | 237 |
| treatment of malocclusion | 397 | Type A anchorage | 187 |
| treatment of mandibular protrusion | 79 | Type B anchorage | 314 |
| treatment of maxillary protrusion | 232 | Type C anchorage | 186 |
| treatment of mixed dentition | 180 | type of bracket and amounts | |
| treatment of open bite | 64 | of bone resorption to be caused | 405 |
| treatment of permanent dentition | 29 | typical normal occlusion | 328 |

| | |
|---|---|
| typodont | 302 |

## U

| | |
|---|---|
| ugly duckling stage | 8, 181, 182, **443** |
| UI | 134, 135, **454** |
| ultra light force | 25, 27, 458 |
| undergrowth of maxilla | 234 |
| undermining bone resorption | 289 |
| undermining resorption | 97 |
| unilateral headgear | 388 |
| unilateral posterior crossbite | 161, **420** |
| universal appliance | 455 |
| upper face | 235 |
| upper face width | 235 |
| upper incisor axial inclination to the S-N plane | 227 |
| uprighting | 10 |
| uprighting springs pins | 10 |
| USL | 134, **454** |
| USR | 134, **454** |
| utility arch | 454 |
| utility pliers | 455 |
| UX | 135, **454** |

## V

| | |
|---|---|
| vacuum form appliance | 246 |
| vacuum-pressure forming machine | 105 |
| Vari-Simplex-Discipline (VSD) | 13 |
| Veau method | 149 |
| Veau-Rosenthal method | 149 |
| vertical bowing effect | 282, 422 |
| vertical elastics | 251 |
| vertical loop | 362 |
| vertical method | 251 |
| vertical overbite | 251 |
| vertical relapse | 251 |
| vertical slot | 362 |
| vertical type | 182, 300, 355, **362** |
| vestibular screen | 152, **413** |
| vestibular wire | 363, **413** |
| vicious circle of open gingival embrasures (black triangles) | 201 |
| virtual treatment objective | 25 |
| visual treatment objective | 58, **394** |
| voxel size | 428 |
| "V" principle | 394 |
| V-shaped arch | 394 |
| VTO | 394 |

## W

| | |
|---|---|
| water bath | 25 |
| Weidenreich（人名） | 58 |
| Weinmann（人名） | 377 |
| Wheeler（人名） | 32 |
| Wheeler's articles of normal occlusion | 25 |
| white wires | 244 |
| wide twin bracket | 38, **493** |
| width of alveolar trough | 387 |
| width of cancellous alveolar bone | 387 |
| wiggle method | 25, 98 |
| Wilcock（人名） | 414, 459 |
| Williams（人名） | 411 |
| Willis Sage's expansion auxillary | 162 |
| window operation | 66 |
| winging | 301, **457** |
| wire appliance | 289 |
| wire bending | 289 |
| wire material | 118, **290** |
| wire nipper | 493 |
| wire solder | 293 |
| Witkop（人名） | 295 |
| Wits analysis | 25 |
| working bite | 165 |

| | |
|---|---|
| working retainer | 332, **492** |
| wrist bone | 430 |
| wrist bone X-ray photograph | **224** |
| Wylie analysis method | **493** |

## X

| | |
|---|---|
| Xi | **36** |
| Xi point | **36** |
| X-ray examination | **36** |
| X-ray tomography | **309** |

## Y

| | |
|---|---|
| Y type expansion plate | **492** |
| Y -axis | **492** |
| Young's modulus | **453** |
| Young's pliers | **453** |

## Z

| | |
|---|---|
| zirconia bracket | **241** |
| Zm | 134, **285** |
| Zyg | 134, **286** |
| zygoma | **286** |
| zygomatic bone | **107** |
| zygomaticomaxillary suture | **107** |

クインテッセンス出版の書籍・雑誌は，歯学書専用通販サイト『歯学書.COM』にてご購入いただけます．

PCからのアクセスは…

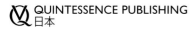

携帯電話からのアクセスは…
QRコードからモバイルサイトへ

**QUINTESSENCE PUBLISHING 日本**

新版 歯科矯正学事典

2018年1月10日　第1版第1刷発行

監修・編集　亀田　晃（かめだ　あきら）

発　行　人　北峯康充

発　行　所　クインテッセンス出版株式会社
　　　　　　東京都文京区本郷3丁目2番4号　〒113-0033
　　　　　　クイントハウスビル　電話(03)5842-2270(代表)
　　　　　　　　　　　　　　　　　(03)5842-2272(営業部)
　　　　　　　　　　　　　　　　　(03)5842-2279(編集部)
　　　　　　web page address　http://www.quint-j.co.jp/

印刷・製本　サン美術印刷株式会社

©2018　クインテッセンス出版株式会社　　　　　　禁無断転載・複写
Printed in Japan　　　　　　　　　　　　　　　落丁本・乱丁本はお取り替えします
ISBN978-4-7812-0599-1　C3047　　　　　　　　　定価はケースに表示してあります